国家新闻出版改革发展项目

国家出版基金项目

国家出版基金项目
NATIONAL PUBLICATION FOUNDATION

U0236876

广西民族药志

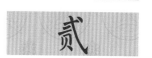

贰

黄璐琦 主审

余丽莹 缪剑华 主编

海峡出版发行集团
THE STRAITS PUBLISHING & DISTRIBUTING GROUP

福建科学技术出版社

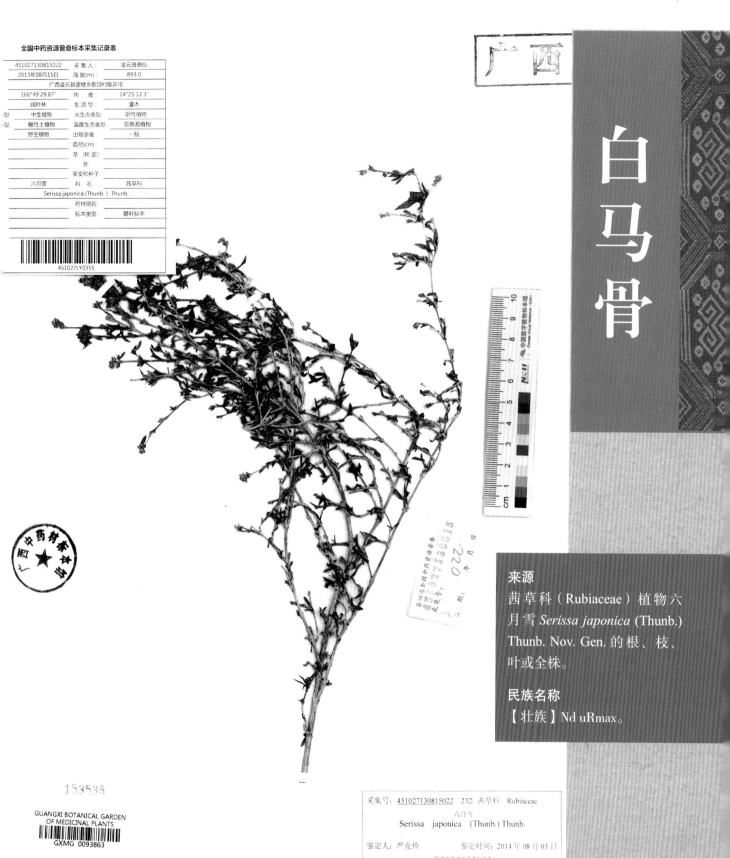

全国中药资源普查标本采集记录表

451027130815022	采集人：	凌云普查队
2013年08月15日	海 拔(m)：	893.0
广西凌云县逻楼乡歌顶村陇弄屯		
106°49'29.87"	纬 度：	24°25'12.3"
阔叶林	生 活 型：	灌木
型： 中生植物	光生态类型：	阴性植物
型： 酸性土植物	温度生态类型：	亚高温植物
野生植物	出现多度：	一般
	直径(cm)：	
	茎（树 皮)：	
	芽：	
	果实和种子：	
六月雪	科 名：	茜草科
Serissa japonica (Thunb.) Thunb.		
	药材别名：	
	标本类型：	腊叶标本

451027LY0355

白马骨

来源

茜草科（Rubiaceae）植物六月雪 *Serissa japonica* (Thunb.) Thunb. Nov. Gen. 的根、枝、叶或全株。

民族名称

【壮族】Nd uRmax。

采集号： 451027130815022	232. 茜草科　Rubiaceae
六月雪	
Serissa　japonica　(Thunb.) Thunb.	
鉴定人：严克俭	鉴定时间：2014 年 08 月 03 日

第四次全国中药资源普查

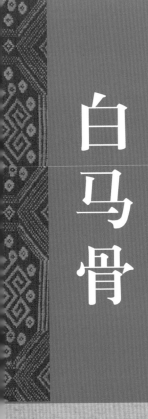

白马骨

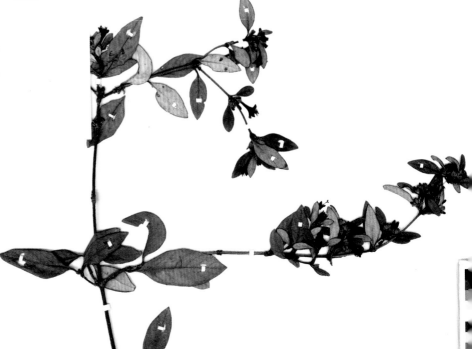

第四次全国中药资源普查采集记录

采集人：农东新、吕惠珍、林杨、岑海峰

采集号：451223121027073LY

采集日期：2012 年 10 月 27 日

采集地点：广西凤山县中亭乡凤界村糯米洞屯

经度：E 纬度：N

海拔：925 m

环境：灌丛，林下，石灰土.

出现频度：少见 资源类型：野生

性状：灌木

重要特征：花白色

科名：茜草科

植物名：白马骨 别名：

学名：

药材名： 入药部位：

标本份数：3

用途：

备注：

来源

茜草科（Rubiaceae）植物白马骨 *S. serissoides* (DC.) Druce 的根、枝、叶或全株。

民族名称

【瑶族】白马骨，根得，惊风草（金秀）。

【侗族】定名哀，六月雪（三江）。

160870

第四次全国中药资源普查

采集号：

日 期： 年 月 日

采集号：451223121027073LY

白马骨

Serissa serissoides (DC.) Druce

鉴定人：吕惠珍 2015 年 12 月

第四次全国中药资源普查

民族应用

六月雪

【壮族】药用全株。用于治疗湿热水肿，急、慢性肝炎，闭经，白带多，风湿骨痛。内服用量10~30g。

白马骨

【瑶族】药用枝、叶、全株。枝、叶水煎服治小儿感冒发热，惊风。全株水煎服兼洗身治小儿肺炎。

【侗族】药用根、全株。根水煎服治小儿发热。全株水煎服治小儿消化不良。

内服用量10~24g；外用适量。

药材性状　六月雪　叶狭椭圆形，长7~15mm，宽2~5mm。花萼裂片长仅为冠筒之半。

白马骨　根细长圆柱形，有分枝，长短不一，直径3~8mm，表面深灰色、灰白色或黄褐色，有纵裂隙，栓皮易剥落。粗枝深灰色，表面有纵裂纹，栓皮易剥落；嫩枝浅灰色，微被毛；断面纤维性，木质，坚硬。叶对生或簇生，薄革质，黄绿色，卷缩或脱落，完整者展平后呈卵形或长圆状卵形，长1.5~3cm，宽5~12mm，先端短尖或钝，基部渐狭成短柄，全缘，两面羽状网脉突出。枝端叶间有时可见黄白色花，花萼裂片几与冠筒等长；偶见近球形的核果。气微，味淡。

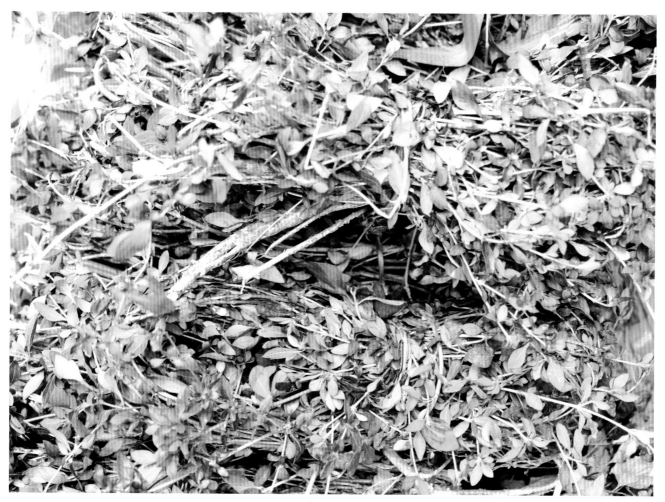

·白马骨－全株（鲜）

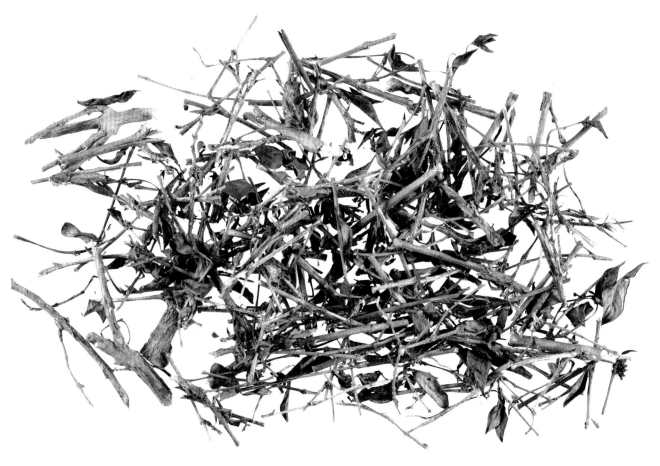

· 白马骨 - 全株

药用源流　白马骨始载于《本草拾遗》，曰："白马骨……生江东。似石榴而短小，对节。"《太乙仙制本草药性大全》载："白马骨木生江东山谷、田野、土坞、石瓦，在处皆有。古名木锦是也。其木似石榴而短小，对节紫衣，皮堪染褐。采无时，曝干用。"以上本草记载白马骨出自于同种植物。《花镜》云："六月雪，一名悉茗，一名素馨，六月开细白花。树最小而枝叶扶疏，大有逸致，可作盆玩。喜清阴，畏太阳，深山丛木之下多有之。春间分种，或黄梅雨时扦插，宜浇浅茶。"《植物名实图考》亦云："按白马骨，《本草纲目》入于有名未用。今建昌土医以治热证、疮痔、妇人白带。余取视之，即六月雪。小叶白花，矮科木茎，与《本草拾遗》所述形状颇肖，盖一草也。"该条中引有《花镜》所记之六月雪。故白马骨和六月雪系两种植物，均作白马骨入药，与现今所用白马骨相符。《广西壮族自治区瑶药材质量标准　第一卷》（2014 年版）记载白马骨的全草具有凉血解毒、利湿消肿的功效；主治急性肝炎，慢性肝炎，痢疾、肠炎，白带异常，风湿痹痛，跌打损伤。《中华本草》记载白马骨或六月雪的全株具有祛风利湿、清热解毒的功效；主治感冒，黄疸型肝炎，肾炎水肿，咳嗽，喉痛，角膜炎，肠炎，痢疾，腰腿疼痛，咳血，尿血，妇女闭经，白带异常，小儿疳积，惊风，风火牙痛，痈疽肿毒，跌打损伤。

分类位置	种子植物门	被子植物亚门	双子叶植物纲	茜草目	茜草科
	Spermatophyta	Angiospermae	Dicotyledoneae	Rubiales	Rubiaceae

形态特征　六月雪　小灌木。高 60~90cm，有臭气。叶革质，卵形至倒披针形，长 6~22mm，宽 3~6mm，顶端短尖至长尖，边全缘，无毛；叶柄短。花单生或数朵丛生于小枝顶部或腋生，有被毛、边缘浅波状的苞片；萼檐裂片细小，锥形，被毛；花冠淡红色或白色，长 6~12mm，裂片扩展，顶端 3 裂；雄蕊突出冠管喉部外；花柱长突出，柱头 2，直，略分开。

白马骨　小灌木。通常高达 1m。叶通常丛生，薄纸质，倒卵形或倒披针形，长 1.5~4cm，宽 0.7~1.3cm，顶端短尖或近短尖，基部收狭成一短柄，除下面被疏毛外，其余无毛；侧脉每边 2~3 条；托叶具锥形裂片。花无梗，生于小枝顶部，有苞片；苞片膜质，斜方状椭圆形，长渐尖，长约 6mm，具疏散小缘毛；花托无毛；萼檐裂片 5，坚挺延伸呈披针状锥形，极尖锐，长 4mm，具缘毛；花冠管长 4mm，外面无毛，喉部被毛，裂片 5；花药内藏。

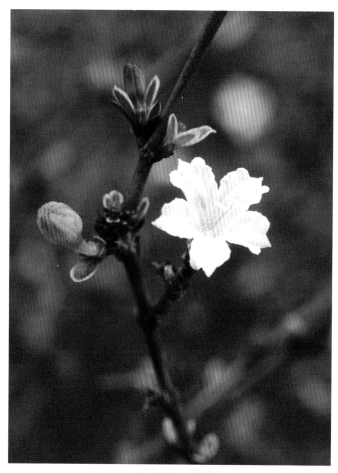

·六月雪－花期

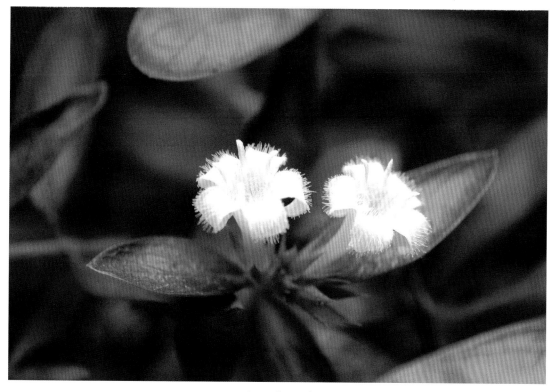

·白马骨－花期

生境分布 六月雪　生于河溪边或丘陵的杂木林内。分布于江苏、安徽、江西、浙江、福建、广东、香港、广西、四川、云南。广西主要分布在桂林、合浦等。

白马骨　生于荒地或草坪。分布于江苏、安徽、浙江、江西、福建、台湾、湖北、广东、香港、广西等。广西主要分布在南宁、柳州、融水、临桂、兴安、龙胜、恭城、隆林、贺州、金秀、龙州等。

化学成分 六月雪　全草含 5- 乙酰基 -6- 羟基 -2- 异丙烯苯并呋喃、5- 乙酰基 -6- 羟基 -2- 丙酮苯并呋喃、邻苯二甲酸二乙酯、β- 谷甾醇、豆甾醇[1]、齐墩果酸、齐墩果酸的乙酰化物[2]。地上部分含挥发油，主要为甲基亚麻酸酯、库贝醇、1b,5,5,6a-tetramethyl-octahydro-1-oxa-cyclopropa[a]inden-6-one、2- 甲氧基 -4- 乙烯基苯酚、δ-9(10)- 四氢广木香内酯 -1- 酮、石竹烯、乙苯、3- 己烯 -1- 醇、5- 丙酰基 -2- 氯苯乙酸甲酯、大根香叶酮 D、2,2- 二甲基 -6- 甲烯基 - 环己烷基丙醇、2- 甲氧基 -4- 乙烯基苯酚、3,7- 二甲基 -1,6- 辛二烯 -3- 醇、二十二烷、十三碳烷等[3]。

白马骨　主要含有 3- 乙酰基齐墩果酸、熊果酸、3- 氧代熊果烷 -28- 酸、齐墩果酮酸、齐墩果酸、β- 谷甾醇三萜类化合物[4]。挥发油成分主要为脂肪酸，占挥发性成分总量的 52.12%，其次为烯烃化合物 12.66%，醇类化合物 8.97%，酮类化合物 5.9%，酯类化合物 3.84%，烷烃化合物 3.28%，醛类化合物 2.1%[5]；其中含量超过 2% 的有十六碳酸、(Z,Z)-9,12- 十八碳二烯酸、石竹烯氧化物、2- 呋喃甲醇、反 - 香叶基丙酮、2- 甲基 -6- 对甲苯基 -2- 庚烯。以及科罗索酸、胡萝卜苷、乌索烷 -12- 烯 -28- 醇、4- 羟基 -3- 甲氧基苯甲酸、2,6- 二甲氧基对苯醌[6]、右旋 - 松素脂、左旋丁香脂素、右旋杜仲树脂酚、左旋橄榄脂素[7]、棕榈酸、左旋丁香树脂酚葡萄糖苷、10- 去乙酰车叶草酸、鸡屎藤苷酸、牡荆素、D- 甘露醇[8]等成分。

药理作用 1. 抗乙肝病毒和护肝作用

白马骨根水提取物在 12.5~100mg/ml 浓度范围内对 HePG2.2.15 细胞 HBsAg 和 HBeAg 的表达有抑制作用，并呈一定的剂量依赖关系，提示其对乙肝病毒有抑制作用[9]。白马骨水提取物对 CCl₄ 致急性肝损伤小鼠具有明显的保护作用，能降低肝损伤小鼠血清中 ALT、AST、总胆红素、直接胆红素、MDA 及 NO 的水平，抑制肝组织 IL-1β、TNF-α、IL-6 含量的升高和 NF-κB 蛋白的表达，其作用机制可能与抑制氧化应激及抑制肝脏炎症反应相关[10]。六月雪水提取物对 CCl₄、硫代 2 酰胺和对乙酰氨基酚所致小鼠急性肝损伤有明显的保护作用，能明显降低血清 ALT 和 AST 的活性[11]。

2. 抗菌、解热作用

六月雪具有明显的抑菌作用，其乙酸乙酯提取物对枯草杆菌和大肠杆菌的最低抑菌浓度均为 1.25%，最低杀菌浓度分别为 2.5% 和 1.25%[12]；六月雪提取物具有抗菌解热活性，对大肠杆菌、金黄色葡萄球菌、枯草杆菌、铜绿假单胞菌、肠炎球菌均有一定的抑制作用，水提取物对于酵母所致大鼠发热、内毒素所致家兔发热的解热作用优于醇提取物和挥发油[13]。

3. 对胃黏膜损伤的修复作用

六月雪水提取物对乙醇诱发的大鼠胃黏膜损伤有明显的修复作用[14]。

4. 耐缺氧作用

六月雪水提取物能显著延长正常及皮下注射异丙肾上腺素的小鼠在常压缺氧条件下的生存时间，显著延长断头小鼠的喘息时间[15]。

5. 免疫作用

六月雪水提取物可明显提高正常小鼠食欲，增加体重和胸腺重量，提高胸腺指数，提示六月雪具有强身健体、防病抗衰、增强机体免疫力的作用[16]。

参考文献

[1] 韦万兴,黄美艳.六月雪化学成分研究[J].广西大学学报(自然科学版),2008,33(2):148-150.

[2] 王少芳,李广义,杨国华,等.六月雪化学成分的研究[J].中国中药杂志,1989,14(9):33-34.

[3] 倪士峰,傅承新,吴平,等.不同季节山地六月雪挥发油成分比较研究[J].中国中药杂志,2004,29(1):54-58.

[4] 都姣娇,武冰峰,杨娟,等.白马骨中三萜类成分研究[J].时珍国医国药,2008,19(2):341-342.

[5] 冯顺卿,洪爱华,岑颖洲,等.白马骨挥发性化学成分研究[J].天然产物研究与开发,2006,18:784-786,808.

[6] 李药兰,王冠,薛珺一,等.白马骨化学成分研究[J].中国中药杂志,2007,32(7):605-609.

[7] 张强,孙隆儒.白马骨根的化学成分研究[J].中药材,2006,29(8):786-788.

[8] 王敏,梁敬钰,刘雪婷,等.白马骨的化学成分[J].中国天然药物,2006,4(3):198-202.

[9] 陈文吟,余宙耀,郑茉莉,等.白马骨根水提取物的体外抗乙肝病毒作用[J].湖南中医学院学报,2011,17(4):44-45.

[10] 高雅,王刚,杜沛霖,等.白马骨水提物对急性肝损伤小鼠氧化应激及炎症反应的影响[J].中国实验方剂学杂志,2017,23(21):135-140.

[11] 刘春棋,卑占宇,李洪亮,等.六月雪水提取物对小鼠实验性肝损伤的保护作用[J].赣南医学院学报,2006,26(6):824-825.

[12] 刘敏,邓兆群,屈雪菊,等.六月雪的抑菌作用[J].武汉大学学报(医学版),2002,23(2):167-169.

[13] 王红爱,黄位耀,张云,等.六月雪不同组分提取物的抗菌解热作用研究[J].临床合理用药,2011,4(10B):3-5.

[14] 李洪亮,程齐来,范小娜,等.六月雪水提取物对实验性胃黏膜损伤的修复作用[J].时珍国医国药,2009,20(2):333-334.

[15] 宓静英,李洪亮,卑占宇,等.六月雪水提取物耐缺氧作用的研究[J].赣南医学院学报,2006,26(6):826-827.

[16] 朱秋萍,李洪亮,范小娜.六月雪提取物对小鼠免疫作用的影响[J].赣南医学院学报,2007,27(1):11-12.

白花丹

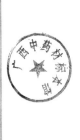

第四次全国中药资源普查采集记录

采集人：彭玉德，黄雪彦，蓝祖栽，胡雪阳

采集号：451025131016020LY

采集日期：2013 年 10 月 16 日

采集地点：广西靖西县果乐乡大叽村大西屯

经度：106°05′31.26″E　纬度：23°19′42.28″N

海拔：1001 m

环境：灌丛，林缘，石灰土

出现频度：一般　资源类型：野生

性状：灌木

重要特征：花白色

科名：蓝雪花科

植物名：白花丹　别名：

学名：

药材名：　　入药部位：

标本份数：3

用途：

备注：

160751

采集号：451025131016020LY

白花丹

Plumbago zeylanica Linn.

鉴定人：农东新　　2015 年 12

第四次全国中药资源普查

来源

白花丹科（Plumbaginaceae）植物白花丹 *Plumbago zeylanica* Linn. 的根或叶。

民族名称

【壮族】巅邦（扶绥），棵端（河池）。

【瑶族】六甲母（贺州）。

【毛南族】发马丹（环江）。

民 族 应 用

【壮族】药用根、叶。根水煎服治慢性肝炎；浸酒服治风湿腰痛。叶捣烂敷"内关穴"治疟疾，发痧。

【瑶族】药用根。久煎、配猪瘦肉炖服或浸酒搽患处（先用茶油涂患处）治风湿骨痛，关节痛，腰腿痛，慢性肝炎，肝硬化，肝区疼痛，肝脾肿大，闭经，跌打损伤，痈疮肿毒，乳腺炎，牛皮癣，毒蛇咬伤，小儿疳积。

【毛南族】药用根、叶。根水煎服治肝区疼痛。叶捣烂敷内关穴治疟疾。

内服用量 10~15g；外用适量。

药材性状　主根呈细长圆柱形，长可达30cm，直径约5mm，略弯曲，表面灰褐色或棕黄色。叶片多皱缩、破碎，多已脱落，完整者展平后呈卵形或卵状长圆形，长 4~10cm，宽3~5cm，淡绿色或黄绿色。气微，味辛辣。

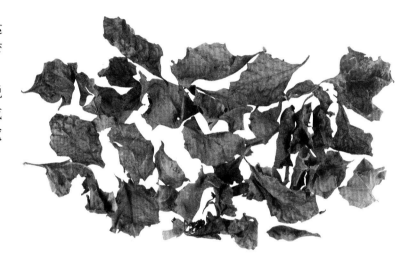

·白花丹－叶

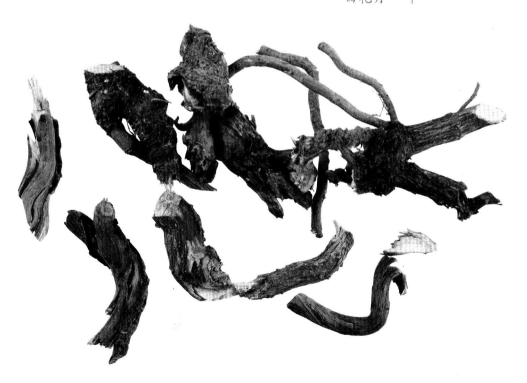

·白花丹－根

药用源流 白花丹别名假茉莉、山坡芩、蛇总管，始载于《生草药性备要》，曰："白花丹味劫，性苦，寒，无毒。"《中药大辞典》记载白花丹的全草或根有毒性："味辛、苦、涩，性温，有毒。"《全国中草药汇编》亦记载其根和叶有毒："味苦，性微温，有毒。"《广西中药材标准》（第二册）记载白花丹的干燥全草具有祛风、散瘀、解毒、杀虫的功效；主治风湿性关节疼痛，慢性肝炎，肝区疼痛，血瘀，闭经，跌打损伤，肿毒恶疮，疥癣，肛周脓肿，急性淋巴腺炎，乳腺炎，蜂窝组织炎，瘰疬未溃。

分类位置	种子植物门 Spermatophyta	被子植物亚门 Angiospermae	双子叶植物纲 Dicotyledoneae	报春花目 Primulales	白花丹科 Plumbaginaceae

形态特征 常绿半灌木。单叶互生，叶薄，通常长卵形。穗状花序通常含（3~）25~70枚花；花轴与总花梗皆有头状或具柄的腺；苞片狭长卵状三角形至披针形，先端渐尖或有尾尖；花萼绿色，长约1cm，具5棱，几全长沿绿色部分着生具柄的腺；花冠白色或微带蓝白色；花柱无毛。蒴果。

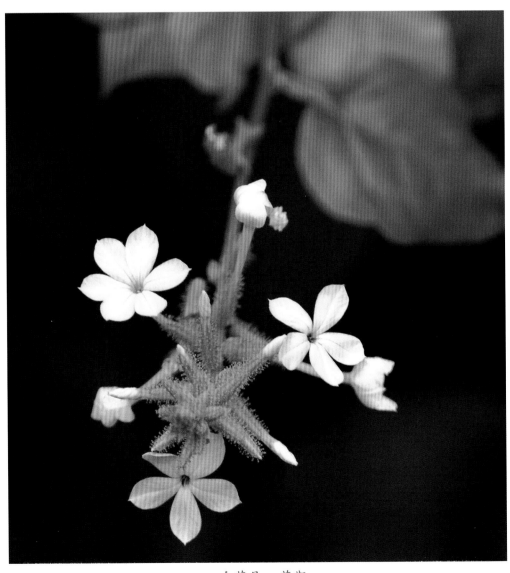

· 白花丹－花期

生境分布　生于污秽阴湿处或半遮荫处。分布于台湾、福建、广东、广西、贵州、云南、四川、重庆。广西主要分布在恭城、岑溪、贵港、桂平、陆川、博白、那坡、凌云等。

化学成分　全草含白花丹醌、β-谷甾醇、β-sitosteryl-3-O-β-D-glucopyranoside、β-sitosteryl-3-O-β-D-glucopyranoside-6'-O-palmitate、lupenone、lupeol acetate、trilinolein[1]、白花丹酸、对羟基苯甲醛、反式桂皮酸、香兰子酸、2,5-二甲基-7-羟基-色原酮、3-吲哚甲醛[2]、丁香酸-4-O-β-D-吡喃葡萄糖苷[3]等。根含有白花丹醌、香草酸[4]。

药理作用　1. 抗肿瘤作用

白花丹素可明显抑制 ME180 细胞增殖，其可能机制是通过刺激 ME180 细胞内活性氧的产生和损伤线粒体，使其膜电位下降，引起 ME180 细胞凋亡；白花丹素对 ME180 细胞生长的抑制作用具有浓度依赖性和时间依赖性[5]。白花丹素在较低浓度（$2{\sim}15\mu mol/L$）下，对人急性早幼粒细胞白血病（APL）细胞系 NB4 细胞增殖具有良好的抑制作用并呈量效关系；同时，白花丹素对 NB4 细胞的 G_2/M 期阻滞和凋亡诱导作用极可能是其实现增殖抑制和致死作用的主要途径[6]。静脉注射给药和口服给药白花丹素每天 2mg/kg 可抑制 P388 淋巴白血病细胞瘤的生长，抑瘤率分别为 70% 和 60%，且呈剂量依赖性，半数有效量（ED_{50}）为 0.75mg/kg[7]。白花丹氯仿提取物对乳腺癌细胞（Bre04）、神经癌细胞（N04）、肺癌细胞（Lu04）有较好的抑制生长作用，对肝癌细胞 HepG2 抑制作用差；石油醚提取部位对 Bre04 细胞、N04 细胞、Lu04 细胞、HepG2 细胞的 IC_{50} 分别为 0.5902mg/ml、0.5725mg/ml、0.7938mg/ml、0.6374mg/ml；乙酸乙酯提取物对 Lu04 细胞有一定的抑制作用[8]。白花丹水煎液稀释浓度为 1:100 时对肝癌细胞的抑制率达 86.37%，稀释度 1:1000 时抑制率为 30.0%[9]。

2. 保肝作用

白花丹水煎液对四氯化碳所致的小鼠急性、慢性肝损伤有明显的保护作用，能显著降低血清谷丙转氨酶、谷草转氨酶的活性和小鼠肝指数[10]。白花丹水煎液还具有减轻实验性肝纤维化小鼠肝组织内纤维增生的作用，使肝细胞变性、坏死程度和肝纤维化程度明显减轻[11]。白花丹水煎液对四氯化碳所致小鼠慢性肝损伤组织脂质过氧化具有抑制作用[12]。

3. 抗菌作用

白花丹的花、茎、叶水浸液对溶血性链球菌有较强抑制作用，醇浸液对金黄色葡萄球菌有一定抑制作用，并有抗真菌作用，对小儿黄癣有明显疗效[13]。

4. 抗病毒作用

白花丹对 HePG2.2.15 细胞分泌 HBsAg、HBeAg 均有一定的抑制作用，并呈一定剂量关系，尤其是对 HBsAg 作用较为明显[14]。

5. 抗炎与致炎作用

不同剂量的白花丹醌对猪多形核白细胞可分别产生抗炎和致炎两种截然不同的作用，其原因与抑制花生四烯酸（AA）代谢有关；高浓度（10^{-4} mol/L）抑制 AA 释放并完全抑制脂氧合酶（LO）活性，从而抑制致炎物质白三烯 B_4 和甘碳烯酸的产生，显示强烈的抗炎作用；中浓度（$10^{-7}{\sim}10^{-6}$ mol/L）则刺激 AA 的代谢，从而增强 5-LO 和 12-LO 产物的生成，产生致炎作用；低浓度（$10^{-9}{\sim}10^{-8}$ mol/L）能明显降低 5-LO 产物的生成而产生抗炎作用[15]。

6. 抗氧化作用

白花丹提取物具有较好的抗氧化性能，对单线态氧自由基、混合自由基、OH 自由基及香烟烟气自由基的清除率分别为 53.3%、59.1%、40.2% 和 26.0%，其抗氧化能力与其质量浓度呈正相关[16]。

7. 升高血糖作用

白花丹乙醇提取物能降低正常大鼠股肌己糖激酶（HK）、磷酸果糖激酶（PFK）、丙酮酸激酶（PK）和乳酸脱氢酶（LDH）活性，分别下降 12.07%、51.02%、24.22% 和 25.16%；还能降低血清中丙酮酸和乳酸，而肌上清液蛋白的变化无显著差异。提示白花丹乙醇提取物能够减少糖原的分解旁路，使外周组织对糖原的利用下降，导致实验鼠血糖升高[17]。

8. 对心血管系统的作用

白花丹素具有抗凝血作用，能明显抑制腺苷二磷酸（ADP）、花生四烯酸（AA）、血小板活化因子（PAF）导致的血小板聚集，提高完整的嗜中性粒细胞对 AA 致血小板聚集的抑制作用[18]，白花丹素能使高脂血症家兔血清胆固醇和低密度脂蛋白分别下降 53% 和 61%，使胆固醇/磷脂的比率降低 45.8%，并显著提高高密度脂蛋白的含量；白花丹素还能防止胆固醇和三酰甘油在肝脏和大动脉堆积，使胸、腹主动脉的粥样斑块消退[19]。

9. 抗生育作用

白花丹素能引起幼鼠精子总数下降，使静止期及减数分裂前期的精母细胞数量下降，生精小管数目减少，间质细胞核直径减小[20]。

附　注　本品有毒。中毒症状为接触皮肤引起红肿、脱皮。误食本品过量可出现麻痹，孕妇误食可引起流产。

参考文献

[1] NGUYEN A T,MALONNE H,DUEZ P,et al.Cytotoxic constituents from *Plumbago zeylanica*[J]. Fitoterapia,2004,75(5):500-504.

[2] 张倩睿，梅之南，杨光忠，等.白花丹化学成分的研究[J].中药材,2007,30(5):558-560.

[3] 唐晓光，王超，马骁驰，等.白花丹地上部分的化学成分研究[J].中药材,2016,39(7):1541-1544.

[4] 焦涛，刘超，吴春蕾，等.白花丹的化学成分研究[J].时珍国医国药,2008,19(12):2993-2994.

[5] SRINIVAS P,GOPINATH G,BANER JI A, et al.Plumbagin induces reactive oxygen species,which mediate apoptosis in human cervical cancer cells[J].Molecular Carginogenesis,2004,40:201-211.

[6] 赵艳丽，陆道培.白花丹醌对人急性早幼粒细胞白血病细胞的体外效应[J].中国实验血液学杂志,2006,14(2):208-211.

[7] MOHANA K,PURUSHOTHAMAN K K.Plumbagin: a study of its anticancer,antibacterial and antifungal properties[J].Indian J Exp Biol,1980,18(8):876-877.

[8] 颜晓燕，盛艳梅，辛志伟.民族药材白花丹体外抗肿瘤活性研究[J].成都医学院学报,2006,1(2):106-109.

[9] 韦金育，李延，韦涛，等.50种广西常用中草药、壮药抗肿瘤作用的筛选研究[J].广西中医学院学报,2003,6(4):3-7.

[10] 赵铁建，钟振国，方卓，等.白花丹水煎液对小鼠四氯化碳肝损害的影响[J].广西中医学院学报,2004,7(4):43-45.

[11] 段雪琳，韦燕飞，廖丹，等.白花丹水煎液对四氯化碳诱导肝纤维化大鼠的干预作用[J].世界华人消化杂志,2015,23(7):1059-1067.

[12] 赵铁建，钟振国，方卓，等.白花丹水煎液对四氯化碳慢性肝损伤小鼠肝组织脂质过氧化的影响[J].广西医科大学学报,2006,23(5):725-726.

[13] 张秀兰，王祝彬，傅玲，等.白花丹及其制剂临床应用观察[J].中华护理杂志,1997,32(2):99-100.

[14] 陈文吟，余宙耀，李灼亮.肝毒清方单味药水提物的体外抗HBV作用[J].中药材,1999,22(9):463-465.

[15] 赵霞.不同剂量白花丹醌对猪多形核白细胞中花生四烯酸的代谢产生相反作用[J].中草药,1996,27(5):315.

[16] 毛绍春,李竹英,李聪.白花丹提取物抗氧化活性研究 [J]. 应用科技,2007,34(1):58-60.

[17] 左风.白花丹乙醇提取物升高血糖的生化机制 [J]. 国外医学 (中医中药分册),2001,23(2):124-125.

[18] SHEN Z,DONG Z,CHENG P,et al.Effects of plumbagin on platelet aggregation and platelet-neutrophil interactions[J].Planta Med,2003,69(7):605-609.

[19] SHAMA I,GUSAIN D,DIXIT V P.Hypolipidaemic and antiatherosclerotic effects of plumbagin in rabbits [J].Indian J Physiol Pharmacol,1991,35(1):10-14.

[20] BHARGAVA S K.Effect of testosterone replacement therapy on quantnative spermatogenesis following plumbagin treatment in immature rats [J].Acta Eur Fertil,1986,7(3):217-219.

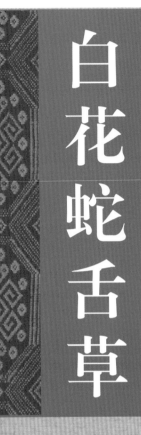

白花蛇舌草

第四次全国中药资源普查采集记录

采集人：彭玉德、黄雪彦、李金花
采集号：451481160420017LY
采集日期：2016 年 04 月 20 日
采集地点：广西凭祥市友谊镇礼茶村板价屯
经度：106° 43′ 24.52″ E　纬度：22° 02′ 49.06″ N
海拔：357 m
环境：草丛，田里，黄棕壤
出现频度：一般　资源类型：野生
性状：草本
重要特征：花白色
科名：茜草科
植物名：白花蛇舌草　别名：
学名：Hedyotis diffusa Willd.
药材名：　入药部位：
标本份数：4
用途：
备注：

0231171

采集号：451481160420017LY

白花蛇舌草

Hedyotis diffusa Willd.

鉴定人：农东新　　　2018 年 2 月

第四次全国中药资源普查

第四次全国中药资源普查
45-1481160420017LY
采集号：
日　期：　年　月　日

来源
茜草科（Rubiaceae）植物白花蛇舌草
Hedyotis diffusa Willd. 的全草。

民族名称
【壮族】化好萼林（桂平）。
【瑶族】榜北南北默，拍花美（金秀）。
【苗族】屙赖嫩（融水）。

民 族 应 用

【壮族】药用全草。水煎服治小儿疳积，头痛，胃痛，肝炎，肾炎，阑尾炎，肝硬化，早期淋巴结核，
结膜炎；水煎服兼捣烂敷伤口周围治毒蛇咬伤；捣烂调洗米水含漱治口腔炎；捣烂加煤油调匀搽患处
治汗斑。

【瑶族】药用全草。水煎服治肝炎；水煎服兼捣烂敷伤口周围治毒蛇咬伤，痈疮；捣烂加煤油调匀搽
患处治汗斑。

【苗族】药用全草。水煎服兼捣烂敷伤口周围治毒蛇咬伤，痈疮。

内服用量 15~60g；外用适量。

药材性状　全体扭缠成团状，灰绿色至灰棕色。主根细长，粗约 2mm，须根纤细，淡灰棕色。茎细，卷曲，质脆，
易折断，中心髓部白色。叶多皱缩，破碎，易脱落；托叶长 1~2mm。花、果单生或成对生于叶腋。
花常具短而略粗的花梗。蒴果扁球形，直径 2~2.5mm，室背开裂，宿萼顶端 4 裂，边缘具短刺毛。
气微，味淡。

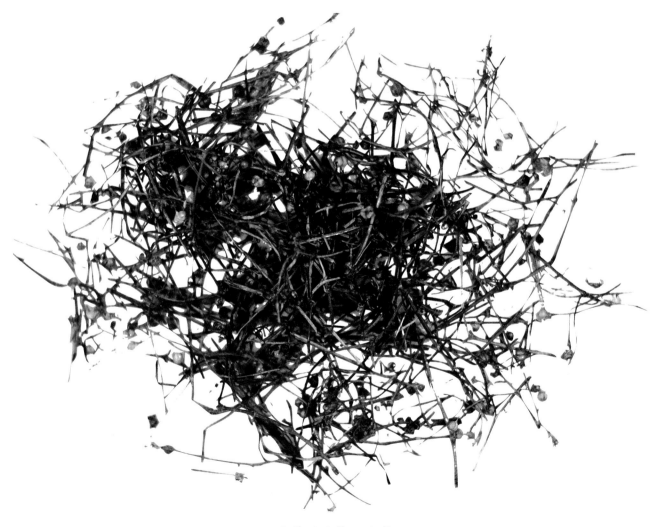

· 白花蛇舌草 – 全草

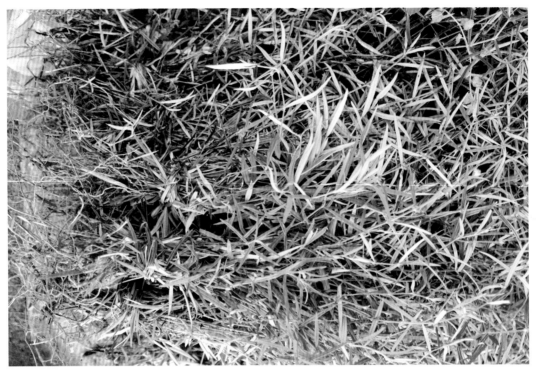

· 白花蛇舌草 – 全草（鲜）

药用源流　《广西壮族自治区壮药质量标准　第一卷》（2008 年版）记载其具有清热解毒、利尿消肿的功效；主治肠痈，疮疖肿痛，咽喉肿痛，毒蛇咬伤，湿热黄疸，肾炎，肝硬化，早期淋巴结核，口腔炎，汗斑，小便不利，癌症。

分类位置	种子植物门	被子植物亚门	双子叶植物纲	茜草目	茜草科
	Spermatophyta	Angiospermae	Dicotyledoneae	Rubiales	Rubiaceae

形态特征　一年生无毛纤细披散草本。叶对生，线形，长 1~3cm，宽 1~3mm；中脉在上面下陷，侧脉不明显；托叶长 1~2mm，基部合生，顶部芒尖。花 4 数，单生或双生于叶腋；花梗略粗壮，长 2~5mm；花冠白色；雄蕊生于冠管喉部。蒴果膜质，扁球形，成熟时顶部室背开裂；种子每室约 10 粒。

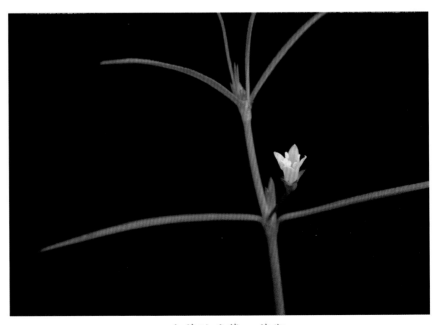

· 白花蛇舌草 – 花期

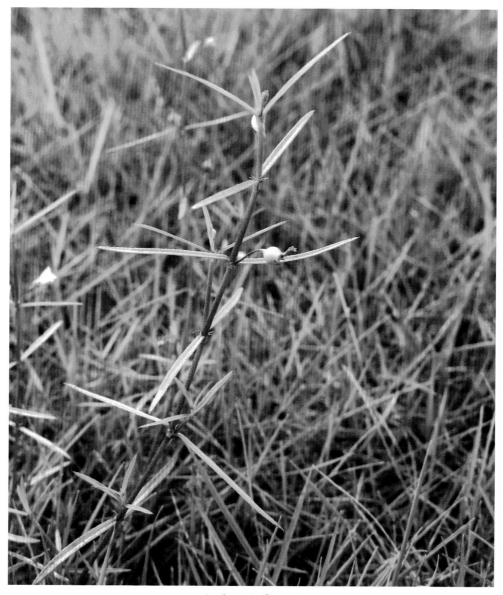

· 白花蛇舌草 - 果期

生境分布 生于水田、田埂和湿润的旷地。分布于广东、香港、广西、海南、安徽、云南等。广西主要分布在南宁、横县、柳州、融水、兴安、苍梧、上思、贵港、玉林等。

化学成分 全草含有黄酮类化合物、萜类化合物、蒽醌类化合物、甾醇及其苷类化合物、含酸化合物、挥发性成分、苯丙素类化合物、多糖类化合物、微量元素。其中黄酮类成分主要有穗花杉双黄酮[1]、槲皮素、槲皮素 -3-O- 槐糖苷、山柰酚 -3-O-[2-O-(6-O-E- 阿魏酰基)-β-D- 吡喃葡糖基]-β-D- 吡喃半乳糖苷、槲皮素 -3-O-[2-O-(6-O-E- 阿魏酰基)-β-D- 吡喃葡糖基]-β-D- 吡喃乳糖苷、槲皮素 -3-O-[2-O-(6-O-E- 阿魏酰基)-β-D- 吡喃葡糖基]-β-D- 吡喃半乳糖苷[2]、山柰酚 -3-O-(2-O-β-D- 吡喃葡糖基)-β-D- 吡喃半乳糖苷、槲皮素 -3-O-(2-O-β-D- 吡喃葡糖基)-β-D- 吡喃半乳糖苷[3]、5- 羟基 -6,7,3',4'- 四甲氧基黄酮、山柰酚[4]、芦丁[5]、山柰酚 -3-O-(6"-O-α-L- 鼠李糖基)-β-D- 吡喃半乳糖苷、槲皮素 -3-O-β-D- 吡喃半乳糖苷、槲皮素 -3-O-(2"-O-β-D- 葡萄糖基)-β-D- 吡喃半乳糖苷[6]。萜类化合物主要有鸡屎藤次苷甲酯、车叶草苷[7]、10- 乙酰基鸡屎藤苷[8]、去乙酰车叶草酸甲酯、去乙酰车叶草苷[9]、乙酰羽扇豆醇酯[4]、3,4- 二羟基苯甲酸甲酯[10]、10- 去氢京尼平苷[11]、去乙酰 -6- 乙氧基车叶草苷酸甲酯[12]、diffusosides A、B[13]。蒽醌类化合物主要有 2,6- 二羟基 -3- 甲基 -4- 甲氧基蒽醌[14]、2- 甲基 -3- 羟基蒽醌、2- 甲基 -3- 甲氧基蒽醌、2,3- 二甲基 -6- 甲基蒽醌、2- 甲基 -3- 羟基 -4- 甲氧基蒽醌[15]、2- 羟基 -1- 甲氧基蒽醌、2- 羟基 -1,3- 二甲氧基蒽醌[11]、2- 羟基 -1- 甲氧基 -3- 甲基蒽醌、2,6- 二羟基 -1- 甲氧基 -3-甲基蒽醌[5]、2- 羟基 -3- 甲基 -1- 甲氧基蒽醌、2- 羟基 -7- 甲基 -3- 甲氧基蒽醌[16]、1,3- 二羟基 -2-甲基蒽醌、1,7- 二羟基 -6- 甲氧基 -2- 甲基蒽醌[17]、1- 羟基 -2- 羟甲基蒽醌[18]、2- 羟基 -3- 甲基蒽醌[5]、2,7- 二羟基 -3- 甲基蒽醌[19]。甾醇及其苷类化合物主要有 β- 谷甾醇 -3-O-β-D- 葡萄糖苷、β- 谷甾醇[18]、豆甾醇 -5,22- 二烯 -3β-7α- 二醇、豆甾醇 -5,22- 二烯 -3β-7β- 二醇[20]、胡萝卜苷[8]、强心苷[5]、6- 羟基豆甾烷 -4,22- 二烯 -3-one、3- 羟基豆甾烷 -4,22- 二烯 -3-one[21]。含酸化合物主要有对香豆酸、熊果酸、阿魏酸、齐墩果酸[22]、4,4'- 二甲氧基 - 古柯间二酸[23]、咖啡酸、3,4-二羟基苯甲酸[5]、对甲氧基反式肉桂酸、丁二酸[17]、香豆酸[1]、10-O- 苯甲酰基 -6'-O-α-L- 阿拉伯 (1 → 6)-β-D- 吡喃葡萄糖基京尼平酸[12]。其中熊果酸具有广泛的生物学活性,如抗肿瘤活性、免疫调节活性等。挥发性成分主要有磷酸三乙酯、龙脑、vitispirane、4- 乙烯基苯酚、4- 乙烯基 -2-甲氧基苯酚、6,10,14- 三甲基 -2- 十五(烷)酮、α- 雪松醇、十四烷酸、十五烷酸、十六烷酸甲酯、十六烷酸、邻苯二甲羧二异丁基酯、叶绿醇、邻苯二甲酸二丁基酯、9,12,15- 十八碳三烯酸甲酯、9-十八碳烯酸、亚油酸、亚油酸乙酯、methyl(Z)-5,11,14,17-eicosatetraenoate、4,8,12,16- 四甲基十七烷 -4- 内酯、鲨烯[24]、β- 芳樟醇、α- 松油醇、乙酸香叶酯[25]。苯丙素类化合物主要有反式对羟基桂皮酸十八酯[17]、7- 羟基 -6甲氧基香豆素[17]、东莨菪内酯[22]、对香豆酸甲酯[26]。含有由葡萄糖、半乳糖、木糖、阿拉伯糖、鼠李糖、甘露糖组成的多糖成分[27]。含锗、铁、锰、镁、铝、硅、钙、钛等元素[28] 以及七叶素、gypsogenic acid[23] 等成分。

药理作用

1. 抗肿瘤作用

白花蛇舌草总黄酮对体外培养的黑色素瘤 A375 和 B16 细胞增殖抑制和促凋亡作用呈明显的浓度和时间依赖性[29]。白花蛇舌草醇提取物对人类红白血病细胞(K562)的生长具有明显的抑制作用,药物浓度在 0.32μg/ml 时作用 48h 后,即具有显著的抑制作用,抑制率呈剂量和时间依赖性,半数抑制浓度(IC$_{50}$)约为 1000μg/ml[30]。白花蛇舌草可提高化疗药物 5-Fu 对小鼠肝癌 H22 的抑瘤率,对抗化疗药物所致脾脏、胸腺萎缩,降低化疗小鼠小肠 MDA 的含量,升高小肠 SOD 的活力,同时还能增强化疗荷瘤小鼠脾脏淋巴细胞增殖能力和自然杀伤细胞(NK)活性,表明白花蛇舌草对化疗药物 5-Fu 抗小鼠 H22 肝癌具有增效减毒的作用[31]。白花蛇舌草的主要成分熊果酸对癌细胞 Hep3B、H460 及 COLO205 有显著的抗肿瘤活性[32]。白花蛇舌草不同部位提取物均能显著抑制 MG63 骨肉瘤细胞的生长,促进肉瘤裸鼠模型瘤细胞中促凋亡蛋白 Bax 因子 mRNA 和蛋白的表达[33]。

2. 抗菌作用

白花蛇舌草 - 半枝莲药对乙酸乙酯 /95% 乙醇(1 : 1)提取上清液对金黄色葡萄球菌的抑制活性最强,析出浸膏无抑菌活性,但析出浸膏经大孔树脂富集后的组分 F2 抑菌活性得到显著增强,其抑制枯草芽孢杆菌活性强于提取上清液,抑菌效价达 8.37μg/ml;F2 经聚酰胺分离得到的 F2-10 组分可抑制枯草芽孢杆菌;各提取物对霉菌和酵母菌均无抑制活性[34]。

3. 对免疫功能的作用

白花蛇舌草提取液能减少 WEHI-3 诱导白血病小鼠的肝脏和脾脏重量,但对体重无明显影响;可增加单核细胞表面标志物 CD11b 百分率,但对 Mac-3 的水平及外周血单核细胞和腹腔巨噬细胞的吞噬功能没有影响[35]。白花蛇舌草中的 2- 羟基 -3- 甲基蒽醌能够通过激活 Fas/FasL、DR$_4$ 和 TRAIL 促进 THP-1 细胞凋亡,其作用具有时间依赖性和剂量依赖性[36]。

4. 保肝作用

白花蛇舌草不同提取物对 CCl_4 引起的小鼠急性肝损伤均具有一定的保护作用，能明显抑制肝损伤小鼠血清 ALT 活性和总胆红素的升高，降低肝脏指数，以乙酸乙酯萃取物的效果最佳[37]。

5. 毒副作用

白花蛇舌草浸膏给小鼠腹腔注射的 LD_{50} 为 104（88~123）g（生药）/kg。

附　注　白花蛇舌草的药理活性比较明显，但对其有效成分的研究及基于确切成分的作用机制研究鲜见报道。

参考文献

[1] 吴孔松,张坤,谭桂山,等.白花蛇舌草化学成分的研究 [J].中国药学杂志,2005,40(11):817-818.

[2] 任凤芝,刘刚叁,张丽,等.白花蛇舌草黄酮类化学成分研究 [J].中国药学杂志,2005,40(7):502-504.

[3] 朱雪瑜.白花蛇舌草中的神经保护成分 [J].国外医药（植物分册）,2002,17(1):28-29.

[4] 刘晶芝,王莉.白花蛇舌草化学成分研究 [J].河北医科大学学报,2007,28(3):188-190.

[5] 周应军,吴孔松,曾光尧,等.白花蛇舌草化学成分的研究 [J].中国中药杂志,2007,32(7):590-593.

[6] 张海娟,陈业高,黄荣.白花蛇舌草黄酮成分的研究 [J].中药材,2005,28(5):385-387.

[7] 马河,李方丽,王芳,等.白花蛇舌草化学成分研究 [J].中药材,2016,39(1):98-102.

[8] 杨亚滨,杨雪琼,丁中涛.白花蛇舌草化学成分的研究 [J].云南大学学报（自然科学版）,2007,29(2):187-189.

[9] 吴孔松,曾光尧,谭桂山,等.白花蛇舌草化学成分的研究 [J].天然产物研究与开发,2006,18(6):52-54.

[10] 马临,李俊明,陈玉青,等.HPLC 法测定白花蛇舌草注射液中 3,4- 二羟基苯甲酸甲酯的含量 [J].沈阳药科大学学报,2008,25(11):907-909.

[11] 张永勇,罗佳波.白花蛇舌草化学成分研究 [J].中药材,2008,31(4):522-544

[12] DING B,MA W W,DAI Y,et al.Biologically active iridoids from *Hedyotis diffusa* [J].Helvetica Chimica Acta,2010,93(12):2488-2494.

[13] ZHANG Y Y,CHEN Y,FAN C,et al.Two new iridoid glucosides from *Hedyotis diffusa* [J].Fitoterapia,2010,81(6):515-517.

[14] 康兴东,李铣,毛羽.白花蛇舌草中的一个新蒽醌 [J].中国药物化学杂志,2006,16(6):368.

[15] 方岩雄,张永成,陈敏敏,等.抗肿瘤药物白花蛇舌草及其活性成分 [J].中成药,2004,26(7):577-579.

[16] 康兴东,李铣,毛羽,等.白花蛇舌草的化学成分 [J].沈阳药科大学学报,2007,24(8):479-481.

[17] 黄卫华,李友宾,蒋建勤.白花蛇舌草化学成分研究 [J].中国中药杂志,2008,33(5):524-526.

[18] 蔡楚伧,钱秀丽,李志和,等.白花蛇舌草的化学成分研究 Ⅱ [J].药学学报,1966,13(3):181-185.

[19] 于莉,李俊明,姜珍,等.白花蛇舌草中的一个新蒽醌 [J].中国药物化学杂志,2008,84(4):298-299.

[20] 谭宁华,王双明,杨亚滨,等.白花蛇舌草的抗肿瘤活性和初步化学成分研究 [J].天然产物研究与开发,2002,14(5):33-35.

[21] 黄正华,李友宾,蒋建勋.白花蛇舌草化学成分研究（Ⅱ）[J].中国中药杂志,2009,34(6):712-714.

[22] 斯建勇,陈迪华,潘瑞乐,等.白花蛇舌草的化学成分研究 [J].天然产物研究与开发,2006,18(6):942-944.

[23] 覃骊兰,邓家刚.中药白花蛇舌草化学成分及有效成分药理活性的研究进展 [J].内蒙古中医药,2008,27(4):42-45.

[24] 刘志刚,罗佳波,陈飞龙.不同产地白花蛇舌草挥发性成分初步研究 [J].中药新药与临床药理,2005,16(2):132-134.

[25] 王丽,周诚,麦惠珍.白花蛇舌草及水线草挥发性成分分析 [J].中药材,2003,26(8):563-564.

[26] 王婷玉,李俊,葛金芳,等.豹皮樟总黄酮对大鼠佐剂性关节炎的作用及部分机制研究 [J].中国药理学通报,2007,23(12):1618-1623.

[27] 吴厚铭,黄胜余,劳霞飞,等.白花蛇舌草免疫多糖结构的研究 [J].有机化学,1992,12(4):428-431.

[28] 周建波,龙斯华,黄存礼.白花蛇舌草的微量元素分析（简报）[J].中国中药杂志,1990,15(12):36.

[29] 杨娴,刘汝青,杜德荣,等.白花蛇舌草总黄酮对黑色素瘤 A375 和 B16 细胞增殖和凋亡的影响 [J].皮肤性病诊疗学杂志,2011,18(6):359-362.

[30] 朱大诚,赵志冬,高永涛,等.白花蛇舌草醇提取物对 K562 细胞的生长抑制及诱导其凋亡的研究 [J].时珍国医国药,2011,22(3):587-589.

[31] 刘智勤,陈鹊汀,朱惠学,等.白花蛇舌草对 5-Fu 的增效减毒作用研究 [J].时珍国医国药,2011,22(1):142-144.

[32] LEE H Z,BAU D T,KUO C L,et al.Clarification of the phenotypic characteristics and anti-tumor activity of *Hedyotis diffusa* [J].The American Journal of Chinese Medicine,2011,39(1):201-213.

[33] 刘楠楠,伍林招,张韬.白花蛇舌草抗骨肉瘤的有效部位筛选及对 Bcl-2 和 Bax 细胞因子表达的影响 [J].福建医药杂志,2020,42(3):119-121.

[34] 陈柳萌,曹树稳,余燕影.白花蛇舌草—半枝莲药对提取物抑菌活性部位研究 [J].时珍国医国药,2011,22(1):93-95.

[35] LIN C C,KUO C L,LEE M H,et al.Extract of *Hedyotis diffusa* willd influences murine leukemia WEHI-3 cells in vivo as well as promoting T—and B-cell proliferation in leukemic mice [J].In Vivo,2011,25(4):633-640.

[36] WANG J H,SHU L H,YANG L L,et al.2-Hydroxy-3-methylanthraquinone from *Hedyotis diffusa* WILLD induces apoptosis via alteration of Fas/FasL and activation of caspase-8 in human leukemic THP-1 cells [J].Archives of Medical Research,2011,42(7):577-583.

[37] 何小女,易辉亮.白花蛇舌草提取物对肝组织的保护作用 [J].医学信息,2011,9:4527-4528.

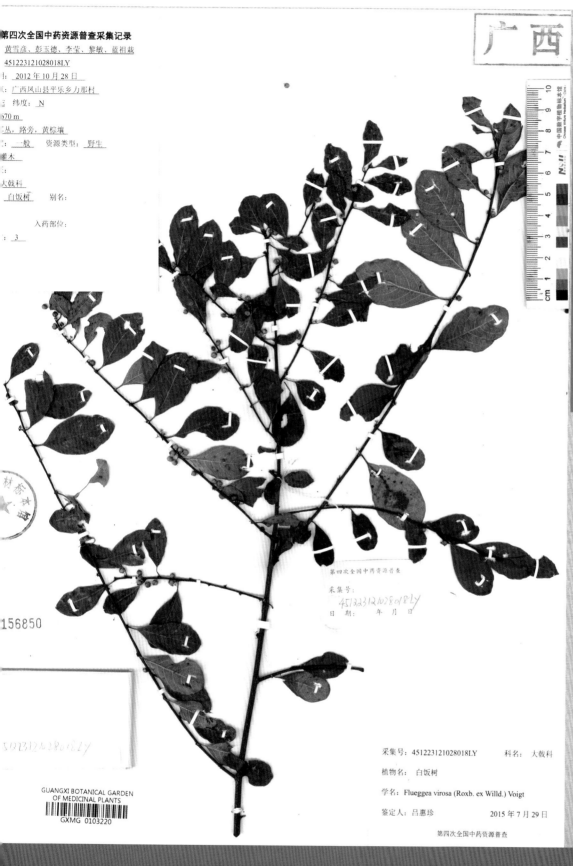

第四次全国中药资源普查采集记录

黄雪彦、彭玉德、李莹、黎敏、蓝祖栽

451223121028018LY

2012 年 10 月 28 日

广西凤山县平乐乡力那村

纬度：N

670 m

丛，路旁，黄棕壤

一般　　资源类型：野生

灌木

大戟科

白饭树　　别名：

入药部位：

3

广西

白饭树

156850

第四次全国中药资源普查

采集号：

451223121028018LY

日期：　年　月　日

采集号：451223121028018LY　　　科名：大戟科

植物名：白饭树

学名：Flueggea virosa (Roxb. ex Willd.) Voigt

鉴定人：吕惠珍　　　　　2015 年 7 月 29 日

第四次全国中药资源普查

GUANGXI BOTANICAL GARDEN
OF MEDICINAL PLANTS

GXMG 0103220

来源

大戟科（Euphorbiaceae）植物白饭树
Flueggea virosa (Roxb. ex Willd.) Voigt
的根、叶或全株。

民族名称

【壮族】悲当刹（扶绥），棵拉把（柳城），棵三多（天峨）。
【仫佬族】美湖部（罗城）。
【毛南族】农怕（环江）。

民 族 应 用

【壮族】药用根、叶。根水煎服治白带异常，小儿水痘；浸酒服治跌打风湿。叶水煎洗患处治水痘，湿疹，脓疱疮，鸡眼，蛇骨刺伤感染。

【仫佬族】药用全株。水煎洗患处治水痘。

【毛南族】药用全株。水煎洗患处治皮肤湿疹瘙痒。

内服用量30~60g；外用适量。

药材性状　根圆柱形，稍弯曲，表面棕黄色，可见少量侧根；木质部黄白色，髓部棕红色，质硬脆，可折断。气微，味微苦。茎棱形，老茎棱较平滑，嫩茎及成熟茎棱较明显；茎上有多数棕黄色类圆形的皮孔，凹槽处尤多；质硬，不易折断，嫩茎断面淡绿色，老茎断面黄白色，髓部类白色。叶近革质，长圆状倒卵形至椭圆形，长1~5cm，宽1~3.5cm，先端钝圆而有极小的凸尖，基部楔形，边缘全缘，上面绿色，下面苍白色，叶柄长3~6mm。气微，味苦、微涩。

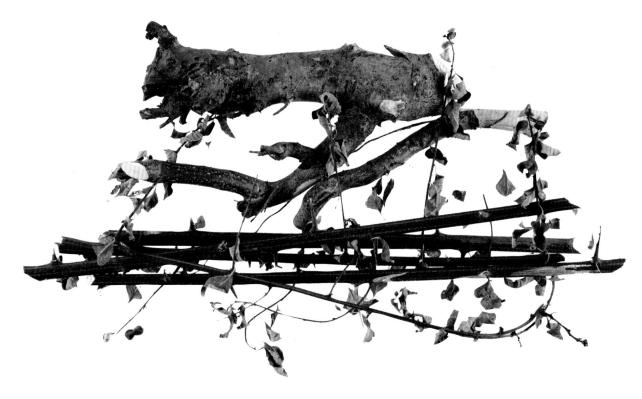

· 白饭树－全株

药用源流　《中华本草》记载其叶具有祛风除湿、清热解毒、杀虫止痒的功效；主治风湿痹痛，疮疖脓肿，湿疹瘙痒。根具有祛风湿、清湿热、化瘀止痛的功效；主治风湿痹痛，湿热带下，湿疹瘙痒，跌打损伤。

分类位置	种子植物门	被子植物亚门	双子叶植物纲	大戟目	大戟科
	Spermatophyta	Angiospermae	Dicotyledoneae	Eophorbiales	Euphorbiaceae

形态特征 灌木。高 1~6m，全株无毛。叶片纸质，椭圆形、长圆形、倒卵形或近圆形，全缘，下面白绿色。花小，淡黄色，雌雄异株，多朵簇生于叶腋；雄花：雄蕊 5；花盘腺体 5，与雄蕊互生；退化雌蕊通常 3 深裂；雌花：3~10 朵簇生，有时单生；花盘环状，顶端全缘，围绕子房基部；子房卵圆形，3 室，花柱 3，基部合生，顶部 2 裂。蒴果浆果状，近圆球形，成熟时果皮淡白色，不开裂。

生境分布 生于海拔 100~2000m 的山地灌木丛中。分布于华东、华南及西南各省区。广西全区各地均有分布。

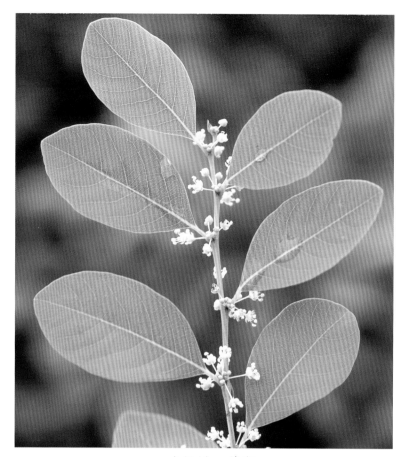

·白饭树 - 花期

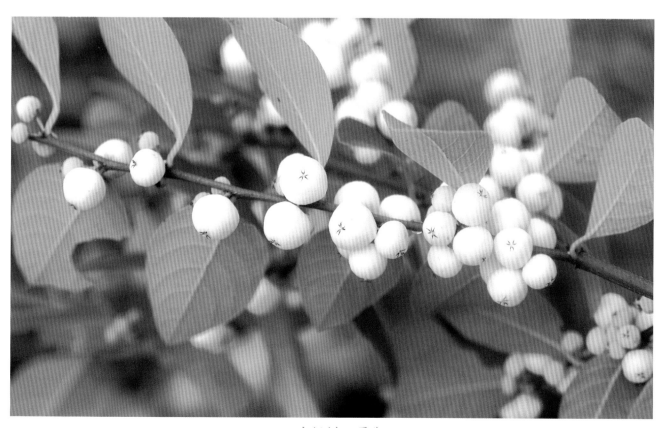

·白饭树 - 果期

化学成分　叶及嫩枝含 11-O-乙酰岩白菜素、岩白菜素、右旋一叶萩碱、ent-phyllanthidine、山奈酚、槲皮素、没食子酸、胡萝卜苷和 β-谷甾醇[1]，以及 flueggine A-B[2]。茎含无羁萜、3β-无羁萜醇、谷甾醇、羽扇豆醇、算盘子酮醇、多孔算盘子二醇、白桦脂酮酸。树皮含去甲一叶萩碱。果实含 fludenine A、fluevirosine A、fluevirosine D 等[3]。

药理作用　1. 抗炎、镇痛作用

白饭树氯仿提取物和水提取物对小鼠继发性足肿胀有明显的抑制作用，能减轻胸腺和脾脏重量[4,5]。白饭树醇提取物及水提取物对二甲苯致小鼠耳郭肿胀、冰醋酸致小鼠扭体反应、小鼠棉球肉芽肿、热致痛具有抑制作用[6]。

2. 保肝作用

白饭树水提取物对肝纤维化（HF）大鼠有保护作用，能降低 HF 模型大鼠血清中丙氨酸转氨酶（ALT）、天门冬氨酸转氨酶（AST）含量，提高白蛋白（ALB）含量，还能降低 HF 模型大鼠血清中透明质酸（HA）、层黏连蛋白（LN）、Ⅲ型前胶原（PC Ⅲ）的含量[7]。

3. 抗肿瘤作用

白饭树叶的醇提取物有明显的抗肿瘤作用，在体外对肿瘤细胞KB、A549、HCT8、P388和L1210等均呈现细胞毒作用，其ED_{50}均小于20μg/ml。毒一叶萩碱和毒别一叶萩碱是两种从白饭树中分离出的具抗肿瘤活性的化合物。其中，毒一叶萩碱对KB、P388、L1210、A549、HCT8肿瘤细胞的ED_{50}为5.5μg/ml、2.9μg/ml、8.0μg/ml、5.5μg/ml、4.6μg/ml，毒别一叶萩碱对P388肿瘤细胞的ED_{50}为0.9μg/ml，对KB、L1210等肿瘤细胞的ED_{50}均大于10μg/ml。

参考文献

[1] 王国才,梁洁平,王英,等.白饭树的化学成分[J].中国天然药物,2008,6(4):251-253.

[2] ZHAO B X,WANG Y,ZHANG D M,et al.Flueggines A and B,two new dimeric indolizidine alkaloids from *Flueggea virosa*[J].Organic Letters,2011,13(15):3888-3891.

[3] 徐明涛.白饭树果实中生物碱类成分研究[D].广州：暨南大学,2018.

[4] 付翔,邓俊刚,陈薇,等.白饭树不同提取物对小鼠佐剂性关节炎的作用[J].中国医院药学杂志,2010,30(22):1926-1927.

[5] 付翔,邓俊刚,邓立东.白饭树水提取物对小鼠佐剂性关节炎的作用[J].中成药,2011,33(9):1586-1587.

[6] 梁业飞,周有旺.白饭树提取物抗炎镇痛作用研究[J].内科,2015,10(6):845-847.

[7] 唐哲,韦少宣,廖厚知.白饭树水提取物对肝纤维化大鼠血清学的影响[J].中国医院用药评价与分析,2011,11(7):621-623.

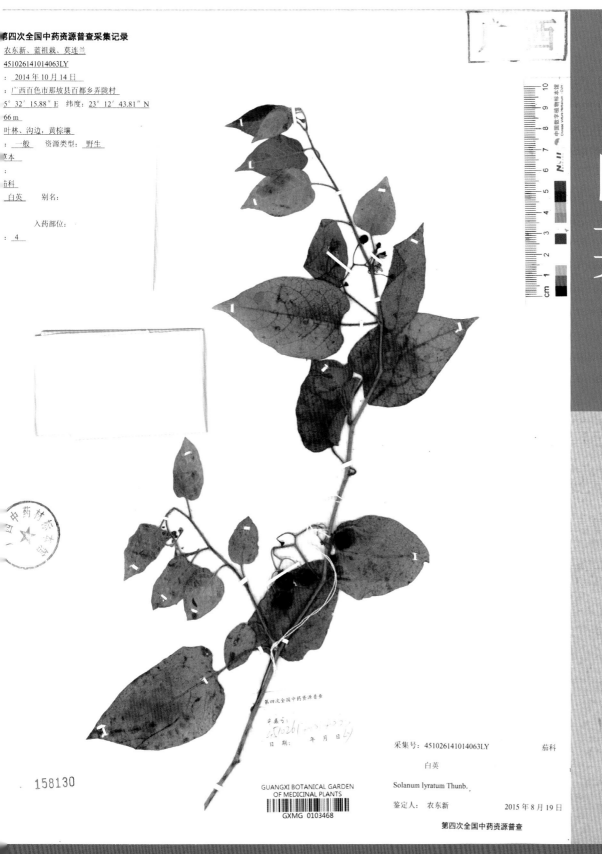

第四次全国中药资源普查采集记录

农东新、蓝祖栽、莫连兰

451026141014063LY

：2014 年 10 月 14 日

：广西百色市那坡县百都乡弄院村

5°32′15.88″E　纬度：23°12′43.81″N

66 m

叶林、沟边，黄棕壤

：一般　资源类型：野生

草本

：

茄科

白英　别名：

入药部位：

：4

广西

白英

中国数字植物标本馆
Chinese Virtual Herbarium　CVH

cm 1 2 3 4 5 6 7 8 9 10

158130

GUANGXI BOTANICAL GARDEN
OF MEDICINAL PLANTS

GXMG 0103468

采集号：451026141014063LY　茄科

白英

Solanum lyratum Thunb.

鉴定人：农东新　2015 年 8 月 19 日

第四次全国中药资源普查

来源

茄科 (Solanaceae) 植物白英 *Solanum lyratum* Thunb. 的全草。

民族名称

【壮族】勾奔高。

【瑶族】毛虫草，三叉草（富川）。

民 族 应 用

【壮族】药用全草。用于治疗瘰病，黄疸，水肿，淋证，痹病，白带异常，疔疮。

【瑶族】药用全草。水煎服治痢疾，水煎服兼捣烂敷患处治痈疮疖肿。

内服用量 9~12g；外用适量。有小毒。

药材性状　长约 1m，全体被柔毛。嫩枝和叶被毛较多。根圆柱形，稍弯曲，直径 2~8mm，浅棕黄色。茎圆柱形，直径 2~5mm，具纵皱纹，灰黄色或灰绿色，质硬而脆，断面纤维性，淡绿色，中央成空洞。单叶互生，皱缩卷曲，易碎，完整者展开后呈卵形，长 3~8cm，宽 1~3.5cm，先端渐尖，基部多为戟形至琴形，3~5 裂，棕绿色或灰绿色；叶柄长 2~4cm。聚伞花序与叶对生，花序梗曲折状；花冠 5 裂，长约 5mm，棕黄色。果实球形，淡黄色或淡棕色，直径 5~7mm。种子扁圆形。气微，味淡。

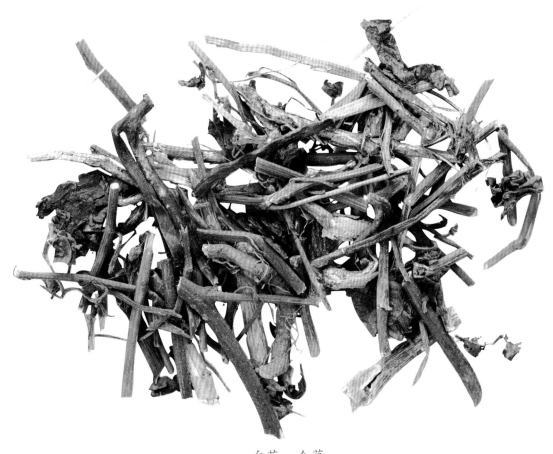

· 白英 - 全草

药用源流　白英始载于《神农本草经》，列为上品。《名医别录》云："白英一名白草，生益州。春采叶，夏采茎，秋采花，冬采根。"《新修本草》云："此鬼目草也。蔓生，叶似王瓜，小长而五桠。实圆若龙葵子，生青，熟紫黑。"《本草拾遗》引《尔雅》郭璞注云："似葛，叶有毛，子赤如耳珰珠，若云子熟黑，误矣。"《本草纲目》将其收于草部，载："此俗名排风子是也。正月生苗，白色，可食。秋开小白花，子如龙葵子，熟时紫赤色。"《本草纲目拾遗》曰："白毛藤亦名天灯笼，又名和尚头草。

生人家墙壁上，茎、叶皆有白毛，八九月开花藕合色，结子生青熟红，鸟雀喜食之。"又引《百草镜》云："白毛藤多生人家园圃中墙壁上，春生冬槁，结子小如豆而软，红如珊瑚，霜后叶枯，惟赤子累累，缀悬墙壁上，俗呼毛藤果。"综合诸家本草所述形态，再参阅《本草纲目》及《植物名实图考》之附图，与今茄科植物白英特征相符。《广西壮族自治区壮药质量标准　第二卷》（2011 年版）记载其具有清热毒、除湿毒的功效；主治瘅病，黄疸，水肿，淋证，痹症，白带异常，疔疮。

分类位置	种子植物门 Spermatophyta	被子植物亚门 Angiospermae	双子叶植物纲 Dicotyledoneae	茄目 Solanales	茄科 Solanaceae

形态特征　草质藤本。长 50~100cm。叶互生，琴形，长 3.5~5.5cm，宽 2.5~4.8cm，基部常 3~5 深裂，裂片全缘。聚伞花序顶生或腋外生，疏花，被具节的长柔毛，顶端稍膨大，基部具关节；萼环状，无毛，萼齿圆形，顶端具短尖头；花冠蓝紫色或白色，花冠筒隐于萼内，冠檐 5 深裂，裂片椭圆状披针形，先端被微柔毛；花药长圆形，顶孔略向上；子房卵形，花柱丝状，柱头小，头状。浆果球状，成熟时红黑色。种子近盘状，扁平。

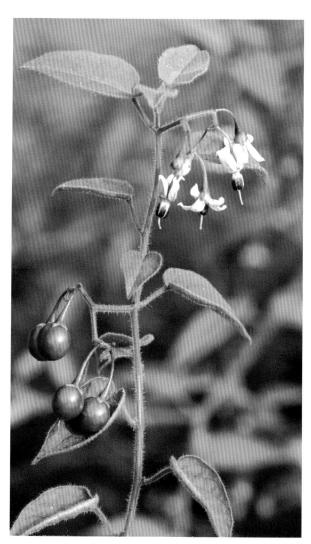

· 白英－花果期

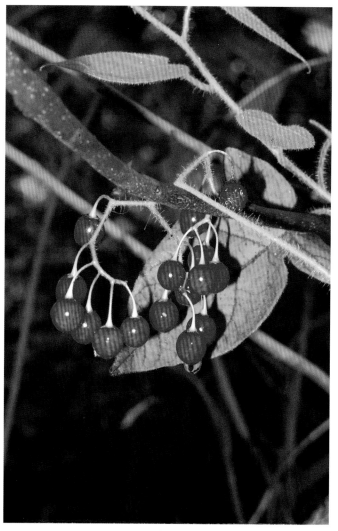

· 白英－果期

生境分布 生于海拔 600~2800m 的山谷草地或路旁、田边。分布于甘肃、陕西、山西、河南、山东、江苏、浙江、安徽、江西、福建、台湾、广东、广西、湖南、湖北、四川、云南等。广西主要分布在隆安、柳江、灵川、全州、灌阳、恭城、蒙山、岑溪、灵山、贵港、平南、北流、平果、德保、靖西、凌云、田林、贺州、钟山、忻城、宁明、大新等。

化学成分 全草含薯蓣皂苷元、剑麻皂苷元、丁香醛、丁香酸、对羟基苯甲醛、莨菪亭、N- 顺式阿魏酰基酪胺、β- 谷甾醇、胡萝卜苷、赤藓糖醇、甘露醇[1]、替告皂苷元、替告皂苷元酮、薯蓣皂苷元 –3–O–α–L– 吡喃鼠李糖基 –(1 → 2)–β–D– 吡喃葡萄醛酸甲酯、4– 甲基胆甾 –7– 烯 –3β– 醇、刺槐素 –7–O– 芸香糖苷、1,5– 二羟基 –3– 甲氧基 –7– 甲基蒽醌、1,3,5– 三羟基 –7– 甲基蒽醌、大黄素甲醚 –8–O–β–D– 葡萄糖苷、大豆脑苷 I、异香草醛、阿魏酸二十二酯[2]、芒柄花素、香草酸、染料木素、芹菜素、N– 反式阿魏酰基酪胺、香豆酰基酪胺、大豆苷元、咖啡酸、原儿茶酸、大豆苷、N– 反式 – 阿魏酰基 –3– 甲基多巴胺[3]、芒柄花苷、染料木苷、5– 羟基芒柄花苷、大豆素、对羟基苯甲酸、阿拉伯呋喃糖乙苷等[4]。此外还含多种甾体生物碱类化合物和酰胺生物碱类化合物[5]。

药理作用 1. 抗肿瘤作用
白英生物碱对人宫颈癌 HeLa 细胞增殖有一定的抑制作用[6]。白英水提取液不同组分均具有一定的抗肿瘤作用，其中皂苷元的抑瘤作用最强[7]。

2. 抗菌作用
白英的热水提取液和酸性乙醇提取液具有较强的抑菌作用，其中热水提取液对葡萄球菌和链球菌的抑菌能力较强，酸性乙醇提取液对大肠杆菌和沙门菌的抑菌能力较强[8]。

3. 抗过敏作用
白英水提取液对由化合物 48/80 导致的过敏性休克抑制率为 100%；口服白英水提取液（0.05mg/g B.W.）对皮肤过敏症具有抑制作用，抑制率为 69.3%[9]。白英水提取液对 anti–DNP IgE 介导的皮肤肥大细胞过敏反应具有抑制作用[10]。

4. 免疫调节作用
白英全草中的两种多糖在体外具有明显提高正常小鼠胸腺淋巴细胞免疫活性的作用[11]。

5. 保肝作用
从白英地上部分分离得到的东莨菪素可显著减少四氯化碳诱导大鼠肝损伤细胞中谷丙转氨酶和山梨醇脱氢酶的释放[12]。白英乙醇提取物对四氯化碳诱导肝损伤的减轻作用可能与抗脂质过氧化作用有关[13]。

6. 抗氧化作用
白英提取物具有抗氧化作用，可显著提高正常小鼠血清 POD 活性及血、肝、肾的 SOD 活性，并减少血、肝、肾组织中 MDA 的含量[14]。

附 注 白英又叫白毛藤。其果实和根亦可入药，分别称鬼目和白毛藤根。

参考文献

[1] 任燕, 张德武, 戴胜军. 白英的化学成分 [J]. 中国天然药物,2009,7(3):203–205.

[2] 杨丽, 冯锋, 高源. 白英的化学成分研究 [J]. 中国中药杂志,2009,34(14):1805–1808.

[3] 任燕, 沈莉, 戴胜军. 白英中的黄酮及酰胺类化合物 [J]. 中国中药杂志,2009,34(6):721–723.

[4] 尹海龙, 李建, 李箐晟. 白英的化学成分研究 [J]. 军事医学科学院院刊,2010,34(1):65–67.

[5] 杨颖达 . 三种植物的化学成分和生物活性研究 [D]. 武汉 : 华中科技大学 ,2014.

[6] 丁书军 , 廖洁 , 张琛晓 , 等 . 白英生物碱对人宫颈癌 HeLa 细胞的抑制作用 [J]. 中国当代医药 ,2019,26(24):34-36.

[7] 王卫芳 , 刘悦 , 吴广谋 , 等 . 白英提取物抑瘤有效成分的初步筛选 [J]. 长春中医药大学学报 ,2018,34(5):883-886.

[8] 孙志良 , 卢向阳 , 刘自逵 , 等 . 白毛藤提取液成分定性分析及抑菌效果 [J]. 中兽医学杂志 ,2003,2:11-12.

[9] KANG B,LEE E,HONG I,et al.Abolition of anaphylactic shock by *Solanum lyratum* Thunb [J].Int. J. Im-munophamac,1997,19(11/12):729-734.

[10] KIM H M,LEE E J.*Solarium lyratum* inhibits anaphylactic reaction and suppresses the expression of L-histidine decarboxylase mRNA [J].Immunophamacology and Immunotoxicology,1998,20(1):135-146.

[11] 吴亚林 , 黄静 , 潘远江 . 白毛藤多糖的分离和生物免疫活性研究 [J]. 浙江大学学报 (理学版),2004,31(3):319-321.

[12] KANG S Y,SUNG S H,PARK J H,et al.Hepatoprotective activity of scopoletin,a constituent of *Solanum lyratum* [J]. Arch Pharm Res,1998,21(6):718-722.

[13] 李国天 . 白英乙醇提取物对四氯化碳诱导的急性肝损伤的保护作用 [J]. 中国实用医药 ,2015,10(19):8-9.

[14] 谢永芳 , 廖系晗 , 梁亦龙 , 等 . 白英提取物的抗氧化作用研究 [J]. 时珍国医国药 ,2006,6(17):899-900.

白药子

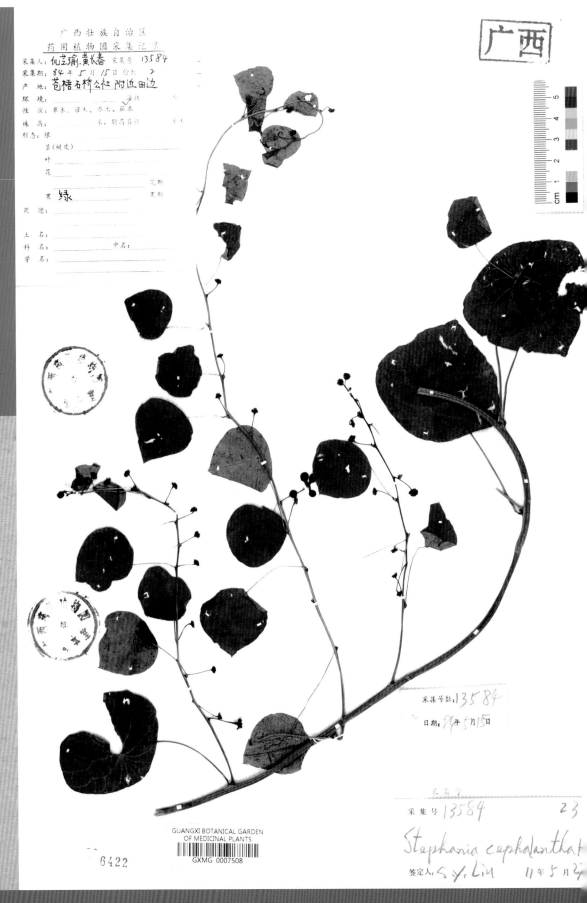

来源

防己科（Menispermaceae）植物金线吊乌
龟 *Stephania cepharantha* Hayata 的全草。

民族名称

【瑶族】石甘竹。

民 族 应 用

【瑶族】药用全草。水煎服治肚痛；水煎服兼捣烂敷伤口周围治蛇伤。内服用量15g；外用适量。

药材性状 块根呈不规则团块或短圆柱形，直径2~9cm，其下常有几个略短圆柱形的根相连。根稍弯曲，有缢缩的横沟，远端有时纤细，其后膨大成椭圆形，并常数个相连成念珠状；顶端有根茎残基。切片直径2~7cm，厚0.2~1.5cm，表面棕色或暗褐色，有皱纹及须根痕，切面粉性足，类白色或灰白色，可见筋脉纹（三生维管束），呈点状或条纹状排列。质硬脆，易折断，断面粉性。叶呈三角状扁圆形至近圆形，顶端具小突尖，基部圆或近截平；掌状脉7~9条。气微，味苦。

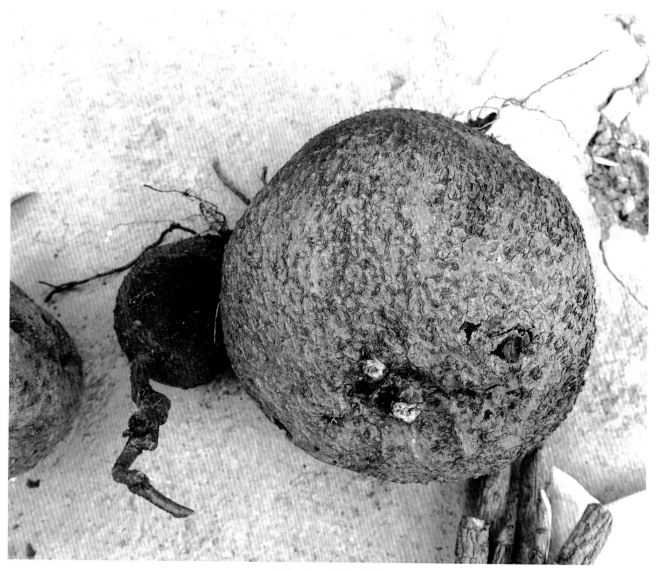

· 白药子－块根（鲜）

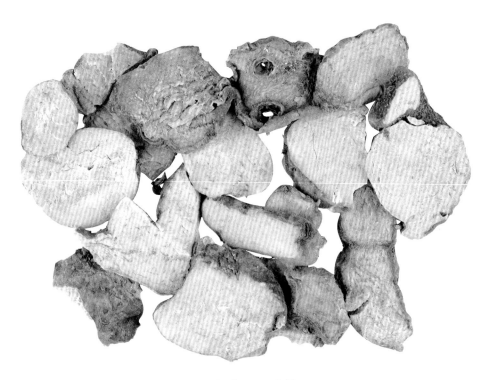

·白药子－块根

药用源流　白药子始载于《新修本草》，云："味辛，温，无毒。主金疮，生肌。出原州。剪草，凉，无毒。疗恶疮、疥癣、风瘙。根名白药。三月苗生，叶似苦苣，四月抽赤茎，花白，根皮黄，八月叶落，九月枝折，采根，日干。"《本草拾遗》载："陈家白药出苍梧，陈家解药用之，故有陈家之号。蔓及根，并似土瓜，紧小者良。叶如钱，根似防己，出明山。"《本草图经》云："出原州，今夔（今四川省奉节）、施（今湖北省恩施）、江西、岭南亦有之……江西出者，叶似乌臼，子如绿豆，至八月，其子变作赤色。"并附有临江军（今江西省樟树）白药、洪州（今江西省南昌）白药、兴元府（今陕西省汉中）白药和施州（今湖北省恩施）白药图，其中临江军白药的叶形似荷叶，叶柄盾状着生。其根肥厚，酷似金线吊乌龟。《植物名实图考》卷二十一蔓草类载有金线吊乌龟，云："江西、湖南皆有之，一名山乌龟。蔓生，细藤微赤，叶如小荷叶而后半不圆，末有微尖。长梗在叶中，似金莲花叶。附茎开细红白花，结长圆实，如豆成簇，生青，熟红黄色，根大如拳。按陈藏器云，又一种似荷叶，只大如钱许，亦呼为千金藤，当即是此。患齿痛者，切其根贴龈上即愈，兼能补肾、养阴，为俚医要药。"根据上述描述，并对照附图，与防己科植物金线吊乌龟相符。白药子《中华人民共和国药典》（1977年版　一部）记载其块根具有散瘀消肿、止痛的功效；主治痈疽肿毒，腮腺炎，毒蛇咬伤，跌扑肿痛。

分类位置	种子植物门	被子植物亚门	双子叶植物纲	小檗目	防己科
	Spermatophyta	Angiospermae	Dicotyledoneae	Berberidales	Menispermaceae

形态特征　草质、落叶、无毛藤本。块根团块状，硕大，通常露于地面。叶纸质；掌状脉 7~9 条。雌雄花序同形，均为头状花序，具盘状花托；雄花：萼片 6，匙形或近楔形，花瓣 3 或 4，近圆形或阔倒卵形，聚药雄蕊很短；雌花：萼片 1；花瓣 2（~4），肉质，比萼片小。核果阔倒卵圆形，长约 6.5mm，成熟时红色；果核背部二侧各有 10~12 条小横肋状雕纹，胎座迹通常不穿孔。

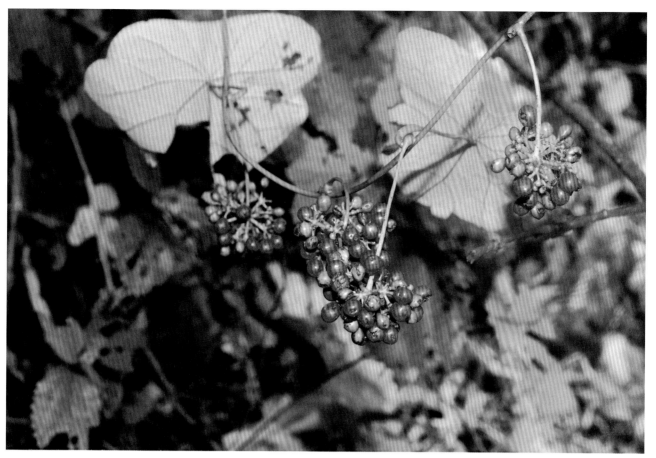

· 金线吊乌龟 — 果期

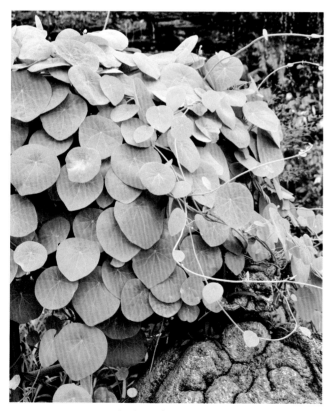

· 金线吊乌龟 — 植株

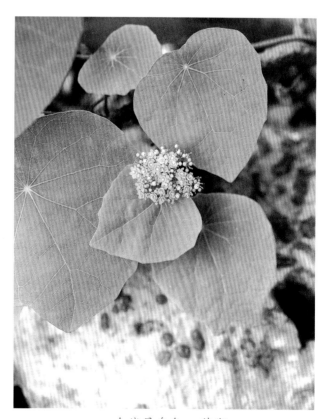

· 金线吊乌龟 — 花期

生境分布　生于村边、旷野、林缘等土层深厚肥沃的地方或石灰岩地区的石缝或石砾中。分布于湖南、浙江、江苏、安徽、江西、福建、台湾、广东、广西、贵州等。广西主要分布在桂北一带。

化学成分　块根含异粉防己碱、小檗胺、千金藤素、轮环藤宁、左旋四氢巴马汀、光千金藤啶碱、异紫堇定、腺嘌呤、腺嘌呤核苷、衡州乌药碱、轮环藤酚碱、木兰花碱、顺式 –N– 甲基紫堇碱、2'–N– 甲基异粉防己碱等[1,2]。茎叶中含观音莲明、四氢巴马亭、巴马亭、isocorydione、紫堇单酚碱、紫堇根碱、sinoracutine、青风藤碱、紫堇定[3]、千金藤苏醇灵、aknadinine、离木明、尖防己碱、青藤碱[4]。

药理作用　1. 抗病毒作用

金线吊乌龟甲醇提取物及其氯仿溶部位（生物碱部位）和主要生物碱 FK–3000 具有体外抗 HSV 活性[5]；其甲醇提取物在 100μg/ml 浓度时可完全抑制单纯疱疹病毒 HSV–1，水提取物也有显著的抗 HSV–1 作用[6]。

2. 微血管扩张作用

静脉注射头花千金藤碱（CT）1.0mg/kg 或 3.0mg/kg 可增强兔耳微血管血液的灌注节律，由于血管运动增强持续 1h 或更长，CT 的微血管扩张作用与全身血液动力学无直接关联。

3. 其他作用

金线吊乌龟所含成分千金藤素（又名头花千金藤碱）有解蛇毒、抗结核、抗麻风、抗变态反应等作用；还具有刺激网状内皮系统、活化造血组织、促进骨髓组织增生的功能；亦能保护狗由于辐射损伤引起的白细胞减少，并显著提高小鼠急性放射病的存活率。其抗变态反应作用与稳定细胞膜、刺激垂体、肾上腺功能有关。

4. 毒副作用

金线吊乌龟块根鲜品 LD_{50} 为 41.4g/kg，干品 LD_{50} 为 22.9g/kg；小鼠经灌胃金线吊乌龟水煎液 2h 活动明显减少，灌胃 24h 至 48h 内为死亡高峰期[7]。

参考文献

[1] 刘顺, 窦孝天, 刘莹, 等. 金线吊乌龟化学成分的研究 [J]. 中成药,2020,42(6):1498–1503.

[2] TANAHASHI T,SU Y,NAGAKURA N,et al.Quaternary isoquinoline alkaloids from *Stephania cepharantha* [J].Chem Pharm Bull,2000,48(3):370–373.

[3] 何丽, 张援虎, 唐丽佳, 等. 金线吊乌龟茎叶中生物碱的研究 [J]. 中国中药杂志,2010,35(10):1272–1275.

[4] 何丽, 张援虎, 唐丽佳, 等. 金线吊乌龟茎叶中生物碱的研究（Ⅱ）[J]. 中药材,2010,33(10):1568–1570.

[5] 李伟. 金线吊乌龟的体内抗 HSV–1 活性 [J]. 国外医药（植物药分册),2002,17(4):162–163.

[6] 金线吊乌龟中生物碱的抗单纯疱疹病毒作用的研究 [J]. 国外医学：中医中药分册,2000,22(4):239–240.

[7] 陈吉炎, 童玉玺, 张秀华, 等. 头花千金藤的急性毒性试验 [J]. 中药材,1999,22(9):468–469.

白背叶

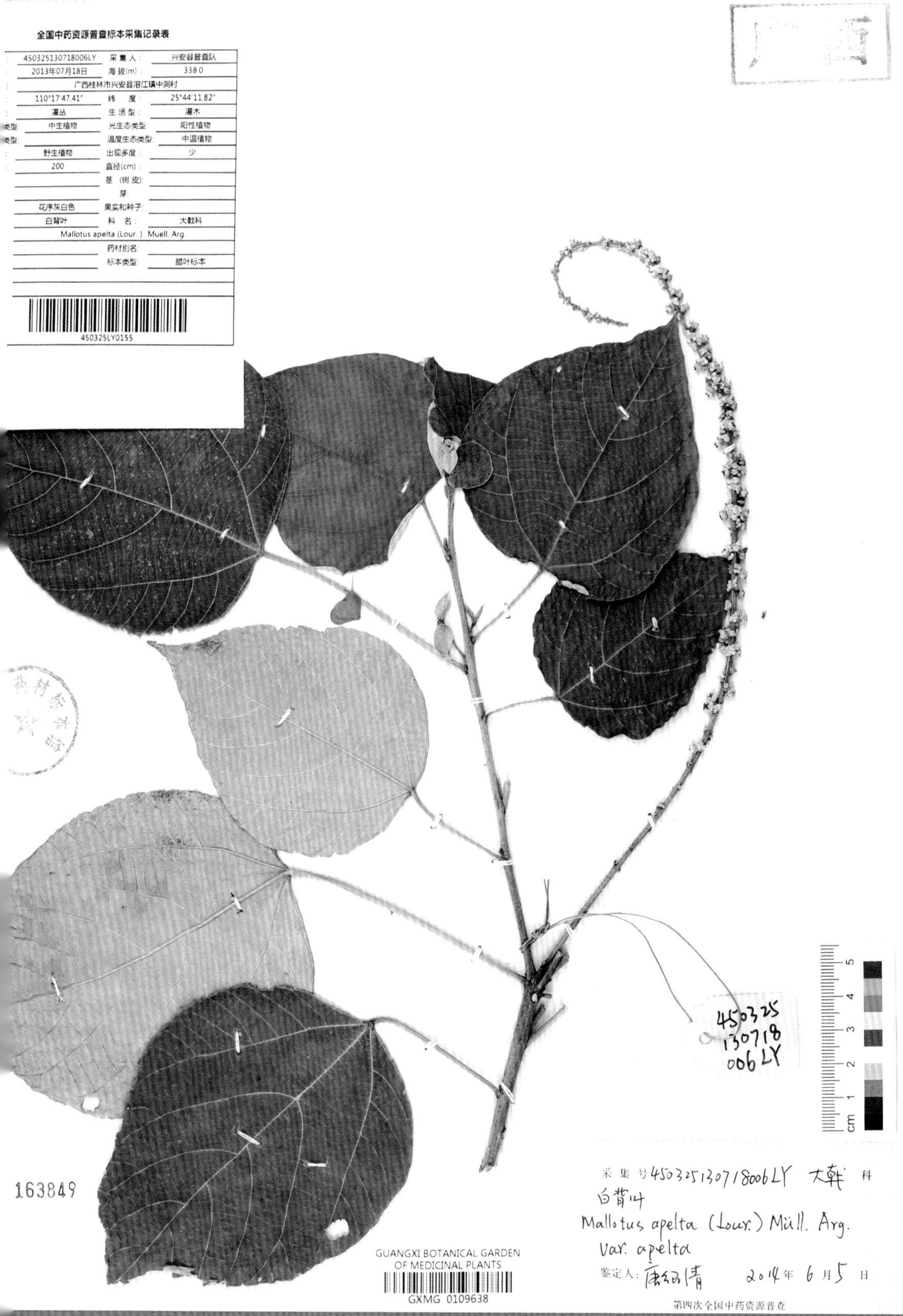

GUANGXI BOTANICAL GARDEN
OF MEDICINAL PLANTS
GXMG 0109638

163849

采集号 450325130718006LY 大戟 科
白背叶
Mallotus apelta (Lour.) Müll. Arg.
Var. apelta
鉴定人：唐绍清 2014年6月5日
第四次全国中药资源普查

来源

大戟科（Euphorbiaceae）植物白背叶 Mallotus apelta (Lour.) Müller Arg. 的根或叶。

民族名称

【壮族】楝塘（上林），美枫考（靖西），买他批（崇左）。

【瑶族】各抵呛（金秀）。

【仫佬族】美扛尼把（罗城）。

【侗族】美保（三江）。

【苗族】野小米（融水）。

民族应用

【壮族】药用根、叶。根水煎服或与鸡肉或猪骨头或猪瘦肉煲服治白带过多，肾虚腰痛；水煎服治肝硬化腹水。叶捣烂敷患处治乳疮。

【瑶族】药用根。水煎服治跌打损伤。

【仫佬族】药用叶。研粉敷患处治无名肿毒，疮疡久不收口。

【侗族】药用根。水煎服治痢疾。

内服用量 15~30g；外用适量。

药材性状　根为不规则块状或圆柱形短段；表面黑褐色或黄褐色，皮薄，可撕离，略带纤维性。质坚硬，难折断。断面纤维性，皮部薄，黄褐色，木部淡黄白色，密布小孔。气微，味微苦。叶皱缩，边缘多内卷，完整叶片展平后呈阔卵形，长 7~17cm，宽 5~14cm，上表面绿色或黄绿色，下表面灰白色或白色；顶端渐尖，基部近截平或略呈心形，全缘或顶部微 3 裂，有钝齿，上表面近无毛，下表面被星状毛，基出脉 5 条，叶脉于下表面隆起；叶柄长 4~20cm，质脆。气微香，味微苦、辛。

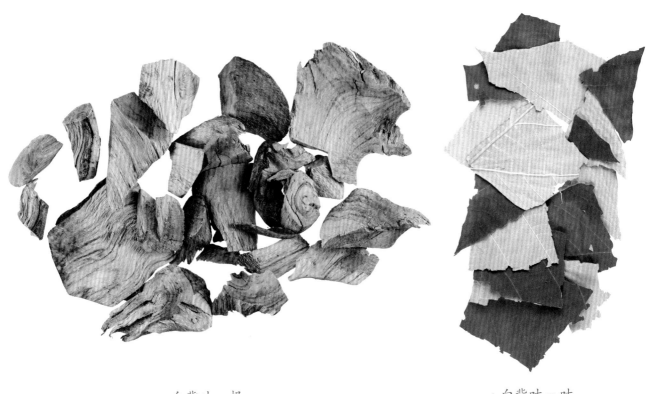

·白背叶－根　　　　　·白背叶－叶

药用源流　白背叶以"酒药子树"之名始载于《植物名实图考》，云："生湖南冈阜，高丈余。皮紫微似桃树，叶如初生油桐叶而有长尖，面青背白，皆有柔毛；叶心亦白茸茸如灯心草。五月间梢开小黄白花，如粟粒成穗，长五六寸。叶微香，土人以制酒曲，故名。"据此描述并观其附图，与大戟科白背叶相符。《广西中药材标准》（第二册）记载其叶具有清热、利湿、止痛、解毒、止血的功效；主治淋浊，胃痛，口疮，痔疮，溃疡，跌打损伤，蛇咬伤，外伤出血。根及根茎具有清热利湿、固脱、消瘀的功效；主治肝炎，脾肿，白带异常、淋浊、子宫下垂，产后风瘫，肠炎，脱肛，疝气，赤眼，喉蛾，耳内流脓。

	种子植物门	被子植物亚门	双子叶植物纲	大戟目	大戟科
分类位置	Spermatophyta	Angiospermae	Dicotyledoneae	Eophorbiales	Euphorbiaceae

形态特征　灌木或小乔木。小枝、叶柄和花序均密被淡黄色星状柔毛和散生橙黄色颗粒状腺体。叶互生，卵形或阔卵形，稀心形，基部近叶柄处有褐色斑状腺体2个。花雌雄异株，雄花序为开展的圆锥花序或穗状，长15~30cm，雄花花萼裂片4；雌花花序穗状，长15~30cm，花萼裂片3~5枚，花柱3~4枚，基部合生，柱头密生羽毛状突起。蒴果近球形，密生被灰白色星状毛的软刺。

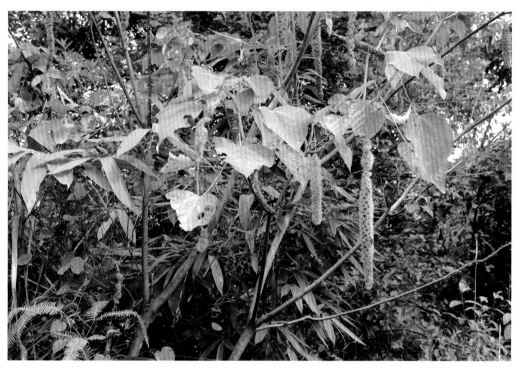

· 白背叶 – 果期

生境分布　生于海拔30~1000m的山坡或山谷灌丛中。分布于广东、广西、海南、湖南、福建、浙江、安徽、河南等。广西主要分布在南宁、融水、桂林、临桂、灵川、全州、兴安、龙胜、平乐等。

化学成分　叶含蒲公英赛醇、β–谷甾醇、5,7–二羟基–6–异戊烯基–4'–甲氧基二氢黄酮、洋芹素、洋芹素–7–O–β–D–葡萄糖苷[1]、葫芦巴苷Ⅱ[2]、大黄酚、烟酸、异东莨菪内酯、对甲氧基苯甲酸[3]、芹菜素–7–O–β–D（6"–O–乙酰基）–葡萄糖苷[4]，以及苯并吡喃类化合物等[5]。挥发油主要成分为橙花叔醇、1,6–辛二烯–3–醇、冰片基胺、己二酸二异辛酯、2,7–二甲基–1,6–辛二烯[6]。根含acetyl aleuritolic acid、高根二醇–3–醋酸酯、东莨菪内酯、β–谷甾醇–3–O–β–D–吡喃葡萄糖苷[7]、malloapelin D、schizandriside[8]；含脂肪酸，以及酮、醛、醇等挥发性成分，主要有棕榈酸、十五烷酸、广藿香醇、肉豆蔻酸[9]。

药理作用　1. 抗菌作用
白背叶根的四种提取物（水、50%乙醇、70%乙醇和90%乙醇）对金黄色葡萄球菌敏感株、金黄色葡萄球菌耐药株、大肠杆菌、变形杆菌、枯草杆菌和铜绿假单胞菌均有不同程度的抑制作用，其中50%醇提物的抑菌效果最佳[10]。

2. 保肝作用

白背叶根能显著降低肝纤维化模型大鼠血清球蛋白（GLB）、谷草转氨酶（ALT）、透明质酸（HA）、层黏蛋白（LN）和Ⅳ型胶原（Collagen Ⅳ）的水平，并能减轻肝脏内纤维增生程度[11]。白背叶根作用于肝细胞后，能显著降低 H_2O_2 引起的 NO 和 MDA 水平的升高，并提高 SOD 活性，显著降低肝细胞悬液中 ALT 的浓度，对 H_2O_2 所致的大鼠肝细胞氧化损伤有保护作用[12]。

3. 抗病毒作用

白背叶根有抑制体内 D-HBV 复制的作用，其作用大小与剂量及用药时间相关[13]；白背叶根在体外细胞培养中具有直接抗 HBV 活性，对 HepG2.2.15 细胞的 TC_{50} 为 48.25mg/ml[14]。

4. 抗肿瘤作用

白背叶提取物对人胃癌细胞、人肺癌细胞、人结肠癌细胞、人白血病细胞、人宫颈癌细胞、人黑色素瘤细胞、人乳腺癌细胞等常见肿瘤细胞的增殖均有抑制作用[15,16]。

附 注 白背叶是我国大戟科中的一个特有种，资源丰富。叶全年可采集，根可在夏、秋季采集，种子可榨油，供制肥皂、润滑油、油墨与鞣革等工业用；茎皮为纤维性原料，可织麻袋或供作混纺[17]。

参考文献

[1] 吴桂凡,韦松,蓝树彬,等.白背叶中一个新的异戊烯基二氢黄酮[J].中草药,2006,37(8):1126-1128.

[2] 朱斌,白桂昌,蒋受军,等.白背叶化学成分和含量测定研究[J].中国中药杂志,2007,32(10):932-934.

[3] 康飞,吕华冲.广西白背叶植物叶的化学成分[J].广东药学院学报,2007,23(2):121-123.

[4] 韦松,曲磊,郑作文.白背叶黄酮类化学成分研究[J].中成药,2012,4(4):691-693.

[5] AN T Y,HU L H,CHENG X F,et al.Two new benzopyran derivatives from *Mallotus apelta* [J].Natural Product Research,2003,17(5):325-328.

[6] 朱斌,蒋受军,林瑞超.GC-MS 测定白背叶中的挥发油[J].华西药学杂志,2008,23(1):35-36.

[7] 徐一新,陈海生,周靖,等.白背叶根化学成分研究[J].解放军药学学报,1999,15(5):7-9.

[8] XU J F,LI F S,FENG Z M,et al.A new sesquiterpenoid from *Mallotus apelta* [J].Chemistry of Natural Compounds,2011,47(2):218-219.

[9] 李吉来,陈飞龙,吕志平.白背叶根挥发性成分的研究[J].中药材,2003,26(10):723-724.

[10] 王志萍,冯桥,沈树虎,等.白背叶根提取物的体外抑菌试验[J].广西中医药,2012,35(3):55-56.

[11] 赵进军,吕志平,张绪富.白背叶根对肝纤维化大鼠模型的实验研究[J].海峡药学,2002,14(2):18-20.

[12] 赵进军,吕志平,张绪富.白背叶根对过氧化氢所致大鼠肝细胞损伤的保护作用[J].华西药学杂志,2003,18(4):257-259.

[13] 徐舒,吕志平,蔡红兵,等.白背叶根抗鸭乙型肝炎病毒的实验研究[J].中西医结合学报,2006,4(3):285-288.

[14] 张晓刚,吕志平,谭秦湘,等.白背叶根抗乙型肝炎病毒的体外实验研究[J].时珍国医国药,2006,18(7):1437-1438.

[15] 郑作文,伦玉宁,毛健.白背叶提取物 A 对人肿瘤细胞增殖的抑制作用研究[J].时珍国医国药,2009,20(12):3029-3030.

[16] 伦玉宁,郑作文,邹静.白背叶提取物 A 的体外抗肿瘤活性研究[J].时珍国医国药,2011,22(1):33-34.

[17] 胡坚,王兰英,骆焱平.白背叶研究进展[J].中国现代中药,2009,11(6):5-8.

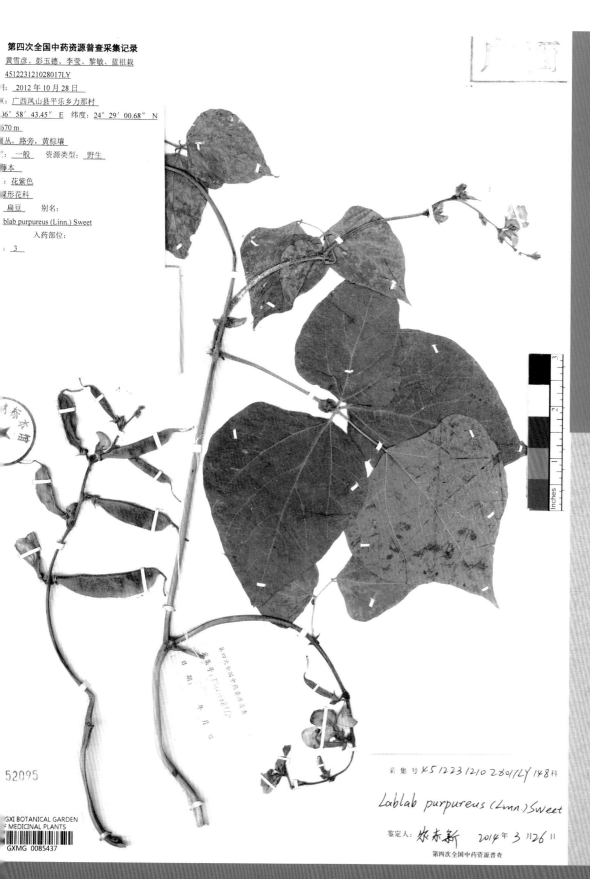

白扁豆

采集号 X5122312102801LY 148科

Lablab purpureus (Linn.) Sweet

鉴定人: 农东新　2014 年 3 月 26 日

第四次全国中药资源普查

来源

蝶形花科（Papilionaceae）植物扁豆
Dolichos lablab L. [*Lablab purpureus*
(L.) Sweet] 的花。

民族名称

【壮族】Vaduhbenj。

民 族 应 用

【壮族】药用花。用于治疗夏伤暑湿，发热，泄泻，痢疾，赤白带下，跌打伤肿。

药材性状　呈扁平不规则三角形，长、宽各约1cm。下部有绿褐色钟状花萼，萼齿5，其中有2齿几合生，外被白色短柔毛，尤以萼的边缘为多；花瓣5，皱缩，黄白、黄棕或紫棕色，有纹脉可见，未开放的花外为旗瓣包被，开放后，旗瓣则向外反折；翼瓣斜椭圆形，基部有小耳；龙骨瓣镰钩状，几弯成直角。雄蕊10，其中9枚基部联合，内有一柱状雌蕊，黄绿色，弯曲，先端可见白色毛绒。质软，体轻。气微香，味淡。

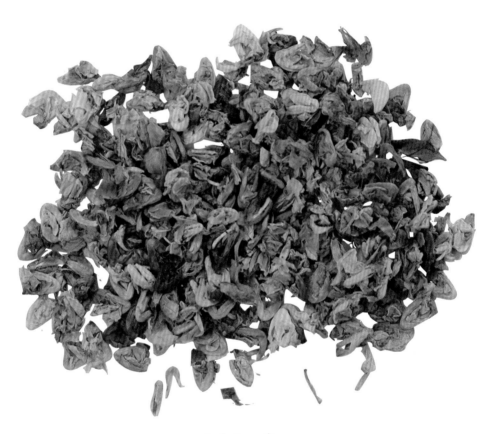

·白扁豆－花

药用源流　白扁豆的药用始载于《名医别录》，原名藊豆，列为下品。《本草图经》云："藊豆旧不著所出州土，今处处有之，人家多种于篱援（垣）间，蔓延而上，大叶细花，花有紫、白二色，荚生花下。其实亦有黑、白二种，白者温，而黑者小冷，入药当用白者。"《本草纲目》记载："扁豆二月下种，蔓生延缠。叶大如杯，团而有尖。其花状如小蛾，有翅尾形。其荚凡十余样，或长或团，或如龙爪、虎爪，或如猪耳、刀镰，种种不同，……子有黑、白、赤、斑四色。惟豆子粗圆而色白者可入药。"《植物名实图考》亦记载："白藊豆入药用，余皆供蔬。"历代本草文献所述原植物特征与本种相符。《中华人民共和国药典》（2020年版　一部）记载其种子具有健脾化湿、和中消暑的功效；主治脾胃虚弱，食欲不振，大便溏泻，白带过多，暑湿吐泻，胸闷腹胀。炒白扁豆具有健脾化湿的功效；主治脾虚泄泻，白带过多。

分类位置	种子植物门	被子植物亚门	双子叶植物纲	豆目	蝶形花科
	Spermatophyta	Angiospermae	Dicotyledoneae	Legumiales	Papilionaceae

形态特征　多年生缠绕藤本。茎常呈淡紫色，无毛。羽状复叶具 3 小叶；托叶披针形，小托叶线形；小叶宽三角状卵形，叶柄被白色柔毛。总状花序，花序轴粗壮，小苞片 2；花萼钟状；花冠蝶形，白色或紫色，旗瓣广椭圆形；子房无毛，线形，花柱一侧扁平，近顶部内缘被毛。荚果长圆状镰形，顶端有弯曲的尖喙，基部渐狭；种子 3~5 颗，扁椭圆形，白色、红褐色或近黑色，种脐与种脊长而隆起。

生境分布　全国各地广泛栽培，主产于安徽、陕西、湖南、河南、浙江、山西等。广西各县市均有栽培。

化学成分　种子含派可林酸、丙氨酸、甘氨酸[1]、lablabosides A–F、竹节参皂苷 IVa[2]。含糖类物质，包括果糖、半乳糖、葡萄糖、蔗糖、棉子糖等[3]。此外，还含有葫芦巴碱、胡萝卜素、植物凝集素等。花含木犀草素、大波斯菊苷、木犀草素 –4'–O–β–D– 吡喃葡萄糖苷、木犀草素 –7–O–β–D– 吡喃葡萄糖苷、野漆树苷和甘露醇[4]。

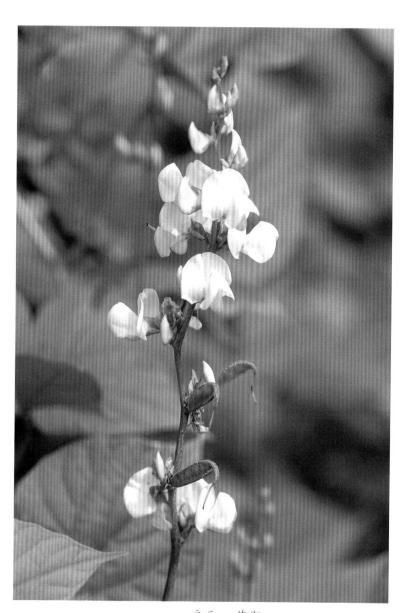

· 扁豆 – 花期

药理作用　1. 抗菌、抗病毒作用

扁豆提取物可明显抑制幽门螺杆菌生长，扁豆提取物（15.62μg/ml）作用 24h 后，对幽门螺杆菌的抑制率达 62.61%[5]。从扁豆种子中发现的 dolichin 抗菌蛋白对尖孢镰刀菌、丝核菌具有抗菌活性，对 HIV（人类免疫缺陷病毒）逆转录酶及 α– 葡萄糖苷酶和 β– 葡萄糖苷酶具有抑制作用[6]。

2. 对免疫功能的作用

扁豆冷盐浸液对活性 E– 玫瑰花结的形成有促进作用，能增强 T 淋巴细胞的活性，提高细胞的免疫功能[7]。

3. 抗细胞凋亡作用

扁豆多糖浓度为 1.0~6.0mg/ml 时有促进神经细胞增殖作用；浓度为 0.5~8.0mg/ml 时对缺氧诱导的胎鼠大脑皮层神经细胞凋亡具有抑制作用，其最佳的作用浓度为 3.5mg/ml[8]。

4. 抗肿瘤作用

扁豆所含的植物血细胞凝集素具有使恶性肿瘤细胞发生凝集，使肿瘤细胞表面结构发生变化的作用；还可促进淋巴细胞的转化，从而增强对肿瘤的免疫能力[9]。

5. 其他作用

扁豆还具有提高造血功能、升高白细胞数[10]、降血糖[11]、抗氧化[12]等作用。

附　注　扁豆的根、藤茎、叶、种子及种皮亦供药用。

参考文献

[1] 李海洋 . 白扁豆止泻成分及质量标准规范化研究 [D]. 长沙 : 湖南中医药大学 ,2018.

[2] YOSHIKAWA M, MURAKAMI T, KOMATSU H, et al. Medicinal foodstuffs. XII. Saponin constituents with adjuvant activity from hyacinth bean,the seeds of Dolichos lablab L.(1):Structures of lablabosides A, B, and C[J].Chem Pharm Bull,1998,46(5):812–816.

[3]SALIMATHP V,THARANATHANR N.Carbohydrate of field bean (Dolichos lablab)[J].Cereal Chemistry,1982,59(5):430–435.

[4] 梁侨丽 , 丁林生 . 扁豆花的化学成分研究 [J]. 中国药科大学学报 ,1996,27(4):205–207.

[5] 任娇艳 , 高立 , 苟娜 , 等 . 白扁豆提取物对幽门螺杆菌损伤人胃黏膜上皮细胞的修复作用 [J]. 食品研究与开发 ,2019,40(13):1–6.

[6] YE X Y,WANG H X,NG T B.Dolichin,a novel chitinase–like antifungal protein isolated from field beans (Dolichos lablab) [J].Biochemical and Biophysical Research Communications,2000,269(1):155–159.

[7] 马振亚 , 崇红 , 姚增鑫 . 豆类中草药对细胞免疫功能影响的实验观察 [J]. 陕西新医药 ,1979,5:54–57.

[8] 姚于飞 . 白扁豆多糖对体外培养的胎鼠大脑皮层神经细胞缺氧性凋亡的保护性研究 [D]. 南昌 : 南昌大学医学院 ,2011:27.

[9] 抗癌食品 – 扁豆 . 兰州科技情报 [J].2002,31(1):46.

[10] 赵连根 , 高淑娟 , 孟青竹 , 等 . 几类补益药对机体防御机能作用的比较研究 [J]. 中医杂志 ,1990,4:52–53.

[11] 王彤 , 何志谦 , 梁奕铨 . 干豆对糖尿病患者血糖指数和 C 肽的影响 [J]. 营养学报 ,1998,20(4):3–5.

[12] 刘富岗 , 弓建红 , 杨云 , 等 . 白扁豆等 4 种中药多糖的体外抗氧化活性研究 [J]. 河南科学 ,2009,27(10):1212–1215.

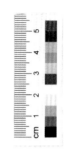
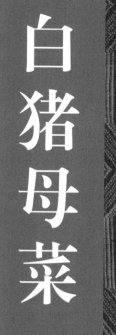

白猪母菜

全国中药资源普查标本采集记录表

号：	450322170717007LY	采集人	临桂普查队
期：	2017年07月17日	海拔(m)	160.0
区：		会仙镇	
度：	110°15'14.87"	纬度	25°05'16.31"
型：	草原	生活型	多年生草本植物
态类型：	中生植物	光生态类型	阴性植物
态类型：		温度生态类型	亚热温植物
型：	野生植物	出现多度	一般
		直径(cm)	
		茎（树皮）	
		芽	
		果实和种子	
	陌上菜	科 名	玄参科
	Lindernia procumbens (Krock.) Philcox	药材别名	
		标本类型	腊叶标本

450322LY1149

0210830

BOTANICAL GARDEN
MEDICINAL PLANTS

XMG 0157292

临科学院中药资源中心

标 本 馆

标本鉴定签

采集号：	450322170717007LY 科名：玄参科
学 名：	Lindernia procumbens (Krock.) Philcox
种中文名：	陌上菜
鉴定人：	梁土楚 鉴定时间：2017年07月18日

第四次全国中药资源普查

来源

玄参科（Scrophulariaceae）植物陌上菜
Lindernia procumbens (Krock.) Borbas 的
全草。

民族名称

【瑶族】笔丘美。

【毛南族】对坐成仙，对坐神仙草。

民 族 应 用

【瑶族】药用全草。主治心烦。

【毛南族】药用全草。主治尿路感染，血尿，蛇头疮（手指生疮）。

药材性状　根细密成丛。茎基部多分枝，无毛。叶无柄，叶片椭圆形至矩圆形多少带菱形，顶端钝至圆头，全缘或有不明显的钝齿，两面无毛，叶脉并行。花单生于叶腋，花梗纤细，无毛；萼仅基部联合，齿 5，条状披针形，顶端钝头，外面微被短毛；花冠粉红色或紫色，上唇短，下唇甚大于上唇，3 裂，侧裂椭圆形较小，中裂圆形，向前突出。果实球形或卵球形，与萼近等长或略过之，室间 2 裂；种子多数，有格纹。

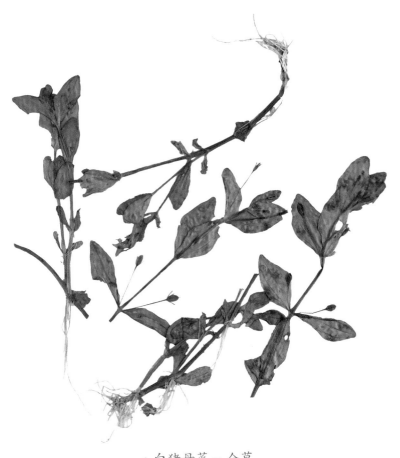

· 白猪母菜 - 全草

药用源流　《中华本草》记载其具有清热解毒、凉血止血的功效；主治湿热泻痢，目赤肿痛，尿血，痔疮肿痛。

分类位置	种子植物门	被子植物亚门	双子叶植物纲	玄参目	玄参科
	Spermatophyta	Angiospermae	Dicotyledoneae	Personales	Scrophulariaceae

形态特征 直立草本。高 5~20cm，基部多分枝，无毛。叶无柄，叶片椭圆形至矩圆形多少带菱形，长 1~2.5cm，宽 0.6~1.2cm，顶端钝至圆头，全缘或有不明显的钝齿，两面无毛，叶脉并行。花单生于叶腋，花梗纤细；萼仅基部联合，齿 5，条状披针形，顶端钝头，外面微被短毛；花冠粉红色或紫色，向上渐扩大，上唇短，2 浅裂，下唇甚大于上唇，3 裂，侧裂椭圆形较小，中裂圆形，向前突出；雄蕊 4，全育，前方 2 枚雄蕊的附属物腺体状而短小；花药基部微凹；柱头 2 裂。蒴果球形或卵球形，与萼近等长或略过之，室间 2 裂。种子多数，有格纹。

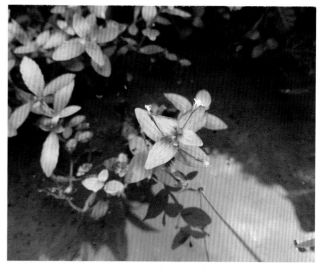

· 陌上菜 – 生境

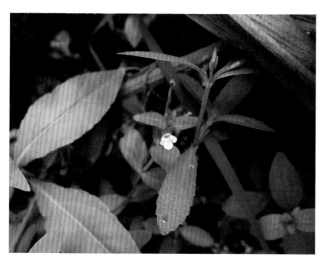

· 陌上菜 – 花期

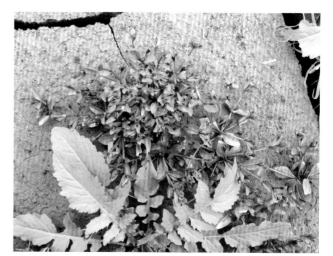

· 陌上菜 – 果期

生境分布 生于海拔低于 1200m 的水边及潮湿处。分布于四川、云南、贵州、广西、广东、湖南、湖北、江西、浙江、江苏、安徽、河南、河北、吉林、黑龙江等。广西主要分布在北流、东兰、环江等。

药理作用 陌上菜提取物及其复方提取物对 S180 肉瘤和 EL4 淋巴瘤有明显的抑制作用[1]；对 H22 肝癌腹水瘤小鼠生命周期有一定的延长作用，对 Lewis 肺癌有明显的抑制作用，抑瘤率大于 30%[2]。

参考文献

[1] 潘嘉, 刘洁, 何光星, 等. 陌上菜及复方提取物对移植性肿瘤影响的实验研究 [J]. 实用癌症杂志, 2009,24(5):441-444.

[2] 刘洁, 潘嘉, 何光星, 等. 陌上菜及其复方提取物抗肿瘤作用的实验 [J]. 肿瘤防治研究,2010,37(11): 1219-1221.

白薯莨

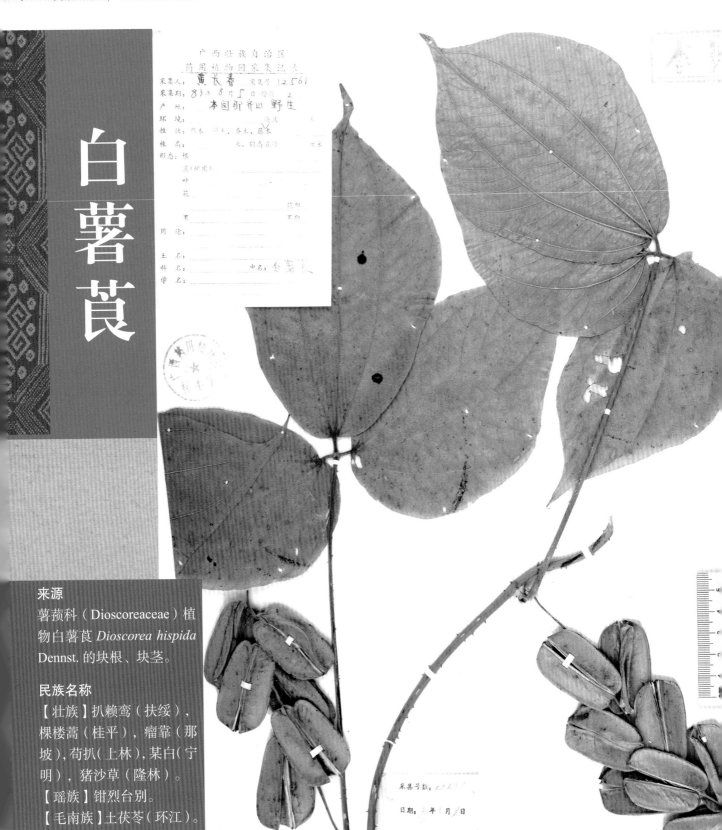

来源

薯蓣科（Dioscoreaceae）植物白薯莨 *Dioscorea hispida* Dennst. 的块根、块茎。

民族名称

【壮族】扒赖鸾（扶绥），棵楼蒿（桂平），瘤靠（那坡），苟扒（上林），某白（宁明），猪沙草（隆林）。
【瑶族】钳烈台别。
【毛南族】土茯苓（环江）。

451

民 族 应 用

【壮族】药用块根、全草。研粉冲开水服用于治疗痢疾。捣烂调醋（或米糟）敷患处治疗痈疮肿毒；研粉调醋搽患处治疗皮癣。内服用量 3g；外用适量。

【瑶族】药用块茎。治瘰疬，子宫癌，痈疮肿毒，跌打损伤，外伤出血。内服用量 6~9g，水煎，饭后服；外用适量，捣烂敷患处或水煎洗。

【毛南族】药用块根。用于治疗痢疾，疮疡肿毒，皮癣。内服用量 3g；外用适量。

本品有毒，内服宜慎。

药材性状 块茎肉质，多数密集，大小不一，卵形、卵圆形、小球形或不规则，外面黄褐色、灰褐色或苍白色，有多数细长须根，断面新鲜时白色或微带蓝色；内部无黏液。气微，味辛、苦。块根大小不一，呈不规则状。

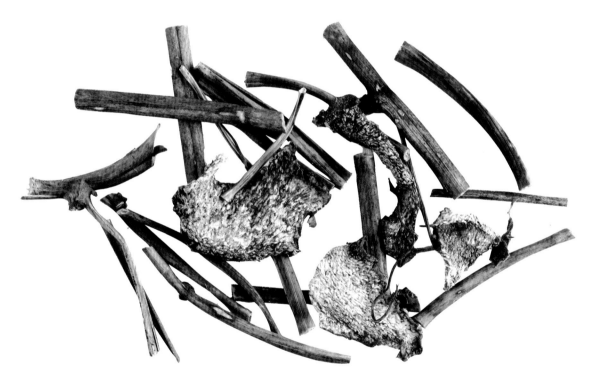

· 白薯莨－全草

药用源流 白薯莨始载于《生草药性备要》，曰："味甜、劫，性寒。洗疳圣药，敷疮、散热解毒，理痈疽、恶毒大疮，消肿。"《本草求原》记载："苦寒。消热、解毒、消肿，治痈疽、恶毒大疮，或敷，或煎膏药妙。洗疳疮。"其功效应用古今一致。《中华本草》记载其具有清热解毒、消肿的功效；主治痈疽肿毒，梅毒，下疳，跌打肿痛。

分类位置	种子植物门	被子植物亚门	单子叶植物纲	薯蓣目	薯蓣科
	Spermatophyta	Angiospermae	Monocotyledoneae	Dioscoreales	Dioscoreaceae

形态特征 缠绕草质藤本。块茎卵形、卵圆形或不规则，外皮褐色，有多数细长须根，断面新鲜时白色或微带蓝色。茎圆柱形，具三角状皮刺，初具柔毛，后渐无毛。掌状复叶 3 裂，顶生小叶倒卵圆形、倒卵状椭圆形或椭圆形，侧生小叶斜卵状椭圆形或近宽长圆形，顶端骤尖，全缘，背面疏生柔毛，叶柄密生柔毛。雄花圆锥花序，密生绒毛；外轮花被片较内轮小；雄蕊 6 枚。蒴果三棱状长椭圆形，硬革质，密生柔毛。

生境分布 生于海拔 1500m 以下的沟谷边灌丛中或林边。分布于福建、广东、广西、云南、西藏等。广西主要分布在武鸣、横县、苍梧、防城、博白、百色、钟山、富川、龙州、凭祥等。

化学成分 块茎含有正三十一烷、β- 谷甾醇、棕榈酸、硬脂酸、香草酸、丁香酸、环 -(亮 - 缬)- 二肽、原儿茶酸、2- 呋喃甲酸等成分[1]，还含薯蓣碱、薯蓣碱 N- 氧化物。

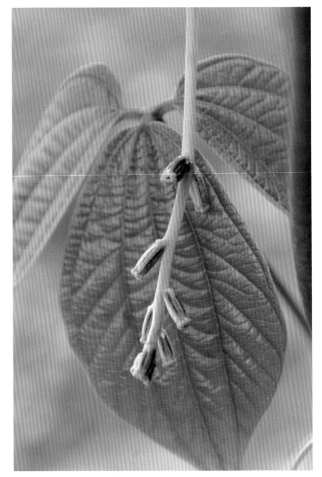

· 白薯莨 - 果期

药理作用 1. 中枢兴奋作用
白薯莨中的薯蓣碱对大鼠、小鼠均可引起印防己毒素样惊厥，表现为阵挛性和不协调的惊厥形式，大剂量可产生强直 - 阵挛性发作，在接近惊厥剂量时有某些催醒作用。
2. 其他作用
薯蓣碱皮内注射对豚鼠有局部麻醉作用，能增强肾上腺素对麻醉猫的升压作用，而对离体豚鼠回肠则有对抗乙酰胆碱作用；对正常大鼠有抗利尿作用。
3. 毒副作用
薯蓣碱小鼠腹腔注射的 LD_{50} 为 60mg/kg。

附 注 白薯莨有毒，内服宜慎。中毒症状：口、舌、喉咙灼痛，流涎，恶心，呕吐，腹痛，腹泻，瞳孔缩小。严重的出现昏迷、呼吸困难和心脏麻痹死亡。解救方法：洗胃，导泻；内服蛋清或葛粉糊及活性炭；静脉注射葡萄糖盐水。对症治疗：如出现昏迷可注射强心兴奋剂，给氧；腹部剧痛时可用复方樟脑酊。民间解救方法：①绿豆煮水饮服；②大量饮用糖水；③生姜 30g 榨汁，甘草 9g，白米醋 100ml，清水一碗半，煎至一碗，先含漱后内服；④白点秤 250g，用水五碗煎至两碗饮服。

参考文献

[1] 史炎彭 . 部分薯蓣属植物分子亲缘关系及白薯莨化学成分研究 [D]. 天津：天津大学 ,2014.

瓜子金

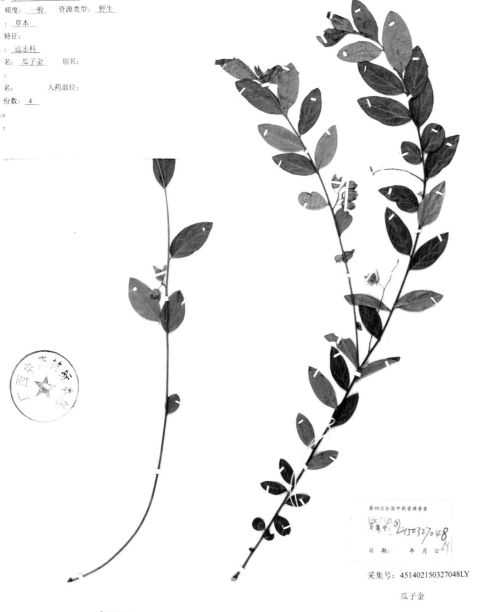

采集号：451402150327048LY　　　　远志科

瓜子金

Polygala japonica Houtt.

鉴定人：农东新　　　2016 年 11 月 8 日

来源

远志科（Polygalaceae）植物瓜子金
Polygala japonica Houtt. 的全草。

民族名称

【壮族】多怀（大新）。

【瑶族】公烈路端，小金不换。

【侗族】麻诺岭、让若阶、麻洛（三江）。

【苗族】乌努叉（融水）。

民族应用

【壮族】药用全草。水煎服治小儿疳积，急慢性肝炎，病后体弱。内服用量 30~90g。

【瑶族】药用全草。主治咳嗽痰多，肺炎，扁桃体炎，口腔炎，骨髓炎，咽喉肿痛，小儿高热惊风，小儿急性气管炎，小儿疳积，产后风，风湿关节痛，淋巴结核，跌打损伤，痈疮肿毒，毒蛇咬伤。内服用量 9~15g，水煎服；外用适量，捣敷。

【侗族】药用全草。用于治疗尿路感染，咽喉炎，淋巴结结核，角膜云翳。内服用量 30~90g。

【苗族】药用全草。水煎服治小儿疳积。内服用量 30~90g。

药材性状 根呈圆柱形，稍弯曲，直径可达 4mm；表面黄褐色，有纵皱纹；质硬，断面黄白色。茎少分枝，长 10~30cm，淡棕色，被细柔毛。叶互生，展平后呈卵形或卵状披针形，长 1~3cm，宽 0.5~1cm；侧脉明显，先端短尖，基部圆形或楔形，全缘，灰绿色；叶柄短，有柔毛。总状花序腋生，最上的花序低于茎的顶端；花蝶形。蒴果圆而扁，直径约 5mm，边缘具膜质宽翅，无毛，萼片宿存。种子扁卵形，褐色，密被柔毛。气微，味微辛、苦。

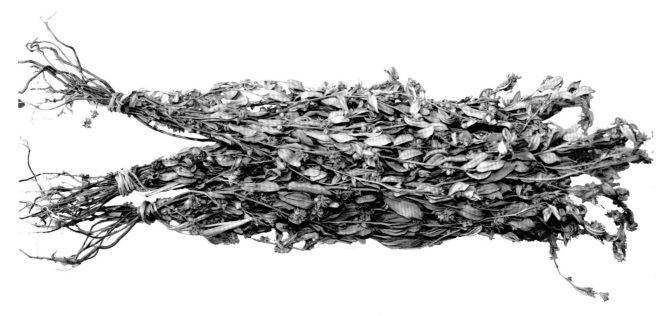

·瓜子金－全草

药用源流 《本草图经》在远志项下记载："根黄色，形如蒿根。苗名小草，似麻黄而青，又如荜豆。叶亦有似大青而小者。三月开花白色，根长及一尺。四月采根、叶，阴干，今云晒干用。泗州出者花红，根、叶俱大于他处。商州者根又黑色。"指出药用远志来源于多种植物，根据其所述"叶亦有似大青而小者""三月开花白色，根长及一尺"及所附"齐州远志"图，应包括瓜子金。《救荒本草》亦在远志项下载有"叶似石竹子，叶又极细，亦有开红白花者，根黄色，形如蒿根"，所述特征与瓜子金相近。《植物名实图考》记载："瓜子金，江西、湖南多有之。一名金锁匙，一名神砂草，一名地藤草。高四五寸，长数茎为丛，叶如瓜子而长，唯有直纹一线，叶间开小圆紫花，中有紫蕊，气味甘。"由此可见，古时存在瓜子金与远志混用情况，至清代以后才将瓜子金作为单一药材使用。《中华人民共和国药典》（2020年版 一部）记载其具有祛痰止咳、活血消肿、解毒止痛的功效；主治咳嗽痰多，咽喉肿痛；外治跌打损伤，疔疮疖肿，蛇虫咬伤。

分类位置	种子植物门	被子植物亚门	双子叶植物纲	远志目	远志科
	Spermatophyta	Angiospermae	Dicotyledoneae	Polygalales	Polygalaceae

形态特征 多年生草本。茎和枝直立或外倾,绿色或褐色,具纵棱,具卷曲短柔毛。叶片卵形或卵状披针形,厚纸质或近革质,两面无毛或沿脉被短柔毛,侧脉 3~5 对,两面凸起。总状花序与叶对生;花瓣 3,基部合生,白色到紫色;侧花瓣长圆形,长约 6mm,基部内侧被短柔毛;龙骨瓣先端舟状,附属物流苏状花丝全部合生,形成开放的雄蕊鞘。蒴果圆形,直径 6mm,具阔翅,无缘毛。

生境分布 生于海拔 800~2100m 的山坡草地或田埂上。分布于福建、甘肃、广东、广西、贵州、河北、河南、湖北、湖南、江苏、江西、辽宁、陕西、山东、四川、台湾、新疆、云南、浙江等。广西主要分布在马山、横县、柳州、柳城、融水、桂林、临桂、永福、龙胜、玉林、凌云、隆林等。

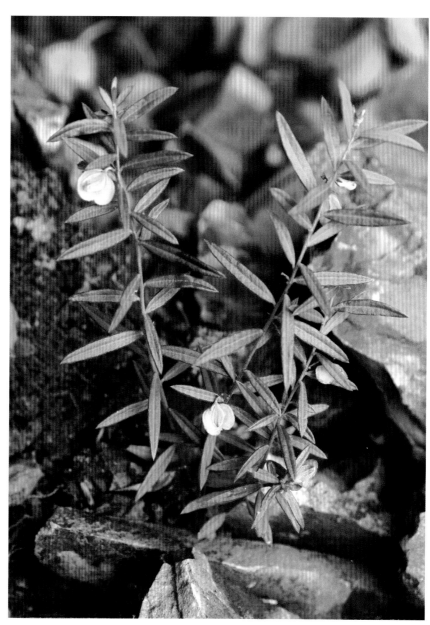

· 瓜子金－花果期

化学成分 主要含有紫云英苷、polygalin C、鼠李柠檬素 –3–O–β–D– 半乳糖苷、polygalin B[1]、kaempferol–7,40–dimethylether、physcion、rhamnetin、polygalin A、3,5,7–trihydroxy–4'–methoxy–flavone–3–O–β–D–galactopyranoside、3,5,3'–trihydroxy–7,4'–dimethoxyflavone–3–O–β–D–galactopyranoside、3,5,3',4'–tetrahydroxy–7–methoxy–flavone–3–O–β–D–glucopyranoside[2] 等黄酮类成分;远志𠮿酮Ⅲ、3–羟基 –1,2,5,6,7– 五甲基𠮿酮[1] 等𠮿酮类成分;polygalajaponicose Ⅰ、tenuifoliose A、tenuifoliose B、tenuifoliose F、tenuifoliose G、tenuifoliose I、tenuifoliose L、tenuifoliose M、tenuifoliose T、sibiricoses A5[1]、6–acetyl–3,6'–diferuloylsucrose[3] 等糖酯类成分;瓜子金皂苷 E、瓜子金皂苷 J、瓜子金皂苷 L、瓜子金皂苷丁、瓜子金皂苷己、瓜子金皂苷Ⅱ、瓜子金皂苷Ⅲ、瓜子金皂苷 V、瓜子金皂

苷 X、tenuifolin[1]、fallaxsaponin A[3] 等皂苷类成分；以及 1,7-dihydroxy-3,4-dimethoxy-xanthone、guazijinxanthone[2]、japonicaside A、polyjaposide A[3] 等成分。还含有 2- 侧柏烯、萜品烯、2,4,6-十一烷三烯、侧柏酮、α- 水芹烯、甲苯、左旋 -α- 蒎烯、香桧烯、4- 异丙基甲苯、萜品油烯[4]等挥发性成分。

药理作用 1. 镇静催眠作用

0.5~1.0g/kg 瓜子金水煎剂腹腔注射可明显抑制小鼠自由活动，与巴比妥钠有协同作用，但不能延长睡眠时间，亦无对抗咖啡因的惊厥作用[5]。

2. 溶血作用

瓜子金的根、茎和叶均有溶血作用，其中根的溶血作用与远志根的溶血作用相当[6]。

3. 抗抑郁作用

瓜子金水提取物具有抗抑郁作用，其作用机制可能与通过降低小鼠海马 DG 区 cleaved caspase-3 的表达水平，抑制凋亡或促进 BDNF 表达，从而促进神经发生有关[7]。

4. 抗氧化作用

瓜子金水提取液、挥发油具有清除 DPPH 自由基的能力，且其清除能力随浓度的增大而增强[8]。

5. 抗支气管哮喘作用

瓜子金可能通过抑制 Th2 类细胞因子及 NF-κB p65 蛋白表达，进而抑制气道炎症和气道重塑的发生、发展[9]。

6. 毒副作用

瓜子金水煎剂给小鼠腹腔注射的 LD_{50} 为 1.7g/kg，口服 LD_{50} 为（46±5.84）g/kg，小鼠腹腔注射 1.0g/kg 时，即出现中毒症状，表现为伏地不动、活动减少、四肢无力、不能攀爬。随着剂量增加，症状更为明显，小鼠呼吸渐弱，最终死亡[5]。

参考文献

[1] 闵杰, 邓红, 傅咏梅, 等. 基于 UPLC-Q-TOF-MS 法分析不同瓜子金化学成分的差异 [J]. 中药材 ,2020,43(6):1391-1396.

[2] Li T Z, Zhang W D, Yang G J, et al. New flavonol glycosides and new xanthone from *Polygala japonica* [J]. Journal of Asian Natural Products Research,2006,8(5):401-409.

[3] Quang T H, Cong P T, Yen D T H, et al. Triterpenoidsaponins and phenylpropanoid glycosides from the roots of *Polygala japonica* Houtt. with anti-inflammatory activity[J].Phytochemistry Letters,2018,24:60-66.

[4] 肖宇硕, 卢金清, 孟佳敏, 等. 瓜子金挥发油气质联用分析及其抗氧化活性 [J]. 中国医院药学杂志 ,2018,38(7):728-731.

[5] 彭建中. 草药瓜子金的初步药理研究 (摘要)[J]. 新医药学杂志 ,1978(3):31.

[6] 徐国钧, 赵守训, 吴知行, 等. 扩大药用植物的药用部分及寻找新药源的研究 (一)——黄连、川乌、桔梗及远志的初步试验 [J]. 南京药学院学报 ,1961,6:36-41.

[7] 周宇. 瓜子金水提取物缓解小鼠慢性应激引起的抑郁样行为 [D]. 南昌 : 南昌大学 ,2018.

[8] 肖宇硕, 卢金清, 孟佳敏, 等. 瓜子金挥发油气质联用分析及其抗氧化活性 [J]. 中国医院药学杂志 ,2018,38(7):728-731.

[9] 金延燕, 李燕, 安钟健, 等. 瓜子金对哮喘模型小鼠气道炎症和气道重塑的治疗作用及机制 [J]. 时珍国医国药 ,2017,28(2):332-334.

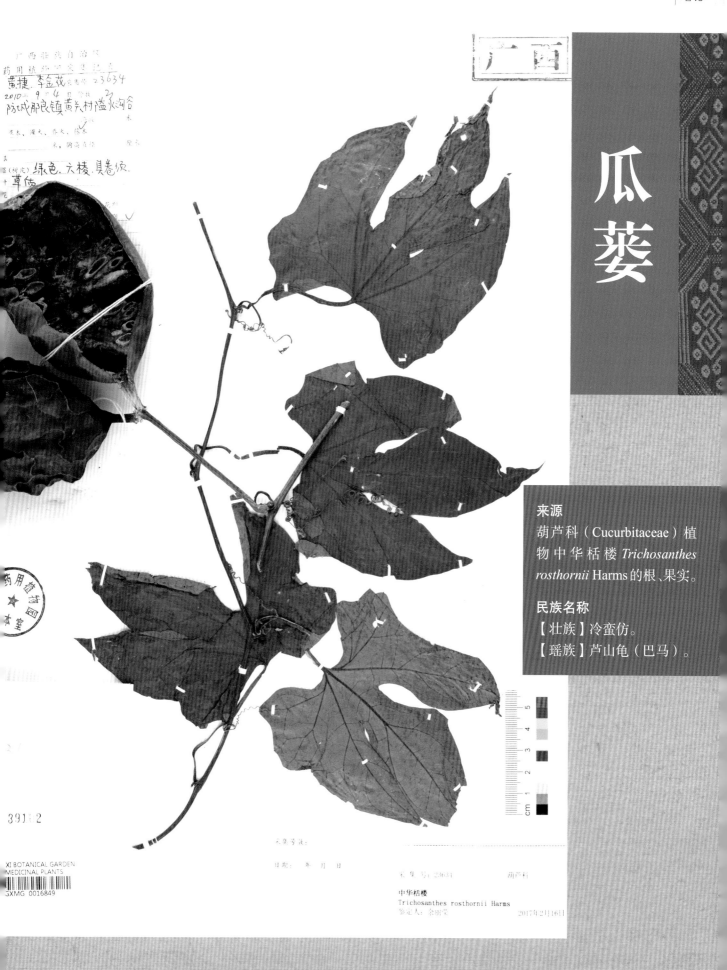

瓜蒌

来源

葫芦科（Cucurbitaceae）植物中华栝楼 *Trichosanthes rosthornii* Harms 的根、果实。

民族名称

【壮族】冷蛮仿。
【瑶族】芦山龟（巴马）。

中华栝楼
Trichosanthes rosthornii Harms
鉴定人：余丽莹   2017年2月16日

瓜蒌

来源

葫芦科（Cucurbitaceae）植物多卷须栝楼 *Trichosanthes rosthornii* var. *multicirrata* (C. Y. Cheng & C. H. Yueh) S. K. Chen 的根。

民族名称

【侗族】瓜蒌。

广西壮族自治区
医药研究所采集记录

采集人：罗城县调查队　采集号 4-1-1693
采集期：1977年 6 月 2 日 份数
产　地：罗城县怀群公社三杯大队可愉山
环　境：石山林中阴处　海拔 1000 米
性　状：草本、灌木、乔木、藤本
株　高：　　米，胸高直径　　厘米
形　态：根
　　　　茎（树皮）
　　　　叶
　　　　花
　　　　　　　　　花期 5-6月
　　　　果　　　　果期
用　途：

土　名：
科　名：葫芦科　　中名：多卷须栝楼
学　名：Trichosanthes

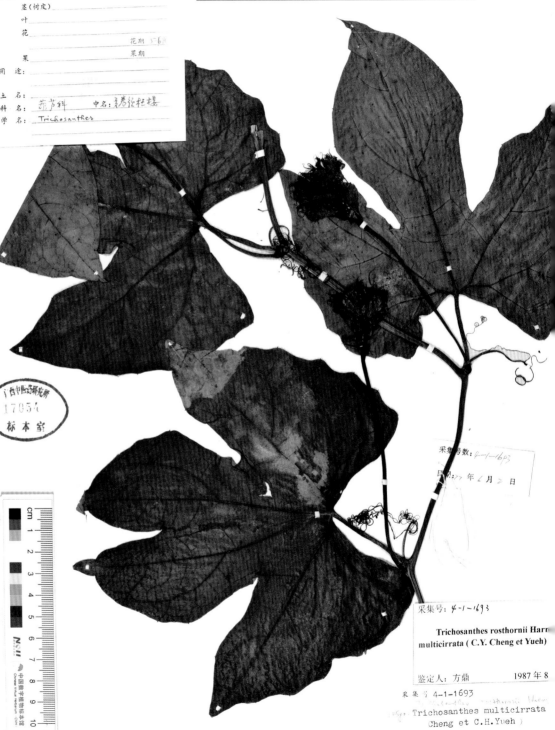

采集号数：4-1-1693

日期：77 年 6 月 2 日

采集号：4-1-1693

Trichosanthes rosthornii Harr
multicirrata (C.Y. Cheng et Yueh)

鉴定人：方鼎　　　1987年 8

采集号 4-1-1693

Syn. Trichosanthes multicirrata
Cheng et C.H.Yueh)

鉴定人：海文商　　1979 年 3

民 族 应 用

中华栝楼

【壮族】药用果实。具有清热毒、除湿毒、调气道、通谷道的功效；用于咳嗽，胸痛，乳痈，肠痈，便秘。内服用量9~15g。

【瑶族】药用根。水煎服治热病烦渴，黄疸型肝炎。内服用量15g。

多卷须栝楼

【侗族】药用根。水煎服治肚痛，腹泻，热病烦渴。内服用量15g。

药材性状 根呈不规则圆柱形、纺锤形或瓣块状，长8~16cm，直径1.5~5.5cm；表面黄白色或淡棕黄色，有纵皱纹、细根痕及略凹陷的横长皮孔，有的有黄棕色外皮残留；质坚实，断面白色或淡黄色，富粉性，横切面可见黄色木质部，略呈放射状排列，纵切面可见黄色条纹状木质部；气微，味微苦。果实呈类球形或宽椭圆形，长7~15cm，直径6~10cm，表面橙红色或橙黄色，皱缩或较光滑，顶端有圆形的花柱残基，基部略尖，具残存的果梗；轻重不一；质脆，易破开。内表面黄白色，有红黄色丝络，果瓤橙黄色，黏稠，与多数种子黏结成团；具焦糖气，味微酸、甜。

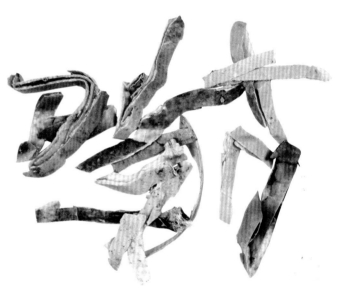

·瓜蒌－果皮

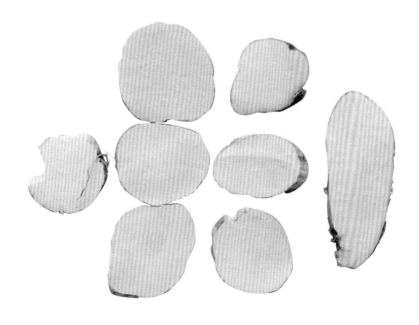

·瓜蒌－根

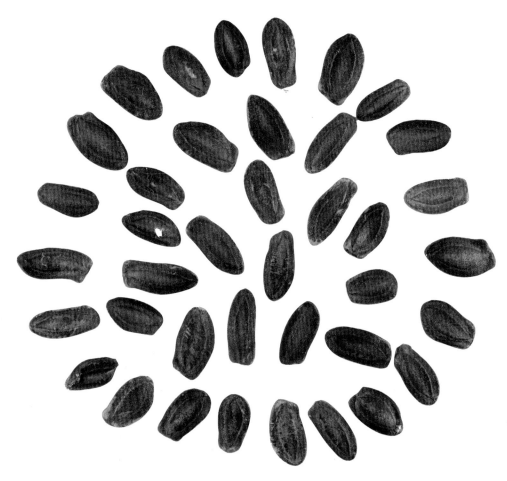

·瓜蒌－种子（中华栝楼）

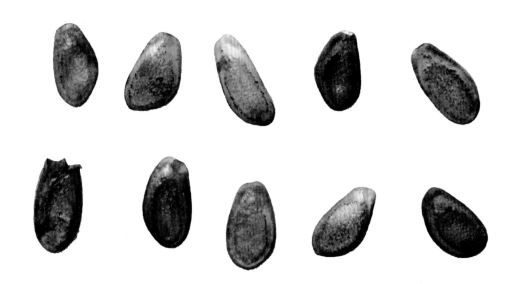

·瓜蒌－种子（多卷须栝楼）

药用源流 以"栝楼"之名始载于《神农本草经》，曰："一名地楼。生川谷及山阴地。"《本草经集注》记载："出近道，藤生，状如土瓜而叶有叉。"《本草图经》记载："栝楼。生洪农山谷及山阴地，今所在有之……根亦名白药，皮黄肉白。三四月内生苗，引藤蔓。叶如甜瓜叶，作叉，有细毛。七月开花，似葫芦花，浅黄色。实在花下，大如拳，生青，至九月熟，赤黄色……其实有正圆者，有锐而长者，功用皆同。"《本草纲目》记载："其根直下生，年久者长数尺。秋后掘者结实有粉……其实圆长，青时如瓜，黄时如熟柿……内有扁子，大如丝瓜子，壳色褐，仁色绿，多脂，作青气。"以上所述形态特征及其所附图绘与栝楼相符。《植物名实图考》附有图绘两幅，图一显示叶片三裂，裂片边缘平直，果椭圆形，与中华栝楼相似。《中华人民共和国药典》（2020年版 一部）将中华栝楼 *Trichosanthes kirilowii* Maxim. 作为瓜蒌的基原植物，记载其干燥成熟果实具有清热涤痰、宽胸散结、润燥滑肠的功效；主治肺热咳嗽，痰浊黄稠，胸痹心痛，结胸痞满，乳痈，肺痈，肠痈，大便秘结。干燥成熟种子具有润肺化痰、滑肠通便的功效；主治燥咳痰黏，肠燥便秘。炒瓜蒌子具有润肺化痰、滑肠通便的功效；主治燥咳痰黏，肠燥便秘。干燥成熟果皮具有清热化痰、利气宽胸的功效；主治痰热咳嗽，胸闷胁痛。

分类位置	种子植物门	被子植物亚门	双子叶植物纲	葫芦目	葫芦科
	Spermatophyta	Angiospermae	Dicotyledoneae	Cucurbitales	Cucurbitaceae

形态特征 中华栝楼 攀援藤本。块根条状，肥厚，淡灰黄色，具横瘤状突起。茎具纵棱及槽，疏被短柔毛，有时具鳞片状白色斑点。叶片纸质，3~7深裂，通常5深裂，裂片线状披针形、披针形至倒披针形；卷须2~3歧。花雌雄异株；雄花小苞片菱状倒卵形，长6~14 mm，宽5~11mm；花萼筒狭喇叭形，长2.5~3（~3.5）cm，顶端径约7mm，花萼裂片线形；花冠白色，裂片倒卵形，顶端具丝状长流苏。雌花花萼筒圆筒形，裂片和花冠同雄花，子房椭圆形，被微柔毛，果实球形或椭圆形，成熟时果皮及果瓤均橙黄色。种子卵状椭圆形，褐色，距边缘稍远处具一圈明显的棱线。

多卷须栝楼 本种与中华栝楼的主要区别在于叶片较厚，裂片较宽大，卷须4~6歧，被长柔毛，花萼筒短粗，长约2cm，顶端径约1.3cm，密被短柔毛。

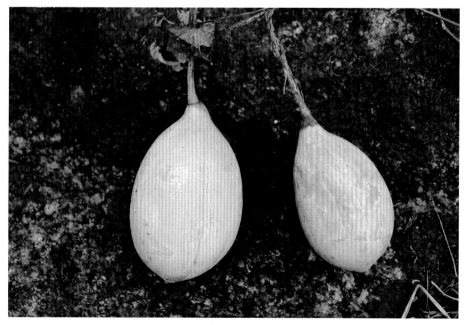

· 中华栝楼 – 果实

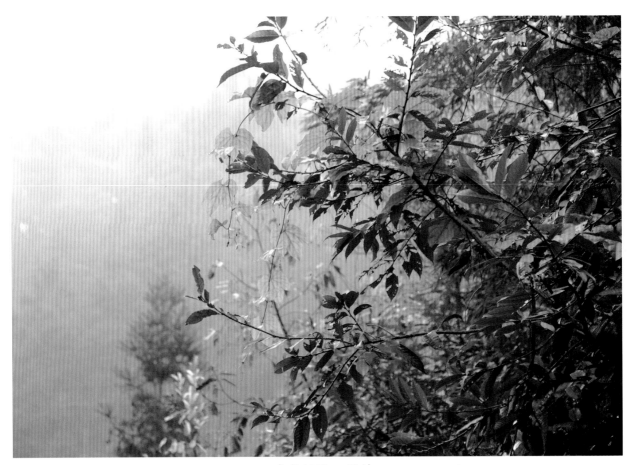

·中华栝楼-植株

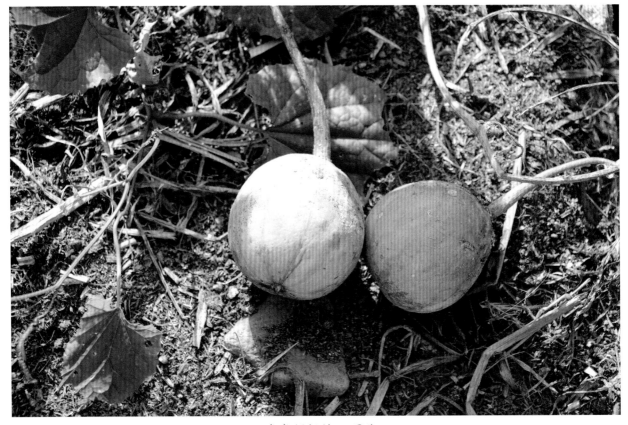

·多卷须栝楼-果期

生境分布　中华栝楼　生于海拔 400~1900m 的山谷密林中、山坡灌丛中及草丛中。分布于安徽、广东、广西、贵州、江西、四川、云南等。广西全区各地均有分布。

多卷须栝楼　生于海拔 600~1500m 的林下、灌丛中或草地。分布于广西、广东、贵州和四川。广西主要分布在博白和金秀等。

化学成分　中华栝楼主要含有黑麦草内酯、7,22-二烯豆甾醇、金圣草黄素、邻羟基苯甲酸、菠菜甾醇 –7–O–葡萄糖苷、金圣草黄素 –7–O– 葡萄糖苷、香草酸、对羟基苯甲酸、异香草酸[1]、棕榈酸、木蜡酸、蜡酸、蒙坦尼酸、蜂蜜酸、L-(-)-α- 棕榈酸甘油酯、Δ^7- 豆甾烯醇、Δ^7- 豆甾烯酮 –3、Δ^7- 豆甾烯醇 –3–β–D– 葡萄吡喃糖苷[2]、栝楼仁二醇、7- 氧化二氢栝楼仁二醇、10α- 葫芦二烯醇、豆甾 –7–烯 –3β– 醇、豆甾 –7,22– 二烯 –3β– 醇、豆甾 –7,22– 二烯 –3–O–β–D– 葡萄糖苷[3] 等成分。还含有邻苯二甲酸二丁酯、棕榈酸甲酯、菲、萤蒽、3- 甲基菲、4- 羟基 –4– 甲基 –2– 戊酮、糠醛、六氢金合欢基丙酮、十五烷酸乙酯[4] 等挥发油成分。

药理作用　1. 降血糖作用

瓜蒌子原药材及其石油醚提取部位对四氧嘧啶糖尿病小鼠的血糖升高有一定的抑制作用，并能促进模型小鼠的体重增长；瓜蒌子石油醚提取部位对四氧嘧啶糖尿病小鼠糖耐量有一定的改善作用，提示瓜蒌子具有一定的降血糖作用，其降血糖作用的有效成分可能是不饱和脂肪酸[5]。

2. 抗炎作用

瓜蒌提取物对金黄色葡萄球菌引起的小鼠乳腺炎模型具有抑制作用，其抗炎机制可能与抑制 TLR4 介导的 NF–κB 信号通路有关[6]。

3. 对心血管系统的作用

瓜蒌水提取液对心肌缺血再灌注导致的心肌细胞损伤具有较好的保护作用，其保护作用优于醇提取液和二氯甲烷提取液[7]。瓜蒌皮提取物对动 – 静脉旁路血栓形成模型大鼠的血小板聚集有抑制作用，高剂量瓜蒌皮提取物能有效延长大鼠凝血酶原时间、活化部分凝血活酶时间及凝血酶时间[8]。瓜蒌正丁醇萃取物和水层样品能促进斑马鱼体节间血管数生成；瓜蒌石油醚萃取物和 70% 乙醇提取物对特非那定引起的心脏毒性具有明显的改善作用[9]。

4. 止咳祛痰作用

瓜蒌水煎剂能抑制氨水的致咳作用，促进小鼠呼吸道酚红的排泄[10]。

5. 抗菌作用

瓜蒌皮总皂苷对金黄色葡萄球菌有抑菌效果，抑菌圈为 15.3mm[11]。

6. 抗肿瘤作用

瓜蒌含药血清对 HeLa 细胞具有明显的增殖抑制作用，其作用机制与诱导细胞凋亡有关[12]。

参考文献

[1] 安亮,何侃,张沿军,等. 双边栝楼果实化学成分研究 [J]. 中南药学,2015,13(1):37–39.

[2] 巢志茂,刘静明. 双边栝楼化学成分研究 [J]. 中国中药杂志,1991,16(2): 97–99,127.

[3] 巢志茂,何波. 双边栝楼种子中不皂化类脂的化学成分研究 [J]. 中国药学杂志,2001,36(3): 157–160.

[4] 巢志茂,刘静明. 双边栝楼皮挥发油的化学成分研究 [J]. 中国中药杂志,1996,21(6): 357–359,384.

[5] 李钦,陆红,陈爱君,等. 瓜蒌子降血糖作用及其有效成分初步研究 [J]. 天然产物研究与开发,2009,21:194–197.

[6] 李炎燚,暴景权,牟瑞营,等. 瓜蒌提取物对小鼠金黄色葡萄球菌性乳腺炎的保护作用和机制 [J]. 中国兽医学报,2020,40(5):983–987.

[7] 邹纯才,徐启祥,鄢海燕,等.瓜蒌不同溶剂提取物的抗氧化活性及保护大鼠心肌缺血再灌注损伤的作用 [J]. 中国药学杂志,2017,52(2):124-129.

[8] 杨征,郭晓华,宋淼,等.瓜蒌皮提取物对大鼠血栓形成的影响 [J]. 中国实用医药,2018,13(5):197-198.

[9] 段文娟,赵伟,李月,等.瓜蒌不同部位对斑马鱼促血管生成及心脏保护作用 [J]. 中成药,2017,39(6):1261-1264.

[10] 阮耀,岳兴如.瓜蒌水煎剂的镇咳祛痰作用研究 [J]. 国医论坛,2004,19(5):48.

[11] 李婉珍,朱龙宝,陶玉贵,等.瓜蒌皮总皂苷提取工艺优化及抑制金黄色葡萄球菌活性的研究 [J]. 安徽工程大学学报,2016,31(1):5-9.

[12] 周艳芬,田景贤,靳祎,等.瓜蒌含药血清对宫颈癌 HeLa 细胞增殖的影响 [J]. 时珍国医国药,2011,22(9):2119-2121.

半边莲

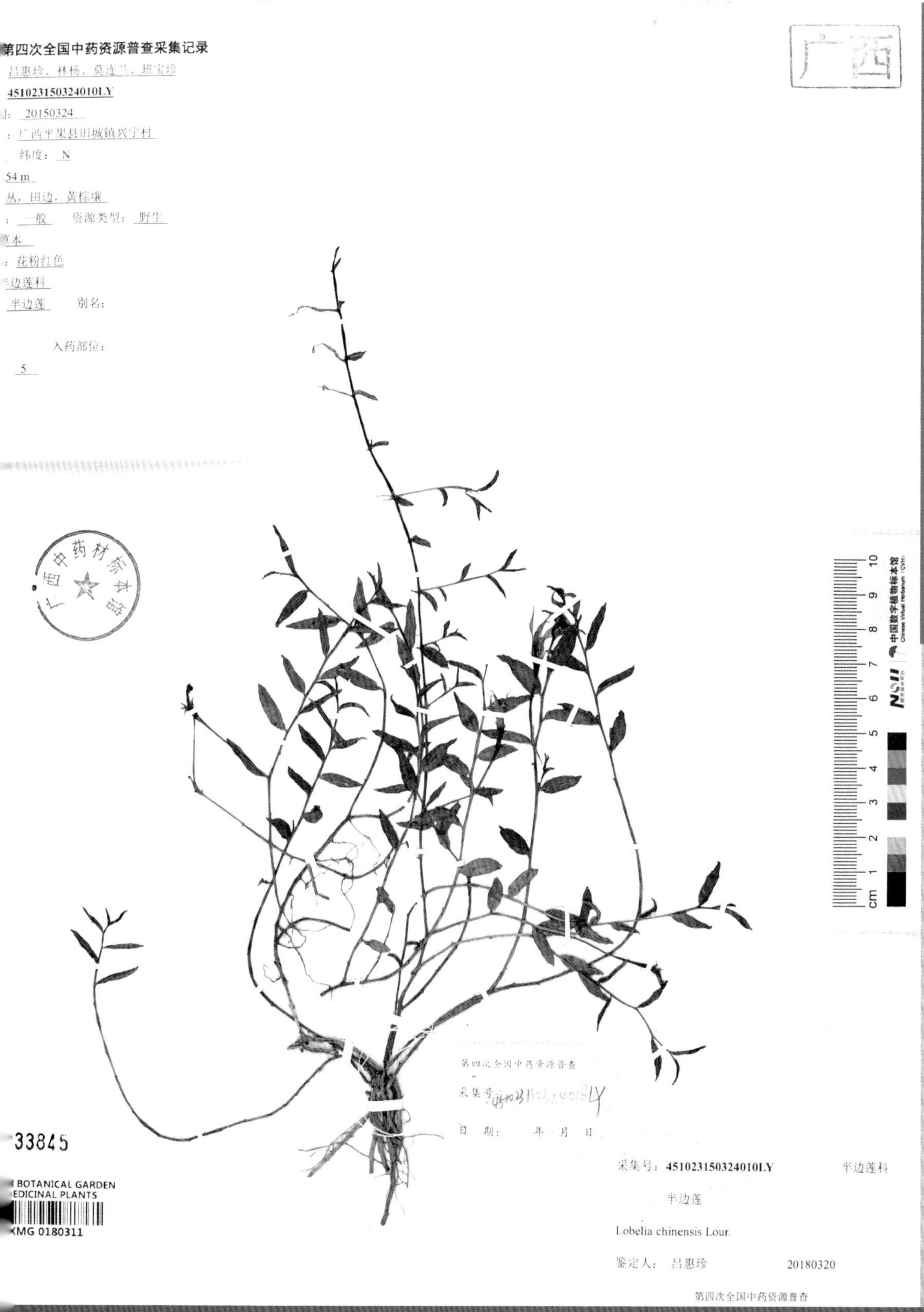

广西

33845

cm 1 2 3 4 5 6 7 8 9 10

NSII 中国数字植物标本馆
Chinese Virtual Herbarium (CVH)

第四次全国中药资源普查
采集号 451023150324010LY
日期： 年 月 日

采集号： 451023150324010LY　　　半边莲科

半边莲

Lobelia chinensis Lour.

鉴定人： 吕惠珍　　　　20180320

第四次全国中药资源普查

来源

桔梗科（Campanulaceae）植物半边莲 *Lobelia chinensis* Lour. 的根或全草。

民族名称

【壮族】Buenqbienlienz，小叶半边莲（桂平）。

【瑶族】边民林。

【仫佬族】妈冕旺（罗城）。

【侗族】急解索，马麻惹（三江），娘脸水（融水）。

【苗族】屙根尼，乌香仰（融水）。

民 族 应 用

【壮族】药用根、全草。根水煎服治咽喉炎。全草水煎服治初期肝硬化腹水；水煎服或捣烂调洗米水敷伤口周围治毒蛇咬伤。

【瑶族】药用全草。与猪瘦肉煎服治小儿疳积；水煎服或捣汁服治黄疸型肝炎，肝硬化腹水，肾炎水肿，阑尾炎，小儿高热惊风，疮疡毒肿，小儿支气管炎，哮喘；水煎服或捣烂调洗米水敷伤口周围治毒蛇咬伤，蜂虫螫伤，狂犬咬伤。

【仫佬族】药用全草。与猪瘦肉煎服治小儿疳积；水煎服或捣烂调洗米水敷伤口周围治毒蛇咬伤。

【侗族】药用全草。水煎服治小儿慢惊风，急性肠胃炎；与猪瘦肉煎服治小儿疳积；水煎服或捣烂调洗米水敷伤口周围治毒蛇咬伤。

【苗族】药用全草。水煎服治初期肝硬化腹水；水煎服或捣烂调洗米水敷伤口周围治毒蛇咬伤。

内服用量 15~60g；外用适量。

药材性状　常缠结成团。根茎极短，直径 1~2mm；表面淡棕黄色，平滑或有细纵纹。根细小，黄色，侧生纤细须根。茎细长，有分枝，灰绿色，节明显，有的可见附生的细根。叶互生，无柄，叶片多皱缩，绿褐色，展平后叶片呈狭披针形，长 1~2.5cm，宽 0.2~0.5cm，边缘具疏而浅的齿或全缘。花梗细长，花小，单生于叶腋，花冠基部筒状，上部 5 裂，偏向一边，浅紫红色，花冠筒内有白色茸毛。气微特异，味微甘而辛。

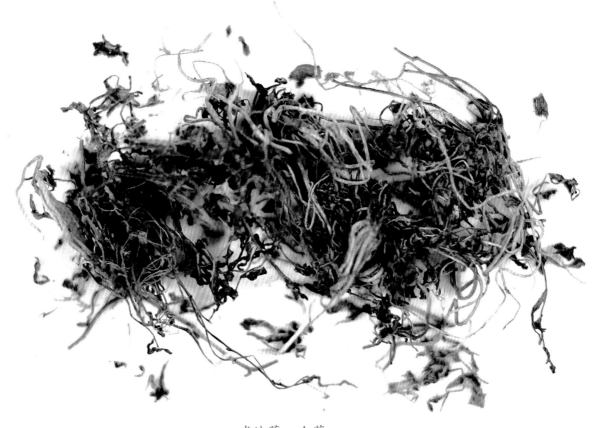

· 半边莲－全草

药用源流 半边莲始载于《滇南本草》，云："半边莲，生水边湿处，软枝绿叶，开水红小莲花半朵。"《本草纲目》记载："半边莲，小草也。生阴湿塍堑边。就地细梗引蔓，节节而生细叶。秋开小花，淡红紫色，止有半边，如莲花状，故名。又呼急解索。"《植物名实图考》云："其花如马兰，只有半边。"根据上述本草所述及其所附图绘，与现今所用半边莲一致。《中华人民共和国药典》（2020年版 一部）记载其具有清热解毒、利尿消肿的功效；主治痈肿疔疮，蛇虫咬伤，臌胀水肿，湿热黄疸，湿疹湿疮。

	种子植物门	被子植物亚门	双子叶植物纲	桔梗目	桔梗科
分类位置	Spermatophyta	Angiospermae	Dicotyledoneae	Campanales	Campanulaceae

形态特征 多年生草本。茎匍匐，茎节上生根，分枝直立，高 6~15cm，无毛。叶互生，椭圆状披针形至条形，长 8~25cm，宽 2~6cm，全缘或顶部有明显的锯齿，无毛。花通常 1 朵，花萼筒倒长锥状；花冠粉红色或白色，背面裂至基部，喉部以下生白色柔毛；雄蕊长约 8mm，花丝中部以上连合。蒴果倒锥状。种子椭圆状，稍扁压，近肉色。

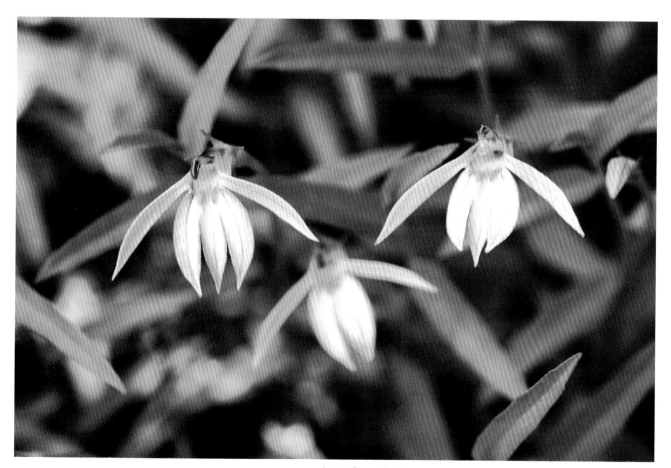

·半边莲－花期

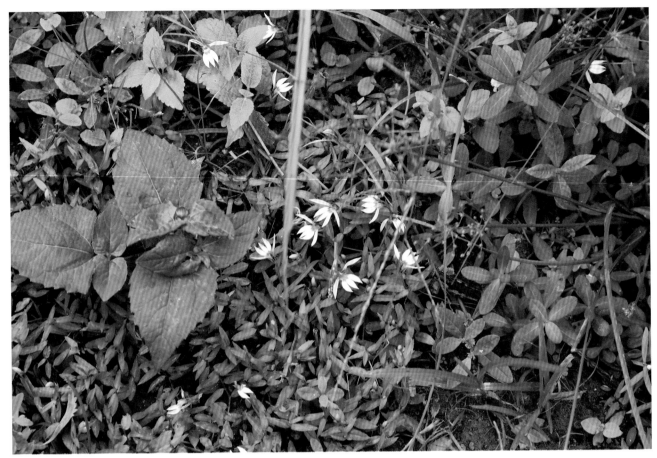

· 半边莲 – 生境

生境分布 生于水田边、沟边及潮湿草地上。分布于长江中、下游及以南各省区。广西全区各地均有分布。

化学成分 主要含有芹菜素、木犀草素、香叶木素、白杨黄酮、橙皮苷、木犀草素 –7–O–β–D– 葡萄糖苷、芹菜素 –7–O–β–D– 葡萄糖苷、蒙花苷、香叶木苷[1]、槲皮素、芦丁、槲皮素 –3–O–α–L– 鼠李糖苷、槲皮素 –7–O–α–L– 鼠李糖苷、槲皮素 –3–O–β–D– 葡萄糖苷、穗花杉双黄酮、柚皮素、橙皮素、泽兰黄酮[2]、槲皮素 –3–O–β–D– 葡萄糖苷、槲皮素 –7–O–β–D– 葡萄糖苷、苜蓿素 –7–O–β–D– 葡萄糖苷[3]、3'– 羟基芫花素、luteolin 3',4'–dimethylether–7–O–β–D–glucoside[4]、5– 羟基 –4'– 甲氧基黄酮 –7–O– 芸香糖苷[5] 等黄酮类成分；5,7– 二甲氧基香豆素、异东莨菪素、蒿属香豆素[2]、6,7– 二甲氧基香豆素、6– 羟基 –5,7– 二甲氧基香豆素、5– 羟基 –7– 甲氧基香豆素、5– 羟基 –6,7– 甲氧基香豆素[4]、5,7– 二甲氧基香豆精、6– 羟基 –7– 甲氧基香豆精[5] 等香豆素类成分；N–methyl–2,6–bis(2–hydroxybutyl)–Δ³–piperideine、N–methyl–2–(2–oxybutyl)–6–(2–hydroxybutyl)–Δ³–piperideine、N–methyl–4–hydroxyl–2–(2–butanone)–6–(2–hydroxybutyl)–piperidine[6]、新山梗菜碱 A、新山梗菜碱 B[7] 等生物碱类成分；以及没食子酸、二十八烷醇、β– 香树脂醇乙酸酯、β– 谷甾醇[3]、异阿魏酸、迷迭香酸乙酯[4]、正丁基 –O–β–D– 吡喃果糖苷、cirsium aldehyde、5–hydroxymethyl–2–furancarbo–xaldehyde[5]、lobetyol、(2Z,10E)–tetradecadien–4,6–diyne–8,9,14–triol、β– 胡萝卜苷、3–methoxy–4–hydroxy–benzoic acid、4–ethyl–2–hydroxy–succinate[6] 等成分。还含有 1– 壬醇、左旋乙酸冰片酯、2– 十一酮、β– 蒎烯、冰片、壬酸、5– 甲基 –1– 庚烯、癸酸、2– 十三烷酮、月桂酸、植酮、十一酸[8] 等挥发性成分。

药理作用　1.抗炎镇痛作用

半边莲提取物可明显抑制醋酸所致小鼠扭体反应、二甲苯所致小鼠耳郭肿胀和10%蛋清所致小鼠足跖肿胀，提高小鼠热板痛阈值[9]。

2.对心血管系统的作用

半边莲生物碱可明显降低高血压诱导的脑基底动脉血管外膜成纤维细胞的迁移活性[10]。半边莲生物碱能抑制肾性高血压大鼠伴有的内皮素表达，还能抑制肾性高血压引起的血管重塑现象，对防治肾性高血压所致的血管病变和逆转血管重塑有一定作用[11]。

3.利胆作用

半边莲能明显增加胆汁流量，抵抗胆汁黏滞[12]。

4.抗蛇毒作用

半边莲制剂以及从中分离出的琥珀酸钠、延胡索酸钠、对羟基苯甲酸钠对眼镜毒蛇中毒的小鼠有保护作用，其保护率达60%以上[13]。

5.抗肿瘤作用

半边莲总提取物、新山梗菜碱A和新山梗菜碱B对HeLa细胞生长具有抑制作用[7]。半边莲煎剂能明显抑制肝癌H22荷瘤小鼠实体瘤的生长，其作用机制可能与上调P27和下调Bcl-2表达有关[14]。

6.抗菌作用

半边莲总黄酮提取物具有一定的抑菌活性，其强弱顺序为：大肠杆菌>变形杆菌>金黄色葡萄球菌>枯草芽孢杆菌>青霉菌>酵母菌[15]。

参考文献

[1] 姜艳艳,石任兵,刘斌,等.半边莲中黄酮类化学成分研究[J].北京中医药大学学报,2009,32(1):59-61.

[2] 王培培,罗俊,杨鸣华,等.半边莲的化学成分研究[J].中草药,2013,44(7):794-797.

[3] 王晓阳.半边莲化学成分的研究[J].中成药,2020,42(12):3208-3210.

[4] 甘浓.半边莲的化学成分研究[J].农民致富之友,2016(13):66.

[5] 韩景兰,张凤岭,李志宏,等.半边莲化学成分的研究[J].中国中药杂志,2009,34(17):2200-2202.

[6] 杨爽.半边莲化学成分及生物活性研究[D].济南:山东大学,2012.

[7] 孙尧,张皓,孙佳明,等.半边莲生物碱类物质鉴定及对HeLa细胞抑制作用研究[J].吉林中医药,2018,38(9):1078-1081.

[8] 张雅男,李百美,杨春娟,等.GC-MS联用法分析半边莲挥发油的化学成分[J].化学工程师,2018,32(9):27-29.

[9] 黄礼德,郭立强,潘廷启,等.半边莲不同提取物的镇痛抗炎作用[J].医药导报,2012,31(8):982-985.

[10] 林雪群,刘明珠,熊欢.半边莲生物碱对高血压大鼠脑动脉外膜成纤维细胞迁移活性的作用[J].南昌大学学报(医学版),2018,58(2):5-8.

[11] 张晓玲.半边莲生物碱对肾性高血压大鼠内皮素和血管重塑影响的实验研究[D].济南:山东大学,2007.

[12] 刘恕,刘浔阳,汤辉焕,等.半边莲利胆作用的实验研究与临床观察[J].中国现代医学杂志,1995,5(3):1-2,9,80.

[13] 湖南医药工业研究所六室,广州部队蛇伤防治研究组.半边莲白叶藤抗蛇毒有效成分药理实验[J].中草药通讯,1979,10(2):34-35,49.

[14] 刘晓宇,张红.半边莲煎剂对肝癌的抑制作用及对P27和Bcl-2表达的影响[J].大连医科大学学报,2016,38(1):20-23.

[15] 蒋琼凤,温拥军,袁志辉.半边莲总黄酮提取工艺及抑菌活性的研究[J].天然产物研究与开发,2015,27(5):865-869.

半边旗

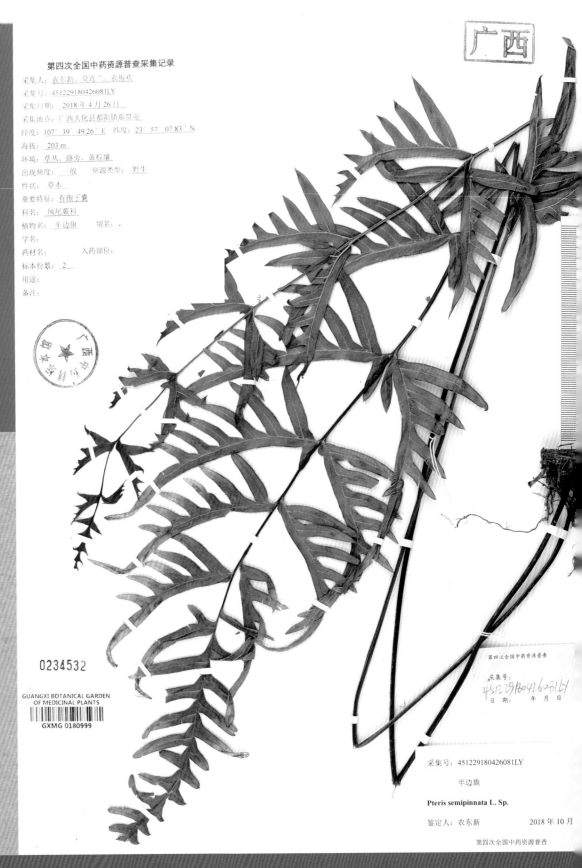

第四次全国中药资源普查采集记录

采集人：农东新，莫连峦，农振彪
采集号：451229180426081LY
采集日期：2018年4月26日
采集地点：广西大化县都阳镇那贯屯
经度：107°39′49.26″E 纬度：23°57′07.83″N
海拔：203 m
环境：草丛，路旁，黄棕壤
出现频度：一般 资源类型：野生
性状：草本
重要特征：有孢子囊
科名：凤尾蕨科
植物名：半边旗 别名：
学名：
药材名： 入药部位：
标本份数：2
用途：
备注：

广西

0234532

GUANGXI BOTANICAL GARDEN
OF MEDICINAL PLANTS
GXMG 0180999

采集号：451229180426081LY

半边旗

Pteris semipinnata L. Sp.

鉴定人：农东新 2018年10月

第四次全国中药资源普查

来源

凤尾蕨科（Pteridaceae）植物半边旗 *Pteris semipinnata* L. 的叶、全草。

民族名称

【壮族】棍断。

【瑶族】平面幼（金秀）。

【侗族】考嫩（三江），让呕骂（融水）。

【彝族】吾托必（隆林）。

民 族 应 用

【壮族】药用叶、全草。叶捣烂敷患处或研粉敷患处治刀伤出血。全草水煎服或水煎冲蜜糖服治腹泻呕吐，肠炎，痢疾。

【瑶族】药用全草。水煎服或水煎冲蜜糖服治腹泻呕吐，肠炎，痢疾；研粉敷患处治外伤出血。

【侗族】药用叶、全草。叶捣烂敷患处或研粉敷患处治刀伤出血。全草水煎服或水煎冲蜜糖服治腹泻呕吐，肠炎，痢疾；研粉敷患处治外伤出血。

内服用量 15~30g；外用适量。

药材性状　根和叶柄近簇生于根状茎上。根状茎呈圆柱形，长 2~7cm，直径 0.3~1cm，具密生披针形鳞片与丛生须根；质脆，断面不平整；木质部类白色，呈间断环状排列；皮部黑褐色。根呈圆柱形，黑褐色，纤细，多碎断。叶细长，叶柄红褐色，具 4 棱，长 15~60cm；叶片多破碎卷曲，革质或近纸质，完整者展开后为二回羽状复叶；顶生羽片阔披针形，深羽裂几达叶轴；侧生羽片上侧仅有一条阔翅，下侧羽状深裂，不育叶叶缘具软骨质刺尖头，其小脉常达锯齿基部。气微，味淡。

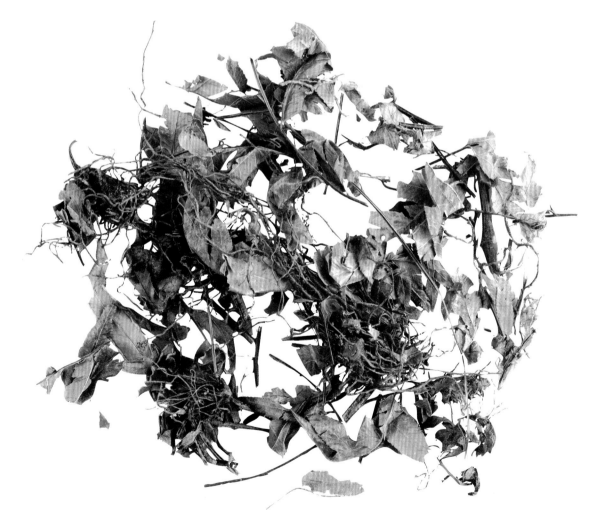

·半边旗－全草

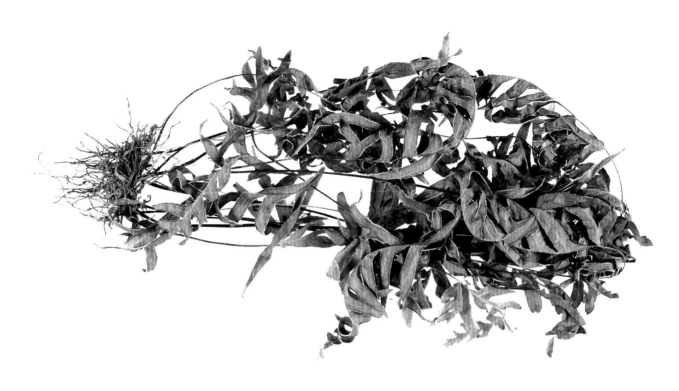

· 半边旗 – 全草

药用源流 《广西壮族自治区壮药质量标准　第二卷》（2011 年版）记载其具有清热利湿、凉血止血、解毒消肿的功效；主治泄泻，痢疾，黄疸，目赤肿痛，牙痛，吐血，痔疮出血，外伤出血，跌打损伤，皮肤瘙痒，毒蛇咬伤。

分类位置	蕨类植物门	蕨纲	真蕨目	凤尾蕨科
	Pteridophyta	Filicopsida	Eufilicales	Pteridaceae

形态特征 植株高 35~80(~120)cm。根状茎长而横走，先端及叶柄基部被褐色鳞片。叶簇生，近一型；叶柄连同叶轴均为栗红有光泽，光滑；叶片长圆披针形，二回半边深裂；顶生羽片阔披针形至长三角形，先端尾状，篦齿状，深羽裂几达叶轴，裂片 6~12 对，对生，镰刀状阔披针形；侧生羽片 4~7 对，半三角形而略呈镰刀状，先端长尾头，基部偏斜，两侧极不对称，上侧仅有一条阔翅，下侧篦齿状深羽裂几达羽轴，裂片镰刀状披针形；羽轴下面隆起，下部栗色，向上禾秆色，上面有纵沟，纵沟两旁有啮蚀状的浅灰色狭翅状的边；侧脉明显，斜上，二叉或回二叉，小脉通常伸达锯齿的基部。叶干后草质，灰绿色，无毛。

生境分布 生于海拔 900m 以下疏林下阴处、溪边或岩石旁的酸性土壤上。分布于台湾、福建、江西、广东、广西、湖南、贵州、四川、云南等。广西全区各地均有分布。

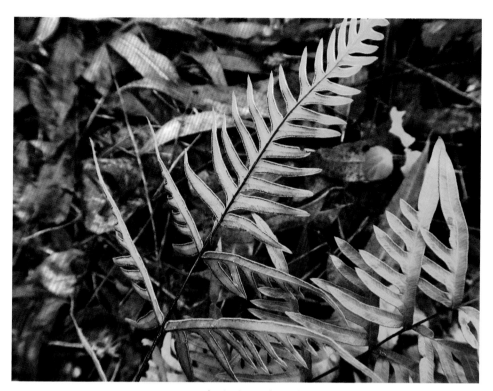

·半边旗－孢子叶

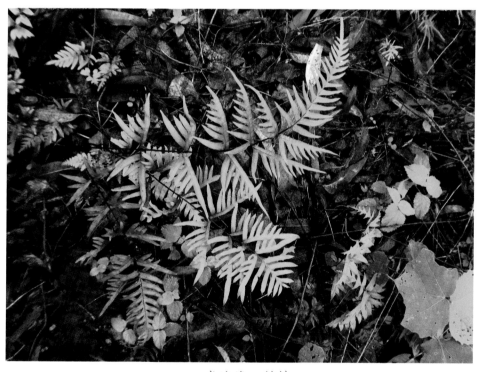

·半边旗－植株

化学成分 主要含有芹菜素、芹菜素 –7–*O*–*β*–D– 吡喃葡萄糖苷、芹菜素 –7–*O*–*β*-D– 龙胆二糖苷、芹菜素 –7–*O*–*β*–D– 吡喃葡萄糖 –4'–*O*–*α*–L– 吡喃鼠李糖苷、异佛莱心苷、木犀草素、木犀草苷、木犀草素 –7–*O*–*β*–D– 龙胆二糖苷、槲皮素 –3–*O*–*β*–D– 吡喃葡萄糖苷、山柰酚 –3–*O*–*β*–D– 吡喃葡萄糖苷、芦丁、表没食子儿茶素[1]等黄酮类成分；以及岩白菜素、原儿茶酸、反式咖啡酸、没食子酸、*β*– 谷甾醇、*β*– 胡萝卜苷[1]、11*β*–hydroxy–15–oxo–ent–kaur–16–en–19–oic acid 19–*β*–D–glucoside、

11β–hydroxy–15–oxo–ent–kaur–16–en–19–oic acid[2]、(2R)–norpteroside B、7β–hydroxy–11β,16β–epoxy–ent–kauran–19–oic acid、phillyrin、3,4–dihydroxybenzaldehyde、pterosin C 3–*O*–β–D–glucoside、pterosin B、pterosin C、norpterosin C[3]等成分。还含有 3– 甲氧基 –1,2– 丙二醇、3– 己烯 –1– 醇、1– 正己醇、4– 羟基 –2– 丁酮、3– 甲基 –1– 戊醇、植醇[4]等挥发性成分。

药理作用　1. 抗肿瘤作用

半边旗二萜类成分可提高 Bax/Bcl–2 的基因和蛋白表达比值，促进肝癌细胞 HepG2 凋亡，其作用机制可能与升高细胞内 ROS 水平有关[5]。半边旗多糖对肺腺癌 SPCA1 细胞有强烈的杀伤作用，具明显的时间和剂量效应；其作用于肺腺癌 SPCA1 细胞 24h 后，G_0/G_1 期细胞比例明显升高，S 期、G_2/M 期细胞比例明显下降，细胞出现明显的凋亡形态[6]。半边旗提取物 5F 与 5– 氟尿嘧啶联合用药能协同抑制 A/J 小鼠诱发性肺癌，提高血清 SOD 水平，且对肝肾功能无明显毒副作用[7]。5F 能抑制 CNE–2Z 细胞的增殖，使细胞阻滞于 G_2/M 期，诱导细胞凋亡[8]。

2. 抗哮喘作用

半边旗提取物 5F 能抑制支气管哮喘小鼠气道成纤维细胞的增殖，降低胶原蛋白的含量，下调细胞中的 CTGF mRNA 的表达水平[9]。

3. 抗炎作用

半边旗提取物 5F 可抑制 LPS 诱导的 RAW264.7 细胞炎症反应，抑制巴豆油和花生四烯酸诱导的小鼠耳肿胀，其作用机制与抑制 iNOS 和 COX–2 表达以及降低炎症因子 TNF–α、IL–1β、IL–6、NO 和 PGE_2 水平有关[10]。

4. 抗病毒作用

半边旗醇提取物的石油醚部位具有较好的体外抗 HSV–1 活性，IC_{50} 为 6.25μg/ml，SI 为 61[11]。

参考文献

[1] 李慧, 杨宝, 黄芬, 等. 半边旗化学成分研究 [J]. 中草药,2018,49(1):95–99.

[2] 龚先玲, 陈志红, 梁念慈, 等. 半边旗中二萜类化合物 5F 葡糖糖苷的分离鉴定及其抗肿瘤作用 [J]. 中成药,2010,32(2):257–260.

[3] 张付玉. 半边旗和千金子化学成分研究 [D]. 杭州：浙江工业大学,2009.

[4] 龚先玲, 陈志红, 典灵辉, 等. 半边旗挥发油化学成分气相色谱 – 质谱计算机联用技术分析 [J]. 时珍国医国药,2005,16(8):697–698.

[5] 巫鑫, 廖红波, 仇双利, 等. 半边旗二萜类成分 PAG 通过 ROS 诱导肝癌细胞凋亡的作用研究 [J]. 基因组学与应用生物学,2016,35(6):1288–1293.

[6] 朱慧明, 吴铁, 崔燎, 等. 半边旗多糖对肺腺癌 SPCA1 细胞的诱导凋亡作用 [J]. 中国新医药,2003,2(12):1–3.

[7] 叶华, 刘义, 吴科锋, 等. 半边旗提取物 5F 联合 5–Fu 对 A/J 小鼠诱发性肺癌的影响 [J]. 药学研究,2015,34(7):373–375,386.

[8] 李明勇, 李蓉, 吴科锋, 等. 半边旗提取物 5F 对人鼻咽癌 CNE–2Z 细胞生长的抑制作用 [J]. 时珍国医国药,2012,23(2):261–263.

[9] 杨寿, 吴平, 何惠娟, 等. 半边旗二萜类化合物 5F 体外抗支气管哮喘小鼠气道纤维化的作用 [J]. 中国医院药学杂志,2006,26(7):786–788.

[10] 叶华, 李立, 吴科锋, 等. 半边旗有效成分 5F 体内外的抗炎作用 [J]. 中国实验方剂学杂志,2014,20(22):112–116.

[11] 江海燕, 吴思超, 朱家杰, 等. 几种瑶药的体外抗病毒活性初步研究 [J]. 暨南大学学报（自然科学与医学版）,2008,29(5):500–504.

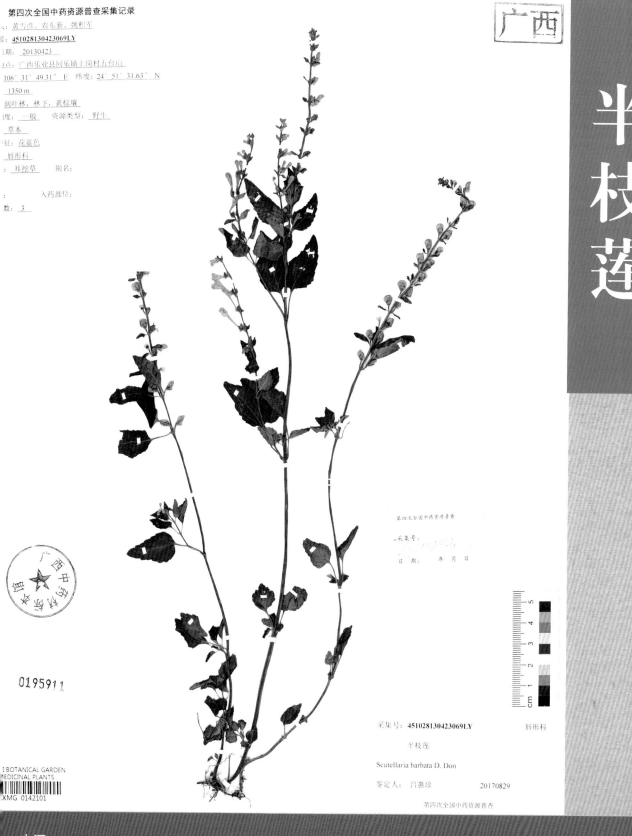

广西

半枝莲

采集号：451028130423069LY　　唇形科

半枝莲

Scutellaria barbata D. Don

鉴定人：吕惠珍　　20170829

第四次全国中药资源普查

来源

唇形科（Labiatae）植物半枝莲 *Scutellaria barbata* D. Don 的全草。

民族名称

【壮族】那松虽。

【瑶族】半枝莲（金秀）。

【侗族】骂辣耙（三江）。

民 族 应 用

【壮族】药用全草。用于治疗痈疮肿毒，咽痛，跌打损伤，水肿，黄疸，毒蛇咬伤。内服用量 15~30g；外用适量。

【瑶族】药用全草。水煎服治小儿支气管炎。内服用量 10~30g。

【侗族】药用全草。捣烂敷患处治铁器刺伤。外用适量。

药材性状　长 15~35cm，无毛或花轴上疏被毛。根纤细。茎丛生，较细，方柱形；表面暗紫色或棕绿色。叶对生，有短柄；叶片多皱缩，展平后呈三角状卵形或披针形，长 1.5~3cm，宽 0.5~1cm；先端钝，基部宽楔形，全缘或有少数不明显的钝齿；上表面暗绿色，下表面灰绿色。花单生于茎枝上部叶腋，花萼裂片钝或较圆；花冠二唇形，棕黄色或浅蓝紫色，长约 1.2cm，被毛。果实扁球形，浅棕色。气微，味微苦。

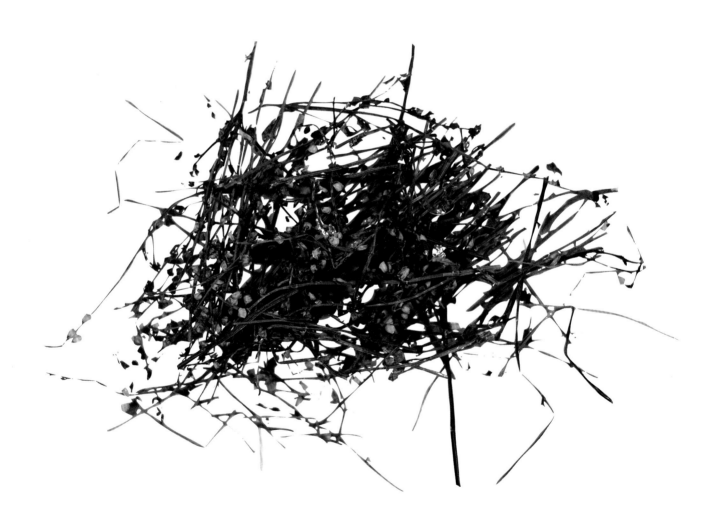

·半枝莲－全草

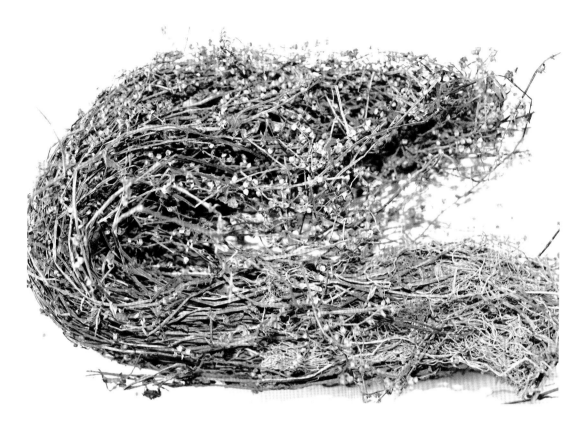

· 半枝莲 - 药材

药用源流 半枝莲之名最早见于《外科正宗》，其记载："仅用半枝莲捣烂，取汁二两，热酒四两，和汁服之，盖汁为效。仍用渣敷伤处亦妙。"但无半枝莲的形态描述。自清代以来，半枝莲广泛应用于民间，但名称十分混乱。民间草药中以"半枝莲"或"半支"为名的品种甚多。《增广校正本草纲目》对半枝莲进行了描述："此草开紫白色花，草紫红色，对结对叶，七八月采用。"所述形态与现今用之半枝莲相似。而《本草纲目拾遗》中鼠牙半支、狗牙半支等项中记载"开花黄色，类瓦松"的特征与景天科植物相符。《中华人民共和国药典》（1977 年版　一部）记载其基原植物为半支莲 *Scutellaria barbata* D. Don，直至《中华人民共和国药典》（1985 年版　一部）才将"半支莲"规范为"半枝莲"。《中华人民共和国药典》（2020 年版　一部）记载其具有清热解毒、化瘀利尿的功效；主治疔疮肿毒，咽喉肿痛，跌扑伤痛，水肿，黄疸，蛇虫咬伤。

分类位置	种子植物门	被子植物亚门	双子叶植物纲	管状花目	唇形科
	Spermatophyta	Angiospermae	Dicotyledoneae	Tubiflorae	Labiatae

形态特征 根茎短粗，须状根簇生。茎四棱形。叶具短柄或近无柄；叶三角状卵圆形或卵圆状披针形，有时卵圆形，先端急尖，基部宽楔形或近截形，边缘生有疏而钝的浅牙齿，上面橄榄绿色，下面淡绿有时带紫色，两面沿脉上疏被紧贴的小毛或几无毛。花单生于茎或分枝上部叶腋内；苞叶下部者似叶；花梗中部有一对长约 0.5mm 具纤毛的针状小苞片；花萼边缘具短缘毛；花冠紫蓝色；雄蕊 4，药室裂口具髯毛；花丝扁平，前对内侧后对两侧下部被小疏柔毛；花盘盘状。小坚果褐色，扁球形，具小疣状突起。

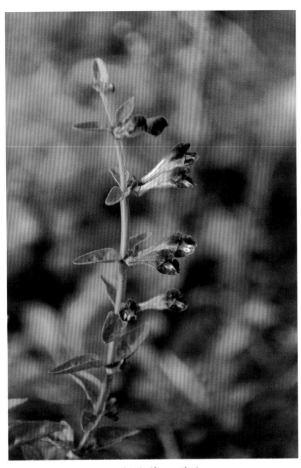

·半枝莲－花期　　　　　　　　　　　·半枝莲－植株

生境分布　生于海拔 2000m 以下的水田边、溪边或湿润草地上。分布于河北、山东、陕西、河南、江苏、浙江、台湾、福建、江西、湖北、湖南、广东、广西、四川、贵州、云南等。广西全区各地均有分布。

化学成分　主要含有 6- 甲氧基柚皮素、5,7,4'- 三羟基 -6- 甲氧基黄酮、芹菜素、木犀草素、5,7,4'- 三羟基 -3- 甲氧基黄酮、槲皮素、柚皮素、3,5,7- 三羟基 -4'- 甲氧基黄酮、8- 甲氧基柚皮素、3,5,7- 三羟基 -6,2',4'- 三甲氧基黄酮 [1]、圣草酚、野黄芩素、三裂鼠尾草素、黄芩苷、汉黄芩素、4'- 羟基汉黄芩素、4',5- 二羟基 -3',5',6,7- 四甲氧基黄酮、7- 羟基 -5,8,2'- 三甲氧基黄烷酮、大波斯菊苷 [2]、高车前素 -7-O-β-D- 葡萄糖醛酸甲酯、野黄芩苷、野黄芩苷甲酯、异高山黄芩素 -8-O-β-D- 葡萄糖醛酸 -6"- 甲酯、芹菜素 -7-O-β-D- 葡萄糖醛酸苷 -6"- 甲酯、异高山黄芩素、6- 羟基木犀草素、5- 羟基 -6,7,3',4'- 四甲氧基黄酮、三裂鼠尾草素 [3] 等黄酮类成分；barbatin F–I、scutebata A–E、scutebata G、scutebata M、scutebata O、scutebata P、scutebarbatine A、scutebarbatine B、scutebartine F、scutebartine G、scutebarbatine L、scutebarbatine X、scutebarbatine Y、6-O-nicotinoylscutebarbatine G、6,7-di-O-acetoxybarbatin A、2-carbonylscutebarbatine A、barbatine A、barbatin C、barbatin D、scubartine C、scutebatine D、scubartine I [1] 等二萜类成分；以及对羟基苯甲酸、丁香脂素、金色酰胺醇、齐墩果酸、β- 谷甾醇 [1] 等成分。

药理作用　1. 抗肿瘤作用
半枝莲中木犀草素、野黄芩苷、黄芩素、芹菜素、4'- 羟基汉黄芩素均能抑制人肝癌细胞株 HepG2、人结肠癌细胞株 SW480、人胃癌细胞株 MGC803、急性早幼粒细胞白血病细胞株 HL60

和人红白血病细胞株 K562 增殖[4]。半枝莲总黄酮具有明显的抗肿瘤作用，其作用机制可能与通过诱导细胞自噬从而抑制 NLRP3 炎症小体的表达、改变肿瘤生长的微环境有关[5]。

2. 抗氧化作用

半枝莲乙醇提取物具有明显的抗 $ABTS^+$ 自由基、OH 自由基、DPPH 自由基活性；不同极性溶剂萃取半枝莲黄酮对其抗氧化能力有不同程度的影响，分类萃取可降低其抗氧化活性[6]。

3. 保肝作用

半枝莲多糖对 CCL_4 致小鼠急性肝损伤有保护作用，可降低肝损伤小鼠血清 ALT 和 AST 的活性，降低肝组织 MDA 的含量和肝指数，提高肝组织 NO 含量和 NOS 活性[7]。

4. 抑菌作用

半枝莲具有广谱的抗菌活性，尤其是对耐药菌表现出较好的抗菌活性，其抗菌有效部位为乙酸乙酯相[8]。

5. 增强免疫作用

大剂量（300mg/kg）半枝莲多糖能明显提高免疫抑制小鼠血清溶血素抗体水平，具有一定的免疫活性[9]。

6. 抗糖尿病作用

半枝莲总黄酮可明显降低肾上腺素致小鼠高血糖的血糖值，升高肝糖原含量，降低链脲佐菌素致糖尿病小鼠的血糖值，升高肝糖原和糖化血清蛋白的含量，促进胰岛素的分泌，改善胰腺、肾脏的病理变化[10]。

附　注　半枝莲临床应用广泛，多与白花蛇舌草、半边莲等组成复方配伍用于多种肿瘤的治疗，临床有大量报道。半枝莲产地及市场货源均不多，市场头茬货较少。

参考文献

[1] 汪茂林.半枝莲化学成分及其抗肿瘤作用机制初探[D].南京：南京中医药大学,2020.

[2] 汪琛媛,段贤春,李瑛,等.半枝莲黄酮类化学成分分析[J].安徽医学,2019,40(8):848-851.

[3] 梁晨,杨国春,李丹慧,等.半枝莲化学成分研究[J].中草药,2016,47(24):4322-4325.

[4] 曾秋红.半枝莲黄酮类化合物体外抗肿瘤活性的研究[J].海峡药学,2011,23(1):137-139.

[5] 陈明,王举涛,高华武,等.基于自噬途径探讨半枝莲总黄酮抑制肿瘤细胞NLRP3炎症小体表达的机制研究[J].中国中药杂志,2017,42(24):4841-4846.

[6] 廖月霞,王笑娜,孔桂美,等.半枝莲乙醇提取物体外抗氧化活性研究[J].时珍国医国药,2012,23(3):520-522.

[7] 赵杰,孙设宗,官守涛,等.半枝莲多糖对四氯化碳致小鼠肝损伤保护作用的研究[J].中国中医药科技,2012,19(1):39-40.

[8] 郑丽娟,刘兵,彭姣阳,等.半枝莲抗菌活性及其有效部位研究[J].井冈山大学学报（自然科学版),2018,39(4):76-80.

[9] 马维冲,仰榴青,吴向阳,等.半枝莲多糖提取工艺及其免疫活性初步研究[J].江苏大学学报（医学版),2007,17(4):315-317,320.

[10] 康乐,吕景蒂,乔静怡,等.半枝莲总黄酮对糖尿病小鼠模型的影响[J].时珍国医国药,2018,29(12):2925-2928.

半夏

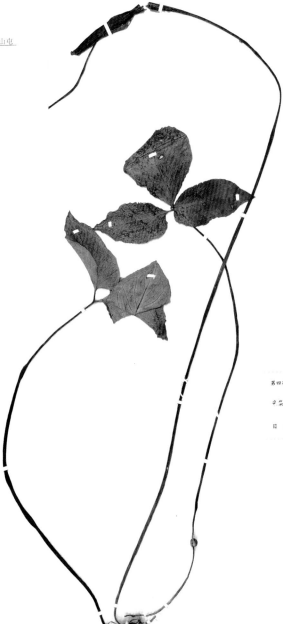

第四次全国中药资源普查采集记录

采集人：余丽莹、彭玉德、胡雪阳

采集号：__451031140412006LY__

采集日期：__2014 年 4 月 12 日__

采集地点：__广西隆林县隆或乡沙保村三角山屯__

经度：E　纬度：N

海拔：__m__

环境：__灌丛，林下，石灰土__

出现频度：__一般__　资源类型：__野生__

性状：__草本__

重要特征：

科名：__天南星科__

植物名：__　别名：

学名：

药材名：　入药部位：

标本份数：__3__

用途：

备注：

0231169

**GUANGXI BOTANICAL GARDEN
OF MEDICINAL PLANTS**

GXMG 0177633

第四次全国中药资源普查

采集号：__14041006__

日　期：　年 月 日

采集号：**451031140412006** LY

半夏

Pinellia ternata (Thunb.) Makino

鉴定人：吕惠珍　　　　　20171019

第四次全国中药资源普查

来源

天南星科（Araceae）植物半夏

Pinellia ternata (Thunb.) Breit.

的块茎。

民族名称

【壮族】生半夏（那坡）。

民 族 应 用

【壮族】药用块茎。研粉后与米醋调成糊状涂痣上，治疗皮肤黑痣。外用适量。本品有毒，使用宜慎。

药材性状 呈类球形，有的稍偏斜，直径 0.7~1.6cm。表面白色或浅黄色，顶端有凹陷的茎痕，周围密布麻点状根痕；下面钝圆，较光滑；质坚实。断面洁白，富粉性。气微，味辛辣、麻舌而刺喉。

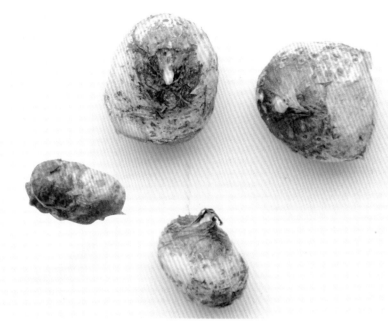

·半夏－块茎（鲜）

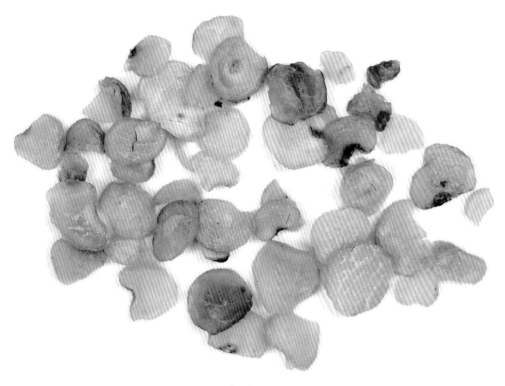

·半夏－块茎

药用源流　《神农本草经》记载："主伤寒、寒热、心下坚、下气、喉咽肿痛、头眩胸胀、咳逆肠鸣、止汗。一名地文，一名水玉。生川谷。"其功效与今半夏基本一致。《吴普本草》记载："一名和姑，生微丘，或山野中。叶三三相偶，二月始生，白华圆上。"《本草图经》记载："半夏，生槐里川谷，今在处有之，以齐州者为佳。二月生苗一茎，茎端出三叶，浅绿色，颇似竹叶而光，江南者似芍药叶。根下相重生，上大下小，皮黄肉白。五月、八月内采根，以灰裹二日，汤洗暴干。一云五月采者虚小，八月采者实大。然以圆白，陈久者为佳。其平泽生者甚小，名羊眼半夏。"综上所述，生长时期为二月，叶"茎端出三叶，浅绿色"以及块茎"皮黄肉白"等特征均与现今天南星科植物半夏特征相符。《中华人民共和国药典》（2020年版　一部）记载其具有燥湿化痰、降逆止呕、消痞散结的功效；主治湿痰寒痰，咳喘痰多，痰饮眩悸，风痰眩晕，痰厥头痛，呕吐反胃，胸脘痞闷，梅核气；外治痈肿痰核。

分类位置	种子植物门	被子植物亚门	单子叶植物纲	天南星目	天南星科
	Spermatophyta	Angiospermae	Monocotyledoneae	Arales	Araceae

形态特征　块茎圆球形，直径1~2cm，具须根。叶2~5枚，有时1枚。叶柄长15~20cm，基部具鞘，鞘内、鞘部以上或叶片基部（叶柄顶头）有直径3~5mm的珠芽；老株叶片3全裂，裂片绿色，背淡，长圆状椭圆形或披针形，两头锐尖；侧裂片稍短；全缘或具不明显的浅波状圆齿，侧脉8~10对，细弱，细脉网状，密集，集合脉2圈。花序柄长于叶柄。佛焰苞绿色或绿白色，管部狭圆柱形；肉穗花序：雌花序长2cm，雄花序长5~7mm，其中间隔3mm；附属器绿色变青紫色，直立，有时"S"形弯曲。浆果卵圆形，黄绿色，先端渐狭为明显的花柱。

生境分布　生于海拔2500m以下的草坡、荒地、玉米地、田边或疏林下。分布于全国各地（除内蒙古、新疆、青海、西藏尚未发现野生的外）。广西主要分布在柳州、柳城、桂林、阳朔、临桂、全州、贵港、凌云、昭平、南丹、东兰、罗城等。

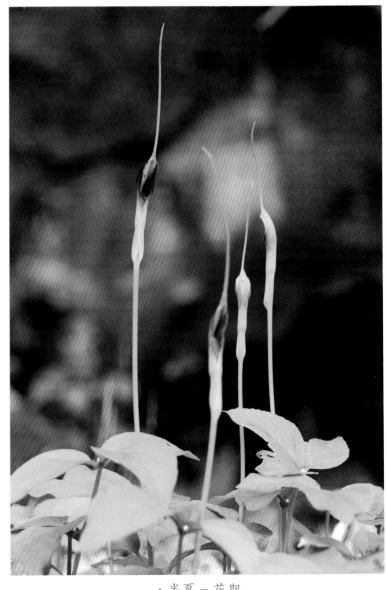

·半夏－花期

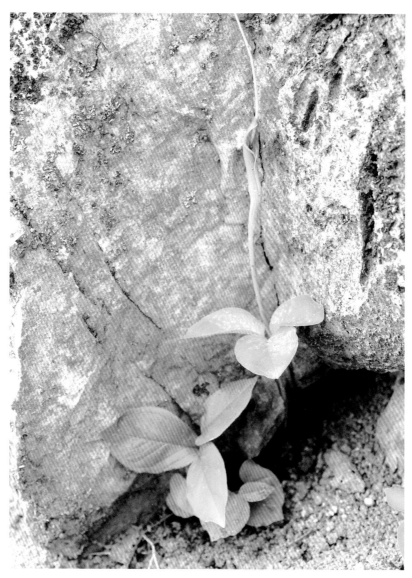

· 半夏 – 花期

化学成分　主要含有丝胶树碱、2- 戊基吡啶、*N*- 苯亚甲基异甲胺、*N*- 乙基苯胺[1]、*β*–carboline[2] 等生物碱类成分；聚多卡醇、dodecyloctaethyleneglycol ether、十二烷基七聚乙二醇醚、六甘醇单十二醚、聚戊乙二醇单十四醚、六聚乙二醇单十四醚[1] 等醇醚类成分；甘油亚麻酸酯、(2*S*)–2,3–dihydroxypropyl palmitate–hexose、甘油亚油酸酯、单棕榈酸甘油[1] 等脂肪酸甘油脂类成分；芹菜苷、大豆素、7- 甲基芹菜定、甲基麦冬二氢高异黄酮 B、6- 醛基异麦冬黄酮 B[1]、芹菜素 -6-*C*- 阿拉伯糖 -8-*C*- 半乳糖苷、芹菜素 -6-*C*- 半乳糖 -8-*C*- 阿拉伯糖[2] 等黄酮类成分；十六 – 二氢鞘氨醇、crucigasterin E、*N*–(2,3–dihydroxypropyl) tetradecanamide、鞘氨醇、2- 氨基 -1,3- 二十烷二醇、二氢鞘氨醇、十六烷基乙醇胺[1] 等醇胺类成分；*N*–(4–methyl–2–pentanoic acid) –glutamic acid、*N*- 十二烷酰 -L- 丝氨酸、3- 氨基 -2- 萘甲酸、十三烷酰甘氨酸、*N*–[(十二烷氧基) 羰基] 缬氨酸、*N*–[(十二烷氧基) 羰基] 缬氨酸、油酰甘氨酸、腺嘌呤己糖、*N*- 十二烷基丙氨酸、谷胱甘肽[1]、环 –(脯氨酸 – 亮氨酸)[2] 等氨基酸类成分；亚油酸乙醇酰胺、*N*- 硬脂酰乙醇胺、*N*–(2- 羟乙基)–5,8,11,十四 – 二十碳四烯酸酰胺、*N*–(2- 羟基乙氧基)–5,8,11,十四 – 二十碳四烯酸酰胺[1]、半夏内酰胺[2]、烟酰胺[3] 等酰胺类成分；尿嘧啶、腺苷[3]、鸟苷、尿苷、胞苷、胸苷、腺嘌呤[4] 等核苷类成分；以及 agallochin、邻苯二甲酸酐、二甲酸[1]、大黄酚、5- 羟甲基糠醛、胡萝卜苷、*β*- 谷甾醇[3] 等成分。

药理作用

1. 止咳、祛痰作用

不同产地的半夏对氨水诱发的小鼠咳嗽均有一定程度的抑制作用，能升高小鼠血液指标[5]。半夏不同炮制品中以姜半夏镇咳祛痰作用最为明显，姜半夏正丁醇提取物和水层物可明显延长小鼠咳嗽潜伏期和减少小鼠咳嗽次数，正丁醇提取物还可明显增加小鼠气管酚红排泌量[6]。

2. 镇吐作用

半夏30%醇水提取物上清液部位与正丁醇部位能明显对抗硫酸酮和顺铂引起的家鸽呕吐反应，减少其呕吐次数，延缓硫酸酮致呕吐发生时间[7]。半夏甲醇提取物和水提取物能激活迷走神经传出活动而具有镇吐作用[8]。

3. 抗溃疡作用

半夏水煎醇沉液具有抗大鼠幽门结扎性溃疡、消炎痛性溃疡及应激性溃疡的作用，可抑制大鼠胃液分泌、降低胃液游离酸和总酸度、抑制胃蛋白酶活性、保护胃黏膜及促进黏膜再生[9]。

4. 抗心律失常作用

半夏有较明显的抗心律失常作用。给犬静脉注射半夏浸剂会使氯化钡所致的室性早搏迅速消失且不复发，有效率为97.5%；对肾上腺素所致的室性心动过速，可使其迅速转为窦性节律，有效率为96.0%[10]。

5. 抗肿瘤作用

半夏各炮制品总生物碱对慢性髓性白血病细胞K562有抑制增殖作用[11]。半夏有效提取物能使宫颈癌大鼠病灶的体积缩小，其作用机制可能与降低癌组织存活蛋白表达、升高caspase-3、caspase-7等细胞凋亡蛋白的表达有关[12]。半夏多糖提取物对小鼠荷艾腹水瘤实体瘤有明显的抑制作用，能延长小鼠的生存率[13]。

6. 抗癫痫作用

半夏生物碱能明显对抗侧脑室注射合氨酸诱发的痫性发作，延长痫样放电的潜伏期，降低痫样放电频率和振幅，同时显著降低CEP振幅，其作用机制与增加脑内$GABA_A$受体mRNA的表达，上调$GABA_A$受体的数目，使脑内抑制功能增强有关[14]。

7. 其他作用

半夏95%乙醇提取部位和60%乙醇提取部位对小鼠自主活动具有明显的抑制作用；对戊巴比妥钠诱导的小鼠睡眠有明显的协同作用，能明显增加阈下剂量戊巴比妥钠诱导小鼠入睡只数，延长阈上剂量戊巴比妥钠小鼠的睡眠时间[15]。半夏还具有抗菌、抗炎、抗腹泻、抗血栓等作用[16-18]。

附 注　本品有毒。中毒症状：食用少量可致口舌麻木，服多则致舌、喉烧痛，肿胀、呼吸迟缓而不整、痉挛，最后麻痹而死。解救方法：服蛋清或面糊，果汁或稀醋。痉挛时给解痉剂，针刺人中、合谷、涌泉穴；出现麻痹则给兴奋剂。民间解救方法：①生姜30g，防风60g，甘草15g，用4碗清水煎成2碗，先含漱一半，后内服一半；②醋（黑醋或白醋）50~100ml，加姜汁少许，内服或含漱。

参考文献

[1] 翟兴英，张凌，李冰涛，等．采用UPLC-Q-TOF-MS/MS分析半夏药材中的化学成分[J].中国实验方剂学杂志,2019,25(7):173-183.

[2] 高钦磊，程永现．半夏中一个新的内酰胺化合物[J].天然产物研究与开发,2015,27(10):1693-1696,1705.

[3] 张之昊，戴忠，胡晓茹，等．半夏化学成分的分离与鉴定[J].中药材,2013,36(10):1620-1622.

[4] 王珏，朱育凤，刘史佳，等．不同产地商品半夏中核苷类成分分析[J].中国中医药科技,2019,26(5):677-681.

[5] 熊凤兰，杨靖红．贵州省2个不同产地半夏镇咳作用的实验研究[J].中兽医学杂志,2015(9):16-17.

[6] 苏彬,李书渊,陈艳芬,等.半夏及其炮制品镇咳祛痰作用的比较 [J].广东药学院学报,2013,29(2):181-184.

[7] 吕爱娟.半夏水溶性有效部位的研究 [D].南京:南京中医药大学,2007.

[8] 奥井由佳.半夏对大鼠迷走神经胃支传出活动的激活作用 [J].国外医学(中医中药分册),1995,17(4):30.

[9] 刘守义,尤春来,王义明.半夏抗溃疡作用机理的实验研究 [J].辽宁中医杂志,1992,10:42-45.

[10] 藤守志,王桂照,傅也英,等.半夏浸剂抗心律失常作用的实验研究 I(摘要)[J].中华心血管病杂志,1983,2:103.

[11] 陆跃鸣.半夏各炮制品总生物碱对慢性白血病细胞 (K562) 的生长抑制作用 [J].南京中医药大学学报,1995,11(2):84.

[12] 徐东英,冯相珍.掌叶半夏有效提取物对宫颈癌大鼠癌组织中 survivin、caspase-3 及 caspase-7 的影响 [J].陕西中医,2019,40(7):832-834.

[13] 张彩群,计建军,王长江.半夏多糖体内抗肿瘤作用与机制研究 [J].海峡药学,2016,28(7):22-24.

[14] 马永刚.半夏生物总碱对癫痫大鼠 EcoG、CEP 及脑内 GABA 受体和 Glu 受体的影响 [D].太原:山西医科大学,2007.

[15] 赵江丽,赵婷,张敏,等.半夏不同溶剂提取物镇静催眠活性比较 [J].安徽农业科学,2011,39(35):21627-21628.

[16] 赵晓洋,葛荣明,闫哈一,等.五味子半夏等八种中药抗真菌作用 [J].中国皮肤性病学杂志,1992(3):149-150,202.

[17] 沈雅琴,张明发,朱自平,等.半夏的抗腹泻和抗炎作用 [J].中药药理与临床,1998,14(2):3-5.

[18] 沈雅琴,张明发,朱自平,等.半夏的镇痛、抗溃疡和抗血栓形成作用 [J].中国生化药物杂志,1998,19(3):3-5.

头花蓼

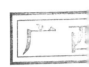

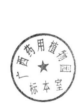

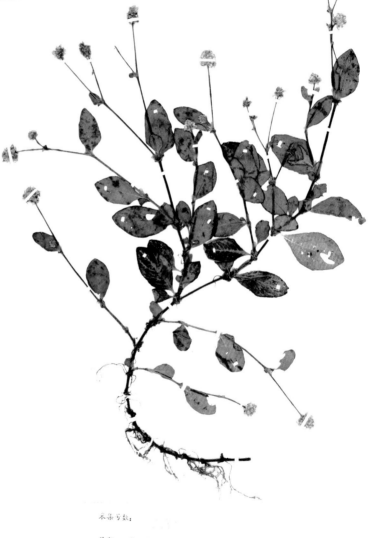

广西壮族自治区
药用植物园采集记录

采集人：　　　　　　　采集号：1793
采集期：07 年 10 月 22 日　份数　3
产　地：
环　境：　　　　　　　海拔　　　米
性　状：草本　灌木、乔木、藤本
株　高：　　　　米，胸高直径　　　里米
形态：根
　　　　茎（树皮）
　　　　叶
　　　　花
　　　　　　　　　　花期
　　　　果　　　　　　果期
用　途：
土　名：
科　名：　　　中名：
学　名：

21485

采集号数：

日期：　年　月　日

头花蓼
Polygonum capitatum Buch.-Ha
ex D
DET.　　　　　　　　2012.

来源

蓼科（Polygonaceae）植物头花蓼 *Polygonum capitatum* Buch.-Ham. ex D. Don 的全草。

民族名称

【壮族】Rumdaengngonz。

【瑶族】lah beih laih liaav（落培来蓼）。

民 族 应 用

【壮族】药用全草。主治无名肿毒，烂疮，尿布疹，黄水疮，疮疡，风湿骨痛，湿疹，淋证，跌打损伤。内服用量 15~30g，水煎服；外用适量，捣敷患处，或煎水洗，或膏涂。
【瑶族】药用全草。主治泌尿系感染，尿路结石，膀胱炎，肾盂肾炎，血尿，痢疾，风湿骨痛，跌打损伤，疮疡溃烂久不生肌，湿疹，黄水疮。内服用量 15~30g，水煎服；外用适量，水煎洗或捣敷。

药材性状 茎圆柱形，红褐色，节处略膨大并有柔毛，断面中空。叶互生，多皱缩，展平后呈椭圆形，长 1.5~3cm，宽 1~2cm，先端钝尖，基部楔形，全缘，具红色缘毛，上面绿色，常有人字形红晕，下面绿色带紫红色，两面均被褐色疏柔毛；叶柄短或近无柄；托叶鞘筒状，膜质，基部有草质耳状片。花序头状，顶生或腋生；花被 5 裂；雄蕊 8。瘦果卵形，具 3 棱，黑色。气微，味微苦、涩。

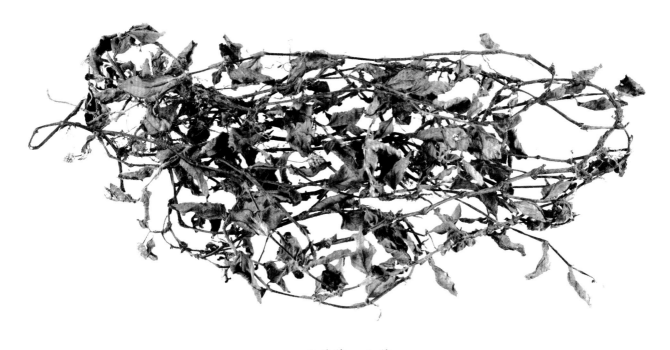

· 头花蓼 - 全草

药用源流 《中华本草》记载其具有清热解毒、利尿通淋、活血止痛的功效；主治膀胱炎，痢疾，肾盂肾炎，风湿痛，尿路结石，跌扑损伤，疮疡湿疹，黄水疮，石淋，水肿。

分类位置	种子植物门	被子植物亚门	双子叶植物纲	蓼目	蓼科
	Spermatophyta	Angiospermae	Dicotyledoneae	Polygonales	Polygonaceae

形态特征 多年生草本。茎匍匐，丛生，基部木质化，节部生根，节间比叶片短，多分枝，疏生腺毛或近无毛，一年生枝近直立，具纵棱，疏生腺毛。叶卵形或椭圆形，长 1.5~3cm，宽 1~2.5cm，顶端尖，基部楔形，全缘，边缘具腺毛，两面疏生腺毛，上面有时具黑褐色新月形斑点；叶柄长 2~3mm；托叶鞘筒状，膜质，具腺毛。花序头状，单生或成对，顶生；花序梗具腺毛；苞片长卵形，膜质；花被 5 深裂；雄蕊 8，比花被短；花柱 3，中下部合生，与花被近等长。瘦果长卵形，具 3 棱，黑褐色，密生小点，微有光泽，包于宿存花被内。

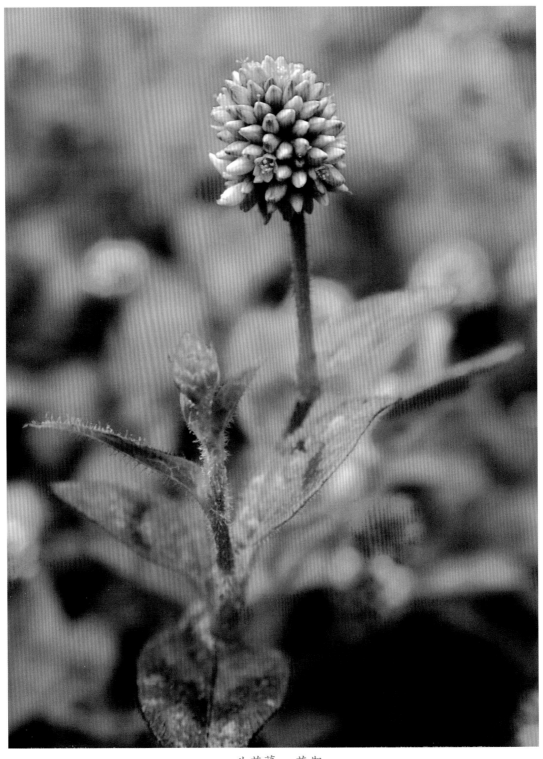

· 头花蓼 - 花期

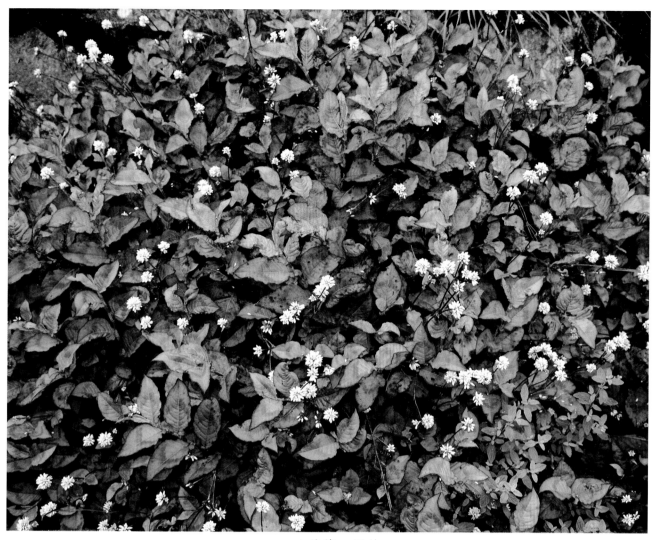

· 头花蓼 - 植株

生境分布　生于海拔 600~3500m 的山坡、山谷湿地，常成片生长。分布于江西、湖南、湖北、四川、贵州、广东、广西、云南、西藏等。广西主要分布在贺州、桂西和桂北地区。

化学成分　主要含有 1-O- 丁基 -β-D- 吡喃葡萄糖苷、1-O- 丁基 -α-D- 呋喃葡萄糖苷、1-O- 丁基 -β-D- 呋喃葡萄糖苷、2-O- 丁基 -β-D- 吡喃果糖苷、3-O- 丁基 -β-D- 吡喃果糖苷 [1] 等烷基糖苷类成分；(+)- 异落叶松脂醇、(-)- 南烛木树脂酚 -2a-O-[6-O-(4- 羟基 -3,5- 二甲氧基)- 苯甲酰基]-β-D- 葡萄糖苷、(-)- 异落叶松脂素 -2a-O-β-D- 木吡喃糖苷、(+)-5'- 甲氧基异落叶松脂素 -9-O-β-D- 木吡喃糖苷、(-)- 异落叶松脂素 -3a-O-β-D- 葡萄糖苷 [2]、五味子苷 [3] 等木脂素类成分；木犀草素、儿茶素、水飞蓟宾、大豆苷、杨梅苷、芦丁、槲皮素、槲皮苷、山柰酚 [3]、3- 甲氧基槲皮素、山柰酚 -3-O-α-L- 吡喃鼠李糖苷、山柰酚 -3-O-β-D- 吡喃葡萄糖苷、2″-O- 没食子酰基槲皮苷、2″-O- 没食子酰基陆地棉苷 [4]、陆地棉苷 [5] 等黄酮类成分；以及由鼠李糖、阿拉伯糖、木糖、葡萄糖和半乳糖组成的水溶性多糖 [6]；还含有龙胆酸、原儿茶酸、没食子酸甲酯、尿嘧啶、苯丙氨酸 [3]、植醇、β- 谷甾醇、原儿茶酸乙酯、对羟基苯甲酸、没食子酸、没食子酸乙酯、5,7- 二羟基色原酮、N- 反式咖啡酰酪氨酸、β- 胡萝卜苷、短叶苏木酚酸乙酯、短叶苏木酚、酒渣碱、鞣花酸 [4]、1-O-β-D-(6'-O- 没食子酰基) - 吡喃葡萄糖基 -3- 甲氧基 -5- 羟基苯 [5] 等成分。

药理作用　**1. 抗菌作用**

头花蓼不同极性提取物对大肠埃希菌、铜绿假单胞菌均有较好的抑制作用[7]。头花蓼浸膏粉水溶液能抑制变形链球菌生长和黏附[8]。

2. 抗氧化作用

头花蓼多酚不同极性溶剂萃取物均具有清除 DPPH 自由基、OH 自由基及 ABTS+ 自由基能力，其中清除 DPPH 自由基能力与多酚含量顺序为乙酸乙酯相＞精多酚＞正丁醇相＞氯仿相＞石油醚相＞水相[9]。

3. 降糖作用

头花蓼提取物可通过上调 PPAR-α、GLUT₄ 基因表达促进 HepG2 细胞对上清液中葡萄糖的吸收，通过阻碍 Cyt C-caspase-3 通路减少链脲佐菌素损伤的 INS-1 细胞凋亡，通过升高 SOD、降低 MDA 改善 INS1 细胞氧化应激，抑制 α- 葡萄糖苷酶[10]。头花蓼可改善 db/db 小鼠（2 型糖尿病小鼠）的胰岛抵抗状态，缓解机体的炎症反应，提高抗氧化能力，减少肝脏空泡数量，缓解组织中脂质代谢紊乱，同时通过上调肝脏中的 AMPK、GLUT₄ 基因表达以促进肝脏组织对葡萄糖的摄取[11]。

4. 抗炎作用

头花蓼水提取物、水提醇沉提取物、水提醇沉沉淀物均能明显抑制 LPS 刺激的 RAW 264.7 细胞释放炎症因子 NO、TNF-α 和 IL-6，其中以水提醇沉提取物作用最强[12]。

参考文献

[1] 杨阳,王志鹏,高守红,等.头花蓼全草正丁醇部位的烷基糖苷类化学成分研究[J].中药材,2017,40(8):1846-1848.

[2] 叶全知,黄光辉,黄豆豆,等.头花蓼中木脂素类降糖活性成分的研究[J].中药材,2017,40(1):107-110.

[3] 荆文光,赵叶,张开霞,等.头花蓼水提取物化学成分研究[J].时珍国医国药,2015,26(1):47-50.

[4] 王洪平,曹芳,杨秀伟.头花蓼地上部分的化学成分研究[J].中草药,2013,44(1):24-30.

[5] 张丽娟,王永林,王珍,等.头花蓼活性组分化学成分研究[J].中药材,2012,35(9):1425-1428.

[6] 王芝,万金志,姚北洋,等.头花蓼多糖组分的GC、GC-MS分析[J].中药新药与临床药理,2011,22(4):458-461.

[7] 姚元贵,张丽艳,谢立敏,等.头花蓼不同极性部位抑菌作用的谱效学分析[J].中国实验方剂学杂志,2018,24(1):20-25.

[8] 代芸洁,倪莹,李蕙兰,等.苗药头花蓼对变形链球菌生长和黏附影响的体外实验研究[J].贵州医药,2019,43(3):355-357.

[9] 云成悦,李潇彬,郑奎玲,等.头花蓼多酚不同极性溶剂萃取物的抗氧化活性[J].食品工业科技,2018,39(3):61-64,70.

[10] 童南森,吴梅佳,王娟,等.头花蓼体外降糖作用及机制研究[J].中草药,2017,48(16):3401-3407.

[11] 刘伯宇,童南森,李雅雅,等.头花蓼提取物对2型糖尿病自发模型db/db小鼠的降糖机制研究[J].中国药学杂志,2017,52(5):384-390.

[12] 徐丹,赵菲菲,杨馨,等.基于血清药理学方法的头花蓼抗炎有效提取物筛选[J].安徽农业科学,2016,44(17):134-136,150.

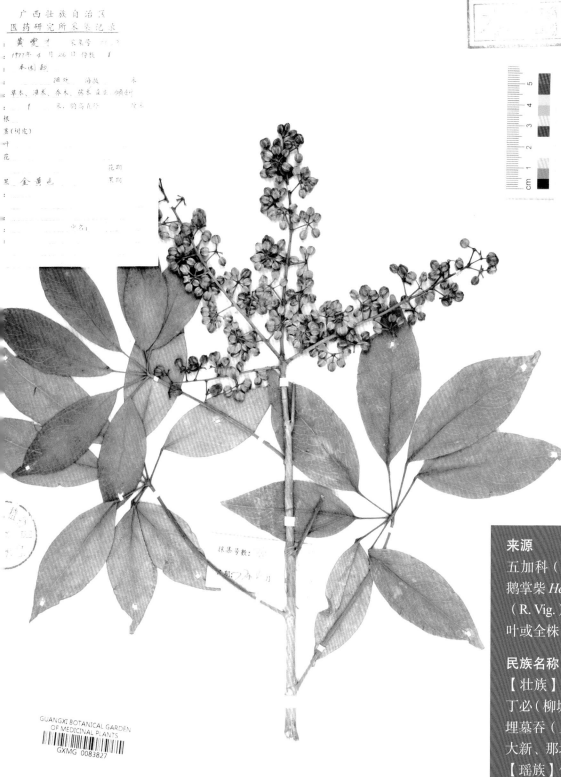

汉桃叶

来源

五加科（Araliaceae）植物白花鹅掌柴 *Heptapleurum leucanthum*（R. Vig.）Y. F. Deng 的根、茎、叶或全株。

民族名称

【壮族】肥达汗（天峨），柳丁必（柳城），棵肥挡（凤山），埋墓吞（上思），七多（靖西、大新、那坡）。

【瑶族】勾虽（都安）。

【仫佬族】美根锥（罗城）。

【侗族】七加风（三江）。

【毛南族】苗留堆（环江）。

【京族】计进古（防城）。

00334

民 族 应 用

【壮族】药用根、茎或叶。根、茎水煎服治风湿性心脏病，跌打肿痛，胃痛，感冒；浸酒服治风湿骨痛；水煎服兼洗身治水肿；捣烂敷患处治骨折。叶捣烂敷患处治跌打损伤，骨折。

【瑶族】药用根、茎或叶。根、茎水煎服治经前腹痛，跌打肿痛，胃痛，感冒；捣烂敷患处治骨折。叶捣烂敷患处治跌打损伤，骨折；捣烂敷伤口周围治毒蛇咬伤。

【仫佬族】药用全株。研末冲开水服治胃痛。

【侗族】药用根、茎。水煎冲酒服治风湿腰痛，关节痛。

【毛南族】药用根、茎。水煎服治跌打肿痛，胃痛，感冒。

【京族】药用根、茎。浸酒服治风湿骨痛。

内服用量9~12g；外用适量。

药材性状 根大小不一，根皮灰棕色或棕色。茎枝呈圆柱形，长1~3cm，直径0.4~3cm；表面灰白色至淡黄棕色，具纵皱纹及点状皮孔，有时可见半环状叶痕；体稍轻，质较硬，断面黄白色，木部宽广，有不明显的放射状纹理，中心有髓或成空洞。叶多切碎，完整者为掌状复叶；小叶片披针形，革质，长5~10cm，宽1.5~4cm；先端渐尖，基部楔形，全缘，稍反卷；上表面深绿色，有光泽，下表面色较淡，羽状网脉于两面明显凸出。小叶柄长1~3cm。气微，味微苦涩。

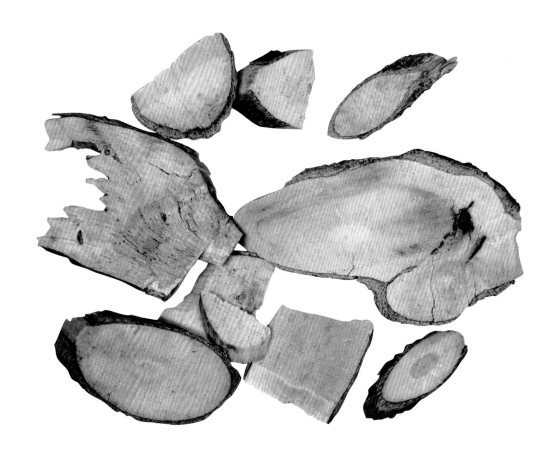

·汉桃叶－根

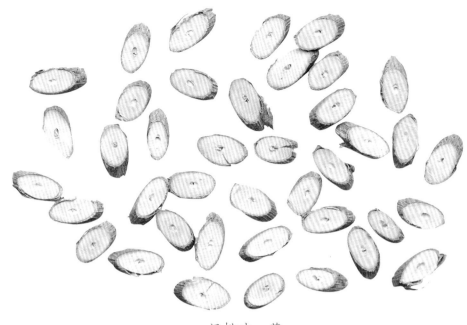

· 汉桃叶 – 茎

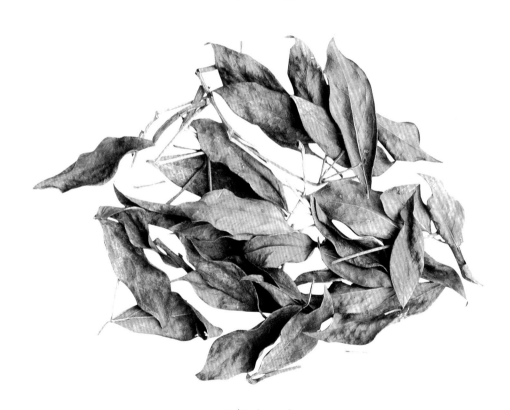

· 汉桃叶 – 叶

药用源流　《广西壮族自治区壮药质量标准　第一卷》（2008 年版）记载其具有祛风止痛、舒筋活络的功效；主治三叉神经痛，神经性头痛，坐骨神经痛，风湿关节痛。

分类位置	种子植物门	被子植物亚门	双子叶植物纲	五加目	五加科
	Spermatophyta	Angiospermae	Dicotyledoneae	Araliales	Araliaceae

形态特征 灌木。小枝干时有纵皱纹，无毛。叶有小叶 5~7；小叶片革质，长圆状披针形，稀椭圆状长圆形，长 6~9cm，宽 1.5~3cm，两面均无毛，边缘全缘，反卷，中脉仅下面隆起，侧脉 5~6 对，和稠密的网脉在两面甚明显而隆起；小叶柄纤细，长 0.5~2.5cm，中央的较长，两侧的较短，被毛和叶柄相同。圆锥花序顶生，长约 12cm；分枝多少呈伞房状；伞形花序总状排列在分枝上；总花梗和花梗均疏生星状绒毛；花瓣 5，长约 2mm；雄蕊 5；子房 5 室；花盘稍隆起。果实卵形，有 5 棱，黄红色，无毛；花盘五角形，长为果实的 1/3。

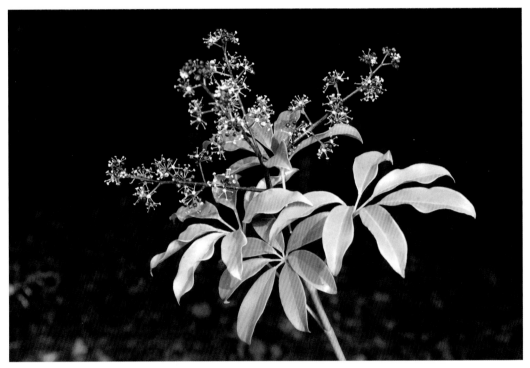

· 白花鹅掌柴 – 花期

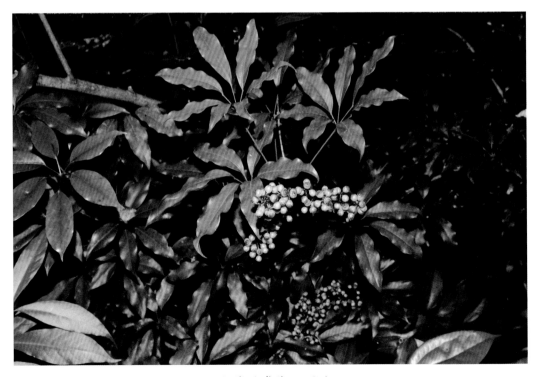

· 白花鹅掌柴 – 果期

生境分布 生于林下或石山上。分布于广西、云南等。广西主要分布在武鸣、马山、阳朔、上思、东兴、靖西、扶绥、龙州等。

化学成分 主要含有野木瓜苷 C、刺楸皂苷 B、3-*O*-β-D- 吡喃葡萄糖基常春藤苷元 -28-*O*-α-L- 吡喃鼠李糖基 -(1 → 4)-β-D- 吡喃葡萄糖基 -(1 → 6)-β-D- 吡喃葡萄糖苷、3-*O*-β-D- 吡喃木糖基常春藤苷元 -28-*O*-α-L- 吡喃鼠李糖基 -(1 → 4)-*O*-β-D- 吡喃葡萄糖基 -(1 → 6)-*O*-β-D- 吡喃葡萄糖苷[1]、3-*O*-α-L- 吡喃鼠李糖 -(1 → 2)-β-D- 吡喃葡萄糖 -(1 → 2)-β-D- 吡喃葡萄糖醛酸乙酯 - 齐墩果酸 -28-*O*-β-D- 吡喃葡萄糖苷、3-*O*-α-L- 吡喃鼠李糖 -(1 → 2)-β-D- 吡喃葡萄糖 -(1 → 2)-β-D- 吡喃葡萄糖醛酸丁酯 - 齐墩果酸 -28-*O*-β-D- 吡喃葡萄糖苷、3-*O*-α-L- 吡喃鼠李糖 -(1 → 2)-β-D- 吡喃葡萄糖 -(1 → 2)-β-D- 吡喃葡萄糖醛酸乙酯 - 齐墩果酸 -28-*O*-β-D- 木糖 -(1 → 2)-β-D- 吡喃葡萄糖苷[2] 等苷类成分；β- 榄香烯、α- 姜黄烯、匙叶桉油烯醇等挥发性成分[3]；以及黏液酸、反丁烯二酸[4]、β- 谷甾醇、熊果酸[5] 等成分。

药理作用 1. 镇痛作用

白花鹅掌柴总黄酮能减少醋酸溶液致小鼠的扭体反应次数[6]。白花鹅掌柴乙酸乙酯部位对醋酸致小鼠疼痛的扭体反应抑制率达 50.17%，对热板所致的小鼠疼痛抑制率为 55.01%[3]。

2. 抗炎作用

白花鹅掌柴黄酮能减轻二甲苯致小鼠耳肿胀，在较高剂量下与地塞米松抗炎作用相当[6]。白花鹅掌柴乙酸乙酯提取物对二甲苯致小鼠耳郭肿胀抑制率为 50.10%，对大鼠棉球所致肉芽肿的抑制率为 56.05%[7]。

附　注 与本品功用相似的有同属植物鹅掌藤 *S. arboricola* Hay.，其形态不同点是鹅掌藤为藤状灌木，掌状复叶有小叶 7~9 片；花白色；花萼 5 齿裂；浆果球形，熟时黄红色。

参考文献

[1] 张桥,沈娟,赵祎武,等.汉桃叶中苷类成分研究[J].中草药,2012,43(11):2141-2145.

[2] 王艳,张春磊,刘彦飞,等.汉桃叶中的齐墩果烷型三萜皂苷[C].中国化学会第 9 届天然有机化学学术会议论文集.2012.

[3] 徐位良,李坤平,袁旭江.广西鹅掌柴挥发油化学成分 GC-MS 分析[J].中药材,2005,28(6):471.

[4] 胡书平.汉桃叶有机酸类成分研究及软膏剂开发[D].北京:中央民族大学,2012.

[5] 徐杰.汉桃叶的化学成分研究[D].长沙:湖南中医药大学,2006.

[6] 黄婧,马健雄.汉桃叶总黄酮的提取及其镇痛抗炎活性研究[J].中国药业,2014,23(22):33-34.

[7] 刘娴,刘道芳,刘海兵,等.汉桃叶抗炎镇痛作用有效部位的筛选[J].安徽医药,2011,15(12):1491-1493.

六画

吉祥草

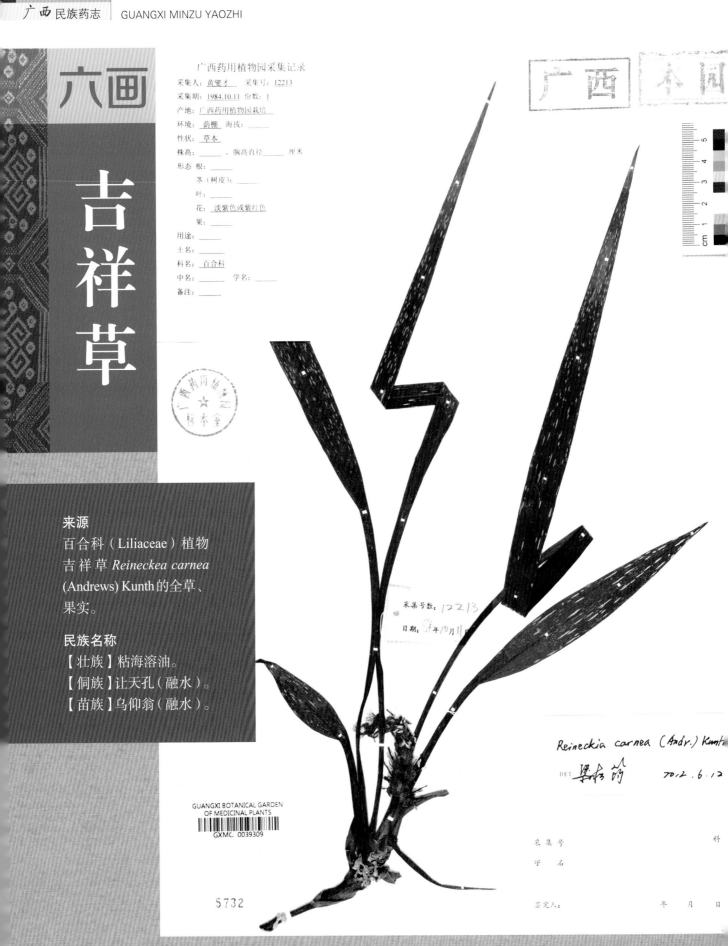

广西药用植物园采集记录

采集人：黄燮才　采集号：12213
采集期：1984.10.11　份数：1
产地：广西药用植物园栽培
环境：荫棚　海拔：_____
性状：草本
株高：_____，胸高直径_____厘米
形态　根：_____
　　　茎（树皮）：_____
　　　叶：_____
　　　花：淡紫色或紫红色
　　　果：_____
用途：_____
土名：_____
科名：百合科
中名：_____　学名：_____
备注：_____

采集号数：12213
日期：84年10月11日

Reineckia carnea (Andr.) Kunth
DET 梁畴芬　2012.6.12

采集号
学名
鉴定人：　年　月　日

GUANGXI BOTANICAL GARDEN
OF MEDICINAL PLANTS
GXMC. 0039309

5732

来源
百合科（Liliaceae）植物
吉祥草 *Reineckea carnea*
(Andrews) Kunth 的全草、
果实。

民族名称
【壮族】粘海溶油。
【侗族】让天孔（融水）。
【苗族】乌仰翁（融水）。

民 族 应 用

【壮族】药用全草。水煎服用于肺热咳嗽，虚弱干呛，吐血咳血；淘米水蒸服治疗黄疸型肝炎。

【侗族】药用全草。与猪骨头或猪瘦肉煎服治疗小儿疳积。

【苗族】药用全草及果实。捣敷治疗蜈蚣咬伤；捣烂、加酒炒热敷用于跌打损伤，骨折。

内服用量 15~30g；外用适量。

药材性状　干燥全草呈黄褐色。根茎细长，圆柱形，长短不一，直径 2~5cm，节明显，节上有残留膜质鳞片和少数卷缩须根。叶簇生，叶片皱缩，展开后呈条状披针形，全缘，无柄，先端尖或长尖，基部平阔，长 7~30cm，宽 0.5~2.8cm，叶脉平行，中脉明显。果实球形。气微，味苦。

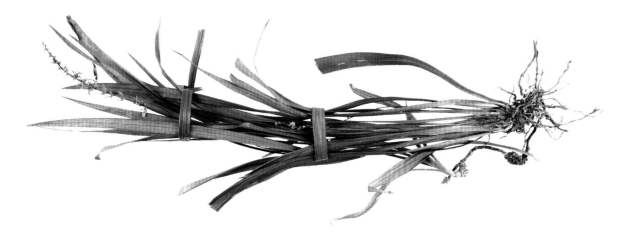

· 吉祥草－全草（鲜）

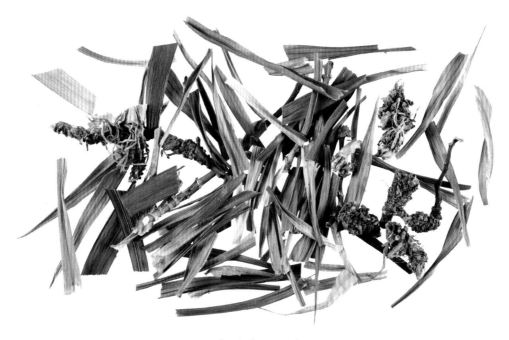

· 吉祥草－全草

药用源流 吉祥草的药用始载于《本草拾遗》，书中记载："味甘，温，无毒。主明目，强记，补心力。生西国，胡人将来也。"《植物名实图考》记载有吉祥草和松寿兰。"吉祥草苍翠如建兰而无花，不藉土而能活，涉冬不枯，遇大吉事则花开"；"松寿兰产赣州。形状极类吉祥草。叶微宽，花六出稍大，冬开，盆盎中植之。秋结实如天门冬实，色红紫有尖"。根据图绘，松寿兰与今吉祥草形状相符。《广西中药材标准》（1990年版）记载其具有清肺、止咳、理血、补肾、解毒、接骨的功效；主治肺热咳嗽，吐血，肺结核，急、慢性支气管炎，哮喘，黄疸型肝炎，慢性肾盂肾炎，遗精，跌扑损伤，骨折。

分类位置	种子植物门	被子植物亚门	单子叶植物纲	百合目	百合科
	Spermatophyta	Angiospermae	Monocotyledoneae	Liliales	Liliaceae

形态特征 多年生草本。茎匍匐于地上，多节，每节上有一残存的叶鞘，顶端的叶簇由于茎的连续生长，有时似长在茎的中部。叶每簇有3~8枚，条形至披针形，长10~38cm，宽0.5~3.5cm，先端渐尖，向下渐狭成柄，深绿色。花葶长5~15cm；穗状花序，上部的花有时仅具雄蕊；苞片长5~7mm；花芳香，粉红色；裂片矩圆形，先端钝，稍肉质；雄蕊短于花柱，花丝丝状，花药近矩圆形，两端微凹，长2~2.5mm；子房长3mm，花柱丝状。浆果，熟时鲜红色。

生境分布 生于海拔100~3200m的密林、阴处和潮湿的山坡、沿山谷的山腰中。分布于安徽、广东、广西、贵州、河南、湖北、湖南、江苏、江西、陕西、四川、云南、浙江等。广西主要分布在隆林、乐业、南丹、河池、资源、梧州等。

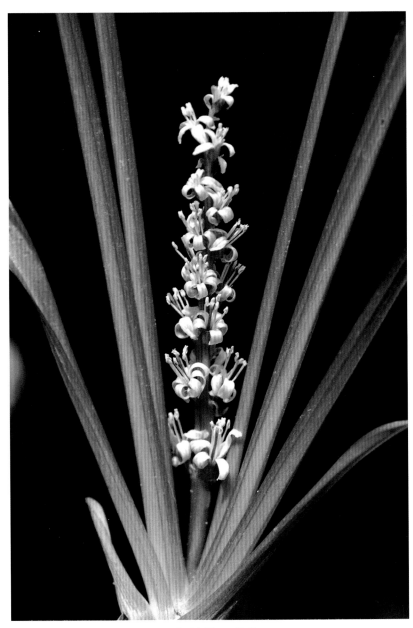

· 吉祥草－花期

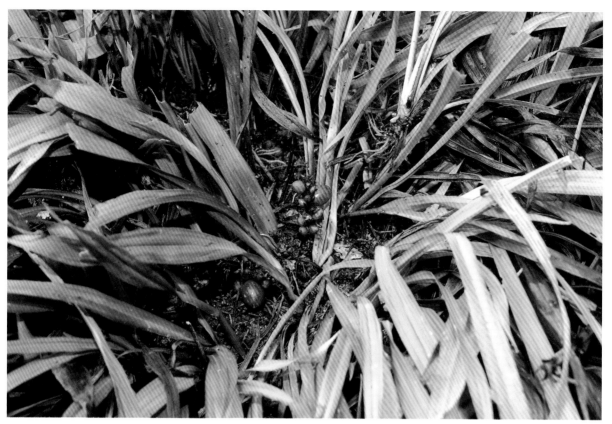

· 吉祥草 – 果期

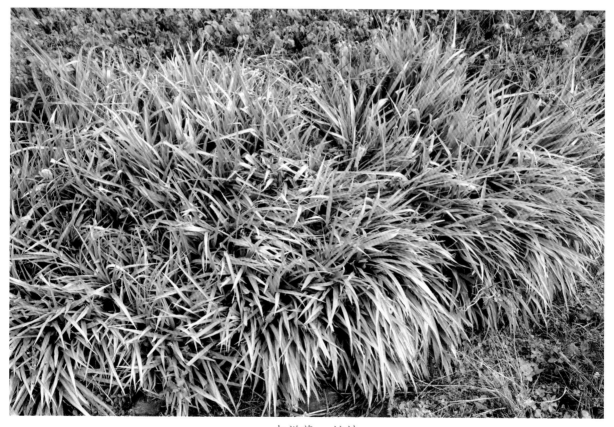

· 吉祥草 – 植株

化学成分 全草含有薯蓣皂苷元、β-谷甾醇、胡萝卜苷、异鼠李素-3-O-β-D-芸香糖苷、杜鹃素、木犀草素、獐牙菜苦苷、异万年青-3-O-α-L-吡喃阿拉伯糖皂苷、$(25R)$-5β-spirostane-1β,2β,3β,4β,5β,6β-hexol、凯提皂苷元、凯提-5-O-β-D-吡喃葡萄糖皂苷、吉托皂苷元-3-O-β-D-半乳糖苷、大豆素、邻苯二酸二正丁基酯、丁香脂素、刺五加酮等[1-3]。含挥发油，主要成分为反式-石竹烯、芳樟醇 L、松油酮等[4]。

药理作用 1. 溶血作用
吉祥草总皂苷剂量 10mg/ml 开始表现出一定的溶血性[5]。

2. 止咳作用
吉祥草提取物总皂苷能抑制氨水引起的小鼠咳嗽，促进小鼠气管酚红排泌。

3. 抗炎作用
吉祥草提取物能抑制二甲苯致小鼠耳郭肿及醋酸致小鼠腹腔毛细血管通透性增加[5]。吉祥草鲜、干品挥发油均可通过抑制 MAPK 和 NF-κB 信号通路上关键蛋白的磷酸化来阻碍通路的活化，从而下调下游相关炎症因子的表达，发挥抗炎活性[6]。

4. 降血糖作用
吉祥草总皂苷皮下注射治疗，可以增加非胰岛素依赖性糖尿病模型大鼠肝糖原、肌糖原储存量，从而提高外周组织对葡萄糖的利用，改善非胰岛素依赖性糖尿病模型大鼠的胰岛素抵抗[7]。

5. 抗氧化作用
采用 DPPH 法和 FRAP 法评价吉祥草总黄酮提取物的抗氧化活性，发现吉祥草总黄酮具有较强的抗氧化活性，其总黄酮提取物和脂溶性成分的半数有效浓度为（0.253 ± 0.009）g/L，FRAP 值为（0.964 ± 0.028）mmol/g[8]。

6. 抗肿瘤作用
吉祥草正丁醇萃取物能够抑制人肾癌 786-O 细胞增殖并诱导 786-O 细胞凋亡[9]。

参考文献

[1] 徐旭,吴蓓,李艳,等.贵州苗族药吉祥草化学成分的分离鉴定[J].中国实验方剂学杂志,2018,24(22):56-61.

[2] 刘海,杨建琼,马华谋,等.吉祥草中甾体皂苷成分及其抗肿瘤活性研究[J].中药新药与临床药理,2015,26(3):348-351.

[3] 陈苓丽,韩娜,王艺纯,等.吉祥草化学成分的分离与鉴定[J].沈阳药科大学学报,2011,28(11):875-878.

[4] 刘海,周欣,张怡莎,等.吉祥草挥发油化学成分的研究[J].分析测试学报,2008,27(5):560-562,566.

[5] 张元,杜江,许建阳,等.吉祥草总皂苷溶血、止咳、化痰、抗炎作用的研究[J].武警医学,2006,17(4):282-284.

[6] 杨晓琴,俸婷婷,周英,等.吉祥草鲜、干品挥发油对 LPS 诱导的 16-HBE 细胞炎症的作用及机制研究[J].中药材,2019,42(4):907-911.

[7] 张元,胡一冰,王学,等.吉祥草总皂苷对非胰岛素依赖性糖尿病模型大鼠肌糖原、肝糖原及糖代谢的影响[J].武警医学,2008,19(9):818-820.

[8] 王慧,林奇泗,王森,等.吉祥草总黄酮提取物的抗氧化活性评价[J].沈阳药科大学学报,2014,31(1):17-20.

[9] 杨建琼,马华谋,刘海,等.吉祥草提取物体外抗肿瘤活性研究[J].中药材,2013,36(4):618-621.

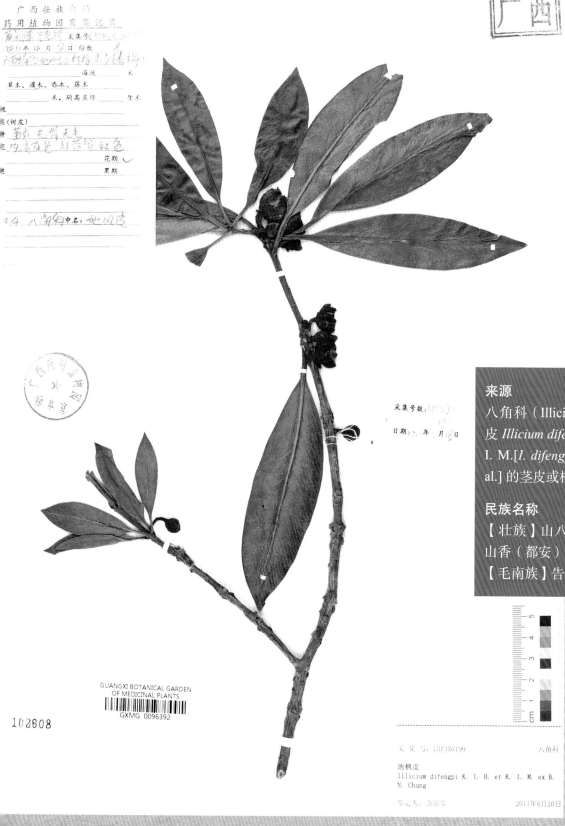

广西壮族自治□
药用植物园采集记录

采集号□□□
日期□□年□月□日 份数

海拔 米

草本、灌木、乔木、藤本

米，胸高直径 厘米

（树皮）

花期
果期

广西

地
枫
皮

102608

采集号数：
日期：

来源

八角科（Illiciaceae）植物地枫
皮 *Illicium difengpi* K. I. B. et K.
I. M.[*I. difengpi* B. N. Chang et
al.] 的茎皮或根皮。

民族名称

【壮族】山八角（百色），高
山香（都安）。
【毛南族】告胜风（环江）。

cm 1 2 3 4 5

采 集 号：LHZJX0199 八角科

地枫皮
Illicium difengpi K. I. B. et K. I. M. ex B.
N. Chang

鉴定人：余胜茎 2011年6月20日

民 族 应 用

【壮族、毛南族】药用茎皮或根皮。浸酒服或水煎服治风湿骨痛，坐骨神经痛。内服用量10~15g。有小毒，内服宜慎。

药材性状　根皮呈卷筒状，外表面暗红褐色，内表面红褐色。茎皮呈卷筒状或槽状，长 5~15cm，直径 1~4cm，厚 0.2~0.3cm。外表面灰棕色至深棕色，有的可见灰白色地衣斑，粗皮易剥离或脱落，脱落处棕红色。内表面棕色或棕红色，具明显的细纵皱纹。质松脆，易折断。断面颗粒状。气微香，味微涩。

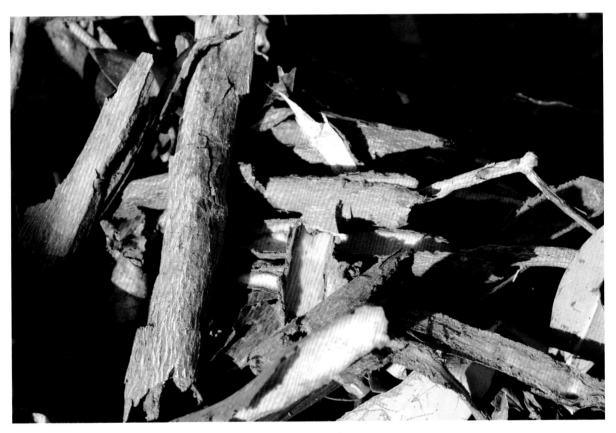

· 地枫皮 – 树皮

药用源流　《中华人民共和国药典》（2020 年版　一部）记载其具有祛风除湿、行气止痛的功效；主治风湿痹痛，劳伤腰痛。

分类位置	种子植物门	被子植物亚门	双子叶植物纲	木兰目	八角科
	Spermatophyta	Angiospermae	Dicotyledoneae	Magnoliales	Illiciaceae

形态特征　灌木。全株均具八角的芳香气味，根外皮暗红褐色，内皮红褐色。叶常 3~5 片聚生或在枝的近顶端簇生，革质或厚革质，倒披针形或长椭圆形，长（7~）10~14cm，宽（2~）3~5cm，两面密布褐色细小油点。花紫红色或红色，腋生或近顶生；花被片（15~）17~21 片，花柱较长，长 2~3.5cm，花梗长 12~25mm；雄蕊 20~23 枚，稀 14~17 枚，长 3~4mm；心皮常为 13 枚，花柱长 2.5~3.5mm。果梗长 1~4cm；聚合果直径 2.5~3cm，蓇葖 9~11 枚。

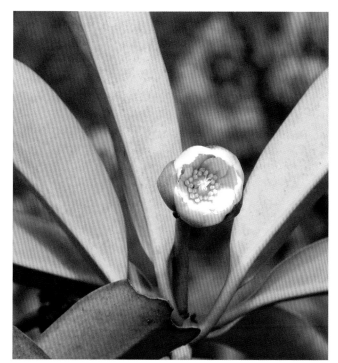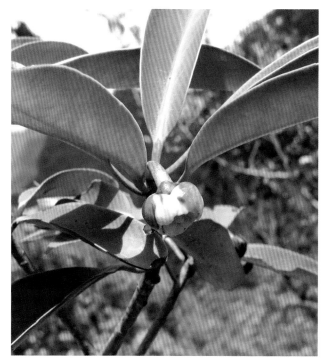

· 地枫皮 – 花期

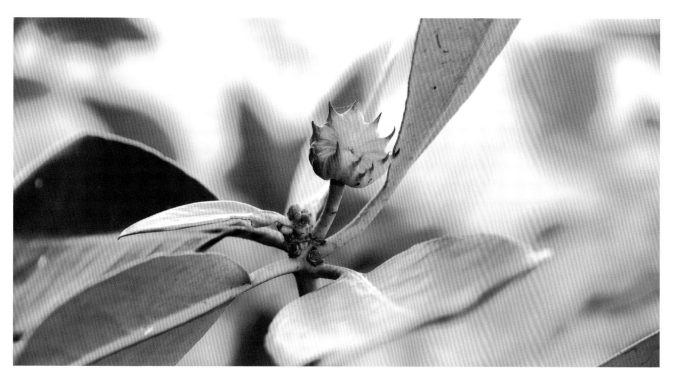

· 地枫皮 – 果期

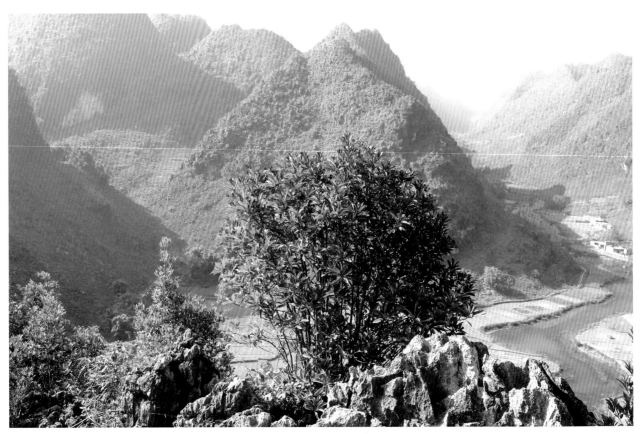

· 地枫皮 － 生境

生境分布 生于海拔 200~1200m 的石灰岩石山山顶与有土的石缝中或石山疏林下。分布于广西西南部。广西主要分布在都安、马山、德保、龙州等。

化学成分 含挥发油 α- 派烯、β- 派烯、莰烯、芳樟醇、黄樟醚、樟脑、乙酸龙脑酯、月桂烯[1]、1,2- 二甲氧基 -4-(2- 丙烯基) 苯、α- 松油醇、松油烯、蒈烯 -3[2]、三环烯、香桧烯、香叶烯、柠檬烯、1,8- 桉叶素、龙脑、松油 -4- 醇、α- 荜澄茄烯、β- 榄香烯、石竹烯、α- 律草烯、香橙烯、r- 衣兰油烯、芹子烯、r- 杜松烯、肉豆蔻醚、榄香素、α- 红没药醇、橙花叔醇[3]；还含有 mangiferolic acid、白桦脂酸[4]、原儿茶酸、儿茶素、芦丁、槲皮苷等[5]。

药理作用 1. 抗炎作用
地枫皮对巴豆油所致小鼠耳肿胀有抑制作用，对大鼠角叉菜胶引起的踝关节肿胀在致炎后 6h 有明显的抑制作用，对醋酸所致小鼠腹腔毛细血管通透性增高也有明显的抑制作用[6]。
2. 镇痛作用
地枫皮能明显抑制醋酸所致小鼠扭体反应，并能提高小鼠对光辐射热的痛阈百分率，但作用强度不如阳性对照药阿司匹林和颅痛定[6]。

附 注 地枫皮有一定毒性，在大剂量使用地枫皮时应多方面权衡利弊，尤其在临床应用方面应高度重视[6]。地枫皮分布区狭窄，药材资源越来越少。广西地区误作地枫皮使用的伪品有两种：大花八角 *Illicium macranthum* A. C. Smith 和大八角 *Illicium majus* Hook. f. et Thoms.。以上两种习称桂林地枫皮，有毒，不可入药。

参考文献

[1] 芮和恺,袁明耀,余秋妹,等.地枫皮精油成分的研究 [J].中草药,1981,12(5):17.

[2] 芮和恺,季伟良.地枫皮精油化学成分的研究 [J].广西植物,1992,12(4):381-383.

[3] 刘布鸣,赖茂祥,蔡全玲,等.地枫皮、假地枫皮、大八角 3 种植物挥发油化学成分对比分析 [J].药物分析杂志,1996,16(4):236-240.

[4] 黄平,西正敏,郑学忠,等.中药地枫皮中三萜酸类成分研究 [J].药学学报,1997,32(9):704-707.

[5] 宁德生,符毓夏,李连春,等.地枫皮正丁醇部位的化学成分研究 [J].中药材,2020,43(1):84-87.

[6] 刘元,韦焕英,姚树汉,等.地枫皮类药理作用研究 [J].湖南中医药导报,1997,3(2):71-74.

地柏枝

广西植物研究所采集记录

采集人：<u>黄俞松，吴磊等</u>　采集号：<u>LYJX0380</u>
采集日期：<u>2010 年 9 月 15 日</u>
采集地点：<u>靖西邦亮保护区三合乡个禄</u>
海拔：<u>830m</u>
环境：<u>石灰岩山坡</u>
分布：<u>普遍</u>
性状：<u>披散草本</u>
树皮：
叶 ：
花 ：
果 ：
用途：
中名：<u>卷柏属</u>
土名：
学名：
科名：
标本份数：<u>4</u>
附记：

79376

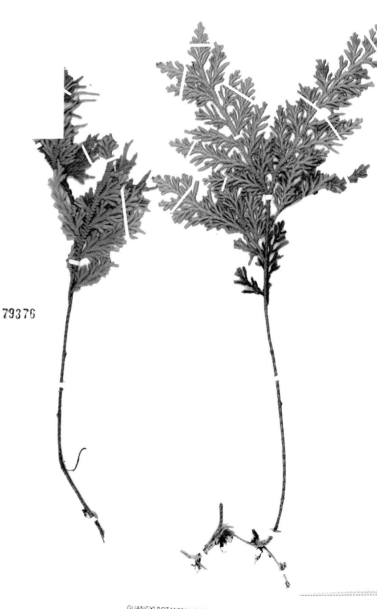

来源

卷柏科（Selaginellaceae）植物江
南 卷 柏 *Selaginella moellendorffii*
Hieron. 的全草。

民族名称

【瑶族】囊独咪。

采集编号（Coll. No.）：LYJX0380
卷柏科 Selaginellaceae

江南卷柏
Selaginella moellendorffii Hieron

鉴定人（Det.）：刘演

民族应用

【瑶族】药用全草。水煎服、水煎洗，或捣烂敷、研粉水调敷，用于肝炎，肾炎，乳痈，肺炎，崩漏，吐血，便血。内服用量 20~30g；外用适量。

药材性状 长 12~24cm，主茎略呈圆柱形，中空，黄绿色，下部不分枝，有卵状三角形的叶螺旋状疏生；主茎上部 3~4 回分枝，分枝上的叶二形，背腹各 2 列。主根圆柱形，密生 4 列卵状三角形的叶而形成四棱状，须根被灰白色绒毛。叶多卷曲，上表面黄绿色，下表面淡灰绿色，展平后背叶卵圆状三角形，短尖头，有齿或下侧全缘；腹叶斜卵圆形，锐尖头，基部心形，有膜质白边和微齿。气微，味淡。

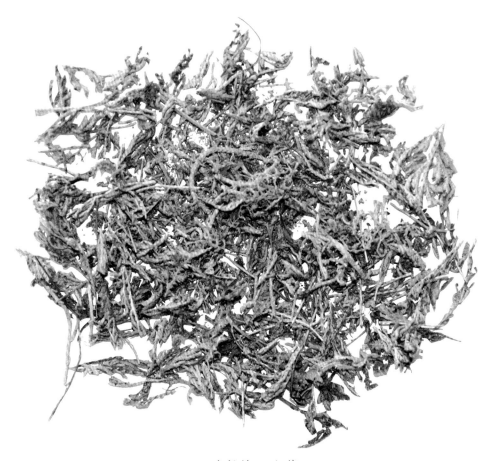

·地柏枝－全草

药用源流 地柏枝的药用始载于《本草图经》，云："地柏，生蜀中山谷，河中府亦有之。根黄，状如丝，茎细，上有黄点子。无花，叶三月生，长四五寸许。四月采，暴干用。"根据以上所述，其原植物与本种相似。《草木便方》云："地柏枝，辛平止血，下血崩淋通经脉。镇心除烦安五脏，刀斧损伤血迹灭。"所记载的功效应用与本品相符。《中华本草》记载其具有止血、清热、利湿的功效；主治肺热咯血，吐血，衄血，便血，痔疮出血，外伤出血，发热，小儿惊风，湿热黄疸，淋病，水肿，水火烫伤。

分类位置	蕨类植物门	石松纲	卷柏目	卷柏科
	Pteridophyta	Lycopodiinae	Selaginellales	Selaginellaceae

形态特征　土生或石生草本，直立，高20~55cm。具一横走的地下根状茎和游走茎，其上生鳞片状淡绿色的叶。根托只生于茎的基部，根多分叉，密被毛。主茎中上部羽状分枝，不呈"之"字形，无关节，禾秆色或红色，茎圆柱状，不具纵沟，光滑无毛。叶除不分枝主茎上的外交互排列，二形，草质或纸质，表面光滑，边缘不为全缘，具白边。孢子叶穗紧密，四棱柱形，单生于小枝末端；孢子叶一形，卵状三角形。大孢子浅黄色；小孢子橘黄色。

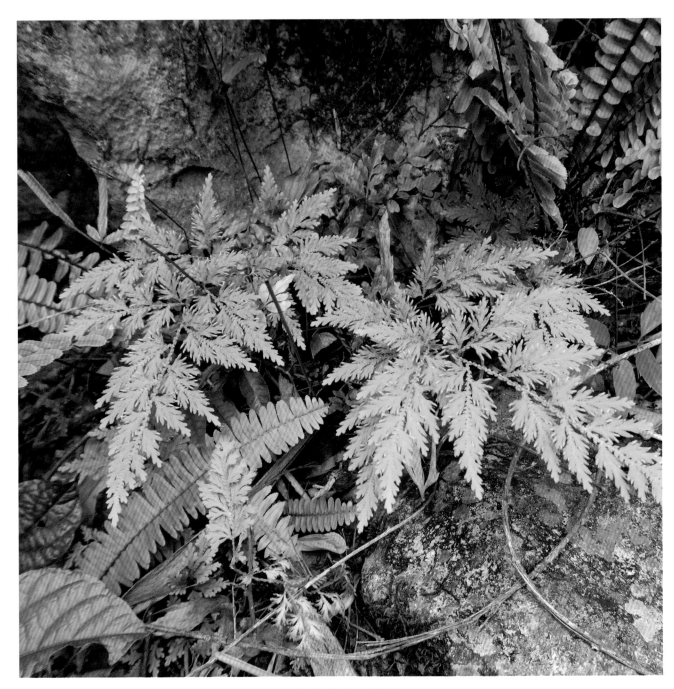

·江南卷柏－植株

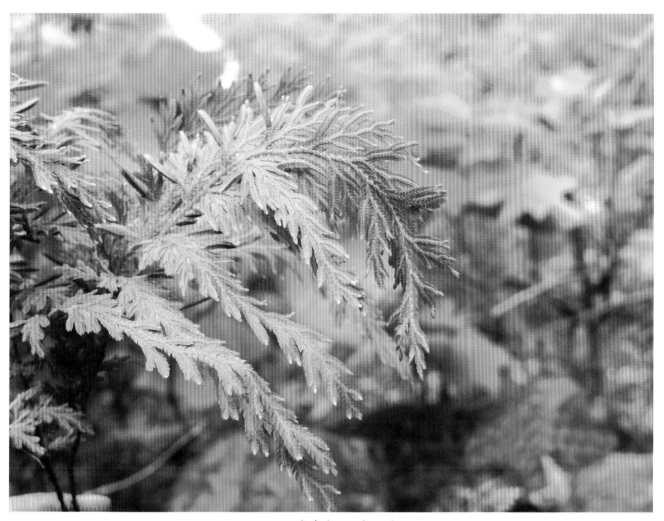

· 江南卷柏 – 孢子叶

生境分布 生于海拔 100~1500m 的岩石缝中。分布于云南、安徽、重庆、福建、甘肃、广东、广西、贵州、海南、湖北、河南、湖南、江苏、江西、陕西、四川、台湾、香港、云南、浙江等。广西主要分布在南宁、武鸣、马山、三江、桂林、临桂、全州、兴安、资源、苍梧、藤县、贵港、桂平、博白、北流、百色、平果、德保、靖西、那坡、凌云、乐业、西林、隆林、贺州、东兰、罗城、宜州、金秀、龙州、大新等。

化学成分 全草含异茴芹素、β- 谷甾醇、棕榈酸[1]、ginkgetin[2]、moellenoside A[3]、鸡毛松双黄酮 A、鸡毛松双黄酮 B、罗波斯塔黄酮 –4'- 甲醚、罗波斯塔黄酮[4]、穗花杉双黄酮 –4'- 甲醚、穗花杉双黄酮 –7- 甲醚、7,4'- 二甲氧基穗花杉双黄酮[5]、芹菜素 –6,8– 二 –C–β–D– 吡喃葡萄糖苷、芹菜素 –6–C–β–D– 吡喃葡萄糖 –8–C–β–D– 吡喃木糖苷、芹菜素 –6–C–β–D– 吡喃木糖 –8–C–β–D– 吡喃葡萄糖苷[6,7]、穗花杉双黄酮、银杏双黄酮、去甲基银杏双黄酮、罗汉松双黄酮 A、大黄素甲醚、大黄素、大黄酸[8]等。挥发油中主要含有正二十八烷、17- 三十五烯、正二十一烷、2,6,10,14- 四甲基 – 十六烷、8- 己基 – 十五烷[9]。

药理作用 1. 止血作用

江南卷柏提取物在体内外均有加速血凝及止血作用，可延迟纤维蛋白的溶解，能增加兔末梢血液中血小板总数及白细胞数。

2. 抗肿瘤作用

江南卷柏中化合物芹菜素 –6,8– 二 –C–β–D– 吡喃葡萄糖苷能浓度依赖性地抑制结肠癌细胞环氧化酶 –2 mRNA 的表达[6]。

3. 抗病毒作用

江南卷柏不同部位提取物具有体外抗柯萨奇病毒 CVB3 的作用[10]。

4. 抗氧化作用

江南卷柏不同方法提取物对 DPPH 自由基、O_2^- 自由基和 OH 自由基均具有清除活性，且呈一定的量效关系[11]。

参考文献

[1] 陈德钊，余竞光.江南卷柏化学成分分析 [J].中草药,1986,17(1):4.

[2] SUN C M,SYU W J,HUANG Y T,et al.Selective cytotoxicity of ginkgetin from *Selaginella moellendorffii* [J]. Journal of Natural Products,1997,60(4):382–384.

[3] ZHENG X K,LI K K,WANG Y Z,et al.A new dihydrobenzofuran lignanoside from *Selaginella moellendorffii* Hieron [J].Chinese Chemical Letters,2008,19(1):79–81.

[4] 江雪平，陈科力.江南卷柏中双黄酮类化合物的研究 [J].中国药学杂志,2009,44(2):96–98.

[5] 邹振兴，徐康平，邹辉，等.江南卷柏中双黄酮类化学成分研究 [J].中南药学,2012,10(1):4–7.

[6] 朱田密，陈科力，黎莉.江南卷柏中的黄酮碳苷类成分研究 [J].中国药房,2012,23(7):622–624.

[7] ZHU T M,CHEN K L,ZHOU W B.A new flavone glycoside from *Selaginella moellendorffii* Hieron[J]. Chinese Chemical Letters,2008,19(12):1456–1458.

[8] 宋蕊，刘丽芳，马海燕，等.江南卷柏的化学成分 [J].药学与临床研究,2016,24(4):318–320.

[9] 程存归，毛娇艳.三种蕨类植物挥发油的化学成分研究 [J].林产化学与工业,2005,5(2):107–110.

[10] 殷丹、陈科力.江南卷柏提取物的体外抗柯萨奇病毒实验 [J].中国医院药学杂志,2009,29(4):262–264.

[11] 赵立春，徐敏，庞宇舟，等.不同提取方法对江南卷柏中双黄酮含量的影响及抗氧化活性评价 [J].吉林农业大学学报,2017,39(4):417–422.

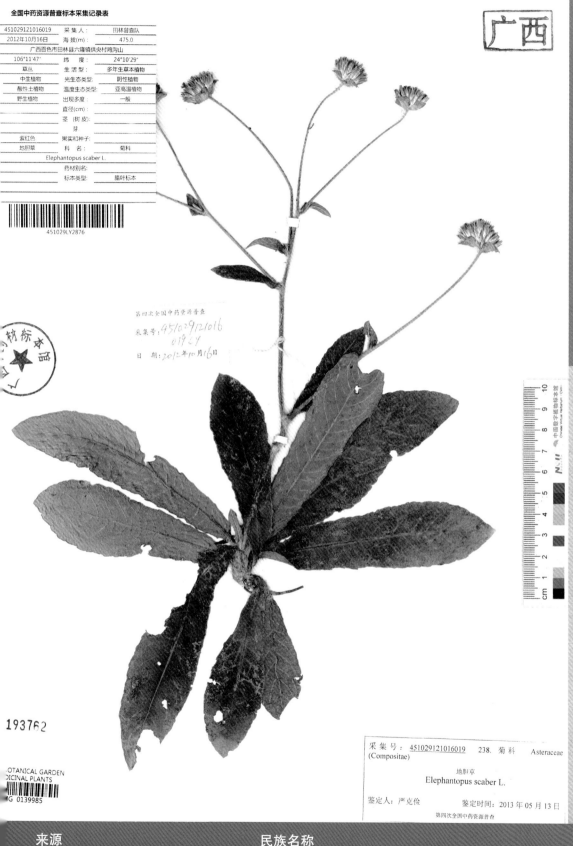

广西

地胆草

采 集 号： 451029121016019　238. 菊科　Asteraceae
(Compositae)

地胆草
Elephantopus scaber L.

鉴定人：严克俭　　鉴定时间：2013 年 05 月 13 日

第四次全国中药资源普查

来源

菊 科（Compositae） 植 物
地胆草 *Elephantopus scaber*
L. 的根、叶或全草。

民族名称

【壮族】结夺（那坡）。

【瑶族】抵因（金秀）。

【侗族】骂当归妈（三江）。

【苗族】呜今黑（融水）。

民 族 应 用

【壮族】药用根、叶、全草。根水煎服可绝育；捣烂用树叶包，煨热塞患牙治牙痛。叶捣烂绞汁涂患处治小儿白疱疮。全草水煎服治肠炎，腹泻，感冒发热，胃热痛，牙龈肿痛，肝炎，肾炎，消化不良，痧症；水煎服兼捣烂敷患处治痈疮脓肿。此外还可治疗急性肺炎，支气管炎，咽炎，咳嗽，口腔溃疡，鼻衄，黄疸，痢疾，热淋，脚气，水肿，痈疮，疔疮，毒蛇咬伤等。

【瑶族】药用根、全草。根水煎服治腹泻，痢疾。全草水煎服治肠炎，腹泻，感冒发热，淋浊。此外还可治疗化脓性骨髓炎。

【侗族】药用全草。水煎服治肠炎，腹泻，小儿高热惊风，咽喉痛。

【苗族】药用全草。水煎服治疟疾。

内服用量 9~30g；外用适量。

药材性状　全草长 15~42cm。根茎长 2~5cm，直径 0.5~1cm；具环节，密被紧贴的灰白色茸毛，质坚，不易折断，断面黄白色，根茎下着生多数皱缩须根，棕褐色。茎圆柱形，常二歧分枝，密被紧贴的灰白色粗毛。叶多基生，皱缩，完整叶片展平后呈匙形或倒披针形，长 6~20cm，宽 1~4.5cm；黄绿色或暗绿色，多有腺点，先端钝或急尖，基部渐狭，边缘稍具钝齿；两面均被紧贴的灰白色粗毛，幼叶尤甚；叶柄短，稍呈鞘状，抱茎。气微，味微苦。

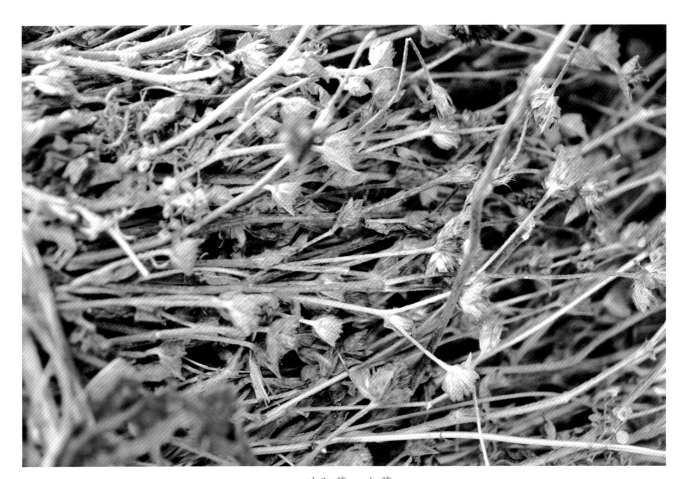

· 地胆草－全草

药用源流 地胆草始载于《圣济总录》卷二十三之"必效散"，云："全方以生地黄、生地胆草、牛黄研末入药，用于治疗热毒躁狂，心烦口渴等症。"《滇南本草》云："苦龙胆草，一名地胆草。味苦，性大寒。治咽喉疼痛，洗疥疮肿毒。"《广西壮族自治区壮药质量标准 第一卷》（2008 年版）记载其具有清热泻火、凉血解毒的功效；主治感冒发热，咽喉肿痛，肺热咳嗽，目赤，痢疾，痈疮肿毒。

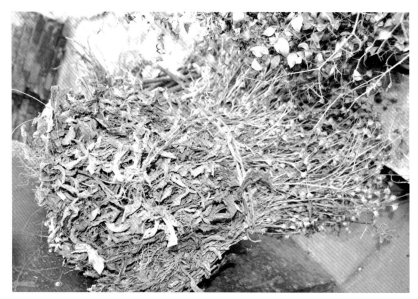

· 地胆草－全草

分类位置

种子植物门	被子植物亚门	双子叶植物纲	菊目	菊科
Spermatophyta	Angiospermae	Dicotyledoneae	Asterales	Compositae

形态特征 根状茎平卧或斜升，具多数纤维状根。茎直立，高 20~60cm，基部径 2~4mm，常多少二歧分枝，被贴生长硬毛。基部叶花期生存。茎叶少数且小，匙形或倒披针状匙形。花淡紫红或淡红色。瘦果长圆状线形，顶端截形，基部缩小，具棱，被短柔毛。冠毛污白色，具硬刚毛，基部宽扁。

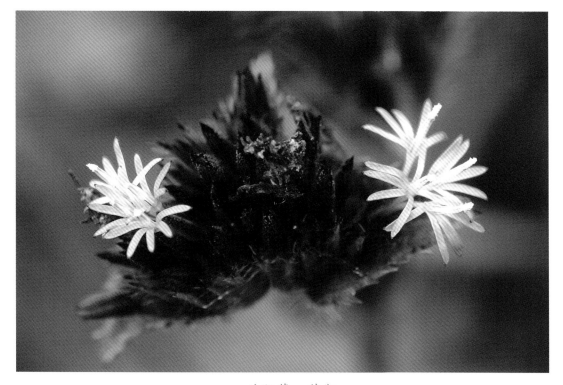

· 地胆草－花期

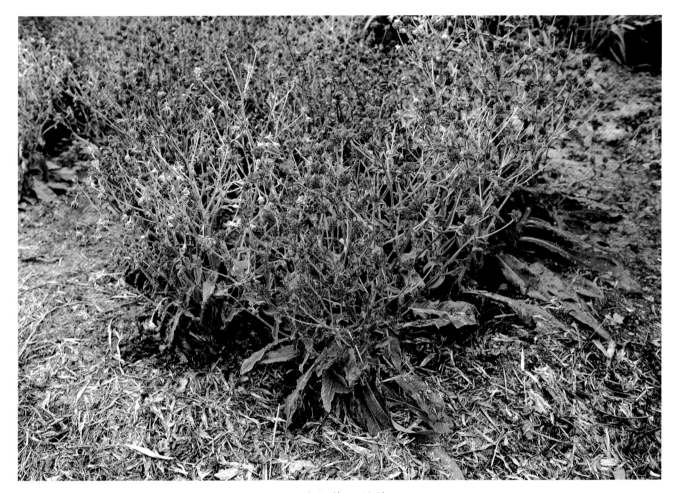

· 地胆草 - 植株

生境分布 生于开旷山坡、路旁或山谷林缘。分布于浙江、江西、福建、台湾、湖南、广东、广西、贵州、云南等。广西主要分布在南宁、马山、上林、融水、桂林、临桂、龙胜、平乐、恭城、梧州、苍梧、藤县、蒙山、岑溪、贵港、平南、桂平、玉林、容县、百色、凌云、贺州、昭平、富川、凤山、巴马、金秀等。

化学成分 全草含苜蓿素、香叶木素、木犀草素、木犀草素 –7–O–β–D– 葡萄糖苷、无羁萜酮、乌苏酸、乌苏 –12– 烯 –3β– 十七酸酯、桦木酸、30– 羟基羽扇豆醇、大黄素甲醚、异香草酸、香豆酸、对羟基苯甲酸、阿魏酸、3– 甲氧基 –4– 羟基 – 桂皮醛、3,4– 二羟基苯甲醛、对香豆酸、香草酸、丁香酸，β– 谷甾醇、胡萝卜苷、2,5– 二甲氧基对苯醌等[1-5]。

药理作用 1. 抗菌作用
地胆草全草提取物对金黄色葡萄球菌、藤黄八叠球菌、Ⅰ型溶血性链球菌、肺炎双球菌、铜绿假单胞菌和大肠杆菌均有抑制作用[6]。
2. 抗肿瘤作用
地胆草中两个倍半萜内酯化合物体外对 SMMC7721、HeLa 和 Caco2 三种肿瘤细胞增殖有显著的抑制作用，且呈一定剂量依赖关系；二者抑制 SMMC7721 细胞增殖的 IC_{50} 值分别为 29.27μmol/L 和 9.54μmol/L，抑制 HeLa 细胞增的 IC_{50} 值分别为 22.19μmol/L 和 25.39μmol/L，抑制 Caco2 细胞增殖的 IC_{50} 值分别为 35.99μmol/L 和 25.76μmol/L。时效性实验还显示其中一个化合物对 HeLa 细胞增殖的抑制作用呈时间依赖关系。浓度100μmol/L作用HeLa细胞48h，琼脂糖凝胶电泳显示明显的细胞凋亡"梯状"（DNA ladder），提示其抑制HeLa细胞的作用是通过诱导细胞凋亡实现[7]。

3. 镇痛、抗炎作用

地胆草水提取物具有较强的抗炎镇痛作用。中、高剂量地胆草水提取物能抑制由角叉菜胶溶液引起的大鼠足趾肿胀和二甲苯致小鼠腹部皮肤毛细血管通透性增高；高剂量地胆草水提取物能显著提高热板法试验小鼠的痛阈值和减轻醋酸所致小鼠扭体反应次数，显示出较强的镇痛作用[8]。

4. 保肝作用

地胆草甲醇提取物能明显降低二乙基亚硝胺（NDEA）诱导的大鼠肝损伤谷草转氨酶(AST)、谷丙转氨酶(ALT)和丙二醛(MDA)的含量，提高抗氧化酶和蛋白水平，剂量依赖性保护肝脏免受NDEA的影响，表现出一定的保肝作用[9]。

5. 抗病毒作用

地胆草根茎提取物对呼吸道合胞病毒(RSV)具有体外抗病毒活性[10]。

6. 抗氧化作用

从地胆草全草乙醇提取物中分离得到的6个化合物（秦皮乙素、咖啡酸等）对DPPH自由基和ABTS⁺自由基均具有清除活性[11]。

参考文献

[1] 郭峰，梁侨丽，闵知大.地胆草中黄酮成分的研究[J].中草药,2002,33(4):303-304.

[2] 梁侨丽，龚祝南，闵知大.地胆草三萜成分的研究[J].中国药学杂志,2007,42(7):494-496.

[3] 黄婷，吴霞，王英，等.地胆草化学成分的研究[J].暨南大学学报(自然科学版),2009,30(5): 553-555.

[4] 张海波，孔丽娟，梁侨丽，等.地胆草的化学成分[J].中国实验方剂学杂志,2011,17(3):101-103.

[5] 郭妍，陈晨，高纯，等.地胆草的化学成分研究[J].天然产物研究与开发,2016,28:1051-1054.

[6] 何昌国，董玲婉，阮肖平，等.地胆草全草提取物抗菌抗炎作用的实验研究[J].中国中医药科技,2008,15(3):191-192.

[7] 梁侨丽，龚祝南，绪广林，等.地胆草倍半萜内酯化合物体外抗肿瘤作用的研究[J].天然产物研究与开发,2008,20:436-439.

[8] 温先敏，杨缅南，胡田魁.地胆草水提取物抗炎镇痛作用的动物实验研究[J].云南中医中药杂志,2015,36(12):71-72.

[9]Linza A, Wills P J, Ansil P N, et al. Dose-response effects of *Elephantopus scaber* methanolic extract on *N*-nitrosodiethylamine-induced hepatotoxicity in rats[J].Chinese Journal of Natural Medicines, 2013, 11(4):362-370.

[10]Geng H W, Zhang X L, Wang G C,et al.Antiviral dicaffeoyl derivatives from *Elephantopus scaber*[J]. Journal of Asian Natural Products Research,2011,13(7):665-669.

[11] 付露，沙合尼西·赛力克江，洪吟秋，等.地胆草抗氧化活性成分分离鉴定[J].中国实验方剂学杂志,2019,25(2):156-162.

地桃花

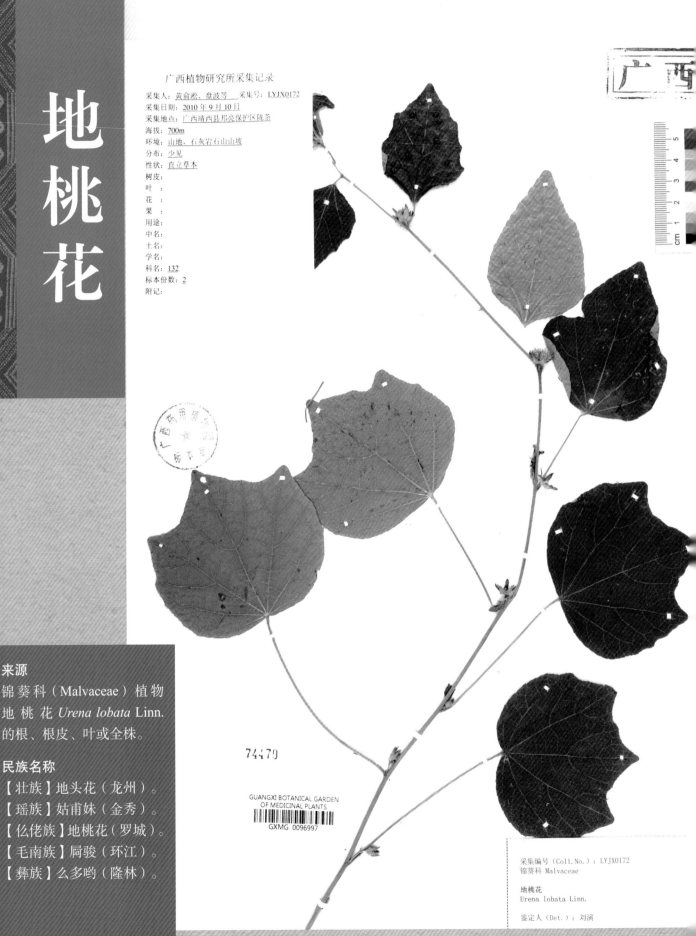

广西植物研究所采集记录

采集人：黄俞淞、盘波等　采集号：LYJX0172
采集日期：2010 年 9 月 10 日
采集地点：广西靖西县邦亮保护区陇茶
海拔：700m
环境：山地，石灰岩石山山坡
分布：少见
性状：直立草本
树皮：
叶　：
花　：
果　：
用途：
中名：
土名：
学名：
科名：132
标本份数：2
附记：

74479

采集编号（Coll.No.）：LYJX0172
锦葵科 Malvaceae

地桃花
Urena lobata Linn.

鉴定人（Det.）：刘演

来源

锦葵科（Malvaceae）植物地桃花 *Urena lobata* Linn. 的根、根皮、叶或全株。

民族名称

【壮族】地头花（龙州）。

【瑶族】姑甫妹（金秀）。

【仫佬族】地桃花（罗城）。

【毛南族】屙骏（环江）。

【彝族】么多哟（隆林）。

民 族 应 用

【壮族】药用根皮、根、叶、全株。根皮水煎服治腹泻、痢疾。根捣烂敷患处治疥疮。叶水煎服治痢疾。全株水煎服治腹泻，痢疾。

【瑶族】药用根及全株。根与猪脚或猪瘦肉煲服治血崩。全株水煎服治毒蛇咬伤。

【仫佬族】药用根。与猪脚或猪瘦肉煲服治肾炎水肿。

【毛南族】药用根。水煎服治腹泻。

【彝族】药用根皮。与鸡肉煎服治小儿佝偻病初期多汗。

内服用量 15~30g；外用适量。

药材性状　全株长 30~100cm。干燥根呈圆柱形，略弯曲，支根少数，上生多数须根，表面淡黄色，具纵皱纹；质硬，断面呈破裂状。茎灰绿色至暗绿色，具粗浅的纵纹，密被星状毛和柔毛，上部嫩枝具数条纵棱；质硬，木部断面不平坦，皮部富纤维，难以折断。叶多破碎，完整者多卷曲，上表面深绿色，下表面粉绿色，密被短柔毛和星状毛，掌状网脉，下面突出，叶腋有宿存的托叶。气微，味淡。

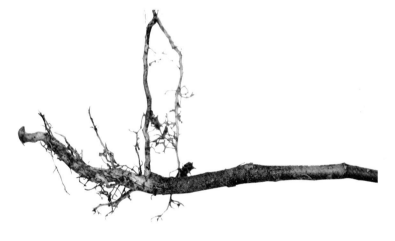

· 地桃花－根

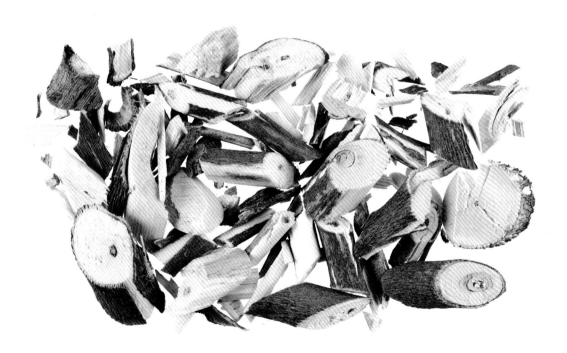

· 地桃花－茎

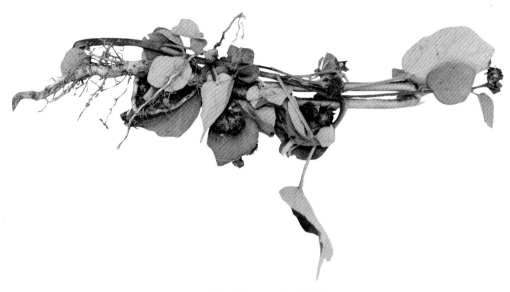

· 地桃花 - 全株（鲜）

药用源流 　地桃花的药用始载于《生草药性备要》，云："味淡，性平，治跌打。"《广西中药材标准》（1990年版）记载其具有祛风利湿、清热解毒的功效；主治感冒发热，风湿痹痛，痢疾，水肿，淋病，白带异常，吐血，痈肿，外伤出血。

分类位置	种子植物门	被子植物亚门	双子叶植物纲	锦葵目	锦葵科
	Spermatophyta	Angiospermae	Dicotyledoneae	Malvales	Malvaceae

形态特征 　直立亚灌木状草本。高达1m，小枝被星状绒毛。茎下部的叶近圆形，先端浅3裂；中部的叶卵形；上部的叶长圆形至披针形；托叶线形，早落。花腋生，单生或稍丛生，淡红色；花梗长约3mm，被绵毛，小苞片5，基部1/3合生；花萼杯状，裂片5，长5~9mm，小苞片和花萼裂片近等长；花瓣5，倒卵形，长约15mm，外面被星状柔毛；雄蕊柱长约15mm，无毛；花柱枝10，微被长硬毛。果扁球形，分果爿被星状短柔毛和锚状刺。

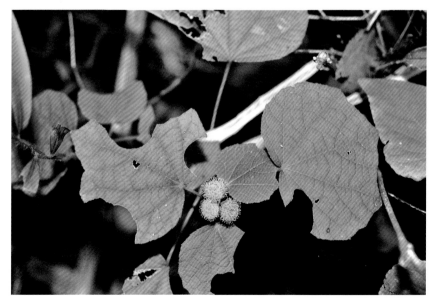

· 地桃花 - 果期

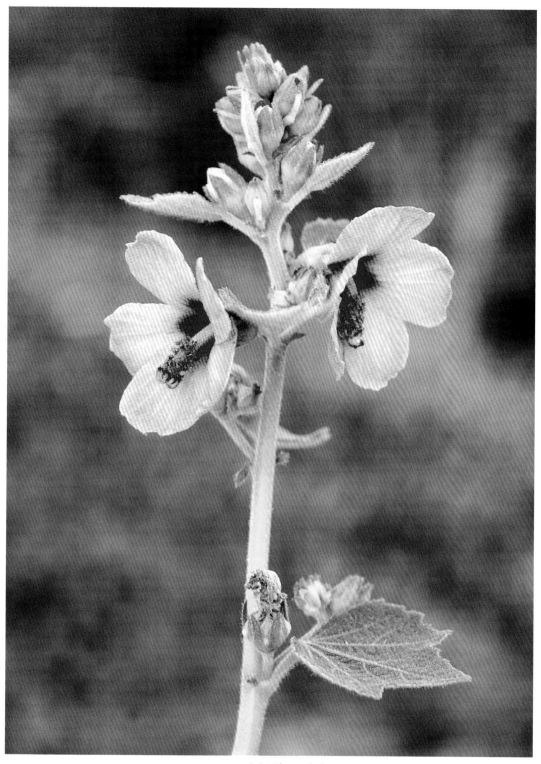

·地桃花-花期

生境分布 生于山坡、路旁草丛或灌木丛中。分布于广西、福建、江西、湖南、贵州、四川、云南等。广西主要分布在南宁、横县、柳州、临桂、兴安、平乐、梧州、北海、平南等。

化学成分 全草含山柰酚、芦丁、槲皮素、黄芩苷、紫云英苷[1,2]、丁香酸、丁香酸葡萄糖苷、水杨酸、原儿茶酸、原儿茶酸甲酯[3]、东莨菪亭、杨皮素、己内酰胺、邻苯二甲酸二异丁酯、芹菜素-6-C-α-L-鼠李糖苷、6,8- 二羟基 – 山柰酚 –3–O–β–D– 葡萄糖苷、黄芩素 –7–O–α–L– 鼠李糖苷、槲皮素 –4'–O–芸香糖苷、苯甲酸、七叶苷[4]。叶含挥发油，主要有二环 [3.2.2] 壬 –6– 烯 –3– 酮、戊酸癸酯、3,5,5–三甲基 –2– 环己烯酮、3,4,5– 三甲基己烯等[5]。地上部分还含黄酮苷类化合物 kaempferol–3–O–β–D–apiofuranosyl(1 → 2)–β–D–glucopyranosyl–7–O–α–L–rhamnopyranoside、kaempferol–4'–O -β–D–apiofuranosyl–3–O–β–D–glucopyranosyl–7–O–α–L–rhamnopyranoside 和 5,6,7,4'–tetrahydroxyflavone–6–O–β–D–arabinopyranosyl–7–O–α–L–rhamnopyranoside 等[6]。

药理作用　1. 抗菌作用

地桃花根的甲醇提取物具抗菌活性，其对枯草杆菌、金黄色葡萄球菌、表皮葡萄球菌、藤黄微球菌、大肠杆菌、肺炎克雷伯杆菌、志贺痢疾杆菌、霍乱弧菌均有较显著的抑制作用[7]。地桃花叶的粗提取物和各溶剂部位提取物均可以抑制革兰阳性菌和阴性菌[8]。此外，地桃花水提取物对金黄色葡萄球菌具有一定的体内抗菌作用。地桃花分别与头孢唑林钠、左氧氟沙星联合使用对金黄色葡萄球菌呈现不同程度的联合抗菌作用[9]。

2. 抗氧化作用

用纤维素酶酶解法提取的地桃花多糖具有较强的抗氧化活性，对 DPPH 自由基和 OH 自由基清除的半数抑制浓度 IC_{50} 分别为 1.082mg/ml、3.202 mg/ml，但与维生素 C 比较，抗氧化活性较弱[10]。地桃花水提取物的醇沉部位及经聚酰胺树脂和 D101 大孔树脂分离纯化部位均有一定的抗氧化能力，但抗氧化活性均弱于抗坏血酸[11]。

附　　注　地桃花在中国和印度地区作为民族药都有较广泛的应用。

参考文献

[1] 苏聪，杨万青，蒋丹，等 . 地桃花中黄酮类成分研究 [J]. 中草药 ,2015,46(14):2034-2039.

[2] 贾陆，敬林林，周胜安，等 . 地桃花化学成分研究 . I. 黄酮类化学成分 [J]. 中国医药工业杂志 ,2009,40(9):662-665,704.

[3] 贾陆，郭海波，敬林林，等 . 地桃花化学成分研究 . II. 酚酸类等化学成分 [J]. 中国医药工业杂志 ,2009,40(10):746-749.

[4] 贾陆，毕跃峰，敬林林，等 . 地桃花化学成分研究 [J]. 中国药学杂志 ,2010,45(14):1054-1056.

[5] 杨彪，郭新东，宋小平，等 . 肖梵天花挥发油的气相色谱 – 质谱分析 [J]. 广东化工 ,2009,36(11):124-125.

[6] JIA L, A Y M, JING L L, et al.Three new flavonoid glycosides from Urena lobata [J].Journal of Asian Natural Products Research,2011,13(10):907-914.

[7] MAZUMDER U K, GUPTA M,MANIKANDAN L,et al.Antibacterial activity of Urena lobata root [J]. Fitoterapia,2001,72(8):927-929.

[8] ADELOYE O A,AKINPELU A D,OGUNDAINI O A,et al.Studies on antimicrobial,antioxidant and phytochemical analysis of Urena lobata leave extract [J].Journal of Physical and Natural Sciences,2007,1(2):1-9.

[9] 黄小理，邹小琴，杨玉芳，等 . 广西地桃花对金黄色葡萄球菌肺炎小鼠的体内抗菌作用 [J]. 中国实验方剂学杂志 ,2015,21(11):116-120.

[10] 赵仕花，农贵珍，蒙丽丽，等 . 酶法提取地桃花多糖的工艺优化及其抗氧化活性 [J]. 食品工业科技 ,2018,39(23):222-226,299.

[11] 薛井中，刘帅兵，王立升，等 . 地桃花提取物体外抗氧化活性研究 [J]. 食品工业 ,2013,34(10):162-165.

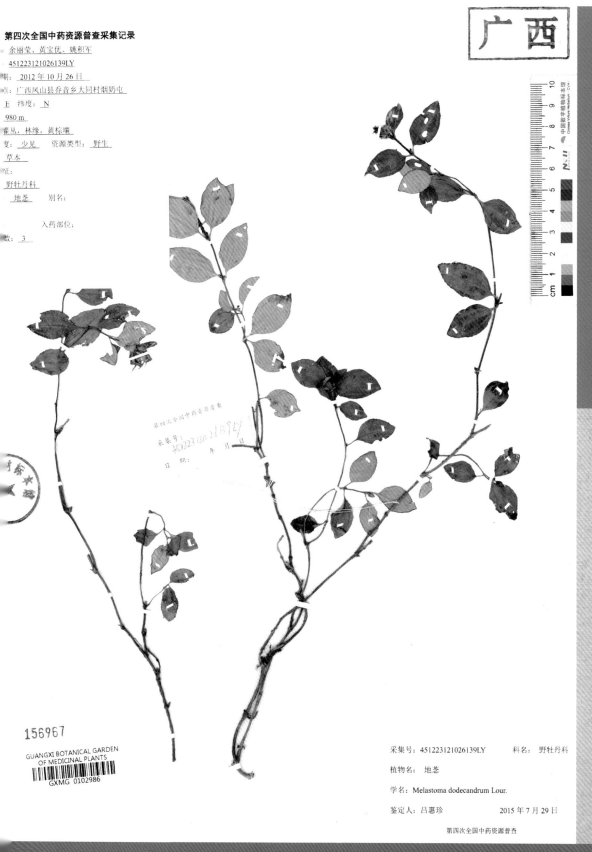

广西

地

菍

采集号：451223121026139LY　科名：野牡丹科

植物名：地菍

学名：*Melastoma dodecandrum* Lour.

鉴定人：吕惠珍　　　2015 年 7 月 29 日

第四次全国中药资源普查

来源

野牡丹科（Melastomataceae）植物 地 菍 *Melastoma dodecandrum* Lour. 的根、叶、果实、全株。

民族名称

【壮族】棵滚（桂平）。

【瑶族】地杨梅（恭城）。

【侗族】登生（三江）。

【苗族】仰培唇（融水）。

民 族 应 用

【壮族】药用根、叶或全株。根水煎服治腹泻，白带异常。嫩叶捣烂敷患处治刀伤出血。全株水煎服治痢疾，肠炎。

【瑶族】药用全株。水煎服治痢疾，肠炎。

【侗族】药用果实、全株。成熟果实水煎服或浸酒服补肾益精。全株水煎服治痢疾，肠炎；捣汁服治消化不良引起的呕吐。

【苗族】药用全株。水煎当茶饮治习惯性流产。

内服用量 15~30g；外用适量。

药材性状 根细小而弯曲，表面灰白色或黄白色，光滑或有细皱纹，栓皮剥落后呈淡红色，质坚硬，不易折断，断面淡红棕色，略显放射状纹理，中心有红棕色小髓。茎四棱形，多分枝，表面灰褐色或棕褐色，扭曲，有纵条纹，节处有细须根。叶对生，深绿色，多皱缩破碎，展开后呈卵形或椭圆形，仅上面边缘和下面脉上生极疏的糙伏毛。果实坛状球状，平截，近顶端略缢缩，不开裂。气微，味微酸涩。

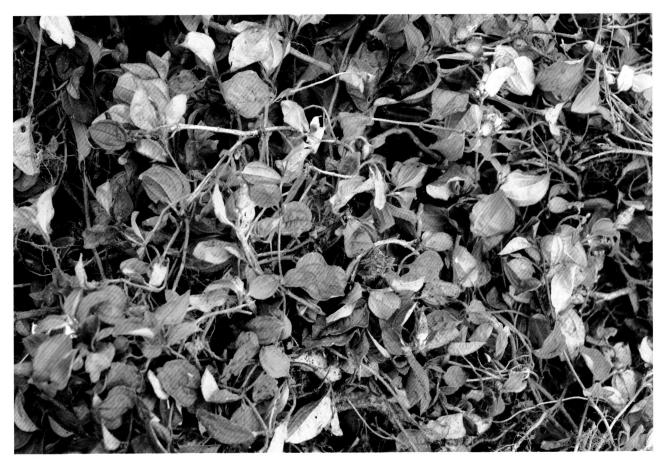

·地稔－全草（鲜）

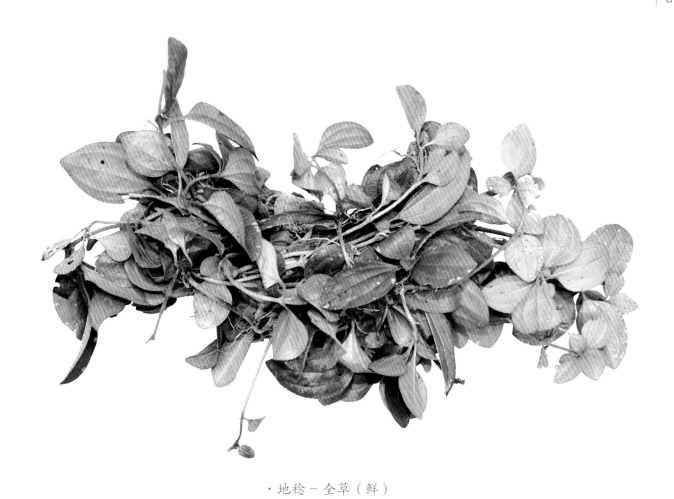

·地稔－全草（鲜）

药用源流　以山地菍之名首载于《生草药性备要》。《植物名实图考》云："地茄生江西山冈，铺地生叶，如杏叶而小，柔厚有直纹三道，叶中开粉紫花团，瓣如杏花，中有小缺。土医以治劳损。根大如指，长数寸。"所述及附图与本种相符。《全国中草药汇编》记载其具有清热解毒、祛风利湿、补血止血的功效；用于预防流行性脑脊髓膜炎，肠炎，痢疾，肺脓疡，盆腔炎，子宫出血，贫血，白带异常，腰腿痛，风湿骨痛，外伤出血，蛇咬伤。

分类位置	种子植物门	被子植物亚门	双子叶植物纲	桃金娘目	野牡丹科
	Spermatophyta	Angiospermae	Dicotyledoneae	Myrtales	Melastomataceae

形态特征　小灌木。高 10~30cm。茎匍匐上升，逐节生根；小枝披散，被疏糙伏毛。叶卵形或椭圆形，长 1~4cm，宽 0.8~2(~3)cm，3~5 基出脉，叶面通常仅边缘被糙伏毛，有时基出脉行间被 1~2 行疏糙伏毛。聚伞花序，顶生；花萼被糙伏毛，花瓣长 1.2~2cm；花瓣淡紫红色至紫红色；果坛状球状；宿存萼被疏糙伏毛。

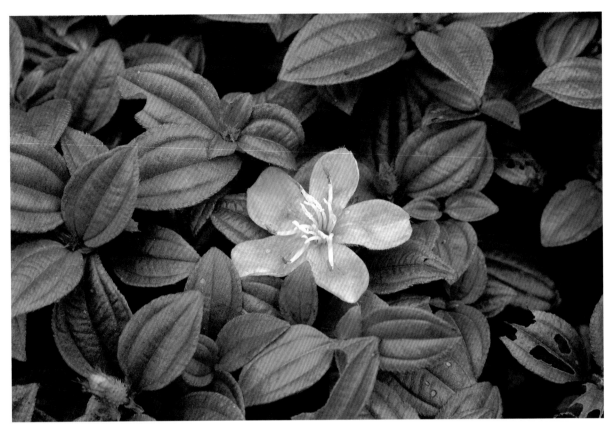

· 地稔 – 花期

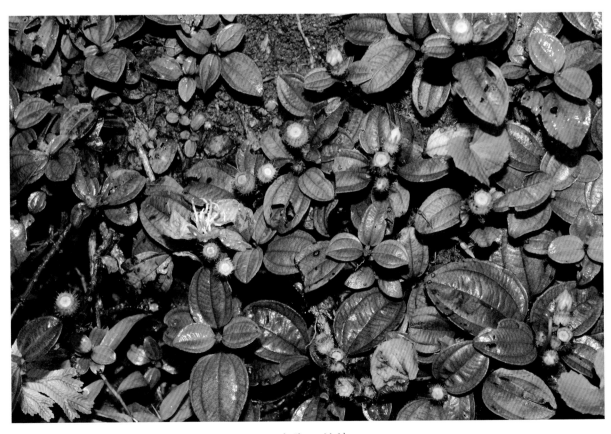

· 地稔 – 植株

生境分布　生于海拔 1250m 以下的山坡矮草丛中。分布于贵州、湖南、广西、广东、江西、浙江、福建等。广西全区各地均有分布。

化学成分　全草含豆甾醇、胡萝卜苷、正十六酸、木犀草素、木犀草素 –7–*O*–β–D– 半乳糖苷、槲皮素、槲皮素 –3–*O*–β–D– 葡萄糖苷、槲皮素 –3–*O*–β–D– 半乳糖苷、广寄生苷、山奈酚、阿魏酸、芦丁、苍术内酯、没食子酸、齐墩果酸等成分[1-6]，果实含苏氨酸、缬氨酸、蛋氨酸、亮氨酸、异亮氨酸、苯丙氨酸、赖氨酸等氨基酸[7]。

药理作用　1. 镇痛、抗炎作用
地稔水煎液有明显的镇痛作用，能显著减少醋酸诱导的小鼠扭体反应的次数，提高热板致小鼠痛阈值；能明显减轻二甲苯致小鼠耳肿胀程度，降低甲醛所致大鼠足跖肿胀程度，减轻纸片肉芽肿程度，有明显的抗炎作用[8]。地稔水煎液能显著降低醋酸致毛细血管通透性增高，减少腹腔液的渗出[9]。
2. 止血凝血作用
地稔注射液能显著增加家兔的血小板含量，减少凝血酶原时间，对出血时间和凝血时间都有明显缩短作用，具有显著的止血效果，其止血有效成分可能为酚类等物质[10]。经硫酸铵沉淀及透析提取的地稔凝集素具有红细胞凝集活性，其促凝血活性物质为糖蛋白，凝血活性与植物凝集素类似[11]。
3. 抗氧化作用
地稔多糖 MD_1 具有较强的清除自由基作用，并能抑制人红细胞膜脂质过氧化[12]。地稔总黄酮能明显抑制黄嘌呤 – 黄嘌呤氧化酶系统产生的 O_2^- 自由基，对 NAPDH–VitC 和 Fe^{2+} –Cys 系统诱发肝线粒体的脂质过氧化均有抑制作用。表明地稔对 O_2^- 自由基和 OH 自由基引起的脂质过氧化有拮抗作用，可明显抑制由 O_2^- 自由基和 OH 自由基引起的线粒体膨胀[13]。
4. 降血糖作用
地稔乙酸乙酯提取液具有抗糖尿病及缓解糖尿病大鼠糖代谢紊乱的作用，该作用与调节糖储存与分解、增加胰岛素敏感性有关[14]。此外，糖基化体系中加入地稔黄酮类化合物（1g/L），对人血清白蛋白的非酶糖基化反应（Maillard）反应有明显抑制作用，随时间增加，抑制率不断增强[15]。
5. 降血脂作用
地稔提取物对高脂血症小鼠具有降血脂作用。地稔提取物能降低高脂血症模型小鼠血清 TC、TG、LDL–C 水平，升高血清 HDL–C 水平[16]。
6. 保肝作用
地稔水提取物能降低 CCL_4 致肝损伤小鼠血清 ALT 和 AST 活性，升高肝脏 SOD 活性，降低 MDA 含量，其作用机制可能与通过降低脂质过氧化，提高机体清除氧自由基能力有关[17]。

附　注　地稔为民间用药，多自产自销，少数地区与药材羊开口混用。

参考文献

[1] 张超 , 方岩雄 . 中药地稔的化学成分研究 [J]. 中国中药杂志 ,2003,28(5):429–431.

[2] 张超 , 方岩雄 . 地稔化学成分的研究（Ⅰ）[J]. 中草药 ,2003,34(12):1078–1079.

[3] 张超 , 方岩雄 . 中药地稔黄酮类成分的分离与鉴定 [J]. 中国药学杂志 ,2003,38(4):256.

[4] 唐迈 , 廖宝珍 , 林绥 , 等 . 地稔的化学成分研究 [J]. 中草药 ,2008,39(8):1149–1151.

[5] 林绥 , 李援朝 , 郭玉瑜 , 等 . 地稔的化学成分研究（Ⅱ）[J]. 中草药 ,2009,40(8):1192–1195.

[6] 曹丹 , 马志强 , 姜岩 , 等 . 地稔的化学成分研究 [J]. 中医药信息 ,2016,33(3):11–14.

[7] 石冬梅,刘剑秋,陈炳华.地稔果实营养成分研究[J].福建师范大学学报(自然科学版),2000,16(3):69-71.

[8] 雷后兴,李水福,鄢连和,等.畲药地稔水煎液的镇痛抗炎作用研究[J].中国民族医药杂志,2008,3:45-47.

[9] 周芳,张兴燊,张旖箫,等.地稔水煎液镇痛抗炎药效学的实验研究[J].时珍国医国药,2007,18(10):2370-2371.

[10] 周添浓.地稔注射液对家兔血液的影响[J].广州中医学院学报,1995,12(1):40-41.

[11] 邓政东,程爱芳,李秀丽.地稔凝集素的提取及凝血活性的研究[J].黑龙江农业科学,2015,2:56-58.

[12] 张超,姚惠珍,徐兰琴,等.地稔多糖 MD_1 清除活性氧自由基及对人红细胞膜脂质过氧化作用影响的研究[J].广州医学院学报,2002,30(4):18-20,24.

[13] 张超,张婷,姚慧珍,等.地稔总黄酮体外抗小鼠肝线粒体脂质过氧化作用的研究[J].中医药学刊,2005,23(9):1680.

[14] 翁竞玉,罗泽萍,陈俊,等.地稔乙酸乙酯提取部位提取液对糖尿病大鼠糖代谢的影响及其机制[J].中国老年学杂志,2019,39(3):654-656.

[15] 张超.地稔黄酮类化合物对人血清白蛋白 Maillard 反应抑制作用的研究[J].中医药学刊,2003,21(11):1891-1892.

[16] 李丽,罗泽萍,周焕第,等.地稔提取物降血脂作用的实验研究[J].时珍国医国药,2012,23(11):2783-2784.

[17] 李丽,周焕第,罗泽萍,等.瑶药地稔对四氯化碳致小鼠急性肝损伤的保护作用[J].时珍国医国药,2014,25(4):819-820.

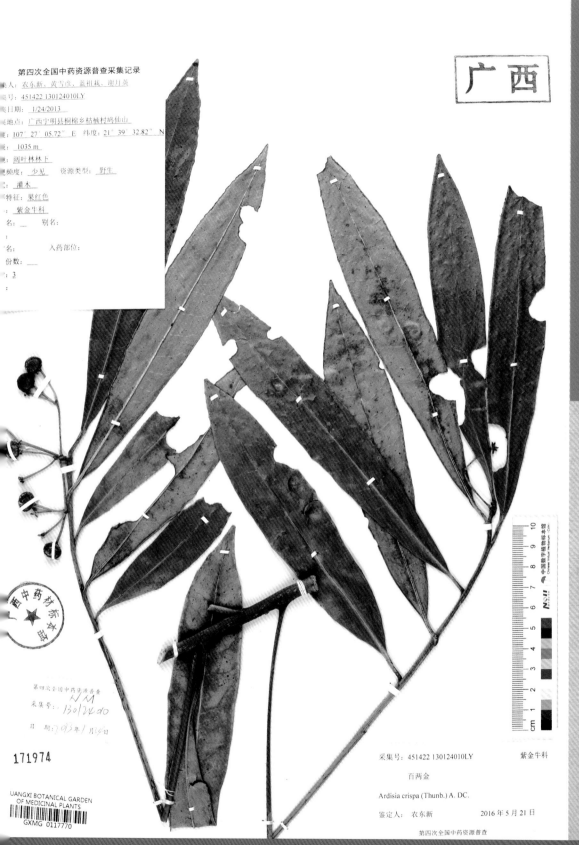

广 西

百两金

来源

紫金牛科（Myrisinaceae）植物百两
金 *Ardisia crispa* (Thunb.) A. DC. 的
根、根皮或全株。

民族名称

【壮族】大罗伞。

【瑶族】老挪崩，老农崩，抵解，竹叶风。

【苗族】洗松斗（融水）。

民 族 应 用

【壮族】药用根或根皮。根水煎或用猪肝炖服治疮溃烂；炖猪肺服治肺病咳嗽；水煎甜酒调服治陈旧性腰痛。鲜根水煎服或加醋少许频频咽服治喉蛾。根皮碾末调茶油抹患处或水煎洗患处治秃疮，疥癣。内服用量 25~50g；外用适量。

【瑶族】药用全株。用于咽喉肿痛，乳蛾，扁桃腺炎，肺痨咳嗽，肾炎水肿，风湿，类风湿关节炎，月经不调，闭经，产后腹痛，跌打损伤，蛇虫咬伤，皮肤顽癣。内服用量 9~30g；外用适量。

【苗族】药用根。有小毒。捣烂调洗米水服治喉蛾。内服用量 15~30g。

药材性状　根呈圆柱形，略弯曲，直径 0.2~1.0cm，表面灰棕色或棕褐色，具纵皱纹及圆点状须根痕。质坚脆，易折断。断面木部与皮部易分离，皮部厚，散在深棕色小点（朱砂点），木部有致密放射状纹理。根茎略膨大。茎呈圆柱形，直径 0.2~1.0cm，表面红棕色或灰绿色，有细纵纹、叶痕及节，易折断。叶互生，叶片略卷曲或破碎，完整者展平后呈椭圆状披针形或狭长圆状披针形，长 7~16cm，宽 1.5~3cm，墨绿色或棕褐色，先端尖，基部楔形，具明显的边缘腺点，背面具细鳞片，叶柄长 5~8cm。有时可见亚伞形花序，茎顶偶有红色球形核果。气微，味微苦、辛。

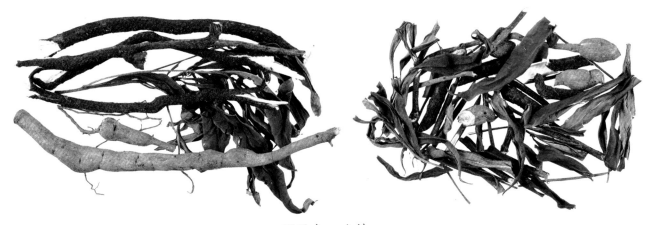

· 百两金－全株

药用源流　始载于《本草图经》，曰："百两金，生戎州、云安军、河中府。味苦，性平。无毒。叶似荔枝，初生背面俱青，结花实后，背紫面青。苗高二三尺，有干如木，凌冬不凋。初秋开花，青碧色，结实如豆大，生青熟赤……河中府出者，根赤色如蔓青，茎细，青色。四月开碎黄花，似星宿花。"根据图文记述特征，与紫金牛科植物百两金相符。《广西壮族自治区瑶药材质量标准第一卷》（2014年版）记载其具有清热利咽、祛痰利湿、活血解毒的功效；主治咽喉肿痛，咳嗽咯痰不畅，湿热黄疸，小便淋痛，风湿痹痛，跌打损伤，疔疮，无名肿毒，蛇咬伤。

分类位置	种子植物门	被子植物亚门	双子叶植物纲	紫金牛目	紫金牛科
	Spermatophyta	Angiospermae	Dicotyledoneae	Myrsinales	Myrisinaceae

形态特征　灌木。植株被柔毛。叶片膜质或坚纸质，狭长圆状披针形或椭圆状披针形，长7~12（~15）cm，宽1.5~3（~4）cm，全缘或略波状，具明显的边缘腺点。亚伞形花序，花枝长5~10cm，生于侧生特殊花枝顶端；花萼短，仅基部连合；花瓣白色或粉红色，卵形，具腺点；子房卵珠形，无毛。果球形，红色，具腺点。

生境分布　生于海拔100~2400m的山谷、山坡、疏密林下或竹林下。主要分布于四川、贵州、云南、广西、广东等。广西分布于武鸣、马山、上林、融水、阳朔、全州、兴安、灌阳、龙胜、资源、荔浦、平南、容县、德保、靖西、那坡、凌云、乐业、田林、隆林、昭平、天峨、凤山、象州、金秀、凭祥等。

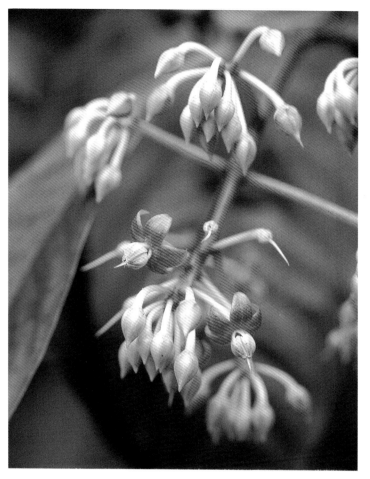

· 百两金－花期

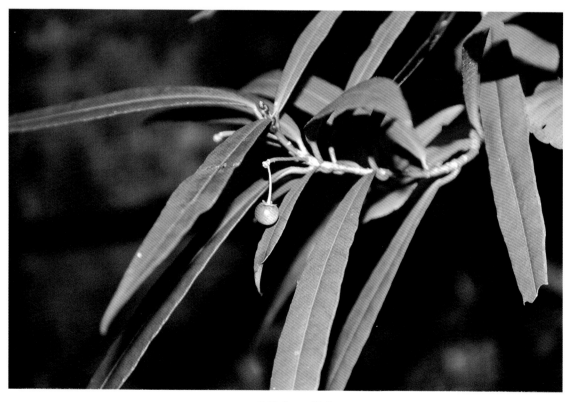

· 百两金－果期

化学成分　根含 (+)- 安五脂素、内消旋二氢愈创木酸、6- 羟基己酸、岩白菜素、正十四烷、β- 谷甾醇、百两金皂苷 C[1]。根及茎含 (7S,7'R)- 双 (3,4- 亚甲二氧苯基)-rel-(8R,8'R)- 二甲基四氢呋喃、(-)- 襄五脂素、(7S,8S,7'R,8'R)-3,4- 亚甲二氧基 -3',4'- 二甲氧基 -7,7'- 环氧木脂素、异安五脂素、α- 菠甾醇、26- 羟基二十六烷酸甘油酸酯、百两金皂苷 B[2]。

药理作用　**1. 抗炎作用**

2% 百两金醇提取物 0.4g/kg、0.2g/kg 灌胃，对蛋清所致小鼠皮肤毛细血管通透性增高有显著的对抗作用；3% 百两金乙醇提取物外涂对巴豆油混合致炎液诱发小鼠耳郭炎症有明显的抑制作用；0.3% 乙醇提取物 6mg/kg、3mg/kg 分别腹腔注射，连续 6 天，与生理盐水组比较，对大鼠肩部植纸片诱发芽肿增生抑制率有显著性差异；3% 百两金醇提取物 0.45g/kg 灌胃、0.3% 醇提取物 6mg/kg 腹腔注射，对大鼠足趾内注射蛋清诱发性足肿胀均有明显的抑制作用 [4]。

2. 解热作用

0.3% 百两金醇提取物 6mg/kg 腹腔注射，对霍乱、伤寒等毒素类混合制剂所致家兔发热有较强的解热作用 [4]。

3. 抗肿瘤作用

在一定浓度范围内，百两金皂苷 C 对肝癌细胞 Bel7402 增殖具有较强的抑制作用，其抑制活性比 5- 氟尿嘧啶（5-Fu）强，作用 48h 的 IC_{50} 为（10.23 ± 0.44）$\mu g/ml$[1]。百两金根的正己烷提取物在低剂量（30mg/kg）时对实验小鼠的皮肤肿瘤有抑制作用 [5]。

4. 收缩子宫作用

百两金皂苷 A 和百两金皂苷 B 具有收缩子宫作用 [6]。

5. 抑菌作用

百两金对金黄色葡萄球菌、乙型溶血性链球菌、脑膜炎球菌及炭疽、白喉和痢疾等杆菌均有不同程度的抑制作用 [7]。

附　注　两变种大叶百两金 Ardisiacrispa var. amplifolia Walker、细柄百两金 Ardisiacrispa var. dielsii (Lévl.) Walker 在《中国植物志》（英文版）中合并在本品项下。

参考文献

[1] 黄伟,徐康平,李福双,等.百两金根中的一个新皂苷 [J].有机化学,2009,29(10):1564-1568.

[2] 张嫩玲,胡江苗,周俊,等.百两金的化学成分 [J].天然产物研究与开发,2010,22:587-589,593.

[3] 李晓,石慧,丁晶鑫,等.不同基原八爪金龙药材中黄酮、香豆素类化学成分分析 [J].中国药房,2021,32(4):443-452.

[4] 刘文江,段青宏,檀密艳,等.中药百两金的药理作用研究 [J].中草药,1986,17(9):21-23.

[5] ROSLIDA A H,FEZAH O, YEONG L T.Suppression of DMBA/Croton oil-induced mouse skin tumor promotion by Ardisia crispa root hexane extract [J].Asian Pacific Journal of Cancer Prevention,2011,12(3):665-669.

[6]JANSAKUL C, BAUMANN H, KENNE L, et al. Ardisiacrispin A and B, two utero-contracting saponins from Ardisia crispa[J]. PlantaMedica, 1987, 53(5):405-409.

[7] 方志先,廖朝林.湖北恩施药用植物志（下册）[M].武汉:湖北科学技术出版社,2006.

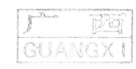

全国中药资源普查标本采集记录表

450123140627067LY	采 集 人：	隆安县普查队
2014年06月27日	海 拔(m)：	376.0
广西隆安县都结乡陇割村		
107°24′51.12″	纬　度：	23°10′19.65″
阔叶林	生 活 型：	藤本植物
中生植物	光生态类型：	阳性植物
	温度生态类型：	亚高温植物
野生植物	出现多度：	一般
	直径(cm)：	
	茎（树皮)：	
	芽：	
	果实和种子：	
粉叶轮环藤	科　名：	防己科

Cyclea hypoglauca (Schauer) Diels

| 百解藤 | 药材别名： | |
| 根及根茎类 | 标本类型： | 腊叶标本 |

清热解毒，祛风止痛，利水通淋。用于风热感冒，咳嗽，咽喉肿
痛，白喉，风火牙痛，肠炎，痢疾等。

450123LY1804

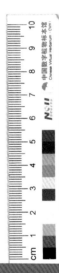

第四次全国中药资源普查

采集号：
450123140627067LY

日　期：　年 月 日

185100

GUANGXI BOTANICAL GARDEN
OF MEDICINAL PLANTS

GXMG 0131123

来源
防己科（Menispermaceae）植物
粉叶轮环藤 *Cyclea hypoglauca*
(Schauer) Diels 的根。

民族名称
【壮族】勾机藤（忻城）。
【瑶族】仅俊崩，金线风。
【仫佬族】秒宾良娃（罗城）。
【侗族】百解藤（三江）。
【苗族】乌松拥（融水）。

标本鉴定签

采集号：	450123140627067LY	科名：防己科
学　名：	Cyclea hypoglauca (Schauer) Diels	
种中文名：	粉叶轮环藤	
鉴定人：林春蕊	鉴定时间：2016年09月12日	

第四次全国中药资源普查

百解藤

民族应用

【壮族、仫佬族】药用根。水煎含咽治咽喉炎；水煎服治疯狗咬伤，高热。

【瑶族】药用根。用于风热感冒，咽喉疼痛，乳蛾，扁桃腺炎，胃痛，腹痛，肠炎，牙痛，气管炎，痢疾，尿路感染，无名肿毒，痈疮肿毒。

【侗族】药用根。水煎含治咽喉炎。

【苗族】药用根。浸酒服治关节痛。

内服用量 10~30g。

药材性状 根圆柱形，略弯曲，直径 0.5~3cm。表面暗褐色，凹凸不平，有弯曲的纵沟、横裂纹和少数支根痕。质硬，断面灰白色，有放射状纹理和小孔。气微，味苦。

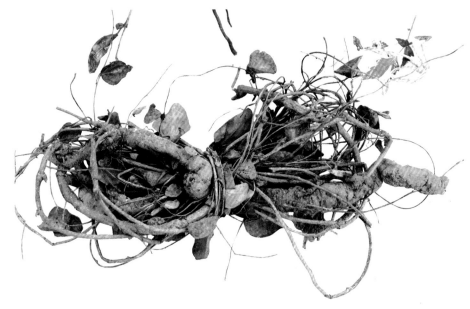

·百解藤－全株（鲜）

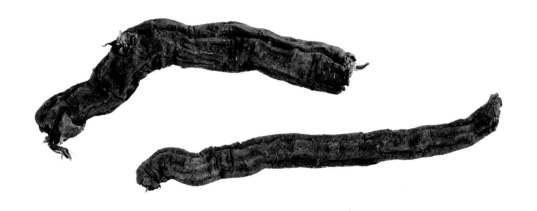

·百解藤－根

药用源流   《广西中药材标准》（1990 年版）记载其具有清热解毒、祛风止痛的功效；主治风热感冒，
咽喉肿痛，牙痛，气管炎，痢疾，尿路感染，风湿性关节痛，疮疡肿毒。

分类位置	种子植物门	被子植物亚门	双子叶植物纲	小檗目	防己科
	Spermatophyta	Angiospermae	Dicotyledoneae	Berberidales	Menispermaceae

形态特征   藤本。叶纸质，长 2.5~7cm，宽 1.5~4.5cm 或稍过之，边全缘而稍反卷，两面无毛或下面被稀疏而
长的白毛。花序腋生，雄花序为间断的穗状花序，花序轴纤细而无毛；苞片小，披针形，仅背面
上部被毛；雄花：萼片分离；花瓣通常合生成杯状，较少分离；雌花为总状花序，花序轴明显曲折；
雌花：萼片 2；花瓣 2；子房无毛。核果较小，果核基部近截平或微凹，长不超过 5mm。

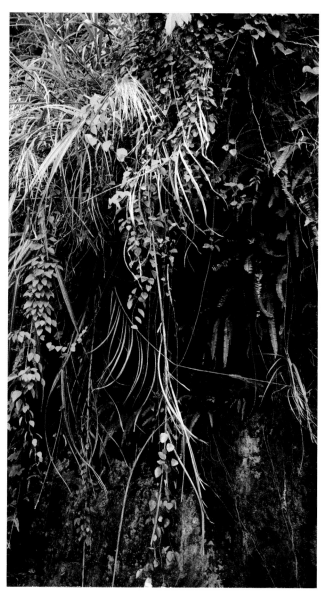

· 粉叶轮环藤 - 生境

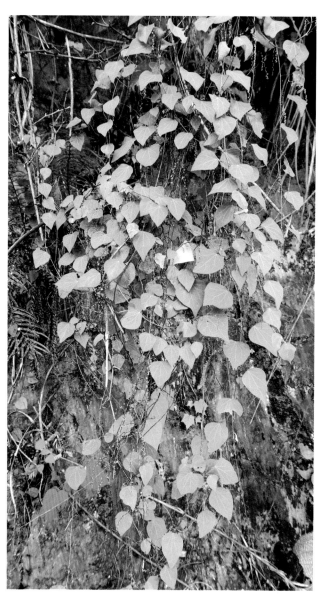

· 粉叶轮环藤 - 花期

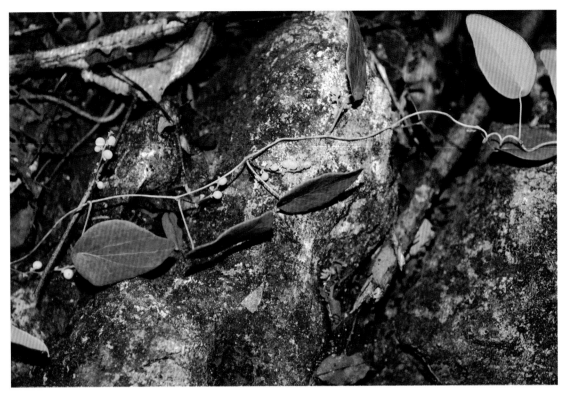

· 粉叶轮环藤 - 果期

生境分布 生于林缘和山地灌丛。分布于湖南、江西、福建、云南、广西、广东、海南等。广西全区各地均有分布。

化学成分 全株含 cycleanine、d-tetrandrine、berbamine、d-isochondodendrine、L-curine、cycleanoline 等生物碱[1]。

药理作用 1. 肌肉松弛与麻醉作用

粉叶轮环藤总生物碱甲基化衍生物的灭菌水溶液对家兔、家犬具有镇痛与肌松作用[2]。

2. 毒副作用

小鼠经尾静脉注射粉叶轮环藤总生物甲基化衍生物制剂，LD_{50} 为（0.851 ± 0.041）mg/kg[3]。

参考文献

[1] 安银岭,章欣,胡旺云,等.百解藤的化学成分研究 [J].天然产物研究与开发,1999,11(1):27-30.

[2] 琼山县人民医院.粉叶轮环藤的初步研究及临床观察 [J].广东医药资料,1978,3:12-18.

[3] 海南中麻协作组.粉叶轮环藤麻醉肌松实验初步探讨 [J].海南卫生,1977,4:17-19.

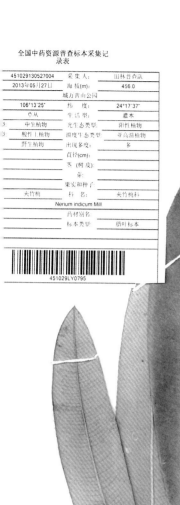

全国中药资源普查标本采集记
录表

451029130527004	采集人:	田林普查队
2013年05月27日	海拔(m):	456.0
		城力吉山公园
106°13′25″	纬度:	24°17′37″
草丛	生活型:	灌木
中生植物	光生态类型:	阴性植物
酸性土植物	温度生态类型:	非高温植物
野生植物	出现多度:	多
	直径(cm):	
	茎（树皮）:	
	花:	
	果实和种子:	
夹竹桃	科 名:	夹竹桃科
Nerium indicum Mill		
	药材别名:	
	标本类型:	腊叶标本

451029LY0795

第四次全国中药资源普查
采集号：451029
日期：
154203

夹竹桃

来源
夹竹桃科（Apocynaceae）
植物夹竹桃 *Nerium oleander*
Linn. 的茎皮。

民族名称
【壮族】Go'gyazcuzdauz。

采集号：	451029130527004	230. 夹竹桃科 Apocynaceae
		夹竹桃
		Nerium oleander L.
鉴定人：方晶		鉴定时间：2013 年 12 月 11 日

第四次全国中药资源普查

民 族 应 用

【壮族】药用茎皮。用于治疗心脏病，心力衰竭，喘咳，癫痫，跌打肿痛，血瘀经闭。

药材性状 茎皮卷曲成筒状。外表皮棕褐色，密布纵向粗裂纹，皮孔圆形而高突；内表皮淡棕色，略平滑，有微细的纵纹。质硬而较脆，易折断。断面外侧棕褐色，内侧淡棕色。气特异，味苦，有毒。

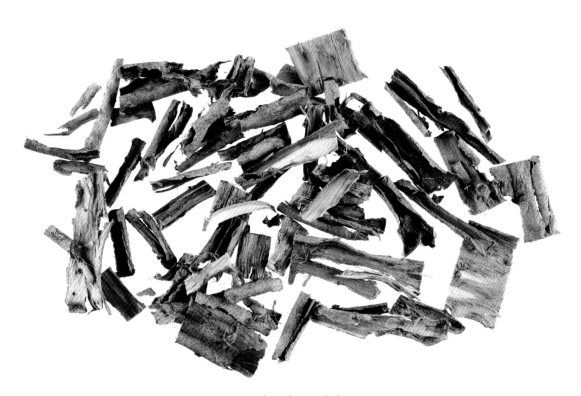

· 夹竹桃－茎皮

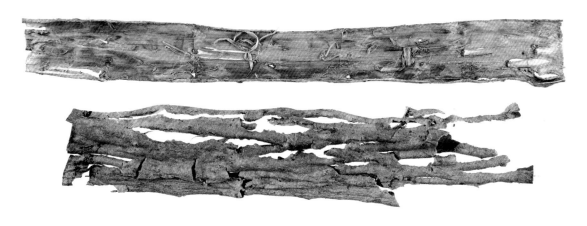

· 夹竹桃－茎皮

药用源流　夹竹桃始载于《植物名实图考》，云："夹竹桃自南方来，名拘那夷，又名拘拏儿。花红类桃，其根叶似竹而不劲，足供盆槛之玩。"所述特征及附图，与今夹竹桃科植物夹竹桃一致。《中华本草》记载其具有强心利尿、祛痰定喘、镇痛、祛瘀的功效；主治心脏病，心力衰竭，喘咳，癫痫，跌打肿痛，血瘀经闭。

分类位置

种子植物门	被子植物亚门	双子叶植物纲	夹竹桃目	夹竹桃科
Spermatophyta	Angiospermae	Dicotyledoneae	Apocynales	Apocynaceae

形态特征　常绿大灌木。直立。叶 3~4 枚轮生，下枝为对生，叶缘反卷；中脉在叶面陷入，在叶背凸起，侧脉两面扁平；叶柄内具腺体。聚伞花序顶生；总花梗被微毛；花红色，有香味；花萼直立，副花冠多次分裂呈线形。蓇葖果 2 个，离生。种子长圆形，基部较窄，顶端钝，褐色。

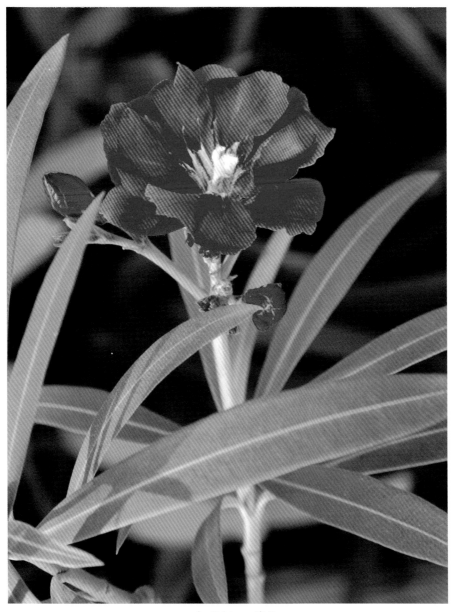

· 夹竹桃 - 花期

生境分布 全国各省区有栽培，尤以南方为多。广西全区各地均有分布。

化学成分 茎含 $16\beta,17\beta$- 环氧 -12β- 羟基 – 孕甾 -4,6- 二烯 -3,20- 二酮、12β- 羟基 – 孕甾 -4,6,16- 三烯 -3,20- 二酮、3β,14β- 二羟基 -5β- 强心甾 -20(22)- 烯等[1]。叶含 (+)- 羽扇豆醇、β- 谷甾醇、槲皮素 -3-O- 洋槐苷、芦丁、夹竹桃苷、夹竹桃苷元、欧夹竹桃苷乙、欧夹竹桃苷元乙、去乙酰欧夹竹桃苷丙、neriaside、nerigoside 等[2,3]。

药理作用 1. 强心作用

夹竹桃叶、茎、皮、木质和花的粗提取物含多种强心苷，具有显著的强心作用，以叶的作用最强；叶的醇提取物所含欧夹竹桃苷 C 可增强实验动物心肌纤维收缩力，延长不应期，抑制心脏传导，刺激迷走神经，使心脏传导功能降低[4]。

2. 利尿作用

夹竹桃叶浸剂及醇提取物对实验动物有利尿作用，其作用比洋地黄弱[4]。

3. 镇静作用

夹竹桃煎剂和醇提取液对实验小鼠具有镇静作用，表现为自发活动减少、嗜睡，并能延长巴比妥的睡眠时间，但无抗惊厥作用，其镇静作用出现在心律变化之后[4]。

4. 镇痛作用

夹竹桃叶提取物具有良好的镇痛作用，可抑制热板刺激诱发小鼠疼痛，减少冰乙酸致痛小鼠的扭体反应的次数；其镇痛效应与剂量呈反相关，低中剂量组的镇痛率高于阳性对照药物阿司匹林[5]。

5. 抗菌作用

从夹竹桃根中分离出来的强心苷化合物对枯草芽孢杆菌、大肠杆菌、铜绿假单胞菌等具有良好的抗菌效果[6]。

6. 抗肿瘤作用

夹竹桃叶粗多糖体内给药对 S180 荷瘤小鼠的抑瘤效果显著；经分离纯化得到的两个多糖组分在体外均能有效抑制人白血病细胞株 K562 细胞增殖[7]。夹竹桃提取物对人胰腺癌 Panc1 细胞具有明显的毒性作用[8]。

参考文献

[1] 白丽明, 赵桦萍, 赵立杰, 等. 国产夹竹桃枝中化学成分的研究 [J]. 高师理科学刊,2009,29(2):71-73.

[2] 文静, 袁小红, 刘卓. 夹竹桃的化学成分研究 [J]. 安徽农业科学,2015,43(9):65-66.

[3] 郭春雨. 夹竹桃叶中的甾体类化学成分及其细胞毒活性的研究 [D]. 上海：华东理工大学,2010.

[4] 邢晓娟. 夹竹桃的药理作用与临床应用 [J]. 现代医药卫生,2007,23(16):2466.

[5] 席明名, 刘晓艳, 王俐. 夹竹桃叶提取物镇痛作用的机理研究 [J]. 老林中医药,2009,29(5):441-442,455.

[6] HUQ M M, JABBAR A, RASHID M A ,et al.A novel antibacterial and cardiac steroid from the roots of *Nerium oleander*[J].Fitoterapia,1999,70(1):5-9.

[7] 吴建璋. 夹竹桃多糖分离、纯化及抗肿瘤活性的研究 [D]. 福州：福建师范大学,2011.

[8] 刘旭. 夹竹桃提取物抗胰腺癌活性研究及药效成分筛选 [J]. 时珍国医国药,2018,29(6):1344-1346.

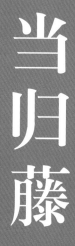

当归藤

来源

紫金牛科（Myrisinaceae）植物当归藤 *Embelia parviflora* Wall. ex A. DC. 的根、老茎或全株。

民族名称

【壮族】Koudanggui（天峨），单归（靖西），筛箕蔃，勾当归。

【瑶族】当归梅（金秀），藤当归。

民 族 应 用

【壮族】药用根、老茎、全株。根或老茎水煎冲酒服治跌打损伤，风湿骨痛，月经不调。全株水煎服治贫血，月经不调，腰痛，跌打。

【瑶族】药用根、老茎。根浸酒服或与猪脚炖服治身体虚弱。根或老茎水煎服治上呼吸道感染，月经不调，产后虚弱。

内服用量15~30g；外用鲜品适量，捣烂敷患处。

药材性状　根圆柱形，表面棕色至棕灰色，切面灰褐色至棕红色。茎圆柱形，表面灰褐色至棕红色，切面棕色至棕红色。味苦、涩。叶卵形，顶端钝或圆形，叶面仅下凹的中脉被柔毛，背面中脉隆起，侧脉不明显，被锈色长柔毛或鳞片，近顶端具疏腺点。

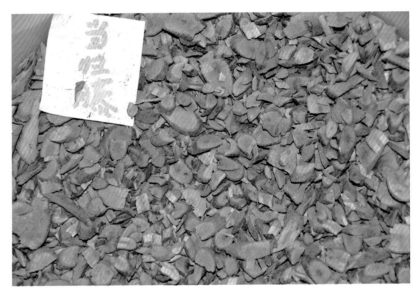

· 当归藤－根

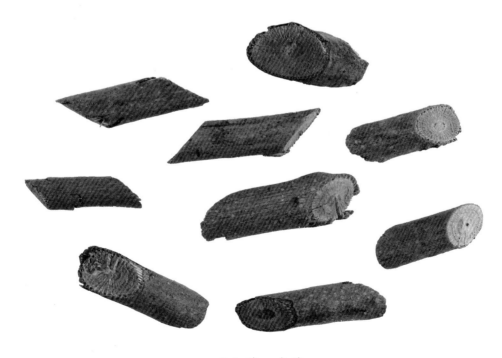

· 当归藤－老茎

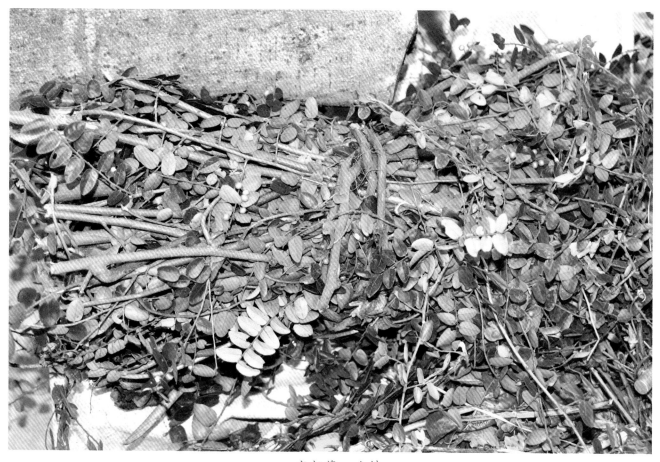

· 当归藤－全株

药用源流　《广西中药材标准》（1990年版）记载其地上部分（鲜）具有补血调经、强腰膝的功效；主治贫血，闭经，月经不调，白带，腰腿痛。《中华本草》记载其根及老茎具有补血、活血、强壮腰膝的功效；主治血虚诸证，月经不调，闭经，产后虚弱，腰腿酸痛，跌打骨折。

 分类位置

种子植物门	被子植物亚门	双子叶植物纲	紫金牛目	紫金牛科
Spermatophyta	Angiospermae	Dicotyledoneae	Myrsinales	Myrisinaceae

形态特征　攀援灌木或藤本。小枝密被锈色长柔毛。叶二列，叶片坚纸质，卵形，全缘。亚伞形花序或聚伞花序，腋生，花序基部多少具苞片，总梗不超过1cm，被锈色长柔毛，有花2~4朵或略多；花5数，萼片具缘毛；花瓣白色或粉红色，分离；雄蕊在雌花中退化，花丝短或无，在雄花中着生在花瓣的1/3处，花药背部有腺点；雌蕊在雌花中与花瓣等长。果球形，暗红色，无毛，宿存萼反卷。

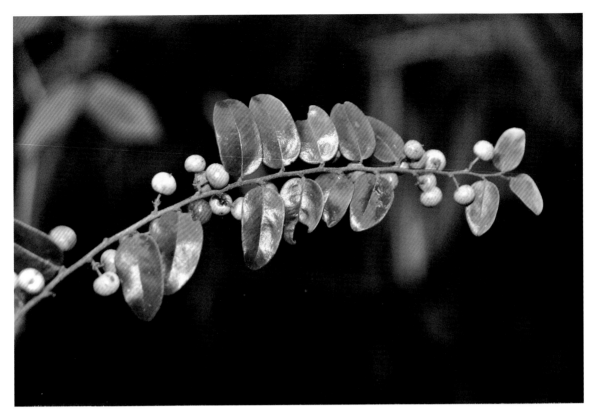

· 当归藤－果期

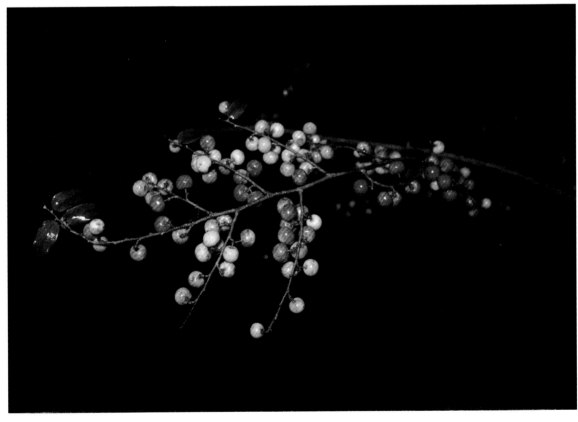

· 当归藤－果期

生境分布　生于海拔 300~1800m 的山间密林中或林缘，或灌木丛中。分布于西藏、贵州、云南、广西、广东、浙江、福建等。广西主要分布在德保、靖西、那坡、隆林、龙州等。

化学成分　全草含豆甾醇和维生素 E[1]。地上部分含没食子酸、原儿茶酸、儿茶素和表儿茶素[2]。根和根茎中含正三十烷酸乙醇、正三十烷酸、α- 菠甾醇和一个具侧链的羟基苯醌类化合物[3]。根、茎、叶均含挥发油，共有成分为 2- 正戊基呋喃、肉豆蔻酸、棕榈酸和亚油酸[4]。

药理作用　1. 补血作用

当归藤乙酸乙酯、正丁醇和水部位均可提高血虚模型小鼠的免疫功能和造血因子的表达，具有一定的补血作用[5]。

2. 抗炎、镇痛及抗凝血作用

当归藤醇提取物正丁醇部位各剂量均有明显的抗炎作用，其中高剂量抗炎药效较好。当归藤醇提取物石油醚部位中剂量有良好的镇痛作用，且其抗凝血效果最好[6]。

3. 抗氧化作用

当归藤多糖具有较强的抗氧化活性。当归藤多糖清除 DPPH 自由基的能力随着浓度的增加而增强，在 0.5mg/ml 时趋于稳定，其作用弱于抗坏血酸。当归藤多糖清除 ABTS+ 自由基的能力随着浓度的增加而增强，在 0.08mg/ml 时清除 ABTS+ 自由基的能力与抗坏血酸相当[7]。

附　　注　本品是广西特产中成药 "桂龙药膏" 的原料药材之一。

参考文献

[1] 阙祖亮, 刘鼎, 陈勇, 等 . 当归藤的化学成分研究 [J]. 中国民族民间医药,2017,26(5):5-9.

[2] 庞丹清, 阙祖亮, 陈勇, 等 . 不同产地的壮药当归藤中 4 个成分含量的测定 [J]. 辽宁中医杂志,2019,46(9):1919-1921.

[3] 陈家源, 卢文杰, 王雪芬, 等 . 小花酸藤子化学成分的研究 [J]. 华西药学杂志,1998,13(2):95-96.

[4] 卢森华, 李耀华, 陈勇, 等 . 当归藤不同部位挥发油成分 GC-MS 分析 [J]. 安徽农业科学,2012,40(2):733-735.

[5] 刘玟君, 阙祖亮, 李金洲, 等 . 当归藤补血有效部位的筛选及其补血机制研究 [J]. 中国药房,2020,31(3):293-297.

[6] 魏中璇, 刘鼎, 陈勇, 等 . 当归藤抗炎、镇痛及抗凝血有效部位的研究 [J]. 中药材,2015,38(11):2376-2380.

[7] 庞丹清, 阙祖亮, 陈勇, 等 . 响应面法优化当归藤多糖提取工艺及抗氧化活性研究 [J]. 时珍国医国药,2019,30(1):22-25.

肉桂

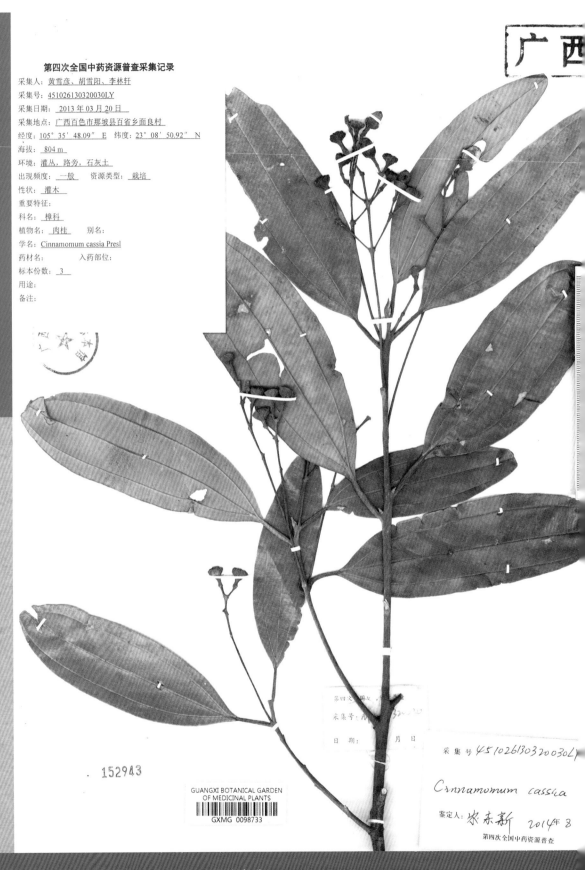

第四次全国中药资源普查采集记录

采集人：黄雪彦、胡雪阳、李林轩

采集号：451026130320030LY

采集日期：2013 年 03 月 20 日

采集地点：广西百色市那坡县百省乡面良村

经度：105°35′48.09″E　纬度：23°08′50.92″N

海拔：804 m

环境：灌丛，路旁，石灰土

出现频度：一般　资源类型：栽培

性状：灌木

重要特征：

科名：樟科

植物名：肉桂　别名：

学名：Cinnamomum cassia Presl

药材名：　　入药部位：

标本份数：3

用途：

备注：

152943

GUANGXI BOTANICAL GARDEN
OF MEDICINAL PLANTS
GXMG 0098733

采集号 451026130320030LY

Cinnamomum cassia

鉴定人：农东新　2014年 8

第四次全国中药资源普查

来源

樟科（Lauraceae）植物肉桂 *Cinnamomum cassia* Presl 的树皮。

民族名称

【壮族】棵非亚（柳城）。

【瑶族】野桂（金秀）。

【侗族】桂皮（三江）。

民 族 应 用

【壮族】药用树皮。切碎开水冲服或研粉开水冲服治胃寒痛，痢疾，慢惊风，体虚内寒，解断肠草中毒。

【瑶族】药用树皮。切碎开水冲服或研粉开水冲服治胃寒痛，坐骨神经痛，风湿痛；捣碎与猪脚煲，冲甜酒服治老人虚弱寒咳。

【侗族】药用树皮。切碎开水冲服或研粉开水冲服治急性胃肠炎，手足冰冷。

内服用量 3g。

药材性状 呈槽状或卷筒状，长 30~40cm，宽或直径 3~10cm，厚 0.2~0.8cm。外表面灰棕色，稍粗糙，有不规则的细皱纹和横向突起的皮孔，有的可见灰白色的斑纹；内表面红棕色，略平坦，有细纵纹，划之显油痕。质硬而脆，易折断，断面不平坦，外层棕色而较粗糙，内层红棕色而油润，两层间有 1 条黄棕色的线纹。气香浓烈，味甜、辣。

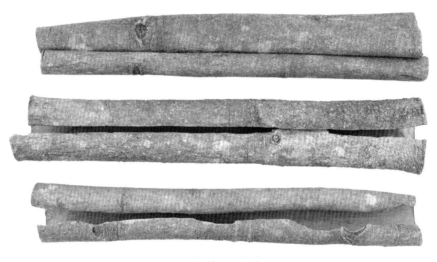

· 肉桂－树皮

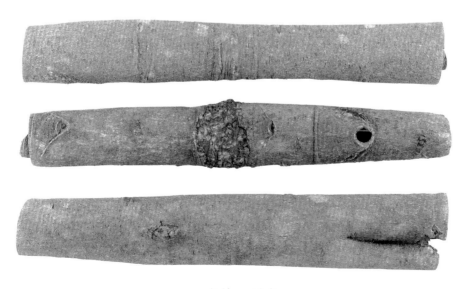

· 肉桂－树皮

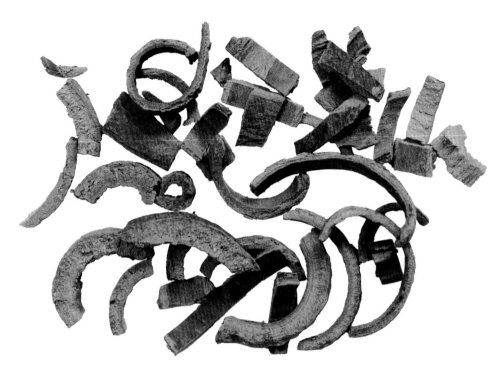

·肉桂－树皮·

药用源流　肉桂始载于《神农本草经》，列为上品，记载："桂，江南木，百药之长，梫桂也；南山经云，招摇之山多桂；郭璞云，桂，叶似枇杷，长二尺余，广数寸，味辛，白花，丛生山峰，冬夏常青，间无杂木；尔雅云，梫，木桂；郭璞云，今人呼桂皮厚者，为木桂，及单名桂者，是也，一名肉桂，一名桂枝，一名桂心。"《本草经集注》记载："今出广州者好，湘州、始兴、桂阳县即是小桂，亦有而不如广州者。交州、桂州者，形段小，多脂肉，亦好。"《新修本草》记载："菌桂，叶似柿叶，中有纵纹三道，表里无毛而光泽。牡桂，叶长尺许。菌桂、牡桂、桂心，已上三种，并同是一物。"《本草品汇精要》记载："桂，木高三四丈，其叶如柏叶而泽黑，皮黄心赤，凌冬不凋；牡桂，木高三四丈，皮薄色黄少脂肉，气如木兰，叶狭于菌桂而长数倍，亦似枇杷叶而大，四月生白花，全类茱萸，花不着子；菌桂，叶似柿叶而尖狭光净，中有三道文，花白叶黄，四月开花，五月结实，树皮青黄，肌理紧薄，无骨正圆如竹。桂出湘州、桂州、交州，[道地]桂阳、广州、观州。牡桂，生南海山谷，[道地]融州、桂州、交州、宜州甚良。菌桂，出交州、桂林及蜀都山谷岩崖间，[道地]韶州、宾州。"《本草纲目》记载："此桂广州出者好，交州、桂州者，形段小而多脂肉，亦好。……其大枝无肉，老皮坚板，不能重卷，味极澹薄，不入药用。小枝薄而卷皮二三重者良。"综上所述，肉桂随着交流的加强和药用的印证，从书籍记载到实际应用均逐渐演变为单一基原、多个药用部位、多个药材名称，即肉桂来源于樟科植物肉桂 *Cinnamomum cassia* Presl。《中华人民共和国药典》（2020年版 一部）记载其具有补火助阳、引火归元、散寒止痛、温通经脉的功效；主治阳痿宫冷，腰膝冷痛，肾虚作喘，虚阳上浮，眩晕目赤，心腹冷痛，虚寒吐泻，寒疝腹痛，痛经经闭。

分类位置	种子植物门	被子植物亚门	双子叶植物纲	樟目	樟科
	Spermatophyta	Angiospermae	Dicotyledoneae	Laurales	Lauraceae

形态特征 中等大乔木。一年生枝条略被短柔毛，当年生枝条密被灰黄色短绒毛。枝、叶、树皮干时有浓烈的肉桂香气。叶互生或近对生，长圆形至近披针形，长 8~34cm，宽 4~9.5cm，离基三出脉，先端稍急尖，基部急尖，叶下面和花序有黄色短绒毛。圆锥花序腋生或近顶生，花序与叶等长；花白色，能育雄蕊 9，退化雄蕊 3。果椭圆形，成熟时黑紫色；果托浅杯状。

生境分布 栽培种，原产我国，现广东、广西、福建、台湾、云南等的热带及亚热带地区广为栽培，其中尤以广西栽培为多。广西栽培在南宁、上林、横县、融水、桂林、阳朔、临桂、灌阳、龙胜、平乐、梧州、苍梧、藤县、岑溪、防城、上思、东兴、灵山、

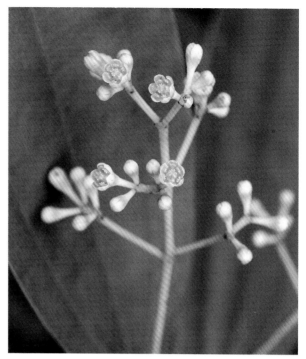

· 肉桂－花期

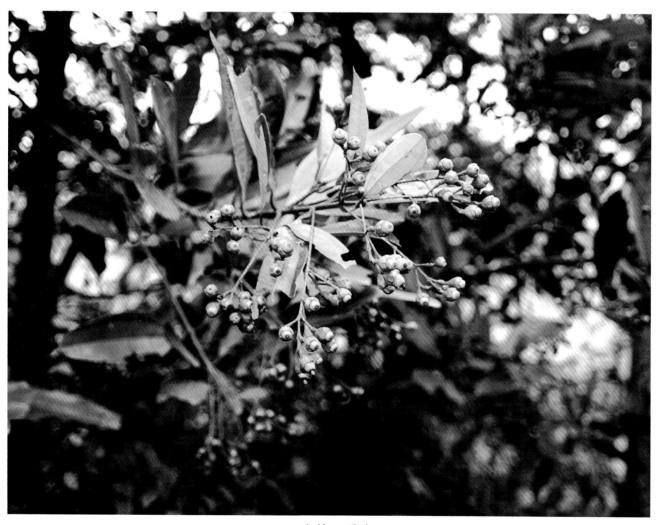

· 肉桂－果期

平南、桂平、玉林、容县、博白、北流、德保、靖西、昭平、金秀、龙州、天等、大新等。

化学成分 主要含有桂皮醛、肉桂醛、反式 – 茴香脑、α– 依兰烯、乙酸桂酯、苯乙醇、月桂烯、樟脑、桉叶油醇[1]等挥发性成分；月桂酸、棕榈烯酸、亚油酸、亚麻酸、油酸、十四烷酸、棕榈酸、硬脂酸、花生酸[2]等脂类成分，以及由 D– 呋喃葡萄糖、D– 木糖、D– 核糖、D– 阿拉伯糖等组成的多糖类成分[2]。还含有锡兰肉桂素、脱水锡兰肉桂素、脱水锡兰肉桂醇、锡兰肉桂醇、evofolin B、(+)– 丁香树脂素、山奈酚、豆甾醇[3]、(–)– 开环异落叶松脂醇、浙贝素、松柏醛[4]等成分。

药理作用 1. 抗炎、镇痛作用

肉桂挥发油具有抗炎、镇痛作用，能抑制葡聚糖诱导小鼠足趾肿胀和醋酸诱导小鼠扭体反应[5]。

2. 保肝作用

肉桂多酚能降低急性酒精性肝损伤小鼠的 ALT、AST 和 MDA 水平，提高 SOD 活性，减轻肝组织病理学改变[6]。

3. 抗氧化作用

肉桂总黄酮具有清除 DPPH 自由基、$ABTS^+$ 自由基活性，其总还原能力随着物质质量浓度的增大而增加[7]。

4. 抗菌作用

肉桂乙醇提取物对大肠杆菌、枯草芽孢杆菌、金黄色葡萄球菌、黑曲霉、青霉菌、啤酒酵母均有较强的抑制作用，其中对青霉菌的抑制效果最好，其 MIC 为 0.4ml/L[8]。

5. 降血糖、降血脂作用

肉桂提取物及其多酚具有降血糖、降血脂作用，对链脲佐菌素所致糖尿病小鼠胰脏损害具有细胞保护作用，其作用机制可能与通过调节胰岛细胞 Akt 信号通路从而促进胰岛 β 细胞分泌胰岛素有关[9,10]。

6. 抗肿瘤作用

肉桂醛能抑制 U14 荷瘤鼠瘤体生长，提高小鼠的生存质量，其作用机制可能与调节 PI3K/Akt/mTOR 信号通路有关[11]。

7. 其他作用

肉桂醛可改善高糖毒性对乳鼠心肌细胞的损伤，抑制心肌成纤维细胞的凋亡，其作用机制可能与刺激 miR-1252 的表达有关[12]。肉桂醛可改善高脂饮食喂养的 C57BL/6 小鼠骨强度，改善骨微结构，改善骨代谢，其作用机制可能与调节 Cathepsin K 的表达有关[13]。

参考文献

[1] 郭胜男,卢金清,蔡君龙,等.HS-SPME-GC-MS 联用分析不同产地肉桂挥发性成分 [J]. 中国调味品,2014,39(12):113-117,128.

[2] 李莉,石俊英.气相色谱 – 质谱联用分析肉桂多糖及脂类成分 [J]. 中药材,2013,36(4):578-580.

[3] 赵凯,姜勇,薛培凤,等.国产肉桂的化学成分研究 [J]. 中草药,2013,44(17):2358-2363.

[4] 杨秋霞,徐方方,吴云山,等.中药肉桂的化学成分研究 [J]. 世界中医药,2016,11(12):2785-2788.

[5] 艾勇,朱思阳,艾艳.肉桂挥发油的提取方法与抗炎镇痛作用研究 [J]. 广东化工,2020,47(15):50-53,56.

[6] 徐泽曦,陈丽琴,卢伟娜,等.肉桂多酚对急性酒精性肝损伤的保护作用 [J]. 上海医药,2020,41(3):65-68.

[7] 林款,徐丛玥,梁征,等.肉桂黄酮的提取纯化及其体外抗氧化活性 [J]. 食品科技,2019,44(7):267-272.

[8] 南洋,徐鹏,高宁,等.肉桂的化学成分及抑菌作用探索 [J]. 中国调味品,2016,41(3):158-160.

[9] 廖作庄,徐灵源,王金妮,等.肉桂多酚对链脲佐菌素致糖尿病小鼠的保护作用 [J]. 西安交通大学学报 (医学版),2019,40(1):162-166.

[10] 张赟赟,李嘉,杨海船,等.肉桂提取物对链脲佐菌素致实验性糖尿病小鼠的影响 [J]. 广西林业科学 ,2016,45(1):89-92.

[11] 尹兴忠,赵冬梅,刘蕾,等.肉桂醛对小鼠 U14 宫颈癌组织中 PI3K 表达的影响 [J]. 中成药 ,2017,39(1):188-191.

[12] 赵洪磊,杨大浩,何霞,等.肉桂醛抑制高糖诱导的心肌纤维化的机制研究 [J]. 黑龙江医学 ,2018,42(8):841-843.

[13] 朱如愿,刘海霞,柳辰玥,等.肉桂醛通过调节 Cathepsin K 改善高脂饮食 C57BL/6 小鼠骨微结构和骨强度的实验研究 [J]. 中华中医药学刊 ,2017,35(8):2108-2111.

朱砂根

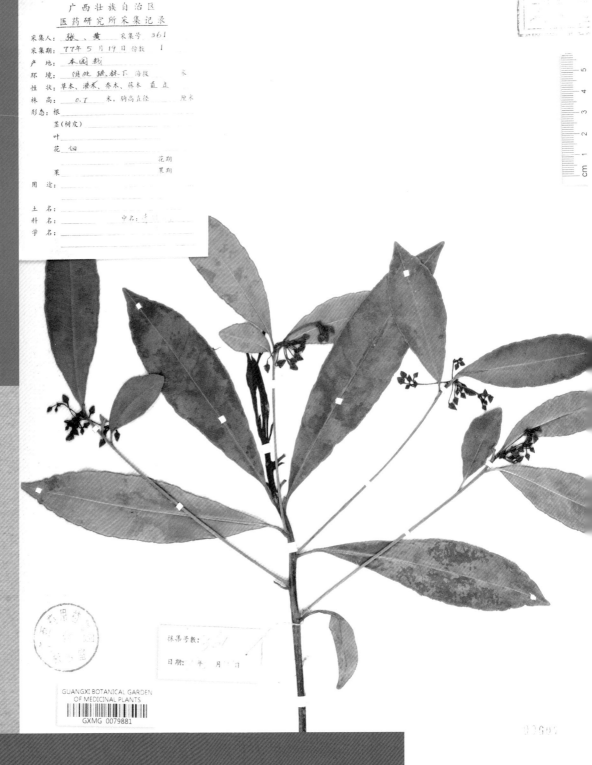

GUANGXI BOTANICAL GARDEN
OF MEDICINAL PLANTS

GXMG 0079881

采集号 361

Ardisia crenata Sims

鉴定人：   1979 年 2

来源

紫金牛科（Myrisinaceae）植物朱砂根 *Ardisia crenata* Sims 的根、叶、全株。

民族名称

【侗族】美凉伞，细羊巴（三江）。

【京族】挑又营（防城）。

【壮族】棵茶挡（象州），棵刚两（柳城），美丁公（上思）。

【瑶族】书商（都安），珍珠盖凉伞（金秀）。

【仫佬族】美咖（罗城）。

【苗族】仰埃敖（融水）。

民族应用

【壮族】药用根、叶。根水煎服或浸酒服兼搽患处治风湿疼痛，跌打肿痛；研粉开水冲服驱蛔虫。叶捣烂敷患处治外伤出血。

【瑶族】药用根、全株。水煎服或浸酒服兼搽患处治风湿疼痛，跌打肿痛，骨折；水煎服治妇女产后体弱，胃痛，腹痛，咽喉痛，牙痛。全株浸酒服兼搽患处治跌打损伤。

【仫佬族】药用根。根水煎服或浸酒服兼搽患处治风湿疼痛，跌打肿痛，跌打内伤。

【侗族】药用根、全株。根水煎服或浸酒服兼搽患处治风湿疼痛，跌打肿痛，跌打内伤；水煎服治黄疸型肝炎。全株水煎服治胃痛。

【苗族】药用根。水煎服或浸酒服兼搽患处治骨折；捣烂加白酒少量调匀，蘸药液塞患处治风火牙痛。

【京族】药用根、叶。根浸酒兼用叶捣烂调酒敷患处治跌打肿痛。

内服用量 15~30g；外用适量。

药材性状　根簇生于略膨大的根茎上，呈圆柱形，略弯曲，长 5~30cm，直径 0.2~1cm。表面灰棕色或棕褐色，可见多数纵皱纹，有横向或环状断裂痕，皮部与木部易分离。质硬而脆，易折断，断面不平坦，皮部厚，约占断面的 1/3~1/2，类白色或粉红色，外侧有紫红色斑点散在，习称"朱砂点"；木部黄白色，不平坦。茎圆柱形，呈长短不一的小段，表面灰褐色。叶片革质或坚纸质，椭圆形、椭圆状披针形至倒披针形，边缘具皱波状或波状齿，两面无毛，侧脉12~18 对，构成不规则的边缘脉，叶柄长约 1cm。气微，味微苦，有刺舌感。

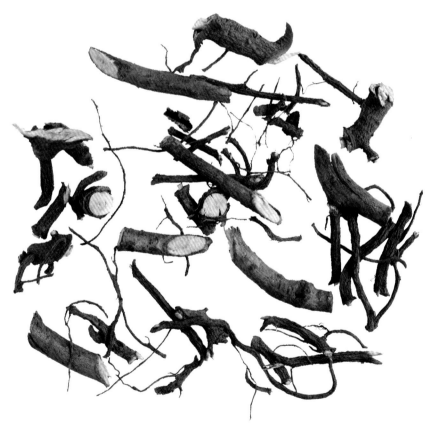

·朱砂根－根

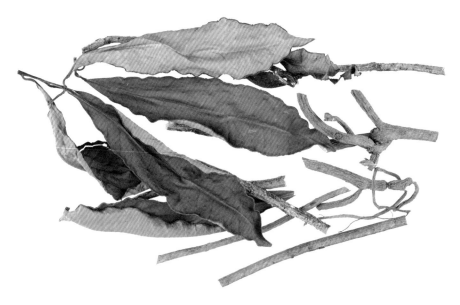

· 朱砂根－全株

药用源流 朱砂根始载于《本草纲目》，云："朱砂根生深山中，今惟太和山人采之。苗高尺许，叶似冬青叶，背甚赤，夏月长茂。根大如箸，赤色，此与百两金仿佛。根气味苦，凉，无毒。主治咽喉肿痹，磨水或醋咽之，甚良。"《生草药性备要》称为"凤凰肠"，云："凤凰肠，味甘，性平。治痰火、跌打，去瘀生新，宽筋续骨，医牛马圣药。一名老鼠尾。"《植物名图实考》云："朱砂根，《本草纲目》始著录，生太和山，叶似冬青叶，背甚赤，根大如箸，赤色，治咽喉肿痛，磨水或醋咽之。"所述及附图与现今所用朱砂根相符。《中华人民共和国药典》（2020 年版　一部）记载其干燥根具有解毒消肿、活血止痛、祛风除湿的功效；主治咽喉肿痛，风湿痹痛，跌打损伤。

分类位置	种子植物门	被子植物亚门	双子叶植物纲	紫金牛目	紫金牛科
	Spermatophyta	Angiospermae	Dicotyledoneae	Myrsinales	Myrsinaceae

形态特征 常绿灌木。茎无毛，侧生特殊花枝较长。单叶互生，边缘具皱波状或波状齿，具明显的边缘腺点。伞形花序或聚伞花序；花萼仅基部连合，萼片长圆状卵形，全缘，具腺点；花瓣白色，稀略带粉红色，卵形，具腺点；雄蕊较花瓣短，花药三角状披针形，背面具腺点；雌蕊与花瓣近等长或略长，子房无毛。果球形，具腺点。

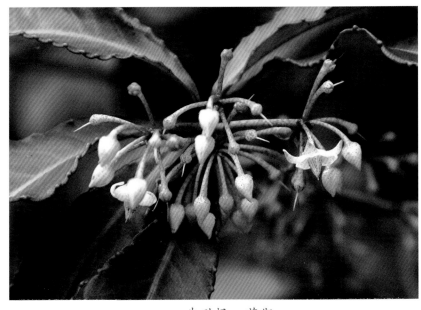

· 朱砂根－花期

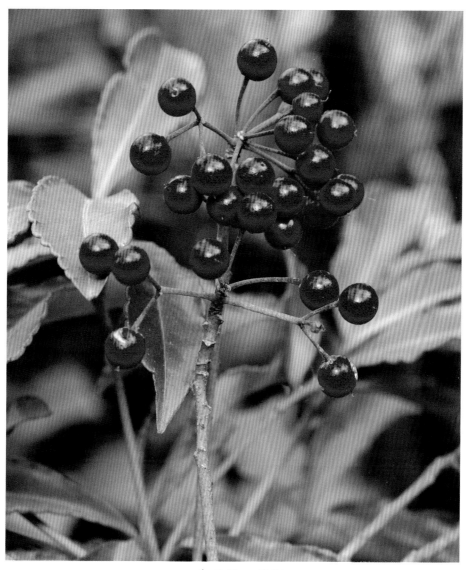

· 朱砂根 – 果期

生境分布　生于海拔 90~2400m 的疏、密林下阴湿的灌木丛中。分布于西藏东南部至台湾，湖北至海南等。广西全区各地均有分布。

化学成分　朱砂根中根、茎、叶部位不同所含化学成分有差异，其根中化学成分较茎和叶多，含有挥发油、三萜类、酚类、醌类、强心苷、有机酸、黄酮类、三萜皂苷、鞣质、氨基酸、糖类等；茎中含有的化学成分较少；叶中含有挥发油、有机酸以及糖类物质[1]。主要含朱砂根新苷 C–D、朱砂根新苷 N[2]、3–O–[6'–O–palmitoyl–β–D–glucosyl–]–spinasta–7,22(23)–diene、3–O–[6–O–palmitoyl]–β–D–glucopyranosyl stigmasterol[3]，还含岩白菜素及其衍生物：11–O–3,5– 二甲氧基苯甲酰基岩白菜素、11–O– 没食子酰基岩白菜素、11–O– 丁香酰基岩白菜素、11–O– 香草酰基岩白菜素、11–O–(3',4'– 二甲基没食子酰基) 岩白菜素、去甲基岩白菜素，以及紫金牛醌、无羁萜、β– 谷甾醇、胡萝卜苷和 1 种新颖的环状缩酚酸肽 FR900359[4]、5– 羟甲基糠醛、乙基 –β–D– 吡喃果糖苷、丁香酸、正丁基 –β–D– 呋喃果糖苷、正丁基 –α–D– 呋喃果糖苷、甲基 –α–D– 呋喃果糖苷、百两金皂苷 B、车叶草酸 [5]、异岩白菜素、ardisimamilloside F、astragalin、β– 胡萝卜苷 [6]。

药理作用　1. 抗炎抑菌作用

朱砂根醇提取物能显著降低醋酸致小鼠毛细血管通透性增高，明显抑制大鼠蛋清性足肿胀，对甲型、乙型溶血性链球菌和金黄色葡萄球菌有显著抑菌作用[7]。用一定浓度的岩白菜素处理 LPS 诱导的 RAW 264.7 细胞 24h，能降低炎症因子 TNF-α、IL-b 和 IL-1βmRNA 的表达[8]。

2. 抗生育作用

朱砂根的 60% 乙醇提取液有抗生育作用，其中的三萜皂苷有较好的抗早孕作用；小剂量的朱砂根总皂苷能造成成年小鼠、豚鼠和家兔的离体子宫收缩频率加快，振幅加大，张力明显升高，大剂量总皂苷能造成多种动物子宫强直性收缩[9]。

3. 抗肿瘤作用

朱砂根中的 5- 羟甲基糠醛、正丁基 -α-D- 呋喃果糖苷、百两金皂苷 B 等 9 个化合物对人乳腺癌细胞的增殖及对人乳腺癌细胞趋化转移有抑制作用，其中 5- 羟甲基糠醛、正丁基 -α-D- 呋喃果糖苷、百两金皂苷 B 的抗肿瘤转移活性较强，且正丁基 -α-D- 呋喃果糖苷在 0.8mg/L 剂量下对人乳腺癌细胞趋化转移的抑制率达到 93.8%[5]。朱砂根中的三萜皂苷混合物 ardisiacrispin(A+B) 对人白血病 HL60 细胞增殖有抑制作用，可通过阻断细胞于 S 期、诱导凋亡来抑制 HL60 细胞的增殖[10]。

4. 抗氧化作用

朱砂根具有体外清除自由基的作用，以乙酸乙酯部位提取物抗氧化活性最强[11]。

5. 毒副作用

小鼠口服百两金皂苷 A 的半数致死量 LD_{50} 为 1.44g/kg，95% 的可信限为 1.35~1.52g/kg，表明该天然三萜皂苷属于低毒化合物；200mg/kg 的百两金皂苷 A 对大鼠脏器能产生不同程度的毒性[12]。

参考文献

[1] 陈尚钘,胡文杰,黄艳丽,等.朱砂根化学成分的分析 [J].安徽农学通报,2007,13(18):152-153.

[2] LIU D L,ZHANG X,WANG S P,et al.A new triterpenoid saponin from the roots of *Ardisia crenata* [J].Chinese Chemical Letters,2011,22:957-960.

[3] 邹萍,黄静,郭弘川,等.红凉伞根茎皂苷化学成分研究 [J].天然产物研究与开发,2009,21:249-251.

[4] 张伟,李锟,李东,等.朱砂根化学成分和药理作用研究进展 [J].中国实验方剂学杂志,2011,17(11):279-282.

[5] 王雪,唐生安,翟慧媛,等.红凉伞抗肿瘤转移化学成分研究 [J].中国中药杂志,2011,36(7): 881-885.

[6] 郑重飞,冯子明,姜建双,等.圆齿紫金牛化学成分的研究 [J].中国中药杂志,2006,31(13): 1116-1117.

[7] 田振华,何燕,骆红梅,等.朱砂根抗炎抗菌作用研究 [J].西北药学杂志,1998,13(3):109-110.

[8] 郑胜眉,周兴,黄文涛,等.岩白菜素对 LPS 诱导 RAW264.7 细胞炎性因子产生及细胞形态变化的影响 [J].中药材,2020,43(1):206-210.

[9] 王怀真,何功倍,孙江桥,等.朱砂根三萜总皂苷对子宫的兴奋作用 [J].中草药,1988,19(11): 19-21.

[10] 魏少荫,李敏,刘岱琳,等.三萜皂苷混合物 ardisiacrispin(A+B) 对人白血病 HL60 细胞的增殖抑制作用及机制探讨 [J].中国药理学通报,2007,23(5):586-590.

[11] 李园园,李锟,王俊霞,等.朱砂根抑制 α- 葡萄糖苷酶与抗氧化活性研究 [J].天然产物研究与开发,2012,24(9):1257-1260.

[12] 蔡佳仲,张艳平,刘抗伦,等.百两金皂苷 A 的急性与亚急性毒性实验 [J].毒理学杂志,2012,26(1):70-72.

广西植物研究所采集记录

来人：黄俞松、盘波等　采集号：LYJX0197

集日期：2010 年 9 月 12 日

采地点：广西靖西县邦亮保护区邦亮大冬屯

　：690m

　：山地，石灰岩石山山坡

　：少见

　：亚灌木

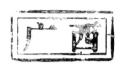

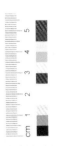

：238

份数：4

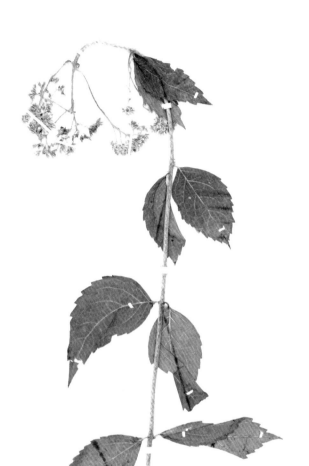

·· 78736

GUANGXI BOTANICAL GARDEN
OF MEDICINAL PLANTS

GXMG 0100612

华泽兰

来源

菊科（Compositae）植物多须公 *Eupatorium chinense* L. 的叶或全草。

民族名称

【瑶族】斑刀箭（恭城）。

【仫佬族】呢咯戒靶（罗城）。

【侗族】六月雪（三江）。

采集编号（Coll.No.）：LYJX0197

菊科 Asteraceae

多须公

Eupatorium chinese L.

鉴定人（Det.）：刘演

民 族 应 用

【瑶族】药用叶。捣烂敷"囟门"和伤口周围治毒蛇蛟伤。

【仫佬族】药用叶、全草。叶捣烂敷"囟门"和伤口周围治毒蛇蛟伤。全草水煎服治浮肿。

【侗族】药用全草。水煎服治月经过多，咽喉痛，高热。

内服用量 30~60g；外用适量。

药材性状　叶多卵形、宽卵形，两面粗涩，被白色短柔毛及黄色腺点，下面及沿脉的毛较密，边缘有规则的圆锯齿。根呈细长圆柱形，有的稍弯曲，上端稍粗，下端较细，长 5~35cm，最长可达 50cm，直径 0.1~0.6cm；表面灰黄色或棕褐色，有细微的纵皱纹及稍疏的须根痕；质硬而脆，易折断，断面纤维状，皮部棕灰色，易分离。中心木部较大。气香，味微辛、苦。

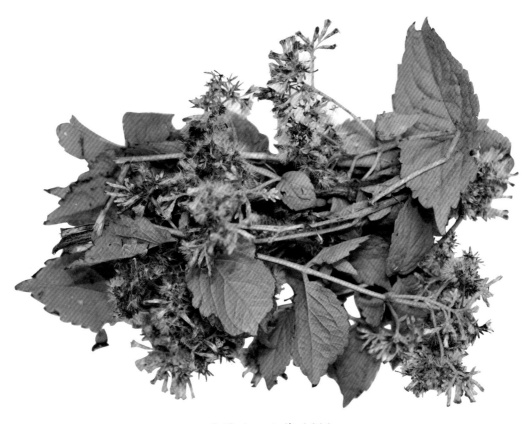

· 华泽兰 – 全草（鲜）

药用源流　华泽兰的药用功效始记载于《生草药性备要》，分列在"石辣""斑骨相思"条目下，云："石辣，性温。祛风散血，止血消疮，去瘀生新。一名千里急，一名泽兰。"又云："斑骨相思，味甘，性平。治跌打伤，壮筋骨，补足胫，煲水洗亦可。一名土牛膝，又名多须公，又名六月霜。马食者最良。"《本草求原》中记载："斑骨相思即六月霜、土牛膝、白须公、多须公。甘、平。壮筋骨，健腰膝，理跌打。马食良。"《广西中药材标准》（第二册）记载其具有清热解毒、凉血利咽的功效；主治白喉，扁桃体炎，咽喉炎，感冒高热，麻疹肺炎，支气管炎，吐血，血淋，外伤肿痛，毒蛇咬伤。

分类位置	种子植物门	被子植物亚门	双子叶植物纲	菊目	菊科
	Spermatophyta	Angiospermae	Dicotyledoneae	Asterales	Compositae

形态特征　多年生草本或小灌木。全株多分枝，分枝斜升。叶对生，无柄或几无柄；中部茎叶卵形、宽卵形，基部圆形，顶端渐尖或钝，羽状脉 3~7 对，叶两面粗涩，被白色短柔毛及黄色腺点，下面及沿脉的毛较密，全部茎叶边缘有圆锯齿。头状花序；总苞钟状，总苞片 3 层，覆瓦状排列，外层苞片被短柔毛及稀疏腺点，中层及内层苞片背面无毛但有黄色腺点；花冠外面被黄色腺点。瘦果淡黑褐色，椭圆状，散布黄色腺点。

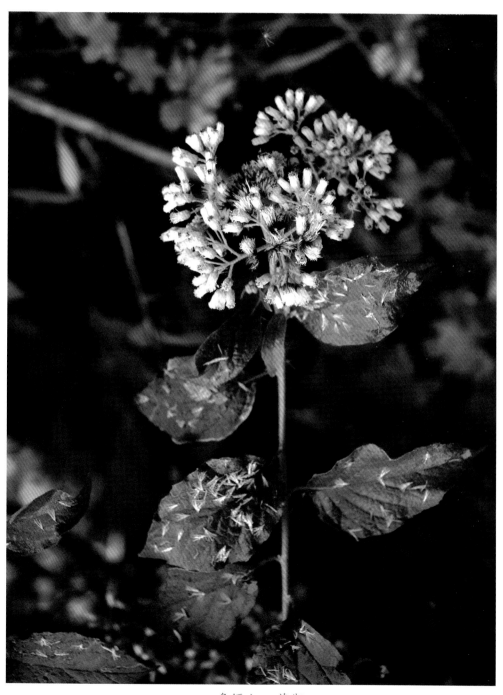

· 多须公 - 花期

849

生境分布　生于海拔 800~1900m 的山谷、山坡林缘、林下、灌丛或山坡草地上，村舍旁及田间或有之。分布于浙江、福建、安徽、湖北、湖南、广东、广西、云南、四川、贵州等。广西全区各地均有分布。

化学成分　花含 3,11- 二氧 ,Δ^{12}- 齐墩果烯、3β-(辛烷氧基)-11- 氧代烯烃 -12- 烯 -28- 酸、β- 香树脂醇、山奈酚 -3-O-β-D- 半乳糖苷、咖啡酸乙酯、5- 甲基 -2(1- 甲基乙基) 苯基 -β-D- 吡喃葡萄糖苷、eupalinolide K、11- 羟基 -10,11- 二氢泽兰素、dieupachinin E[1]。全草含 eupalinilide G、8β-(4'-hydroxytigloyloxy)-5-desoxy-8-desacyleuparotin、hiyodorilactone B、eupafolin[2] 等成分。根含达玛二烯醇乙酸酯、豆甾醇、邻苯二甲酸二丁酯、12,13-dihydroxyeuparin、2,5- 二乙酰基 -6- 羟基苯并呋喃、ruscodibenzofuran、2- 乙酰 -5-(1- 炔丙基)- 噻吩 -3-O-β-D- 吡喃葡萄糖苷[3] 等成分。

药理作用　1. 抗菌作用
多须公中的 3,11- 二氧 ,Δ^{12}- 齐墩果烯、山奈酚 -3-O-β-D- 半乳糖苷对金黄色葡萄球菌具有较好的抑制作用[1]，达玛二烯醇乙酸酯、5- 乙酰 -6- 羟基 -2- 异丙烯基苯并呋喃、2,5- 二乙酰基 -6- 羟基苯并呋喃、ruscodibenzofuran 等对肺炎克雷伯菌、大肠埃希菌和铜绿假单胞菌均有一定的抑制作用[3]。

2. 抗肿瘤作用
从多须公全草乙酸乙酯部位分离出化合物 eupalinilide G、8β-(4'-hydroxytigloyloxy)-5-desoxy-8-desacyle-uparotin 对人乳腺癌 MD-MAB-231 细胞、人胃癌 HGC27 细胞、小鼠黑色素瘤 B16、人肺癌 A549 细胞及人结肠癌 Caco2 细胞均有一定的抑制作用，其中化合物 8β-(4'-hydroxytigloyloxy)-5-desoxy-8-desacyle-uparotin 对人胃癌 HGC27 细胞、小鼠黑色素瘤 B16 有相对较好的选择性，并对 HGC27 细胞的抑制作用更加明显[2]。

3. 抗炎与解毒作用
多须公具有抗炎和清热解毒的作用，其水煎剂可抑制二甲苯所致小鼠耳郭肿胀，并随剂量的增加作用增强；能提高糖皮质激素诱导的免疫功能低下小鼠的免疫功能，水煎剂剂量为 1g/kg 时药效作用显著；水煎剂剂量为 1.5g/kg 时能对抗干酵母所致大鼠发热[4]。

附　注　根入药又叫广东土牛膝。

参考文献

[1] 陈禹 , 孙志滢 , 杨宇纯 , 等 . 华泽兰花部位化学成分及其抑菌活性研究 [J]. 天然产物研究与开发 ,2020,32(1):57-62.

[2] 尉小琴 , 刘呈雄 , 邹坤 , 等 . 华泽兰化学成分及其抗肿瘤活性研究 [J]. 中药材 ,2016,39(8):1782-1785.

[3] 刘梦元 , 虞丽娟 , 李燕慈 , 等 . 华泽兰根的化学成分及其体外抑菌活性研究 [J]. 天然产物研究与开发 ,2015,27(11):1905-1909,1949.

[4] 蒋毅萍 , 徐江平 , 黄芳 . 华泽兰清热解毒作用研究 [J]. 医药导报 ,2013,32(5):589-592.

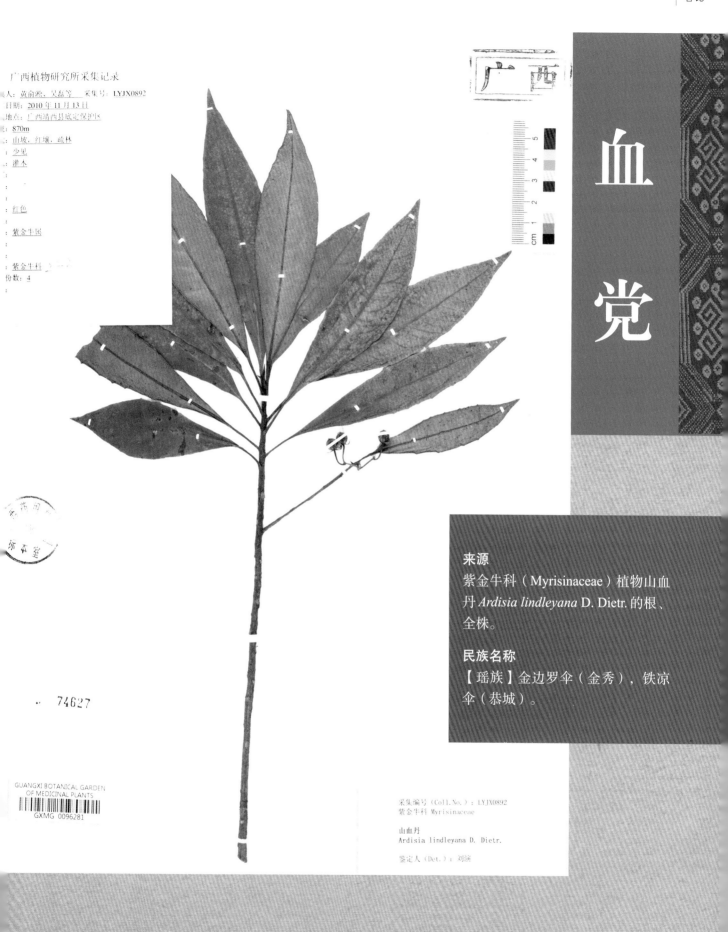

广西植物研究所采集记录

人：黄俞淞、吴磊等　采集号：LYJX0892

日期：2010 年 11 月 13 日

地点：广西靖西县底定保护区

：870m

：山坡，红壤，疏林

：少见

：灌木

：红色

：紫金牛属

：紫金牛科

份数：4

74627

GUANGXI BOTANICAL GARDEN
OF MEDICINAL PLANTS

GXMG 0096281

血

党

来源

紫金牛科（Myrisinaceae）植物山血
丹 *Ardisia lindleyana* D. Dietr. 的根、
全株。

民族名称

【瑶族】金边罗伞（金秀），铁凉
伞（恭城）。

采集编号（Coll. No.）：LYJX0892

紫金牛科 Myrisinaceae

山血丹

Ardisia lindleyana D. Dietr.

鉴定人（Det.）：刘演

民 族 应 用

【瑶族】药用根、全株。根浸酒服用兼搽患处治跌打损伤；水煎服治肝炎，肝硬化，月经不调，咽喉肿痛。全株水煎服治跌打损伤，风湿，胃痛，胆囊炎；加生盐捣烂敷患处可治血管瘤。

药材性状　根茎略膨大，上端残留有数条茎基，表面灰褐色，具不规则皱纹。根丛生，支根圆柱形，呈不规则弯曲，长短不一，直径 5~13cm，灰棕色或暗棕色，常附有黑褐色分泌物，具细纵纹及横向断裂痕；质硬，易折断，断面皮部常与木部分离；皮部厚，约占横断面的1/2，浅棕黄色，现紫褐色斑点，木部淡黄色，具放射状纹理；茎灰色，呈长短不一的小段。叶近全缘或具微波状齿，边缘反卷，背面被细微柔毛。气微，味淡。

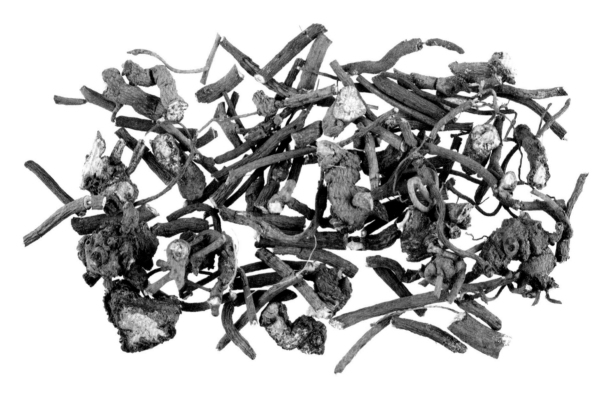

·血党－根

药用源流　《中华本草》记载其具有祛风湿、活血调经、消肿止痛的功效；主治风湿痹痛，痛经，经闭，跌打损伤，咽喉肿痛，无名肿痛。

	种子植物门	被子植物亚门	双子叶植物纲	紫金牛目	紫金牛科
分类位置	Spermatophyta	Angiospermae	Dicotyledoneae	Myrsinales	Myrsinaceae

形态特征 灌木。茎除侧生特殊花枝外，无分枝。叶片坚纸质或近革质，狭披针形或长圆状披针形，长7~11cm，宽1~2cm，具微波状齿或全缘，边缘反卷，无腺点，叶背具细鳞片，侧脉约8对。亚伞形花序，有花约7朵，被极细的微柔毛，着生于侧生特殊花枝顶端；花枝长5~11cm，顶端下弯，近顶端有1~2片叶；花梗长约1cm，被疏细微柔毛。果时萼片卵形或广卵形，无腺点，被疏细微柔毛，边缘近膜质。

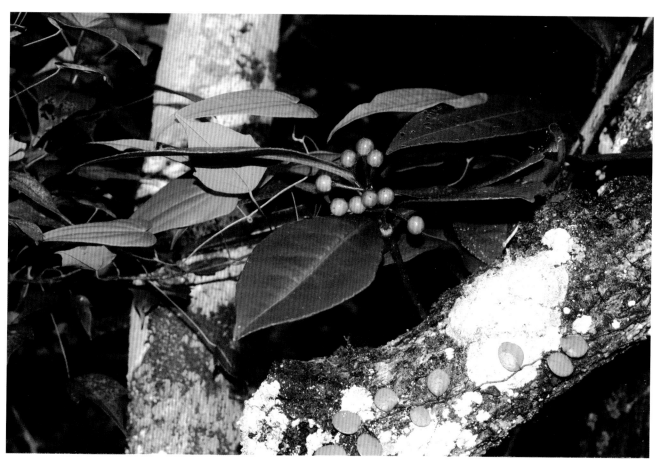

· 山血丹 – 果期

生境分布 生于土质肥厚的地方。分布于浙江、江西、福建、湖南、广东、广西等。广西主要分布在阳朔、临桂、荔浦、苍梧、防城、平南、玉林、北流、金秀等。

化学成分 含有 3- 羟基 -5- 十三烷基 – 苯甲醚、5- 十五烷基 -1,3- 间苯二酚、2- 甲氧基 -6- 十三烷基 -1,4- 苯醌、2- 甲氧基 -6- 十五烷基 -1,4- 苯醌、24- 乙基 – $\Delta^{7,22}$ – 胆甾二烯 -3- 酮、24- 乙基 – $\Delta^{7,22}$ – 胆甾二烯 -3- 醇、胡萝卜苷、香草酸、正三十四烷酸 [1]、射干醌 C、射干醌 D、射干醌 E [2]、2- 十三烷基 -3-[(2- 十三烷基 -4- 乙酰氧基 -6- 甲氧基)- 苯氧基]-6- 甲氧基 -1,4- 苯醌、2- 甲氧基 -4- 羟基 -6- 十三烷基 – 乙酸苯酯 [3]、正二十四烷酸、2- 甲基 -5-[14(Z)- 十九烯基]-1,3- 间苯二酚、2- 甲基 -5- 壬烷基 -1,3- 间苯二酚、3−O−(6'−O−palmitoyl)−β−D−glucosyl−spinasta−7,22(23)−diene、3−O−(6'−O−palmitoyl)−β−D−glucosylpyranosyl stigmaasterol、岩白菜素、11−O−(4'−O−methylgalloyl)−bergenin [4]，以及 3−tridecyl−2−(4−methoxy−3,6−dioxo−2−tridecyl−1,4−cyclohexadienyl)−1,5−benzenediol、3−pentadecyl−2−(4−methoxy−3,6−dioxo− 2−tridecyl−1,4−cyclohexadienyl)−1,5−benzenediol、1−O−methyl−5−tridecyl−1,3−benzenediol、5−pentadecyl−1,3−benzenediol、3β−O−

{α–L–rhamnopyranosyl–(1 → 2)–[β–D–glucopyranosyl–(1 → 4)–[β–D–glucopyranosyl–(1 → 2)]–α–L–arabinopyranosyl]}–13β,28–epoxy–16α,30–oleananediol、3β–O–{α–L–rhamnopyranosyl–(1 → 2)–[β–D–glucopyranosyl– (1 → 4)–[β–D–glucopyranosyl–(1 → 2)]–α–L–arabinopyranosyl]}–13β,28–epoxy–16α–oleananeol–30–one、4–hydroxy–6–memoxy–3–(4–methoxy–3,6–dioxo–2– tridecyl–1,4–cyclohexadienyl)–2–tridecylphenyl acetate、3–methoxy–4–(4–methoxy–3,6–dioxo– 2–tridecyl–1,4–cyclohexadienyl)–5–tridecylphenyl acetate、6–tridecyl–1,4–dihydroxy–2–methoxy– benzene–1–O–acetate[5]。

药理作用 1. 抑菌作用

山血丹对金黄色葡萄球菌、肺炎球菌、大肠杆菌、铜绿假单胞菌有明显的抑制作用[6]。

2. 其他作用

山血丹具有抑制鸡胚尿囊血管生长的作用[7]。岩白菜素对肝癌具有抑制作用，能显著抑制肝癌 HepG2 细胞的增殖、克隆形成、迁移和侵袭能力，并呈剂量依赖性；能抑制大鼠肝癌的生长，使肝癌体积减少，大鼠存活时间延长[8]。

附　注 同属植物九管血 *A. brevicaulis* Diels（又称矮茎紫金牛）为瑶医常用作"血党"药材，易混品为朱砂根 *A. crenata* Sims[9]。

参考文献

[1] 李春,岳党昆,卜鹏滨,等.血党化学成分的研究 [J].中国中药杂志,2006,31(7):562–565.

[2] 李春,岳党昆,卜鹏滨,等.血党中三个新化合物的结构鉴定 [J].药学学报,2006,41(9):830–834.

[3] 李春,岳党昆,卜鹏滨,等.血党中两个新化合物的结构鉴定 [J].药学学报,2007,42(9):959–963.

[4] 田祥琴,黄静,郭明娟,等.斑叶紫金牛化学成分的研究（Ⅰ）[J].天然产物研究与开发,2008(20):824–826,887.

[5] 李春.广西草药血党和五指牛奶化学成分的研究 [D].北京：中国中医研究院,2004:2–4.

[6] 李钊乐,钟丽雁.瑶药血党的临床运用 [J].中国民族民间医药杂志,2001,51:239–240.

[7] 孙悦文,梁钢,唐燕霞.四种抗肝癌中药对鸡胚绒毛尿囊膜血管生成的影响 [J].中国当代医药,2013,20(9):11–12.

[8] 陈业文,张灏,甘亚平,等.岩白菜素对肝癌的抑制作用 [J].重庆医学,2018,47(26):3365–3367,3371.

[9] 戴斌,丘翠嫦,周丽娜,等.瑶医用血党药材的生药学研究 [J].中草药,1996,27(10):621–624.

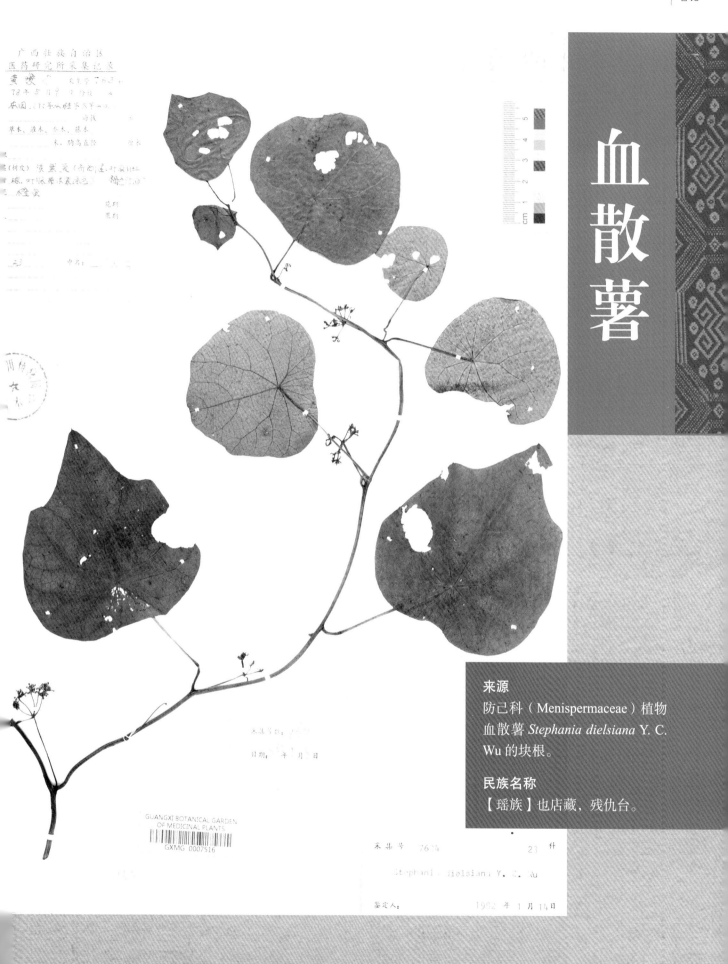

血散薯

来源
防己科（Menispermaceae）植物
血散薯 *Stephania dielsiana* Y. C.
Wu 的块根。

民族名称
【瑶族】也店藏，残仇台。

民 族 应 用

【瑶族】药用块根，有小毒。具有清热解毒、活血祛瘀、消肿止痛的功效。用于胃脘痛，产后腹痛，呕吐腹泻，痢疾，乳腺炎，腮腺炎，咽痛，口舌生疮，闭经，痈疮肿毒，跌打损伤及毒蛇咬伤。内服用量 9~15g，水煎服，或研粉 2~3g 开水冲服；外用适量，捣敷。

药材性状　呈椭圆形或长圆柱形团块状。表面灰褐色，有皮孔状凹点和须根痕；多切成片块，稍卷曲，直径 2~6cm，厚 3~6cm；切片灰黄色或黄棕色，不平整，具粗皱纹及棕色筋脉点（维管束）。质硬而脆，易折断，断面黄白色至黄棕色，显粉性。气微，味苦。

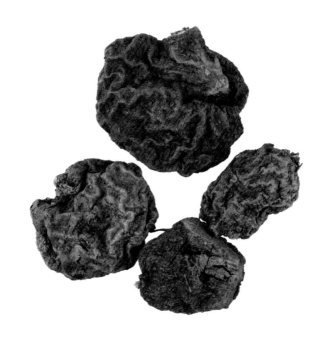

· 血散薯－块根

药用源流　《中华本草》记载其具有清热解毒、散瘀止痛的功效；主治上呼吸道感染，咽炎，疮痈，胃痛，胃肠炎，牙痛，神经痛，跌打损伤。

分类位置	种子植物门	被子植物亚门	双子叶植物纲	小檗目	防己科
	Spermatophyta	Angiospermae	Dicotyledoneae	Berberidales	Menispermaceae

形态特征　草质、落叶藤本。枝、叶含红色液汁；块根硕大，露于地面，表面有凸起的皮孔；枝稍肥壮，常紫红色，无毛。叶纸质，两面无毛；掌状脉紫色；叶柄与叶片近等长或稍过之。复伞形聚伞花序腋生或生于腋生、常具小型叶的短枝上，雄花序 1 至 3 回伞状分枝，小聚伞花序有梗；雄花萼片 6，有紫色条纹；雌花萼片 1，花瓣 2，均较雄花的小。核果红色，果核背部两侧各有 2 列钩状小刺，胎座迹穿孔。

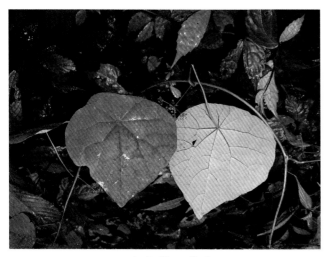

· 血散薯 – 花期

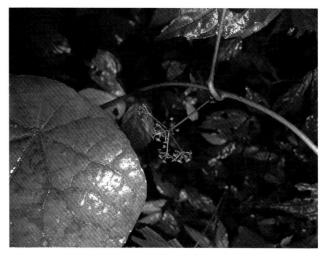

· 血散薯 – 花期

生境分布 生于林中、林缘或溪边多石砾的地方。分布于广东、广西、贵州、湖南等。广西主要分布在桂北、桂中等。

化学成分 主要含克列班宁、青风藤碱、千金藤碱[1, 2]、去氢千金藤碱、番荔枝宁[2]、左旋 – 四氢掌叶防己碱、异粉防己碱、头花千金藤碱、高阿罗莫灵碱、小檗胺[3]、ayuthianine、dehydrostephanine、cephamorphinanine、aknadinine、鹅掌楸碱、汉防己碱、1– 四氢帕马丁、(–)– 紫堇甲酚碱、氧代克斑宁、norcanelilline、戈米辛 A、戈米辛 B、五味子素 C、6–O– 苯甲酰五味子素、asterinin B、β– 谷甾醇[4]、豆甾醇、α– 波甾醇、β– 乳香酸、芦丁、槲皮素[5]。

药理作用 1. 抗肿瘤作用
千金藤碱可抑制结肠癌细胞增殖，提高结肠癌耐药细胞株 LoVo/5–FU 对 5–FU 的敏感性，其作用机制可能与抑制结肠癌细胞中 HO–1 和 NQO1 的表达水平有关[6]。
2. 抗菌、抗炎作用
血散薯醇提取物加入冰片和薄荷等成分制成 "依地红皮肤消毒剂"，对金黄色葡萄球菌、大肠杆菌、白色念珠菌有较好的抑制作用；对巴豆油所致小鼠耳郭肿胀和琼脂所致大鼠肉芽肿均有抑制作用[7]。

参考文献

[1] 谢培山, 徐瑞彦, 杨赞喜. 黔桂千金藤中的生物碱 [J]. 中草药,1980,11(10):433–434.

[2] 闵知达. 黔桂千金藤的生物碱研究 [J]. 中草药,1983,14(2):57–58.

[3] 朱兆仪, 冯毓秀, 何丽一, 等. 中国防己科千金藤属药用植物资源利用研究 [J]. 药学学报,1983,18(6):460–467.

[4] 张毅, 张盛, 章海燕, 等. 血散薯的化学成分 [J]. 中国天然药物,2009,7(3):199–202.

[5] 梁艳, 周德雄, 薛佳津, 等. 中药血散薯中非生物碱类化学成分研究 [J]. 广西师范大学学报 (自然科学版),2018,36(1):95–98.

[6] 马克龙, 汪远金, 汪天明, 等. 千金藤碱对结肠癌细胞 5– 氟尿嘧啶耐药性的逆转作用和对 HO–1 和NQO1 表达的影响 [J]. 江西中医学院学报,2013,25(2):59–63.

[7] 钮燕, 靳小青, 何晓文, 等. 依地红皮肤消毒剂的抗菌和抗炎实验研究 [J]. 海军医学杂志,2003,24(1):8–9.

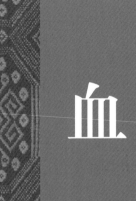

血

藤

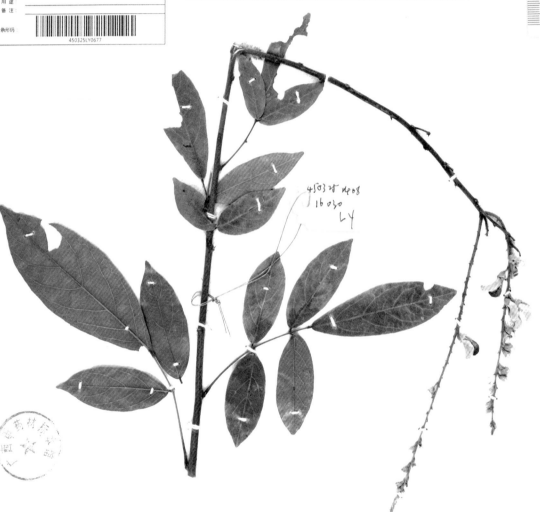

全国中药资源普查标本采集记录表

采集号	450325140816030LY	采集人	兴安县普查队
采集日期	2014年08月16日LY	海　拔(m)	319.0
采集地点	广西桂林市兴安县高尚镇金山村		
经　度	110°37′50.85″	纬　度	25°25′16.68″
植被类型	灌丛	生活型	藤本植物
水分生态类型	中生植物	光生态类型	阳性植物
土壤生态类型		温度生态类型	中温植物
资源类型	野生植物	出现多度	少
株高(cm)		直径(cm)	
根		茎（树皮）	
叶		芽	
花	紫花	果实和种子	
植物名	香花崖豆藤	科　名	豆科
学　名	Millettia dielsiana Harms		
药材名		药材别名	
药用部位		标本类型	腊叶标本
用　途			
备　注			
条形码			

450325LY0677

164697

GUANGXI BOTANICAL GARDEN
OF MEDICINAL PLANTS

GXMG 0110488

来源

蝶形花科（Papilionaceae）植物香花鸡血藤 *Callerya dielsiana* (Harms) P. K. Loc ex Z. Wei & Pedley［*Millettia dielsiana* Harms］的藤茎。

民族名称

【瑶族】藏美。

采集号 450325140816030LY

香花崖豆藤

Callerya dielsiana Ha

鉴定人：唐绍清　2014年8

第四次全国中药资源普查

民 族 应 用

【瑶族】药用藤茎。水煎或浸酒服治贫血，产后虚弱，风湿性关节炎，腰腿痛，筋骨酸痛，跌打损伤，闭经，月经不调。内服用量 12~30g。

药材性状　呈圆柱形，直 1.5~2.0cm。表面灰褐色，粗糙，皮孔椭圆形，栓皮鳞片状，纵向开裂。切片呈斜长椭圆形，皮部约占横切面半径 1/4~1/3，外侧淡黄色，内侧分泌物呈黑褐色；木部淡黄色，导管孔洞状，放射状排列呈轮状，髓小居中。气微，味微涩。

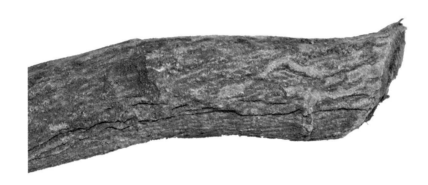

· 血藤－藤茎

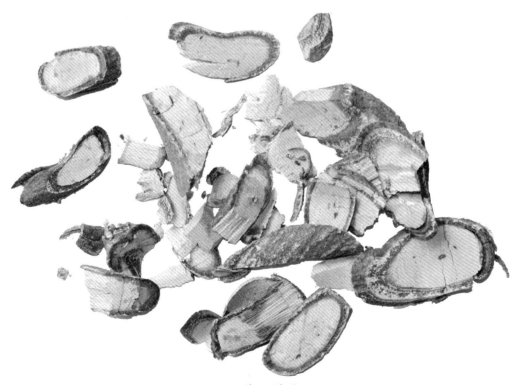

· 血藤－藤茎

药用源流　血藤的药用始载于《植物名实图考》，又名昆明鸡血藤，云："昆明鸡血藤，大致即朱藤，而花如刀豆花，娇紫密簇，艳于朱藤，即紫藤耶？褐蔓瘦劲，与顺宁鸡血藤异，浸酒亦主和血络。"根据其描述与附图，应与香花鸡血藤基本相符。《广西药用植物名录》记载其主治风湿骨痛，跌打损伤，腰痛，月经不调。

分类位置	种子植物门	被子植物亚门	双子叶植物纲	豆目	蝶形花科
	Spermatophyta	Angiospermae	Dicotyledoneae	Legumiales	Papilionaceae

形态特征　攀援灌木。单数羽状复叶互生；叶柄、叶轴被稀疏柔毛；小叶 2 对，先端锐尖。圆锥花序顶生，花萼阔钟状，密被锈色毛；蝶形花冠紫红色，旗瓣背面密被绢毛，雄蕊二体；子房线形，密被绒毛。荚果线形至长圆形，扁平，密被灰色绒毛，近木质。种子长圆状凸镜形，紫棕色。

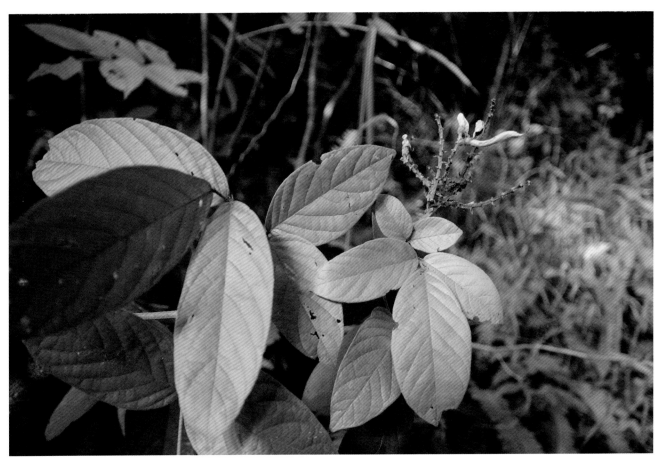

·香花鸡血藤－果期

生境分布　生于海拔 300~2500m 山坡处的混合林地和灌木丛、河谷处的灌木丛和林缘开阔处。分布于安徽、福建、甘肃、广东、广西、贵州、海南、湖北、湖南、江西、陕西、四川、云南、浙江等。广西主要分布在桂林、阳朔、贵港、容县、天峨、凤山、都安、龙州、桂西等。

化学成分　藤茎中含有刺芒柄花素、阿弗洛莫生、飞机草素、大豆素、毛蕊异黄酮、异 – 紫苜蓿异黄烷、异 – 木可马妥醇、垂崖豆藤异黄烷醌、驴食草酚、异甘草苷元、鹰嘴豆芽素 A、染料木素、伪蒈靛苷元、菜油甾醇、豆甾醇、无羁萜、蒲公英赛酮、鸡血藤醇。此外还含有木栓酮、表木栓醇、β– 谷甾醇、异甘草素、2',4',3,4– 四羟基查尔酮、羽扇烯酮 [1]、ichthynone、jamaicin、toxicarol isoflavone、6-methoxycalpogonium isoflavone A[2]、millesianins C 等。种子含植物凝集素 [3]。

药理作用　1. 抗炎作用

香花鸡血藤乙醇提取物对大鼠多形核白细胞悬液具有一定的抗炎作用，其中有 3 个化合物具有抗炎活性，抑制率大于 50%[4]。

2. 抗肿瘤作用

香花鸡血藤醇提取物体外对人胃癌细胞有抑制作用，IC_{50} 为 0.47μmol/L，对人肺腺癌细胞 A549、人肝癌细胞 Bel7402、人结肠癌细胞 HCT8、人卵巢癌细胞 A2780 表现出部分细胞株的一般活性 [4]。

附　　注　血藤属于广泛分布的药用植物，全国各地均有应用和收购。

参考文献

[1] 宋建兴, 胡旺云, 罗士德. 香花崖豆藤化学成分的研究 [J]. 西南林学院学报,1992,12(1):40-42.

[2] 巩婷, 王洪庆, 陈若芸. 香花崖豆藤中异黄酮类化合物的研究 [J]. 中国中药杂志,2007,32(20): 2138-2139.

[3] 曾仲奎, 郑建, 刘荣华. 岩豆 (*Millettia dielsiana* Harms ex Diels) 凝集素的分离纯化和性质研究 [J]. 生物化学杂志,1992,8(1):93-98.

[4] 巩婷. 白花油麻藤和香花崖豆藤化学成分及生物活性研究 [D]. 北京: 中国协和医科大学,2010.

冰糖草

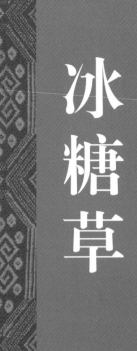

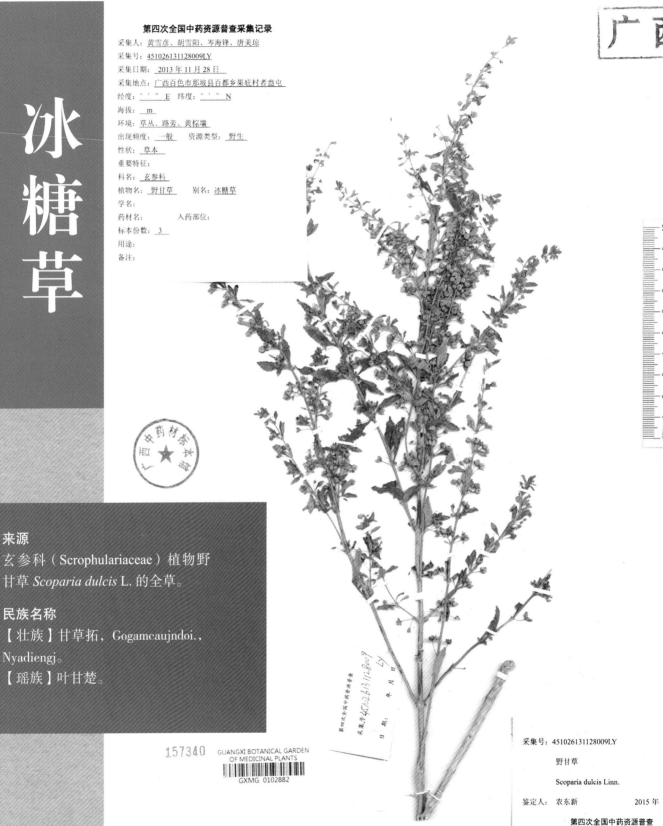

第四次全国中药资源普查采集记录

采集人：黄雪彦、胡雪阳、岑海锋、唐美琼

采集号：451026131128009LY

采集日期：2013 年 11 月 28 日

采集地点：广西百色市那坡县百都乡果庇村者益屯

经度：°　′　″ E　纬度：°　′　″ N

海拔：　　m

环境：草丛、路旁、黄棕壤

出现频度：一般　资源类型：野生

性状：草本

重要特征：

科名：玄参科

植物名：野甘草　别名：冰糖草

学名：

药材名：　　入药部位：

标本份数：3

用途：

备注：

广　西

157340　GUANGXI BOTANICAL GARDEN
OF MEDICINAL PLANTS

GXMG 0102882

采集号：451026131128009LY

野甘草

Scoparia dulcis Linn.

鉴定人：农东新　　　2015 年

第四次全国中药资源普查

来源

玄参科（Scrophulariaceae）植物野
甘草 *Scoparia dulcis* L. 的全草。

民族名称

【壮族】甘草拓，Gogamcaujndoi.，
Nyadiengj。

【瑶族】叶甘楚。

民族应用

【壮族】药用全草。鲜品与食盐少许同捣烂，水煎服治丹毒；鲜品捣汁调蜜服治喉炎；鲜品水煎服治肺热咳嗽，肝炎；鲜品捣汁外擦治湿疹，热痱；鲜品与红糖水煎服治脚气浮肿；水煎外洗治皮肤湿疹；和羊蹄草，陈仓米水煎服治细菌性痢疾；此外还可治疗热毒，热疹，绞肠痧，咽炎，痈疮，咽喉肿痛，木薯中毒，泄泻，水肿，湿热肠痢。内服用量 15~50g（鲜品 60~90g），水煎服；外用适量，鲜品捣烂外敷或捣汁外擦。

【瑶族】药用全草。主治感冒发热，咳嗽，肠炎，痢疾，毒蛇咬伤，痱子，湿疹。内服用量15~30g，水煎服；外用适量，捣汁涂。

药材性状　主根圆柱形，平直或带弯曲，往往分生侧根，再生细根；表面淡黄色，有纵皱纹；质坚脆。茎多分枝，黄绿色；小枝有棱角及狭翅，光滑无毛。叶常卷缩，绿色至黄棕色，展开成菱状卵形或菱状披针形；易脱落。蒴果小球形，多开裂。气微，味甜。

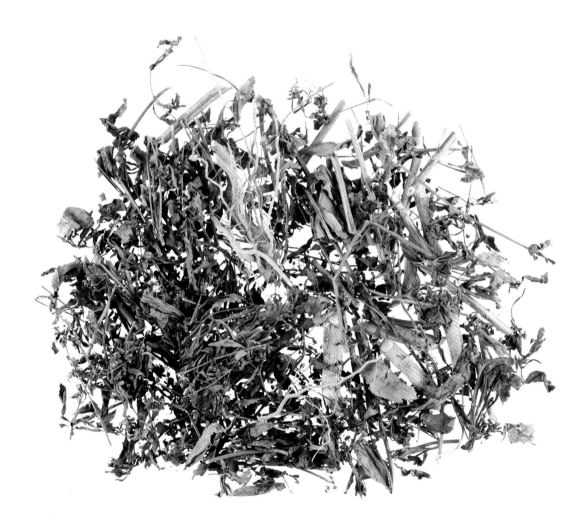

· 冰糖草 – 全草

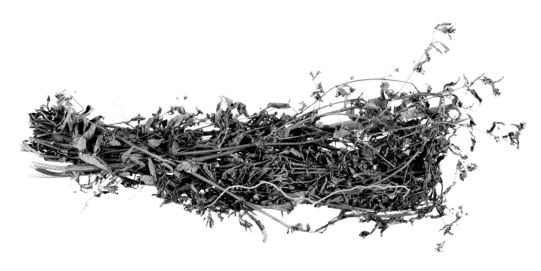

·冰糖草－全草

药用源流 《广西壮族自治区壮药质量标准　第二卷》（2011年版）记载其具有疏风清热、祛湿止痒的功效；主治感冒发热，肺热咳嗽，咽喉肿痛，肠炎，细菌性痢疾，小便不利，脚气水肿，湿疹，痱子。

分类位置	种子植物门	被子植物亚门	双子叶植物纲	玄参目	玄参科
	Spermatophyta	Angiospermae	Dicotyledoneae	Personales	Scrophulariaceae

形态特征 直立或半灌木状草本。茎多分枝，枝有棱角及狭翅，无毛。叶对生或轮生，菱状卵形至菱状披针形，枝上部叶较小而多。花生于叶腋，花梗细，无毛；无小苞片，萼分生，齿4，卵状矩圆形，顶端有钝头，具睫毛；花冠小，白色，有极短的管，喉部生有密毛，瓣片4；雄蕊4，花药箭形，花柱挺直，柱头截形或凹入。蒴果卵圆形至球形，室间室背均开裂，中轴胎座宿存。

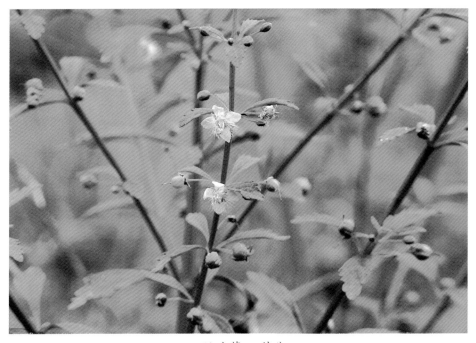

·野甘草－花期

生境分布 生于荒地、路旁，亦偶见于山坡。分布于广东、广西、云南、福建等。广西主要分布在南宁、武鸣、临桂、梧州、苍梧、藤县、岑溪、合浦、钦州、贵港、平南、桂平、博白、北流、昭平、金秀等。

化学成分 主要含5,6,4'-三羟基黄酮7-O-α-L-2,3-二-O-乙酰基吡喃鼠李糖基-(1→6)-β-D-吡喃葡萄糖苷、芹菜素7-O-α-L-3-O-乙酰基吡喃鼠李糖基-(1→6)-β-D-吡喃葡萄糖苷、芹菜素7-O-α-L-2,3-二-O-乙酰基吡喃鼠李糖基-(1→6)-β-D吡喃葡萄糖苷[1]。冰糖草挥发油含植酮、石竹烯、α-石竹烯、氧化石竹烯、表双环倍半水芹烯、芳姜黄酮、十七烷、肉豆蔻醛、邻苯二甲酸异丁基十一烷酯[2]等。

药理作用 1. 对胃的作用

野甘草乙醇提取物对大鼠胃 H^+/K^+-ATP 酶活性有抑制作用[3]。野甘草乙醇提取物对大鼠胃溃疡有治疗作用[4]。

2. 抗肿瘤作用

野甘草醇对胸腺激酶依赖的更昔洛韦阻断前列腺癌、膀胱癌进展有一定的增效作用[5,6]。

3. 降血糖作用

野甘草叶水提取物具有剂量相关的降血糖作用，剂量为 450mg/kg 时的作用最显著，可使空腹血糖降至 83.60mg/dl；该剂量对血红蛋白和糖基化血红蛋白的作用亦最明显，可使前者升至 12.11g/dl，后者降至 0.33mg/g[7]。

4. 抗氧化作用

野甘草精油和水煮提取物均有一定的抗氧化活性，特别是水煮提取物的活性较强，其抗氧化活性与总酚含量存在较好的线性关系[8]。

5. 其他作用

对麻醉猫静脉注射野甘草根的水或醇提取物，均可引起血压下降及呼吸抑制。静脉注射野甘草根的水或醇提取物对离体蟾蜍心脏有兴奋作用；对离体兔十二指肠的张力及运动均有抑制作用；对离体大鼠子宫略有兴奋作用。

参考文献

[1] 祝传宝.野甘草中能增强神经生长因子活性的乙酰化黄酮苷[J].国外医药（植物药分册）,2005,20(2):75.

[2] 姚亮,黄健军.冰糖草挥发油化学成分的 GC-MS 分析[J].中国实验方剂学杂志,2012,18(5): 101-103.

[3] 刘波,陆明,刘凡.野甘草乙醇提取物对胃 H^+/K^+-ATP 酶活性作用的研究[J].中国实用内科杂志,2006,26(1):100-101.

[4] 刘波,陆明,刘凡.野甘草乙醇提取物治疗大鼠胃溃疡作用的研究[J].现代中西医结合杂志,2007,16(19):2654.

[5] 杨彩云,薛文勇,齐进春,等.野甘草醇对胸腺激酶依赖的更昔洛韦在前列腺癌裸鼠体内的增效作用[J].河北医科大学学报,2015,36(12):1397-1399.

[6] 瞿长宝,蔡文清,王圆圆,等.野甘草醇对胸腺激酶依赖的丙氧鸟苷阻断膀胱癌进展的增效作用[J].中华实验外科杂志,2013,30(9):1912-1914.

[7] 佚名.野甘草提取物对四氧嘧啶诱导的高血糖大鼠的降血糖作用[J].国外医药（植物药分册）,2003,18(6):264.

[8] 李华涛,苏东海,尚涛,等.几种常用中草药抗氧化活性研究[J].天然产物研究与开发,2008, 20:974-982.

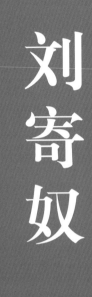

刘寄奴

广西药用植物园（GXMG）

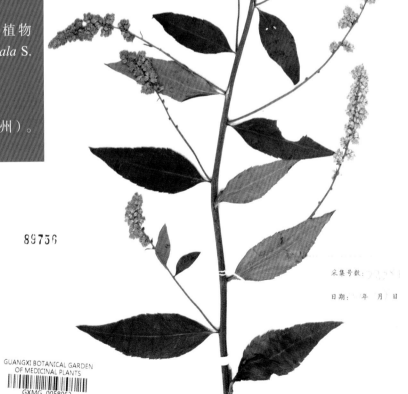

来源
菊科（Compositae）植物
奇蒿 *Artemisia anomala* S.
Moore 的全草。

民族名称
【瑶族】六月雪（全州）。

89756

Det. 陈艺林   2012 年 8 月

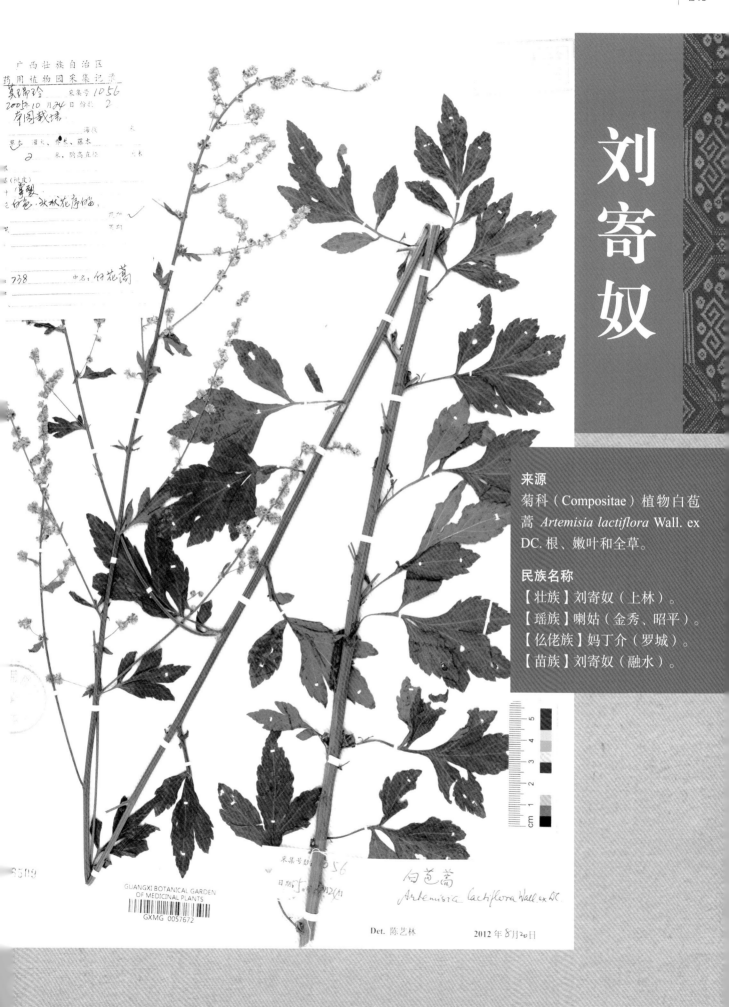

刘寄奴

来源
菊科（Compositae）植物白苞蒿 *Artemisia lactiflora* Wall. ex DC. 根、嫩叶和全草。

民族名称
【壮族】刘寄奴（上林）。
【瑶族】喇姑（金秀、昭平）。
【仫佬族】妈丁介（罗城）。
【苗族】刘寄奴（融水）。

民 族 应 用

奇蒿

【瑶族】药用全草。水煎服治中毒性消化不良。内服用量15~20g。

白苞蒿

【壮族】药用嫩叶、全草。嫩叶捣烂敷患处治筋断；捣烂调酸醋搽患处治牛皮癣。全草水煎服治血崩，产后流血，小产流血，四肢浮肿，产后恶露未净。

【瑶族】药用根、嫩叶、全草。根水煎服治血崩。嫩叶与鸡蛋炒，加水煎服治血崩。全草水煎服治血崩，产后流血，小产流血；切碎与鸡蛋煎服治月经不调，不孕症。

【仫佬族】药用全草。捣烂酒炒敷患处治跌打肿痛。

【苗族】药用根、嫩叶、全草。用于治疗血崩，筋断，牛皮癣，产后流血，四肢浮肿，产后恶露未尽，月经不调，不孕，跌打肿痛。

内服用量 30g；外用适量。

药材性状　奇蒿　根呈长短不一的圆柱形小段，断面近白色。茎呈圆柱形，长 60~90cm，直径 2~4mm，表面棕黄色至棕绿色，或带紫色，被白色绒毛，具细纵棱。质硬，折断面纤维性，黄白色，中央具白色而疏松的髓。叶互生，通常干燥皱缩或脱落，展开后叶片为长卵圆形，长 5~10cm，宽 2~4cm，叶缘有疏而锐尖的锯齿，上表面棕绿色，下表面灰绿色，被白色柔毛。枝梢常带花穗，头状花序，橘黄色。气微芳香，味微苦。

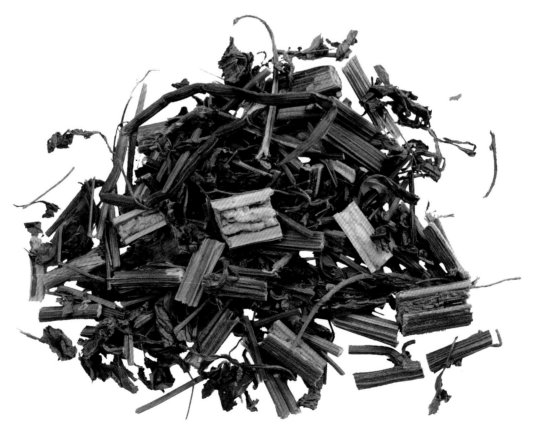

· 刘寄奴－全草（奇蒿）

白苞蒿　根呈长短不一的圆柱形小段，外皮稍粗糙。茎枝圆柱形或稍扁，直径 0.3~0.8cm，部分老茎直径可达 1.5cm；表面深绿色至褐色，有明显的纵向棱线，质稍韧，不易折断；切面灰黄色，略显纤维性，中空而有较宽广的髓。叶多已皱缩或破碎，完整叶片展平后呈羽状分裂或深裂，似鸭掌状，裂片卵形，近顶端一片较大，裂片边缘有疏锯齿；上表面深绿色至褐色，下表面色略浅，无毛，有较长的叶柄。有的枝端带有密集成穗状的黄白色头状花序，单个头状花序长圆形，细小。气微，味淡。

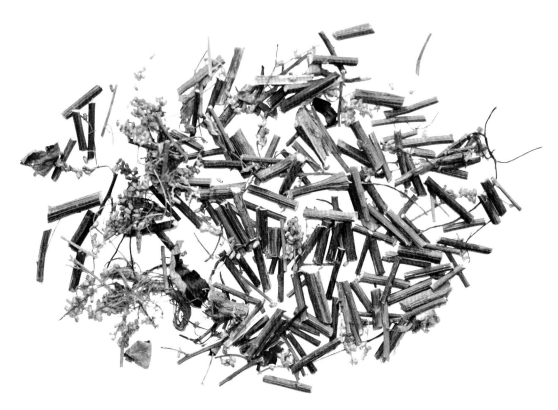

· 刘寄奴－全草（白花蒿）

药用源流　刘寄奴的药用始载于《雷公炮炙论》，云："采得后，去茎叶，只用实。凡使，先以布拭上薄壳令净，拌酒蒸，从巳至申，出，曝干用之。"《新修本草》云："刘寄奴草，味苦，温。主破血，下胀，多服令人痢。生江南。茎似艾蒿，长三四尺，叶似兰草，尖长，子似稗而细，一茎上有数穗。"《本草图经》云："今河中府、孟州、汉中亦有之。春生苗，茎似艾蒿，上有四棱，高三二尺已来；叶青似柳；四月开碎小黄白花，形似瓦松；七月结实似黍而细，一茎上有数穗互生；根淡紫色似蒿苣。六月、七月采，苗、花、子通用也。"并附有滁州刘寄奴图。《本草纲目》亦云："刘寄奴一茎直上。叶似苍术，尖长糙涩，面深背淡。九月茎端分开数枝，一枝攒簇十朵小花，白瓣黄蕊，如小菊花状。花罢有白絮，如苦荬花之絮。其子细长，亦如苦子。"根据其描述及附图，与今菊科奇蒿相符。古代使用的刘寄奴亦存在同名异物现象，《蜀本草》云："又《图经》云，叶似菊，高四五尺，花白，实黄白，作穗，蒿之类也。今出越州，夏收苗，日干之。"其记载可能为同属植物白苞蒿，其性味、功能主治亦与奇蒿相近，且两者所含化学成分亦有某些相似之处。故其在两广地区也作为刘寄奴药材使用，称为"广刘寄奴"。《广西中药材标准》（1990年版）记载其具有活血散瘀、通经止痛、消积除胀的功效；主治产后瘀血腹痛，月经不调，闭经，食积腹胀，跌打损伤。

分类位置	种子植物门	被子植物亚门	双子叶植物纲	菊目	菊科
	Spermatophyta	Angiospermae	Dicotyledoneae	Asterales	Compositae

形态特征　奇蒿　多年生草本。主根不明显。茎单生，具纵棱。叶厚纸质，背面初时微有蛛丝状绵毛，后脱落；中部叶卵形、长卵形或卵状披针形，边缘具细锯齿。头状花序，在茎上端组成圆锥花序；总苞片3~4层；雌花4~6朵，花冠狭管状，檐部具2裂齿，花柱长，先端2叉；两性花6~8朵，花冠管状，花药线形，先端附属物尖，长三角形，基部圆钝。瘦果倒卵形或长圆状倒卵形。

白苞蒿　多年生草本。主根明显，茎单生，直立。叶薄纸质；中部叶卵圆形或长卵形，二回或一至二回羽状全裂，裂片或小裂片形状变化大。头状花序长圆形，在茎端组成圆锥花序；总苞片3~4层；雌花3~6朵，花冠狭管状，檐部具2裂齿，花柱细长，先端2叉；两性花4~10朵，花冠管状，花药椭圆形，先端附属物尖，长三角形，花柱近与花冠等长，先端2叉。瘦果倒卵形。

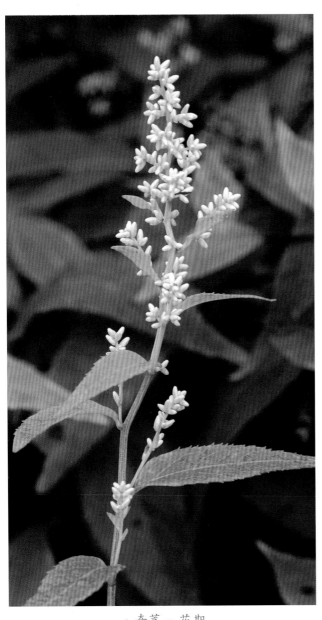

·奇蒿－花期

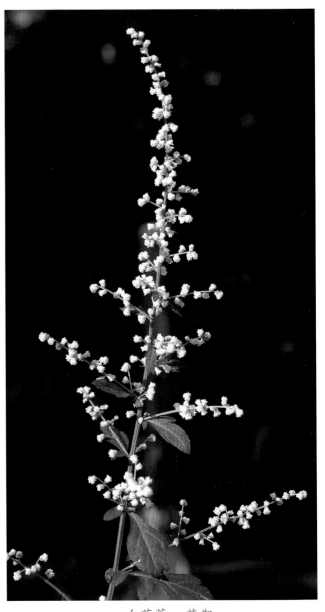

·白苞蒿－花期

生境分布　奇蒿　生于低海拔地区林缘、路旁、沟边、河岸、灌丛及荒坡等地。分布于河南、江苏、浙江、安徽、江西、福建、台湾、湖北、湖南、广东、广西、四川、贵州等。广西主要分布在柳江、鹿寨、融安、融水、桂林、临桂、灵川、全州、兴安、永福、灌阳、龙胜、资源、平乐、恭城、贺州、昭平、富川、罗城、环江、宜州、来宾、金秀等。

白苞蒿　生于林下、林缘、灌丛边缘、山谷等湿润或略为干燥地区。分布于陕西、甘肃、江苏、安徽、浙江、江西、福建、台湾、河南、湖北、湖南、广东、广西、四川、贵州、云南等。广西全区各地均有分布。

化学成分　奇蒿主要含有西米杜鹃醇、β-谷甾醇、4-甲氧基水杨酸、肉桂酸、7-甲氧基香豆素、3-吲哚甲酸、(6S,9R)-长寿花糖苷、蔗糖 [1]、rehmaglutin D、金圣草酚、木犀草素、芹菜素、对羟基苯丙烯酸 [2]、柚皮素、山奈酚、柯伊利素、棕矢车菊素 [3] 等成分。

白苞蒿主要含有 hinokinin、conicaoside、墙草碱、sintenin、(+)-表松脂素、榕醛、对羟基苯乙酮、落叶松脂醇-4-O-β-D-葡萄糖苷 [4]、去氢吐叶醇、chrysindin D、山茶皂苷元 A、4'-O-甲基高山金莲花素、狭叶墨西哥蒿素、假虎刺酮 [5] 等成分。

药理作用　1. 抗缺氧作用

刘寄奴水煎醇沉液 5g（生药）/kg 腹腔注射，对由氰化钾或亚硝酸钠所致小鼠组织性缺氧和结扎颈总动脉所致脑循环障碍性缺氧有明显的保护作用。

2. 抗动脉粥样硬化作用

刘寄奴黄酮能明显降低动脉粥样硬化 (AS) 模型大鼠血液中 TC、TG 及 LDL-C 的含量，升高 HDL-C 水平，对 AS 模型大鼠具有治疗作用 [6]。

3. 抗菌作用

奇蒿氯仿、乙酸乙酯部位的芹菜素、异泽兰黄素、咖啡酸对临床常见致病菌具有不同程度抗菌活性，其中异泽兰黄素对金黄色葡萄球菌抗菌活性最强 [7]。

4. 抗氧化作用

白苞蒿具有较强的抗氧化活性，其甲醇提取物清除 OH 自由基率可达 95.5% [8]。

5. 保肝作用

刘寄奴黄酮对肝脏有保护作用，对大鼠非酒精性脂肪肝脂肪代谢及肝功能有明显改善作用，能使大鼠血清中的 TC、TG、AST、ALT，LDL-C 明显降低，HDL-C 明显升高；肝脏中的 TC、TG、AST、ALT、MDA 明显降低，SOD、T-GSH 明显升高 [9]。

6. 促创面愈合作用

奇蒿氯仿提取物有明显的促进大鼠烧伤创面愈合的作用 [10]。

7. 抗肿瘤作用

白苞蒿内生真菌粗提取物对人骨髓白血病细胞系 (HL60)、人乳腺癌细胞系 (MCF7) 和人前列腺癌细胞系 (PC3) 的生长有较好的抑制活性，其中以链格孢属 GYBH47 菌株粗提取物的抗肿瘤活性最佳，其对 3 种肿瘤细胞株的生长均有明显抑制作用 [11]。

附　注　古代应用的刘寄奴，除奇蒿外，可能还有同属植物白苞蒿、一枝黄花属一枝黄花、千里光属羽叶狗舌草及玄参科植物阴行草。这些植物在不同地区亦作刘寄奴药用，用时注意鉴别 [12]。

参考文献

[1] 温晶,史海明,昝珂,等.刘寄奴的化学成分研究 [J]. 中草药,2010,41(6):870-873.

[2] 肖同书,王琼,蒋骊龙,等.刘寄奴化学成分研究 [J]. 中草药,2013,44(5):515-518.

[3] 徐瑞兰,师彦平.刘寄奴的化学成分研究 [J]. 中草药,2014,45(11):1521-1525.

[4] 陈曦,李喜安,南泽东,等.白苞蒿地上部分化学成分的研究 [J]. 中成药,2020,42(1):97-101.

[5] 肖美添,骆党委,昝珂,等.白苞蒿的化学成分研究（Ⅲ）[J]. 中国药学杂志,2015,50(3):209-212.

[6] 刘金武,刘添,王子金,等.刘寄奴对动脉粥样硬化临床疗效及血脂水平的影响 [J]. 中西医结合心血管病电子杂志,2018,6(2):82-83.

[7] 陈俊,徐雷,曹青青,等.中药奇蒿氯仿、乙酸乙酯提取物的抗菌化学组分研究 [J]. 第二军医大学学报,2016,37(2):236-241.

[8] 邱丽花,林雄平,韩君,等.白苞蒿不同溶剂提取物多酚含量及抗氧化活性 [J]. 福建林业科技,2018,45(2):22-25.

[9] 吴祈萱,贾舞阳,姚思思,等.刘寄奴黄酮对非酒精性脂肪肝脂肪代谢及肝功能的影响 [J]. 饮食科学,2017,24:19.

[10] 年华,秦路平,郑汉臣,等.奇蒿不同溶剂提取物对大鼠烧伤创面愈合的作用 [J]. 第二军医大学学报,2004,25(12):1385-1387.

[11] 钱一鑫,康冀川,雷帮星,等.贵州白苞蒿抗肿瘤、抗氧化内生真菌的筛选与鉴定 [J]. 中国中药杂志,2014,39(3):438-441.

[12] 杜华洲,罗集鹏.刘寄奴的本草考证及紫光谱法鉴别 [J]. 中药材,2004,27(9):638-640.

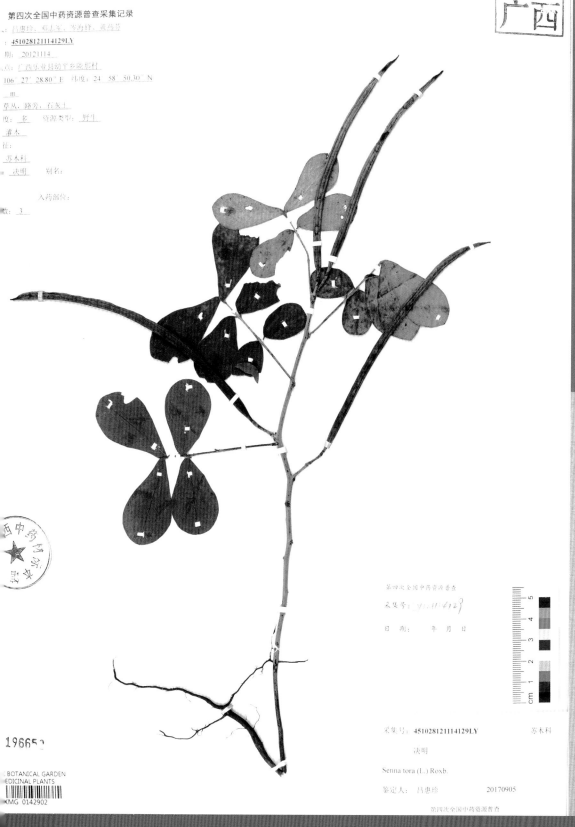

广西

决

明

来源

苏木科（Caesalpiniaceae）植物决明
Cassia tora Linn. [*Senna tora* (Linn.)
Roxburgh] 的种子、根、嫩叶。

民族名称

【壮族】大夜关门（马山），棵渊（崇
左），妈棵别（德保）。
【瑶族】夜关门（恭城）。

民 族 应 用

【壮族】药用根、嫩叶、种子。根水煎服或与猪瘦肉煎服治小儿疳积，肝炎。嫩叶与鸡蛋加水煎，调糖服治高血压眩晕。种子炒黄研末与瘦猪肉（猪肝更佳）蒸服治小儿疳积，夜盲，遗尿，眼睛上膜。

【瑶族】药用根。根水煎服或与猪瘦肉煎服治小儿疳积，肝炎。

内服用量 15~30g。

药材性状 嫩叶膜质，倒卵形或倒卵状长椭圆形，长 2~6cm，宽 1.5~2.5cm，顶端圆钝而有小尖头，基部渐狭，偏斜，上面被稀疏柔毛，下面被柔毛。种子呈短圆柱形，较小，长 3~5mm，宽 2~3mm。根呈类圆柱形。表面棱线两侧各有 1 片宽广的浅黄棕色带。

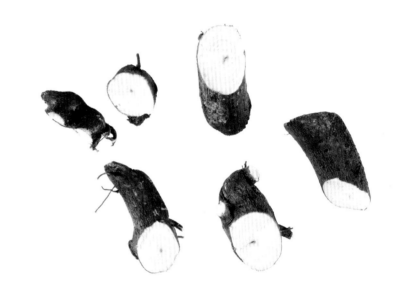

·决明－根

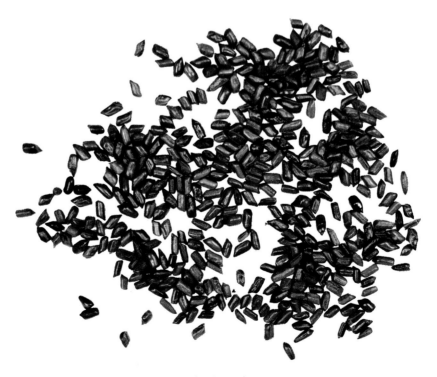

·决明－种子

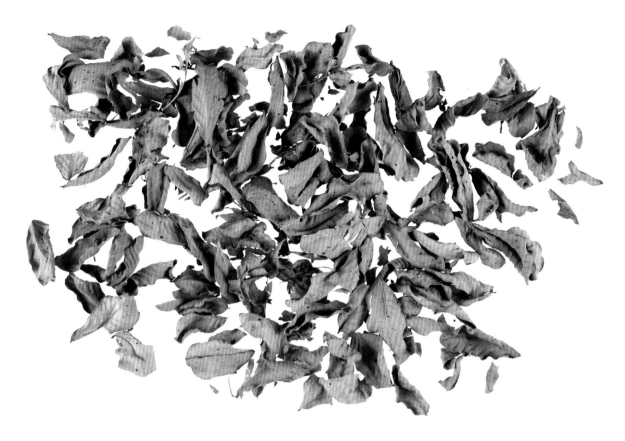

·决明－嫩叶

药用源流　决明子是我国药学史上最早的眼科专用药，始载于《神农本草经》，列为上品，云："味咸，平。主治青盲，目淫，肤赤，白膜，眼赤痛，泪出。久服益精光。轻身。生川泽。"《本草图经》云："决明子，生龙门川泽，今处处有之。人家园圃所莳。夏初生苗，高三四尺许，根带紫色；叶似苜蓿而大；七月有花，黄白色；其子作穗，如青绿豆而锐。"《本草蒙筌》云："除肝热尤和肝气，收目泪且止目疼。诚为明目仙丹，故得决明美誉。"《本草纲目》云："决明有两种。一种马蹄决明，茎高三四尺，叶大于苜蓿而本小末奓，昼开夜合，两两相帖。秋开淡黄花五出，结角如初生细豇豆，长五六寸。角中数十粒，参差相连，状如马蹄，青绿色，入眼目药最良。一种茳芒决明，救荒本草所谓山扁豆是也。"上述本草所载决明或马蹄决明特征与今决明植物形态特征基本一致。《中华人民共和国药典》（2020 年版　一部）记载其干燥成熟种子具有清热明目、润肠通便的功效；主治目赤涩痛，羞明多泪，头痛眩晕，目暗不明，大便秘结。

分类位置	种子植物门	被子植物亚门	双子叶植物纲	豆目	苏木科
	Spermatophyta	Angiospermae	Dicotyledoneae	Legumiales	Caesalpiniaceae

形态特征　一年生亚灌木状草本。腺体位于小叶间的叶轴上，3 枚；每对小叶间有棒状的腺体 1 枚；小叶 3 对，膜质，倒卵形或倒卵状长椭圆形，顶端圆钝而有小尖头，基部渐狭，偏斜，上面被稀疏柔毛，下面被柔毛。花腋生，通常 2 朵聚生；花瓣黄色，下面二片略长；能育雄蕊 7 枚，花药四方形，顶孔开裂，花丝短于花药；子房无柄，被白色柔毛。荚果近四棱形，长达 15cm，膜质；种子约 25 颗，菱形。

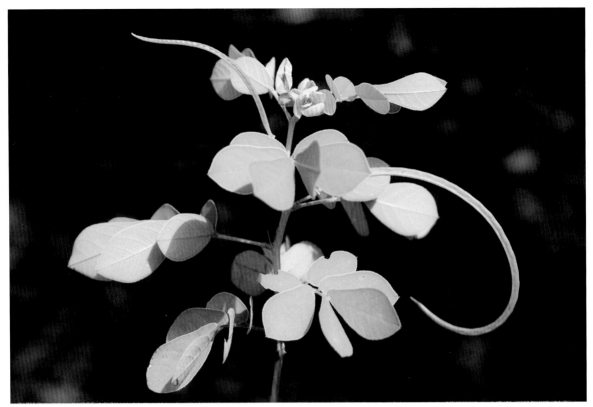

·决明－花果期

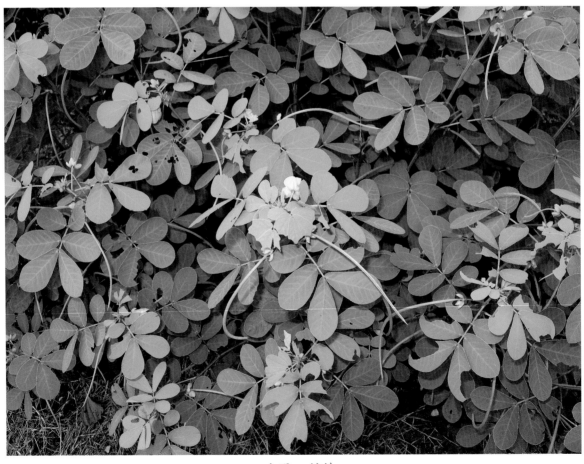

·决明－植株

生境分布　生于山坡、旷野及河滩沙地上。分布于长江以南各省区。广西全区各地均有分布。

化学成分　种子含大黄酚、大黄素、大黄素甲醚、芦荟大黄素、大黄酸、决明素、橙黄决明素、黄决明素、美决明子素、去氧大黄酚[1]、2- 甲氧基大黄酚 -8-O-β-D- 吡喃葡萄糖苷、4,6,7- 三甲氧基芦荟大黄素 -8-O-β-D- 吡喃葡萄糖苷、大黄素 -6-O-β- 龙胆二糖苷等蒽醌类物质[2]，以及决明苷、决明种内酯、红镰霉素、去甲红镰霉素、决明酮等萘并吡咯酮类物质[1]。还含大黄根酸 -9- 蒽酮[3]、新的萘酚 -α- 吡喃酮衍生物 toralactone[4]。地上部分含挥发油，主要有 (Z,Z)-9,12- 十八碳二烯酸、油酸、n- 十六烷酸、大黄根酚、(E)-9- 十八碳烯酸和硬脂酸[5]。叶含 1,6,8- 三羟基 -3- 甲基蒽醌[6]。

药理作用　1. 抗炎作用

决明叶对角叉菜胶、右旋糖酐、组胺和 5- 羟色胺诱导的急性大鼠足肿胀呈现明显的抗炎活性，大鼠腹腔注射 400mg/kg 决明叶提取物 3h 后，其抑制率分别为 40.33%、31.37%、58.6% 和 35.26%，作用与保泰松相当。在肉芽肿试验中，连续 7 天腹腔注射 200mg/kg 和 400mg/kg 提取物，肉芽肿重量减轻 48.13%[7]。橙黄决明素对脂多糖（LPS）诱导的大鼠软骨细胞具有抗炎和软骨保护作用[8]。

2. 抗菌作用

决明子中分离出的大黄根酸 -9- 蒽酮具有抗真菌活性，对红色毛菌、须癣毛菌、大小孢子菌、石膏样小孢子菌、地丝菌有较强的抑菌作用[3]。浓度为 100μg/ml、200μg/ml 和 300μg/ml 的决明叶醇提取物对白色念珠菌、黑曲菌、须发毛菌和啤酒菌均有抑制作用，其中浓度为 300μg/ml 时提取物对这 4 种真菌的抑制活性分别为占标准品灰黄霉素（1000ppm）抑制活性的 67.74%、63.83%、63.13% 和 62.38%[6]。

3. 保肝作用

决明子蒽醌苷可明显改善非酒精性脂肪肝病（NAFLD）大鼠肝功能并能降低血脂，其机制可能是其能降低肝组织 TLR4 和 NF-κB 表达，进而改善机体炎症刺激[9]。决明子总蒽醌对小鼠免疫性肝损伤动物模型具有保护作用，该作用与其具有的抗炎及调节 T 淋巴细胞亚群比例等作用有关[10]。

4. 抗氧化作用

决明子不同溶剂提取物均具有清除 DPPH 自由基和 OH 自由基和抑制低密度脂蛋白氧化修饰的效果，以乙酸乙酯提取物的抗氧化能力最优，提示决明子中的主要抗氧化活性成分属于弱极性物质[11]。

5. 抗突变作用

决明子甲醇提取物以及从甲醇提取物中萃取的二氯甲烷部位、正丁醇部位和成分大黄酚、黄决明素、橙黄决明素、决明子内酯、红镰孢菌素 -6-β- 龙胆二糖苷对黄曲霉素 B_1（AFB_1）引起的突变有明显的抗突变活性。其中，蒽醌成分比萘吡酮苷的抗突变活性大，在蒽醌类化合物中，抗突变活性以橙黄决明素为最强，黄决明素、大黄酚依次减弱；这表明甲氧基和羟基的数量及位置对其活性大小起关键作用[12]。

6. 护眼作用

决明子多糖具有保护青光眼所致视网膜细胞损伤的作用，其作用机制与抑制小胶质细胞的炎性病变有关[13]。

7. 护肾作用

决明子蒽醌苷对糖尿病大鼠肾损伤有保护作用，其作用机制与其抑制肾素、Ang II 表达，降低尿中 KIM-1 和 β2-MG 含量有关[14]。

附　注　《中华人民共和国药典》（2020 年版　一部）记载决明子的另一个药材来源为钝叶决明 *Cassia obtusifo Lia* L. [*Senna tora* var. *obtusifolia* (L.) X. Y. Zhu]。在商品药材中，钝叶决明和决明的种子常常混杂在一起，其中决明的种子仅占很小的比例，二者性状相似，因而易混淆，鉴别二者最重要的依据是种子棱线两侧为条形凹纹还是宽带 [15]。

参考文献

[1] 方雪琴 . 决明子研究进展 [J]. 上海医药 ,2011,32(8):391-394.

[2] 贾振宝 , 丁霄霖 . 决明子中蒽醌类成分研究 [J]. 中药材 ,2006,29(1):28-29.

[3] 黄贻穗 . 决明中主要抗真菌成分：大黄根酸 -9- 蒽酮的分离 [J]. 国外医学 (药学分册),1976,3:181.

[4] 劳爱娜 . 决明子种子的成分研究 [J]. 国外医学 (药学分册),1974,2:107.

[5] 张云峰 , 魏东 , 张学武 , 等 . 小决明挥发油的提取及其化学成分的 GC-MS 分析 [J]. 化学与生物工程 ,2007,24(5):70-74.

[6] 向丽华 . 小决明叶提取物的抗真菌作用 [J]. 国外医学 (中医中药分册),1998,20(1):49-50.

[7] 李宗友 . 小决明叶提取物抗炎活性的研究 [J]. 国外医学 (中医中药分册),1999,21(4):24.

[8] 熊锋 , 李毅成 , 林春博 , 等 . 橙黄决明素对脂多糖诱导的大鼠软骨细胞的抗炎和软骨保护作用 [J]. 广西医科大学学报 ,2020,37(4):645-651.

[9] 赵梓铭 , 武俊紫 , 姚政 , 等 . 决明子蒽醌苷通过降低 Toll 样受体 4 和核因子 -κB 的表达对非酒精性脂肪肝病大鼠的影响 [J]. 中国临床药理学杂志 ,2019,35(22):2863-2867.

[10] 张博 , 谢云亮 . 决明子总蒽醌对小鼠免疫性肝损伤保护作用的实验研究 [J]. 北华大学学报 (自然科学版),2018,19(6):741-744.

[11] 贾振宝 , 丁霄霖 . 决明子提取物的体外抗氧化实验研究 [J]. 食品与机械 ,2005,21(6):44-45,54.

[12] 王建升 . 小决明蒽醌苷及萘吡酮糖苷的体外抗突变活性 [J]. 国外医学 (中医中药分册),1998,20(2):39.

[13] 张新 , 赵燕 , 魏玲 . 决明子多糖对大鼠青光眼视网膜细胞的保护作用及机制 [J]. 中国老年学杂志 ,2018,38(15):3739-3742.

[14] 宋云梅 . 决明子蒽醌苷对糖尿病大鼠肾损伤的保护作用 [J]. 中医临床研究 ,2018,10(20):6-7.

[15] 张加雄 , 兰志琼 , 王凌 , 等 . 决明子的生药学研究 [J]. 时珍国医国药 ,2008,19(8):1876-1877.

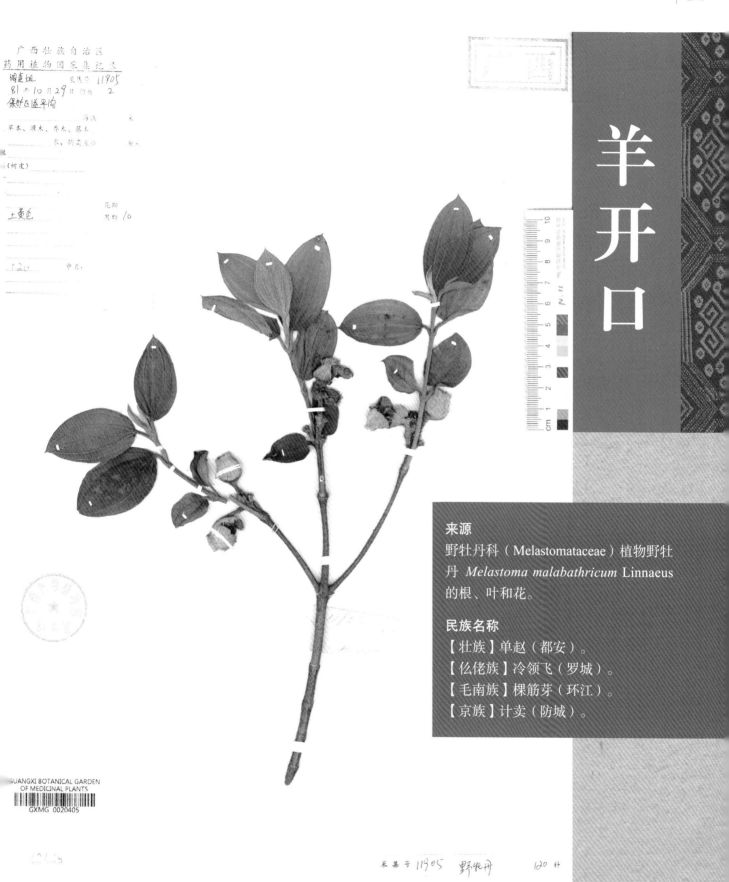

羊开口

来源

野牡丹科（Melastomataceae）植物野牡丹 *Melastoma malabathricum* Linnaeus 的根、叶和花。

民族名称

【壮族】单赵（都安）。
【仫佬族】冷领飞（罗城）。
【毛南族】棵筋芽（环江）。
【京族】计卖（防城）。

民 族 应 用

【壮族】药用根。水煎服治黄疸型肝炎。

【瑶族】药用根。水煎服治月经不调，闭经。

【仫佬族】药用根。水煎服或水煎冲蜜糖服治痢疾，腹泻；水煎冲黄糖服治感冒。

【毛南族】药用根。水煎服或水煎冲蜜糖服治痢疾，腹泻。

【京族】药用叶、花。叶捣烂调酒敷患处治跌打肿痛；捣烂或研粉敷患处治外伤出血。花于月经来时水煎服或研粉冲开水调少量米酒服可避孕。

内服用量 15~60g；外用适量。

药材性状　根皮为灰白色、黄棕色或棕红色。小枝少毛或无毛，且毛多贴伏于茎枝上。叶对生，具短柄，多皱缩、脱落；展平后呈宽卵形、卵形或长卵形，长 3~8cm，宽 2~5cm；叶全缘，叶上表面黄绿色，下表面黄色至棕黄色；两面密被紧贴的粗毛；叶脉明显突出，通常 5~7 条，侧脉横向平行排列整齐；革质，稍硬脆，易破碎；气微，味淡，微酸、涩。花粉红色至红色，稀紫红色，花瓣倒卵形，长约 2cm，顶端圆形，仅上部具缘毛。

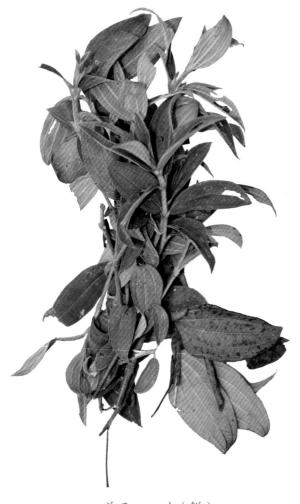

·羊开口－叶（鲜）

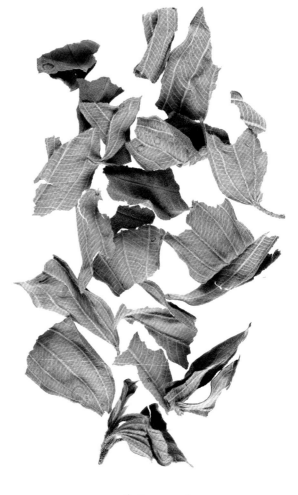

·羊开口－叶

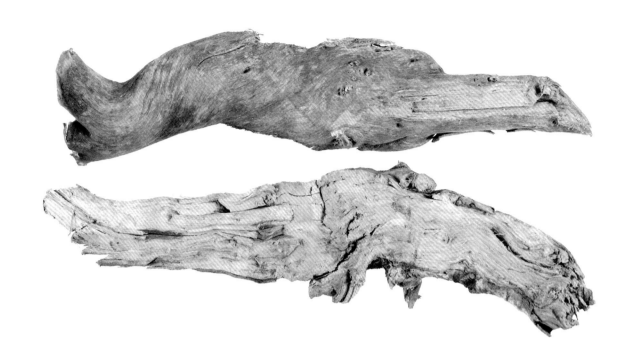

·羊开口－根

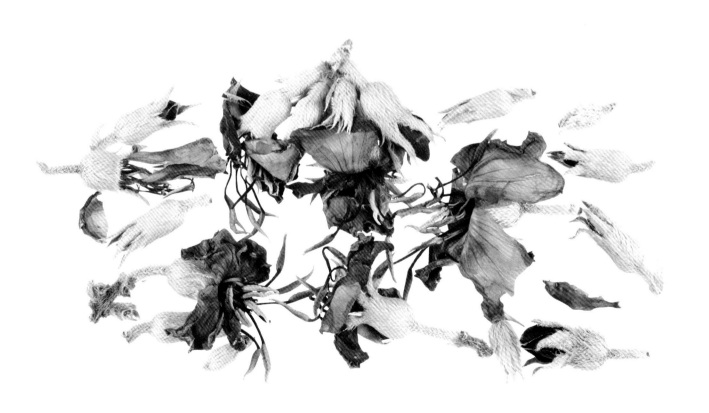

·羊开口－花

药用源流 《广西壮族自治区壮药质量标准 第一卷》（2008 年版）记载其根具有收敛、止血、解毒的功效；主治泻痢，崩漏带下，内外伤出血。

	种子植物门	被子植物亚门	双子叶植物纲	桃金娘目	野牡丹科
分类位置	Spermatophyta	Angiospermae	Dicotyledoneae	Myrtales	Melastomatacea

形态特征 灌木。茎密被紧贴的鳞片状糙伏毛，毛边缘流苏状。叶片坚纸质，披针形、卵状披针形或近椭圆形，长 5.4~13cm，宽 1.6~4.4cm，5 基出脉，叶面密被糙伏毛。伞房花序生于分枝顶端，近头状；苞片狭披针形至钻形；花瓣粉红色至红色，稀紫红色，倒卵形，长约 2cm。蒴果坛状球形；宿存萼密被鳞片状糙伏毛；种子镶于肉质胎座内。

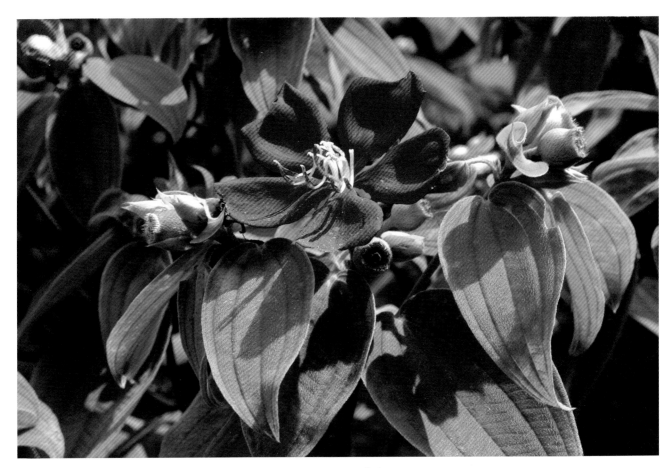

· 野牡丹－花期

生境分布 生于海拔 300~1830m 的山坡、山谷林下或疏林下，湿润或干燥的地方，或刺竹林下灌草丛中，路边、沟边。分布于云南、贵州、广东、广西、台湾等。广西主要分布在南宁、邕宁、横县、柳城、融安、融水、桂林、临桂、兴安、恭城、梧州、苍梧、合浦、防城、上思、钦州、灵山、平南、桂平、平果、德保、那坡、凌云、田林、隆林、天峨、东兰、巴马、都安、金秀、扶绥、龙州等。

化学成分　叶主要含栗木鞣花素、原花青素 B_2、蜡菊苷[1]、槲皮苷、异槲皮苷、槲皮素、芦丁[2]等黄酮类化合物。全草含苯甲酸、没食子酸、没食子酸甲酯、芹菜素、木犀草素、芹菜素 4'-O-β-D- 葡萄糖苷等成分[3]。

药理作用　1. 抗菌、抗腹泻作用

野牡丹口服液体外对痢疾杆菌和大肠杆菌均有抑制作用，其 MIC 分别为 0.82ml/ml 和 1.02ml/ml；其对离体兔肠的蠕动有明显的抑制作用；对蓖麻油和番泻叶引起的刺激性腹泻均有抑制作用[4]。野牡丹丙酮和乙醇提取物对多种革兰阳性和阴性菌均具有很强的抑制活性[5]。野牡丹丙酮提取物可以抑制多种食品中的有害病原菌，是一种较好的食品杀菌剂[6]。

2. 抗炎、镇痛、免疫调节作用

野牡丹乙醇提取物可以通过激活外周和中枢阿片样受体而抑制醋酸诱导的小鼠疼痛反应[7]。野牡丹具有一定的抗炎镇痛作用，对免疫低下小鼠免疫功能具有一定的调节作用。野牡丹水煎液可抑制二甲苯所致小鼠耳肿胀；抑制醋酸所致小鼠腹腔毛细血管通透性增加；对棉球所致小鼠肉芽肿有抑制趋势；可延长小鼠热板实验痛阈值；抑制醋酸所致小鼠扭体反应次数；提高免疫抑制小鼠的肝脏指数，不同程度地提高免疫低下小鼠的脾脏指数、胸腺指数、廓清指数和吞噬指数[8]。

3. 其他作用

野牡丹提取物可促进大鼠血栓形成和血小板聚集，并能减少血小板 cAMP、cGMP 和 NO 含量[9]。

附　注　羊开口基原植物复杂，商品药材常混有同属多花野牡丹 *M. affine*、毛稔 *M. sanguineum* 掺假其中，应注意鉴别。

参考文献

[1] CHENG J T,HSU F L,CHEN H F.Antihypertensive principles from the leaves of *Melastoma candidum* [J]. Pianta Medica,1993,59(5):405-407.

[2] LEE M H,LIN R D,SHEN L Y,et al.Monoamine oxidase B and free radical scavenging activities of natural flavonoids in *Melastoma candidum* D. Don[J].Journal of Agricuhural and Food Chemistry,2001,49(11):5551-5555.

[3] 郭智勇，赵爱华，贾伟. 野牡丹酚性化学成分的研究 [J]. 天然产物研究与开发,2009,21:322-323,326.

[4] 黄国栋，吴怡，黄荣林，等 . 野牡丹口服液的抗菌抗腹泻作用研究 [J]. 中药材,1994,17(10):36-37.

[5] WANG Y C,HSU H W,LIAO W L.Antibacterial activity of *Melastoma candidum* D. Don [J]. LWT-Food Science and Technology,2008,41(10):1793-1798.

[6] WANG Y C,HSU H W. Inhibitory effect of *Melastoma candidum* D. Don acetone extract on foodborne pathogenic bacteria survival in food products [J].Journal of Food Protection,2007,70(7):1600-1606.

[7] SULAIMAN M R,SOMCHIT M N, ISRAF D A,et al.Antinociceptive effect of *Melastoma malabathricum* ethanolic extract in mice [J].Fitoterapia,2004,75(7-8):667-672.

[8] 梁春玲，周玖瑶，吴俊标，等 . 野牡丹抗炎镇痛作用及其对小鼠免疫功能影响的研究 [J]. 中国药师,2012,15(11):1547-1550.

[9] 刘惠,沈毅华,刘文 . 野牡丹提取物对血小板聚集的影响 [J]. 广东医学院学报,2012,30(5):482-483,487.

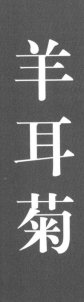

羊耳菊

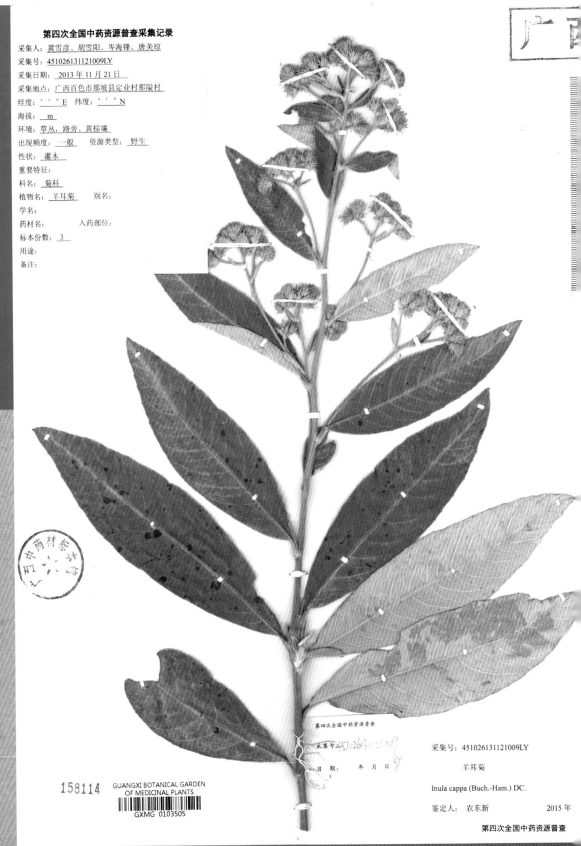

第四次全国中药资源普查采集记录

采集人：黄雪彦、胡雪阳、岑海锋、唐美琼

采集号：451026131121009LY

采集日期：2013 年 11 月 21 日

采集地点：广西百色市那坡县定业村那隆村

经度：°′″E　纬度：°′″N

海拔：___ m

环境：草丛、路旁、黄棕壤

出现频度：一般　　资源类型：野生

性状：灌木

重要特征：

科名：菊科

植物名：羊耳菊　　别名：

学名：

药材名：　　入药部位：

标本份数：3

用途：

备注：

158114　　GUANGXI BOTANICAL GARDEN
OF MEDICINAL PLANTS

GXMG 0103505

采集号：451026131121009LY

日期：　年 月 日

羊耳菊

Inula cappa (Buch.-Ham.) DC.

鉴定人：农东新　　　　2015 年

第四次全国中药资源普查

来源

菊科（Compositae）植物羊耳菊 *Duhaldea cappa*（Buchanan-Hamilton ex D. Don）Pruski & Anderberg 的根、叶或全草。

民族名称

【壮族】哀勒度（柳城）。

【瑶族】大力王。

【侗族】美叉列（三江）。

【苗族】叔陆（融水）。

民 族 应 用

【壮族】药用根、叶、全草。根水煎服治感冒，腹泻。嫩叶研粉敷患处或嚼烂敷患处治刀伤出血；水煎冲蜜糖服治急性支气管炎。全草水煎服治腹泻，感冒风寒，疟疾，慢性气管炎，慢性肝炎，慢性胃炎，月经不调，痛经；浸酒服并用药酒搽患处治风湿骨痛，跌打损伤，碾末撒患处或水煎洗患处治下肢溃疡，毒蛇咬伤。内服用量15~50g；外用适量。

【瑶族】药用嫩叶、全草。嫩叶嚼烂敷百会穴，兼用一部分从上而下搽伤口周围治毒蛇咬伤。全草水煎服治毒蛇咬伤，胆结石，胆囊炎。内服用量15~50g；外用适量。

【侗族】药用根、叶。根水煎服治跌打损伤，风湿骨痛；捣烂敷患处治骨折。嫩叶研粉敷患处或嚼烂敷患处治刀伤出血。内服用量15~50g；外用适量。

【苗族】药用全草。水煎服治感冒高热，尿路感染。内服用量15~50g。

药材性状 根圆柱形，略弯曲，可见支根；表面棕褐色，干后皮部多环状断裂成节，具纵皱纹；质硬，易折断；皮部易剥离，木部断面淡黄白色，粗糙。茎圆柱形，少分枝，浅灰棕色至暗褐色，有细纵纹及凸起的椭圆形皮孔，幼枝密被微短柔毛，叶痕明显，半月形，皮层易剥离；质硬，易折断，断面不平坦。叶互生，易脱落，常卷曲，展开后呈长圆形、矩圆状披针形、狭矩圆形或近倒卵形，边缘有小尖头状细齿或浅齿，先端渐尖或钝形，基部浑圆或广楔形；叶面黄绿色，被疣状密糙毛；叶背黄白色，密被污白色绢状茸毛。偶带有顶生或腋生的头状花序组成伞房花丛，密集，淡黄色。气香，味辛，微苦。

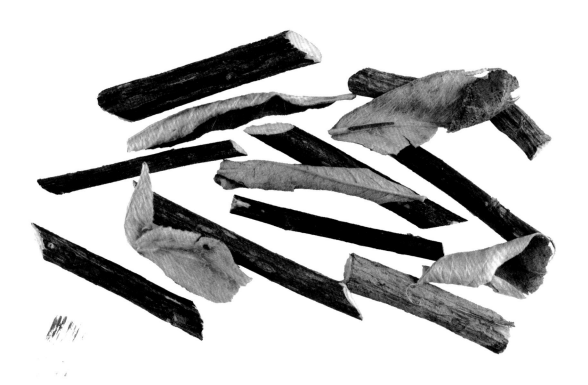

· 羊耳菊－全草

药用源流　古籍本草医书中鲜有羊耳菊的收载记录。《广西壮族自治区壮药质量标准　第一卷》（2008 年版）记载其干燥地上部分具有祛风、利湿、行气化滞的功效；主治风湿骨痛，胸膈痞闷，疟疾，痢疾，泄泻，产后感冒，肝炎，痔疮，疥癣。

分类位置	种子植物门	被子植物亚门	双子叶植物纲	菊目	菊科
	Spermatophyta	Angiospermae	Dicotyledoneae	Asterales	Compositae

形态特征　亚灌木。根状茎粗壮，高 70~200cm，全部被污白色或浅褐色绢状或棉状密茸毛。叶长圆形或长圆状披针形；全部叶基部圆形或近楔形，顶端钝或急尖，边缘有小尖头状细齿或浅齿，上面被基部疣状的密糙毛，沿中脉被较密的毛，下面被白色或污白色绢状厚茸毛。头状花序倒卵圆形，宽 5~8mm，被绢状密茸毛，有线形的苞叶。总苞近钟形，约 5 层，线状披针形，外层较内层短 3~4 倍，顶端稍尖，外面被污白色或带褐色绢状茸毛。小花长 4~5.5mm；边缘的小花舌片短小，有 3~4 裂片，或无舌片而有 4 个退化雄蕊；中央的小花管状，上部有三角卵圆形裂片；冠毛污白色。瘦果长圆柱形，长约 1.8mm，被白色长绢毛。

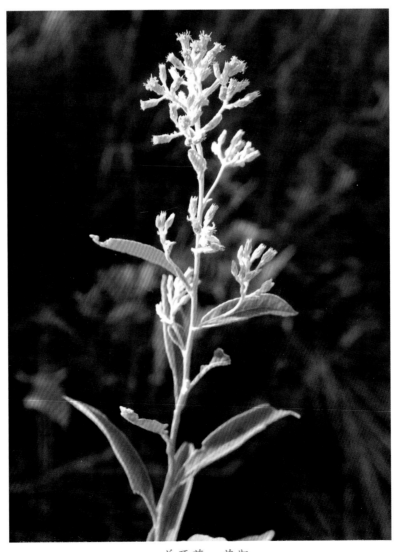

· 羊耳菊 - 花期

生境分布 生于海拔 500~3200m 的亚热带和热带低山和亚高山的湿润或干燥丘陵地、荒地、灌丛或草地。分布于四川、云南、贵州、广西、广东、江西、福建、浙江等。广西全区各地均有分布。

化学成分 全草含 (2R,3R)-5'- 甲氧基 -3,5,7,2'- 四羟基黄烷酮、(2S)-5,7,2',5'- 四羟基黄烷酮、7,5'- 二甲氧基 -3,5,2'- 三羟基黄酮。地上部分含 L- 肌醇 -1,2,3,5- 四当归酸酯、L- 肌醇 -2,3,5,6- 四当归酸酯、肌醇 -1,3,4,6- 四当归酸酯、肌醇 -2,4,5,6- 四当归酸酯、百里香酚、异百里香酚、β- 金合欢烯、角鲨烯、$1\beta,10\alpha$- 环氧 -1,10- 二氢丁香烯。皮含羽扇豆醇、β- 谷甾醇、齐墩果酸、二十四烷酸、油酸、硬脂酸、癸酸、棕榈酸、肉豆蔻酸、月桂酸、辛酸。根含表木栓醇、丁香酸葡萄糖苷、α-D- 甲基呋喃果糖苷、香草酸、胡萝卜苷等化合物 [1]；还含挥发油，主要成分为百里香酚丁酸酯、百里香酚、香芹酚丁酸酯、香芹酚戊酸酯、百里香酚戊酸酯等 [2]。

药理作用

1. 止咳作用

小鼠腹腔注射羊耳菊煎剂有止咳作用。

2. 抗菌作用

羊耳菊全株各器官均具有较强的抑菌作用，其中根的抑菌范围最广，对金黄色葡萄球菌、铜绿假单胞菌、白色念珠菌等 10 种供试菌种均有抑制作用；茎对 9 种供试菌种有抑制作用；叶对 8 种供试菌种有抑制作用；羊耳菊各器官对金黄色葡萄球菌与铜绿假单胞菌的抑制作用最强 [3]。羊耳菊根醇提取物中的乙酸乙酯相氯仿：丙酮（10：0）部位和（9：1）部位是根中的抗菌有效部位。其中乙酸乙酯相氯仿：丙酮 (10:0) 部位的抑菌效果最好，乙酸乙酯相氯仿：丙酮（9：1）提取物的抑菌效果次之 [4]。羊耳菊药材生药浓度为 1.0g/ml 的水提取物、30% 乙醇提取物、60% 乙醇提取物和 80% 乙醇提取物对金黄色葡萄球菌均有抑制作用，对应的金黄色葡萄球菌 MIC 值分别为：250mg/ml、125mg/ml、62.5mg/ml 和 250 mg/ml，以 60% 乙醇提取物的抑菌效果最好 [5]。

3. 保肝作用

羊耳菊水提取液可降低 CCl₄ 所致小鼠急性肝损伤小鼠血清中的 ALT、AST 含量，提高肝匀浆中的 SOD、GSH-Px 活力，降低 TNF-α、IL-1 的含量；还可降低 D- 氨基半乳糖（D-GalN）所致小鼠急性肝损伤小鼠血清的 ALT、AST 含量 [6]。

参考文献

[1] 郭启雷，杨峻山，刘建勋. 羊耳菊的化学成分研究 [J]. 中成药,2007,29(6):887-889.

[2] 姚波，梁晓原. 羊耳菊挥发油成分的研究 [J]. 云南中医学院学报,2008,31(6):27-29.

[3] 刘胜贵，李军，陈富成，等. 羊耳菊水提取物体外抑菌活性研究 [J]. 时珍国医国药,2009,20(12):3072-3074.

[4] 李艳平，李婷，陈智超，等. 中药羊耳菊根醇提取物的抑菌作用研究 [J]. 中华中医药学刊,2020,38(1):24-27.

[5] 王爱民，李梅，孙佳，等. 羊耳菊提取物的抗菌和抗炎活性研究 [J]. 时珍国医国药,2018,29(7):1580-1584.

[6] 何育佩，吴秋玲，黄丽贞，等. 羊耳菊水提物对 CCl₄、D-GalN 致小鼠急性肝损伤的保护作用 [J]. 科学技术与工程,2019,19(23):42-46.

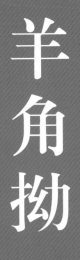

羊角拗

广西壮族自治区
药用植物园采集记录

采集人 董青松　采集号 A-0072
采集期 94年 5 月 23 日 份数 3
产　地：本园
环　境：栽培　　　海拔　米
性　状：草本、温木、乔木、藤本
株　高：　　米，胸高直径　毫米
形态：根

茎(树皮)
叶
花　　　　　　　　　　花期
果 嫩果绿色．　　　　　果期 ✓
用　途：
土　名：
科　名：230　　中名：
学　名：

来源

夹竹桃科（Apocynaceae）植物羊
角拗 *Strophanthus divaricatus*(Lour.)
Hook. et Arn. 的叶、全株。

民族名称

【壮族】Rumsaejgoenq。

【瑶族】羊角风。

【侗族】极烈（三江）。

采集号 A-0072

Strophanthus divaricatus(Lour.)

鉴定人:方鼎　　2008 年 12

民 族 应 用

【壮族】药用叶，有大毒。捣烂敷患处用于治疗淋巴结结核。

【瑶族】药用全株，有大毒。研粉水调敷或水煎洗治风湿性关节炎，小儿麻痹后遗症，跌打损伤，淋巴结结核，毒蛇咬伤，疮疖。

【侗族】药用叶，有大毒。捣烂敷患处治跌打损伤，骨折。

外用适量。

药材性状　根呈长圆柱形，表面土黄色，有明显的纵纹，横向凸起皮孔明显；质硬，断面黄色，皮部窄，木部占绝大部分。茎枝为圆柱形，略弯曲；表面棕褐色，有明显的纵沟及纵皱纹，粗枝皮孔灰白色，横向凸起，嫩枝密布灰白色小圆点皮孔；质硬脆，断面黄绿色，木质，中央可见髓部。叶对生，皱缩，展平后呈椭圆状长圆形，全缘，长 4~10cm，宽 2~4cm，中脉于下面凸起。气微，味苦。

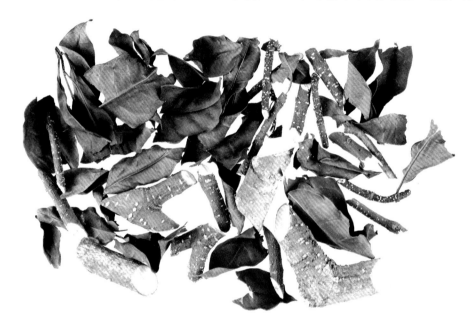

·羊角拗－全株

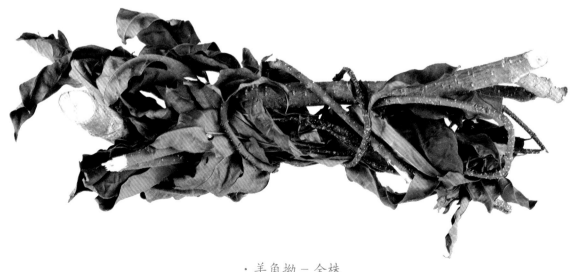

·羊角拗－全株

药用源流　羊角拗始载于《本草求原》，云：“羊角纽。苦，寒，有毒。能杀人，不可入口。止瘙痒，治疥癞热毒。其子似羊角，角内有花，极止刀伤血。”《岭南采药录》云：“羊角类。其子似羊角。不入服剂，能杀人。洗疥癞，其花治刀伤极效，为末傅之，不半日即合口。”《广西壮族自治区瑶药材质量标准　第一卷》（2014 年版）记载其具有祛风通络、散瘀止痛、杀虫止痒的功效；主治风湿痛，类风湿关节炎，小儿麻痹，小儿麻痹后遗症，高血压病，淋巴结结核，跌打损伤，毒蛇咬伤，痈疮及疥癣。

	种子植物门	被子植物亚门	双子叶植物纲	夹竹桃目	夹竹桃科
分类位置	Spermatophyta	Angiospermae	Dicotyledoneae	Apocynales	Apocynaceae

形态特征　灌木。全株无毛。叶薄纸质，椭圆状长圆形或椭圆形。聚伞花序顶生，花常 3 朵，无毛；花黄色；萼片披针形，绿色或黄绿色；花冠漏斗状，花冠筒淡黄色，花冠裂片黄色外弯，顶端延长成一长尾带状；副花冠鳞片顶端截形或微凹；花药箭头形，顶端不伸出花冠喉部；子房半下位，心皮 2 个，离生。蓇葖果叉开。

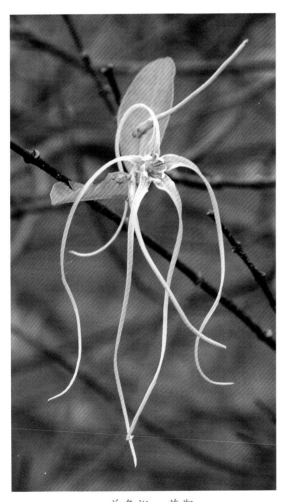

· 羊角拗 - 花期

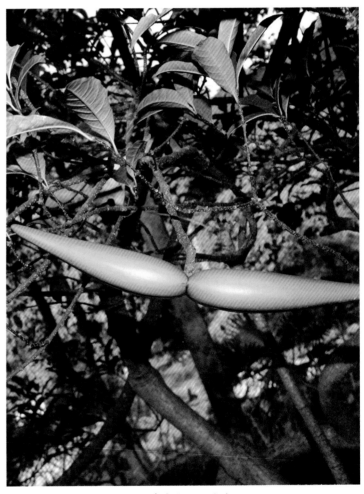

· 羊角拗 - 果期

生境分布　生于丘陵山地、路旁疏林中或山坡灌木丛中。分布于贵州、云南、广西、广东、福建等。广西主要分布在南宁、马山、横县、柳州、三江、平乐、梧州、苍梧、藤县、合浦、防城、上思、东兴、平南、容县、玉林、陆川、博白、贺州、昭平、富川、河池等。

化学成分 主要含有沙门苷元、17βH-沙门苷元、羊角拗苷、17βH-羊角拗苷、异羊角拗苷[1]、沙木苷元-3-O-D-葡萄糖基-L-夹竹桃糖苷[2]等强心苷类成分；以及strophanthoid A-B[1]、豆甾醇、β-谷甾醇、没食子酸、原儿茶酸、胡萝卜苷[2]、棕榈酸乙酯、蒲公英赛酮、棕榈酸[3]、油酸、叶绿醇、新植二烯、2,6-二甲氧基-D-半乳糖、角鲨烯[4]等成分。

药理作用 1.抗氧化作用

羊角拗叶脂溶性成分具有清除DPPH自由基活性，其IC_{50}值为1030 μg/ml[4]。

2.抗菌作用

羊角拗甲醇洗脱物对金黄色葡萄球菌、大肠杆菌、铜绿假单胞菌和白色念珠菌具有一定的抑菌活性[5]。

3.强心作用

羊角拗苷具有正性肌力作用，可提高豚鼠心室肌细胞内游离Ca^{2+}浓度[6]。羊角拗苷能使犬原位心脏收缩加强，心率减慢，传导阻滞；对水合氯醛致心力衰竭有治疗作用，不仅使心肌收缩力加强，而且使输出量增加，静脉压下降[7]。

4.利尿作用

羊角拗苷剂具有利尿作用，可增加大鼠尿量[8]。

5.镇静作用

羊角拗苷剂具有镇静作用，但常伴有心率减慢作用[8]。

6.抗血吸虫作用

羊角拗苷可能通过减少肉芽肿内嗜酸性粒细胞，发挥对已形成的虫卵肉芽肿的抑制作用[9]。

附　　注 全株有大毒，一般多作外用。中毒症状：可先出现头痛、头晕、恶心、呕吐、腹泻、腹痛、烦躁、说胡话等症状。其后四肢冰冷而有汗，脸色苍白，脉搏不规则，瞳孔散大，对光不敏感，继而痉挛，昏迷，心跳停止而死亡。解救方法：催吐、洗胃、中晚期可导泻，服蛋清、维生素C、大量饮浓茶；或用鲜露兜根250g，捣烂绞汁灌服；或用黄栀子根（或果）30~60g，白茅根60~120g，水煎服；肌肉注射阿托品，补液并保暖。对症治疗：烦躁不安或痉挛者给予镇静剂（口服水合氯醛1.2g，或肌肉注射苯巴比妥钠），如循环衰竭则给予兴奋剂。

参考文献

[1]CHEN N H, ZHANG Y B, LI Z H, et al. Two new sesquiterpenoids from the root of *Strophanthus divaricatus*[J]. The Chemical Society of Japan,2015,44(8):1119-1121.

[2]程纹.羊角拗根的生物活性成分研究[D].海口：海南大学,2013.

[3]晏小霞,李晓霞,张新蕊,等.羊角拗根脂溶性成分的GC-MS分析[J].天然产物研究与开发,2012,24(8):1067-1069,1050.

[4]程纹,王茂媛,晏小霞,等.羊角拗叶脂溶性成分抗氧化活性研究[J].中成药,2013,35(5):1014-1016.

[5]程纹,王嵩,王祝年.羊角拗根的体外抑菌活性研究[J].时珍国医国药,2013,24(10):2383-2384.

[6]邱奕宁,简珊,彭其斌,等.羊角拗苷对豚鼠心室肌细胞内游离钙离子浓度的影响[J].中国药理学与毒理学杂志,2007,21(5):381-384.

[7]禺适之,任熙云.羊角拗甙的强心作用[J].浙医学报,1959,1:29-37.

[8]郑士贤.羊角拗苷剂的利尿与镇静作用[J].药学学报,1959,7(5):161-165.

[9]刘江伟,赵红梅.羊角拗甙对日本血吸虫虫卵肉芽肿的影响[J].中兽医医药杂志,2012,31(1):33-34.

阳
桃

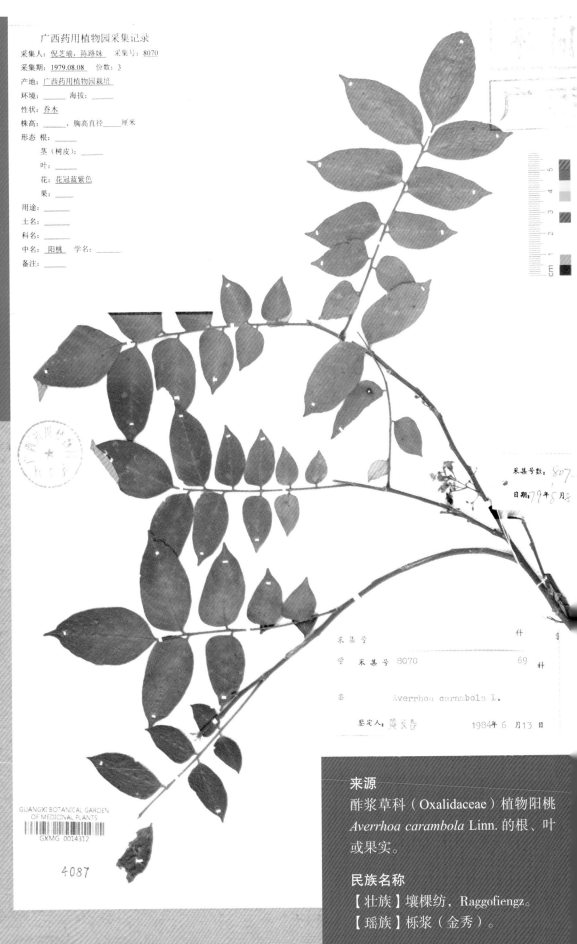

广西药用植物园采集记录

采集人：倪芝瑜，陈路妹　采集号：8070
采集期：1979.08.08　份数：3
产地：广西药用植物园栽培
环境：_____ 海拔：_____
性状：乔木
株高：_____，胸高直径_____厘米
形态　根：_____
　　　茎（树皮）：_____
　　　叶：_____
　　　花：花冠蓝紫色
　　　果：_____
用途：_____
土名：_____
科名：_____
中名：阳桃　学名：_____
备注：_____

采集号数：807_
日期：79年8月8

采集号　　　　　　　　科
学　采集号 8070　　　　69　科
鉴　　　Averrhoa carambola L.
鉴定人：黄贵香　　　1984年 6 月13 日

4087

来源

酢浆草科（Oxalidaceae）植物阳桃
Averrhoa carambola Linn. 的根、叶
或果实。

民族名称

【壮族】壤棵纺，Raggofiengz。
【瑶族】栎浆（金秀）。

民 族 应 用

【壮族】药用根、叶及果实。根主治疳积，胃痛，感冒，白带异常，风湿骨痛，遗精。叶主治淋证，痈肿，漆过敏，风疹，阴道滴虫。果实主治咳嗽，干咳，尿路结石，口腔溃疡，热毒口渴，酒醉。
【瑶族】药用果实。水煎服治消化不良。
内服用量 10~30g。

药材性状　根呈类圆柱形，稍弯曲，有分枝，直径 1~8cm；表面棕褐色或黑褐色；具细皱纹，皮孔横向突起，栓皮脱落处显棕红色；质坚实，断面皮部薄，约 1mm，显纤维性；木部宽广，类白色或微带棕红色；气微，味淡。小叶卵形或椭圆形，全缘。果实为卵状或椭圆状浆果，具 3~5 翅状棱，横切面呈星芒状，气微，味酸、甘。

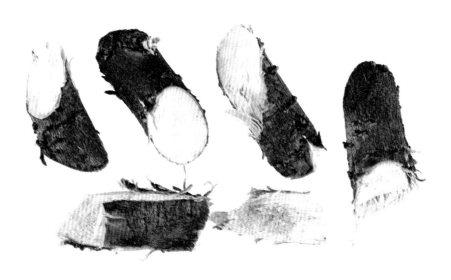

· 阳桃－根

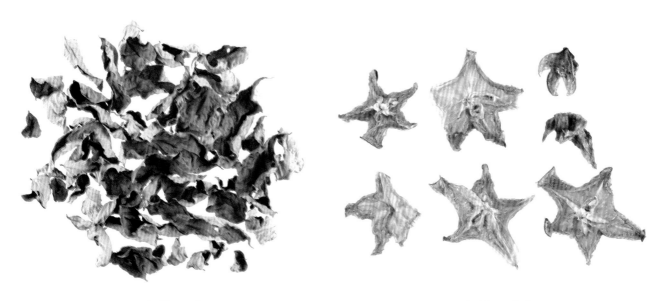

· 阳桃－叶　　　　　　　　　　　· 阳桃－果实

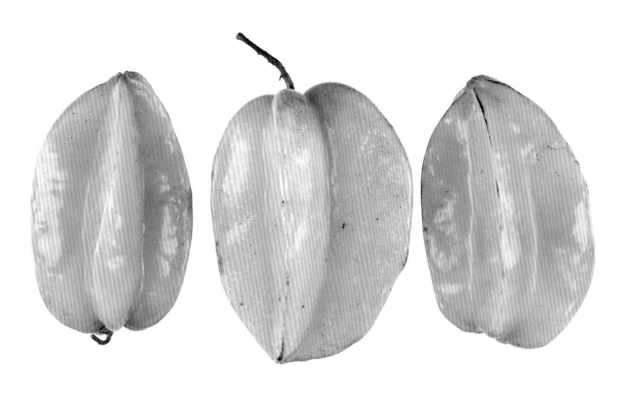

· 阳桃 - 果实

药用源流 阳桃亦作杨桃，见《临海异物志》。《南方草木状》中阳桃亦名五敛子，曰："五敛子大如木瓜，黄色，皮肉脆软，味极酸，上有五棱，如刻出。南人呼棱为敛，故以为名，以蜜渍之，甘酢而美，出南海。"《本草纲目》记载："五敛子生岭南及闽中，闽人呼为阳桃。其大如拳，其色青黄润绿，形甚诡异，状如田家碌碡，上有五棱如刻起。作剑脊形，皮肉脆软，其味初酸久甘，其核如柰。五月熟，一树可得数石，十月再熟。"《粤语》记载："羊桃其种来自大洋，一曰洋桃，高五六丈。大者数围，花红色，一蒂数子，七八月间熟，色如蜡。"以上所述产地及形态特征均与今酢浆草科阳桃相一致。《广西壮族自治区壮药质量标准　第一卷》（2008 年版）记载其根具有祛风除湿、行气止痛、涩精止带的功效；主治风湿痹痛，骨节风，头风，心胃气痛，遗精，白带过多，尿路结石。

分类位置	种子植物门	被子植物亚门	双子叶植物纲	牻牛儿苗目	酢浆草科
	Spermatophyta	Angiospermae	Dicotyledoneae	Geraniales	Oxalidaceae

形态特征 乔木。奇数羽状复叶，互生，长 10~20cm；小叶 5~13 片，卵形或椭圆形，长 3~7cm，宽 2~3.5cm。花小，数朵至多朵组成聚伞花序或圆锥花序，花枝和花蕾深红色；萼片 5，长约 5mm；花瓣长 8~10mm，宽 3~4mm；雄蕊 5~10 枚；子房 5 室。浆果肉质，横切面呈星芒状。种子黑褐色。

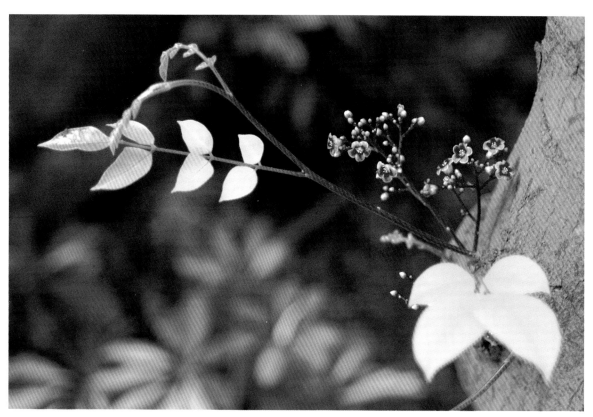

· 阳桃 – 花期

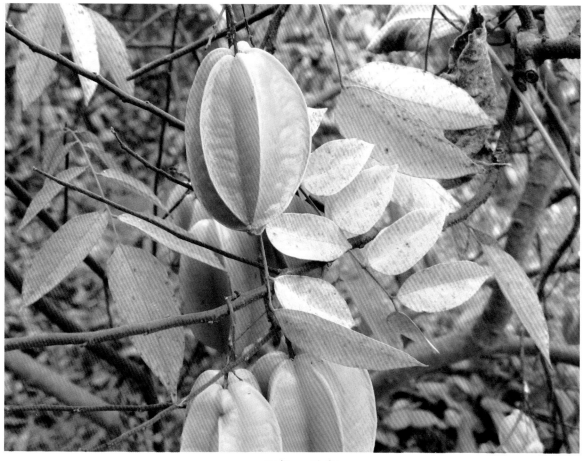

· 阳桃 – 果期

生境分布　生于海拔 1000m 以下的路旁或疏林中。分布于广东、广西、福建、贵州、海南、四川、台湾、云南等。广西主要分布在龙州、宁明、东兴、防城、灵山、合浦、博白、陆川等。

化学成分　根主要含有 prismaconnatoside、tarennanosides A、fernandoside、正辛烷[1]、癸酸、邻苯二甲酸二乙酯、十八烷、1,2- 苯二甲酸丁基 -2- 甲基丙基酯、二十二烷、2,4,4',5- 四氯联苯[2]等成分。

叶主要含有 6-C-α-L- 吡喃鼠李糖基 $(1 \to 2)$-β-L- 吡喃岩藻糖基芹黄素、异牡荆黄素[3]、2- 苯乙基芸香糖苷、5- 羟基麦芽酚、鲨烯[4]、十四醛、植酮、邻苯二甲酸二丁酯、叶绿醇[2]、β- 紫罗兰酮、壬醛、棕榈酸、香叶基丙酮[5]等成分。

果实主要含有十七烷、十八烷、邻苯二甲酸二丁酯、二十二烷、二十四烷[2]、苄基芸香糖苷、腺苷、姜糖脂 A、姜糖脂 C[6]等成分，以及由 β-D- 甘露吡喃糖、α-D- 半乳吡喃糖、α-D- 甘露吡喃糖组成的多糖成分[7]。

药理作用　1. 抗氧化作用

阳桃多酚提取液具有铁离子还原能力和清除 OH 自由基、DPPH 自由基活性[8]。阳桃根多糖对 ABTS⁺ 自由基和 DPPH 自由基的 EC_{50} 值分别为 0.10mg/ml、0.33mg/ml[9]。

2. 抗糖尿病作用

阳桃根总提取物能减轻链脲佐菌素诱导的糖尿病心肌病大鼠心肌功能的损害，改善心脏功能，其作用机制可能与清除自由基有关[10]。阳桃果汁通过提高 FINS 水平、降低 GC 水平同时平衡乳酸水平来降低糖尿病模型小鼠的血糖水平[11]。阳桃根总提取物可能通过降低 ROS 的含量及提高抗氧化因子的活性，下调促凋亡因子 Cyto-C、AIF、caspase-3 的蛋白表达，缓解高糖所致的氧化应激对肾脏组织所造成的损伤，从而发挥改善糖尿病小鼠肾损伤的作用[12]。

3. 保肝作用

阳桃根提取物对 CCl_4 诱导的肝纤维化大鼠肝脏细胞具有保护作用，能上调肝纤维化大鼠白蛋白 / 球蛋白的比值，下调 TBIL、TC 的水平以及肝组织 NF-κB、Bax 的表达，上调 Bcl-2 的表达，改善肝组织病理变化[13]。

4. 降血压作用

阳桃根醇提物对正常大鼠具有较好的降血压作用[14]。

5. 抗炎、镇痛作用

阳桃水提物可明显抑制蛋清所致小鼠足肿胀和二甲苯所致小鼠耳肿胀，提高热板所致小鼠痛阈值[15]。

6. 其他作用

化合物 2- 十二烷基 -6- 甲氧基 -2,5- 二烯 -1,4- 环己二酮能减少痴呆小鼠脑组织中 ACh 的降解，调节单胺类神经递质的合成，抑制炎症因子的生成，降低 Tau 蛋白磷酸化以及抑制海马神经元凋亡[16]；对裸鼠肝癌有明显的抑瘤作用，其作用可能与改善裸鼠免疫器官的功能和血常规指标，下调 IL-2 和 IL-10 的水平，调控 TLR4/MyD88/NF-κB 信号通路有关[17]。

附　　注　《中华本草》记载阳桃花具有截疟、止痛、解毒、杀虫的功效；主治疟疾，胃痛，漆疮，疥癣。阳桃叶具有祛风利湿、清热解毒、止痛的功效；主治风热感冒，小便不利，产后浮肿，痈疽肿毒，漆疮，跌打肿痛。

参考文献

[1] 廖彭莹,周忠玉,陈颖燃,等.杨桃根水提取物化学成分及生物活性的研究 [J]. 天然产物研究与开发,2019,31(1):81-86,92.

[2] 廖彭莹,周忠玉,李耀华,等.杨桃不同部位脂溶性成分化学组成分析 [J]. 中国实验方剂学杂志,2016,22(22):54-58.

[3] 冷蕾.从阳桃叶中分得一新的黄酮碳糖苷 [J]. 国外医药(植物药分册),2006,21(4):168.

[4] 杨月,谢海辉.杨桃叶的化学成分研究 [J]. 热带亚热带植物学报,2021,29(1):105-111.

[5] 廖彭莹,李兵,苗伟生,等.阳桃叶挥发性成分的气相色谱/质谱分析 [J]. 中国实验方剂学杂志,2011,17(9):126-128.

[6] 贾栩超,杨丹,谢海辉.甜杨桃鲜果的化学成分研究 [J]. 热带亚热带植物学报,2017,25(3):309-314.

[7] 朱银玲,谭竹钧.杨桃中多糖成分的纯化与鉴定 [J]. 现代食品科技,2008,24(2):161-163,172.

[8] 蒋边,李卫锦,肖理峰,等.杨桃多酚提取液体外抗氧化活性研究 [J]. 食品研究与开发,2020,41(24):50-56.

[9] 廖彭莹,李典鹏,扈芷怡,等.杨桃根多糖提取工艺优化及其体外活性 [J]. 中成药,2019,41(9):2030-2034.

[10] 李伟斯,方芳,覃斐章,等.杨桃根总提取物对糖尿病心肌病大鼠的影响 [J]. 中国实验方剂学杂志,2015,21(7):128-132.

[11] 杨映霞,黄天敏,黄仁彬,等.杨桃果汁对糖尿病模型小鼠的降糖作用及其机制研究 [J]. 广西医科大学学报,2019,36(1):7-10.

[12] 徐小惠,范氏泰和,韦晓洁,等.杨桃根总提取物对糖尿病小鼠肾功能及其抗氧化应激作用的研究 [J]. 中国药理学通报,2017,33(1):95-100.

[13] 梁春贤,范氏泰和,张晓琳,等.杨桃根提取物对肝纤维化大鼠肝脏显微结构的影响 [J]. 广西医科大学学报,2020,37(7):1245-1249.

[14] 唐静芝,农慧亮,梁杏梅,等.杨桃根醇提物对正常大鼠血压的影响 [J]. 华西药学杂志,2017,32(2):160-162.

[15] 蒋吉锋,甘子松,黄技胜,等.杨桃水提物对小鼠抗炎镇痛作用研究 [J]. 中国野生植物资源,2019,38(6):22-26.

[16] 徐小惠.杨桃根中苯醌类提取物 DMDD 对 APP/PS1 小鼠抗痴呆作用及机制的研究 [D]. 南宁:广西医科大学,2017.

[17] 吴兴春,卢顺玉,周幸,等.杨桃根中 2- 十二烷基 -6- 甲氧基 -2,5- 二烯 -1,4- 环己二酮抗肝癌作用及机制的研究 [J]. 中国医院药学杂志,2020,40(1):42-47.

阴

香

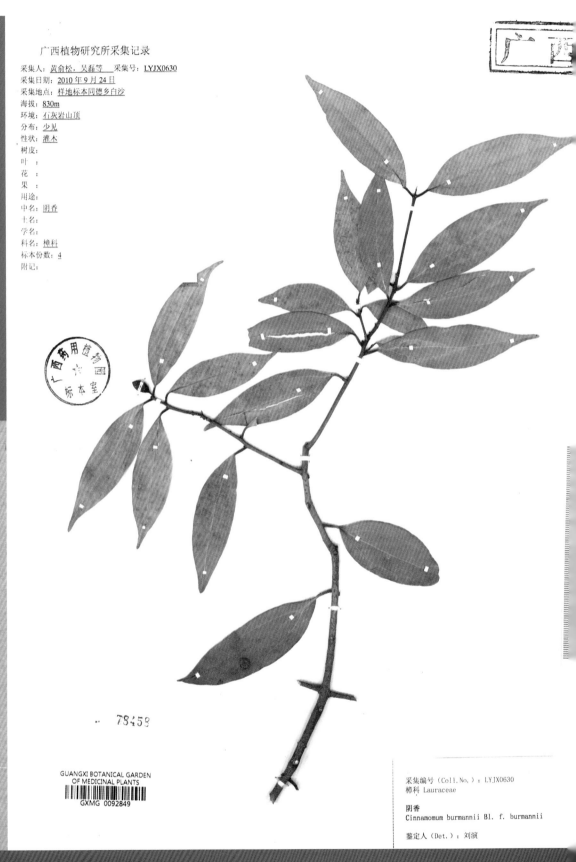

广西植物研究所采集记录

采集人：黄俞松，吴磊等　采集号：LYJX0630
采集日期：2010 年 9 月 24 日
采集地点：样地标本同德乡白沙
海拔：830m
环境：石灰岩山顶
分布：少见
性状：灌木
树皮：
叶　：
花　：
果　：
用途：
中名：阴香
土名：
学名：
科名：樟科
标本份数：4
附记：

GUANGXI BOTANICAL GARDEN
OF MEDICINAL PLANTS

GXMG 0092849

78459

采集编号（Coll. No.）：LYJX0630
樟科 Lauraceae

阴香
Cinnamomum burmannii Bl. f. burmannii

鉴定人（Det.）：刘演

来源

樟科（Lauraceae）植物阴香 *Cinnamomum burmannii* (Nees & T. Blume) Blume. 的根、树皮和叶。

民族名称

【壮族】美中吞，Faexcungdwnh。

民 族 应 用

【壮族】药用根、树皮、叶。具有散寒毒、调谷道、止痛的功效。根主治胃痛，泄泻，疔。树皮主治胃痛，腹泻，痹症，扭挫伤，疔疮。叶主治泄泻，腹痛。内服用量10g；外用适量，研末用酒调敷。

药材性状　根呈圆柱形，稍弯曲，有小分枝，直径8~30mm或者更粗，表面黑褐色或棕褐色，皮部常横裂或细龟裂，皮孔细点状，稍凸起，质硬脆，断面黄白色或棕红色；树皮呈槽状或片状，厚约3mm。外表面棕灰色，粗糙，有圆形突起的皮孔和灰白色地衣斑块，有时外皮部分刮去而现凹下的皮孔痕；内表面棕色，平滑。质坚，断面内层呈裂片状。叶为长圆形，革质，具离基三出脉。气香，味微甘、涩。

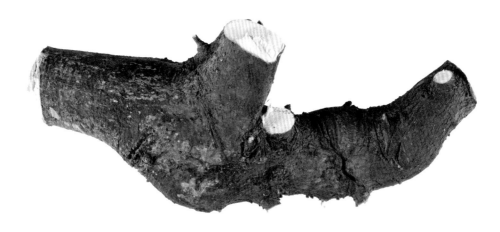

·阴香－根

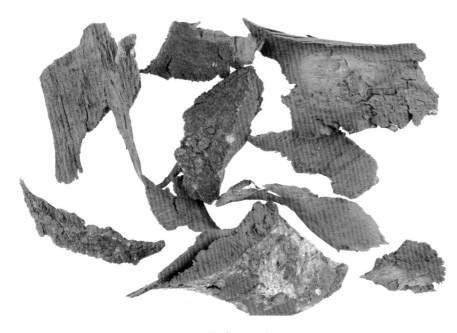

·阴香－树皮

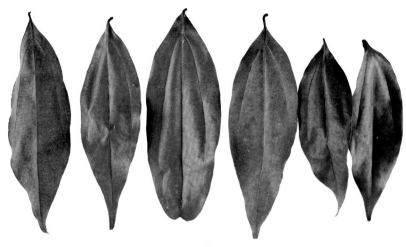

· 阴香－叶

药用源流 阴香始载于《生草药性备要》：“坎香草，能发散。其皮即香胶……又名阴香。”《岭南采药录》：
“钦香叶，别名香胶叶、阴香，能消散皮肤风热，妇人煎水洗头，去秽风。阴香皮，取皮三四钱，
水煎服，能健胃祛风。其皮为末，用酒调敷，凡恶毒大疮，生飞蛇疮，一敷即愈。”《广西壮族
自治区壮药质量标准 第二卷》（2011 年版）记载其树皮具有温中止痛、祛风散寒、解毒消肿、
止血的功效；主治寒性胃痛，腹痛，泄泻，食欲不振，风寒湿痹，腰腿疼痛，跌打损伤，创伤出血，
疮疖肿毒。

分类位置	种子植物门	被子植物亚门	双子叶植物纲	樟目	樟科
	Spermatophyta	Angiospermae	Dicotyledoneae	Laurales	Lauraceae

形态特征 乔木。叶互生或近对生，短叶卵圆形、长圆形、
披针形至线状披针形或线形；具离基三出脉，
侧脉自叶基 3~8mm 处生出，向叶端消失。圆
锥花序腋生或近顶生，长（2）3~6cm，比叶短，
被灰白微柔毛。果卵球形，长约 8mm，宽约
5mm。果托具整齐 6 齿裂，齿顶端截平。

生境分布 生于海拔 100~1400m 的疏林、密林或灌丛中，
或溪边路旁等处。分布于广东、广西、云南、
福建等。广西主要分布在南宁、柳州、桂林、
梧州、玉林等。

化学成分 树皮含挥发油，油中主要成分为桂皮醛。此外，
还含丁香酚和黄樟醚等成分。茎挥发油中含
量最高的为龙脑，约占 20.32%，其他还有桉
油素、α- 松油醇、丁香烯、1- 甲基 -4- 异丙
基苯、柠檬烯、松油烯 -4- 醇、乙酸龙脑酯、
大根香叶烯、匙叶桉油烯醇、α- 香附酮、α-
水芹烯、愈创木醇、α- 蒎烯等成分[1]。叶主

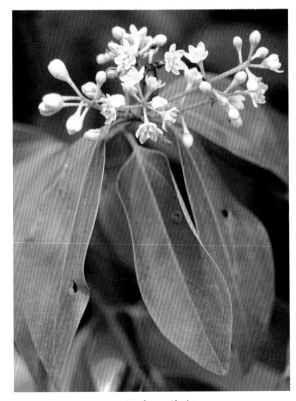

· 阴香－花期

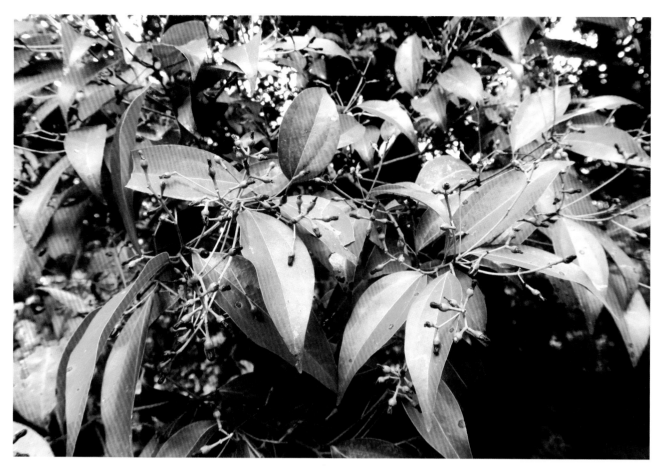

·阴香－果期

要成分为石竹烯、桉油精、愈创醇、(+)-α-萜品醇、(-)-β-蒎烯、γ-桉叶醇、异愈创木醇、(Z)-橙花叔醇、榄香醇、α-石竹烯、(1S)-α-蒎烯、(-)-萜品烯-4-醇、(+)-喇叭烯、石竹烯氧化物、γ-萜品烯等[2]。果实含总糖、蛋白质、脂肪、果胶、原花青素、花色苷等[3]。种子含甘油三月桂酸酯等[4]。

药理作用　1.抗氧化作用

阴香叶挥发油具有较好 ABTS⁺ 自由基清除能力，但清除 DPPH 自由基能力及还原能力较弱，其抗氧化能力均与其浓度有关[2]。阴香皮中的 DLBS2411，在浓度为 10μg/ml 时，其自由基清除能力与抗坏血酸相当；且其以剂量依赖性的方式提高铁还原能力[5]。阴香皮水和甲醇提取物均可清除一氧化氮，避免细胞膜损伤，其清除活性可能与提取物中的肉桂酸及其衍生物含量相关[6]。

2.抗溃疡作用

阴香皮水提取物以 0.5g/kg 和 2.5g/kg 灌服，连续 3 天，对小鼠水浸应激性溃疡的形成有明显的抑制作用，抑制率为 21.5%~67.0%，大剂量作用更明显[7]。阴香皮水浸提取物中的 DLBS2411，可以有效减轻由乙醇引起的小鼠胃黏膜损伤[8]。阴香皮水提取物中含有的 DLB2411 对吲哚美沙星和乙醇诱导的胃溃疡模型具有保护作用[5]。

3.降低肾上腺胆固醇的作用

阴香皮水提取物以 0.5g/kg 和 2.5g/kg 灌服，连续 6 天，能抑制氟美松所致阳虚小鼠的胸腺萎缩，抑制率为 16.7%~50.0%，小剂量优于大剂量，但小剂量对肾上腺皮质功能无保护作用，仅大剂量能降低肾上腺胆固醇含量 10.9%[7]。

4. 抗菌作用

阴香皮乙醇提取物中含有生物碱、黄酮类、皂苷等成分，在体外具有明显抑制链球菌生长的作用[9]。

5. 抗肿瘤作用

阴香树皮中的反式肉桂醛能抑制鼻咽癌 HK1 和 C666-1 细胞增殖，并诱导其发生凋亡[10]。

6. 毒副作用

阴香皮水提取物给小鼠灌服时 LD_{50} 为（46.6±3.4）g（生药）/kg 体重，给药后小鼠倦怠少动，皮毛松弛，肌肉无力，翻正反射消失，呼吸微弱，死鼠多呈俯卧位，尸检各脏器未见明显异常[7]。

附　注　《广西中药材标准》（第二册）制订了阴香根的质量标准。阴香皮为商品桂皮主要品种之一。《中华本草》记载阴香根或根皮具有温中行气止痛的功效；主治胃脘寒痛，气滞心痛，水泻。阴香叶具有祛风化湿、止泻、止血的功效；主治皮肤痒疹，风湿痹痛，泄泻、痢疾腹痛，寒结肿毒及外伤出血。

参考文献

[1] 刘艳清,汪洪武,鲁湘鄂.阴香茎及叶挥发油化学成分的气相色谱－质谱联用分析比较[J].时珍国医国药,2007,18(10):2383-2385.

[2] 邓超澄,霍丽妮,李培源,等.广西阴香叶挥发油化学成分及其抗氧化性研究[J].中国实验方剂学杂志,2010,16(17):105-109.

[3] 张镜,刘小玉,廖富林,等.阴香果实主要成分分析[J].食品科学,2009,30(18):240-244.

[4] 甘典华,王朝阳,潘英明,等.阴香种子油脂的提取及应用[J].广西师范大学学报（自然科学版）,2009,27(1):50-53.

[5] RAYMOND T,POPPY A,FLORENSIA A.Hydrogen potassium adenosine triphosphatase activity inhibition and downregulation of its expression by bioactive fraction DLBS2411 from *Cinnamomum burmannii* in gastric parietal cells[J].International Journal of General Medicine,2013, 6:807-815.

[6] AKOWUAH G A,AHMAD M,TAN S S,et al.GC-MS Determination of major bioactive constituents and anti-oxidative activities of aqueous extracts of *Cinnamomum burmannii* blume stem[J].The Natural Products Journal,2013,3:243-248.

[7] 严少敏,高南南,李玲玲,等.肉桂、桂皮温中助阳作用比较[J].中药材,1990,13(5):32-34.

[8] TJANDDRAWINATA R R,NAILUFAR F.Gastroprotective effect of DLBS2411 bioactive fraction from *Cinnamomum burmannii* against ethanol-Induced gastric damage in rats[J].Journal of Experomental Pharmacology,2020,12:87-95.

[9] WATY S,SURYANTO D,YURNALIZA.Antibacterial activity of cinnamon ethanol extract (*Cinnamomum burmannii*) and its application as a mouthwash to inhibit streptococcus growth[J].IOP Conference Series: Earth and Environmental Science,2018,130:12-49.

[10] DAKER M,LIN V Y,AKOWUAH G A,et al. Inhibitory effects of *Cinnamomum burmannii* blume stem bark extract and trans-cinnamaldehyde on nasopharyngeal carcinoma cells:synergism with cisplatin[J]. Exp Ther Med,2013,5(6):1701-1709.

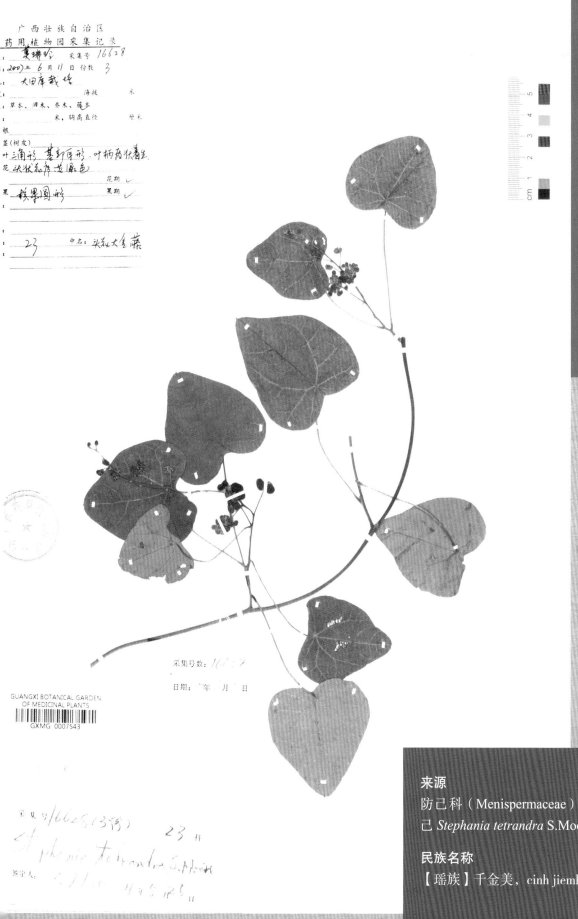

防
己

来源

防己科（Menispermaceae）植物粉防
己 *Stephania tetrandra* S.Moore 的根。

民族名称

【瑶族】千金美，cinh jiemh hmei。

民 族 应 用

【瑶族】药用根。主治小便不利，肝硬化腹水，高血压，肺虚咳喘，风湿骨痛，神经痛，毒蛇咬伤，痈疮肿毒。内服用量 5~15g，水煎或研粉开水冲服；外用适量，磨醋涂或捣烂敷患处。

药材性状 呈不规则圆柱形、半圆柱形或块状，多弯曲，长 5~10cm，直径 1~5cm。表面淡灰黄色，在弯曲处常有深陷横沟而成结节状的瘤块样。体重，质坚实。断面平坦，灰白色，富粉性，有排列较稀疏的放射状纹理。气微，味苦。

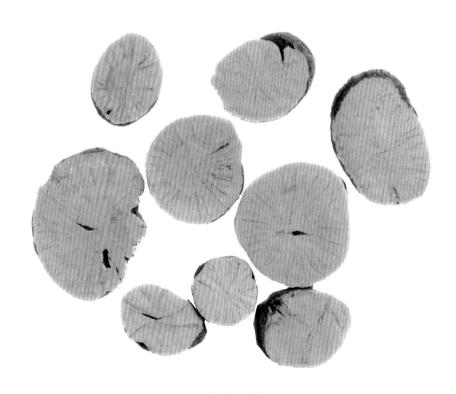

· 防己 - 根

药用源流 防己始载于《神农本草经》，云：“一名解离，生川谷。”《吴普本草》曰：“木防己，一名解离，一名解燕……李氏，如葛茎，蔓延如芄，白根，外黄似桔梗，内黑文，如车辐解，二月、八月、十月采根。”《名医别录》云：“生汉中川谷。”由此可见，我国最早使用的防己，又名木防己，一名解离，产汉中，用根，具有内黑如车辐解的特征。按此，可以推断此防己系指马兜铃科的汉中防己，即异叶马兜铃 Aristolochia heterophylla Hemsl.，而非防己科 Cocculus 属植物，因后者根外皮黑褐，断面无车辐状纹理，与之不符。现代大量使用的防己科防己，在历代本草中没有很明确记载。但梁代陶弘景《本草经集注》记载：“今出宜都、建平，大而青白虚软者好。”此处所述有别于《吴普本草》、《名医别录》，并未提及“内有黑纹如车辐解”，肯定不是马兜铃科植物，而是指防己科植物，因此防己在梁代开始出现品种的分化。且明代《本草品汇精要》记载：“防己以根大而有粉者为好。”南北朝时，《雷公炮炙论》曰：“凡使勿用木条……惟要心有花文黄色者"，有可能指防己科植物粉防己。《本草原始》在汉防己下附有"瓜防己"图，也像是粉防己的斜切饮片。《本草图经》记载较为详细，云："防己生汉中川谷，今黔中亦有之，但汉中出者，破之文作车辐解，黄实而香，茎梗甚嫩，苗叶小类牵牛，折其茎一头吹之，气从中贯，如木通类。"其中苗叶小类牵牛，与木防己特征相近。《本草图经》所附兴化军防己（兴化即今福建莆田）图，有可能是防己科青藤 *Sinomenium acutum* (Thunb.) Rehd. et Nils 的根。《本草纲目》（金陵本）之附图防己为蔓生草本，叶三浅裂，大抵与植物分类学中所述之木防己 *Cocculus orbiculatus* (L.) DC. 相似。《中华人民共和国药典》（2020 年版 一部）收录粉防己根为药材防己的基原，记载其具有祛风止痛、利水消肿的功效；主治风湿痹痛，水肿脚气，小便不利，湿疹疮毒。

	种子植物门	被子植物亚门	双子叶植物纲	小檗目	防己科
分类位置	Spermatophyta	Angiospermae	Dicotyledoneae	Berberidales	Menispermaceae

形态特征　草质藤本。主根肉质，柱状。叶纸质，两面或仅下面被贴伏短柔毛；掌状脉 9~10 条，网脉甚密，很明显。花序头状；雄花萼片 4 或有时 5，通常倒卵状椭圆形，有缘毛；花瓣 5，肉质，边缘内折；雌花萼片和花瓣与雄花的相似，花被辐射对称。核果成熟时近球形，红色；果核径约 5.5mm，背部鸡冠状隆起，两侧各有约 15 条小横肋状雕纹。

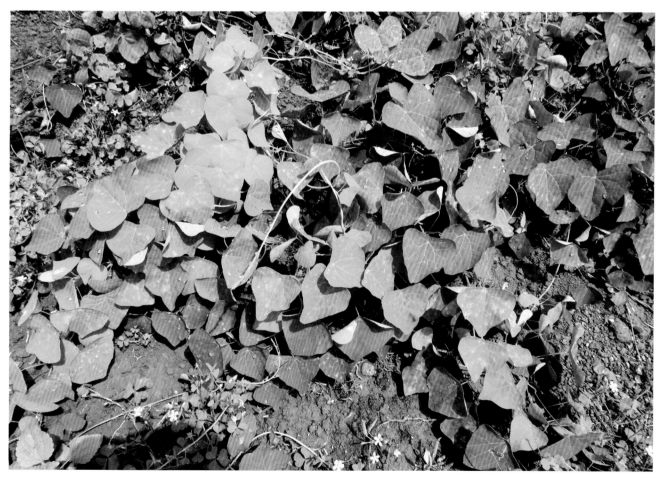

· 粉防己－植株

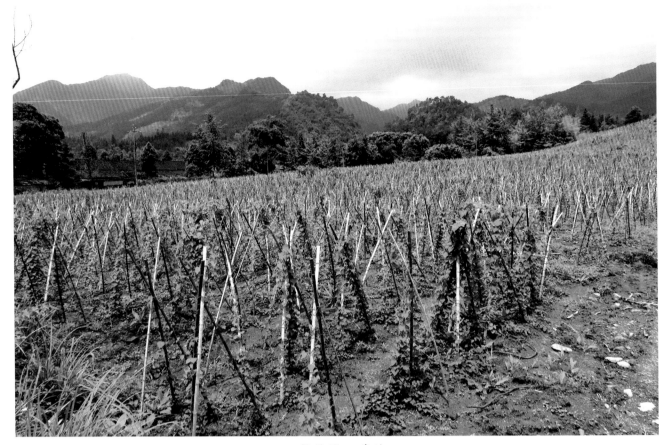

·粉防己－栽培

生境分布　生于村边、旷野、路边等处的灌丛中。分布于浙江、安徽、福建、台湾、湖南、江西、广西、广东、海南等。广西主要分布在合浦、北海、南宁、百色、柳州、桂林等。

化学成分　主要含有粉防己碱、防己诺林碱、氧化防己碱、荷苞牡丹碱、tazopsine[1]、stephadione、oxonantenine、cassameridine、nantenine、aristolochic acid Ⅰ－Ⅱ、fangchinoline A–D[2]、异紫堇定碱、去氢克班宁、克班宁、氧代克班宁[3]等生物碱类成分；由葡萄糖组成的多糖成分[4]；以及防己双黄酮甲、防己双黄酮乙、β-谷甾醇、正三十五烷[5]等成分。此外叶还含有 2,2-二羟基-苯并呋喃、3,7,11-三甲基-1,6,10-十二碳三烯-3-醇、环己酮、2-甲氧基-4-乙基-苯酚、癸酸、正十九烷、水杨酸甲酯[6]等挥发油成分。

药理作用　1. 抗炎、镇痛作用

粉防己水煎液总生物碱能抑制二甲苯致小鼠耳肿胀和角叉菜胶致大鼠足趾肿胀，同时还能抑制 LPS 诱导 RAW264.7 细胞释放炎症因子 NO、TNF-α、IL-6，还能有效减少小鼠疼痛扭体次数[7]。

2. 抗菌作用

粉防己碱联合喹诺酮类药使用时可增加抗菌药的杀菌作用，降低耐喹诺酮类药大肠杆菌对恩诺沙星的耐药性，还逆转耐喹诺酮类药大肠杆菌耐药性，其作用机制可能与降低耐喹诺酮类药基因 $aac(6')$-Ib-cr mRNA 的表达量有关[8]。

3. 对心脑血管系统的作用

粉防己碱能改善心肌梗死大鼠的心室重塑和心肌细胞凋亡，其作用机制可能与调节 Bax/Bcl-2 的表达有关[9]。汉防己甲素能够改善滑膜血管新生，其作用机制可能与抑制 JAK 通路激活有关[10]。粉防己碱可抑制肾性高血压大鼠左室心肌结构性重塑的发生，其作用机制可能与调节心肌组织中心肌营养素 -1 及其受体 gp130/LIFR 的表达有关[11]。汉防己甲素能减轻小鼠脑组织缺血再灌注损伤，下调 GRP78、CHOP 和 caspase-12 的表达[12]。

4. 保肝作用

粉防己碱能调节牛血清白蛋白致肝纤维化大鼠血清中 LN、HA、PC Ⅲ、Ⅳ-C、ALT、AST、ALB、TP 及肝组织羟脯氨酸的水平，减轻肝细胞水肿、变性和坏死[13]。

5. 抗肿瘤作用

防己诺林碱可抑制结肠癌细胞 HT29 的生长和增殖、侵袭能力、上皮间质转化，并且抑制结肠癌细胞 HIF-1α/VEGF/Akt 信号通路[14]。粉防己碱能抑制人甲状腺癌 B-CPAP 细胞增殖，并诱导其凋亡，其作用机制可能与调节 Bax、cleaved caspase-3、Bcl-2、MMP、VEGF-C、survivin 的表达有关[15]。

6. 其他作用

汉防己甲素能降低胶原诱导的关节炎大鼠关节腔液和血清中 IL-1β、IL-6、TNF-α 水平[16]。防己诺林碱可升高去卵巢小鼠 BV/TV、Tb.N、Tb.Th，降低 Tb.Sp 和骨代谢相关指标 TRAc P、CTX、NTX 以及破骨细胞标志基因 TRAc P、Cathepsin K、NFATc1 和 CTR 表达水平[17]。

7. 毒副作用

灌胃给药时，粉防己碱对雄性 SD 大鼠的半数致死量为 646mg/kg，其 95% 平均可信限为504.58~788.42mg/kg[18]。灌胃给药时，粉防己可引起大鼠肝、肾损害，且随给药时间延长损伤加重；粉防己的肝、肾毒性较广防己重[19]。

附　注　防己应用广泛，为多种中成药配方用药。防己科防己历来常与马兜铃科广防己混用，两者均有一定毒性，功效相似，由于马兜铃酸导致的肾损害问题，目前所有的中药品种已把马兜铃科的广防己替换为防己科防己。

参考文献

[1] 李行诺，闫海霞，沙娜，等．粉防己生物碱化学成分的分离与鉴定 [J]．沈阳药科大学学报,2009,26(6):430-433.

[2]SEMWAL DK, BADONI R, SEMWAL R, et al. The genus stephania (menispermaceae): chemical and pharmacological perspectives[J]. Journal of Ethnopharmacology, 2010,132(2):369-383.

[3] 丛国艳，闫永波，高珣，等．粉防己的化学成分研究 [J]．健康大视野,2013,21(5):92-93.

[4] 甄攀，梁惠花，张万明，等．粉防己多糖的组成及其清除活性氧自由基的作用（英文)[J]．河北北方学院学报,2005,22(5):6-9.

[5] 司端运，赵守训．粉防己地上部分的非生物碱成分 [J]．济宁医学院学报,1993,16(2):1-5.

[6] 巩江，倪士峰，骆蓉芳，等．汉防己叶挥发油成分 GC-MS 分析 [J]．安徽农业科学,2011,39(12):7076-7077.

[7] 王蒙，李静，魏晴，等．防己水煎液总生物碱的镇痛抗炎作用及其机制研究 [J]．时珍国医国药,2016,27(2):335-338.

[8] 杨敬．粉防己碱对耐喹诺酮类药大肠杆菌耐药逆转作用及其机制的研究 [D]．重庆：西南大学,2018.

[9] 吴悠扬，赵玮，尤利益，等．粉防己碱改善心肌梗死大鼠心功能的作用及机制 [J]．浙江医学,2020,42(13):1349-1353,1459.

[10] 范为民,赵春江.基于 JAK 通路探讨汉防己甲素改善佐剂性关节炎大鼠滑膜血管新生的机制 [J]. 中药新药与临床药理,2018,29(6):725-730.

[11] 余良主,石春蓉.粉防己碱对高血压大鼠左室心肌营养素 -1 及其受体 gp130/LIFR 表达的影响 [J]. 中国实验方剂学杂志,2014,20(11):151-155.

[12] 阮林,金文香,许阳英,等.汉防己甲素对小鼠脑缺血再灌注损伤的影响 [J]. 中国医药导报,2015,12(7):4-6.

[13] 张欣.汉防己碱对牛血清白蛋白致大鼠肝纤维化的治疗作用 [J]. 中国肝脏病杂志 (电子版),2016,8(2):29-33.

[14] 望永鼎,刘文华,翟一飞,等.防己诺林碱对结肠癌细胞恶性生物学行为及 HIF-1α/VEGF/Akt 通路的相关性研究 [J]. 中国免疫学杂志,2019,35(24):3042-3047.

[15] 张美峰,丁新德,费哲为,等.粉防己碱对人甲状腺癌细胞 B-CPAP 生长和凋亡的影响 [J]. 现代肿瘤医学,2017,25(21):3410-3414.

[16] 潘昉,祝丽华,王倩,等.汉防己甲素对胶原诱导的关节炎大鼠关节腔液中与外周血清中 IL-1β、IL-6、TNF-α 的调节 [J]. 临床和实验医学杂志,2012,11(21):1689-1691.

[17] 周琳,杨明理,王博浯,等.防己诺林碱对去卵巢小鼠骨代谢及骨微结构的影响 [J]. 中国骨质疏松杂志,2020,26(11):1609-1612,1663.

[18] 陈颖伟,陈梅梅,孙超,等.灌胃给药时粉防己碱对雄性 SD 大鼠的急性毒性实验研究 [J]. 实用医学杂志,2011,27(1):24-25.

[19] 梁琦,倪诚,颜贤忠,等.广防己、粉防己的肝肾毒性及代谢组学比较研究 [J]. 中国中药杂志,2010,35(21):2882-2888.

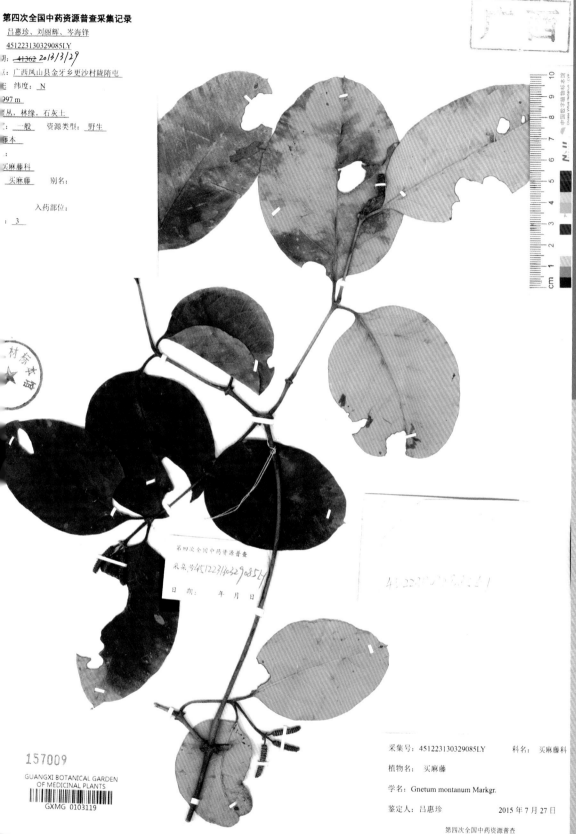

第四次全国中药资源普查采集记录

吕惠珍、刘丽辉、岑海锋

451223130329085LY

月：41362 2013/3/29

点：广西凤山县金牙乡更沙村陇陪屯

经纬度：N

297 m

丛，林缘，石灰土

：一般　资源类型：野生

藤本

：

买麻藤科

买麻藤　　别名：

入药部位：

：3

157009

GUANGXI BOTANICAL GARDEN
OF MEDICINAL PLANTS

GXMG 0103119

第四次全国中药资源普查

采集号 451223130329085LY

日　期：　年月日

采集号：	451223130329085LY	科名：	买麻藤科

植物名：买麻藤

学名：Gnetum montanum Markgr.

鉴定人：吕惠珍　　　　2015 年 7 月 27 日

第四次全国中药资源普查

买麻藤

来源

买麻藤科（Gnetaceae）植物买麻藤 *Gnetum montanum* Markgr. f. *montanum* 的全株。

民族名称

【壮族】麻骨钻。

买麻藤

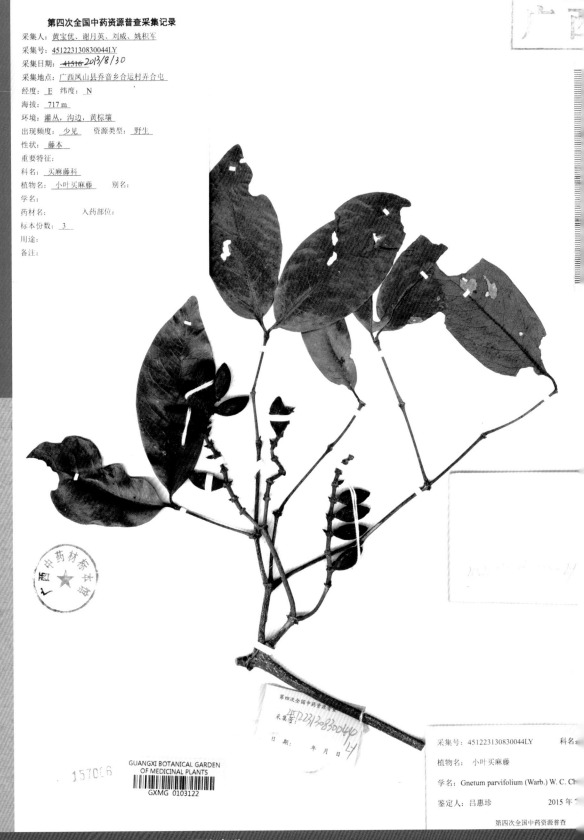

第四次全国中药资源普查采集记录

采集人：黄宝优、谢月英、刘威、姚积军
采集号：451223130830044LY
采集日期：~~41516~~ 2013/8/30
采集地点：广西凤山县乔音乡合运村弄合屯
经度：E 纬度：N
海拔：717 m
环境：灌丛，沟边，黄棕壤
出现频度：少见 资源类型：野生
性状：藤本
重要特征：
科名：买麻藤科
植物名：小叶买麻藤 别名：
学名：
药材名： 入药部位：
标本份数：3
用途：
备注：

GUANGXI BOTANICAL GARDEN
OF MEDICINAL PLANTS
GXMG 0103122

157006

采集号：451223130830044LY 科名：
植物名：小叶买麻藤
学名：Gnetum parvifolium (Warb.) W. C. Ch
鉴定人：吕惠珍 2015 年
第四次全国中药资源普查

来源

买麻藤科（Gnetaceae）植物小叶买麻藤
G. parvifolium (Warb.) C. Y. Cheng ex Chun
根、根皮或藤茎。

民族名称

【壮族】麻骨风，Gaeugoq。
【瑶族】唐美梅，小麻骨风（金秀），麻骨风。
【苗族】蒙睡松（融水）。

民 族 应 用

买麻藤

【瑶族】药用根、茎、叶。主治风湿性关节炎，筋骨酸软疼痛，腰肌劳损，跌打损伤。内服用量15~30g，水煎或浸酒服。

小叶买麻藤

【壮族】药用根或根皮或茎。水煎服治风湿关节痛，小便不利。

【瑶族】药用根或根皮或茎。水煎服治风湿性关节痛，小便不利；水煎服或浸酒服兼搽患处治骨折，跌打损伤，蜂窝组织炎。

内服用量10~15g；外用适量。

药材性状 藤茎呈类圆柱形，茎节膨大，外皮显棕褐色至黑褐色，略粗糙，具不规则的纵皱或裂纹，有灰褐色皮孔；斜切片多为椭圆形，切面呈灰褐至黄褐色，有2~5层棕色环，有多数放射状排列的小孔；髓部呈灰棕色至棕褐色；质稍轻；气微，味淡、微苦。根圆柱形。叶对生，椭圆形或矩圆披针形，长10~12cm，宽4.5~10cm，基部楔形或稍圆，全缘革质；叶柄长0.5~1.2cm。气微，味微苦。

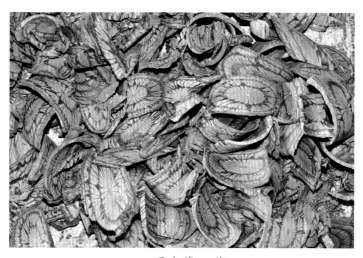

· 买麻藤 - 茎

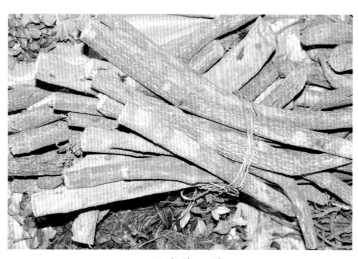

· 买麻藤 - 茎

药用源流 本品以大瓠藤之名始载于《本草拾遗》，曰："藤状如瓠，断之水出。生安南。"《海药本草》中记载："按刘欣期《交州记》曰，含水藤中水，生岭南及诸海边山谷，状若葛，叶似枸杞。多在路旁，行人乏水处便吃此藤，故以为名。"明代李时珍在《本草纲目》将《海药本草》中的含水藤自木部移入草部的蔓草类，并入大瓠瓜藤中，曰："顾微《广州记》云，水藤去地一丈，断之更生，根至地水不绝。山行口渴，断收汁饮之，陈氏所谓大瓠藤，盖即此物也。"《纲目拾遗》曰："性柔易治，以制履，坚韧如麻，故名。言买藤得麻也。"引《职方典》云："出肇庆，缘树而生，有子味苦可食，山行断取其汁饮之，可以止渴。"又引《粤志》云："买麻藤其茎多水，渴者断而饮之，满腹已，余水尚淋漓半日。"上述产地及特征与买麻藤科植物买麻藤、小叶买麻藤等的相似。《广西中药材标准》（第二册）记载其藤茎具有祛风活血、消肿止痛、化痰止咳的功效；用于风湿性关节炎，腰肌劳损，筋骨酸软，跌打损伤，骨折，支气管炎，溃疡病出血，小便不利，蜂窝组织炎。

分类位置	种子植物门	裸子植物亚门	买麻藤纲（盖子植物纲）	买麻藤目	买麻藤科
	Spermatophyta	Gymnospermae	Gnetopsida	Gnetales	Gnetaceae

形态特征 买麻藤 常绿木质大藤本。叶革质，矩圆状椭圆形、卵状椭圆形或矩圆状披针形。雌雄异株；球花排成穗状花序，腋生或顶生；雄球花序1~2回三出分枝，每轮环状总苞内有雄花25~45；雌球花序单生或簇生，有3~4对分枝，每环总苞内常有雌花5~8。种子核果状，矩圆状椭圆形或长卵圆形，长1.5~2cm，径1~1.2cm，基部窄成短柄状，长2~5mm。

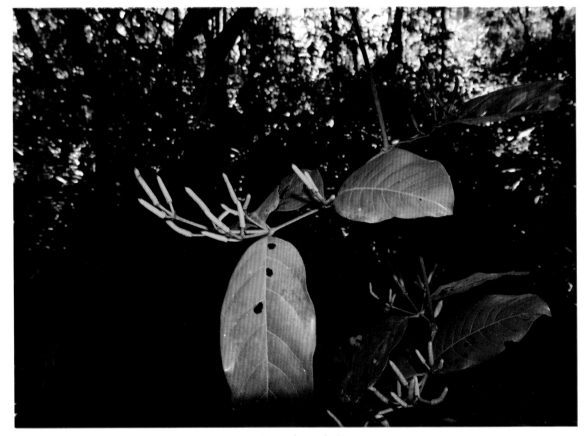

· 买麻藤－花期

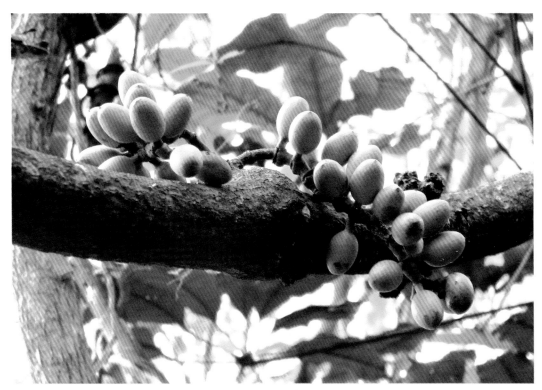

· 买麻藤 - 果期

小叶买麻藤　常绿木质缠绕藤本。叶较小，长4~10cm，宽2.5cm。雌雄同株；球花排成穗状花序，常腋生，稀生枝顶；雄球花序不分枝或一次（三出或成对）分枝，每轮有雄花40~70；雄花基部无明显短毛；雌球花序一次三出分枝，每轮有雌花3~5（~9）。种子核果状，长椭圆形或微呈倒卵状，长1.5~2cm，无柄，熟时假种皮红色。

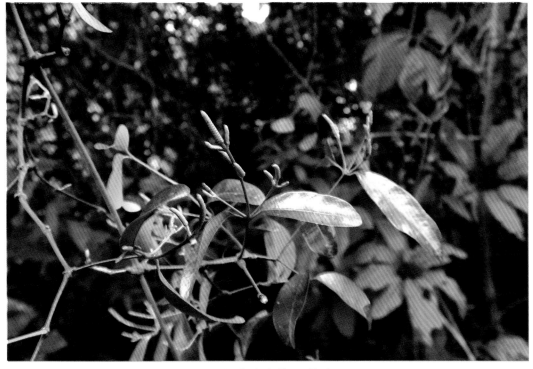

· 小叶买麻藤 - 花期

生境分布 买麻藤　生于海拔 1600~2000m 地带的森林中，缠绕于树上。分布于广西、云南、广东等。广西主要分布在马山、上林、宾阳、永福、上思、平南、桂平、容县、博白、百色、德保、靖西、那坡、田林、天峨、罗城、环江、巴马、都安、象州、金秀、宁明、龙州等。

小叶买麻藤　生于海拔较低的干燥平地或湿润谷地的森林中，缠绕在大树上。分布于福建、广东、广西、湖南等。广西主要分布在横县、临桂、永福、梧州、浦北、平南、玉林、陆川、北流、百色、凌云、钟山、象州、金秀、融水、兴安、平乐、那坡等。

化学成分 买麻藤主要含有 N–methylboldine trifluoroacetate、(–)–latifolian A、厚朴碱[1]、longifloroside B、medioresinol、syringaresinol、pinoresinol[2]、gnetumontanin A–D、芹菜素、gnetifolin A、gnetin D、gnetuhainin M[3]、gnetumonins A–C、(–)–gnetucleistol F、gnetupendin A[4]等成分。还含有 α– 蒎烯、莰烯、β– 蒎烯、蒿脑、β– 榄香烯、δ– 荜澄茄烯、香榧醇、α– 桉叶油醇、十六烷酸[5]等挥发油成分。

小叶买麻藤主要含有 gnetifolin P、gnetuhainin E、shegansu B、gnetulin[6]、香草酸、oroxylin A、gnetuhainin N、gnetifolin C、parvifolol D[7]、小叶买麻藤酚 A–D[8]等成分。种子含有棕榈酸、十八酸、油酸、亚油酸、亚麻酸、花生酸[9]等脂肪酸类成分。

药理作用 1. 抗氧化作用
买麻藤乙醇提取物能提高衰老小鼠各组织中的 SOD、CAT、ATP 活性，提示买麻藤具有较好的体内抗氧化作用[10]。

2. 抗肿瘤作用
买麻藤乙醇提取物在质量浓度为 1mg/ml 时，对 BEL7402 细胞株的抑制活性最高为 89.6%；在质量浓度为 0.063mg/ml 时，对 HL60 细胞株的抑制活性最高为 87.0%[10]。买麻藤可通过下调 LINC00673 的表达，抑制肝癌细胞的增殖、迁移，并阻滞细胞周期[11]。

3. 对心血管系统的作用
买麻藤总碱、去甲乌药碱对心脏具有兴奋作用，可使离体豚鼠心脏在给药后 30s 内开始出现心肌收缩力增强、振幅增高及心率增快现象，作用维持时间为 7~10min；可使血管扩张，能不同程度增加兔的肾、后肢和耳灌流量，以后肢灌流量增加较为明显；能使心率明显增快和降低降血压；具有兴奋心脏、血管的肾上腺素能 β 受体作用[12]。

4. 平喘作用
买麻藤中的化合物 (–)– 消旋去甲乌药碱有舒张正常气管平滑肌的作用，其 ED_{50} 为 5.27×10^{-9}g/ml；有对抗组织胺引起平滑肌收缩的作用[13]。

5. 降尿酸作用
买麻藤 60% 乙醇洗脱部位可明显抑制黄嘌呤氧化酶的活性，降低高尿酸模型小鼠的血尿酸水平[14]。

6. 其他作用
小叶买麻藤中的银松素对 HIV–1 RT 和 HIV–1 PR 均有一定程度的抑制作用[15]。小叶买麻藤对眼镜蛇毒中毒小鼠有明显的保护作用[16]。化合物 gnetifolin P 和 shegansu B 能抑制 LPS 诱导 THP–1 细胞的 IL–1β 的释放，其抑制率分别为 35.78% 和 64.67%[8]。化合物 (–)–latifolian A 对铜绿假单胞菌具有抑菌作用，其 IC_{50} 为 9.8 μmol/L[1]。

参考文献

[1]FRÉDÉRIC M, TANJA G, MELISSA S, et al. Alkaloids from the Chinese vine *Gnetum montanum*[J]. Journal of Natural Products,2011,74(11):2425-2430.

[2]WANG L Q, ZHAO Y X, ZHOU L,et al. Lignans from *Gnetum montanum* Markgr. f. megalocarpua[J]. Chemistry of Natural Compounds,2009,45(3):424-426.

[3]LI X M, LIN M, WANG Y H, et al. Four new stilbenoids from the lianas of *Gnetum montanum* f. megalocarpum[J]. Planta Medica,2004,70(2):160-165.

[4]MA Y Q, ZHAI Y M, DENG Y, et al. Stilbeno-phenylpropanoids from *Gnetum montanum* Markgr[J]. Phytochemistry Letters,2017,21:42-45.

[5]刘建华,高玉琼,霍昕.买麻藤挥发油成分分析 [J].生物技术 ,2003,13(1):19-20.

[6]TIAN L W, LV J J, LIU Y,et al. A new dimeric stilbene from the lianas of *Gnetum parvifolium*[J]. Natural Product Research,2017,31(13):1-6.

[7]刘遥.小叶买麻藤茎的化学成分研究 [D].广州:南方医科大学 ,2015.

[8]龚苏晓.小叶买麻藤中的芪类化合物 [J].国外医学 (中医中药分册),2002,24(5):310-311.

[9]兰倩,刘建锋,史胜青,等.小叶买麻藤种子营养及药用成分分析 [J].林业科学研究 ,2014,27(3):441-444.

[10]姚柳利,代光辉,张永煜,等.买麻藤乙醇提取物抗氧化和抑制肿瘤作用的研究 [J].中草药 ,2008,39(4):574-576.

[11]方健,王辰男,孟庆刚.买麻藤下调 LINC00673 表达对肝癌细胞增殖、迁移和细胞周期的影响 [J].山东医药 ,2021,61(1):44-48.

[12]叶聚荣,林大杰,郑幼兰,等.买麻藤及其有效成分去甲乌药碱对心血管药理作用的研究 [J].福建医药杂志 ,1980,3:30-34.

[13]郑兴中,吴符火.买麻藤有效成分的平喘作用及其机制 [J].中草药 ,1981,12(1):30-32.

[14]袁红宇,孟玲,欧宁,等.苍术、买麻藤抗高尿酸活性部位筛选 [J].现代中药研究与实践 ,2011,25(1):33-36.

[15]王琳,朴志松,董飚,等.小叶买麻藤植物中有效中成分 (1,2,3) 及其类似物的合成与抗 HIV-1RT,HIV-1PR 的抑制作用 [J].中国药理通讯 , 2010, 27(2):54.

[16]洪庚辛,滕忠,韦宝伟,覃文才 .27 种中草药的抗蛇毒作用观察 [J].中草药 ,1983,14(4):26.

红天葵

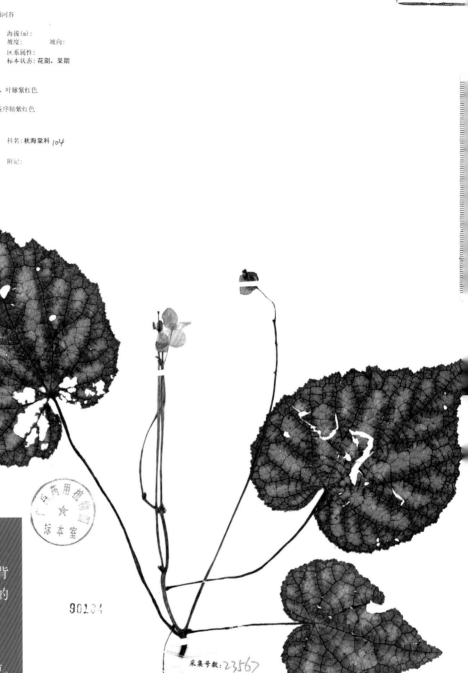

广西药用植物园 (GXMG)

采集日期:**2010-9-2**　　　　采集号:**23567**
采集人:**黄捷，李金花等**
产地:中国广西 防城扶隆墟河谷
生境:湿生石壁

| 纬度: | 经度: | 海拔(m): |
| 地貌: | 坡位: | 坡度: | 坡向: |
习性:**草本**　颜色:　　区系属性:
株高:　　胸径:　　标本状态:**花期，果期**
性状:
根:
茎、叶:叶-卓质，两曲被毛，叶脉紫红色

花:粉红色，花被4，2轮，花序轴紫红色

果实、种子:蒴果

中名(当地名):　　科名:**秋海棠科** *104*
学名:
标本份数:**11**　　附记:

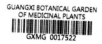

90104

采集号数:23567

日期2010年 9月2日

来源

秋海棠科（Begoniaceae）植物紫背
天葵 *Begonia fimbristipula* Hance 的
块茎或全草。

民族名称

【瑶族】红天葵(桂平)，母古随使。

GUANGXI BOTANICAL GARDEN
OF MEDICINAL PLANTS

GXMG 0017522

采集号 23567

Begonia fimbristipula Hance

鉴定人:谷粹芝　2012年 8

民族应用

【瑶族】药用块茎或全草。具有清热凉血、解毒、润肺化痰、止咳、消肿止痛的功效。用于肺结核，支气管炎，肺炎，咳嗽，咯血，衄血，淋巴结肿大，咽喉肿痛，风湿骨痛，跌打损伤，骨折，烧伤，烫伤。内服用量6~15g，水煎服或浸酒服；外用适量，捣敷。

药材性状 块茎圆球形、扁球形或不规则团块状，直径0.5~2cm；表面灰白色或淡棕色，具粉性；气微，味淡。完整叶呈卵形或阔卵形，长2.5~7cm，宽2~6cm，顶端渐尖，基部心形，近对称，边缘有不规则重锯齿和短柔毛，紫红色至暗紫色，两面均被疏或密的粗伏毛，脉上被毛较密，掌状脉7~9条，小脉纤细，明显。叶柄长2~6cm，被粗毛；薄纸质。花粉红色，数朵。蒴果具有不等3翅。种子极多数，淡褐色，光滑；气浓，味酸，用手搓之刺鼻，水浸液呈玫瑰红色。

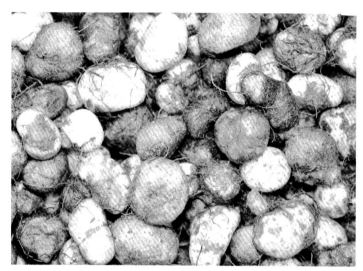

·红天葵－块茎（鲜）

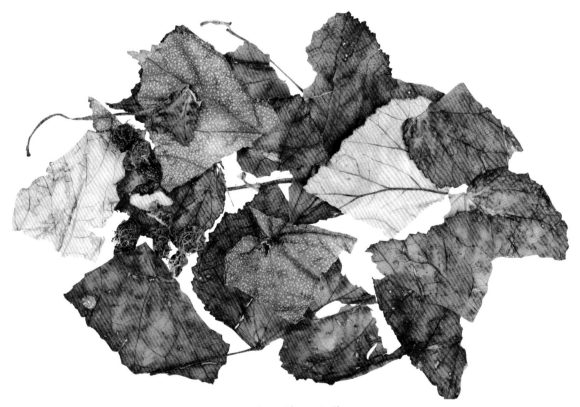

·红天葵－全草

药用源流　《广西中药材标准》（1990年版）记载其叶具有清热凉血、止咳化痰、散瘀消肿的功效；主治中暑发热，肺热咳嗽，咯血，淋巴结结核，血瘀腹痛，扭挫伤，骨折，烧烫伤。

分类位置	种子植物门	被子植物亚门	双子叶植物纲	葫芦目	秋海棠科
	Spermatophyta	Angiospermae	Dicotyledoneae	Cucurbitales	Begoniaceae

形态特征　多年生无茎草本。根状茎球状。叶均基生；叶片轮廓宽卵形，基部略偏斜，心形至深心形，边缘有大小不等三角形重锯齿，有时呈缺刻状。花粉红色，数朵；2~3回二歧聚伞花序；总花梗无毛，雄花花被片4，红色，雌花花被3；子房长圆形，3室。蒴果下垂，具有不等3翅，大的翅近舌状，其余2翅窄。种子极多数，小，淡褐色，光滑。花期5月，果期6月开始。

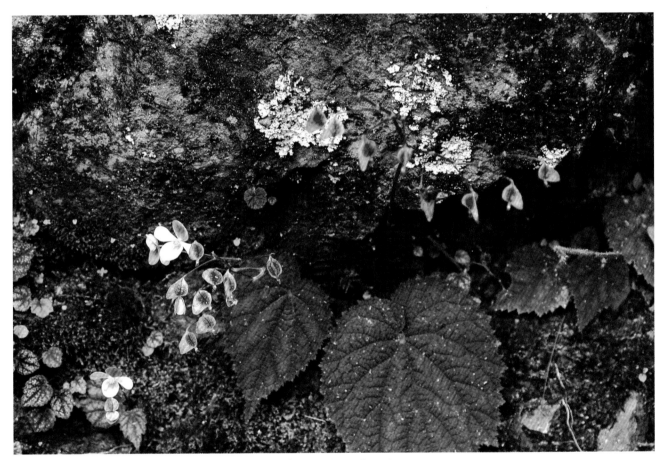

· 紫背天葵－花果期

生境分布　生于海拔700~1120m的山地山顶疏林下石上、悬崖石缝中、山顶林下潮湿岩石上和山坡林下。分布于江西、福建、湖南、广东、广西、云南、贵州等。广西全区各地均有分布。

化学成分　叶含花色苷[1]、矢车菊素-3-O-β-葡萄糖苷、矢车菊素-3-O-芸香糖苷[2]。块根含有葫芦素B、葫芦素D、葫芦素O、葫芦素Q、afzelechin和epiafzelechin的混合物、(-)-儿茶素、芦丁、豆甾醇、β-谷甾醇、豆甾醇-3-O-β-D-吡喃葡萄糖苷、胡萝卜苷等[3]。全草的总黄酮含量为0.41%，总氨基酸含量为44.13%，含人体必需的无机元素12种，人体必需的微量元素7种，还含丰富的矿物质、粗纤维、粗脂肪、粗蛋白、可溶性糖、多糖等[4,5]。全草水提取液析出物含草酸结晶并混有无机化合物：阴离子有碳酸根、硫酸根化合物等，阳离子有钾、钠、钙、镁、铝、硅、锑等[6]。

药理作用　1. 降血糖作用

紫背天葵乙醇提取物能明显改善小鼠的糖耐量，降低小鼠空腹时和随机进食后的血糖，其降低小鼠血糖水平可能与其抑制 α- 葡萄糖苷酶活性有关[7]。

2. 抗氧化作用

紫背天葵醇总黄酮提取液的浓度为 0.66mg/ml 时，对 DPPH 自由基的清除效果最好，抑制率达到 91.2%；当浓度为 1.32mg/ml 时，对脂质过氧化的抑制率为 14.4%[8]。

3. 其他作用

紫背天葵提取物能明显降低糖尿病肾病大鼠的肾脏指数，同时能够降低血清中尿素氮、β_2- 微球蛋白和 β-D- 氨基葡萄糖苷酶含量，改善肾小球的过滤功能[9]。

附　注　红天葵存在同名异物现象，常与菊科植物红凤菜 *Gynura bicolor* (willd.) DC. 混淆，应注意鉴别。

参考文献

[1] 张兰英，李耿光 . 影响紫背天葵试管苗花青苷含量的因素 Ⅱ [J]. 云南植物研究 ,1986,8(1):60-66.

[2] 戚树源 . 鼎湖山紫背天葵花青素成分的分析 [J]. 植物生理学通讯 ,1987,4:45-49.

[3] 蔡红，王明奎 . 天葵秋海棠根部的化学成分 [J]. 应用与环境生物学报 ,1999,5(1):104-106.

[4] 张林和，屠春燕，于文涛，等 . 紫背天葵中营养成分及总黄酮分析 [J]. 氨基酸和生物资源 ,2004,26(3):3-5.

[5] 段志芳，章炜中，黄丽华 . 紫背天葵多糖提取与含量测定 [J]. 中成药 ,2007,29(2):274-276.

[6] 刘巍然，周法兴 . 紫背天葵水提取液析出物化学成分研究 [J]. 中国药学杂志 ,1991,26(80):467-468.

[7] 郑子新，唐晓伟，薛长勇 . 紫背天葵乙醇提取物对健康小鼠血糖的调节效应 [J]. 中国组织工程研究与临床康复 ,2007,11(47):9503-9507.

[8] 鲁晓翔，唐津忠 . 紫背天葵中总黄酮的提取物及其抗氧化性研究 [J]. 食品科学 ,2007,28(4):145-148.

[9] 王红珊，曹毅敏，李国豪，等 . 紫背天葵提取物对糖尿病肾病大鼠的作用 [J]. 中国生化药物杂志 ,2012,33(3):272-274,277.

红云草

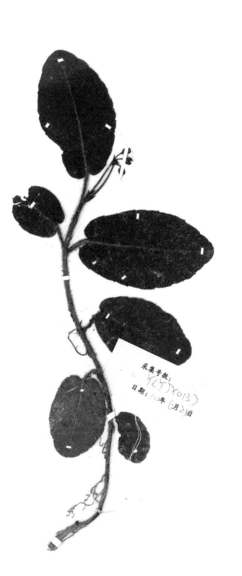

广西壮族自治区
药用植物园采集记录

采集人：余丽莹　　采集号：YLYJX013?
采集期：2110年 6月24日 份数 1
产 地：靖西犬邦街 泉水向山
环 境：　　　　　海拔　　米
性 状：草本、灌木、乔木、藤本
株 高：18cm 米，胸高直径　　　　厘米
形态：根
　　　　茎（树皮）
　　叶
　　花 萼宿存，被白色
　　　　　　　　　　　花期
　　果 球状　　　　果期 √
用 途：
土 名：
科 名：223　　中名：
学 名：

采集号数：YLYJX013?
日期：10年 6月2日

.. 75951

来源

紫金牛科（Myrsinaceae）植物心叶紫金
牛 *Ardisia maclurei* Merr. 的全株。

民族名称

【壮族】棵勒茂，猪红草（桂平）。
【瑶族】走马风，养马崩，小叶马胎（金
秀），贼佬药（桂平）。

采集编号（Coll.No.）：YLYJX0137
紫金牛科 Myrisinaceae

心叶紫金牛
Ardisia maclurei Merr.

鉴定人（Det.）：余丽莹

民族应用

【壮族】药用全株。水煎服治咳嗽，肺结核咯血，肝炎，月经不调，产后恶露不尽，跌打瘀肿。内服用量 10~15g。

【瑶族】药用全株。水煎服治肺结核咯血，气管炎，肝炎，月经不调，闭经，不孕症，风湿性关节炎，类风湿关节炎，跌打损伤，产后虚弱。内服用量 15~30g；外用适量。

药材性状 根茎呈匍匐状、细圆柱形，稍扭曲，长15~30cm，直径2~5mm。茎表面有铁锈色长柔毛。叶卷曲或脱落，灰绿色至红棕色，完整叶片椭圆形，长至6cm，宽约4cm，纸质，先端尖，基部心形或近圆形，上下两面均被毛茸，中脉较密；叶缘有不规则稀锯齿，缘毛较密；叶柄被毛。气微，味苦、涩。

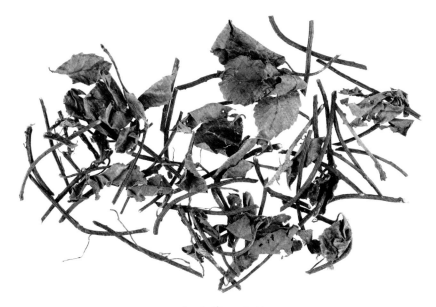

·红云草－全株

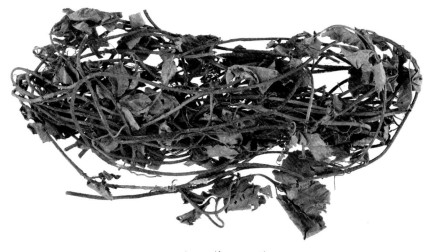

·红云草－全株

药用源流 红云草为瑶药传统老班药（经典瑶药）"七十二风"中的"走马风"。《广西壮族自治区瑶药材质量标准　第一卷》（2014年版）记载其具有化痰止咳、凉血止血、祛风通痹、解毒消肿、利水渗湿的功效；主治肿毒，痢疾，咯血，吐血，黄疸，淋证。

	种子植物门	被子植物亚门	双子叶植物纲	紫金牛目	紫金牛科
分类位置	Spermatophyta	Angiospermae	Dicotyledoneae	Myrsinales	Myrsinaceae

形态特征 近草质亚灌木或小灌木。具匍匐茎。茎幼时被锈色长柔毛。叶互生，稀近轮生，坚纸质，边缘具不整齐的粗锯齿及缘毛，两面被毛，侧脉约6对，尾端直达齿尖。亚伞形花序，被锈色长柔毛，有花3~6朵；花萼被锈色长柔毛，萼片具缘毛，无腺点；花瓣淡紫色或红色，无毛，无腺点。果球形，暗红色。

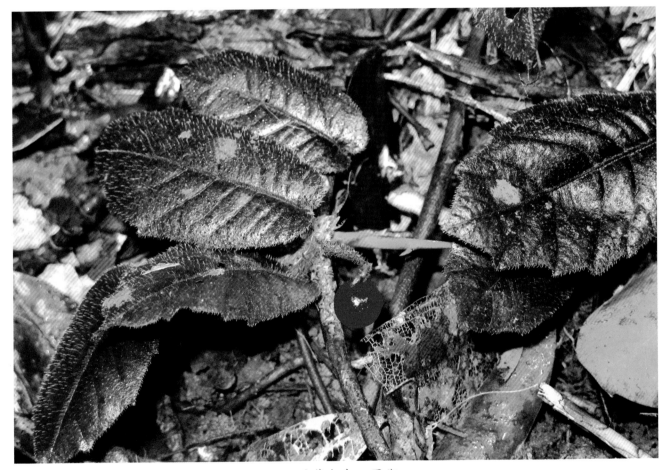

· 心叶紫金牛 – 果期

生境分布 生于海拔230~860m的密林下，水旁、石缝间荫湿处。分布于贵州、广西、广东、海南、台湾等。广西主要分布在武鸣、马山、上林、苍梧、藤县、蒙山、河池、凤山、金秀、恭城等。

化学成分 全株含有岩白菜素[1-3]、山柰酚[1]、没食子酸[2]，还含有木栓酮、α-菠甾醇、α-香树脂醇、β-香树脂醇、棕榈酸、β-谷甾醇、1,3,5-三甲氧基苯等[3]，以及11-O-(4'-O-甲基没食子酰基)-岩白菜素、紫金牛素E、汉黄芩素、咖啡酸等[4]。

药理作用 心叶紫金牛及其同属植物紫金牛均含有岩白菜素。紫金牛中的岩白菜素具有明显的止咳作用，其止咳强度约相当于磷酸可待因的 1/7~1/4，还具有抑制炎症早期的血管通透性亢进、渗出和水肿以及大鼠肩部纸片肉芽肿增生，降低血管和肺组织耗氧量等作用[5]。

附　注 红云草为广西金秀瑶药"走马风"。"走马风"药材名存在同名异物现象，壮药走马风的基原植物为接骨草 *Sambucus javanica* Blume。

参考文献

[1] 丘翠嫦,戴斌,李钊东,等.瑶医用紫金牛属植物12种药材的薄层色谱鉴定[J].中国民族民间医药杂志,1997,2:36-38.

[2] 梁威,屈信成,宋志钊,等.瑶药心叶紫金牛的质量标准研究[J].心理医生,2015,21(24):249-250.

[3] 莫单丹,周小雷,唐炳兰,等.走马风化学成分的研究[J].中成药,2018,40(10):2219-2221.

[4] 方冬林,顾迎迎,李鹏飞,等.心叶紫金牛根茎化学成分研究[J].中药材,2016,39(6):1311-1313.

[5] 叶君勇,徐燕云,吴晓梅.紫金牛属植物岩白菜素研究现状及开发利用[J].安徽农学通报,2009,15(21):160-162.

红龙船花

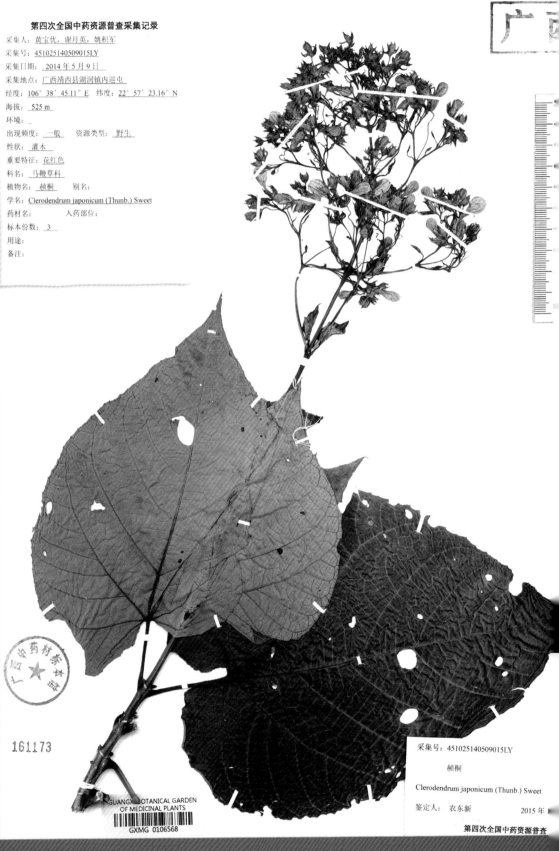

第四次全国中药资源普查采集记录

采集人：黄宝优，谢月英，姚积军
采集号：451025140509015LY
采集日期：2014 年 5 月 9 日
采集地点：广西靖西县湖润镇内巡屯
经度：106°38′45.11″E 纬度：22°57′23.16″N
海拔：525 m
环境：
出现频度：一般 资源类型：野生
性状：灌木
重要特征：花红色
科名：马鞭草科
植物名：赪桐 别名：
学名：Clerodendrum japonicum (Thunb.) Sweet
药材名： 入药部位：
标本份数：3
用途：
备注：

161173

GUANGXI BOTANICAL GARDEN
OF MEDICINAL PLANTS
GXMG 0106568

采集号：451025140509015LY
赪桐
Clerodendrum japonicum (Thunb.) Sweet
鉴定人：农东新 2015 年
第四次全国中药资源普查

来源

马鞭草科（Verbenaceae）植物赪桐 *Clerodendrum japonicum* (Thunb.) Sweet 的根、叶或全株。

民族名称

【壮族】榜必宁（大新），个朋被。
【瑶族】来骨使亮，荷苞花。

民族应用

【壮族】药用根、叶或全株。根水煎服治肠胃积热。叶捣烂，再用鲜叶包，煨热敷肚脐治痢后腹痛。全株水煎服治肾炎，风湿骨痛，跌打损伤，子宫脱垂。内服用量 30~60g；外用适量。

【瑶族】药用全株。水煎服或外用鲜叶适量捣烂敷用，治风湿骨痛，腰肌劳损，跌打损伤，肺结核咳嗽，咯血，血尿，感冒发热，痢疾，月经不调，子宫脱垂，疔疮肿毒。内服用量 15~30g（鲜品 30~60g），水煎服或研末冲服；外用适量，捣敷或研末调敷。

药材性状　根呈圆柱形，稍有弯曲，长 25~40cm，直径 0.5~3cm，表面黄褐色，有纵皱纹、支根痕和圆点状凹陷的砂眼；横切面皮部灰黄色，具细密放射状纹理。茎呈圆柱形，直径 0.5~2.5cm；表面灰黄色，具纵皱纹及皮孔，质硬；断面皮部极薄，木部淡黄色，具同心性环纹及不甚明显的放射状纹理和褐色小点，髓部浅黄棕色，多凹陷。叶皱缩，灰绿色至灰黄色，被灰白色茸毛，展开后呈广卵圆形，先端渐尖，基部心形，边缘有锯齿。气微，味淡。

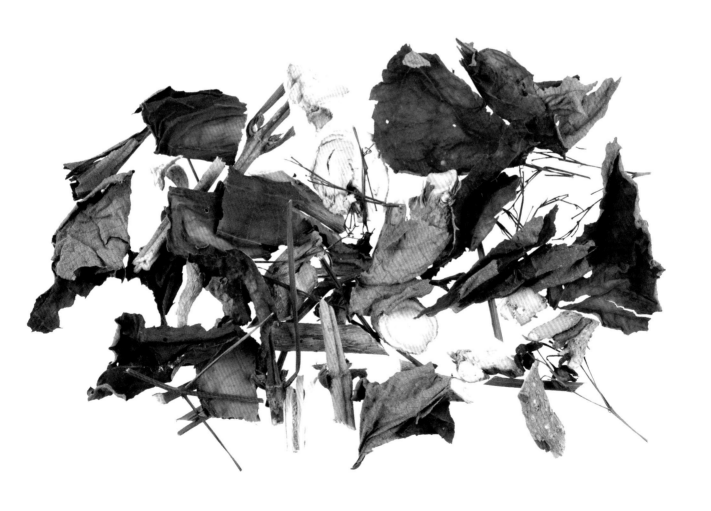

· 红龙船花 - 全株

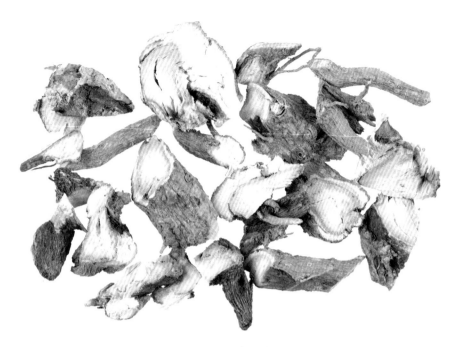

·红龙船花－根

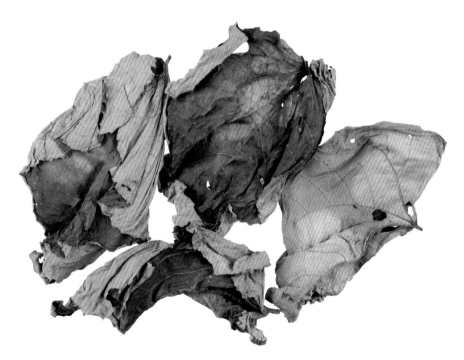

·红龙船花－叶

药用源流 红龙船花以"贞桐花"始载于《南方草木状》，云："土名红桐，岭南处处有，自初夏生至秋，盖草也。叶如桐，其花连枝萼，皆深红之极者，俗呼贞桐花。"《植物名实图考》云："贞桐花，贞、音讹也，按赪桐。广东遍地生，移植北地，亦易繁衍。京师以其长须下垂，如垂丝海棠，呼为洋海棠。其茎中空，冬月密室藏之，春深生叶。插枝亦活。"按上述并观其附图，其原植物与马鞭草科植物赪桐较一致。《广西壮族自治区壮药质量标准 第二卷》（2011年版）记载其具有清肺热、散瘀肿、凉血止血、利小便的功效；主治偏头痛，跌打瘀肿，痈肿疮毒，肺热咳嗽，热淋，小便不利，咳血，尿血，痔疮出血，风湿骨痛等。

分类位置	种子植物门	被子植物亚门	双子叶植物纲	马鞭草目	马鞭草科
	Spermatophyta	Angiospermae	Dicotyledoneae	Verbenales	Verbenaceae

形态特征　灌木。高1~4m。小枝四棱形。单叶对生，叶片圆心形，长为宽的2倍以下，背面密具锈黄色盾形腺体，脉上有疏短柔毛。二歧聚伞花序组成顶生圆锥花序，花序的最后侧枝呈总状花序；小苞片线形；花萼红色，外面疏被短柔毛，散生盾形腺体，深5裂；花冠红色，稀白色，花冠管长1.7~2.2cm；雄蕊4，长约达花冠管的3倍。果实椭圆状球形，绿色或蓝黑色，宿萼增大，初包被果实后反向外折。花果期5~11月。

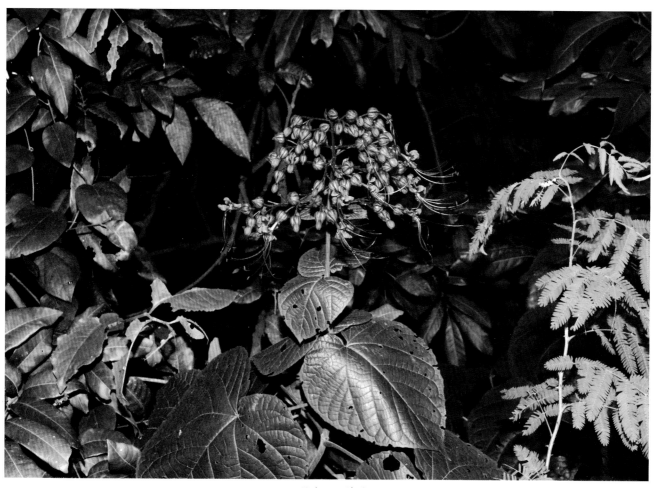

· 赪桐－花期

生境分布　生于平原、山谷、溪边或疏林中或栽培于庭园。分布于江苏、浙江、江西、湖南、福建、台湾、广东、广西、四川、贵州、云南等。广西主要分布在南宁、武鸣、隆安、马山、上林、宾阳、横县、鹿寨、三江、临桂、兴安、陆川、北流、百色、平果、贺州、河池、天峨、东兰、罗城、都安、宁明、龙州、大新、凭祥等。

化学成分 全株含有马蒂罗苷、单乙酰马蒂罗苷、贞桐苷 A、阿克苷、22,23- 二氢菠甾醇、豆甾醇、25,26- 去氢豆甾醇、乌索酸、丁二酸酐和小麦黄素[1]，以及 7α–hydroxy syringaresinol、hydroxyhomodestruxin B、hydroxydestruxin B[2]、(−)–syringaresinol、2'',3''-O-acetylmartyonside、2''-O-acetylmartyonside、martinoside、cytochalasin O、9-epi-blumenol B[3] 等。根可能含黄酮类、鞣质、皂苷、酚类、香豆素、三萜类和挥发油等化学成分[4]。

药理作用 1. 抗炎、抗菌作用

赪桐根水提取物对急慢性炎症有明显的抗炎作用，其中、高剂量组 (20g/kg、40g/kg) 能显著抑制二甲苯致小鼠耳肿胀，抑制率达到 51.0%、55.1%，并能明显降低醋酸所致小鼠腹腔毛细血管通透性增加；各剂量组的小鼠棉球肉芽肿质量显著低于模型组[5]。此外，赪桐根石油醚、乙酸乙酯、正丁醇、95% 乙醇 4 个极性部位也具有明显抗炎作用，对去双侧肾上腺小鼠耳肿胀、角叉菜胶致足跖肿胀、冰醋酸致小鼠腹腔毛细血管通透性增加均有抑制作用，以石油醚部位抗炎效果较为明显[6]。赪桐茎叶提取物对金黄色葡萄球菌、伤寒沙门菌和枯草芽孢杆菌均有抗菌活性，可破坏金黄色葡萄球菌细胞壁和细胞膜的完整性和通透性，影响蛋白合成，导致三羧酸循环减慢，进而发挥抑菌作用[7]。

2. 抗氧化作用

赪桐叶片总黄酮提取液对 DPPH 自由基和 OH 自由基的清除率可达到 85% 以上，证明其在体外抗氧化活性明显[8]。

3. 抗补体作用

赪桐醇提取物具有较强的经典途径抗补体活性，对经典途径的抗补体活性（CH_{50}）为（0.380 ± 0.080）g/L[9]。

4. 抗肿瘤作用

赪桐中 4 个环五肽化合物对人肿瘤细胞株 T24、HepG2、A549、MGC803 具有微弱的抗肿瘤活性[2]。

附　注 赪桐在广西分布广泛，民间用药历史悠久，尤其壮族民间应用相对普遍。临床上多与其他壮药一同组成复方应用，如赪银合剂由赪桐根、金银花、连翘和甘草 4 味药组成，用于治疗风热型急性扁桃体炎[10]。

参考文献

[1] 田军，孙汉董. 赪桐的化学成分 [J]. 云南植物研究,1995,17(1):103-108.

[2] 张树琳. 赪桐和星宿菜的化学成分及其抗肿瘤活性研究 [D]. 桂林：广西师范大学,2018.

[3] 张树琳，廖海兵，梁东. 壮药赪桐的化学成分研究 [J]. 中国中药杂志,2018,43(13):2732-2739.

[4] 秦祖杰，唐梦莹，梁洁，等. 赪桐根的化学成分预试验研究 [J]. 广西中医学院学报,2011,14(3):44-47.

[5] 陈俊，唐云丽，梁洁，等. 赪桐根水提取物抗炎作用研究 [J]. 广西中医药大学学报,2013,16(2):11-13.

[6] 唐云丽，刘君君，潘翠柳，等. 赪桐根 4 个极性部位抗炎活性的比较 [J]. 中成药,2019,41(3):663-668.

[7] 罗泽萍，潘立卫，李丽. 赪桐提取物抗菌活性及其对金黄色葡萄球菌的抗菌机理 [J]. 南方农业学报,2019,50(12):2778-2786.

[8] 黄丽华，陈诗敏，陈刚. 赪桐叶中黄酮的提取及抗氧化活性的研究 [J]. 农业与技术,2020,40(11):29-32.

[9] 焦杨，邹录惠，邱莉，等. 5 种马鞭草科药用植物的抗补体活性 [J]. 中国药科大学学报,2016,47(4):469-473.

[10] 秦祖杰，张勉，宋宁. 赪银合剂治疗风热型急性扁桃体炎 [J]. 中国实验方剂学杂志，2013,19(12):307-310.

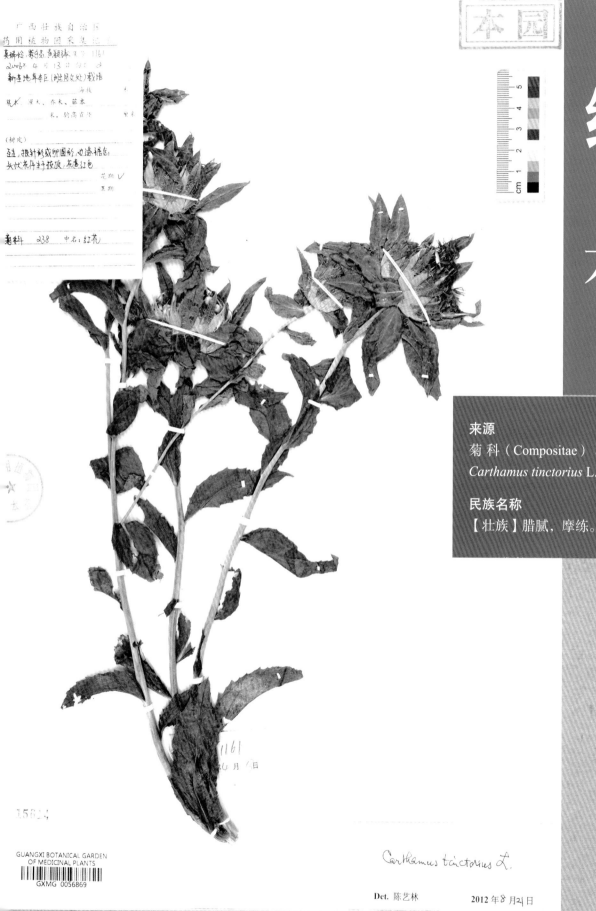

红

花

来源
菊 科 （Compositae） 植 物 红 花
Carthamus tinctorius L. 的花。

民族名称
【壮族】腊腻，摩练。

Carthamus tinctorius L.

Det. 陈艺林　　　2012 年 8 月 21 日

民 族 应 用

【壮族】药用花。主治月经不调，闭经腹痛。

药材性状 为不带子房的管状花，长 1~2cm，表面红黄色或红色；花冠筒细长，先端 5 裂，裂片呈狭长形，长 5~8mm；雄蕊 5，花药聚合成筒状，黄白色；柱头长圆柱形，顶端微分叉。质柔软。气微香，味微苦。

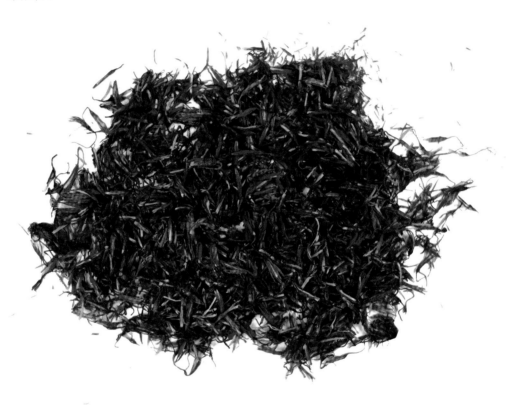

·红花－花

药用源流 红花又名红蓝花、蓝叶红花、黄蓝、红花菜等，以"红蓝花酒"始载于汉代《金匮要略》："妇人六十二种风，及腹中血气刺痛，红蓝花酒主之。"唐代《新修本草》载其主治产后血病等妇科杂病。宋代《本草图经》载："红蓝花，即红花也。生汉梁及西域，今处处有之。人家场圃所种，冬而布子于熟地，至春生苗，夏乃有花。下作球汇多刺，花蕊出球上，圃人承露采之，采已复出，至尽而罢。株中结实，自顺如小豆大。其花曝干以染真红及作胭脂。其花红色，叶颇似蓝，故有蓝名。"详细描述了红花形态及栽培情况，其茎直立、上部分枝、叶卵状披针形或长椭圆形、头状花序多数等特征与红花基本一致，附图唯茎枝有毛特征与红花不符。明代《救荒本草》以"红花菜"之名收载，云："出汉梁及西域，沧魏亦种之，今处处有之。"《滇南本草》载："红蓝花，……滇中处处有之。"《本草品汇精要》将江苏镇江作为其道地产地。可见，红花自汉代经西域传入中原，除药用外，亦做染料，至明代红花种植已较为普遍。红花作为传统中药，古近代医书本草中对红花的性味归经及主治功效多有记载，认为其具有活血、止痛、散瘀、通经等功效。《中华人民共和国药典》（2020 年版 一部）记载其具有活血通经、散瘀止痛的功效；主治经闭，痛经，恶露不行，癥瘕痞块，胸痹心痛，瘀滞腹痛，胸胁刺痛，跌打损伤，疮疡肿痛。

分类位置	种子植物门	被子植物亚门	双子叶植物纲	菊目	菊科
	Spermatophyta	Angiospermae	Dicotyledoneae	Asterales	Compositae

形态特征　一年生草本。高可达150cm。茎直立，上部分枝，光滑，无毛。全部叶片质地坚硬，革质，两面有光泽，基部无柄，半抱茎，叶形多样。总苞卵形，4层，绿色。小花红色、橘红色，两性花。瘦果倒卵形，乳白色，有4棱，棱在果顶伸出，无冠毛。花果期5~8月。

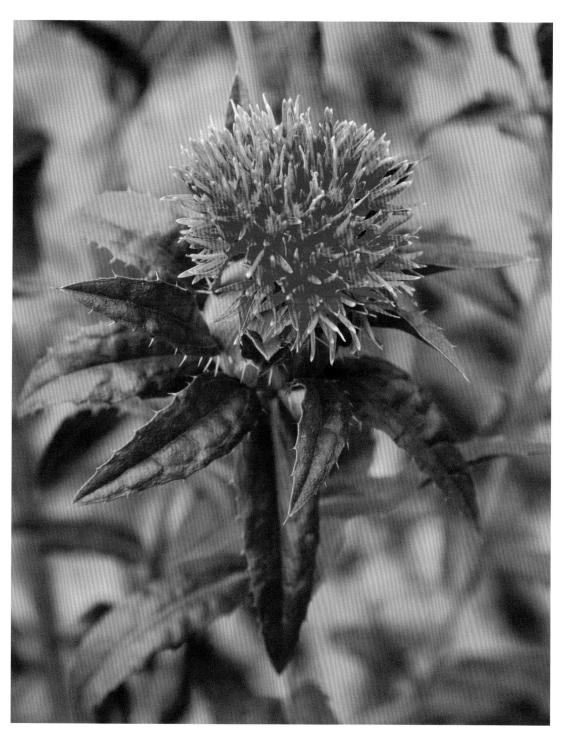

· 红花－花期

931

生境分布 原产于中亚地区。产于新疆、黑龙江、辽宁、吉林、河北、山西、内蒙古、陕西、甘肃、青海、山东、浙江、贵州、四川、西藏、广西。广西主要分布在南宁、桂林、全州等。

化学成分 红花主要含醌氏查耳酮类、黄酮类、生物碱、炔类等成分[1]。有羟基红花黄色素 A、红花黄色素 A–B、脱水红花黄色素 B、前红花苷、红花苷、safflomin A、safflomin C、tinctorimine、cartorimine、saffloquinoside A–E、methylsafflomin C、methylisosafflomin C、isocartormin 等醌氏查耳酮类化合物[2];山奈酚、山奈酚 –3–O– 葡萄糖苷、山奈酚 –3–O– 芸香糖苷、山奈酚 –3–O–β– 槐糖苷、6– 羟基山奈酚、6– 羟基山奈酚 –3–O–β–D– 葡萄糖苷、6– 羟基山奈酚 –3,6–di–3–O–β– 葡萄糖苷、槲皮素、槲皮素 –3–O–β– 葡萄糖苷、芦丁、木犀草素、芹菜素、6– 羟基芹菜素 –6– 氧葡萄糖 –7– 氧葡萄糖醛酸苷等黄酮类化合物[3,4];胸腺嘧啶、尿嘧啶、腺嘌呤、腺苷等核苷类化合物[5]。还含有棕榈酸、羽扇豆醇、β– 谷甾醇、羽扇豆醇棕榈酸脂、3,4,5– 三甲氧基苯酚、4– 羟基 –3,5– 二甲氧基苯丙酸、阿魏酸等[6–8]。

药理作用 1. 对心脑血管系统的作用
红花提取物对犬急性心肌缺血具有保护作用[9]。红花黄色素可降低大鼠低灌流离体心脏乳酸脱氢酶漏出及提高心室肌组织 ATP 含量,减少大鼠心肌损伤,缓解大鼠心肌中线粒体的肿胀,提升膜的流动性[10]。红花黄色素对新生鼠缺血性脑室周围白质损伤有保护作用,其作用机制可能与调节抗氧化系统及细胞凋亡相关因子有关[11]。

2. 抗凝血、抗血栓作用
红花注射液可抑制血小板膜表面糖蛋白 GPⅡb/ Ⅲa 受体的表达,对血小板活化和聚集有一定的抑制作用[12]。红花提取物能明显抑制腺苷二磷酸 (ADP) 诱导的兔血小板聚集,显著抑制大鼠实验性血栓形成并延长其凝血时间和凝血酶时间[13]。红花黄色素可抑制血小板激活因子(PAF)诱导的血小板聚集,抑制 PAF 引起的血小板内游离钙增加[14];还可明显延长大鼠血浆凝血酶时间、凝血酶原时间、活化部分凝血活酶时间,明显降低大鼠血浆纤维蛋白原含量,具有明显的抗凝血作用[15]。红花中羟基红花黄色素 A 及多种黄酮类物质可拮抗血小板活化因子的作用,抑制 PAF 诱发的血小板聚集、5– 羟色胺释放、血小板内游离 Ca^{2+} 浓度升高以及毛细血管通透性的增加,减轻 PAF 介导的炎症反应[16,17]。

3. 抗炎镇痛与免疫调节作用
羟基红花黄色素 A 对脂多糖(LPS)诱导的家兔多形核白细胞(PMN)活化具有缓解作用,浓度为 1.01×10^{-4} mol/L 时可明显缓解 LPS 诱导的 PMN 黏附活性增强,浓度为 3.1×10^{-5} mol/L 时可抑制细胞内游离 Ca^{2+} 浓度升高,浓度为 5.2×10^{-5} mol/L 时可缓解 TNF– α 、IL–6 mRNA 表达水平的升高,并可抑制 NF– κ B p65 亚基的核移位[18];红花对炎性痛有较好缓解作用,其注射液能够延长炎性痛大鼠热刺激缩足反应潜伏期,提高炎性痛大鼠机械刺激缩足反射阈值,并通过抑制脊髓小胶质细胞激活,减少炎性痛大鼠脊髓神经元细胞内磷酸化细胞外信号调节激酶 (p–ERK) 和磷酸化环磷腺苷效应元件结合蛋白 (p–CREB) 的表达,抑制 TNF– α 、IL–1 β 和 IL–6 的释放,降低即刻早期基因 (c–fos) 的表达,发挥镇痛作用[19]。羟基红花黄色素 A 对不同的致痛机制诱发的疼痛均有较强的镇痛作用,其作用机制可能与抑制 MAPK/p38/iNOS 信号通路的激活,从而抑制一氧化氮释放有关[20]。此外,红花对小鼠的非特异性免疫功能、体液免疫及细胞免疫功能均有明显的增强作用[21]。红花多糖可促进淋巴细胞转化,使小鼠脾脏中的空斑形成细胞 (PFC) 数量增多,并表现出拮抗泼尼松龙的免疫抑制作用[22]。

4. 降血压、降血脂作用
红花黄色素可明显降低家兔血清总胆固醇,其作用机制可能与促进高密度脂蛋白的合成,增强胆固醇在肝脏的转化和排泄有关[23]。红花黄色素冻干粉针剂和滴注液能明显降低冠心病心绞痛患者的胆固醇和三酰甘油，改善血液流变学全血黏度高切、全血黏度低切、红细胞压积及血浆黏度[24]。红花黄色素静脉注射 59~118mg/kg 可引起麻醉狗及家兔血压下降，其降压作用可能与直接扩张外周血管、增加冠脉流量有关[25]。红花黄色素对自发性高血压大鼠的降压作用可能是通过抑制肾素 – 血管紧张素系统来实现[26]。

5. 抗肿瘤作用

红花注射液对人宫颈癌细胞株HeLa的增殖有较强的抑制作用，其浓度越高抑瘤作用越强，作用时间越长抑瘤效果越好[27]。羟基红花黄色素A能抑制人肝癌SMMC7721和HepG2细胞的增殖、迁移和侵袭，阻滞细胞周期，使其停留在G_0/G_1期，诱导肝癌细胞凋亡，其作用机制可能与抑制PI3K/AKT/Snail信号通路的激活有关[28]；能显著抑制鸡胚尿囊膜（CAM）新生血管生成，其作用机制与抑制bFGF、VEGF及VEGF–R(flt-1)的mRNA表达有关，提示其是很强的血管生成抑制剂[29]；还可明显抑制体外卵巢癌细胞生长，并诱导细胞凋亡，其作用机制可能与促进细胞内menin蛋白表达，导致 β –catenin降解、减少卵巢癌组织中MMP7、survivin表达有关[30]。此外，红花多糖能显著抑制结肠癌HT29细胞增殖，并诱导其凋亡，其作用机制可能与阻滞细胞于G_2/M期、S期，及上调caspase–3蛋白的表达有关[31]；红花多糖还可抑制胃癌MGC803细胞增殖和侵袭，并诱导细胞周期阻滞于G_0/G_1期，其作用机制可能与抑制Wnt/ β –catenin信号通路有关[32]。

6. 抗肝纤维化作用

红花水提液及羟基红花黄色素 A 具有一定的抗肝纤维化作用，羟基红花黄色素 A 抑制效果优于红花水提液，两者均可明显降低实验性肝纤维化大鼠血清中透明质酸、层黏蛋白、Ⅲ型前胶原，减少纤维化模型大鼠肝组织中胶原纤维的增生，延缓大鼠的肝纤维化程度发展，其作用机制可能与抗氧化作用及抑制纤维化肝组织中 α– 平滑肌肌动蛋白、转化生长因子 –β1、基质金属蛋白酶抑制剂 –1 的表达有关[33,34]。

7. 对神经系统的作用

大鼠脑缺血后多次静脉注射羟基红花黄色素 A（HSYA）能显著抑制 p65 核转位以及 IκB–α 的磷酸化，降低 NF–κB DNA 结合活性，并降低促炎因子 TNF–α、IL-1β 和 IL-6 mRNA 表达，提高抗炎因子 IL-10 mRNA 的表达水平，提示 HSYA 的抗脑缺血作用可能与其抑制炎症信号途径中 NF–κB 激活及炎性因子转录水平表达有关[35]。羟基红花黄色素 A 对大鼠局灶性永久性脑缺血损伤和全脑缺血 – 再灌注损伤有明显的保护作用，能显著缩小局部性脑梗死面积，缩短再灌注后脑电图恢复时间和翻正反射恢复时间，改善脑水肿情况[36]；能通过抑制血小板衍生生长因子介导的 PI3K、AKT 信号通路实现对脑组织的保护作用[37]。

8. 兴奋子宫作用

不同剂量红花水煎剂能增强大鼠子宫肌电活动，对子宫平滑肌有选择性兴奋作用，其作用机理可能是直接作用于平滑肌细胞，加快其动作电位的去极化速度并增大峰电位幅度[38]。红花水煎剂具有兴奋小鼠离体子宫肌作用，其兴奋作用与兴奋子宫肌上 H_1 受体和 α 受体有关，而与子宫肌上 M 受体和前列腺素合成酶无关[39]。

9. 抗氧化作用

羟基红花黄色素 A 可通过抑制自由基反应来减轻自由基对血液循环所造成的障碍[40]。红花黄色素可清除 OH 自由基，抑制脂质过氧化，保护细胞膜[41]；可抑制 OH 自由基诱发的兔抗凝血酶Ⅲ解聚，对 OH 自由基的清除作用及小鼠肝匀浆脂质过氧化的抑制作用呈明显的量效关系[42]。

附　注　红花花瓣还可分离提取形成多个成品色素，应用于化妆品及食品添加剂；红花籽油具有降脂和预防动脉粥样硬化作用，可降脂和胆固醇等，具有食用及保健开发价值[7]。

参考文献

[1] 萨仁高娃,陈红梅,泉山.蒙药红花化学成分及药理活性研究概况 [J].内蒙古民族大学学报 (自然科学版),2009,24(3):333-336.

[2] 王禹.红花化学成分的提取分离及其在大鼠体内分布的研究 [D].呼和浩特 : 内蒙古大学 ,2018.

[3] 范莉,赵海誉,濮润,等.红花的黄酮类化学成分研究 [J].中国药学杂志 ,2011,46(5):333-337.

[4] 濮宗进.红花资源化学与质量标准研究 [D].南京 : 南京中医药大学 ,2020.

[5] 姜建双,夏鹏飞,冯子明,等.红花化学成分研究 [J].中国中药杂志 ,2008,33(24):2911-2913.

[6] 韩炜,邢燕,康廷国.红花地上部分化学成分研究 [J].中华中医药学刊 ,2010,28(4):881-882.

[7] 何蕾.红花提取物生物活性成分的研究 [D].兰州 : 兰州理工大学 ,2016.

[8] 尹宏斌,何直升,叶阳.红花化学成分的研究 [J].中草药 ,2001,32(9):776-778.

[9] 李路江,吴子芳,吕文伟,等.红花提取物对犬急性心肌缺血的保护作用 [J].中草药 ,2007,37(9):1381-1383.

[10] 朴永哲,金铭,臧宝霞,等.红花黄色素改善大鼠缺氧心肌能量代谢的研究 [J].中草药 ,2003,34(5):436-439.

[11] 李裴裴,彭金霞.红花黄色素对缺血性脑室周围白质软化新生鼠脑保护作用及机制研究 [J].天津中医药大学学报 ,2019,38(4):383-387.

[12] 朱岩峰,罗海明,邓中龙,等.红花注射液对急性冠状动脉综合征患者血小板糖蛋白Ⅱb/Ⅲα受体影响的随机对照研究 [J].中西医结合学报 ,2012,10(3):318-323.

[13] 刘志峰,李萍,李桂生,等.红花提取物抗血小板聚集及抗血栓作用的观察 [J].中药药理与临床 ,2000,16(6):20-21.

[14] 陈文梅,金鸣,吴伟,等.红花黄色素抑制血小板激活因子介导的血小板活化作用的研究 [J].中国药学杂志 ,2000,35(11):741.

[15] 赵金明,秦文艳,齐越,等.红花黄色素抗凝血作用及对血小板聚集影响的研究 [J].实验动物科学 ,2009,26(6):30-32.

[16] 金鸣,高子淳,王继峰.羟基红花黄色素 A 抑制 PAF 诱发的家兔血小板活化的研究 [J].北京中医药大学学报 ,2004,27(5):32-38.

[17] 臧宝霞.红花黄酮类成分抗血小板作用和作用机理研究 [D].北京 : 北京中医药大学 ,2006.

[18] 吴伟,金鸣,童静,等.羟基红花黄色素 A 缓解脂多糖诱导家兔白细胞活化的作用 [J].药学学报 ,2011,46(2):153-157.

[19] 李锐莉,金建闻,张慧峰,等.红花注射液通过抑制脊髓小胶质细胞激活及炎性因子的释放缓解大鼠炎性痛的研究 [J].中南药学 ,2019,17(11):1895-1863.

[20] 杨宇,史昌乾,佟杰.羟基红花黄色素 A 镇痛作用及机制初步研究 [J].中南药学 ,2019,17(1):53-56.

[21] 张明霞,呆海霞,盛赞,等.红花对小鼠免疫功能的影响 [J].中国中医药科技 ,2001,8(1):10.

[22] 黄虹,俞曼雷,翟世康,等.红花多糖的免疫活性研究 [J].中草药 ,1984,15(5):21-24.

[23] 齐文萱,郑云霞,魏道武,等.红花黄色素对家兔血脂及肝功能的影响 [J].兰州医学院学报 ,1987,3:57-60.

[24] 张琼,陈志杨,吴林彬,等.红花黄色素冻干粉针剂与红花黄色素滴注液治疗冠心病心绞痛 (心血瘀阻证) 的临床非劣性试验 [J].中国循证医学杂志 ,2005,5(4):276-285.

[25] 黄正良,崔祝梅,高其铭.红花黄色素降压作用及机理的初步分析 [J].中成药研究 ,1986,7:27-29.

[26] 刘发,魏苑,杨新中.红花黄素对高血压大鼠的降压作用及对肾素 - 血管紧张素的影响 [J].药学学报 ,1992,127(10):785-786.

[27] 勒玮,王亮,谭艳丽,等.红花注射液对 HeLa 细胞体外抑制的实验研究 [J].河北职工医学院学报 ,2007,24(2):38-39.

[28] 付瑾, 贾云宏, 蔡东, 等. 红花中羟基红花黄色素 A 的提取及对肝癌细胞的抑制作用 [J]. 沈阳药科大学学报, 2019,36(2):167-174.

[29] 张前, 牛欣, 闫妍, 等. 羟基红花黄色素 A 抑制新生血管形成的机制研究 [J]. 北京中医药大学学报, 2004,27(3):25-29.

[30] 龚建明, 周莹巧, 林琪. 羟基红花黄色素 A 通过 Wnt/β-catenin 信号通路抑制卵巢癌生长 [J]. 医学研究杂志, 2019,48(10):131-134.

[31] 艾亮, 程俊, 李晓清, 等. 红花多糖可显著抑制 HT29 结直肠癌细胞增殖 [J]. 基因组学与应用生物学, 2019,38(6): 2781-2786.

[32] 刘超, 姬乐, 白铁成. 红花多糖对胃癌 MGC803 细胞增殖和侵袭的影响 [J]. 现代肿瘤医学, 2020,28(4):569-573.

[33] 赵文丽, 姜庆久, 吴影. 红花对实验性大鼠肝纤维化的抑制作用 [J]. 黑龙江医药科学, 2004,27(4):4-5.

[34] 王艺蓉. 羟基红花黄色素 A 对实验性大鼠肝纤维化形成的影响及机制研究 [D]. 滨州: 滨州医学院, 2011.

[35] 陈亭亭, 杜玉娟. 羟基红花黄色素 A 对脑缺血大鼠皮层炎症信号转导途径相关因子的抑制作用 [J]. 药学学报, 2008,43(6):570-575.

[36] 夏玉叶, 闵旸, 盛雨辰. 羟基红花黄色素 A 对大鼠脑缺血损伤的神经保护作用 [J]. 中国医药工业杂志, 2005,36(12):760-762.

[37] 谭燕萍. 羟基红花黄色素 -α 与芍药苷对大鼠脑缺血再灌注损伤的保护作用及其对 PI3K 和 AKT 蛋白表达的影响 [J]. 抗感染药学, 2018,15(5):746-750.

[38] 杨东焱, 马永明, 田治峰, 等. 红花对大鼠子宫平滑肌电活动的影响 [J]. 甘肃中医学院学报, 2000,17(1):15-17.

[39] 石米扬, 昌兰芳, 何功倍. 红花、当归、益母草对子宫兴奋作用的机理研究 [J]. 中国中药杂志, 1995,20(3):173-175.

[40] 金鸣, 李金荣, 吴伟. 羟基红花黄色素 A 抗氧化作用的研究 [J]. 中草药, 2004,35(6):665-666.

[41] 金鸣, 李金荣, 吴伟. 红花黄色素抗氧化作用的研究 [J]. 中国中药杂志, 2004, 29(5):447-449.

[42] 陈文梅, 金铭, 李金荣, 等. 红花黄色素 A 对 OH 自由基损伤抗凝血酶 Ⅲ 的保护作用 [J]. 心肺血管病杂志, 1998,17(3):215-217.

红杜仲

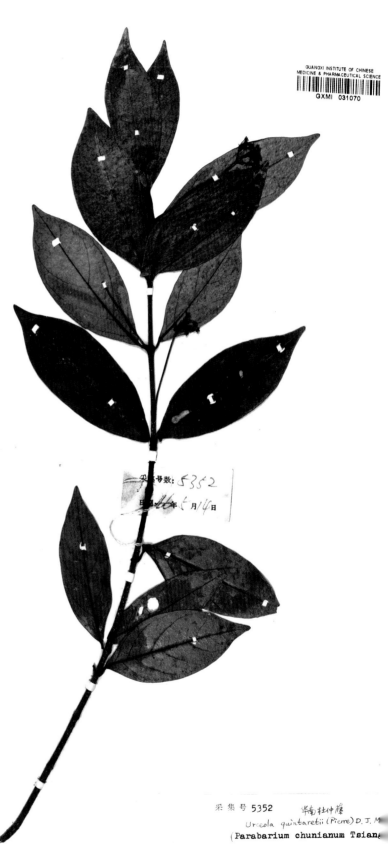

采集人：罗惠桥　采集号：5352
采集期：1966 年 5 月 14 日　份数
产　地：上思县十万大山扶隆隘北面左边山谷
环　境：山谷阴地、密林下　海拔 460 米
性　状：草本、灌木、乔木、藤类
株　高：　　　米，胸高直径　　　厘米
形　态：根
　　　　茎（树皮）
　　　　叶
　　　　花 白绿色、微红
　　　　　　　　　　花期
　　　　果　　　　果期
用　途：
土　名：
科　名：珍1　中名：
学　名：

广西中医药研究所
47454
标本室

采集号数：5352
日期：66年 5 月 14 日

采集号 5352　华南杜仲藤
Urceola quintaretii (Pierre) D. J. M
(*Parabarium chunianum* Tsiang

鉴定人：方鼎　　1988 年 6

来源

夹竹桃科（Apocynaceae）植物华南杜仲藤 *Urceola quintaretii* (Pierre) D. J. Middl.［红杜仲藤 *Parabarium chunianum* Tsiang］的树皮、根皮或叶。

民族名称

【壮族】喉崩（上思），依喉洪（上林）。
【瑶族】美送（上思）。

红杜仲

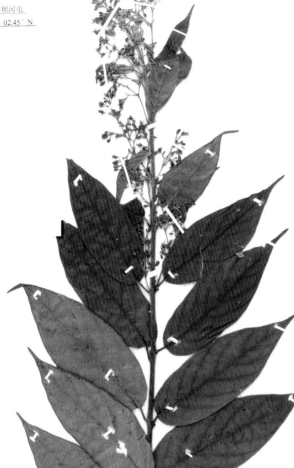

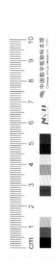

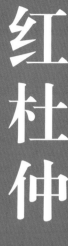

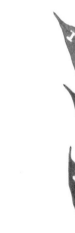

来源

夹竹桃科（Apocynaceae）植物毛杜仲藤 *U. huaitingii* (Chun et Tsiang) D. J. Middl.［*P. huaitingii* Chun et Tsiang］的根、根皮、老茎、老茎皮或叶。

民族名称

【壮族】喉崩（上思），力酱梗。

【瑶族】美送（上思）。

【侗族】交登杆（三江）。

红杜仲

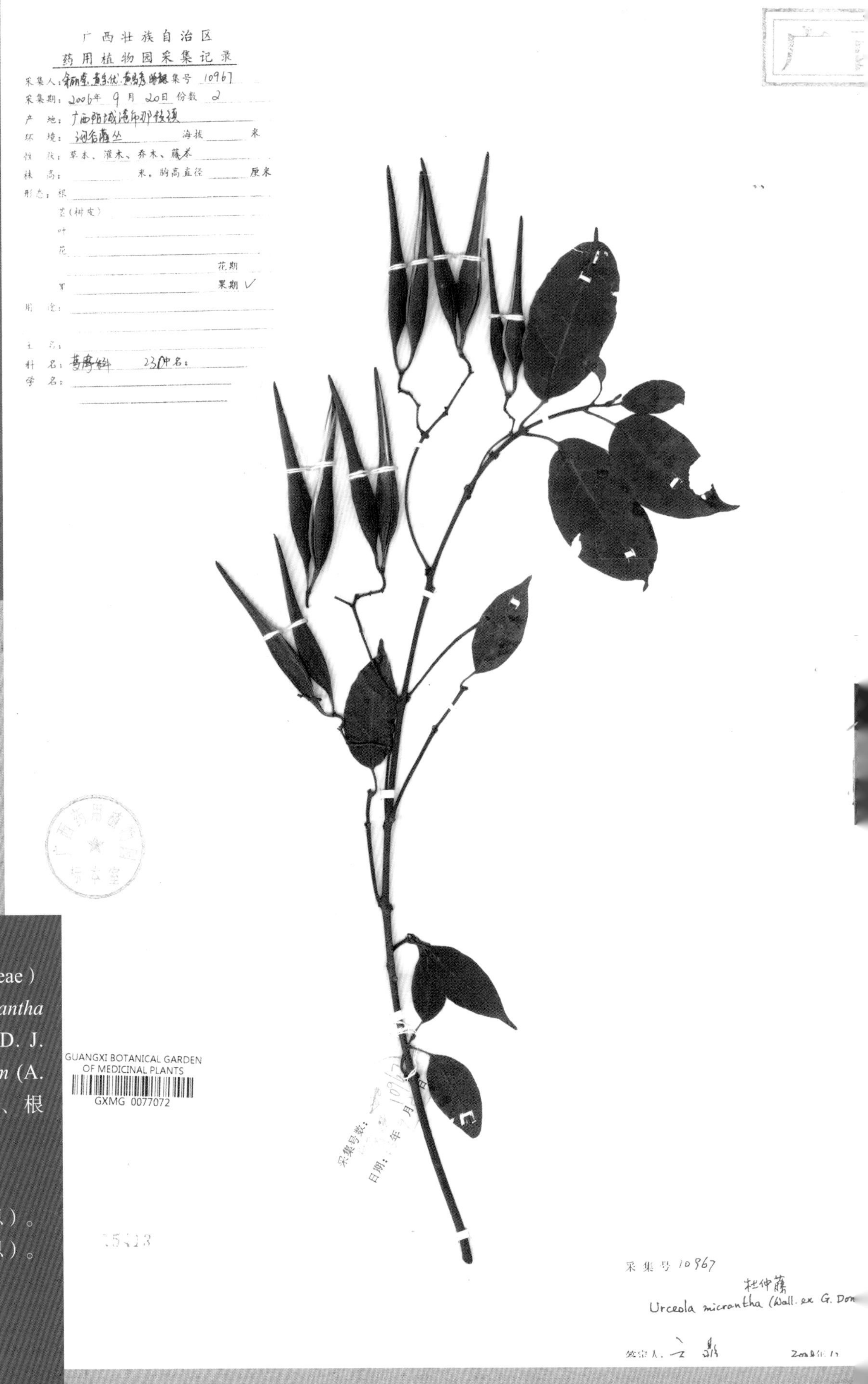

广西壮族自治区
药用植物园采集记录

采集人：_____ 采集号 10967
采集期：2006年 9 月 20日 份数 2
产　地：广西防城港市那坡镇
环　境：河谷灌丛　　　　　　海拔　　　米
性　状：草本、灌木、乔木、藤本
株　高：　　　　米，胸高直径　　　厘米
形　态：根：
　　茎（树皮）
　　叶：
　　花：
　　　　　　　　　　　　　　花　期
　　　　　　　　　　　　　　果　期 √
用　途：

主　治：
科　名：萝藦科 230 中名：
学　名：

GUANGXI BOTANICAL GARDEN
OF MEDICINAL PLANTS
GXMG 0077072

采集号 10967
杜仲藤
Urceola micrantha (Wall. ex G. Don

来源

夹竹桃科（Apocynaceae）
植物杜仲藤 *U. micrantha*
(Wall. ex G. Don) D. J.
Middl.[*P. micranthum* (A.
DC.) Pierre] 的树皮、根
皮或叶。

民族名称

【壮族】喉崩（上思）。
【瑶族】美送（上思）。

民 族 应 用

华南杜仲藤

【壮族】药用根皮或树皮、叶。根皮或树皮与猪脚煲服治肾炎腰痛；水煎服或浸酒服治风湿骨痛，腰腿痛。叶捣烂敷患处治骨折。

【瑶族】药用根皮或树皮。水煎服或浸酒服治风湿骨痛，腰腿痛。

内服用量9~15g；外用适量。本品有毒，内服宜慎。

毛杜仲藤

【壮族】药用老茎、叶。老茎水煎服治腰腿痛；水煎服或浸酒服治风湿骨痛，跌打肿痛；捣烂敷患处治骨折，外伤出血。叶捣烂敷患处治骨折；研粉敷患处治外伤出血。

【瑶族】药用根或根皮、老茎皮、叶。根或根皮浸酒服兼用茎、叶水煎洗患处治风湿关节痛；研粉敷患处接筋，生肌。老茎皮捣烂敷患处治骨折，外伤出血。叶捣烂敷患处治骨折；研粉敷患处治外伤出血。

【侗族】药用老茎。水煎服治腰腿痛；捣烂敷患处治骨折，外伤出血。

本品有毒，内服宜慎。

杜仲藤

【壮族】药用根皮或树皮、叶。根皮或树皮水煎服或浸酒服治腰腿痛，风湿骨痛。叶捣烂敷患处治骨折。

【瑶族】药用根皮或树皮。水煎服或浸酒服治腰腿痛，风湿骨痛。

内服用量9~15g；外用适量。本品有毒，内服宜慎。

药材性状 华南杜仲藤（红杜仲藤） 呈不规则的卷筒状或块状，皮厚1~3mm，外表面紫褐色或黑褐色，粗糙，皮孔稀疏呈点状，有皱纹及横向细裂纹，刮去栓皮呈紫红色或红褐色；内表面紫红褐色，具细密纵纹。质脆易折，断面有密集的白色胶丝相连，富弹性。气微，味涩。

毛杜仲藤 呈卷筒或块状，厚2~5mm。外表面灰棕褐色，稍粗糙，皮孔稀疏细小，灰白色，刮去栓皮呈棕红色；内表面浅棕或棕黄色。折断面有密集的白色胶丝相连。气微，味微涩。

杜仲藤 呈卷筒或块状，厚1~3mm。外表面灰棕色或灰黄色，较平滑，皮孔不甚明显；内表面红棕色，有细纵纹。折断面有白色胶丝相连，弹性差。气微，味微涩。

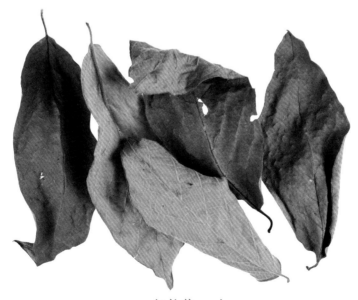

·红杜仲—叶

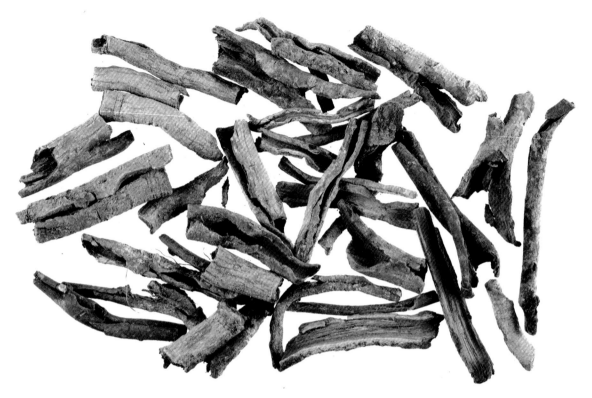

·红杜仲－树皮、根皮

药用源流　《中华人民共和国药典》（2010年版　一部）附录Ⅲ收载，是成方制剂中的药材或饮片。《广西中药材标准》（1990年版）记载其干燥树皮具有祛风活络、壮腰膝、强筋骨、消肿的功效；主治小儿麻痹，风湿骨痛，跌打损伤。

分类位置	种子植物门	被子植物亚门	双子叶植物纲	夹竹桃目	夹竹桃科
	Spermatophyta	Angiospermae	Dicotyledoneae	Apocynales	Apocynaceae

形态特征　华南杜仲藤（红杜仲藤）　攀援灌木。幼枝、总花梗、花梗及花萼外面具长硬毛，老枝无毛，具皮孔。叶纸质，基部下延至叶柄，叶背老时具散生黑色乳头状圆点，侧脉5~6对；叶腋间及腋内有线形腺体。聚伞花序总状式；总花梗上着花14~16朵；花萼5深裂，裂片双盖覆瓦状排列，外面具有蜡质点，内面基部有腺体；花冠近坛状，花开后顶端圆形，向右覆盖；雄蕊着生于花冠筒基部，花柱头圆锥状，顶端2裂。蓇葖双生或有1个不发育，中间略大；种子长圆形，种毛白色绢质。
毛杜仲藤　攀援多枝灌木。具乳汁；除花冠裂片外，全株具短绒毛。叶薄纸质，老叶略厚。花序伞房状近顶生或稀腋生，多花，苞片叶状；花梗丝状；花蕾顶端钝；花有香味；花萼近钟状，双盖覆瓦状排列，内面有极小的腺体5枚；花冠黄色，坛状辐形，裂片锯合状排列，向右覆盖而向左旋转；雄蕊着生于花冠筒基部，花柱头陀螺状。蓇葖双生或1个不发育，基部膨大。
杜仲藤　攀援灌木。除花冠外，全株无毛。叶椭圆形或卵圆状椭圆形，叶背无黑色乳头状腺，侧脉3~7对。聚伞花序总状；花小；花萼5深裂，萼裂片披针形，顶端锐尖；花冠粉红色，坛状，近钟形，裂片在花蕾中内褶；雄蕊着生于花冠筒的基部，花柱头圆锥状。蓇葖果狭卵球形，基部膨大，顶端渐狭尖长喙状。

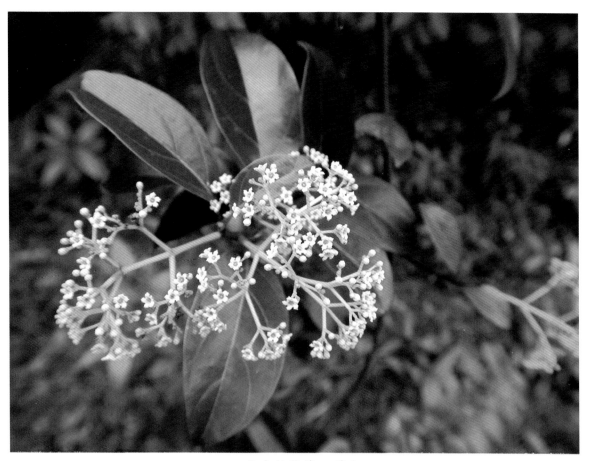

·华南杜仲藤 - 花期

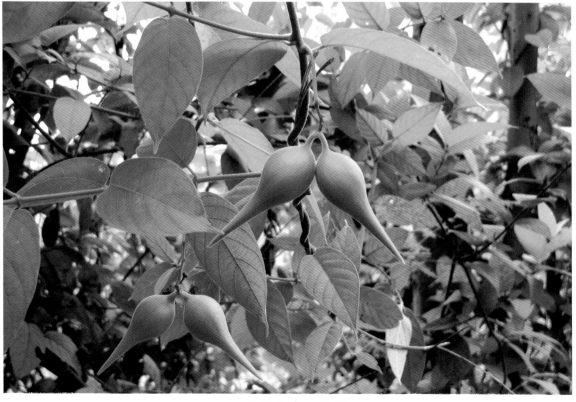

·毛杜仲藤 - 果期

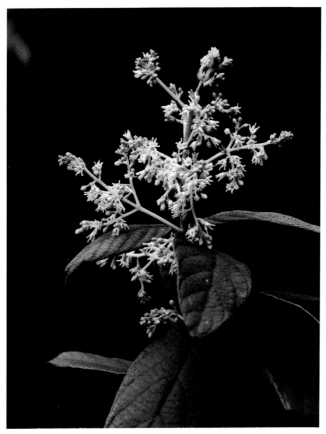

·毛杜仲藤－花期

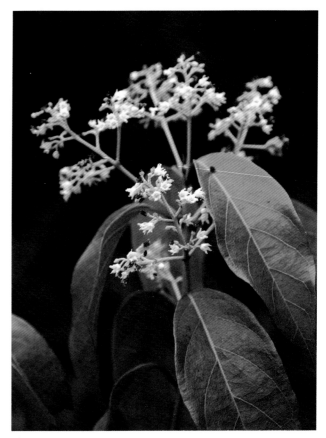

·杜仲藤－花期

生境分布 华南杜仲藤　生于海拔250~500m的山地密林中。分布于广西和广东。广西主要分布在上林、苍梧、防城、上思、宁明、龙州等。

毛杜仲藤　生于海拔200~1000m的山地疏林中或山谷阴湿地，攀援于树木之上。分布于广西、广东、湖南、贵州等。广西主要分布在南宁、武鸣、马山、上林、柳江、融水、三江、临桂、兴安、永福、苍梧、藤县、蒙山、岑溪、防城、上思、贵港、平南、桂平、玉林、容县、陆川、北流、那坡、贺州、昭平、富川、凤山、罗城、忻城、象州、金秀、宁明、龙州、大新等。

杜仲藤　生于海拔300~800m的山谷、疏林或密林、灌木丛、水旁等。分布于广西、广东、云南、四川等。广西主要分布在上林、临桂、苍梧、藤县、岑溪、合浦、防城、上思、东兴、钦州、浦北、平南、容县、陆川、博白、北流、百色、靖西、金秀、宁明、龙州等。

化学成分 红杜仲含有生物碱、酚类、有机酸、糖类、黄酮等成分。毛杜仲藤中含有大黄素甲醚、延胡索酸、龙胆酸甲酯、丁香酸甲酯、丁香酸、2,5- 二甲氧基对苯醌、香草酸、3,4,5- 三甲氧基苯甲酸、6- 甲氧基 -7- 羟基香豆素[1]，5α–pregn–6–ene–3β,17α,20(S)–triol–20–O–β–D–digitoxopyranoside、cymaropyranurolactone 4–O–β–D–digitalopyranosyl–(1 → 4)–O–β–D–cymaropyranosyl–(1 → 4)–O–β–D–oleandropyranosyl–(1 → 4)–O–β–D–cymaropyranoside、3β,17α,20(S)–trihydroxy–5α–pregn–6–ene、5α–pregn–6–ene–3β,17α,20(S)–triol–3–O–β–D–digitalopyranoside[2]，及 parabaroside A–C、5–caffeoylquinic acid、5–caffeoylshikimic acid、3,4–dicaffeoylquinic acid[3]；含有神经酰胺类化合物 N–(2'- 羟基二十一碳酰基)–1,3,4- 三羟基 -2- 氨基 –Δ^{8,9}(E)- 十八碳烯、N–(2'- 羟基二十二碳酰基)–1,3,4- 三羟基 -2- 氨基 –Δ^{8,9}(E)- 十八碳烯、N–(2'- 羟基二十三碳酰基)–1,3,4- 三羟基 -2- 氨基 –Δ^{8,9}(E)- 十八碳烯、N–(2'- 羟基二十四碳酰基)–1,3,4- 三羟基 -2- 氨基 –Δ^{8,9}(E)- 十八碳烯[4]；还含有

(-)- 表 儿 茶 素、procyanidin-B-2、cinnamtannin B-1、cinnamtannin B-2、parameritannin A-1、parameritannin A-2、pavetannin C-1 等原花青素类化合物[5]。杜仲藤茎皮含硬脂酸和 *β*- 谷甾醇[6]。杜仲藤叶含黄酮类化合物[7]。

药理作用 1. 心肌保护作用

毛杜仲藤中的酚类化合物对急性心肌梗死实验大鼠具有保护作用[8]。

2. 抗氧化作用

红杜仲不同乙醇浓度提取物可抑制 H_2O_2 诱导的 HaCaT 细胞氧化应激损伤，以 70% 乙醇提取物效果明显，其可能通过激活 Nrf2 抗氧化信号通路，提高抗氧化酶活性，降低细胞内氧自由基水平，从而具有保护 HaCaT 细胞免受 H_2O_2 诱导的氧化损伤作用[9]。

3. 抗肿瘤作用

毛杜仲藤根及根茎所含部分花青素化合物与传统化疗药物阿霉素、顺铂联用，可增加传统化疗药物对宫颈癌 HeLa 细胞、胃癌 SGC27 细胞的敏感性，提示其可能存在协同抗肿瘤作用[5]。

附 注 《广西中药材标准》收载本品的原植物之一花皮胶藤 *Ecdysanthera utilis* Hay. et Kaw.，在 *Flora of China* 中已合并到杜仲藤项下。红杜仲为国家中药保护品种"中华跌打丸"等中药制剂的原料之一[10]。本品与杜仲科（Eucommiaceae）杜仲属（*Eucommia*）的传统中药杜仲（*Eucommia ulmoides* Oliv.）为不同科的植物，但因其形似杜仲，且富含弹性的白色胶丝，外表面呈紫褐色或棕褐色，故名。后者药材呈板片状或两边稍向内卷，大小不一，厚 3~7mm。外表面淡棕色或灰褐色，有明显的皱纹或纵裂槽纹，有的树皮较薄，未去粗皮，可见明显的皮孔。内表面光滑，暗紫色。质脆，易折断，断面有细密、银白色、富弹性的橡胶丝。气微，味稍苦。

参考文献

[1] LEI T, JIANG H Y, HU Y, et al.Chemical constituents of *Parabarium huaitingii* [J].Chinese Journal of Natural Medicines,2011,9(3):185-187.

[2] LEI T,ZHANG L,JIANG H Y,et al.A new pregnane glycoside and oligosaccharide from *Parabarium huaitingii*[J].Journal of Asian Natural Products Research,2011,13(11):1030-1035.

[3] TANG J S,GAO H,WANG C X,et al.Antioxidative phenylpropanoid-substituted epicatechin glycosides from *Parabarium huaitingii* [J].Planta Medica,2009,75:1586-1590.

[4] 江海燕，雷婷，岑颖州.毛杜仲藤中神经酰胺类化合物的分离与结构鉴定 [J].广州化工,2011,39(13):117-118.

[5] 余茹鉴.毛杜仲藤中原花青素类成分及其抗肿瘤活性初步研究 [D].广州：暨南大学,2016.

[6] 韦松，思秀玲，许学健，等.藤杜仲化学成分初探 [J].广西中医学院学报,2000,17(2):42.

[7] 毕和平，韩长日，陈明松.光度法测定杜仲藤中总黄酮 [J].理化检验（化学分册）,2008,44(5):453-454,457.

[8] TANG J S,HOU Y L,GAO H,et al.Polyphenols from *Parabarium huaitingii* and their positive inotropic and anti-myocardial infarction effects in rats[J].Phytomedicine,2011,18:544-550.

[9] 彭璐，金鑫，李志群，等.红杜仲不同乙醇浓度提取物对 HaCaT 细胞抗氧化作用的比较及其抗氧化机制的研究 [J].中国生化药物杂志,2016,1:23-27.

[10] 巫繁菁，韦玉燕，卢森华，等.红杜仲的研究概况 [J].广西科学院学报,2010,26(3):377-379,388.

红豆蔻

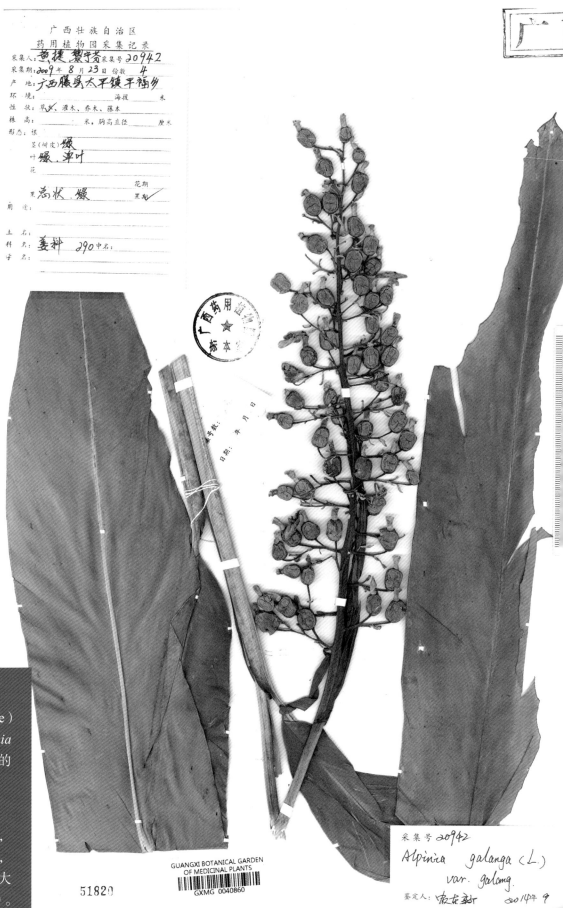

广西壮族自治区
药用植物园采集记录

采集人：黄捷 黎宇养　采集号 20942
采集期：2009 年 8 月 23 日 份数 4
产　地：广西藤县太平镇平福乡
环　境：　　　　　海拔　　米
性　状：草本、灌木、乔木、藤本
株　高：　　米，胸高直径　　厘米
形态：根
茎（树皮）绿
叶　绿. 单叶
花
果　总状. 绿　　花期
　　　　　　　　　果期 ✓
用　途：
土　名：
科　名：姜科　290 中名：
子　名：

采集号 20942
Alpinia galanga (L.)
var. *galang*.
鉴定人：农友新　2014年 9

来源
姜科（Zingiberaceae）
植物红豆蔻 *Alpinia galanga* (L.) Willd. 的果实或根茎。

民族名称
【壮族】Hingbya，
大高良姜子，红扣，
棵苟嘎（果实），大
良姜，良姜（根茎）。

51820

GXMG 0040860

民 族 应 用

【壮族】药用果实或根茎。果实主治心胃气痛，食积胀满，脘腹冷痛及伤食吐泻。内服用量3~6g，煎汤或研末；外用适量，研末搐鼻或调搽。根茎水煎服或入丸、散剂，治心胃气痛，寒冷及伤食吐泻。内服用量3~5g，煎汤或入丸、散。

药材性状　果实呈长圆形、椭圆形，长0.7~1.5cm，直径0.5~1cm；表面淡红棕色至暗红色；顶端具杯状花被残基；果皮薄，内表面淡黄色。种子团长圆形、椭圆形或哑铃形，每室含种子2粒；种子呈四面体，外被淡黄色膜质假种皮，表面暗棕色，具不规则皱纹，胚乳灰白色。气芳香，味辛、辣。根茎呈圆柱形，有分枝，长8~12cm，直径2~3cm；表面红棕色或暗紫色，有波浪形的淡黄色叶痕形成的环节，节间长0.5~1cm，具纵皱纹；根茎下侧有根痕；质坚韧，不易折断，断面灰棕色或红棕色，纤维性，内皮层明显，维管束星点明显可见；木部与皮部分离。气芳香，味辛辣。

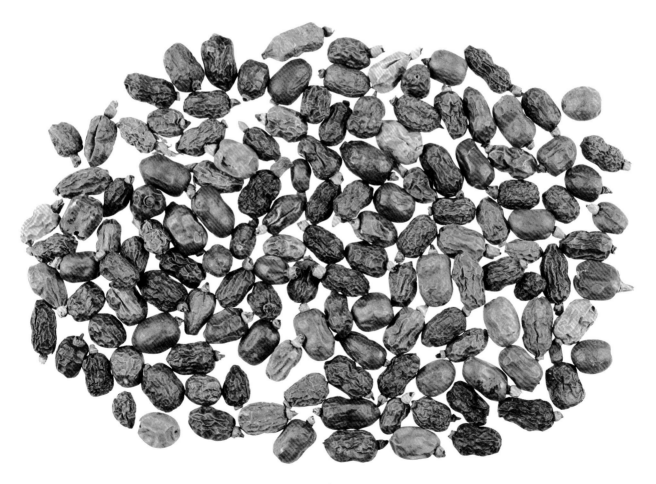

·红豆蔻－果实

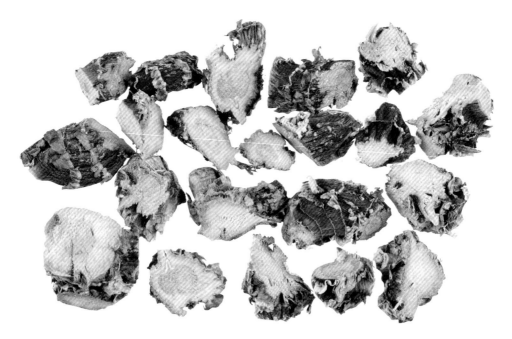

·红豆蔻－根茎

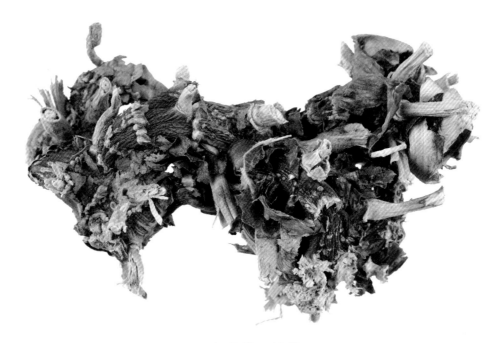

·红豆蔻－根茎

药用源流　红豆蔻之名始载于《药性论》，载："红豆蔻，亦可单用，味苦，辛。能治冷气腹痛，消瘴雾气毒，去宿食，温腹肠，吐泻，痢疾。苦、辛。"指出其性味及主治。五代《海药本草》载："云是高良姜子，其苗如芦，叶似姜，花作穗，嫩叶卷而生，微带红色。生南海诸谷。"描述了红豆蔻形态特征和产地。唐代《新修本草》在"高良姜"条载："出高良郡。行气与杜若相似，而叶如山姜。生岭南者，形大虚软，江左者细紧，味亦不甚辛，其实一也。"可见古代所述高良姜并非一种，可能包括现今山姜属植物红豆蔻和高良姜（*A. officinarum* Hance）。高良姜有产地之分，其中根茎"形大虚软"者与今红豆蔻根茎（大高良姜）相似。宋代《桂海虞衡志》载："红豆蔻花丛生，叶瘦如碧芦，春末始发。初开花抽一干，有大箨包之，箨拆花见。一穗数十蕊，淡红鲜妍，如桃杏花色。蕊重则下垂如葡萄，又如火齐璎珞及剪彩栾枝之状。每蕊有心两瓣，人比之连理也。"

其子亦似草豆蔻。"其形态描述与山姜属植物艳山姜相似。宋代《开宝本草》因红豆蔻与高良姜效能相似而将其并入高良姜项下，明代《本草纲目》认为红豆蔻与高良姜为同一植物不同入药部位。明代《本草品汇精要》中附"红豆蔻"植物彩图，图示其果实长圆形，中部稍缢缩，熟时棕色或枣红色的特征与红豆蔻相符，明代《本草原始》附图特征也与现今"红豆蔻"相符。清代《植物名实图考》在高良姜项下引《南越笔记》认为高良姜子为红豆蔻。可见，古代本草书籍记载"红豆蔻"基原为山姜属的多种植物，常与高良姜混为一物。至明代，红豆蔻的主流药材逐渐以红豆蔻为主，而至现代民间仍把许多具红色果实的山姜属植物作红豆蔻混用。《中华本草》记载"大高良姜"与红豆蔻为同一植物不同药用部位，根茎具有温胃、散寒、行气止痛功效；主治胃脘冷痛，伤食吐泻。《中华人民共和国药典》（2020 年版　一部）收载红豆蔻的干燥成熟果实为红豆蔻的正品，具有散寒燥湿、醒脾消食的功效；主治脘腹冷痛，食积胀满，呕吐泄泻，饮酒过多。

分类位置	种子植物门	被子植物亚门	单子叶植物纲	姜目	姜科
	Spermatophyta	Angiospermae	Monocotyledoneae	Zingiberales	Zingiberaceae

形态特征　多年生草本。高可达 2m；根茎块状，稍有香气。叶片长圆形或披针形；叶舌约 5mm。圆锥花序密生多花，花序轴被毛，分枝多而短，每一分枝上有花 3~6 朵；苞片与小苞片均迟落，小苞片披针形；花绿白色；萼筒状，果时宿存；花冠管裂片长圆形，长 1.6~1.8cm；侧生退化雄蕊细齿状至线形，紫色；唇瓣倒卵状匙形，深 2 裂。果长圆形，熟时棕色或枣红色，有种子 3~6 颗。

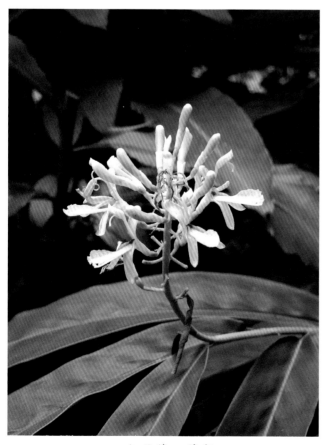

·红豆蔻－花期

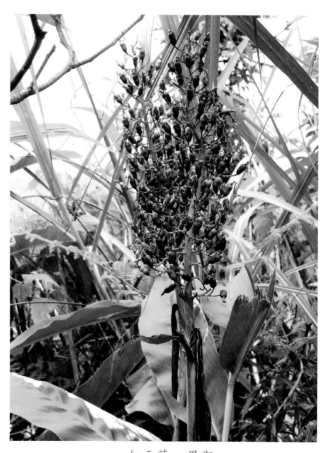

·红豆蔻－果期

生境分布　生于海拔 100~1300m 的山野沟谷荫湿林下或灌木丛中和草丛中。分布于台湾、广东、广西和云南等。广西主要分布在南宁、邕宁、马山、上林、藤县、岑溪、防城、上思、平南、桂平、百色、田东、贺州、昭平、天峨、凤山、龙州等。

化学成分　果实含挥发油类、黄酮类、黄酮苷类、二苯庚烷类、氨基酸和少量鞣质，其中挥发油类、黄酮类、二苯庚烷类化合物是其主要化学成分。主要有桉油精、7,7-三甲基双环 [2,2,1]-2-乙酸庚内酯、可巴烯、β-石竹烯、α-杜松醇、α-法尼烯、8-十七碳烯、香茅醇乙酸酯、顺 $-\gamma$-杜松烯、愈创醇、顺－澳白檀醇、菖蒲酮、α-雪松烯、α-菖蒲二烯、γ-雪松烯、γ-红没药烯、α-檀香萜、乔松素、短叶松素、3-O-乙酰基短叶松素、高良姜素、高良姜素 -3-甲醚、华良姜素、山奈酚 -3-甲醚、对羟基苯甲醛、对羟基苯丙酮、反式对羟基桂皮醛、香草酸、对羟基苯甲酸、5-羟甲基糠醛等 [1-3]。根茎含挥发油，主要成分为 1,8-桉叶素、高良姜素、β-没药烯、β-倍半水芹烯、反式 $-\alpha-$甜没药烯、十五烷、佛手甘油烯、1'-4-乙酰氧基胡椒酚醋酸酯、1'-乙酰氧基丁香油酚乙酸酯、乙酸（4-烯丙基）苯酯、桉叶油醇、4-萜烯醇、蒎烯、β-榄香烯、α-香柠檬烯、1'-乙酰氧基胡椒酚乙酸酯、4-[(E)-3-hydroxyprop-1-enyl] phenyl acetate、反式对羟基桂皮醛乙酯、5-hydroxy-7-(4"-hydroxy-3"-methoxyphenyl)-1-phenyl-3-heptanone、7-(4"-hydroxy-3"-methoxy –phenyl)-1-phenylhep-4-en-3-one、[1'S]-1'-乙酰氧丁香酚乙酯、反式对羟基桂皮醛、对羟基苯甲醛、1-(4-hydroxyphenyl) propan-1-one、trans-p-coumaryl diacetate、β-谷甾醇、二乙酸－反式－对香豆醇酯、对乙酰氧基苯丙烯醇、对乙酰氧基苯丙烯醚、δ-没药烯等 [4-9]。

药理作用　**1. 降血糖作用**

红豆蔻根茎中可能含有刺激胰岛分泌胰岛素的成分。给以正常大鼠 3g/kg 和 4g/kg 红豆蔻根茎粉末 6h 后，血糖水平从对照组的 100mg/dl 分别降至 88.3mg/dl 和 75.4mg/dl，甲醇和水提取物使血糖分别降至 71.4mg/dl 和 73.0mg/dl [10]。

2. 抗炎镇痛作用

红豆蔻根茎提取物具有镇痛作用，其镇痛作用的机制可能是有效成分作用于中枢或外周神经系统 [11]。红豆蔻根茎或果实的乙酸乙酯部位对胃溃疡寒证大鼠均有治疗作用，作用机制与抑制炎症因子表达、降低氧自由基反应，抑制胃肠运动、减少胃酸分泌有关 [12]。

3. 抗肿瘤作用

红豆蔻中苯丙素类化合物对人乳腺癌细胞 MCF7 生长的抑制作用基本上呈浓度依赖性，低浓度时抑制率较低。从红豆蔻中分离得到的二乙酸－反式－对香豆醇酯对人乳腺癌细胞 MCF7 的生长有较高的抑制率，提示其对 MCF7 有一定的细胞毒作用 [6]。红豆蔻根茎挥发油对 A549、K562、PC3 肿瘤细胞具有较强抗肿瘤活性 [9]。

4. 抗菌作用

红豆蔻根茎挥发油对金黄色葡萄球菌、枯草芽孢杆菌和变形杆菌表现出较好的抗菌活性，但对大肠杆菌、铜绿假单胞杆菌和白色念珠菌的抑菌活性较差 [9]。红豆蔻根茎挥发油中的 1'-乙酰氧基胡椒酚乙酸酯具有显著的抗菌活性，抗细菌活性大于抗真菌活性，抗革兰阳性菌活性大于抗革兰阴性菌 [13]。

5. 抗氧化作用

红豆蔻根茎或果实的乙酸乙酯部位具有抗氧化作用，抗氧化活性大小与质量浓度有关 [14]。红豆蔻根茎中多糖、黄酮类成分具有较好的抗氧化作用 [15]。红豆蔻中的顺－对羟基苯丙烯醛、对羟基苯甲醛等具有中等强度的自由基清除活性，有较好的抗氧化作用 [16]。

6. 其他作用

红豆蔻根茎挥发油对酪氨酸酶、α-葡萄糖苷酶、乙酰胆碱酯酶和丁酰胆碱酯酶活性均有一定的抑制作用 [9]。

参考文献

[1] 刘晓爽,赵岩,张连学.红豆蔻挥发油化学成分的比较研究 [J].安徽农业科学,2009,37(36):17967-17969,17980.

[2] 崔兆杰,邱琴,董冰,等.红豆蔻挥发油化学成分的 GC/MS 法分析 [J].山东大学学报(理学版),2003,38(3):104-107.

[3] 卞梦芹.红豆蔻乙酸乙酯部位化学成分研究 [D].武汉:湖北中医药大学,2014.

[4] 刘磊,秦华珍,王晓倩,等.10 味山姜属药物挥发油成分的气相－质谱联用分析 [J].广西植物,2012,32(4):561-566.

[5] 蔡明招,张倩芝.超临界 CO_2 萃取大高良姜精油的成分分析 [J].中草药,2003,34(1):17-18.

[6] 王文杰,亓淑芬,仲浩,等.大高良姜的化学成分及对人乳腺癌细胞 MCF7 的细胞毒作用研究 [J].食品与药品,2012,14(2):88-91.

[7] 吴惠勤,张桂英,黄芳.大高良姜超临界 CO_2 萃取产物及 GC-MS 分析 [J].分析测试学报,2001,20:90-91.

[8] 朱小璐,窦颖辉,黄雪峰,等.大高良姜的化学成分研究 [J].中国现代中药,2008,10(11):13-15.

[9] 陆廷亚,陈琪,赵晓歌,等.大高良姜地下根茎挥发油化学成分及体外药理活性研究 [J].天然产物研究与开发,2020,32(11):1866-1875.

[10] 佚名.红豆蔻根茎及其提取物对家兔的降血糖活性 [J].国外医药(植物药分册),2004,19(3):116.

[11]ACHARYA S D,ULLAL S D,PADIYAR S,et al.大高良姜根茎提取物对小鼠的镇痛作用 [J].中西医结合学报,2011,9(1):100-104.

[12] 邱海冰,苏善美,李明芳,等.大高良姜、红豆蔻乙酸乙酯部位对胃溃疡寒证大鼠的作用机制研究 [J].中药材,2018,41(2):464-467.

[13] 王芳.大高良姜中的 1'-乙酰氧基胡椒酚乙酸酯的分离、纯化、结构鉴定和抗菌活性的研究 [D].南昌:南昌大学,2008.

[14] 邱海冰,苏善美,李明芳,等.大高良姜、红豆蔻乙酸乙酯部位的体外抗氧化活性研究 [J].壮瑶药研究季刊,2018(2):84-89.

[15] 刘源,张孝琴,王译伟,等.酶解法提取大高良姜多糖工艺优化及抗氧化活性分析 [J].南方农业学报,2016,47(8):1376-1382.

[16] 卢传礼.几种典型姜科品种的化学成分及其活性研究 [D].广州:华南理工大学,2012.

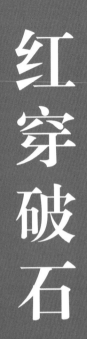

红穿破石

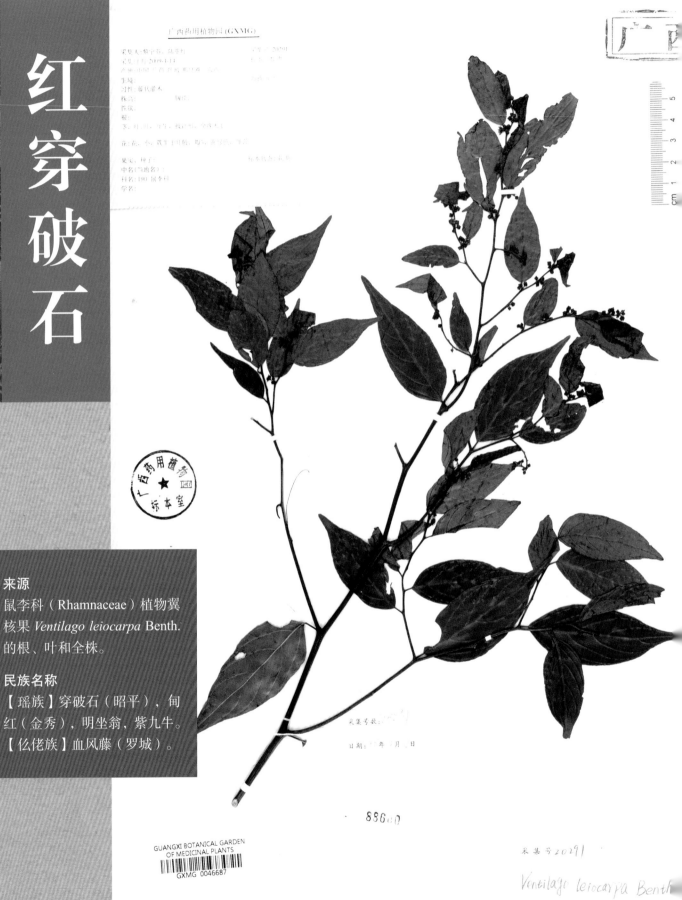

来源

鼠李科（Rhamnaceae）植物翼核果 *Ventilago leiocarpa* Benth. 的根、叶和全株。

民族名称

【瑶族】穿破石（昭平），甸红（金秀），明坐翁，紫九牛。
【仫佬族】血风藤（罗城）。

民 族 应 用

【瑶族】药用根、叶和全株。根浸酒服治跌打内伤；水煎服治风湿腰腿痛，神经痛；水煎服或浸酒服治风湿骨痛，闭经，肝硬化腹水。叶捣烂敷患处治跌打损伤。全株水煎服或与猪骨煲服或浸酒服治跌打损伤，风湿骨痛，胃痛，慢性肝炎，贫血，胆囊炎。

【仫佬族】药用根。与猪肉煲服治贫血。

内服用量15~30g，外用适量。

药材性状 完整叶呈卵状矩圆形或卵状椭圆形。根圆柱形，稍弯曲，分枝极少，表面粗糙，有的具纵棱，暗红紫色；栓皮松脆，可层层剥离；断面木部黄褐色至棕褐色，密布细小的黑色针孔状小点，有的中央有细小的髓。藤茎外表灰褐色，有纵条纹，少分枝；断面木部黄褐色至灰棕色，髓部明显。气微，味淡。

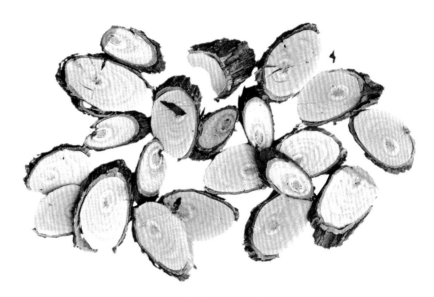

·红穿破石－根

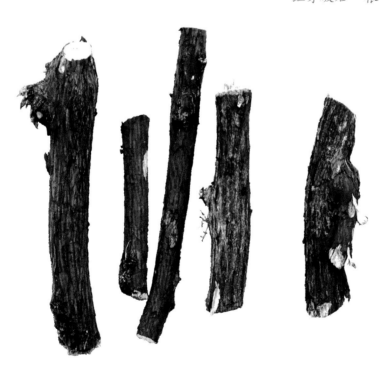

·红穿破石－根

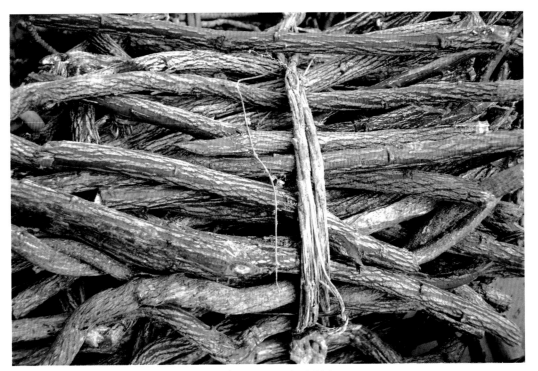

·红穿破石－茎（鲜）

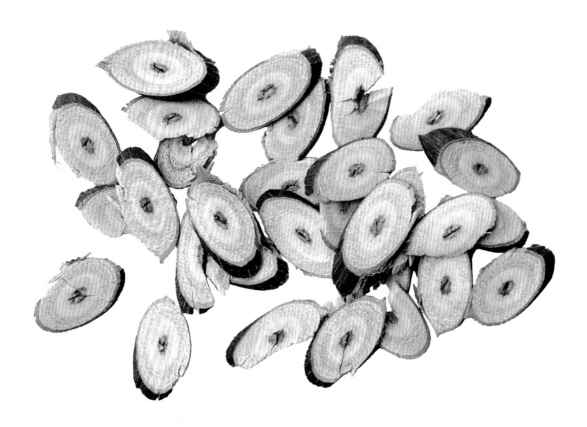

·红穿破石－茎

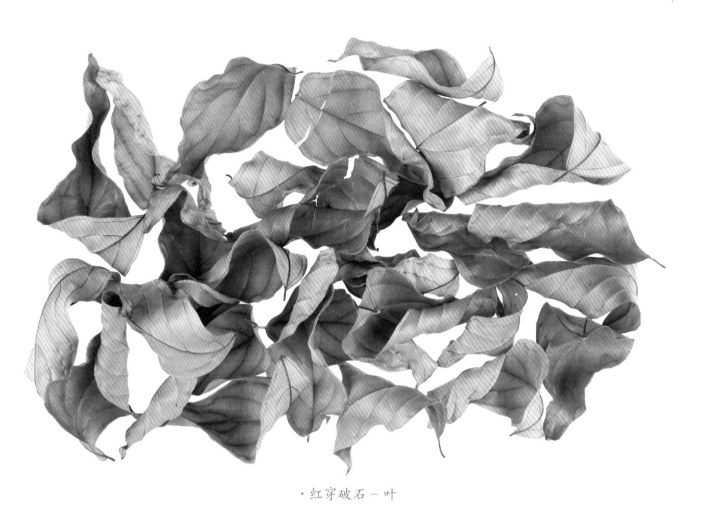

· 红穿破石 – 叶

药用源流 古籍本草医书中鲜有红穿破石的收载记录。《广西中药材标准》（1990 年版）记载其具有补血祛风、舒筋活络的功效；主治贫血，风湿性关节炎，腰肌劳损，月经不调。

 分类位置

种子植物门	被子植物亚门	双子叶植物纲	鼠李目	鼠李科
Spermatophyta	Angiospermae	Dicotyledoneae	Rhamnales	Rhamnaceae

形态特征 藤状灌木。叶薄革质，卵状矩圆形或卵状椭圆形，稀卵形，长 4~8cm，宽 1.5~3.2cm，顶端渐尖或短渐尖，稀锐尖，基部圆形或近圆形，边缘近全缘，两面无毛，或初时上面中脉内，下面沿脉有疏短柔毛；叶柄长 3~5mm，上面被疏短柔毛。花小，单生或 2 至数个簇生于叶腋，少有排成顶生聚伞总状或聚伞圆锥花序；萼片三角形；花瓣倒卵形。核果无毛，基部为宿存的萼筒包围，具 1 种子。

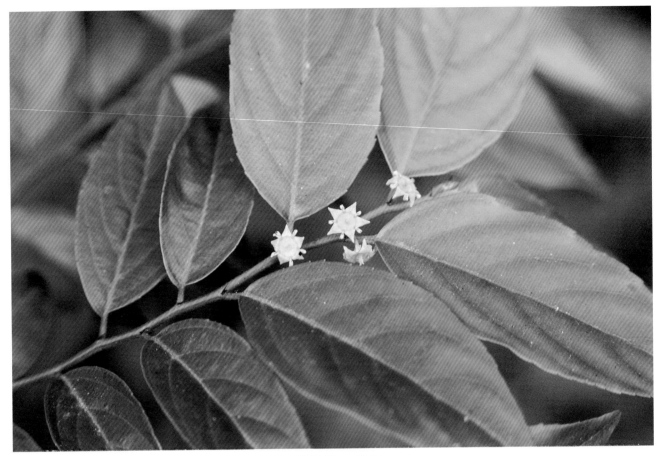

· 翼核果 - 花期

生境分布 生于海拔 1500m 以下的疏林下或灌丛中。分布于台湾、福建、广东、广西、湖南、云南等。广西主要分布于南宁、武鸣、梧州、苍梧、上思、金秀、扶绥、宁明、龙州等。

化学成分 根含大黄素、大黄素 –6,8– 二甲醚、1– 羟基 –6,7,8– 三甲氧基 –3– 甲基蒽醌、翼核果醌、羽扇豆醇[1]、翼核果素、大黄素 – 甲醚、1,2,4,8– 四羟基 –3– 甲基蒽醌、翼核果醌 – I[2]、大黄素 –8–O–β–D– 葡萄糖苷、1,6– 二羟基 –3– 甲基叫酮 –8– 羧酸、1– 羟基蒽醌、鸢尾苷元[3]、1,6– 二羟基 –3– 甲基叫酮 –8– 羧基 –1–O–β–D– 葡萄糖苷、1,6– 二羟基 –3– 甲基叫酮 –8– 羧基 –1–O–β–D– 吡喃葡萄糖基 (1 → 6)–β–D– 吡喃葡萄糖苷[4]、islandicin–4–methyl ether、1,2,6–trihydroxy–7,8–dimethoxy–3–methylanthraquinone、2–hydroxyemodin–1–methly ether、taraxerol、chrysophanol、islandicin、parietin、catenarin、skyrin 等[5]。

药理作用 1. 抗肿瘤作用
从翼核果中分离得到的单体成分翼核果素对人肝癌细胞 HepG2 裸鼠移植瘤生长具有一定的抑制作用，能调节肝癌细胞增殖、免疫、周期、凋亡及代谢等功能，其调控机制可能与 MAPK、p53 和 TNF 信号通路有关[6]。

2. 抗炎、保肝作用
从翼核果茎中分离得到的大黄素对角叉莱胶引起的水肿有显著的抗炎作用[7]。翼核果茎皮的氯仿、乙酸乙酯、正丁醇和水提组分均具有抗炎保肝活性，其中水提取组分在减轻角叉莱胶所致水肿方面更为有效，对四氯化碳引起的肝损伤也具有更强的保护作用[8]。组织病理学研究发现大黄素对 D– 氨基半乳糖和 CCl4 所致急性肝损伤均具有保护作用[9]。

3. 其他作用

翼核果含有多种人体必需的微量元素，其铁元素含量较高，与其补血功能有一定的关联[10]。翼核果中的翼核果素和翼核果醌–I均具有一定的清除自由基能力，其中翼核果素起主要的抗氧化活性作用[11]。

附　注　据《广东中药材标准》记载，同属植物毛叶翼核果 *V. leiocarpa* var. *pubescens* Y. L. Chen et P. K. Chou 的根与本品功用相似。

参考文献

[1] 应百平,韩玖,利国威,等.翼核果中蒽醌的研究 [J]. 药学学报,1988,23(2):126-129.

[2] 王雪芬,卢文杰,陈家源,等.翼核果化学成分的研究 [J]. 药学学报,1993,28(2):122-125.

[3] 王晓炜,徐绥绪,王喆星,等.翼核果中化学成分的研究Ⅰ [J]. 沈阳药科大学学报,1996,13(3):189-191.

[4] 徐绥绪,王红燕,王喆星,等.翼核果中两个微量新化合物及其生物活性 [J]. 沈阳药科大学学报,1998,15(4):250-253.

[5] LIN L C,CHOU C J,KUO Y C.Cytotoxic principles from *Ventilago leiocarpa*[J].Journal of Natural Products,2001,64(5):674-676.

[6] 徐宏,陈金元,陆国寿,等.翼核果素对人肝癌细胞 HepG2 裸鼠移植瘤的抑制作用及其机制探讨 [J]. 广西医科大学学报,2020,37(2):224-229.

[7] CHANG C H,LIN C C,YANG J J,et al.Anti-inflammatory effects of emodin from *Ventilago leiocarpa*[J].American Journal of Chinese Medicine,1996,XXIV(2):139-142.

[8] LIN C C,LIN W C,CHANG C H,et al.Antiinflammatory and hepatoprotective effects of *Ventilago leiocarpa*[J].Phytotherapy Research,1995,9:11-15.

[9] LIN C C,CHANG C H,YANG J J,et al.Hepatoprotective effects of emodin from *Ventilago leiocarpa*[J]. Journal of Ethnopharmacology,1996,52:107-111.

[10] 陶涛,李乃明.翼核果微量元素的测定 [J]. 广东微量元素科学,1998,5(8):62-63.

[11] 胡筱希,陆国寿,黄周锋,等.瑶药翼核果中翼核果素和翼核果醌–Ⅰ的含量测定及抗氧化活性研究 [J]. 中国现代应用药学,2019,36(7):820-823.

七画

麦

冬

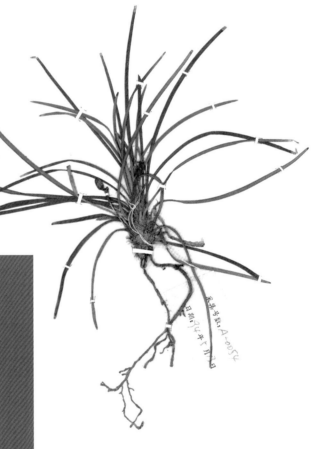

广西壮族自治区
药用植物园采集记录

采集人：董青松　采集号 A-0054
采集期：94 年 5 月 13 日 份数 3
产　地：MO（本园）
环　境：栽培　　海拔　　米
性　状：草本、灌木、乔木、藤本
株　高：　　米，胸高直径　　厘米
形　态：根
　　　　茎（附皮）
　　　　叶
　　　　花 淡紫色
　　　　　　　　花期 ✓
　　　　果　　　　　果期
用　途：
土　名：273
俗　名：　中名：沿阶草
学　名：

来源
百合科（Liliaceae）植物麦冬 *Ophiopogon japonicus* (L. f) Ker-Gawl. 的块根、叶。

民族名称
【壮族】白粘草（大新、龙州）。
【瑶族】丘菜美（金秀）。
【侗族】高勒（三江）。
【苗族】乌仰够（融水）。

27944

Ophiopogon japonicus (L.f.)k

DET. 2012.8

民 族 应 用

【壮族】药用块根、叶。块根水煎服治咳嗽，气管炎，肺结核，肾炎水肿，肺炎，感冒；水煎调鸡蛋服治月经不调。叶捣烂敷患处或块根浸酒服兼搽患处治跌打肿痛，跌打内伤。

【瑶族】药用块根。水煎服治小便不通。

【侗族】药用块根。水煎服治咳嗽，气管炎，肺结核，发热。

【苗族】药用块根。水煎服治咳嗽，白喉，咽喉痛，无名肿毒。

内服用量 15~30g；外用适量。

药材性状　块根呈纺锤形，两端略尖。表面黄白色或淡黄色，有细纵纹；质柔韧，断面黄白色，半透明，中柱细小；气微香，味甘、微苦。完整叶禾叶状，边缘具细锯齿。

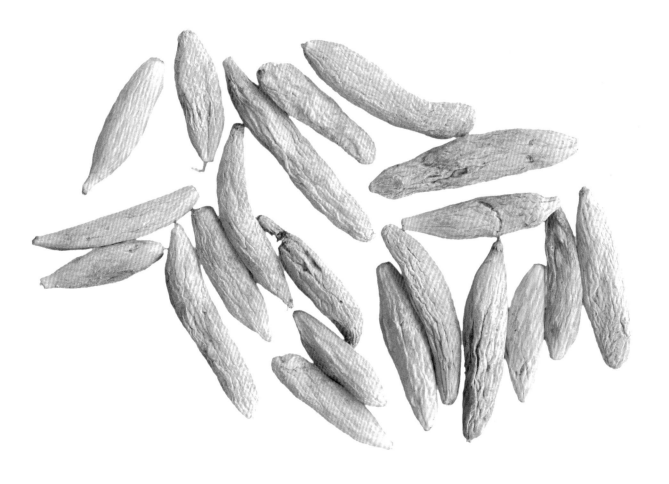

·麦冬－根

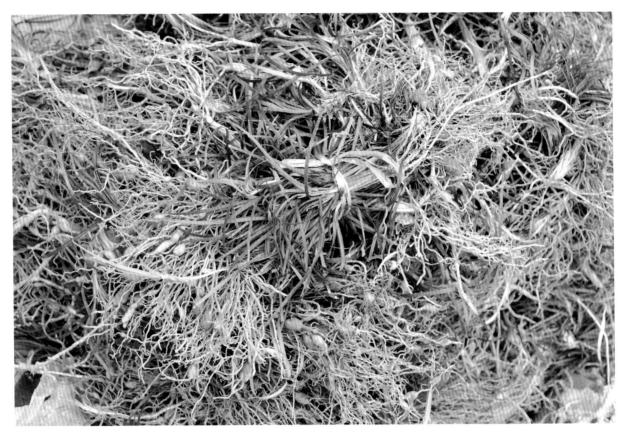

· 麦冬－全草（鲜）

药用源流 以麦门冬之名始载于《神农本草经》，列为上品，云："麦门冬。味甘，平。主心腹结气，伤中伤饱，胃络脉绝。羸瘦短气。久服轻身、不老、不饥。生川谷及堤阪。"《本草图经》云："叶青似莎草，长及尺余，四季不凋；根黄白色有须，根作连珠形，似穬麦颗，故名麦门冬……江南出者：叶大者，苗如粗葱，小者如韭。大小有三、四种，功用相似，或云吴地者尤胜。二月、三月、八月、十月采，阴干。亦堪单作煎饵之。取新根去心，捣熟，绞取汁，和白蜜，银器中重汤煮，搅不停手，候如饴乃成，酒化温服之。治中益心，悦颜色，安神，益气，令人肥健，其力甚驶。"说明古代药用麦冬不止一种基原。《本草纲目》云："古人惟用野生者。后世所用多是种莳而成……浙中来者甚良，其叶似韭多纵文，且坚韧为异。"说明明代浙江栽培的麦冬与今用相符合。《中华人民共和国药典》（2020年版 一部）记载其具有养阴生津、润肺清心的功效；主治肺燥干咳，阴虚痨嗽，喉痹咽痛，津伤口渴，内热消渴，心烦失眠，肠燥便秘。

	种子植物门	被子植物亚门	单子叶植物纲	百合目	百合科
分类位置	Spermatophyta	Angiospermae	Monocotyledoneae	Liliales	Liliaceae

形态特征 多年生草本。根较粗，中间或近末端常膨大成椭圆形或纺锤形的小块根；小块根淡褐黄色；地下走茎细长，节上具膜质的鞘。茎很短，叶基生成丛，禾叶状，边缘具细锯齿。花葶通常比叶短得多，总状花序，具几朵至十几朵花；花单生或成对着生于苞片腋内；苞片披针形，先端渐尖；花被片常稍下垂而不展开，披针形，白色或淡紫色；花药三角状披针形；花柱较粗，基部宽阔，向上渐狭。种子球形。

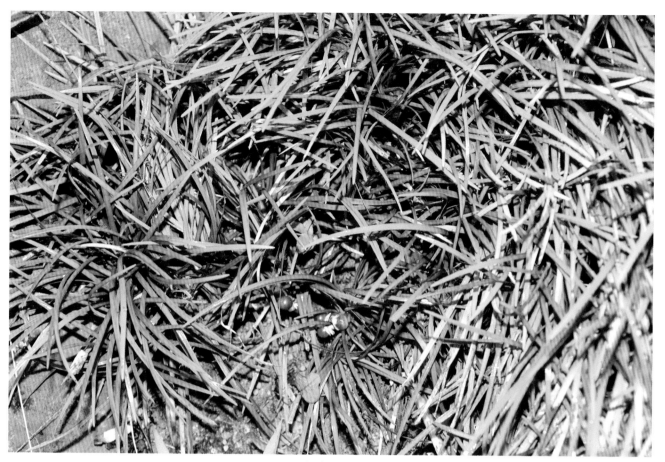

· 麦冬 - 果期

生境分布 生于海拔 2000m 以下的山坡阴湿处、林下或溪旁。分布于广东、广西、福建、台湾、浙江、江苏、江西、湖南、湖北、四川、云南、贵州、安徽、河南、陕西（南部）、河北（北京以南）等，栽培于浙江、四川、广西等。广西主要分布于临桂、全州等，栽培于全区各地庭院。

化学成分 甾体皂苷是麦冬块根的主要有效成分之一，所含的甾体皂苷元主要为螺甾烷醇型。从麦冬中分离到的甾体皂苷有麦冬皂苷 D、麦冬皂苷 D'、麦冬皂苷 F-P[1]，(25R)- 螺甾 -5- 烯 -3β,17α- 二羟基 -3-O-α-L- 吡喃鼠李糖基 -(1 → 2)-β-D- 吡喃葡萄糖苷、(25R)- 螺甾 -5- 烯 -3β,14α,17α- 三羟基 -3-O-α-L- 吡喃鼠李糖基 -(1 → 2)-β-D- 吡喃葡萄糖苷、(25R)- 螺甾 -5- 烯 -3β,14α- 二羟基 -3-O-α-L- 吡喃鼠李糖基 -(1 → 2)-β-D- 吡喃葡萄糖苷等 [2]。从麦冬块根中分离得到的高异黄酮类化合物有 6- 醛基异麦冬黄烷酮 A、甲基麦冬黄烷酮 A、甲基麦冬黄烷酮 B、6- 醛基异麦冬黄酮 A、6- 醛基异麦冬黄酮 B[3]，甲基麦冬高异黄酮 A[4]，5,6,7,4'- 四羟基高异黄酮、5,7,4'- 三羟基高异黄酮、5- 羟基 -7,3'- 二甲氧基 -8- 甲基高异黄酮等 [5]。

麦冬块根中还含有萜类、酚苷类等成分 [1]。叶含挥发油，含量最高为甲苯（32.12%）；花含挥发油，含量最高为 3- 甲基 -4- 戊酮酸（60.36%）[6]。

药理作用 1. 对心脑血管系统的作用

麦冬有促进心肌损伤愈合和缩小梗死范围及坏死区域的作用 [7]。麦冬多糖和皂苷可显著增加小鼠心肌营养血流量，以腹腔注射给药效果较好 [8]。麦冬活性多糖对心肌细胞的保护作用与抑制自由基生成和清除氧自由基作用有关[9]。麦冬总皂苷可提高缺糖缺氧培养心肌细胞的活力，提高细胞搏动频率，降低心肌细胞培养液上清液中乳酸脱氢酶的含量[10]。麦冬可显著扩张小鼠微动、静脉的管径，改善其血液流态，加快血流速度[11]，降低大鼠血小板的聚集率[12]，具有活血化瘀的作用。麦冬药物血清可显著缓解高胰岛素、高血脂导致的血管平滑肌细胞增殖和血管的形态学改变[13]。麦冬总皂苷能够预防或对抗实验诱发的大鼠心律失常[14]。

2. 降血糖的作用

麦冬多糖灌胃能抑制葡萄糖、四氧嘧啶及肾上腺素导致的小鼠高血糖，降低正常小鼠的血糖[15]；麦冬正丁醇提取物能显著降低正常小鼠血糖浓度，具有剂量依赖性，但不明显影响胰岛素浓度[16]。

3. 抗氧化、抗衰老、抗疲劳作用

麦冬中的黄酮类化合物能有效清除自由基，改善 D- 半乳糖致小鼠氧化损伤[17]。麦冬注射液具有抗衰老作用，可能与提高抗氧化酶的表达有关[18]。麦冬具有一定的抗体力疲劳作用，能够降低运动小鼠体内自由基的氧化作用和氨基酸的消耗，增加血红蛋白的含量[19]。

4. 抗菌作用

麦冬的氯仿 / 甲醇提取物及其单体化合物甲基麦冬黄烷酮 A 对蜡样芽孢杆菌和枯草芽孢杆菌有较强的抑制作用[20]。

5. 抗肿瘤作用

麦冬皂苷 B 能抑制 A375 细胞的增殖并诱导其凋亡，阻滞细胞周期于 G_0/G_1 期[21]。

6. 其他作用

麦冬对小鼠生殖细胞遗传物质损伤具有保护作用[22]。麦冬水煎剂具显著的镇静催眠作用[23]。麦冬皂苷具有促进体外软骨细胞增殖及对抗 H_2O_2 损害软骨细胞的作用[24]。麦冬皂苷 D 具有保护骨关节炎软骨细胞的作用，可能通过 IGF-1/mTOR/PGE_2 信号通路，上调软骨细胞 IGF-1 的表达和下调 PGE_2 和 mTOR 的表达[19]。

参考文献

[1] 张涛 . 中药麦冬中甾体皂苷类成分的研究 [D]. 北京 : 中国人民解放军军事医学科学院 , 2009.

[2] 孟玲芝 . 麦冬化学成分研究 [D]. 长春 : 长春中医药大学 , 2013.

[3] 朱永新 , 严克东 , 涂国士 . 麦冬中高异黄酮的分离与鉴定 [J]. 药学学报 ,1987,22(9):679-684.

[4] 童菊华 , 庞小存 , 王威 , 等 . 杭麦冬与川麦冬中高异黄酮类成分和抗氧化活性的比较 [J]. 中草药 ,2015,46(20):3091-3095.

[5] 王子健 , 刘颖 , 刘思燚 , 等 .UPLC-HRMS 结合高能诱导裂解快速鉴定麦冬中高异黄酮类成分 [J]. 质谱学报 ,2016,37(6):481-491.

[6] 田晓红 , 翟攀 , 张璐 , 等 . 麦冬花和麦冬叶的挥发油提取及 GC-MS 分析 [J]. 西北药学杂志 ,2010,25(5):352-354.

[7] 顾双林 , 许洒珊 , 纪克 , 等 . 麦冬对实验性心肌梗塞及心肌缺氧时亚微结构的影响 [J]. 上海中医药杂志 ,1983,7:44-45.

[8] 周跃华 , 徐德生 , 冯怡 , 等 . 麦冬提取物对小鼠心肌营养血流量的影响 [J]. 中国实验方剂学杂志 ,2003,9(1):22-24.

[9] 徐德生 , 冯怡 , 周跃华 , 等 . 麦冬多糖中抗急性心肌缺血活性部位研究 [J]. 中成药 , 2004,6(10):832-837.

[10] 何平 , 代赵明 . 麦冬总皂苷对培养心肌细胞缺氧再给氧损伤的保护作用 [J]. 微循环学杂志 ,2005,15(2):45-47.

[11] 黄厚才 , 倪正 . 麦冬对小鼠耳郭微循环的影响 [J]. 上海实验动物科学 ,2003,23(1):57-58.

[12] 黄厚才, 倪正, 蔡雪珠. 麦冬对大鼠血小板聚集率的影响 [J]. 上海实验动物科学, 2001,21(3):167-168.

[13] 周惠芳, 张旭, 吴德芹. 麦冬对诱导性血管平滑肌细胞增殖的拮抗作用 [J]. 浙江中西医结合杂志, 2003,13(9):6-8.

[14] 陈敏, 杨正苑, 朱寄天, 等. 麦冬总皂苷抗心律失常作用及其电生理特性 [J]. 中国药理学报, 1990,11(2):161-165.

[15] 王智杰, 苟小林. 麦冬降血糖作用的药效学研究 [J]. 中医药学刊, 2003,21(6):898-899.

[16] 蔡幼清. 中药麦冬对正常和糖尿病小鼠血糖的影响 [J]. 国外医学 (中医中药分册),1996,4:49.

[17] 夏道宗, 于新芬, 王慧铭, 等. 麦冬总黄酮提取的响应面法优化及抗氧化性研究 [J]. 中华中医药杂志, 2009,24(12):1629-1632.

[18] 刘杰书. 麦冬注射液抗衰老作用机制研究 [J]. 中国药房, 2006,17(23):1774-1775.

[19] 高峰, 孟令仪, 孙兰, 等. 麦冬细粉对运动小鼠自由基代谢及抗疲劳能力的影响 [J]. 世界复合医学, 2020,6(2):116-119.

[20] 王艳翠. 麦冬化学和营养成分及其体外活性的研究 [D]. 咸阳 : 西北农林科技大学, 2016.

[21] 胡惠清, 李静, 方坤, 等. 麦冬皂苷 B 通过抑制 PI3K/Akt/mTOR 通路诱导人黑色素瘤 A375 细胞凋亡 [J]. 中国中西医结合皮肤性病学杂志, 2020,19(2):107-112.

[22] 朱玉琢, 庞慧民, 刘念稚. 麦冬对甲基磺酸甲酯诱发的小鼠精子非程序 DNA 合成的抑制作用 [J]. 吉林大学学报 (医学版),2002,28(5):461-462.

[23] 赵博, 吴长健, 高鸿, 等. 麦冬对小鼠镇静催眠作用的初步探讨 [J]. 咸宁学院学报 (医学版), 2008,22(4):282-284.

[24] 杨仁轩, 邓晋丰, 卢颂华, 等. 麦冬皂苷对人软骨细胞增殖及其抗氧化作用的影响 [J]. 辽宁中医药大学学报, 2007,9(5):36-37.

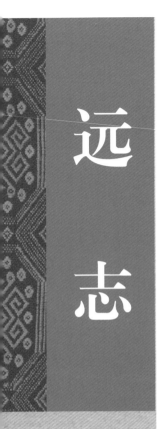

远志

广西壮族自治区
药用植物园采集记录

采集人: 任豫 陈华红　采集号 18390
采集期: 2008年 5月 10日 份数 3
产　地: 三江 高坪自然 保护区
环　境:　　　　　　　　海拔　　米
性　状: 草本√灌木、乔木、藤本
株　高:　　　米,胸高直径　　厘米
形　态: 根
　　　　茎(树皮)
　　　　叶 单叶,主脉明显
　　　　花 紫色花瓣
　　　　　　　　　　　花期√
　　　　果　　　　　果期
用　途:
土　名:
科　名: 远志科　中名:
学　名:

21324

采集号数:18390
日期:08年5月10日

采集号 18390

polygala tenuifolia

鉴定人: S.Y Liu 2011年

GUANGXI BOTANICAL GARDEN
OF MEDICINAL PLANTS

GXMG 0010848

来源

远志科（Polygalaceae）植物远志 *Polygala tenuifolia* Willd. 的根。

民族名称

【壮族】Goycnjci。

民 族 应 用

【壮族】药用根。用于惊悸，失眠健忘，痰阻心窍，癫痫发狂，咳嗽痰多，痈疽疮毒，乳房肿痛。

药材性状　呈圆柱形，略弯曲，长 2~30cm，直径 0.2~1cm。表面灰黄色至灰棕色，有较密并深陷的横皱纹、纵皱纹及裂纹，老根的横皱纹较密更深陷，略呈结节状；质硬而脆，易折断。断面皮部棕黄色，木部黄白色，皮部易与木部剥离，抽取木心者中空。气微，味苦、微辛，嚼之有刺喉感。

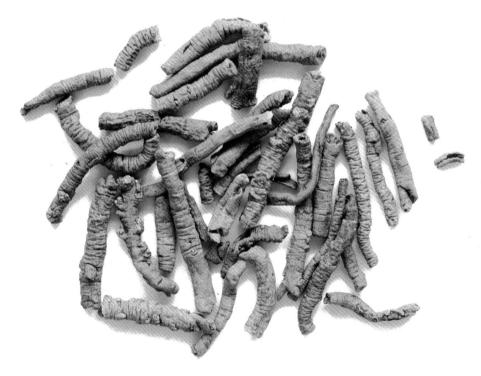

·远志－根

药用源流　远志始载于《神农本草经》，云："远志，味苦，温。主咳逆伤中，补不足，除邪气，利九窍，益智慧，耳目聪明，不忘强志倍力。久服轻身、不老。叶名小草，一名棘菀，一名葽绕，一名细草。生川谷。"《本草图经》云："远志，生泰山及冤句，今河、陕、京西州郡亦有之。根黄色，形如蒿根；苗名小草，似麻黄而青，又如荜豆。叶亦有似大青而小者；三月，开花白色；根长及一尺。四月采根、叶，阴干。今云晒干用。泗州出者花红，根、叶俱大于它处；商州者根又黑色。俗传夷门远志最佳。古方通用远志、小草，今医但用远志，稀用小草。"《本草图经》附有商州、威胜军、泗州、齐州和解州远志5副图绘，说明远志在古代不止一种基原。《本草纲目》云："此草服之能益智强志，故有远志之称……远志有大叶、小叶二种。陶弘景所说者小叶也，马志所说者大叶也。大叶者花红。"小叶者即今用远志，大叶者即今用卵叶远志。《中华人民共和国药典》（2020年版　一部）记载远志有2种基原植物——远志（*P. tenuifolia* Willd.）和卵叶远志（*P. sibirica* L.）。其干燥根具有安神益智、交通心肾、祛痰、消肿的功效；主治心肾不交引起的失眠多梦，健忘惊悸，神志恍惚，咳痰不爽，疮疡肿毒，乳房肿痛。

分类位置	种子植物门	被子植物亚门	双子叶植物纲	远志目	远志科
	Spermatophyta	Angiospermae	Dicotyledoneae	Polygalales	Polygalaceae

形态特征 多年生草本。高 15~50cm。叶片线形至狭长圆状披针形，宽 0.5~3mm。总状花序呈偏侧状生于小枝顶端，长 5~7cm，略俯垂；萼片 5，宿存；花瓣 3 枚，淡紫色，龙骨瓣较侧瓣长，具流苏状附属物；雄蕊 8，花丝 3/4 以下合生成鞘，3/4 以上两侧各 3 枚合生，中间 2 枚分离。蒴果圆形，无缘毛；种子卵形，种阜 2 裂。

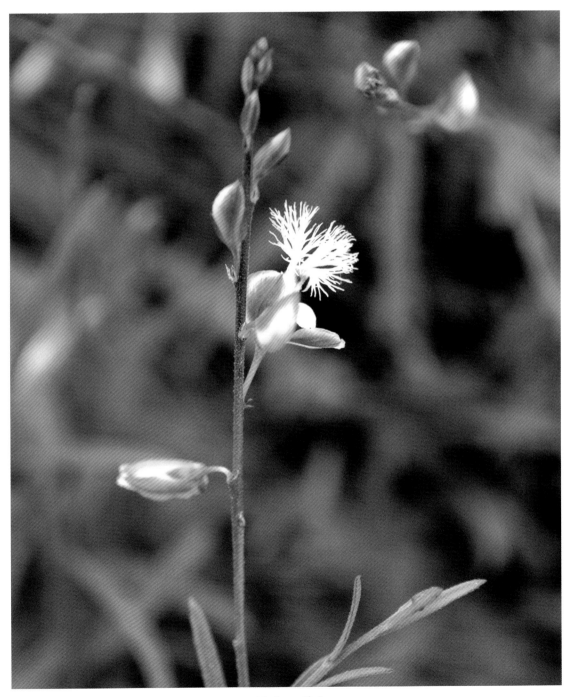

·远志－花期

生境分布　生于海拔 200~2300m 的草原、山坡草地、灌丛中以及杂木林下。分布于东北、华北、西北、华中以及四川、广西等。广西主要分布于桂林、临桂、贵港等。

化学成分　根含远志皂苷 Wg、远志皂苷 Fg、远志皂苷 Ng、远志皂苷 R、远志皂苷 O[1]、远志皂苷 V-Z、远志皂苷 Vg[2] 等三萜皂苷，含寡糖酯类化合物 tenuifolioses A-C、tenuifoliose I、tenuifoliose K、tenuifoliose G[1]，以及 7-羟基 -1-甲氧基 -2,3-亚甲氧基呫酮、1,7-二羟基 -2,3-二甲氧基呫酮、1,3,6-三羟基 -2,7-二甲氧基呫酮等 [3]。

药理作用　1. 抗阿尔茨海默病作用
远志能提高阿尔茨海默病（AD）模型大鼠的学习记忆能力 [4]。远志皂苷可上调 AD 小鼠 PSD-95 蛋白表达，改善认知损伤，其机制可能与减少 Aβ 沉积及 tau 蛋白的过度磷酸化有关 [5]。

2. 镇咳、祛痰作用
生远志及蜜远志的水煎液均能减少浓氨水喷雾诱发的小鼠咳嗽次数，增加气管酚红的分泌量，具有明显的镇咳、祛痰作用 [6]。

3. 对胃消化功能的作用
远志能显著减少大鼠胃液分泌，降低胃液酸度，影响胃消化功能 [7]。

4. 抗炎作用
远志的复方制剂远志酊对 LPS 致炎症小鼠具有显著抗炎活性，可降低炎性细胞因子的表达 [8]。

5. 其他作用
远志皂苷可提高果蝇的攀爬能力，改善果蝇神经系统功能，提高果蝇的存活时间 [9]。

附　注　远志为大宗常用中药材，也是我国重点保护的野生中药材之一。远志和卵叶远志在药用和商品上混用不分，近年市场需求量不断增加，野生资源日愈减少，山西、陕西、河北等地已经进行远志的人工栽培，并取得了成功。

参考文献

[1] LI C J,YANG J Z,YU S S,et al. Triterpenoid saponins and oligosaccharides from the roots of *Polygala tenuifolia* Willd.[J]. Chinese Journal of Natural Medicines, 2011,9(5):321-328.

[2] LI C J, YANG J Z, YU S S, et al. Triterpenoid saponins with neuroprotective effects from the roots of *Polygala tenuifolia* [J]. Planta Medica,2008,74:133-141.

[3] 徐亮亮,李创军,杨敬芝,等.远志化学成分研究 [J]. 中药材 ,2014,37(9):1594-1596.

[4] 曹杜娟,李新毅,郭芬,等.远志对阿尔茨海默病模型大鼠学习记忆及在海马体 LTP 的影响 [J].世界中西医结合杂志, 2010, 5(8):661-664.

[5] 王哲,崔小川,周高峰,等.远志皂苷改善 APP/PS1 转基因小鼠认知功能损伤的机制研究 [J].解放军医学杂志 ,2020,45(4):398-404.

[6] 刘贤武,吴晖晖,王建,等.远志及其不同蜜炙品的镇咳祛痰作用对比研究 [J].时珍国医国药 ,2006,17(12):2379-2380.

[7] 田竞,王建,班炳坤,等.厚朴与远志配伍对大鼠胃肠道消化功能的影响 [J].中药药理与临床 ,2011,27(1):66-68.

[8] 李倩,高慧婕,高沁航.远志酊对脂多糖致炎小鼠抗炎活性的实验研究 [J].中国医院药学杂志 ,2019,39(4):361-364.

[9] 刘莹,刘莉,关慧波.远志皂苷对果蝇攀爬能力及寿命的影响 [J].长春中医药大学学报 ,2019,35(5):936-938.

扶芳藤

广西植物研究所采集记录

采集人：<u>黄俞淞、吴磊等</u> 采集号：<u>LYJX1129</u>
采集日期：<u>2010 年 11 月 17 日</u>
采集地点：<u>广西靖西县底定保护区</u>
海拔：<u>1290m</u>
环境：<u>山坡，红壤，密林</u>
分布：<u>少见</u>
性状：<u>灌木</u>
树皮：
叶 ：
花 ：
果 ：
用途：
中名：
土名：
学名：
科名：<u>卫矛科</u>
标本份数：<u>5</u>
附记：

来源

卫矛科（Celastraceae）植物扶芳藤 *Euonymus fortunei* (Turcz.) Hand.-Mazz. 的茎、叶。

民族名称

【侗族】交恩高路（三江）。

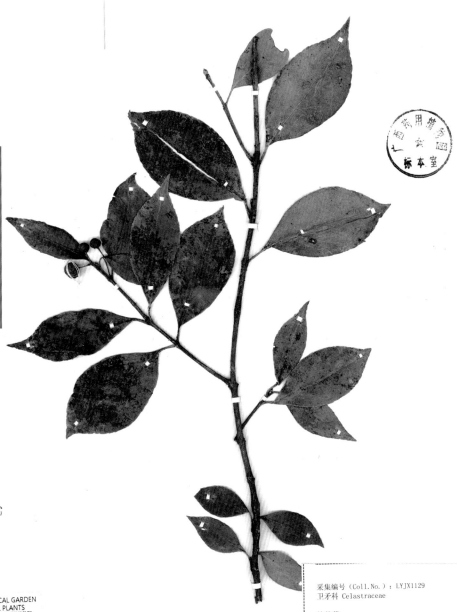

73746

采集编号（Coll.No.）：LYJX1129
卫矛科 Celastraceae

扶芳藤
Euonymus fortunei (Turcz.) Hand.-Mazz.

鉴定人（Det.）：刘演

民 族 应 用

【侗族】药用茎、叶。水煎服或浸酒服治风湿痛；捣烂敷患处或水煎洗患处治骨折，跌打损伤。

【瑶族】药用茎、叶。水煎服治内出血；捣烂敷患处或水煎洗患处治外伤出血。

内服用量 20g；外用适量。

药材性状　茎枝呈圆柱形；表面灰褐色或灰绿色，多生细根；小枝常有细瘤状皮孔；老茎质坚硬，难折断，断面皮部棕褐色，可见白色丝状物，木部黄白色。小枝质脆，易折断。断面通常中空。叶对生，叶片革质，完整叶展开椭圆形，先端急尖，基部宽楔形，边缘具锯齿，网脉不明显。有的可见密集的花序或果序。气微，味淡。

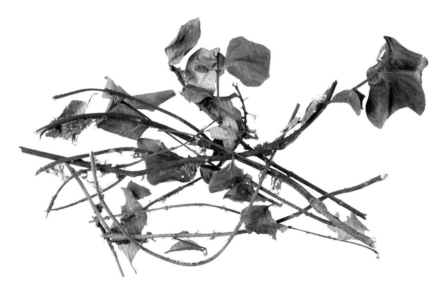

· 扶芳藤 - 茎叶

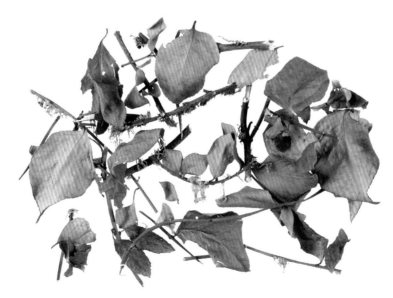

· 扶芳藤 - 茎叶

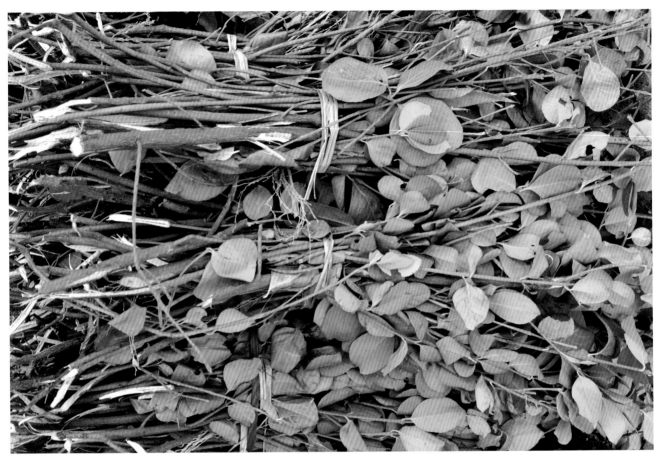

·扶芳藤－茎叶（鲜）

药用源流　扶芳藤的药用始载于《本草拾遗》，云："扶芳藤，味苦，小温，无毒，主一切血，一切气，一切冷，去百病，久服延年，变白，不老。山人取枫树上者，为附枫藤，亦如桑上寄生。大主风血，一名滂藤。隋朝稠禅师作青饮，进炀帝止渴。生吴郡，采之忌冢墓间者，取茎叶细剉煎为煎，性冷，以酒浸服。藤苗小时如络石、薜荔，黉蔓延树木，三五十年渐大，枝叶繁茂，叶圆，长二三寸，厚若石韦，生子似莲房，中有细子，一年一熟，子亦入用。房破血，一名木莲，打破有白汁，停久如漆，采取无时也。"《广西中药材标准》（第二册）记载其具有益血气、补肝肾、舒筋活络的功效；主治气血虚弱，腰肌劳损，风湿痹痛，跌打骨折，创伤出血。

分类位置	种子植物门	被子植物亚门	双子叶植物纲	卫矛目	卫矛科
	Spermatophyta	Angiospermae	Dicotyledoneae	Celastrales	Celastraceae

形态特征　常绿藤本灌木。高1至数米。叶薄革质，椭圆形、长方椭圆形或长倒卵形，边缘齿浅不明显，侧脉细微和小脉全不明显；叶柄长3~6mm。聚伞花序3~4次分枝；花序梗长1.5~3cm，第二次分枝5mm以下；花白绿色，4数，直径约6mm；花丝细长，长2~3mm。蒴果粉红色，近球状。

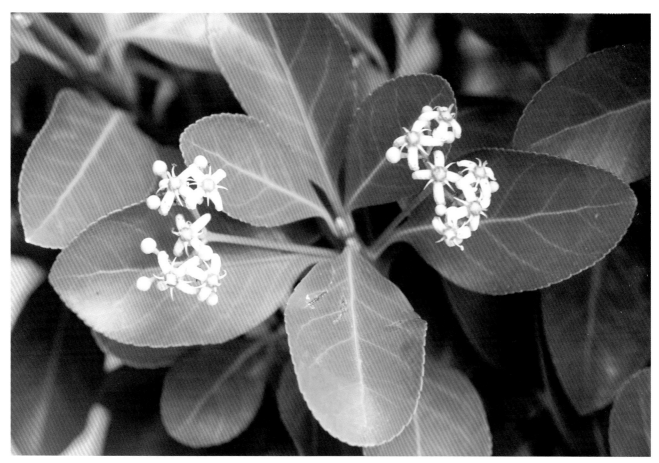

·扶芳藤－花期

生境分布 生于山坡丛林中。分布于江苏、浙江、安徽、江西、湖北、湖南、四川、陕西、广西等。广西主要分布在融水、桂林、龙胜、资源、蒙山、容县、凌云、乐业、金秀等。

化学成分 茎叶含有卫矛醇、木栓酮、表木栓醇、木栓醇、三十二烷醇、β- 谷甾醇[1]、表儿茶素、儿茶素[2]、3-O- 咖啡酰基白桦酯醇、3-O- 咖啡酰基羽扇豆醇、丁香脂素[3]等成分。

药理作用 1. 止血镇痛作用

扶芳藤水煎液具有预防血栓形成及止血作用，能显著抑制家兔血栓形成、延长凝血酶元时间，能显著缩短小鼠凝血、出血时间[4]。扶芳藤水、醇提取液具止血及镇痛作用，能缩短小鼠凝血、出血时间，显著提高小鼠痛阈[5]。

2. 免疫调节作用

扶芳藤水、醇提取液均能显著增加小鼠胸腺、脾脏重量，提示其具有提高机体非特异性免疫功能[5]。

3. 对心脑血管系统的作用

扶芳藤提取物预防给药后，大鼠脑缺血再灌注 3、6、12、24h 的脑组织中 IL-6 表达量下降，提示其具有减缓大鼠脑缺血再灌注损伤的作用[6]。其提取物能显著减少脑缺血诱导的 c-fos 大量表达，其神经细胞保护功能可能是通过抑制 c-fos 的表达以降低脑缺血区半暗带的细胞死亡率来实现[7]。扶芳藤对大鼠脑缺血再灌注损伤具有较强的抗氧化作用，以扶芳藤为主药的合剂同样对脑具有保护作用[8]。扶芳藤合剂具有减轻急性脑缺血后脑细胞损伤的作用，可能是通过降低 TNF-α 的表达水平来实现[9]。复方扶芳藤合剂能提高 D- 半乳糖和 $AlCl_3$ 所致痴呆小鼠脑组织抗氧化能力，提高痴呆小鼠学习记忆能力[10]。扶芳藤对心血管有良好的药理作用,其水煎醇沉液可延长小鼠心肌缺氧的存活时间,抑制血栓形成,改善去甲肾上腺素所致的肠系膜微循环障碍,并可扩张耳郭微血管[11]。

4. 抗肿瘤作用

扶芳藤提取液能一定程度上抑制小鼠肝癌微环境中 BMSCs Yap 蛋白表达,对肿瘤微环境中 BMSCs 起到一定的保护作用[12]。

5. 抗氧化能力

扶芳藤总三萜可提高衰老小鼠抗氧化能力,具有抗衰老功效[13]。

6. 抗 HIV 作用

扶芳藤 15% 乙醇提取部位抗 HIV-1 效果明显,可在较大浓度范围抑制病毒感染,而不对细胞造成较大毒性[14]。

参考文献

[1] 唐人九,闭宁基.爬行卫矛化学成分的研究[J].华西药学杂志,1989,4(2):76-78.

[2] 瞿发林,丁青龙,张汉民.扶芳藤化学成分研究(Ⅱ)[J].西南国防医药,2002,12(4):349-351.

[3] 瞿发林,丁青龙,张汉民.扶芳藤化学成分研究[J].南京军医学院学报,2001,23(4):221-226.

[4] 伍小燕,黄莹娟.扶芳藤对血栓形成及凝血系统的影响[J].西北药学杂志,1997,12(1):19-20.

[5] 朱红梅,钟鸣,黄琳芸,等.扶芳藤及其提取物有关药理作用的实验研究[J].中国中医药科技,2000,7(3):170.

[6] 肖健,王坤,肖艳芬,等.扶芳藤提取物对局灶性脑缺血大鼠脑 IL-6 含量的影响[J].中外医疗,2008,19:25-26.

[7] 肖健.扶芳藤提取物预防给药对大鼠急性脑缺血再灌注后 c-fos 表达的影响[J].广西医学,2007,29(10):1501-1502.

[8] 李灵,罗佩卓,周丽霞,等.扶芳藤及其合剂在大鼠脑缺血再灌注损伤后的抗氧化作用[J].中国临床康复,2004,8(28):6258-6259.

[9] 肖健,祝美珍,肖艳芬.扶芳藤合剂预防给药对大鼠脑缺血再灌注后肿瘤坏死因子-α 表达的影响[J].中西医结合心脑血管病杂志,2007,5(1):41-42.

[10] 包传红,农汝楠,孙健,等.复方扶芳藤合剂对 D-半乳糖联合 AlCl$_3$ 所致痴呆小鼠学习记忆改善作用研究[J].亚太传统医药,2019,15(10):29-32.

[11] 谢金鲜,林启云.扶芳藤对心血管作用的实验研究[J].广西中医药,1999,22(5):51-53.

[12] 张齐,高月,刘显,等.扶芳藤提取液对小鼠肝癌微环境中 BMSCs Yap 蛋白表达的影响[J].广西中医药大学学报,2020,23(2):9-12.

[13] 温奇龙,银喆,罗育,等.扶芳藤总三萜对衰老小鼠血清及组织 T-AOC、CAT、GSH-PX 表达的影响及意义[J].海南医学,2020,31(4):413-417.

[14] 刘欣,温奇龙,蔡丹昭,等.扶芳藤提取物抗 HIV-1 活性初步实验研究[J].时珍国医国药,2019,30(12):2843-2845.

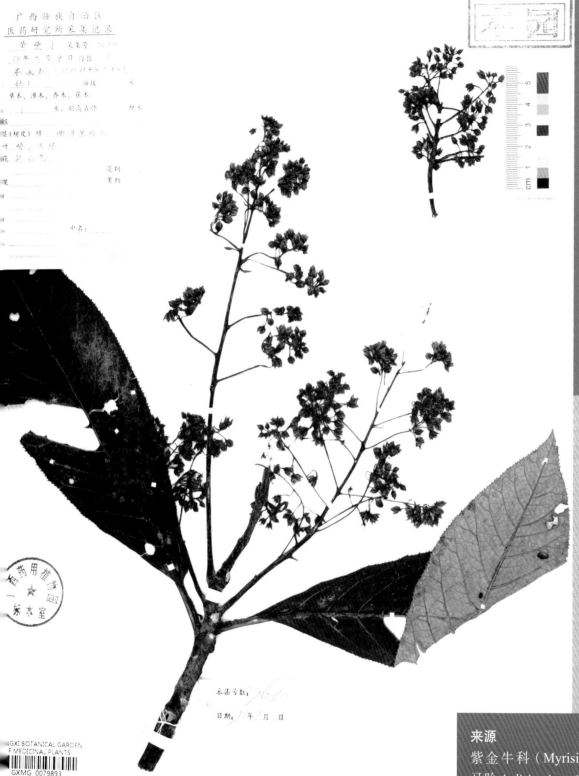

走马胎

来源

紫金牛科（Myrisinaceae）植物走马胎 *Ardisia gigantifolia* Stapf 的根、叶或全株。

民族名称

【壮族】棵宿年老（田林）。

【瑶族】麻推（金秀），得抢（昭平）。

【侗族】假枇杷（三江）。

民 族 应 用

【壮族】药用根、叶、全株。根水煎服治四肢无力；水煎服或浸酒服治风湿痹痛。叶水煎服治崩漏。全株水煎服、浸酒服或与猪脚煲服治产后腹痛；捣烂敷患处治跌打肿痛，骨折。

【瑶族】药用根、叶、全株。根水煎服治痛经；水煎服或浸酒服治风湿痹痛，跌打内伤。叶捣烂敷患处治跌打损伤，风湿骨痛。全株水煎服、浸酒服或与猪脚煲服治产后风湿骨痛，风湿性关节炎，半身不遂，难产，瘫痪。

【侗族】药用根。捣烂敷患处治骨折。

【苗族】药用全株。水煎服、浸酒服或与猪脚煲服治产后风湿骨痛，风湿性关节炎，半身不遂，难产，瘫痪。

内服用量 9~30g；外用适量。

药材性状 根与根茎呈圆柱形，常膨大呈念珠状，直径 1.5~4cm；表面灰褐色或暗紫色，有纵向沟纹（俗称蛤蟆皮皱纹），皮部易剥离，厚约 2mm。质坚硬，断面皮部淡紫红色，有紫色小窝点，木部白色；研细的粉末于手指上捻擦具滑腻感；气微，味淡。茎粗壮，通常无分枝，灰褐色或黄褐色，表面具纵状裂纹。叶片膜质，完整叶椭圆形至倒卵状披针形，边缘具密啮蚀状细齿，两面无毛，具疏腺点，黄褐色或黄绿色；味微辛，性寒。

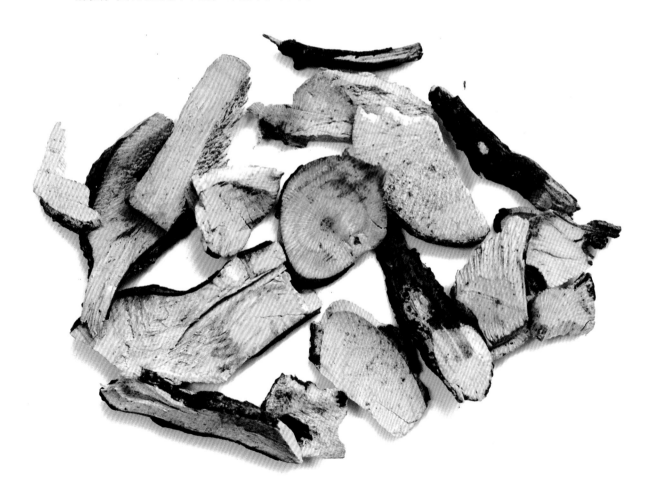

· 走马胎－根

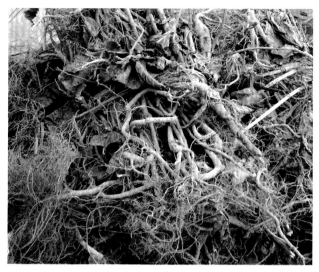

·走马胎－全株（鲜）

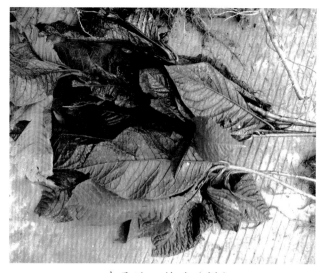

·走马胎－枝叶（鲜）

药用源流 走马胎始载于《生草药性备要》，云："走马胎，味劫、辛，性温。祛风痰，除酒病，治走马风。"《本草纲目拾遗》曰："走马胎，出粤东龙门县南昆山中……形如柴根，干者内白，嗅之清香，研之腻细如粉，喷座幽香，颇甜净袭人。研粉敷痈疽，长肌化毒，收口如神。"《广西壮族自治区瑶药材质量标准 第一卷》（2014年版）记载其根及根茎具有祛风活络、消肿止痛、生肌止血的功效；主治风湿，类风湿关节炎，跌打损伤，偏瘫，产后风，贫血，月经不调，闭经，痛经，产后虚弱。

分类位置

种子植物门	被子植物亚门	双子叶植物纲	紫金牛目	紫金牛科
Spermatophyta	Angiospermae	Dicotyledoneae	Myrsinales	Myrsinaceae

形态特征 大灌木或亚灌木。具粗厚的匍匐生根的根茎。叶通常簇生于茎顶端，叶片膜质，椭圆形至倒卵状披针形，边缘具密啮蚀状细齿，两面无毛，具疏腺点。大型金字塔状或总状圆锥花序，每个亚伞形花序有花9~15朵；萼片被柔毛，具腺点；花瓣白色或粉红色，卵形，具疏腺点；雄蕊为花瓣长的2/3；雌蕊与花瓣几等长，子房卵珠形。果球形，红色，无毛，具纵肋。

生境分布 生于海拔1300m以下山间疏、密林下的荫湿地。分布于云南、广西、广东、江西、福建等。广西主要分布于马山、融水、阳朔、永福、蒙山、防城、上思、平南、凌云、乐业、隆林、象州、金秀、扶绥等。

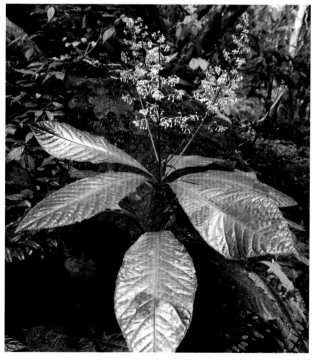

·走马胎－花期

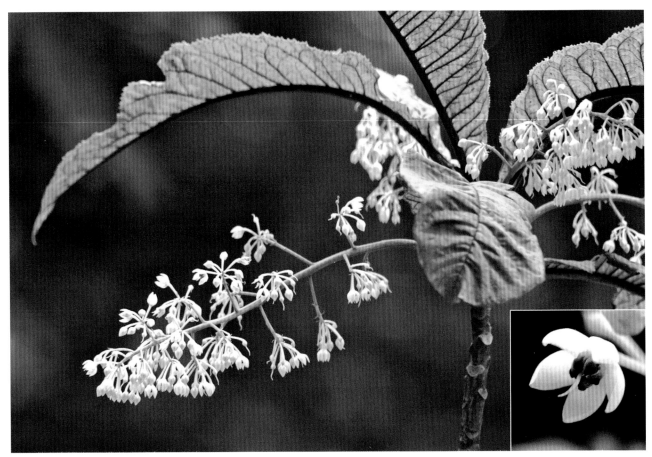

· 走马胎－花期

化学成分 根茎中含正二十九烷、α- 菠甾醇、大叶紫金牛酚 [1]、5-(Z-nonadec-14-enyl) resorcinol[2]、(+)-8-O-(3',5')- 二甲氧基没食子酰基岩白菜素、没食子酸、(-)- 表儿茶素 [3]、11-O-galloylbergenin、11-O-syringylbergenin、11-O-protocatechuoylbergenin、4-O-galloylbergenin、11-O- 香草酰岩白菜素、表儿茶素 -3- 没食子酸酯、豆甾醇 -3-O-β-D- 吡喃葡萄糖苷、(-)-4'-hydroxy-3'-methoxyphenyl-β-D-[6-O-(4''-hydroxy-3'',5''-dimethoxybenzoyl)]-glucopyranoside、β- 谷甾醇 [4]、3β-O-{ α-L-rhamnopyranosyl-(1→3)-[β- D-xylopyranosyl-(1→2)]-β-D-glucopyranosyl-(1→4)-[β-D-glucopyranosyl-(1→2)]-α-L-arabinopyranoside } -16,28-dihydroxy-30-acetoxyoleana-12-en[5]、3β-O-{ α-L- 吡喃鼠李糖基 -(1→3)-[β-D- 吡喃木糖基 -(1→2)]-β-D- 吡喃葡萄糖基 -(1→4)-[β-D- 吡喃葡萄糖 -(1→2)]-α-L- 吡喃阿拉伯糖基 } - 西克拉敏 A、3β-O-β-L- 吡喃鼠李糖基 -(1→3)-[β-D- 吡喃葡萄糖基 -(1→3)-β-D- 吡喃木糖基 -(1→2)]-β-D- 吡喃葡萄糖基 -(1→4)-[β-D- 吡喃葡萄糖基 -(1→2)]-α-L- 吡喃阿拉伯糖基 - 西克拉敏 A、3β-O-{ β-L- 吡喃鼠李糖基 -(1→3)-[β-D- 吡喃木糖基 -(1→2)]-β-D- 吡喃葡萄糖基 -(1→4)-[β-D-6-O- 乙酰氧基 - 吡喃葡萄糖基 (1→2)]-α-L- 吡喃阿拉伯糖基 } - 西克拉敏 A、ardisiacrispin A[6]、(+)-5-(1,2-dihydroxypentyl)-benzene-1,3-diol、(-)-5-(1,2-dihydroxypentyl) benzene-1,3-diol[7]。根茎含挥发油,主要成分为黄樟素、莰烷、β- 蒈醇、甲基丁香酚等萜类化合物 [8]。

药理作用 1. 抗肿瘤作用

走马胎根茎所含三萜皂苷化合物可显著抑制 BCG823、EJ 和 HepG2 细胞活性 [6]。其醇提物抗肝癌活性最高的部位集中在 70% 甲醇洗脱部位 [9]。走马胎中的大叶紫金牛酚能抑制 A549 和 NCI-H460

肿瘤细胞增殖[10]。其水提取物可抑制肝癌的发生和发展，可能是通过下调 CDK2 表达、上调 caspase-3 和 E-cadherin 表达来实现[11]。

2. 抗氧化作用

走马胎中的没食子酸和表儿茶素可清除自由基[3]。

3. 抗血栓作用

走马胎提取液具有抗凝血作用，可有效延长血栓模型大鼠体内 PT、TT 和 APTT，降低全血黏度及血浆血纤蛋白原（Fg）含量，影响机体内、外源性凝血系统[12]。其多糖具有抑制血栓形成和减轻肺组织损伤的作用，可延长动物体内 PT、APTT、TT 和 RT，降低血浆 Fg 含量和血红蛋白的浓度，减小红细胞压积，抑制机体内、外源性凝血过程，改善血液黏度[13]。

4. 镇咳、祛痰作用

走马胎醇提取物具有明显的镇咳、祛痰作用，能延长氨水诱导的小鼠咳嗽潜伏期，降低咳嗽次数，促进酚红排泄[14]。

5. 毒副作用

走马胎挥发油主要成分黄樟素是常用香料，但有研究表明黄樟素易诱发基因突变和肝损伤，甚至肝癌，因此被禁止作为食品添加剂[15]。

参考文献

[1] 卢文杰，王雪芬，陈家源，等.大叶紫金牛化学成分的研究[J].华西药学杂志,1990,5(3):136-138.

[2] ANH N H,RIPPERGER H,SCHMIDT J,et al.Resorcinol derivatives from two Ardisia species[J].Planta Medica,1996,62:479-480.

[3] 杨竹，黄敬辉，王乃利，等.走马胎中新的岩白菜素衍生物的提取分离及体外抗氧化活性测定[J].沈阳药科大学学报,2008,25(1):30-34.

[4] 封聚强，黄志雄，穆丽华，等.走马胎化学成分研究[J].中国中药杂志,2011,36(24):83-86.

[5] WEN P,ZHANG X M,YANG Z,et al.Four new triterpenoid saponins from Ardisia gigantifolia and their cytotoxic activity[J].Journal of Asian Natural Products Ressearch,2008,10(9):873-880.

[6] 穆丽华，赵海霞，龚强强，等.走马胎中的三萜皂苷类成分及其体外抗肿瘤活性研究[J].解放军药学学报,2011,27(1):1-6.

[7] YANG Z,WEN P,WANG N L,et al.Two new phenolic compounds from Ardisia gigantifolia[J].Chinese Chemical Letters,2008,19:693-695.

[8] 李群芳，娄方明，段兴丽，等.气相色谱-质谱联用法测定走马胎挥发油成分[J].时珍国医国药,2009,20(11):2883-2884.

[9] 贺珊，廖长秀，罗莹，等.走马胎抗肝癌活性部位的分离及其抗肝癌活性筛选[J].广东医学,2019,40(12):1689-1693.

[10] 陈锦兰，吴浩祥，胡锐红，等.走马胎中大叶紫金牛酚的分离鉴定与生物活性评价[J].热带亚热带植物学报,2019,27(2):203-207.

[11] 贺珊，廖长秀，潘勇，等.走马胎水提取物对肝癌的抑制作用及其机制[J].江苏医药,2018,44(4):365-367,371,481.

[12] 沈诗军，周定刚，黎德兵.走马胎提取液体内抗血栓作用研究[J].时珍国医国药.2008,19(9):174-176.

[13] 刘艳方.走马胎有效成分的提取及走马胎多糖对 SD 大鼠体内血栓形成影响的初步研究[D].成都：四川农业大学,2009.

[14] 黄永毅，谭秋兰，罗莹，等.走马胎醇提取物镇咳祛痰作用实验研究[J].右江民族医学院学报,2018,40(5):427-428,440.

[15] 章瑜，陈跃进.黄樟油的毒性研究[J].苏州医学院学报,1995,15(2):241-242.

芫荽

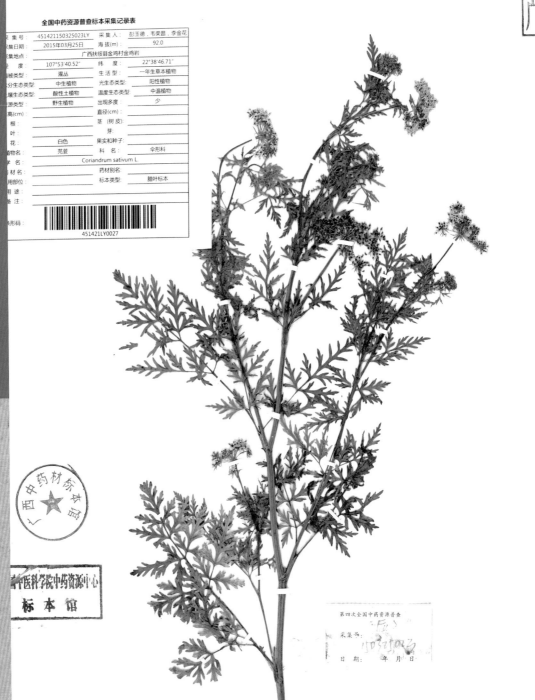

全国中药资源普查标本采集记录表

采集号：451421150325023LY	采集人：彭玉德，韦荣昌，李金花
采集日期：2015年03月25日	海拔(m)：92.0
采集地点：广西扶绥县金鸡村金鸡岩	
经度：107°53'40.52"	纬度：22°38'46.71"
植被类型：灌丛	生活型：一年生草本植物
水分生态类型：中生植物	光生态类型：阳性植物
土壤生态类型：酸性土植物	温度生态类型：中温植物
生态类型：野生植物	出现多度：少
高(cm)：	直径(cm)：
根：	茎（附皮）：
叶：	芽：
花：白色	果实和种子：
植物名：芫荽	科 名：伞形科
学 名：	Coriandrum sativum L.
药材名：	药材别名：
用部位：	标本类型：腊叶标本
用 途：	
备 注：	

451421LY0027

0240572

GUANGXI BOTANICAL GARDEN
OF MEDICINAL PLANTS

GXMG 0187039

采集号：451421150325023LY

芫荽

Coriandrum sativum Linn.

鉴定人：彭玉德　　2018 年 0

第四次全国中药资源普查

来源

伞形科（Umbelliferae）
植物芫荽 *Coriandrum
sativum* Linn. 的全草。

民族名称

【壮族】Yenzsuih，香菜。
【瑶族】盐水咪。

民 族 应 用

【壮族】药用全草。主治感冒，麻疹，食滞，呕吐，痛症，脱肛，痈疮，痈肿，毒蛇咬伤，痘疹透发不畅，胃痛，腹痛，头痛，牙痛。内服用量9~15g（鲜品15~30g），煎汤或捣汁；外用适量，煎汤洗患处，或捣烂敷患处，或绞汁敷患处。

【瑶族】药用全草。主治麻疹，痘疹不透，虚寒胃痛，食积，发热无汗，头痛，鱼肉中毒。内服用量3~6g，水煎服；外用适量，水煎洗。

药材性状　全株多卷缩成团。茎、叶枯绿色，干燥茎直径约1mm，叶多脱落或破碎，完整的叶1~2回羽状分裂；根呈须状或长圆锥形，表面类白色；具浓烈的特殊香气，味淡微涩。双悬果圆形或卵圆形，直径3~4.5mm，表面淡黄棕色或黄棕色，较粗糙，基部可见小果柄或果柄痕；分果半圆形，背面隆起；质坚硬，气芳香，味微苦、辛。

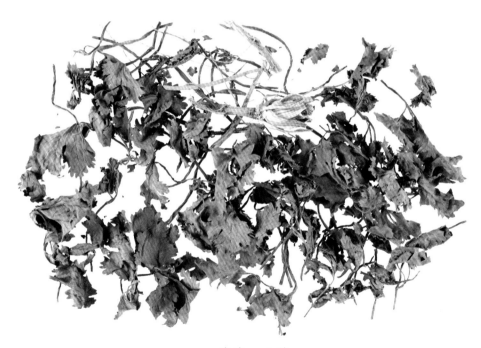

· 芫荽－全草

药用源流　以胡荽子之名始载于《千金要方》。《本草纲目》记载："胡荽处处种之。八月下种，晦日尤良。初生柔茎圆叶，叶有花歧，根软而白，冬春采之，香美可食，可以作菹。道家五荤之一。立夏后开细花成簇，如芹菜花，淡紫色。五月收子，子如大麻子，亦辛香。"以上所述与本种相符。历代文献所记载芫荽的功效与现今用法基本相同。《食疗本草》记载："味辛温，微毒。消谷，治五藏，补不足；利大小肠，通小腹气，拔四肢热，止头痛，疗沙疹，豌豆疮不出，作酒喷之立出。通心窍，久食令人多忘，发腋臭，脚气。"《本草纲目》载："子辛、酸、平、无毒。可发痘疹，杀鱼腥。"《本草拾遗》云："味辛，温，消谷，久食令人多忘，发腋臭，根发痼疾。子主小儿秃疮，油煎傅之；亦主虫毒、五野鸡病及食肉中毒下血，煮令子折，服汁。"《常用壮药生药学质量标准研究》记载其具有健胃消积、理气止痛、透疹解毒的功效；主治食积，食欲不振，胸膈满闷，脘腹胀痛，呕恶反胃，泻痢，肠风便血，脱肛，疝气，麻疹，痘疹不透，秃疮，头痛，牙痛，耳痛。

分类位置	种子植物门	被子植物亚门	双子叶植物纲	伞形目	伞形科
	Spermatophyta	Angiospermae	Dicotyledoneae	Umbelliflorae	Umbelliferae

形态特征　常一年生或二年生，有强烈气味的草本。叶片膜质，1 或 2 回羽状全裂。伞形花序顶生或与叶对生；伞幅 3~7；小总苞片 2~5，线形，全缘；小伞形花序有孕花 3~9，花白色或带淡紫色；萼齿通常大小不等；花瓣倒卵形，顶端有内凹的小舌片，辐射瓣通常全缘，有 3~5 脉；花柱幼时直立，果熟时向外反曲。果实背面主棱及相邻的次棱明显；胚乳腹面内凹；油管不明显，或有 1 个位于次棱的下方。

生境分布　东北、河北、山东、安徽、江苏、浙江、江西、湖南、广东、广西、陕西、四川、贵州、云南、西藏等均有栽培。广西全区各地均有栽培。

化学成分　主要含有槲皮素、山柰酚、橙皮苷、木犀草素–7–O–β–D–葡萄糖苷[1]等黄酮类成分；以及4′,8′–二羟基苯乙酮–8–O–阿魏酸酯、腺嘌呤核苷、没食子酸–3–甲基醚[1]、芫荽异香豆精、胡萝卜苷、齐墩果酸、β–谷甾醇、香草醛、醉鱼草醇C、杜鹃素[2]等成分。还含有芳樟醇、樟脑、蒎烯、柠檬烯、香叶醇、冰片、桉叶油醇[3]等挥发性成分。

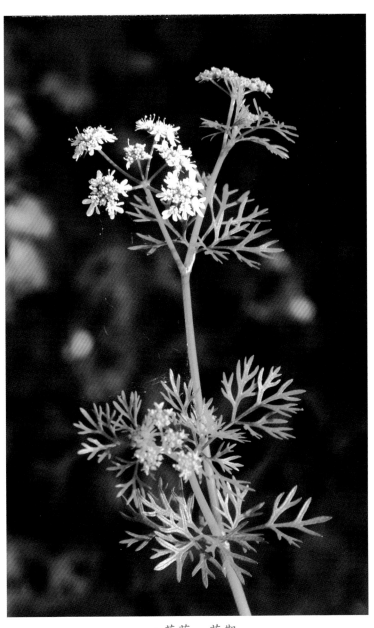

· 芫荽 – 花期

药理作用　1. 抗菌作用

芫荽总黄酮对枯草芽孢杆菌、金黄色葡萄球菌、大肠杆菌、铜绿假单胞菌、黑曲霉均有抗菌活性[4]。芫荽精油对革兰阴性菌如铜绿假单胞菌、欧文菌属、黄单胞菌属、土壤杆菌属等均有抗菌作用[5]。芫荽水提取液对大肠杆菌和枯草芽孢杆菌均有很强的抑制作用，对大肠杆菌的抑制效果强于枯草芽孢杆菌[6]。

2. 抗氧化作用

芫荽籽 95% 乙醇提取物对油脂的抗氧化性明显，对 OH 自由基和 H_2O_2 均具有较好的清除作用[7]。

山东芫荽精油可以缓解半乳糖氧化模型小鼠肝脏和心脏的氧化程度，提高小鼠不同组织中 SOD 活性[8]。

3. 抗铝和铅沉积的作用

给饮用含氧化铝水的小鼠经胃管给予芫荽悬液，能降低铝在脑组织和股骨中的沉积，提示其有抑制铝沉积的作用，有望作为治疗铝中毒的自然解毒剂[9]。芫荽还可降低铅在小鼠股骨中的沉积，对铅所致的小鼠急性肾损伤有保护作用，其机理可能是芫荽中的螯合剂在肠中与铅螯合，使铅在胃肠中的吸收受阻，或促使骨中铅分布到血液中，促进铅的排泄[10]。

4. 促毛发生长的作用

芫荽提取物对人毛发外毛根鞘细胞及大鼠体毛的毛囊上皮细胞有促进增殖的作用；此外，芫荽还能抑制 5α – 还原酶的作用[11]。

5. 抗炎、镇痛作用

芫荽乙酸乙酯部位能抑制福尔马林、辣椒素和角叉菜胶诱导的小鼠炎性疼痛，减少醋酸致小鼠扭体反应次数[12]。

6. 保肝作用

芫荽提取物可降低肝缺血再灌注损伤中的促炎细胞因子 TNF–α，减少细胞凋亡和增加肝酶活性[13]。

7. 其他作用

芫荽还具有改善记忆障碍、抗糖尿病等作用[14,15]。

参考文献

[1] 吴江平，宋珍，刘艳丽，等. 芫荽果化学成分的研究 [J]. 中成药,2018,40(7):1543–1546.

[2] 张天丽. 芫荽化学成分的抗菌活性及其复方挥发油稳定性研究 [D]. 延吉：延边大学,2017.

[3] 张蓓，马晓华，朱智志，等. 芫荽籽挥发性成分的分析研究 [J]. 中国调味品,2021,46(2):139–141.

[4] 刘芸，任慧婧，黄锴，等. 大孔树脂纯化芫荽总黄酮及芫荽总黄酮抗氧化和抗菌活性研究 [J]. 中国调味品,2015,40(8):43–47.

[5] LO C P, IACOBELIS N S, DE M A, et al. Antibacterial activity of *Coriandrum sativum* L. and *Foeniculum vulgare* Miller var. *vulgare* (Miller) essential oils[J]. Journal of Agricultural and Food Chemistry,2004,52(26):7862–7866.

[6] 边名鸿，曹新志，刘芳，等. 芫荽提取物抗菌活性研究 [J]. 食品研究与开发,2012,33(8):123–125.

[7] 李锋，岳峻. 芫荽籽提取物的抗氧化及其稳定性研究 [J]. 食品研究与开发,2012,33(4):20–23.

[8] 董岩，王丽燕. 山东芫荽精油对小鼠氧化性以及 SOD 和 POD 活性的影响 [J]. 安徽农业科学,2019,47(4):181–183.

[9] 史青. 芫荽对 ICR 小鼠铝沉积的抑制作用 [J]. 国外医学（中医中药分册）,2003,25(6):354.

[10] 姜红玉. 芫荽对 ICR 小鼠体内局部铅沉积的预防作用 [J]. 国外医药（植物药分册）,2002,17(5):211.

[11] 怡悦. 芫荽促进毛囊上皮细胞增殖的作用 [J]. 国外医学（中医中药分册）,1999,21(4):57.

[12] BEGNAMI A F, SPINDOLA H M, RUIZ A, et al. Antinociceptive and anti–edema properties of the ethyl acetate fraction obtained from extracts of *Coriandrum sativum* Linn. leaves[J].Biomedicine & Phar-macotherapy,2018,103:1617–1622.

[13] KÜKNER A, SOYLER G, TOROS P, et al. Protective effect of *Coriandrum sativum* extract against inflammation and apoptosis in liver ischemia reperfusion injury[J]. Folia Morphologica,2020,80(2):1–16.

[14] MIMA Y, IZUMO N, CHEN J R, et al. Effects of *Coriandrum sativum* seed extract on aging–induced memory impairment in samp8 mice[J]. Nutrients,2020,12(2):455.

[15] ANDRÉ L B D C, RIC H F F F, CARLOS A S G, et al. Effects of *Coriandrum sativum* L. in association with physical exercise in alloxan–induced type 1 diabetes mellitus in rats[J].Applied Sciences,2019, 9(24):5409.

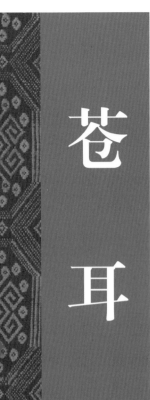

苍耳

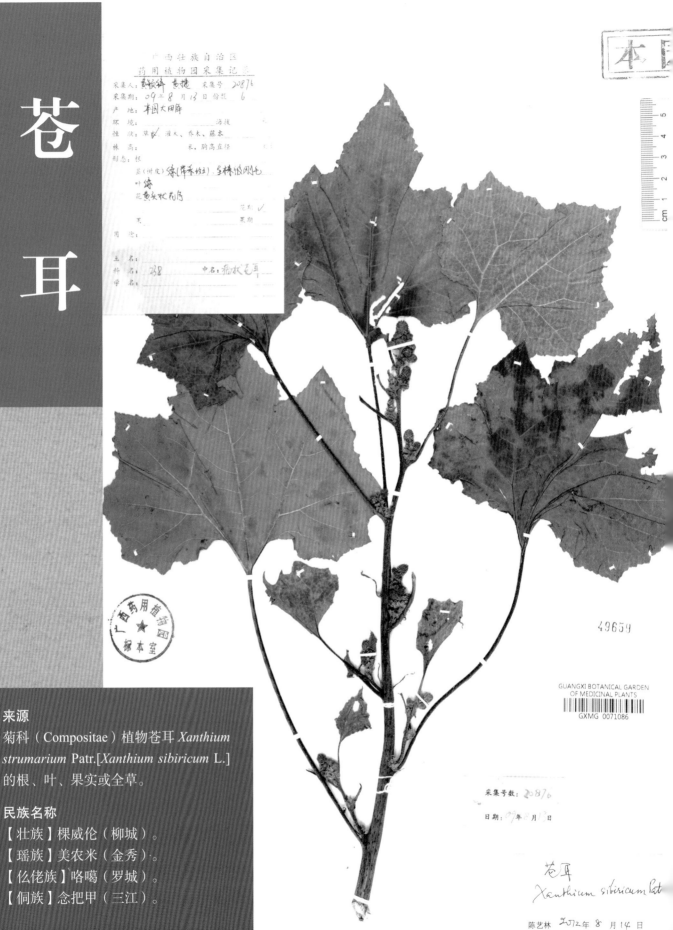

GUANGXI BOTANICAL GARDEN
OF MEDICINAL PLANTS

GXMG 0071086

来源

菊科（Compositae）植物苍耳 *Xanthium strumarium* Patr.[*Xanthium sibiricum* L.] 的根、叶、果实或全草。

民族名称

【壮族】棵威伦（柳城）。

【瑶族】美农米（金秀）。

【仫佬族】咯噶（罗城）。

【侗族】念把甲（三江）。

民族应用

【壮族】药用果实、全草。果实水煎服治慢性单纯性鼻炎。全草水煎洗患处治皮肤瘙痒，疥疮。此外还可治疗感冒，风湿骨痛，结膜炎，痈疮，湿疹，痢疾，泄泻等。内服用量6~12g；外用适量，煎水洗患处。

【瑶族】药用叶、全草。叶适量研末吹入患耳治中耳炎。全草水煎服或水煎洗或熬膏涂，治感冒发热，头痛，过敏性鼻炎，鼻窦炎，更年期眩晕，耳鸣，肠炎，痢疾，高血压，功能性子宫出血，深部脓疡，风疹，湿疹，疥疮，皮肤瘙痒，蜘蛛咬伤，皮炎，尿路感染，肾炎水肿，宫颈炎，白带异常，白浊，风湿痹痛，咽喉炎。内服用量9~60g；外用适量。

【仫佬族】药用叶、果实、全草。叶研粉冲米酒服（如服药粉呕吐，做成蜜丸用开水送服）治麻风。果实水煎服治慢性单纯性鼻炎。全草水煎服治牙痛，耳痛。内服用量9~15g；外用适量。

【侗族】药用根。水煎服治尿路感染。内服用量9~15g；外用适量。

本品有毒，内服宜慎。

药材性状 根长短不一。茎呈圆柱形，上部分枝，长20~60cm，直径4~10mm；表面暗绿色，散布黑褐色斑点，微有棱条，粗糙或被白色短毛；体轻，易折断，断面中部有髓。叶互生，有长柄。叶片宽三角形，长4~9cm，直径5~10cm，先端锐尖，基部稍呈心形，边缘3~5浅裂，有不规则粗齿，上表面黄绿色，下表面苍绿色，两面被短毛；气微，味苦。果实呈纺锤形或卵圆形，长1~1.5cm，直径0.4~0.7cm；表面黄棕色或黄绿色，全体有沟刺，顶端有2枚较粗的刺，分离或相连，基部有果梗痕；质硬而韧，横切面中央有纵隔膜，2室，各有1枚瘦果；瘦果略呈纺锤形，一面较平坦，顶端具1突起的花柱基，果皮薄，灰黑色，具纵纹。种皮膜质，浅灰色，子叶2，有油性；气微，味微苦。

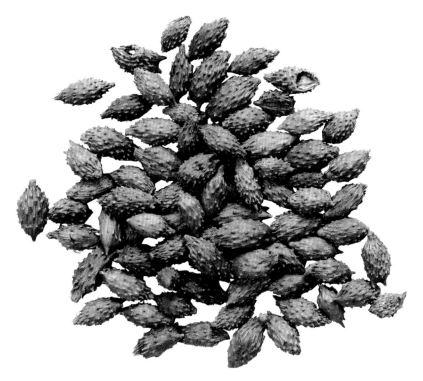

· 苍耳－果实

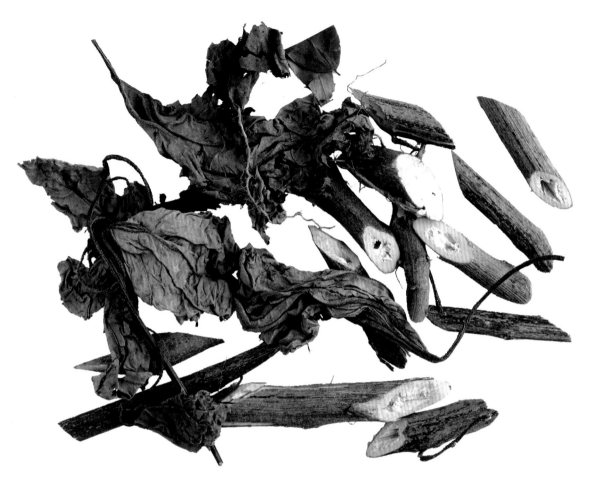

·苍耳－全草

药用源流 苍耳以葈耳实一名记载于《神农本草经》，曰："葈耳实，味甘，温。主风头寒痛；风湿周痹，四肢拘挛痛；恶肉死肌。久服益气，耳目聪明，强志，轻身。一名胡葈，一名地葵。生川谷。"《本草图经》云："葈耳，生安陆川谷及六安田野，今处处有之……郭璞云，形似鼠耳，丛生如盘，今之所有，皆类此，但不作蔓生耳。或曰此物本生蜀中，其实多刺，因羊过之，毛中粘缀，遂至中国，故名羊负来。"《救荒本草》记载："叶青白、类粘糊菜叶。茎叶梢间结实，比桑椹短小而多刺，其实味苦、甘，性温。"以上所述及其所附图绘与本种相符。《中华人民共和国药典》（2020年版　一部）记载其成熟带总苞的果实具有散风寒、通鼻窍、祛风湿的功效；主治风寒头痛，鼻塞流涕，鼻衄，鼻渊，风疹瘙痒，湿痹拘挛。

分类位置	种子植物门	被子植物亚门	双子叶植物纲	菊目	菊科
	Spermatophyta	Angiospermae	Dicotyledoneae	Asterales	Compositae

形态特征 一年生草本。茎上部叶卵状三角形或心形。叶基部与叶柄连接处成相等的楔形。成熟的具瘦果的总苞卵形或椭圆形，连同喙部长 12~15mm，宽 4~7mm，外面有疏生具钩的总苞刺；总苞刺细，长 1~1.5mm，基部不增粗。

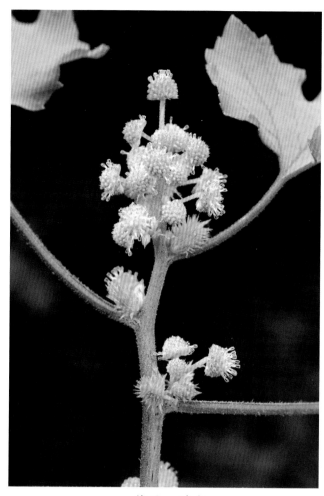

· 苍耳 - 花期

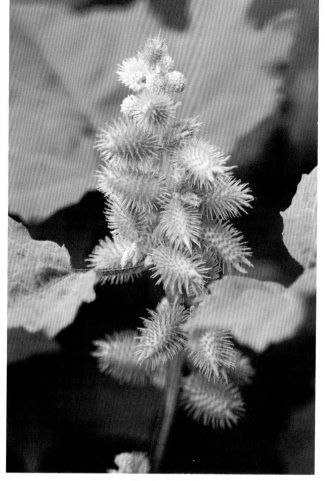

· 苍耳 - 果期

生境分布 生于平原、丘陵、低山、荒野路边、田边。分布于东北、华北、华东、华南、西北及西南各省区。广西全区各地均有分布。

化学成分 主要含有蒲公英赛醇、羽扇豆醇、熊果酸、苍耳亭、苍耳皂素[1]、β- 谷甾醇、麦角甾醇、蒲公英甾醇乙酸酯[2]、atractyligenin、junipeionoloside、sibiriolide C[3]等萜类成分；槲皮素 -7-O-β-D- 葡萄糖苷、槲皮素 -3-O-β-D- 葡萄糖苷、山奈酚 -3-O-β-D- 葡萄糖苷[4]、槲皮素、芹菜素[1]等黄酮类成分；咖啡酸[2]、咖啡酸甲酯、咖啡酸乙酯、5-O- 咖啡酰基奎宁酸、3-O- 咖啡酰基奎宁酸甲酯[5]等咖啡酰奎宁酸类成分；(-)-pinoresinol、balanophonin A、diospyrosin、chushizisin E[6]等木脂素类成分；以及异香草酸、三十烷醇[2]、尿嘧啶、尿苷、吲哚 -3- 甲醛、heliolactam[7]等成分。

药理作用 1. 抗肿瘤作用

苍耳中的苍耳亭对肝癌 HepG2 细胞具有较强的抑制作用，且其作用具有浓度依赖性[8]。苍耳子提取物对 S180 肉瘤具有明显的毒性和抑制作用，其抑瘤率与给药浓度呈正相关[9]。

2. 抗氧化作用

苍耳子中的 5,7,3',4'- 四羟基异黄酮、3'- 甲基杨梅黄酮、法卡林二醇、十七碳 -1,8- 二烯 -4,6-二炔 -3,10- 二醇和 3,4- 二羟基苯甲酸对 DPPH 自由基和 OH 自由基均具有清除能力，表明这些化合物具有抗氧化活性，其中以 3,4- 二羟基苯甲酸抗氧化活性最强[10]。苍耳挥发油有较强的清除自由基能力，其中清除 DPPH 自由基、OH 自由基、O_2^- 自由基的 IC_{50} 分别为 0.015mg/ml、0.719mg/ml、1.289mg/ml[11]。

3. 抗炎、镇痛作用

苍耳子能抑制二甲苯引起的耳肿胀及角叉菜胶引起的足肿胀，对化学刺激性、热刺激性疼痛均有明显的镇痛作用[12]。苍耳子乙醇提取物对二甲苯所致的小鼠耳肿胀有明显的抑制作用，还能增加热板所致的痛阈值[13]。

4. 抗菌作用

苍耳子具有较好的杀菌作用，且广谱抗菌性强，其中乙酸乙酯萃取物对鼠伤寒沙门菌、肺炎链球菌、大肠杆菌、化脓性链球菌、金黄色葡萄球菌、鸡大肠杆菌、鸡金黄色葡萄球菌、鸡白痢沙门菌、牛无乳链球菌杀菌效果最好[14]。生苍耳子水煎剂和炒苍耳子水煎剂对金黄色葡萄球菌、肺炎双球菌、乙型链球菌均有抑制作用，其抑菌作用炒制品高于生品[15]。

5. 降血糖、血脂作用

苍耳子生品、炒制品水提取物均能降低实验性糖尿病小鼠血糖，改善血脂代谢[16]。

6. 对呼吸系统的作用

苍耳子挥发油能调节卵清蛋白致敏并雾化吸入法诱发的大鼠支气管哮喘 Th1/Th2 细胞因子和 Th17/Treg 细胞失衡的情况，抑制气道炎症反应，从而延缓哮喘发生、发展[17]。苍耳子水提取物可改善变应性鼻炎豚鼠鼻部行为学症状，减轻鼻黏膜病理变化，调节血清炎症细胞因子水平[18]。

7. 抗病毒作用

苍耳子提取物对鸭乙型肝炎病毒引起的病理改变有一定减轻作用[19]。

8. 其他作用

苍耳子还具有免疫抑制、降低雄性小鼠生育能力等作用[20,21]。

参考文献

[1] 张文治，栗娜，白丽明，等.苍耳化学成分及生物活性研究 [J].广西植物,2017,37(5):621-626.

[2] 栗娜，张文治.苍耳化学成分研究 [J].齐齐哈尔大学学报（自然科学版）,2016,32(4):51-53.

[3] 姜海，杨柳，邢绪东，等.苍耳子中萜类化学成分的研究 [J].中成药,2018,40(11):2461-2466.

[4] 陶鑫，张婷婷，曹美娇，等.苍耳草的酚酸成分及其抗菌作用研究 [J].中药材,2017,40(6):1326-1330.

[5] 姜海，满文静，杨柳，等.苍耳子中咖啡酰奎宁酸类化学成分的研究 [J].长春中医药大学学报,2019,35(1):104-107.

[6] 姜海，杨柳，邢绪东，等.苍耳子中木脂素类化学成分研究 [J].中国中药杂志,2018,43(10):2097-2103.

[7] 夏召，张海新，许天启，等.苍耳子的化学成分研究 [J].中国中药杂志,2020,45(12):2907-2915.

[8] 蔡亚云，吴育，杨水英，等.苍耳亭抑制肝癌 HepG2 体内外药效研究 [J].世界中西医结合杂志,2019,14(7):946-949.

[9] 潘菊花，王玉琳，谢明仁，等.苍耳子提取物对 S180 荷瘤小鼠肿瘤生长的抑制及免疫功能的影响 [J].中国临床研究,2013,26(4):317-319.

[10] 苏新国，黄大来，王宁生.苍耳子的抗氧化成分研究 [J].中药新药与临床药理,2007,18(1):47-49.

[11] 肖家军，王云，戴仕奎，等.苍耳叶挥发油的提取及抑菌和抗氧化性研究 [J].食品工业科技,2011,32(7):115-118.

[12] 李蒙，沈佳瑜，李昕弦，等.苍耳子炮制前后的抗炎、镇痛作用比较 [J].中国医院药学杂志,2017,37(3):232-234.

[13] 付小梅，孙艳朝，刘婧，等.蒙古苍耳子和苍耳子的抗炎镇痛作用比较 [J].医药导报,2014,33(5):555-557.

[14] 周雍,王伟,魏磊,等 . 苍耳子不同萃取相的抗菌及杀蚜活性 [J]. 江苏农业科学 ,2019,47(21):165-167.

[15] 赵传胜 . 苍耳子及其炮制品抗菌作用实验研究 [J]. 时珍国医国药 ,2002,13(9):522.

[16] 李昕弦,沈佳瑜,李蒙,等 . 苍耳子炮制前后对糖尿病小鼠血糖与血脂的影响 [J]. 时珍国医国药 ,2017,28(3):608-609.

[17] 颜玺,薛中峰,郭亚蕾 . 苍耳子挥发油对支气管哮喘大鼠气道炎症的影响 [J]. 中药新药与临床药理 ,2019,30(8):915-920.

[18] 孙小草,张强,章秀梅,等 . 苍耳子水提取物对变应性鼻炎豚鼠鼻黏膜病变和血清炎症细胞因子的影响 [J]. 安徽中医药大学学报 ,2019,38(6):44-48.

[19] 刘颖,吴中明,兰萍 . 苍耳子提取物抗鸭乙型肝炎病毒作用的实验研究 [J]. 时珍国医国药 ,2009,20(7):1776-1777.

[20] WANG Y H, LI T H, WU B Q, et al. Protective effects of caffeoylxanthiazonoside isolated from fruits of *Xanthium strumarium* on sepsis mice[J]. Pharm Biol, 2015, 53(9):1367-1371.

[21] 何凤琴,魏芝艳 . 苍耳种子对小鼠睾丸和卵巢的毒理作用 [J]. 陕西农业科学 ,2015,61(12):44-46.

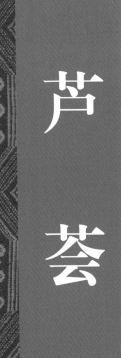

芦荟

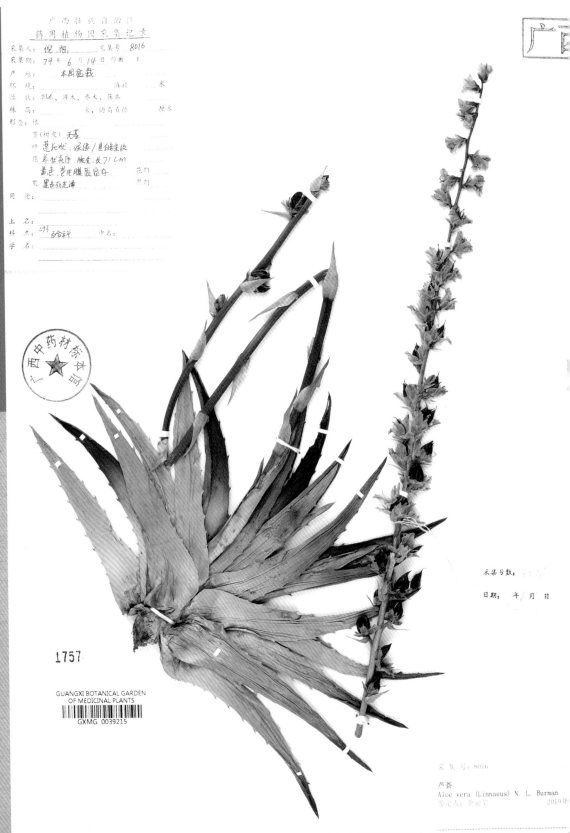

广西壮族自治区
药用植物园采集记录

采集人：倪陶　　　采集号 8016
采集期：79 年 6 月 14 日 分数 1
产　地：本园盆栽
环　境：　　　　海拔　　米
性　状：草本、灌木、乔木、藤本
株　高：　　米，胸高直径　　厘米
形态：根

茎（树皮）天荟
叶 莲生状、深绿/具白色斑纹
花 茎生花序 腋生、长71cm
黄色、苞生膜质宿存　　花期
果 墨色而光泽　　　果期

用　途：
土　名：293
科　名：百合科　　　中名：
学　名：

1757

GUANGXI BOTANICAL GARDEN
OF MEDICINAL PLANTS

GXMG 0039215

采集号数：
日期：　年　月　日

采集号：8016
芦荟
Aloe vera (Linnaeus) N. L. Burman
鉴定人：金頔芳　　　2019年

来源

百合科（Liliaceae）植物芦荟 *Aloe vera* (L.) Burm. f. 的叶或全草。

民族名称

【壮族】棵油棕（象州）。

【瑶族】榨龙（都安）。

民 族 应 用

【壮族、瑶族】药用叶或全草。捣烂敷患处治烧烫伤。外用适量。

药材性状　茎极短，有匍枝。叶呈狭披针形，肉质，肥厚，长 10~20cm，宽 1.5~2.5cm，厚 5~8cm；先端渐尖，边缘有刺状小齿，下面有斑纹；有特殊臭气，味极苦。花葶不分枝或稍有分枝；雄蕊与花被近等长或略长，花柱明显伸出花被外；味甘、淡。

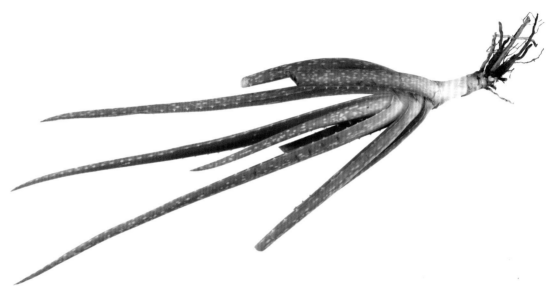

·芦荟－全草

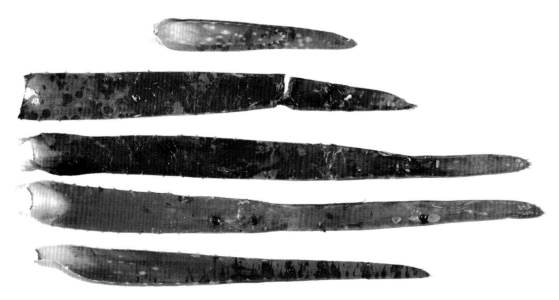

·芦荟－叶

药用源流　以卢会一名记载于《政类本草》："味苦，寒，无毒。俗呼为象胆，盖以其味苦如胆故也。生波斯国，似黑锡。"《本草图经》记载："卢会，出波斯国，今惟广州有来者。其木生山野中，滴脂泪而成。采之不拘时月，俗呼为象胆，以其味苦而云耳。"《本草纲目》记载："卢会原在草部。药谱及图经所状，皆言是木脂，而《一统志》云，爪哇、三佛齐诸国所出者，乃草属，状如鲨尾，采之以玉器捣成膏。"所述与本种相符。《中华人民共和国药典》（2020 年版　一部）记载其叶的汁液浓缩干燥物具有泻下通便、清肝泻火、杀虫疗疳的功效；主治热结便秘，惊痫抽搐，小儿疳积；外治癣疮。

	分类位置	种子植物门	被子植物亚门	单子叶植物纲	百合目	百合科
		Spermatophyta	Angiospermae	Monocotyledoneae	Liliflorae	Liliaceae

形态特征　茎较短。叶近簇生或稍二列（幼小植株），肥厚多汁，条状披针形，粉绿色，长 15~35cm，基部宽 4~5cm，顶端有几个小齿，边缘疏生刺状小齿。花葶高 60~90cm，不分枝或有时稍分枝；总状花序具几十朵花；苞片近披针形，先端锐尖；花点垂，稀疏排列，淡黄色而有红斑；花被长约 2.5cm，裂片先端稍外弯；雄蕊与花被近等长或略长，花柱明显伸出花被外。

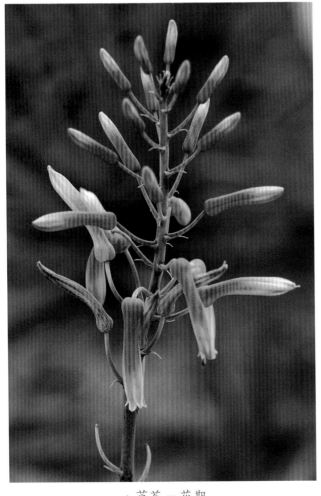

·芦荟－花期

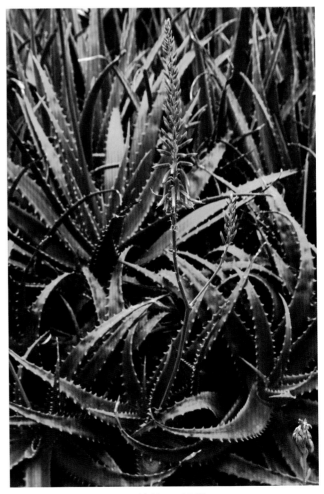

·芦荟－植株

生境分布　南方各省区和温室常见栽培，也有由栽培变为野生的。

化学成分　主要含有 10–hydroxyaloin A–B、aloin A–B、aloinoside A–B、芦荟大黄素[1]等蒽醌及蒽酮类成分；aloesin、isoaloeresin D、7–O–methylaloesin、aloeresin D–E[1]等色酮类成分；aloenin B、aloenin aglycone、aloenin–2'–p–coumaroyl ester[1]等吡喃酮类成分；槲皮苷、山柰酚、芹菜素、儿茶素、芦丁、槲皮素[2]等黄酮类成分；由甘露糖和少量的葡萄糖组成的多糖成分[3]。还含有芥子酸、没食子酸、原儿茶酸、香草酸[2]等成分。

药理作用　1. 抗肿瘤作用

芦荟多糖能抑制 HepG2 细胞的生长，当多糖质量浓度为 160mg/ml 时，抑制率达到 70%[4]。芦荟多糖能够抑制人肺腺癌 A549 细胞增殖，并诱导其凋亡，其作用机制可能与芦荟多糖激活线粒体凋亡途径有关[5]。

2. 抗氧化作用

芦荟花提取物具有抗氧化活性，在低浓度下对 LPS 刺激产生的 ROS 分泌量具有明显的抑制作用[6]。芦荟多糖对 DPPH 自由基有较强的清除作用，并与多糖质量浓度呈一定的量效关系[7]。

3. 抗病毒作用

芦荟粗提取物能抑制传染性囊病病毒和新城疫病毒增殖[8]。芦荟提取物能抑制抗巨细胞病毒模板的形成，其作用机制可能与干扰抗巨细胞病毒的 DNA 合成有关[9]。

4. 免疫调节作用

芦荟多糖具有增强免疫功能，能够增强淋巴细胞的增殖能力和小鼠半数溶血值[10]。芦荟大黄素可能通过调节 CD4+/CD8+ T 淋巴细胞亚群的平衡，抑制 Th1 型 /Tc1 型细胞分化，诱导以 Th2 型为主的免疫反应，从而减轻 TNBS 结肠炎小鼠的炎症病理损伤[11]。

5. 抗菌作用

芦荟叶对大肠杆菌、枯草芽孢杆菌、铜绿假单胞菌等均有一定的抑菌作用[12]。芦荟粗提取物对金黄色葡萄球菌、四联球菌、八叠球菌、铜绿假单胞菌、大肠杆菌、蜡样芽孢杆菌均有抑制作用[8]。

6. 对心脑血管系统的作用

芦荟中的芦荟苷预处理能有效改善缺血再灌注大鼠心肌损伤，其机制可能是通过激活 Akt/eNOS 信号通路抑制心肌细胞氧化应激及凋亡，从而发挥保护作用[13]。芦荟素能抑制 NF–κB p65 信号通路，进而抑制 TNF–α 的表达，降低机体炎症因子水平和细胞凋亡率，改善脑缺血再灌注大鼠神经功能[14]。

7. 其他作用

芦荟凝胶可拮抗长波紫外线所致的 NIH3T3 细胞损伤，具有光保护作用[15]。芦荟凝胶能促进深 II 度烫伤大鼠表皮生长因子、碱性成纤维细胞生长因子表达，从而加速创面皮肤愈合[16]。芦荟多糖联合茶多酚可以预防小鼠酒精性肝损伤[17]。

参考文献

[1] 吴小芳, 万金志, 丁雯静, 等 . LCMS–IT–TOF 法快速鉴定库拉索芦荟中的化学成分 [J]. 世界科学技术 – 中医药现代化 ,2014,16(8):1735–1746.

[2]LÓPEZ A, TANGIL M S, VEGA–ORELLANA O, et al. Phenolic constituents, antioxidant and preliminary antimycoplasmic activities of leaf skin and flowers of *Aloe vera* (L.) Burm. f. (syn. *A. barbadensis* Mill.) from the canary islands (Spain)[J].Molecules, 2013,18(5):4942–4954.

[3] 阙志强,施晓丹,余强,等.库拉索芦荟多糖的分离、纯化及其理化性质 [J].中国食品学报 ,2019,19(2):125-131.

[4] 李亚辉,马艳弘,黄开红,等.芦荟多糖的超声波辅助纤维素酶提取及抗肿瘤活性研究 [J].中国食品学报 ,2015,15(11):91-97.

[5] 李小华,董琳,侯小燕,等.芦荟多糖通过线粒体途径诱导人肺腺癌 A549 细胞凋亡 [J].中国现代应用药学 ,2014,31(3):270-274.

[6] 万庆家,于晓霞,钱绍祥,等.库拉索芦荟花的抗氧化功效研究 [J].广东化工 ,2020,47(9):77-78.

[7] 李亮曜,谢丽芳,邓小林,等.星点设计 - 响应面法优化芦荟多糖超声波提取工艺以及其抗氧化活性研究 [J].化学工程与装备 ,2017,9:45-49.

[8] 孙振红,魏凯,谭燕玲,等.芦荟粗提物抑菌及抗病毒作用的研究 [J].中国预防兽医学报 ,2011,33(9):694-698.

[9] 王柯慧 .芦荟提取物的抗病毒作用 [J].国外医学 (中医中药分册),1997,19(6):38.

[10] 朱鸿哲 .芦荟多糖增强免疫功能实验研究 [J].哈尔滨医药 ,2018,38(2):101-103.

[11] 郭向华,周联,王青,等.芦荟大黄素对结肠炎小鼠模型脾脏 T 细胞亚群的影响 [J].中药新药与临床药理 ,2013,24(4):356-360.

[12] 贝宇飞,何苗,殷晓芹 .不同品种芦荟的蒽苷的抑菌作用研究 [J].湖南师范大学学报 (医学版),2017,14(6):39-42.

[13] 张红素,冯梅 .芦荟苷预处理对大鼠心肌缺血 / 再灌注性损伤的保护作用 [J].河北医药 ,2020,42(11):1605-1609.

[14] 赵杨,孙波,杜书章 .芦荟素抑制 p65 的磷酸化对大鼠脑缺血再灌注诱导的组织损伤和炎症的调节作用 [J].中国免疫学杂志 ,2019,35(17):2084-2088,2093.

[15] 袁慧杰,廖紫琼,欧阳道福,等.芦荟凝胶对成纤维细胞紫外辐射损伤的保护作用 [J].中山大学学报 (自然科学版),2018,57(2):155-159.

[16] 刘川玉,唐建红,何洁,等.芦荟凝胶对深 Ⅱ 度烫伤大鼠创面愈合及 EGF、bFGF 表达的影响 [J].中成药 ,2019,41(1):201-203.

[17] 刘畅,成玉梁,郭亚辉,等.芦荟多糖联合茶多酚对小鼠酒精性肝损伤的预防作用 [J].食品工业科技 ,2019,40(22):300-305.

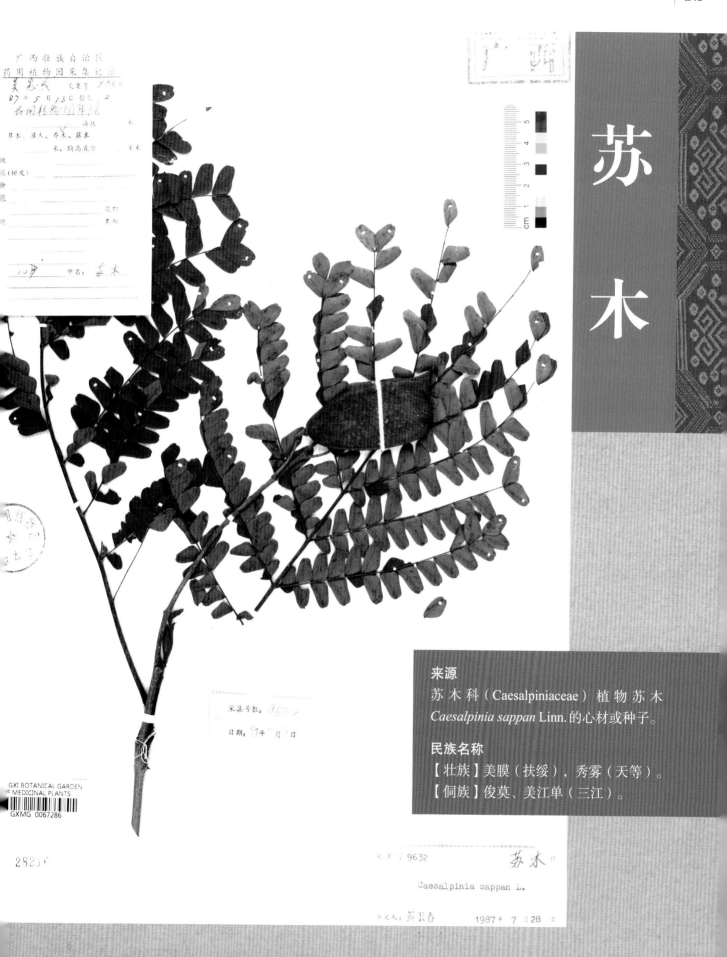

苏木

来源
苏木科（Caesalpiniaceae）植物苏木
Caesalpinia sappan Linn. 的心材或种子。

民族名称
【壮族】美膜（扶绥），秀雾（天等）。
【侗族】俊莫、美江单（三江）。

9632　苏木
Caesalpinia sappan L.
萬长春　1987 7 28

民 族 应 用

【壮族】药用心材、种子。心材水煎冲黄糖，饭后服治全身瘙痒。种子水煎服治肺结核。

【侗族】药用心材。浸酒服治内伤瘀血。

内服用量3~9g。

药材性状 心材呈长圆柱形或对剖半圆柱形，长10~100cm，直径3~12cm；表面黄红色至棕红色，具刀削痕，常见纵向裂缝；质坚硬；断面略具光泽，年轮明显，有的可见暗棕色、质松、带亮星的髓部；气微，味微涩。种子长圆形，稍扁，浅褐色至深褐色。

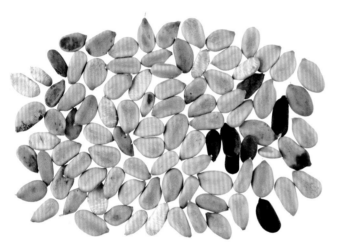

·苏木－种子

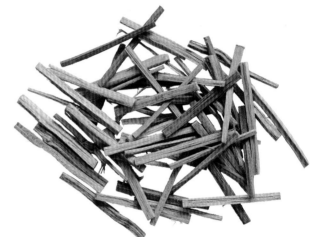

·苏木－心材

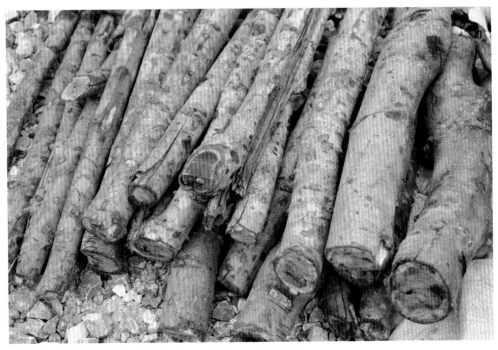

·苏木－茎（鲜）

药用源流　苏木以苏枋一名始载于《南方草木状》，曰："树类槐花，黑子。出九真。南人以染绛，渍以大庚之水，则色愈深。"以苏方木一名记载于《新修本草》，曰："此人用染色者。出南海、昆仑来，交州、爱州亦有。树似庵罗，叶若榆叶而无涩，抽条长丈许，花黄，子生青熟黑。"《植物名实图考》曰："《唐本草》始著录。广西亦有之，染绛用极广，亦为行血要药……滇产不出境，培莳者亦少，其叶极细，枝亦柔，微类槐耳。"以上所述与本种相符。《中华人民共和国药典》（2020 年版　一部）记载其干燥心材具有活血祛瘀、消肿止痛的功效；主治跌打损伤，骨折筋伤，瘀滞肿痛，经闭痛经，产后瘀阻，胸腹刺痛，痈疽肿痛。

分类位置	种子植物门	被子植物亚门	双子叶植物纲	豆目	苏木科
	Spermatophyta	Angiospermae	Dicotyledoneae	Legumiales	Caesalpiniaceae

形态特征　小乔木。二回羽状复叶，小叶片纸质，长圆形至长圆状菱形。圆锥花序顶生或腋生；花瓣黄色，阔倒卵形，最上面一片基部带粉红色，具柄。荚果木质，稍压扁，近长圆形至长圆状倒卵形，基部稍狭，先端斜向截平，上角有外弯或上翘的硬喙，不开裂，红棕色，有光泽；种子 3~4 颗，长圆形，稍扁，浅褐色。

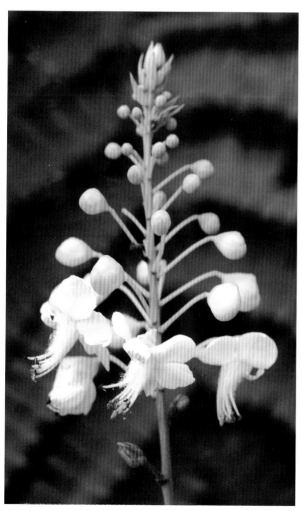

·苏木 - 花期

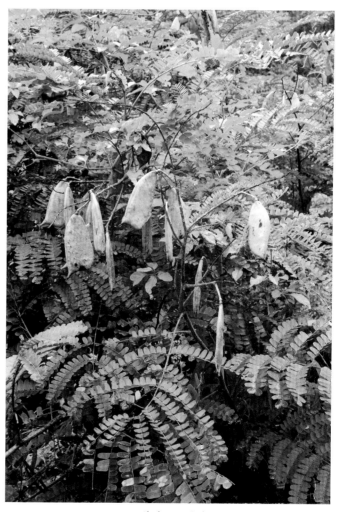

·苏木 - 果期

生境分布 分布于云南和红河河谷,云南、贵州、四川、广西、广东、福建和台湾有栽培。广西主要分布在南宁、桂平、陆川、田阳、田东、隆林、龙州、大新、凭祥等。

化学成分 心材主要含有 brazicin、caesalpiniaphenol E、原苏木素 B、tectorigenin、caesalpiniaphenol F[1]、原苏木素 A、3,7- 二羟基色原酮、bonducellin、3'- 去氧苏木醇、3- 去氧苏木查耳酮、(-)- 丁香树脂酚[2]、巴西苏木素、氧化巴西苏木素、苏木酮 B、丁香酸、苏木酮 A[3]、原苏木素 C、苏木苦素 J[4]等成分。种子主要含有 caesaldekarin K、taepeenin H–I、caesalpinista A–B、cordylane C、phanginins A–M[5,6]、caesalpanin A–C[7]、caesaljapin、caesanine A、caesanine C、tomocinol A[8]、caesappine A–B[9]等萜类成分;以及 β- 谷甾醇、β- 胡萝卜苷[5]、柚皮素、高圣草素、硬脂酸、serlyticin A、山奈酚[6]、vinhaticoic acid[8]等成分。

药理作用 1. 抗免疫排斥作用
苏木乙酸乙酯提取物能抑制同种异位心脏移植模型大鼠心肌的 LFA–1mRNA 的表达,减轻移植心脏的急性排斥反应[10];能降低慢性病毒性心肌炎小鼠 CD4+、CD4+/CD8+T 水平,升高 CD8+T 水平[11]。

2. 抗炎作用
苏木中的 protosappanin A、caesappanin A、tectorigenin 均能抑制 LPS 诱导的 RAW264.7 细胞释放 NO[11]。苏木中的原苏木素 A 可通过下调 JAK2 和 STAT3 的磷酸化水平,阻止 STAT3 核易位,抑制 LPS 诱导的促炎介质释放,从而抑制神经炎症损伤[12]。

3. 对血液系统的作用
苏木乙酸乙酯提取物可降低血管内皮损伤大鼠血清 MCP-1 的水平,升高 IL-10 的水平,抑制血管内皮损伤的炎性反应,起到一定的血管内皮保护作用[13];还能降低动脉粥样硬化模型大鼠低密度脂蛋白水平[14]。

4. 抗菌作用
苏木中的巴西苏木素、氧化巴西苏木素和苏木酮 B 对甲氧西林金黄色葡萄球菌具有抑制作用,其 MIC/MBC 值分别 32 /64μg/ml、128 /256μg/ml、128 /512 μg/ml,巴西苏木素与氨基糖苷类抗生素联合应用能产生协同抗菌效果[15]。苏木复方提取液和苏木提取液对金黄色葡萄球菌、苏云金芽孢杆菌、枯草芽孢杆菌、大肠杆菌均有不同程度的抑制作用,其中苏木复方提取液的抑菌效果强于苏木提取液[16]。

5. 抗肿瘤作用
苏木乙酸乙酯提取物能抑制小鼠 Lewis 肺癌生长转移,其作用机制可能与调节 CD4+ CD25+ foxp3+ 细胞表达有关[17]。巴西苏木素能抑制人舌鳞状细胞癌 Tca8113 细胞增殖并促进其凋亡,并可通过调控 AMPK/mTOR 通路诱导细胞发生自噬[18]。

6. 其他作用
苏木还具有抗蛇毒、抗抑郁等作用[19,20]。

附 注 伪品苏木为蝶形花科植物小叶红豆(*Ormosia microphylla* Merrill)的干燥心材,呈不规则圆柱形或块状,大小不一,表面棕红或紫红至紫褐色,可见刀削痕和较粗的纵向木质纹理。横切面粗糙,无光泽,同心环不明显。质坚硬,气微弱,味淡[21]。

参考文献

[1] 李榕涛,冯剑,陈德力,等.苏木心材的抗炎化学成分研究 [J].中国现代中药,2016,18(6):753-757.

[2] 王峥,梁敬钰.苏木醋酸乙酯部位的化学成分研究 [J].中草药,2016,47(2):219-222.

[3] 梁光焰.中药苏木的化学成分与体内代谢研究 [D].广州:广东药科大学,2018.

[4] NIU Y,WANG S,LI C,et al.Effective compounds from *Caesalpinia sappan* L.on the tyrosinase *in vitro* and *in vivo*[J].Natural Product Communications,2020,15(4):1-8.

[5] 刘慧灵,马国需,袁经权,等.苏木种子的二萜类化学成分研究 [J].中草药,2014,45(20):2900-2903.

[6] 周兴杨,孙晓波,许旭东,等.苏木种子的化学成分研究 [J].中草药,2016,47(10):1653-1656.

[7] WANG D S,NIE W,JIANG T T,et al.Caesalpanins A-C,three dimeric cassane diterpenoids from the seeds of *Caesalpinia sappan* L.[J].Chemistry & Biodiversity,2020,17(5):1-7.

[8] DENG Z T,SU J,DING F,et al.Six new cassane diterpenoids from the seeds of *Caesalpinia sappan*[J].Phytochemistry Letters,2016,16:207-212.

[9] JIANG Y T,HAN.R.K,LIU Y,et al. Two new cassane-type diterpenoids from the seeds of *Caesalpinia sappan*[J].Natural Product Research,2020:1-7.

[10] 史海蛟,杨可鑫.苏木乙酸乙酯提取物对心脏移植模型大鼠 LFA-1 mRNA 表达的影响 [J].中西医结合心脑血管病杂志,2017,15(10):1183-1186.

[11] 刘志平,张晶,陈会君.苏木乙酸乙酯提取物对慢性病毒性心肌炎模型小鼠 T 细胞亚群的影响 [J].中医药信息,2015,32(2):22-24.

[12] WANG L C,LIAO L X,ZHAO M B,et al. Protosappanin a exerts anti-neuroinflammatory effect by inhibiting JAK2-STAT3 pathway in lipopolysaccharide-induced BV2 microglia[J].Chin J Nat Med,2017,15(9):674-679.

[13] 邢露茗.苏木乙酸乙酯提取物对大鼠血管内皮损伤及 JNK 信号通路的影响 [D].哈尔滨:黑龙江中医药大学,2016.

[14] 范增光,杨杉杉,袁野,等.苏木乙酸乙酯提取物对动脉粥样硬化模型大鼠 LDL-C 及 IL-6 的影响 [J].湖北中医药大学学报,2020,22(2):26-28.

[15] ZUO G Y, HAN Z Q, HAO X Y, et al.Synergy of aminoglycoside antibiotics by 3-Benzylchroman derivatives from the Chinese drug *Caesalpinia sappan* against clinical methicillin-resistant *Staphylococcus aureus* (MRSA) [J].Phytomedicine,2014,21(7):936-941.

[16] 张勇,林国卫,王艾平,等.苏木复方抑菌效果研究 [J].湖北农业科学,2012,51(22):5058-5059,5063.

[17] 客蕊,周亚滨,赵志成,等.苏木乙酸乙酯提取物对荷瘤鼠 CD4+CD25+foxp^{3+} 表达的干预作用 [J].中医药学报,2013,41(3):83-84.

[18] 贾亚萌,佟晓哲,范敬炎.巴西苏木素对舌癌 Tca8113 细胞凋亡和自噬的影响及分子机制 [J].南方医科大学学报,2019,39(3):351-356.

[19] 乐贞,陈旭明,姚水洪,等.苏木水提取物抗蛇毒磷脂酶 A_2 活性研究 [J].现代农业研究,2018(12):23-26.

[20] 宿滋.苏木素抗抑郁作用的实验研究 [D].石家庄:河北医科大学,2017.

[21] 吴彦杰.苏木与伪品苏木的生药鉴别 [J].时珍国医国药,2001,12(9):806.

杠板归

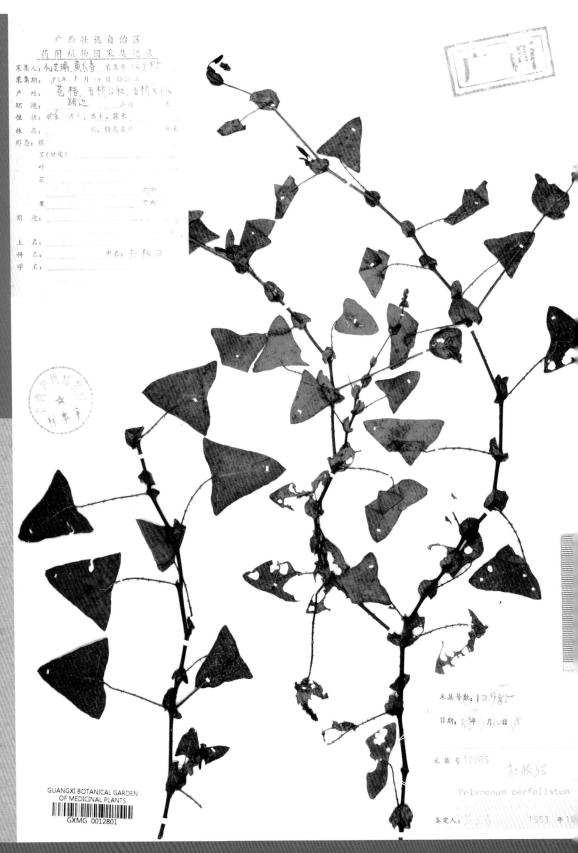

来源

蓼科（Polygonaceae）植物杠板归 *Polygonum perfoliatum* Linn. 的地上部分或全草。

民族名称

【壮族】蛇不过（上林），喝怕蒿（都安）。

【瑶族】棵卡笔（都安）。

【侗族】蛇不过、骂定中（三江）。

【苗族】坳兔能（融水）。

民 族 应 用

【壮族】药用全草。全草水煎洗或捣烂取药汁涂患处治皮肤瘙痒；还可用于治疗水肿、痢疾，丹毒，瘰疬，脓疱疮，淋浊，黄病。地上部分主治水肿，咳嗽，痢疾，湿疹，痈疮，毒蛇咬伤。

【瑶族】药用全草。水煎洗或捣烂取药汁涂患处治黄水疮，头疮。还能治肾炎水肿，尿路感染，气管炎，黄疸型肝炎，痢疾，咽喉炎，扁桃体炎，湿疹，带状疱疹，疥癣，毒蛇咬伤，痈疮肿毒。

【侗族】药用全草。水煎服治胃痛，腹胀痛；捣烂敷伤口周围治毒蛇咬伤；水煎洗或捣烂取药汁涂患处治皮肤瘙痒。

【苗族】药用全草。捣烂敷伤口周围治蜈蚣咬伤；水煎洗或捣烂取药汁涂患处治烧烫伤。

内服用量 15~30g；外用适量。

药材性状　茎略呈方柱形，有棱角，多分枝，直径可达 0.2cm；表面紫红色或紫棕色，棱角上有倒生钩刺，节略膨大，节间长 2~6cm；断面纤维性，黄白色，有髓或中空；气微，味淡。叶互生，有长柄，盾状着生；叶片多皱缩，展平后呈近等边三角形，灰绿色至红棕色，下表面叶脉和叶柄均有倒生钩刺；托叶鞘包于茎节上或脱落；气微，味酸。短穗状花序顶生或生于上部叶腋，苞片圆形，花小，多萎缩或脱落。

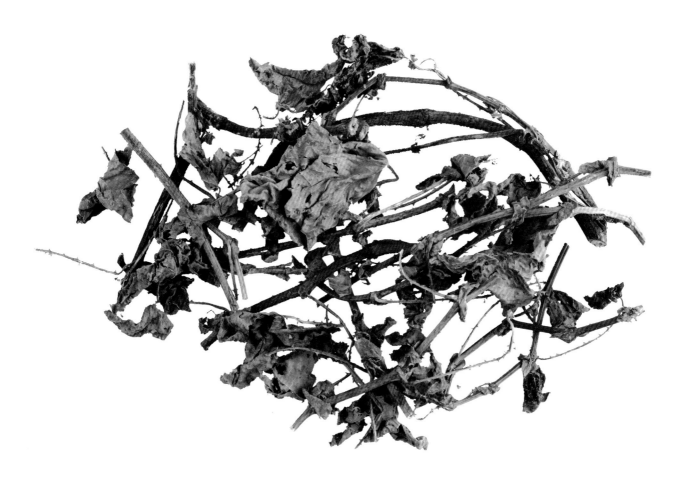

· 杠板归－全草

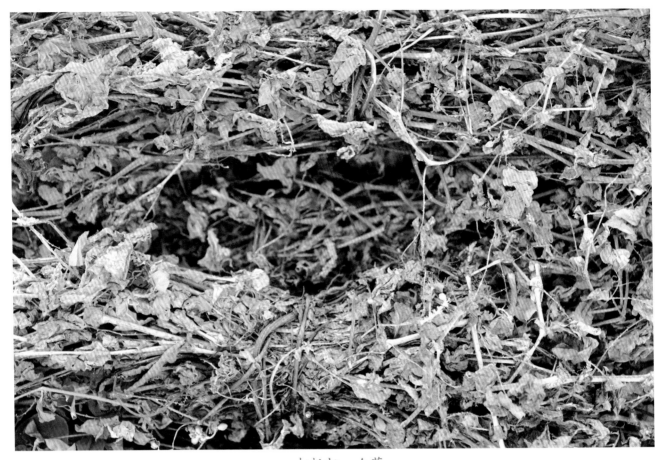

· 杠板归－全草

药用源流　杠板归一名见于《万病回春》，曰："又宜扛板归不拘多少，其药四五月生，至九月，见霜即无叶，尖青如犁头尖样，藤有小刺，有子圆黑如睛。味酸。"以雷公藤一名被收载于《本草纲目拾遗》，曰："生阴山脚下，立夏时发苗，独茎蔓生，茎穿叶心，茎上又发叶，叶下圆上尖如犁耙，又类三角风，枝梗有刺。《物理小识》，犁头刺藤，其叶三角如犁头，多在篱边生，可治瘰疬，亦可截疟。一名霹雳木、方胜板、倒金钩、烙铁草、倒挂紫金钩、河白草、犁尖草、括耙草、龙仙草、鱼尾花、三木棉。"以犁头草一名记载于《质问本草》，曰："犁头草，雀翘一种。生田野，夏开花结子，高一二尺。俗名犁头草。"以刺犁头一名被收载于《植物名实图考》，曰："刺犁头一名蛇不过，一名急改索，一名退血草，江西、湖南多有之。蔓生，细茎，微刺茸密，茎、叶俱似荞麦。开小粉红花成簇，无瓣。结碧实有棱，不甚圆，每分叉处有圆叶一片似蓼。"以上所述及其所附图绘与本种相符。《中华人民共和国药典》（2020年版　一部）记载其具有清热解毒、利水消肿、止咳的功效；主治咽喉肿痛，肺热咳嗽，小儿顿咳，水肿尿少，湿热泻痢，湿疹，疔肿，蛇虫咬伤。

分类位置	种子植物门	被子植物亚门	双子叶植物纲	蓼目	蓼科
	Spermatophyta	Angiospermae	Dicotyledoneae	Polygonales	Polygonaceae

形态特征　一年生草本。茎攀援，多分枝，具纵棱，沿棱具稀疏的倒生皮刺。叶三角形，托叶鞘叶状，草质。叶柄盾状着生于叶片的近基部。总状花序呈短穗状；花被5深裂，白色或淡红色；雄蕊8，略短于花被；花柱3，中上部合生；柱头头状。瘦果球形，直径3~4mm，黑色，有光泽，包于宿存花被内。

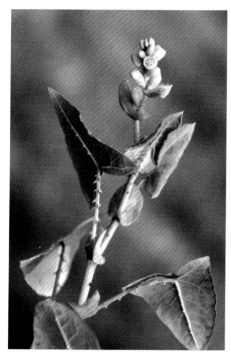

· 杠板归 – 花期

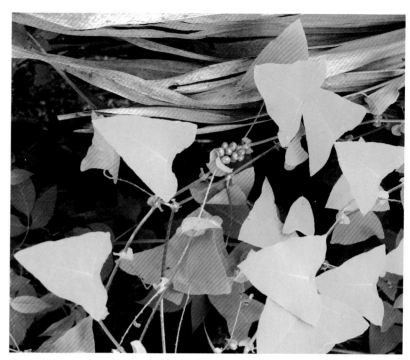

· 杠板归 – 果期

生境分布 生于海拔 80~2300m 的田边、路旁、山谷湿地。分布于黑龙江、吉林、辽宁、河北、山东、河南、陕西、甘肃、江苏、浙江、安徽、江西、湖南、湖北、四川、贵州、福建、台湾、广东、海南、广西、云南等。广西全区各地均有分布。

化学成分 主要含有槲皮素 $-3-O-\beta-D-$ 吡喃葡萄糖苷、槲皮素 $-3-O-\beta-D-$ 葡萄糖醛酸苷、槲皮素[1]、儿茶素、二氢槲皮素[2]、异鼠李素、山柰酚、芦丁[3] 等黄酮类成分；以及长寿花糖苷、地芰普内酯、vanicoside A–B、氢化胡椒苷[1]、5- 羟甲基糠醛、咖啡酸甲酯、原儿茶醛、香豆素 $-7-O-\beta-D-$ 葡萄糖苷[2]、七叶内酯、3,3′ - 二甲氧基 – 鞣花酸[3]、iotroridoside A、helonioside A–B、lapathoside D、vanicoside C、vanicoside F[4] 等成分。还含有 2- 己醛、2- 十一烷酮、3- 甲基 – 环戊烯、苯甲醛、3-己烯酸、戊烯二酸酐[5] 等挥发性成分。

药理作用 1. 抑菌作用
杠板归乙酸乙酯部位对金黄色葡萄球菌、大肠杆菌、粪链球菌、铜绿假单胞菌有明显的抑菌作用，对白色念球菌有一定的抑菌作用[6]。
2. 抗病毒作用
杠板归总提物、醇提部位及其醇洗脱部位均有对抗单纯疱疹病毒 –1 作用，最高抑制率可达78.10%[7]。
3. 抗肿瘤作用
杠板归能抑制小鼠 H22 皮下肿瘤的生长，减轻荷瘤小鼠炎症，其作用机制与泛素化介导蛋白水解、核因子 NF–κB 信号传导、Janus 激酶 – 信号转导与转录激活子 (JAK–STAT) 信号传导等通路有关[8]。杠板归提取物对 Colo320、PC3、HL60、SGC7901 肿瘤细胞均有抑制作用，其中乙酸乙酯部位还能抑制 S180 小鼠肉瘤的生长[9]。
4. 抗炎作用
杠板归正丁醇部位及总提部位能明显减轻二甲苯所致小鼠耳肿胀程度和新鲜鸡蛋清所致小鼠足肿

胀，说明杠板归具有抗炎作用[6]。杠板归石油醚回流提取物、醇沉物、石油醚萃取物和正丁醇萃取物均能减轻二甲苯致小鼠耳肿胀[10]。板归提取物能明显抑制二甲苯致小鼠耳肿胀度，抑制醋酸所致小鼠腹腔毛细血管通透性的增高，降低角叉菜胶致足趾肿胀大鼠以及血清和足爪局部炎症组织中前列腺素、丙二醛的含量[11]。

5. 止咳祛痰作用

杠板归水溶液能延长氨水引起的半数小白鼠咳嗽的吸气时间，促进呼吸道酚红排泌[12]。杠板归能延长 SO_2 引咳的咳嗽潜伏期，减少咳嗽次数，促进大鼠排痰量[11]。

6. 保肝作用

杠板归乙醇提取物能明显降低化学性肝损伤小鼠的 ALT、AST、MDA 水平，升高 SOD 活性，同时改善肝细胞、心肌细胞、肾小球结构损伤[13]。杠板归总黄酮提取物对 α-萘异硫氰酸脂诱导小鼠胆汁淤积性肝损伤有一定的改善作用，其机理可能与抑制脂质过氧化反应和提高机体的抗氧化能力有关[14]。

参考文献

[1] 潘胤池，胡秀，徐德林，等. 杠板归化学成分的研究 [J]. 遵义医学院学报,2017,40(2):124-128,133.

[2] 成焕波，刘新桥，陈科力. 杠板归乙酸乙酯部位化学成分研究 [J]. 中药材,2012,35(7):1088-1090.

[3] 赵超，陈华国，龚小见，等. 杠板归的化学成分研究（Ⅱ）[J]. 中草药,2010,41(3):365-367.

[4] 李红芳，马青云，刘玉清，等. 杠板归的化学成分（英文）[J]. 应用与环境生物学报,2009,15(5):615-620.

[5] 赵超，杨占南，陈华国，等. 杠板归挥发性化学成分 SPME/GC/MS 分析 [J]. 精细化工,2009,26(11):1090-1092.

[6] 黄鹤飞，张长城，袁丁，等. 杠板归抗炎及抑菌活性部位研究 [J]. 安徽医药,2008,12(7):595-596.

[7] 张长城，黄鹤飞，周志勇，等. 杠板归提取物抗单纯疱疹病毒-Ⅰ型的药理作用研究 [J]. 时珍国医国药,2010,21(11):2835-2836.

[8] 周琳，杜金城，杜钢军. 杠板归抑制小鼠 H_{22} 肝癌的作用机制 [J]. 药物评价研究,2019,42(10):1935-1941.

[9] 陶锋，张如松. 杠板归的体内外抗肿瘤作用实验研究 [J]. 中华中医药学刊,2013,31(9):2019-2021.

[10] 侯金珍，裴世成，韦启球. 杠板归不同溶剂提取物抗炎活性研究 [J]. 世界最新医学信息文摘,2019,19(95):138-139.

[11] 隆万玉，李玉山. 杠板归抗炎止咳作用的实验研究 [J]. 临床合理用药杂志,2010,3(18):34-35.

[12] 顾汉冲. 杠板归水溶液止咳祛痰作用的实验研究 [J]. 江苏中医,1996,17(4):46.

[13] 何国鑫，邓青芳，陈华国，等. 杠板归乙醇提取物对化学性肝损伤小鼠的保护作用 [J]. 中成药,2019,41(6):1253-1257.

[14] 陈婧，张天洪，万雪梅，等. 杠板归总黄酮提取物对 α-萘异硫氰酸脂诱导小鼠胆汁淤积性肝损伤保护作用研究 [J]. 重庆医科大学学报,2018,43(1):32-35.

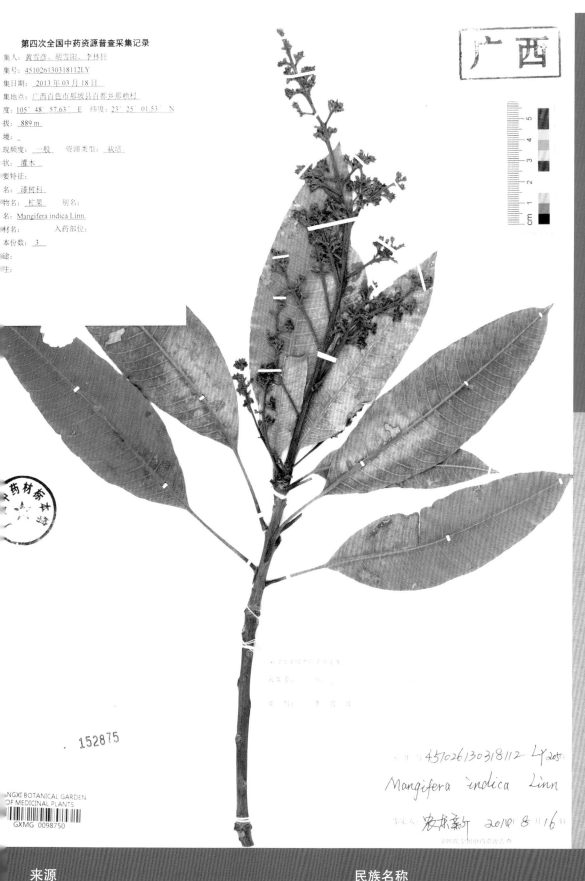

广西

杧果

Mangifera indica Linn

来源	民族名称
漆树科（Anacardiaceae）植物杧果 *Mangifera indica* Linn. 的叶、果实、种子。	【壮族】庵罗果，麻嘎（扶绥）。 【仫佬族】芒果（罗城）。

民 族 应 用

【壮族】药用叶、种子。叶水煎洗患处治湿疹。种子水煎熏洗患处治睾丸炎。

【仫佬族】药用果实。水煎服治咳嗽。

内服用量 6g，外用适量。

药材性状　叶呈长圆形至长圆状披针形，长 10~30cm，革质，稍卷曲，灰棕色或灰绿色，中部宽，两端渐细，稍有光泽，先端尖或渐尖，边缘常呈波浪状，无锯齿，基部楔形。叶柄长 4~6cm，基部膨大。气微，味微涩。果实新鲜时，呈肾形，压扁，长 5~10cm，宽 3~4.5cm，成熟时黄色，中果皮肉质，肥厚，鲜黄色。种子呈扁肾形或卵形，长 6~10cm，宽 3~5cm，外面淡黄色或土黄色，有众多纤维，粗糙坚硬；击碎后，内果皮纤维状，内表面光滑，淡黄色，本质化；种皮纸质，类白色。子叶 2 枚，肥厚，暗棕色。气微，味微涩。

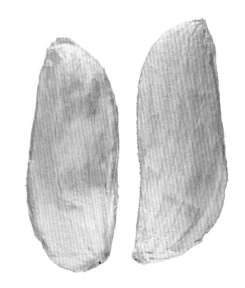

·杧果－种子

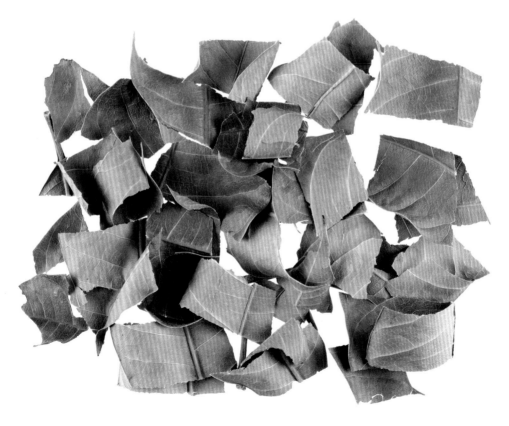

·杧果－叶

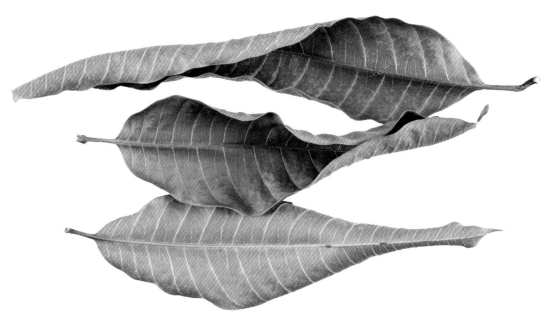

·杧果－叶

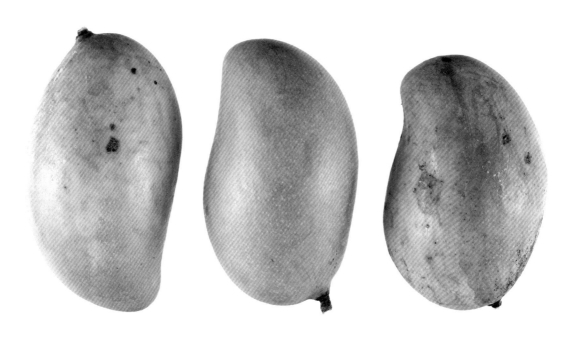

·杧果－果实（鲜）

药用源流　杧果以"菴罗果"一名始载于《食性本草》，曰："叶似茶叶。"《开宝本草》记载："味甘，温。食之止渴，动风气……树生，状若林檎而极大。"《本草衍义》记载："西洛甚多，亦梨之类也。其状亦梨，先诸梨熟，七夕前后已堪啖。色黄如鹅梨，才熟便松软，入药。"《本草纲目》按《一统志》云："菴罗果俗名香盖，乃果中极品。种出西域，亦柰类也。叶似茶叶。实似北梨，五六月熟，多食无害。今安南诸番亦有之。"《本草纲目拾遗》记载蜜望，并引《肇庆志》："蜜望子一名莽果，树高数丈，花开极繁，蜜蜂望之而喜，故名。"又引《交广录》："蜜望二月开花，五月子熟，色黄，一名望果。其类有夭桃。五月开花，六七月子熟。年岁荒则结实愈多，粤谣云，米价高，食夭桃。故广人贵望果而贱夭桃。贵之，故望之，蜂望其花，人望其果也。"《植物名实图考》记载檬果，曰："生广东，与蜜罗同而皮有黑斑，不光润。此果花多实少，《方言》谓诳为芒、言少实也……核最大，五月熟，色黄，味亦甜。"以上所记述的菴罗果、蜜望、檬果均与本种相符。《广西中药材标准》（1990 年版）记载其叶具有行气疏滞、去瘀积的功效；主治热滞腹痛，气胀，小儿疳积，消渴。其核具有清热消滞的功效；主治疝气，食滞。

	分类位置	种子植物门 Spermatophyta	被子植物亚门 Angiospermae	双子叶植物纲 Dicotyledoneae	无患子目 Sapindales	漆树科 Anacardiaceae

形态特征 常绿大乔木。高 10~20m；树皮灰褐色。叶薄革质，常集生枝顶，叶形和大小变化较大，通常为长圆形或长圆状披针形，先端渐尖、长渐尖或急尖，基部楔形或近圆形，边缘皱波状。圆锥花序长 20~35cm，多花密集，被灰黄色微柔毛；花小，杂性，黄色或淡黄色；花梗具节；萼片卵状披针形；花瓣长圆形或长圆状披针形，里面具 3~5 条棕褐色突起的脉纹；花盘膨大，肉质，5 浅裂；雄蕊仅 1 个发育，不育雄蕊 3~4，具极短的花丝和疣状花药原基或缺。核果大，肾形，压扁，成熟时黄色，中果皮肉质，肥厚，鲜黄色，味甜，果核坚硬。

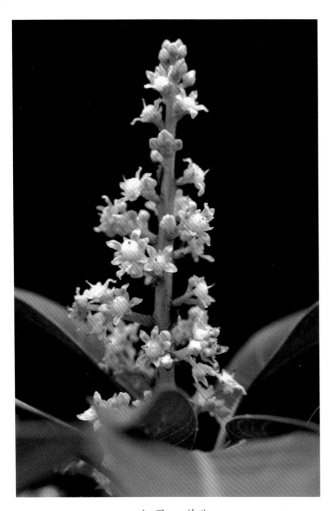

·杠果－花期

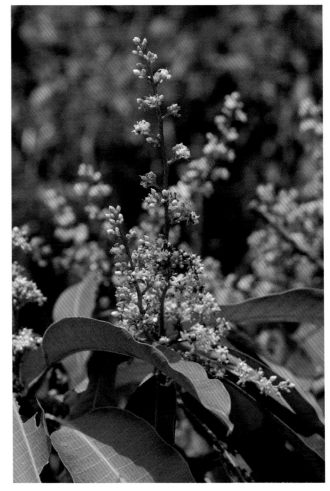

·杠果－花期

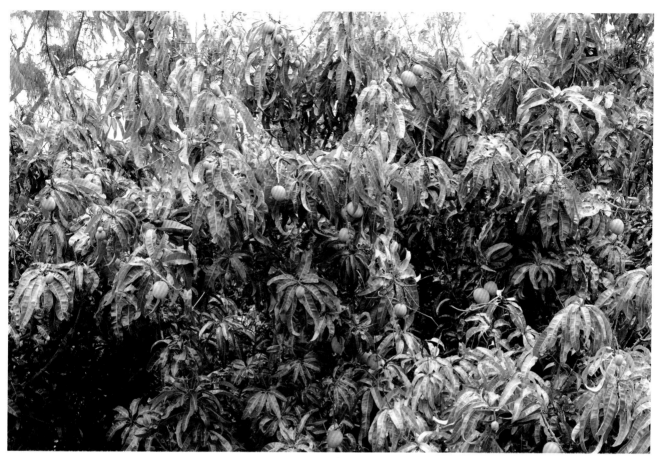

·杧果－果期

生境分布 生于海拔 200~1350m 的山坡、河谷或旷野的林中。分布于云南、广西、广东、福建、台湾等。广西主要分布在桂东南、桂西南、桂中，桂东北有少量栽培。

化学成分 核主要含有 3,4-*O*- 异亚丙基莽草酸、没食子酸、槲皮素、*β*- 谷甾醇、*β*- 胡萝卜苷、杧果苷 [1]、没食子酸乙酯、间 – 二没食子酸甲酯、对羟基苯甲酸、丁二酸单甲酯 [2]、香豆素、表儿茶素、咖啡酸、熊果苷、鞣花酸 [3]、维生素 E、山奈酚、异槲皮苷 [4]、1,2,3- 三 –*O*- 没食子酰 –*β*-D- 葡萄糖、六没食子酰葡萄糖 [5] 等成分。叶主要含有杧果苷、高杧果苷、槲皮素、没食子酸甲酯 [6]、槲皮素 –3-*O*-*β*-L- 鼠李糖苷、金丝桃苷、穗花衫双黄酮、桑橙素 –3-*C*-*β*- 葡萄糖苷 [7]、citrusin D、丁香苷、没食子酸乙酯 [8]、对羟基苯甲酸、nikoenoside、byzantionoside B、icariside B$_2$ [9] 等成分。还含有 *α*- 古芸烯、*ι*- 榄香烯、*α*- 葎草烯、*β*- 愈创烯、别香橙烯 [10] 等挥发油成分。

药理作用 1. 抗氧化作用

杧果的嫩叶、成熟叶、嫩果皮和绿熟果皮均能清除 OH 自由基，其清除强度大小顺序为嫩叶 > 成熟叶 > 绿熟果皮 > 嫩果皮 > 甘露醇 [11]。杧果皮渣多糖具有抗氧化活性，当多糖浓度为 1.0 mg/ml 时，其对 ABTS$^+$ 自由基、DPPH 自由基和 OH 自由基的清除率分别达到 42.58%、92.37% 和 41.59% [12]。

2. 抗肿瘤作用

杧果叶中的杧果苷可抑制 SGC7901 和 BGC823 胃癌细胞的增殖活力，降低胃癌细胞迁移与侵袭的能力，减少胃癌细胞对葡萄糖的消耗及乳酸含量，降低糖酵解反应，还能抑制 PKM2 蛋白二聚体的表达 [13]。杧果苷与顺铂联用可协同抑制 HepG2 细胞增殖，其作用机制与顺铂抑制癌细胞 DNA 复制和杧果苷抑制肿瘤细胞中 PTK 活性有关 [14]。

3. 抗糖尿病作用

杜果苷及其衍生物具有降低糖尿病小鼠血糖、保护糖尿病小鼠肾脏及抑制胰岛细胞凋亡的作用，且杜果苷衍生物的降血糖作用随着碳链的延长呈现作用增强的趋势[15]。杜果苷可通过促进糖尿病小鼠肌、肝糖原的合成和胰岛素的分泌，降低血清三酰甘油和总胆固醇含量来调节糖尿病小鼠的糖脂代谢[16]。

4. 对心脑血管系统的作用

杜果苷可减轻大鼠心肌缺血/再灌注损伤，改善心肌功能，减少心肌梗死面积，提高心肌组织中p38蛋白磷酸化水平，降低血清中炎性介质 TNF-α 水平[17]。杜果苷对脑缺血再灌注损伤大鼠具有保护作用，可降低大鼠脑组织中 MDA、IL-1β 和 TNF-α 的含量，提高 GSH 和 SOD 活性以及IL-10 的含量[18]。杜果苷可通过激活 PPARγ 进而抑制血管内皮细胞中组织因子的表达及活性[19]。

5. 抗炎作用

杜果苷可能通过抑制 NF-κB 信号通路，进而抑制 iNOS、COX-2 表达及相关炎症因子 NO、IL-1β、TNF-α、IL-6 的分泌，干预 LPS 诱导的 RAW264.7 细胞炎症反应[20]。

6. 对呼吸系统的作用

杜果苷具有较好的镇咳、祛痰及平喘作用，能延长二氧化硫引咳小鼠的咳嗽潜伏期，增加小鼠气管的酚红排出量，抑制组胺所致的豚鼠离体回肠平滑肌收缩[21]。杜果叶水煎液、去杜果苷杜果叶水煎液和杜果苷均能明显抑制浓氨水及二氧化硫所致小鼠咳嗽次数，延长小鼠咳嗽的潜伏期，增加小鼠呼吸道酚红排出量[22]。

7. 抗菌、抗病毒作用

杜果叶提取物对6种常见的呼吸道感染菌（铜绿假单胞菌、大肠埃希菌、肺炎克雷伯杆菌、鲍氏不动杆菌、金黄色葡萄球菌和表皮葡萄球菌）有较强的体外抑制作用，其最低抑菌浓度(MIC)为 0.107~0.320mg/ml[23]。杜果苷可增强机体 Th1 型细胞因子 IL-2、TNF-α 和 IFN-γ 及 IL-18 mRNA 的表达水平，同时增强这四种 Th1 型细胞因子的协同作用，共同提高机体细胞免疫应答的能力，恢复鸭乙型肝炎病毒 DHBV 感染导致细胞免疫低下的状态，帮助机体清除 DHBV[24]。

8. 其他作用

杜果苷可降低氧嗪酸钾诱导的高尿酸血症小鼠的血尿酸水平[25]。杜果叶醇提取物对小鼠急性酒精肝损伤具有保护作用，其作用机制与抗脂质过氧化作用有关[26]。

附　注　同属植物天桃木（扁桃）*Mangifera persiciformis* C. Y. Wu et T. L. Ming 与杜果形态相似，主要区别是杜果叶以长圆形或长圆状披针形为主，中脉和侧脉两面凸起，网络不明显；果为肾形，果实较大，果肉厚。扁桃叶以狭披针形为主，中脉、侧脉及网脉均在两面凸起；果为斜卵形或长圆卵形，果肉薄。

参考文献

[1] 董小娟. 杜果核化学成分研究 [D]. 泸州：泸州医学院,2013.

[2] 梁耀光,徐巧林,谢海辉,等. 杜果核仁的化学成分及其抑菌活性 [J]. 热带亚热带植物学报,2010,18(4):445-448.

[3] 袁叶飞,胡祥宇,王琳,等. 杜果核仁乙酸乙酯部位化学成分 [J]. 中国实验方剂学杂志,2013,19(9):161-163.

[4] 余昕,邓家刚,欧贤红,等. 杜果核仁的化学成分及体外对弱精症大鼠精子质量的影响 [J]. 中草药,2015,46(24):3643-3648.

[5] 聂妍,侯媛媛,李云鹃,等.生物活性结合UPLC-Q/TOF分析的芒果核仁中抗炎药效物质筛选研究[J].中草药,2015,46(18):2743-2749.

[6] 顾承真,刘菲菲,姚元成,等.杧果叶的化学成分研究[J].天然产物研究与开发,2013,25(1):36-39.

[7] 葛丹丹,张祎,刘二伟,等.杧果叶化学成分研究(Ⅰ)[J].中草药,2011,42(3):428-431.

[8] 郭伶伶,吴春华,葛丹丹,等.杧果叶化学成分研究Ⅱ[J].热带亚热带植物学报,2012,20(6):591-595.

[9] 张祎,张玉,刘丽丽,等.杧果叶化学成分研究Ⅲ[J].热带亚热带植物学报,2014,22(2):185-189.

[10] 冯旭,邓家刚,覃洁萍,等.杧果叶挥发油化学成分研究[J].时珍国医国药,2011,22(1):83-84.

[11] 韦会平,郑毅,韩洪波.杧果清除自由基活性成分及抗氧化作用研究[J].南方农业学报,2020,51(4):922-928.

[12] 赵巧丽,刘玉革,林丽静,等.杧果皮渣多糖提取工艺优化及其抗氧化活性研究[J].保鲜与加工,2019,19(1):102-110.

[13] 关波,张松,郭舜,等.杧果苷通过抑制糖酵解反应影响胃癌细胞迁移及侵袭[J].中国药师,2019,22(12):2213-2217.

[14] 杜正彩,邓家刚,李好文.杧果苷与顺铂联用对肝癌细胞HepG2增殖及PTK活性的影响[J].广西中医药,2013,36(3):59-63.

[15] 唐绍微,窦茜茜,莫金秋,等.杧果苷及其衍生物对糖尿病小鼠的降糖作用[J].医药导报,2018,37(4):441-444.

[16] 林华,牛艳芬,王芳,等.杧果苷对糖尿病小鼠糖脂代谢的影响[J].中药药理与临床,2012,28(6):41-44.

[17] 郑德志.大鼠心肌缺血再灌注损伤心室重构及杧果苷对其作用和机制的研究[D].重庆:第三军医大学,2012.

[18] ZHANG Y, CHEN W A, HUANG S S, et al.Protective effects of mangiferin on cerebral ischemia reperfusion injury and its mechanisms[J].Eur J Pharmacol,2016,15(771):145-151.

[19] 王阳阳,于惠玲,陈岩,等.杧果苷对血管内皮细胞中组织因子的影响及其机制[J].中国药理学通报,2017,33(7):961-965.

[20] 雷莉妍,王瑞成,周瑞,等.基于NF-κB通路的杧果苷干预脂多糖诱导的细胞炎症作用机制研究[J].中国中西医结合杂志,2019,39(5):597-602.

[21] 董漪竹,吴植强.杧果苷镇咳、祛痰、平喘作用的实验研究[J].中国中医药科技,2017,24(2):171-172,176.

[22] 韦乃球,邓家刚,冼寒梅,等.杧果叶水煎液、去杧果苷杧果叶水煎液及杧果苷祛痰镇咳药效比较的实验研究[J].河南中医,2009,29(1):42-44.

[23] 刘雪萍,蒋伟哲,黄兴振,等.杧果叶提取物体外抗菌作用研究[J].中国药业,2007,16(9):12-13.

[24] 邓家刚,郭宏伟,运晨霞,等.杧果苷抑制鸭乙肝病毒感染的免疫机制[J].细胞与分子免疫学杂志,2010,26(10):1046-1047.

[25] 林华,袁丽仙,高丽辉,等.杧果苷对高尿酸血症小鼠血尿酸及嘌呤代谢相关酶表达的影响[J].中国实验方剂学杂志,2019,25(2):55-59.

[26] 杜正彩,邓家刚,黄慧学,等.杧果叶醇提取物对小鼠急性酒精性肝损伤的影响[J].中国实验方剂学杂志,2013,19(22):250-253.

豆豉姜

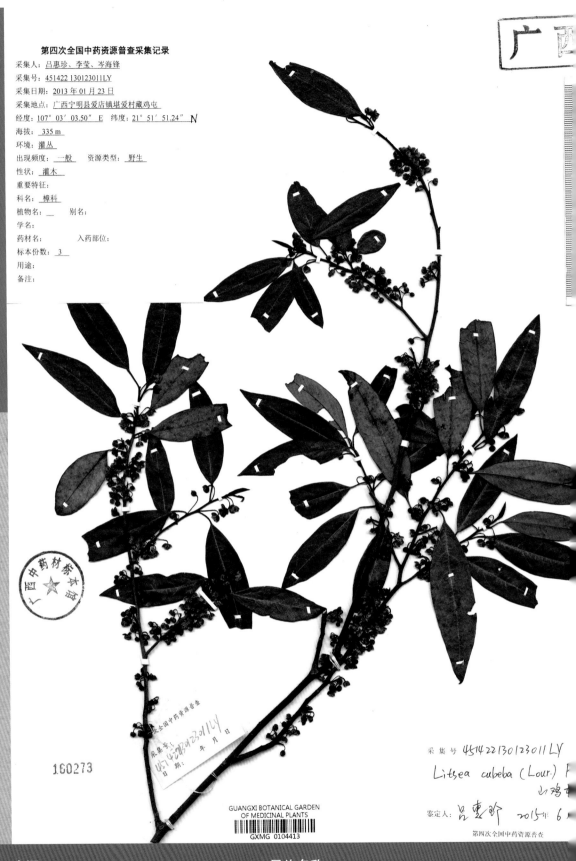

第四次全国中药资源普查采集记录

采集人：<u>吕惠珍、李莹、岑海锋</u>

采集号：<u>451422 130123011LY</u>

采集日期：<u>2013 年 01 月 23 日</u>

采集地点：<u>广西宁明县爱店镇堪爱村藏鸡屯</u>

经度：<u>107° 03′ 03.50″ E</u>　纬度：<u>21° 51′ 51.24″ N</u>

海拔：<u>335 m</u>

环境：<u>灌丛</u>

出现频度：<u>一般</u>　　资源类型：<u>野生</u>

性状：<u>灌木</u>

重要特征：

科名：<u>樟科</u>

植物名：<u>　　</u>　别名：

学名：

药材名：　　　　入药部位：

标本份数：<u>3</u>

用途：

备注：

160273

采集号 451422130123011LY

Litsea cubeba (Lour.)

山鸡椒

鉴定人：吕惠珍　2015年 6

第四次全国中药资源普查

来源

樟科（Lauraceae）植物山鸡椒 *Litsea cubeba* (Lour.) Pers. 的根、树皮、茎、叶或果实。

民族名称

【壮族】肺壮（天峨）。

【瑶族】得从亮。

【侗族】美辣伤（三江）。

民 族 应 用

【壮族】药用树皮。水煎服治胃寒痛；捣烂敷患处治跌打损伤肿痛。内服用量15~30g；外用适量。

【瑶族】药用根、茎、叶、果实。主治风湿性关节炎，腰腿痛，四肢麻痹，跌打损伤，痛经，毒蛇咬伤。根、皮内服用量15~30g，水煎服或浸酒服；外用鲜叶适量捣敷。

【侗族】药用叶。捣烂敷伤口对面可拔铁砂。内服用量15~30g；外用适量。

药材性状 　树皮灰褐色。根圆锥形，有的弯曲，直径0.5~5cm；表面灰棕色或暗红棕色，有小裂纹及小点状皮孔；皮薄而脆；断面黄白色或淡黄色，有数圈圆环，有时可见众多针状小孔及放射状纹理。茎圆柱形；质坚硬，难折断；气香而特异，味微辛涩。叶呈披针形或长椭圆形，易破碎；表面棕色或棕绿色，长4~10cm，宽1~2.5cm，先端渐尖，基部楔形，全缘，羽状网脉明显，于下表面稍突起；质较脆；气芳香；味辛凉。果实圆球形，直径4~6mm；表面棕褐色至棕黑色，有网状皱纹，基部常有果柄痕；中果皮易剥去；内果皮暗棕红色，果皮坚脆；种子1粒，内有肥厚子叶2枚，富含油质；具特异强烈窜透性香气，味辛、凉。

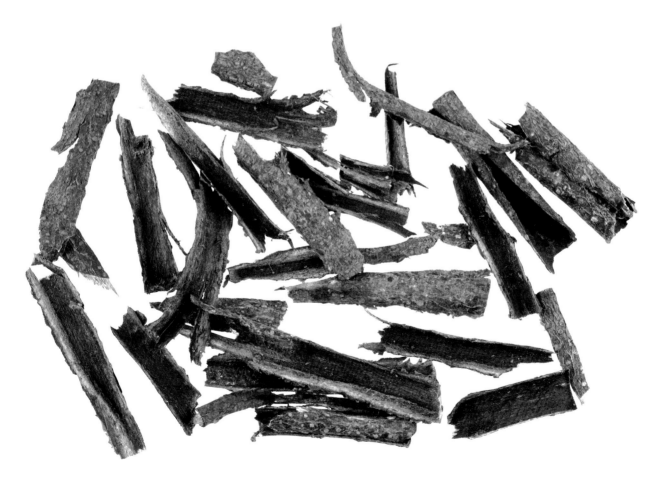

· 豆豉姜－树皮

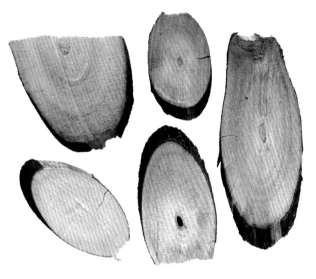

· 豆豉姜－根

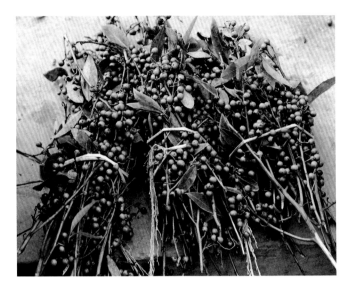

· 豆豉姜－茎、叶、果实（鲜）

药用源流　豆豉姜以山胡椒一名记载于《证类本草》，引《唐本余》，曰："味辛，大热，无毒。主心腹痛，中冷，破滞。所在有之。似胡椒，颗粒大如黑豆，其色黑，俗用有效。"《滇南本草》记载："山胡椒。性温，味苦、辛。入脾肾二经。泡酒吃，治面寒疼痛，暖腰膝，壮阳道，治阳痿。"《植物名实图考长编》引《广西通志》云："山胡椒，夏月全州人以代茗饮，大能清暑益气，或以为即荜澄茄。"山鸡椒果实的形状和气味与胡椒科荜澄茄的果实相似，且我国南部地区以山鸡椒的果实作为荜澄茄使用已有较长的历史。历版《中华人民共和国药典》将山鸡椒作为荜澄茄药材的基原植物。《广西中药材标准》（第二册）记载其具有祛风除湿、理气止痛的功效；主治感冒，风湿痹痛，胃寒痛，脚气，跌打损伤肿痛。《中华人民共和国药典》（2020年　一部）记载其具有温中散寒、行气止痛的功效；主治胃寒呕逆，脘腹冷痛，寒湿郁滞，小便浑浊。

	种子植物门	被子植物亚门	双子叶植物纲	樟目	樟科
分类位置	Spermatophyta	Angiospermae	Dicotyledoneae	Laurales	Lauraceae

形态特征　落叶灌木或小乔木。小枝绿色，无毛。叶互生，披针形或长圆形，先端渐尖，纸质，上面深绿色，下面粉绿色，两面均无毛；叶柄长6~20mm。伞形花序单生或簇生；花被裂片6；苞片边缘有睫毛；每一伞形花序有花4~6朵；花被裂片6；花丝中下部有毛。果近球形，无毛，幼时绿色，成熟时黑色，果梗长2~4mm。

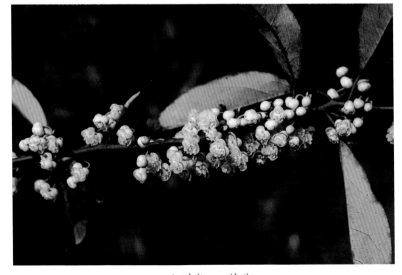

· 山鸡椒－花期

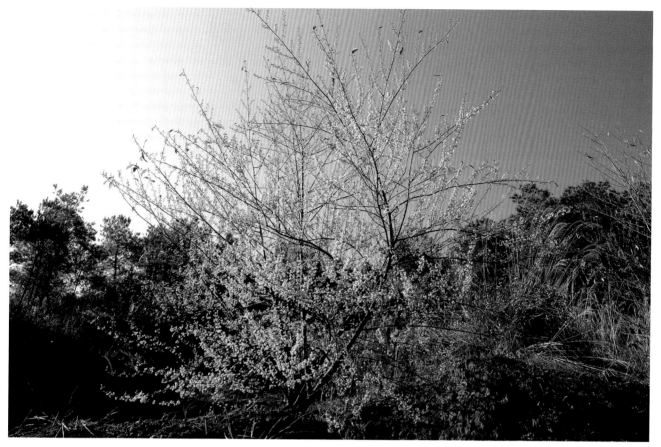

· 山鸡椒 – 植株

生境分布 生于海拔 500~3200m 向阳的山地、灌丛、疏林或林中路旁、水边。分布于广东、广西、福建、台湾、浙江、江苏、安徽、湖南、湖北、江西、贵州、四川、云南、西藏等。广西全区各地均有分布。

化学成分 主要含有 (+)-arturmerone、bakuchiol[1]、staphylionoside D、吐叶醇 -9-O-β-D- 吡喃葡萄糖苷、二氢吐叶醇 -O-β-D- 吡喃葡萄糖苷[2] 等萜类成分；isolinderanolide、secosubamolide A[1] 等丁内酯类成分；N- 反式阿魏酰基酪胺、N- 反式芥子酰基酪胺、N- 反式香豆酰基酪胺、N- 顺式肉桂酰基酪胺[1]、山鸡椒胺甲[3] 等酪胺衍类成分；山奈苷、槲皮素 -3-O-α-L- 鼠李糖苷、山奈酚 -3-O-β-D- 吡喃葡萄糖苷[2]、槲皮素、木犀草素、芹菜素 -7-O-β-D- 葡萄糖[3] 等黄酮类成分；(+)- 去甲波尔定、(+)瑞枯灵、(+)- 六驳碱、(+)-N- 甲基六驳碱、小檗碱[4] 等生物碱类成分。

药理作用 1. 抗菌作用

山鸡椒果实精油对尖孢镰刀菌、大肠杆菌、李斯特菌、金黄色葡萄球菌、鼠伤寒沙门菌、枯草芽孢杆菌均具有抑菌作用[5, 6]。

2. 抗风湿性关节炎作用

山鸡椒具有改善完全弗氏佐剂诱导 Wistar 大鼠关节炎症状，其活性部位为二氯甲烷部位，可能通过抗炎作用和免疫抑制作用抗风湿性关节炎[7]。

3. 抗肿瘤作用

山鸡椒可通过抑制 HeLa 细胞 PI3KCA、Akt-1 和 Akt-2 基因表达，发挥抗肿瘤作用[8]。山鸡椒中的木脂素及类似物对 NCI-H1650、HCT116 和 A2780 细胞具有细胞毒活性[9]。

4. 抗氧化作用

山鸡椒果实精油具有较好的抗氧化活性，能清除 DPPH 自由基和 OH 自由基[6]。

5. 抗血栓作用

山鸡椒注射液对聚集性高的血小板能起到强有力的解聚作用[10]。

6. 对呼吸系统的作用

从山鸡椒果实中提取的柠檬醛能明显延长氯化乙酰胆碱－磷酸组胺喷雾引起的豚鼠哮喘潜伏期，延长浓氨水喷雾诱发小鼠咳嗽反应潜伏期，减少咳嗽次数，增加小鼠呼吸道酚红排泌量，抑制乙酰胆碱对豚鼠离体气管平滑肌的收缩作用，使乙酰胆碱所致气管平滑肌量效曲线右移[11]。

7. 镇痛作用

山鸡椒果实 SC-CO$_2$ 萃取物对醋酸及高热所致疼痛反应具有抑制作用[12]。山鸡椒果实不同极性提取物能延长小鼠甩尾潜伏期[13]。

8. 其他作用

山鸡椒果实不同极性提取物能减少二甲苯致小鼠耳肿胀度，增加大、小鼠胆汁分泌量[13]。山鸡椒果实水提取物对内毒素、干酵母、2,4-二硝基苯酚所致大鼠发热有明显的解热作用[14]。

附　注　山鸡椒的花、叶和果皮是提制柠檬醛的主要原料，供医药制品和配制香精等用。

参考文献

[1] 夏欢，王玲燕，夏桂阳，等.山鸡椒乙酸乙酯部位化学成分研究[J].中国中药杂志,2020,45(24):5877-5883.

[2] 王玲燕，曲郁虹，李彦程，等.山鸡椒水溶性成分的研究[J].中国中药杂志,2017,42(14):2704-2713.

[3] 陈佳，朱超兰，许海燕，等.豆豉姜的化学成分研究.Ⅱ.甲醇提取物的氯仿部位和乙酸乙酯部位[J].中国医药工业杂志,2010,41(7):504-508.

[4] 张水英，郭强，曹愿，等.豆豉姜的生物碱类成分研究[J].中国中药杂志,2014,39(20):3964-3968.

[5] 王雪，梁晓洁，高暝，等.三种山苍子精油化学成分及抑菌效果差异分析[J].天然产物研究与开发,2019,31(11):1847-1856.

[6] SHE Q H,LI W S,JIANG Y Y,et al.Chemical composition, antimicrobial activity and antioxidant activity of *Litsea cubeba* essential oils in different months[J].Nat.Prod.Res.,2020,34(22):3285-3288.

[7] 林兵.豆豉姜抗类风湿关节炎物质基础及作用机制研究[D].上海：第二军医大学,2014.

[8] AMINAH D,POPPY H,ZAITUN A,et al.The PI3KCA and AKT inhibitory activities of *Litsea cubeba* Lour. fruits and heartwoods towards HeLa cells[J].Open Access Maced J Med Sci,2019,7:1422-1424.

[9] LI X T,XIA H,WANG L Y,et al.Lignans from the twigs of *Litsea cubeba* and their bioactivities[J].Molecules,2019,24(2):306.

[10] 张祥义，杨遇正，刘玉茂，等.山鸡椒注射液抗血栓作用动物实验研究[J].中草药,1983,14(9):10.

[11] 殷志勇，王秋娟，贾莹.山苍子水提取物柠檬醛抗哮喘作用的实验研究[J].中国临床药理学与治疗学,2006,11(2):197-201.

[12] 汤杰，万进，施春阳，等.荜澄茄超临界二氧化碳提取工艺及其镇痛活性评价[J].中南药学,2008,6(3):301-303.

[13] 张小丽，姜姗姗，陈瑞明，等.荜澄茄不同极性提取物的抗炎镇痛利胆作用[J].中国药房,2014,25(19):1744-1746.

[14] 胡竟一，李兴平，白筱璐，等.荜澄茄的解热作用研究[J].中药药理与临床,2012,28(2):119-121.

各论

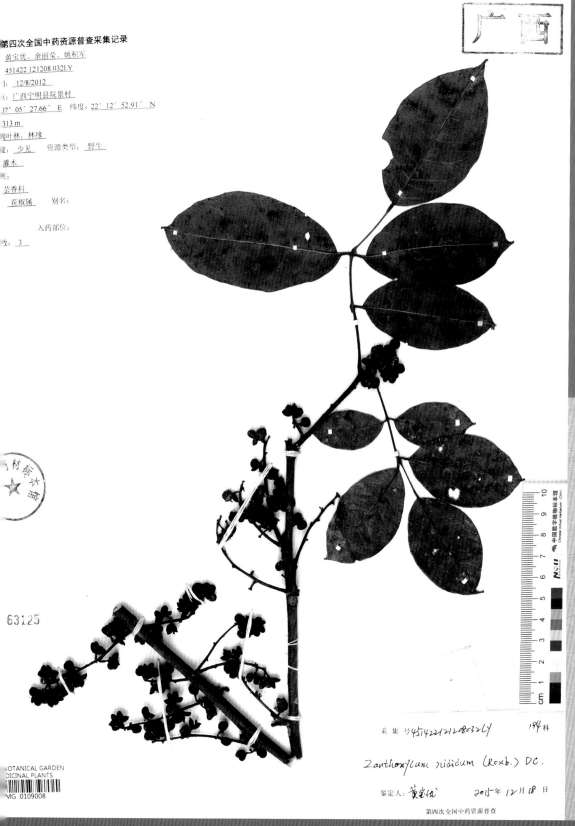

第四次全国中药资源普查采集记录

黄宝优、余丽莹、姚积车

451422 121208 032LY

期: 12/8/2012

址: 广西宁明县院景村

07°05′27.66″ E 纬度：22°12′52.91″ N

313 m

叶林，林缘

夏：少见　资源类型：野生

灌木

芸香科

花椒属　别名：

入药部位：

数：3

63125

两面针

采集号 451422121208032LY　194 科

Zanthoxylum nitidum (Roxb.) DC.

鉴定人：黄宝优　2015 年 12 月 18 日

第四次全国中药资源普查

来源

芸香科（Rutaceae）植物两面针 *Zanthoxylum nitidum* (Roxb.) DC. 的根或茎。

民族名称

【壮族】棵剩咯（河池）。

【瑶族】入山虎。

【仫佬族】两面针（罗城）。

【侗族】呀忙算（三江）。

民 族 应 用

【壮族】药用根。磨水服或研粉冲开水服治痧证。内服用量9g。

【瑶族】药用根茎。用于治疗风湿或类风湿关节炎，坐骨神经痛，腰肌劳损，胃痛，腹痛，牙痛，咽喉肿痛，感冒头痛，胃及十二指肠溃疡，胆道蛔虫，跌打损伤，外伤出血，毒蛇咬伤。内服用量3~9g，水煎或浸酒服（蛇伤可用至30g）；外用药酒搽或鲜根适量捣敷。

【仫佬族】药用根。水煎服治头痛，胃痛，发热。内服用量9g。

【侗族】药用根。水煎服治支气管炎咳嗽，风湿痛，牙痛。内服用量9g。

药材性状 根为厚片或圆柱形短段，长2~20cm，厚0.5~6（~10）cm；表面淡棕黄色或淡黄色，有鲜黄色或黄褐色类圆形皮孔样斑痕；切面较光滑，皮部淡棕色，木部淡黄色，可见同心性环纹和密集的小孔。质坚硬。茎表面灰黄色至灰褐色，有散在的黄色或浅棕色圆形小点及乳突状的皮刺茎痕，皮刺表面环纹明显；切面皮部较薄，木部发达，黄色，髓部类白色或中空；气微香，味辛辣麻舌而苦。

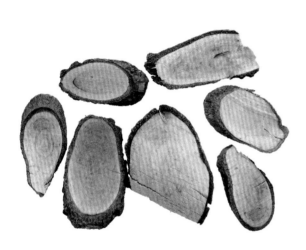

·两面针－根

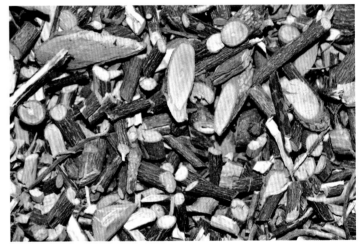

·两面针－根茎

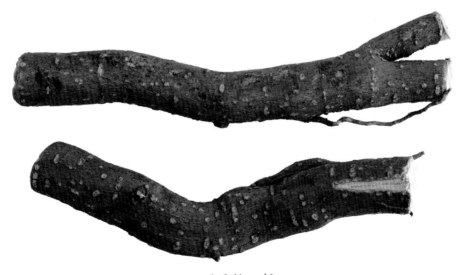

·两面针－根

药用源流 两面针原名蔓椒，始载于《神农本草经》，列为下品，同时载录有本品异名"家椒"。其后历代本草大多沿用《神农本草经》的记载，以"蔓椒"为正名，如《名医别录》《本草经集注》《本草图经》等。《本草纲目》收入果部，谓："蔓椒野生林箐间，枝软如蔓，子、叶皆似椒，山人亦食之。"《本草求原》以"入地金牛根"为正名，曰："草本。叶卵形，边有水波纹，茎及叶之背均有筋，谓之入地金牛公。功力较胜于叶之一面无箭者，入药用其根。"古代著作记载的本品异名尚有"猪椒""蔹椒""狗椒""豕椒""樛""豨杀""金椒""豨椒"等。根据以上形态特征描述，其原植物应为现今广泛应用的芸香科植物两面针。"两面针"作为正名在古代文献未见记载，现代文献中均以"两面针"作为本药正名。两面针在我国药用历史悠久，功效古今应用相似。《神农本草经》曰："主风寒湿痹，历节疼，除四肢厥气，膝痛。"《本草纲目》载："主治风寒湿痹，历节疼，除四肢厥气，膝痛，煎汤蒸浴，取汗。根主痔，烧末服，并煮汁浸之。"《本草求原》曰："入地金牛根治痰火、疬核，并急喉痰闭危笃，去外皮，煎水饮。"《陆川本草》载："接骨，消肿，止痛，去淤。治跌打骨折，损伤肿痛，风湿骨痛，心胃气痛，牙痛。并治蛇伤。"《中华人民共和国药典》（2020年版 一部）记载其具有活血化瘀、行气止痛、祛风通络、解毒消肿的功效；主治跌扑损伤，胃痛，牙痛，风湿痹痛，毒蛇咬伤；外治烧烫伤。

分类位置	种子植物门	被子植物亚门	双子叶植物纲	芸香目	芸香科
	Spermatophyta	Angiospermae	Dicotyledoneae	Rutale	Rutaceae

形态特征 攀援木质藤本。叶有小叶（3~）5~11片，小叶对生，阔卵形或近圆形，或狭长椭圆形，顶部长或短尾状，顶端有明显凹口，凹口处有油点，边全缘或有疏钝齿，齿缝处有油点；侧脉及支脉在两面干后均明显且常微凸起，中脉在叶面稍凸起或平坦。花序腋生；花4基数；萼片上部紫绿色；花瓣淡黄绿色；雌花的雄蕊由3个或3个心皮组成。果梗长2~5mm；果皮红褐色，分果瓣顶端有短芒尖。种子圆珠状。

生境分布 生于海拔800m以下的温热地方，山地、丘陵、平地的疏林、灌丛中、荒山草坡的有刺灌丛中较常见。分布于台湾、福建、广东、海南、广西、贵州、云南等。广西主要分布在北回归线以南地区。

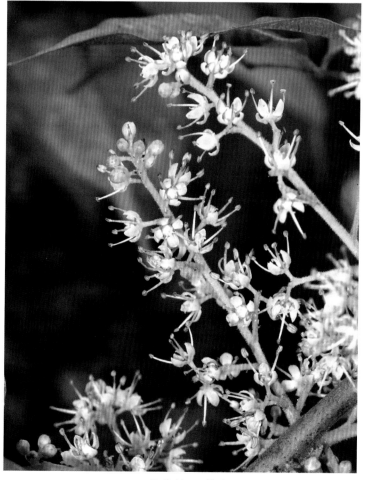

· 两面针 - 花期

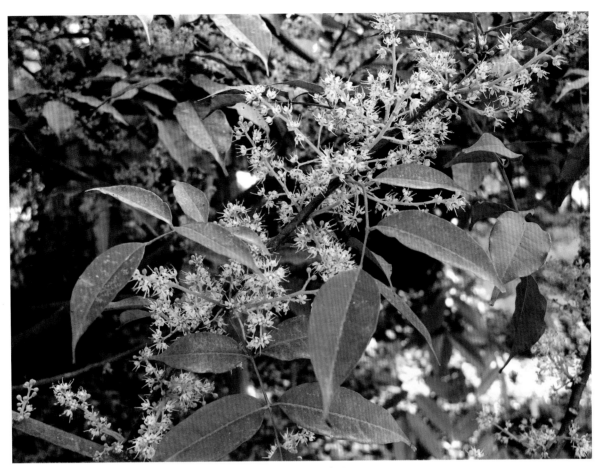

·两面针－花期

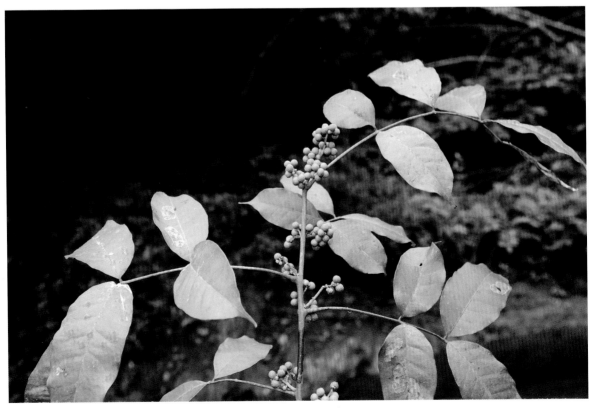

·两面针－果期

化学成分 主要含有 γ- 崖椒碱、茵芋碱、4- 甲氧基 -1- 甲基 -2- 喹诺酮、rhoifoline B[1]、9- 去甲氧基两面针碱、两面针碱、白屈菜红碱、鹅掌楸碱[2]、zanthonitidine B、异阔果芸香碱[3]、异莲心碱、木兰花碱、轮环藤酚碱、木兰箭毒碱、别隐品碱[4] 等生物碱类成分；以及左旋丁香树脂酚[1]、丁香树脂醇、表丁香脂素、异紫花前胡内酯、丁香醛[3] 等成分。

药理作用 1. 对胃肠道的作用

两面针根、茎均能改善大鼠慢性浅表性胃炎、胃黏膜组织炎症，降低应激性胃溃疡及吲哚美辛致大鼠胃溃疡的溃疡指数和胃液分析指标，提高小鼠胃的酚红排空率和小肠的炭末推进率[5]。

2. 抗肿瘤作用

氯化两面针碱能抑制 ECA109 细胞增殖并诱导其凋亡，其作用机制与升高 p53 和 Noxa 和下调 Bcl-2 的表达以及活化 caspase-3 有关[6]；还可抑制人喉癌细胞株 Hep2 细胞的生长，并诱导其凋亡及降低其侵袭和迁移能力[7]。

3. 对心血管系统的作用

氯化两面针碱能降低心肌缺血再灌注大鼠心律失常的发生率，推迟心律失常的发生时间并缩短其持续时间，降低 ST 段抬高程度，降低心肌酶水平，减轻氧自由基损伤程度[8]。氯化两面针碱能剂量依赖性抑制斑马鱼胚胎肠下静脉血管生成，下调血管生成相关基因 VEGF、VEGFR-2 和 FGF_2 的表达[9]。

4. 保肝作用

两面针提取物能明显降低四氯化碳诱导的肝损伤小鼠的血清 ALT、AST 和肝脏 MDA 含量，提高肝脏 SOD 活性[10]。

5. 抗炎、镇痛作用

两面针根和茎均能减少醋酸致小鼠疼痛扭体反应的次数和提高热板致小鼠疼痛痛阈值，抑制角叉菜胶致大鼠足肿胀和棉球致大鼠肉芽增生的炎症反应[11]。两面针中木脂素化合物结晶 -8 能抑制福尔马林疼痛模型小鼠中枢的 PGE_2、NO、MDA 水平[12]。

附　注 本品有小毒，误食过量可引起头晕、眼花、呕吐。解救方法为催吐、洗胃、导泻；服糖水或注射葡萄糖液。在商品中常发现有同科植物飞龙掌血 *Toddalia asiatica* (L.) Lam. 和同属植物竹叶椒 *Z. armatum* DC.、刺壳椒 *Z. echinocarpum* Hemsl. 等与本品混用的情况。

参考文献

[1] 沈晓华, 穆淑珍, 王青遥, 等. 滇产两面针化学成分的分离与鉴定 [J]. 沈阳药科大学学报, 2016,33(4):275-279,292.

[2] 邓颖, 沈晓华, 邓璐璐, 等. 滇产两面针中抗肿瘤活性生物碱成分研究 [J]. 天然产物研究与开发, 2020,32(8):1370-1378.

[3] 赵丽娜, 王佳, 汪哲, 等. 中药两面针的化学成分及细胞毒活性成分研究 [J]. 中国中药杂志, 2018,43(23):4659-4664.

[4] 杨鹏, 卿志星, 向锋, 等. HPLC-Q-TOF/MS 法鉴定两面针和单面针中的生物碱 [J]. 中成药, 2017,39(8):1646-1650.

[5] 秦泽慧, 陈炜璇, 李茹柳, 等. 两面针根和茎抗胃炎、保护胃黏膜和改善胃肠运动功能的作用比较研究 [J]. 中药材, 2016,39(1):164-169.

[6] 袁翠林, 娄净, 谢璐迪, 等. 氯化两面针碱对人食管癌 ECA109 细胞抑制作用及机制研究 [J]. 中草药, 2019,50(20):4969-4973.

[7] 董涛,吴倩.氯化两面针碱体外对人喉癌 Hep2 细胞增殖、凋亡、侵袭及迁移的影响 [J].中国医药导报,2019,16(16):17-20,36.

[8] 韦锦斌,龙盛京,覃少东,等.氯化两面针碱对大鼠心肌缺血再灌注损伤的保护作用(英文)[J].中国临床康复,2006,10(27):171-174.

[9] 金秋,刘华钢,蒙怡,等.氯化两面针碱对斑马鱼胚胎血管生成的影响 [J].中国药理学通报,2013,29(11):1602-1605.

[10] 庞辉,汤桂芳,何惠,等.两面针提取物对小鼠实验性肝损伤的保护作用 [J].广西医学,2006,28(10):1606-1608.

[11] 陈炜璇,秦泽慧,曾丹,等.两面针根、茎抗击打损伤和镇痛抗炎作用比较研究 [J].中药材,2015,38(11):2358-2363.

[12] 王希斌,杨斌,刘华钢.两面针中木脂素化合物结晶 -8 对疼痛大鼠中枢 PGE_2、NO、MDA 水平的影响 [J].湖南中医药大学学报,2018,38(7):743-745.

第四次全国中药资源普查采集记录

黄宝优、胡雪阳、姚积军

451223130402033LY

2013 年 04 月 02 日

广西凤山县乔音乡怀里村

纬度：N

33 m

丛、路旁，石灰土

一般　　资源类型：野生

本

花紫色

形科

别名：

入药部位：

3

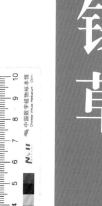

号：451223130402033LY　　　　唇形科　　162258

活血丹

oma longituba (Nakai) Kupr.

人：吕惠珍　　　　2016 年 1 月 19 日

第四次全国中药资源普查

连钱草

来源
唇形科（Lamiaceae）植物活血丹 *Glechoma longituba* (Nakai) Kupr. 的全草。

民族名称
【壮族】菜钱吓（靖西），菜娜吓（那坡），别特成苯（天峨），菜怒（天等）。

【瑶族】跌旦代（桂平），连钱草、亲得帮、天地风（金秀）。

【仫佬族】妈鲁得咱、吗奴（罗城）。

【侗族】马铜钱洗拢（融水），骂通先亚（三江）。

【苗族】奥写那、胶散星、加山爪努（融水）。

【京族】幼妈香（防城）。

民族应用

【壮族】药用全草。水煎服治小儿感冒发热，加威灵仙共煎服治鱼刺在喉；捣烂敷患处或捣烂调米酒和生盐各少许敷患处治跌打损伤，骨折；捣烂敷患眼治结膜炎。

【瑶族】药用全草。水煎服治肚痛，胃痛，月经不调，尿路感染，小儿感冒发热；捣烂敷患处或捣烂调米酒和生盐各少许敷患处治跌打损伤，骨折。

【仫佬族】药用全草。水煎服治腹泻；捣烂敷患处或捣烂调米酒和生盐各少许敷患处治跌打损伤，骨折，关节炎。

【苗族】药用全草。水煎服治尿路结石，尿道炎，黄疸型肝炎；捣烂敷患处或捣烂调米酒和生盐各少许敷患处治跌打损伤，骨折；捣烂敷患处治带状疱疹。

内服用量 30~60g；外用适量。

药材性状　长 10~20cm，疏被短柔毛。茎呈方柱形，细而扭曲；表面黄绿色、绿色或紫红色，节上有不定根；质脆，易折断，断面常中空。叶对生，叶片多皱缩，展平后呈肾形或近心形，长 1~3cm，宽 1.5~3cm，灰绿色或绿褐色，边缘具圆齿；叶柄纤细，长 4~7cm。轮伞花序腋生，花冠二唇形，长达 2cm。搓之气芳香，味微苦。

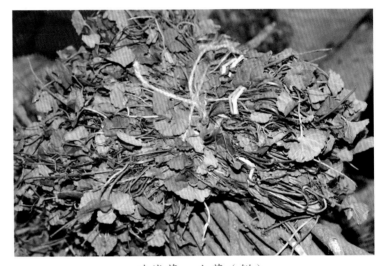

· 连钱草 – 全草（鲜）

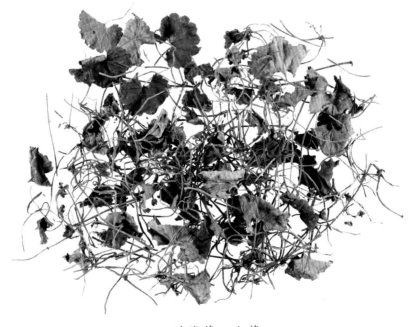

· 连钱草 – 全草

药用源流 《履巉岩本草》记载："连钱草。味苦，寒，无毒。主大热，恶疮痈疽，主小儿丹毒寒热，腹内热结，捣汁服之，立差。"《质问本草》记载："春生苗，蔓延于篱下。"《植物名实图考》记载："活血丹。产九江、饶州，园圃、阶角、墙阴下皆有之。春时极繁，高六七寸，绿茎柔弱，对节生叶，叶似葵菜初生小叶，细齿深纹，柄长而柔；开淡红花，微似丹参花，如蛾下垂。取茎叶根煎饮，治吐血、下血有验。入夏后即枯，不易寻矣。"以上所述及其所附图绘与本种相符。《中华人民共和国药典》（2020年版　一部）记载其地上部分具有利湿通淋、清热解毒、散瘀消肿功效；主治热淋，石淋，湿热黄疸，疮痈肿痛，跌打损伤。

分类位置	种子植物门	被子植物亚门	双子叶植物纲	唇形目	唇形科
	Spermatophyta	Angiospermae	Dicotyledoneae	Laminales	Lamiaceae

形态特征 多年生草本。具匍匐茎。茎四棱形，几无毛，幼嫩部分被疏长柔毛。叶草质，下部者较小，叶片心形或近肾形；上部者较大，叶片心形，上面被疏粗伏毛或微柔毛。轮伞花序通常2花；花萼管状，长9~11mm，外面被长柔毛，萼齿卵状三角形，长为萼长1/2。花冠淡蓝、蓝至紫色；雄蕊4，内藏，无毛；花药2室，略叉开；子房4裂，无毛；花盘杯状，微斜，前方呈指状膨大。成熟小坚果深褐色，长圆状卵形。

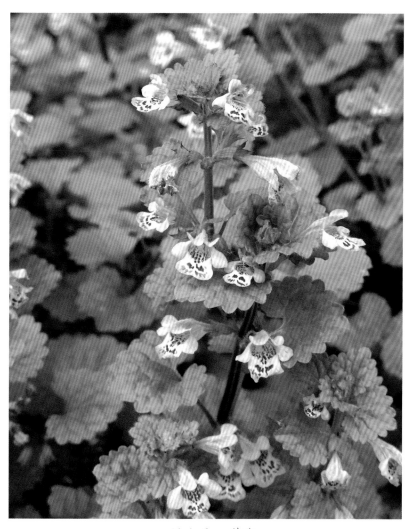

· 活血丹 – 花期

生境分布 生于海拔 50~2000m 的林缘、疏林下、草地中、溪边等阴湿处。除青海、甘肃、新疆及西藏外，全国各地均有分布。广西全区各地均有分布。

化学成分 主要含有芹菜素 –7–O– 葡萄糖苷、芫花素、刺槐素、芒柄花素[1]、木犀草素、芦丁[2]、柯伊利素 –7–O–β–D– 葡萄糖苷、芹菜素 –7–O–β–D– 吡喃葡萄糖苷[3]、芹菜素 –7–O–β–D– 芹糖 –(1 → 2)– β–D– 葡萄糖苷[4] 等黄酮类成分；以及齐墩果酸、咖啡酸、5– 羟甲基糠醛、绿原酸[1]、熊果酸、白桦脂酸、β– 谷甾醇、乙酰丁香酸、大黄素[2]、迷迭香酸、丹酚酸 A、3,4– 二咖啡酰基奎尼酸甲酯、latifolicinin D[3]、丁香脂素 –O–β–D– 葡萄糖苷、shimobashiric acid C[4]、β– 蜕皮甾酮、杜仲树脂酚、毛冬青三萜 B1[5] 等成分。

药理作用 1. 降血糖作用
活血丹能降低链脲佐菌素所致小鼠高血糖，能提高小鼠体内 SOD 活性，降低 MDA 含量，保护胰岛 β 细胞[6]。
2. 抗菌作用
活血丹 80% 醇提取物对枯草芽孢杆菌、肺炎双球菌、大肠杆菌具有一定的抑菌作用[7]。活血丹挥发油对大肠杆菌、变形杆菌、金黄色葡萄球菌和铜绿假单胞菌均有抑菌作用[8]。
3. 抗肾结石作用
活血丹能明显降低草酸钙引起的 OPN、KIM–1 表达、氧化应激水平以及草酸、肌酐和尿素的含量，减少草酸钙沉积和改善病理改变[9]。活血丹提取物可以增加尿量，降低肾组织中草酸含量以及血清、肾组织中钙含量，减轻大鼠肾组织因结石引起的损伤和病变，减少草酸钙结晶在肾组织中的沉积，从而防治肾结石[10]。
4. 血管舒张作用
活血丹醇总提取物、乙酸乙酯部位、水乳化部位对完整内皮和去内皮的肠系膜上动脉血管环均有舒张作用[11]。
5. 抗炎、镇痛作用
活血丹水提取物能明显抑制角叉菜胶致大鼠足趾肿胀率和大鼠棉球肉芽组织重量；能减少醋酸引起的小鼠扭体反应次数和提高小鼠热板痛阈值[12]。
6. 抗病毒作用
活血丹氯仿提取物、乙酸乙酯提取物和正丁醇提取物对病毒 HIV 与细胞的融合均具有一定的抑制作用[13]。
7. 对胃肠道的作用
活血丹水提取物能明显拮抗阿托品与肾上腺素对豚鼠离体回肠平滑肌的抑制作用，其作用可能由胆碱能 M 受体与肾上腺素受体介导；活血丹醇提取物能拮抗组胺、乙酰胆碱和 $BaCl_2$ 所致回肠平滑肌兴奋的作用，其作用可能由胆碱受体和组胺受体介导[14]。
8. 抗肿瘤作用
活血丹水提取液能阻断促癌物巴豆油、正丁酸联合作用激活 Epstein–Barr 病毒（EBV），阻断 Raji 细胞表达 EA，还能阻断 B95–8 细胞表达 VCA[15]。

附　注 连钱草为常用中草药，与过路黄 Lysimachia christiniae Hance、广东金钱草 Desmodium styracifolium (Osbeck) Merr. 和积雪草 Centella asiatica (Linn.) Urban 存在混用情况[16]。连钱草在浙江、江苏以金钱草入药，属地方习用品[17]。

参考文献

[1] 黄慧彬,江林,刘杰,等.活血丹的化学成分研究 [J].中药材,2017,40(4):844-847.

[2] 舒任庚,蔡慧,王晓敏,等.连钱草化学成分研究 [J].中草药,2017,48(20):4215-4218.

[3] 邓会云,袁铭铭,邓渝,等.连钱草乙酸乙酯部位化学成分研究 [J].中药材,2018,41(5):1103-1107.

[4] 熊晓丽,吴西,袁铭铭,等.连钱草正丁醇部位化学成分研究 [J].药品评价,2020,17(19):13-15,21.

[5] 吴西,袁铭铭,周国平,等.连钱草正丁醇部位化学成分研究 [J].中药材,2020,42(4):871-875.

[6] 袁春玲,王佩琪,郭伟英.连钱草的降血糖作用及其机制研究 [J].中药药理与临床,2008,24(3): 57-58.

[7] 田凤鸣,黄兆辉,王瀚,等.连钱草醇提取物体外抑菌活性的研究 [J].甘肃高师学报,2016,21(3):42-45.

[8] 陶勇,石米扬.连钱草的抑菌活性研究 [J].中国医院药学杂志,2011,31(10):824-825.

[9] 梁强.连钱草抗泌尿系草酸钙结石的药理作用及其机制研究 [D].兰州:兰州大学,2017.

[10] 杨念云,刘培,郭建明.连钱草提取物对肾结石模型大鼠的防治作用 [J].中国现代应用药学,2014,31(8):918-920.

[11] 张彦,刘欢欢,郭雨鑫,等.活血丹提取物舒张血管作用的初步研究 [J].现代中药研究与实践,2019,33(6):14-18.

[12] 何平,邹佳峻,费士杰.连钱草水提取物抗炎镇痛实验研究 [J].云南中医中药杂志,2014,35(2):63-64.

[13] 王珊.中药活血丹的化学成分与抗 HIV 活性研究 [D].北京:北京工业大学,2012.

[14] 陶勇,肖玉秀,易吉萍,等.连钱草提取物对豚鼠离体回肠平滑肌运动的影响 [J].中药材,2003,26(10):746-747.

[15] 谭成汉,李经略.两种中草药阻断促癌物激活 Epstein-Barr 病毒抗原表达 [J].肿瘤研究与临床,1994,6(2):73-76.

[16] 谭湘德,罗春香.连钱草与其易混淆品的生药学鉴别 [J].中外健康文摘:医药月刊.2008,5(6):676-677.

[17] 董颜凤,刘邦强.同名异物六种中药的鉴别比较 [J].中外健康文摘:医药月刊.2007,4(6):222-223.

吴茱萸

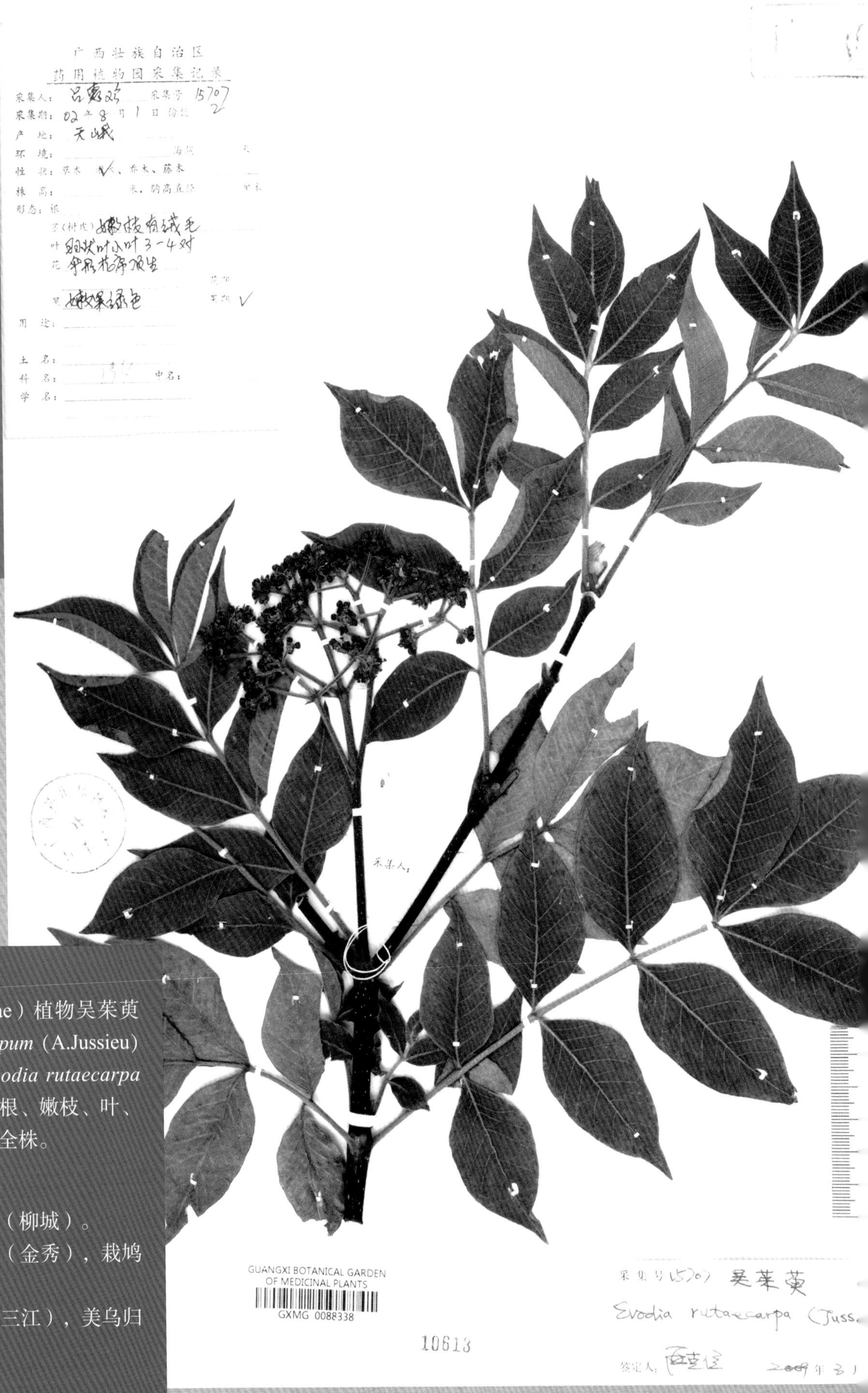

广西壮族自治区
药用植物园采集记录

采集人：吕惠珍　采集号：15707
采集期：02 年 8 月 1 日 份数：2
产　地：天峨
环　境：　　　　　海拔：　　高
性　状：灌木 ✓ 乔木、藤本
株　高：　　　　长、胸高在径　厘米
形　态：根
茎（树皮）嫩枝有绒毛
叶 羽状叶小叶 3—4 对
花 伞房花序顶生
果 嫩果绿色　　果期 ✓
用　途：
土　名：
科　名：　　　中名：
学　名：

GUANGXI BOTANICAL GARDEN
OF MEDICINAL PLANTS

GXMG 0088338

10613

采集号 15707 吴茱萸
Evodia rutaecarpa (Juss.

签定人 _____ 2009 年 3 月

来源
芸香科（Rutaceae）植物吴茱萸
Tetradium ruticarpum（A.Jussieu）
T. G. Hartley[*Euodia rutaecarpa*
(Juss.) Benth.] 的根、嫩枝、叶、
未成熟的果实或全株。

民族名称
【壮族】楝茶为（柳城）。
【瑶族】撒腊旦（金秀），栽鸠
（都安）。
【侗族】蜡虽（三江），美乌归
（融水）。

民 族 应 用

【壮族】药用根、叶、未成熟的果实。根水煎服治疗风湿骨痛。叶捣烂敷患处治无名肿毒。未成熟的果实研粉与米饭捣匀敷肚脐治婴儿腹痛。

【瑶族】药用叶、未成熟的果实、全株。未成熟的果实水煎服治寒性腹痛，消化不良，风湿骨痛，毒蛇咬伤，无名肿毒，婴儿腹痛，小儿发热，感冒，湿疹。全株水煎洗患处治感冒，湿疹。叶用于胃脘痛，腹泻，痢疾。

【侗族】药用嫩枝、叶、未成熟的果实。嫩枝、叶水煎洗伤口治毒蛇咬伤。未成熟的果实水煎服治寒性腹痛；水煎服兼用叶捣烂敷肚脐周围治各种急腹症；研粉与米饭捣匀敷肚脐治婴儿腹痛；研末与面粉混合加入酸醋调匀敷涌泉穴治小儿发热。

内服用量 6~15g；外用适量。

药材性状　根长短不一。嫩枝暗紫红色。叶多为小叶，完整的叶为单数羽状复叶；叶轴略呈圆柱形，黄褐色，被黄白色柔毛；小叶常皱缩破碎，完整者展平后呈椭圆形至卵圆形，长 5~15cm，宽 2.5~6cm，先端短尖或急尖，基部楔形，全缘，黄褐色，上面在放大镜下可见透明油点，下面密被黄白色柔毛，主脉突起，侧脉羽状；质脆，易碎；气微香，味辛、苦、辣。未成熟果实呈球形或略呈五角状扁球形，直径 2~5mm；表面暗黄绿色至褐色，粗糙，有多数点状突起或凹下的油点；顶端有五角星状的裂隙，基部残留被有黄色茸毛的果梗；质硬而脆，横切面可见子房 5 室，每室有淡黄色种子 1 粒；气芳香浓郁，味辛辣而苦。

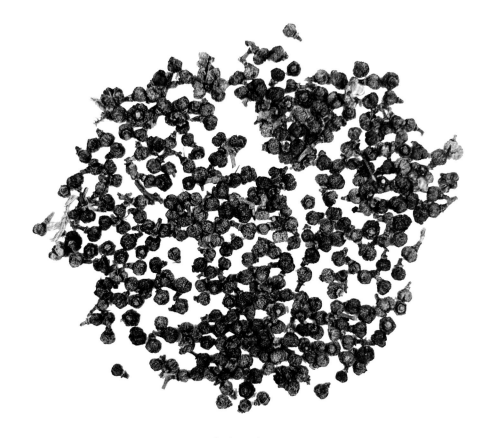

· 吴茱萸 – 未成熟果实

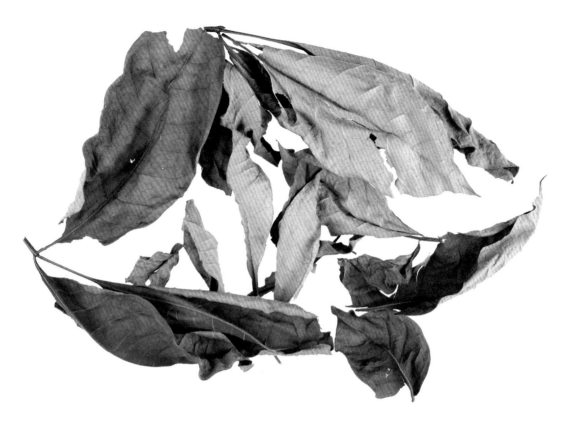

·吴茱萸－叶

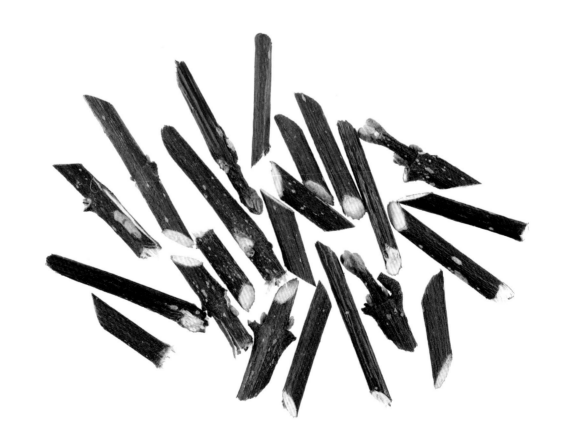

·吴茱萸－幼枝

药用源流 始载于《神农本草经》，列为中品。《本草图经》中对吴茱萸的描述为："吴茱萸，生上谷川谷及冤句，今处处有之，江浙、蜀汉尤多。木高丈余，皮青绿色，叶似椿而阔厚，紫色，三月开花，红紫色。七月、八月结实似椒子，嫩时微黄，至成熟时则深紫。"此描述与今吴茱萸基本相符，只是花的颜色不同，花为白色或黄白色，而非《本草图经》所述红紫色。《新修本草》记载："食茱萸。味辛、苦，大热，无毒，功用与吴茱萸同。少为劣耳，疗水气用之乃佳。"指出吴茱萸和食茱萸功效相类同。《本草图经》记载："食茱萸，旧不载所出州土，云功用与吴茱萸同，或云即茱萸中颗粒大，经久色黄黑堪嗽者是，今南北皆有之。其木亦茂高大，有长及百尺者。枝茎青黄、上有小白点，叶正类油麻。花黄。"并附有蜀州食茱萸插图，其所述与图绘与现今吴茱萸基本一致。《本草纲目》记载："茱萸枝柔而肥，叶长而皱，其实结于梢头，累累成簇而无核，与椒不同。一种粒大，一种粒小，小者入药为胜。"李时珍对茱萸的描述基本与现在应用的吴茱萸基本相符，粒大的可能是指吴茱萸，粒小的可能指石虎或疏毛吴茱萸。《中华人民共和国药典》（2020 年版 一部）记载其近成熟果实具有散寒止痛、降逆止呕、助阳止泻的功效；主治厥阴头痛，寒疝腹痛，寒湿脚气，经行腹痛，脘腹胀痛，呕吐吞酸，五更泄泻。

分类位置	种子植物门	被子植物亚门	双子叶植物纲	芸香目	芸香科
	Spermatophyta	Angiospermae	Dicotyledoneae	Rutale	Rutaceae

形态特征 小乔木或灌木。嫩枝暗紫红色。叶有小叶 5~11 片，卵形、椭圆形或披针形，叶轴下部的较小，两侧对称或一侧的基部稍偏斜，边全缘或浅波浪状，小叶两面及叶轴被长柔毛，毛密如毡状，或仅中脉两侧被短毛，油点大且多。花序顶生；雄花序的花彼此疏离，雌花序的花密集或疏离；萼片及花瓣均 5 片，偶有 4 片；雄花花瓣腹面被疏长毛，退化雌蕊 4~5 深裂；雌花花瓣腹面被毛，退化雄蕊鳞片状或短线状或兼有细小的不育花药，子房及花柱下部被疏长毛。果密集或疏离，有大油点，每分果瓣有 1 种子。种子长 4~5mm。

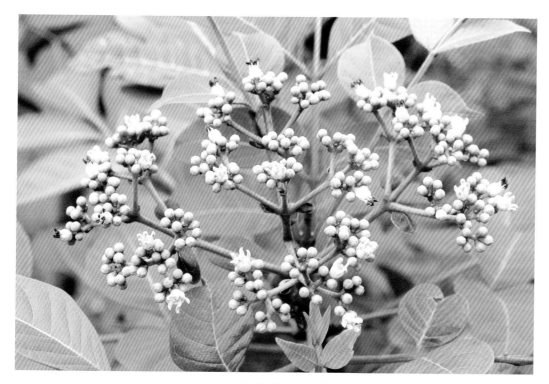

· 吴茱萸－雄花

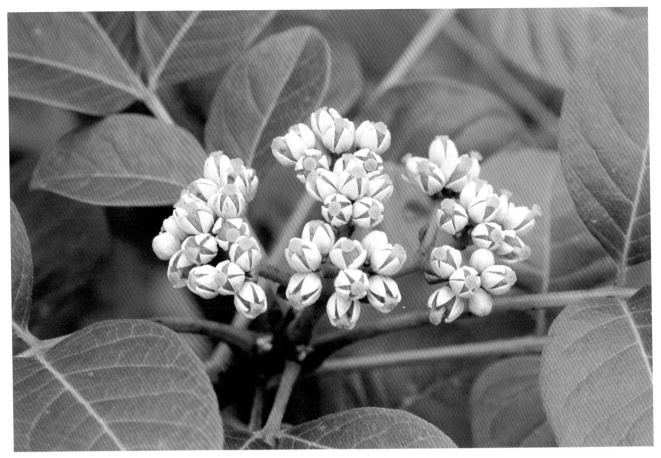

· 吴茱萸 – 雌花

生境分布 生于平地至海拔1500m山地疏林或灌木丛中，多见于向阳坡地。分布于安徽、福建、甘肃、广东、广西、贵州、河北、河南、湖北、湖南、江苏、江西、上海、四川、云南、浙江等。广西主要分布在融水、临桂、兴安、龙胜、资源、那坡、凌云、金秀等。

化学成分 主要含有吴茱萸酰胺 I–Ⅱ、5– 甲氧基 –N– 甲基色胺、吴茱萸酰胺、吴茱萸碱、吴茱萸次碱 [1]、N– 甲基色胺、6– 甲氧基 –N– 甲基 –1,2,3,4– 四氢 –β– 咔啉、N– 反式 – 对羟基苯乙基香豆酰胺 [2]、2– 十三烷基 –4(1H)– 喹诺酮、二氢吴茱萸卡品碱 [3] 等生物碱类成分；槲皮素 –3–O–β–D– 半乳糖、异鼠李素 –3–O– 芸香糖苷、香叶木苷、柯伊利素 –7–O– 芸香糖苷 [2]、香树素 –7–O–β–D– 葡萄糖苷、槲皮素 –3–O– 桑布双糖苷、芦丁、金丝桃苷、异槲皮苷 [3] 等黄酮类成分；柠檬酸、异柠檬酸、euodirutaecin A–B、柠檬苦素 [3] 等柠檬苦素类成分；咖啡酰葡萄糖酸、阿魏酰葡萄糖酸、绿原酸、咖啡酸、阿魏酰奎宁酸 [3] 等酚酸类成分。

药理作用 1. 抗肿瘤作用

吴茱萸中的吴茱萸碱可抑制胃癌 SGC7901 细胞的增殖，通过调节 Frizzled–1 表达，抑制 Wnt3α/β–catenin 信号通路的激活，从而抑制胃癌细胞的侵袭及转移 [4]。吴茱萸碱还能抑制 SW480 细胞的迁移和侵袭，其作用机制可能与调控 NF–κB p65 信号通路，进而抑制下游基因 MMP–9 的表达有关 [5]。

2. 对心血管系统的作用

吴茱萸次碱可通过抑制 TLR4/NF–κB 信号通路保护心肌缺血 / 再灌注损伤，其作用机制与促进

CGRP 释放有关 [6]。吴茱萸次碱能明显抑制血管平滑肌细胞成骨样分化和钙化，其作用机制可能与上调 Sirt1 的表达有关 [7]。

3. 抗阿尔茨海默病作用

吴茱萸次碱可改善 LPS 引起的小鼠认知功能障碍和神经元形态和数量，减轻神经炎症反应，还能抑制 LPS 诱导 BV2 小胶质细胞炎症反应 [8]。吴茱萸碱具有神经保护作用，其作用机制与调控氧化应激和 Akt /mTOR/GSK-3β 信号传导及其下游蛋白质，改善线粒体功能有关 [9]。

4. 抗菌作用

吴茱萸生物碱含药血清对伤寒杆菌、甲型副伤寒杆菌和福氏痢疾杆菌具有较好的抑菌作用 [10]。

5. 抗胃溃疡作用

吴茱萸多糖可明显降低大鼠胃溃疡指数，减轻胃组织的病理学变化 [11]。吴茱萸能改善应激性胃溃疡大鼠的症状，其作用机制可能与调节血清中肾上腺素含量有关 [12]。

6. 抗炎、镇痛作用

吴茱萸提取物能减轻二甲苯致小鼠耳肿胀，提高热板致疼痛的痛阈值 [13]。吴茱萸不同炮制品能明显提高热板的痛阈值和减少醋酸致扭体反应次数，能抑制二甲苯所致的小鼠耳肿胀，其中以砂烫盐炙组作用较强 [14]。

7. 降血糖作用

吴茱萸碱能明显降低 2 型糖尿病大鼠空腹血糖值和糖耐量水平 [15]。

参考文献

[1] 黄小龙,沈冰冰,梁雪娟,等.HPLC-Q-TOF-MS/MS 快速鉴别吴茱萸中的生物碱类组分 [J]. 中国实验方剂学杂志,2019,25(19):102-108.

[2] 苏秀丽,印敏,徐曙,等.UPLC-Q-TOF-MS 法分析吴茱萸化学成分 [J]. 中成药,2017,39(6):1223-1227.

[3] 赵晓梅,程宇欣,梁彩霞,等.基于 UPLC-Q-TOF-MS/MS 技术的吴茱萸化学成分分析 [J]. 中国实验方剂学杂志,2021,27(6):113-126.

[4] 李治,郭惠,魏思敏,等.基于 Frizzled-1 调控的 Wnt3α/β-catenin 信号通路探讨吴茱萸抑制胃癌细胞侵袭及转移的内在机制 [J]. 中药材,2020,43(8):1973-1977.

[5] 周鹏,吕艳伟,李静,等.吴茱萸碱通过 NF-κB p65 信号通路抑制人结肠癌细胞 SW480 的迁移和侵袭 [J]. 第三军医大学学报,2019,41(6):549-555.

[6] 杨晶,张晓坚,胡长平.吴茱萸次碱通过抑制 TLR4/NF-κB 信号通路保护大鼠心肌缺血/再灌注损伤 [J]. 中国药理学通报,2017,33(12):1707-1712.

[7] 邵静,陈安,张秀丽,等.吴茱萸次碱通过 Sirt1 改善血管平滑肌细胞钙化 [J]. 中山大学学报(医学版),2019,40(3):387-392.

[8] 胡蒙蒙,刘起发,臧小豪,等.吴茱萸次碱抑制脂多糖诱导的 BV2 小胶质细胞炎症反应并改善神经炎症模型小鼠学习记忆功能损伤 [J]. 中华中医药学刊,2021,39(3):110-115.

[9] 齐宇航.吴茱萸碱抗阿尔茨海默症活性及机制研究 [D]. 长春:吉林大学,2018.

[10] 吴方评,金苹,蒲洪.吴茱萸碱和吴茱萸次碱含药血清抑菌活性研究 [J]. 中医药导报,2016,22(24):47-49.

[11] 赵娟娟,任燕,史亚楠,等.吴茱萸多糖的含量测定及其抗胃溃疡作用的研究 [J]. 时珍国医国药,2016,27(10):2384-2386.

[12] 高云航,牛子长,毛浩萍.吴茱萸抗大鼠应激性胃溃疡研究 [J]. 天津中医药,2017,34(10):696-698.

[13] 谢梅林,薛洁,艾华,等.吴茱萸提取物调脂、镇痛及抗炎作用实验研究 [J]. 中草药,2005,36(4):572-574.

[14] 杨磊,黄开颜,陈兴,等.吴茱萸不同炮制方法对抗炎镇痛作用的影响研究 [J]. 中国药业,2013,22(5):4-5.

[15] 董坤伦,陶雷,杨洁,等.吴茱萸碱降低 2 型糖尿病大鼠血糖水平 [J]. 基础医学与临床,2018,38(10):1443-1445.

吹风散

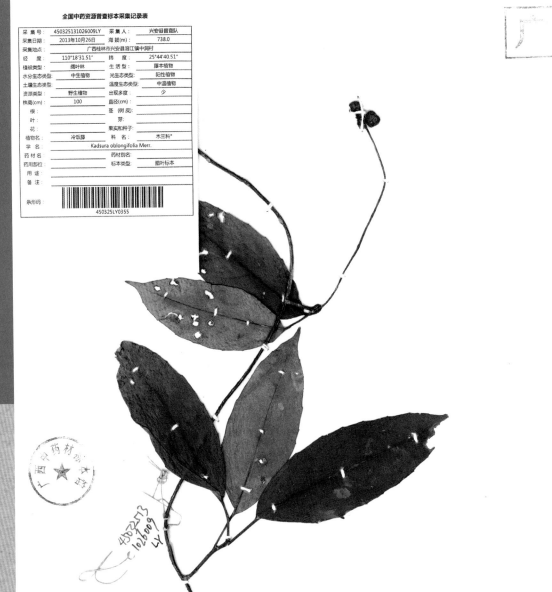

全国中药资源普查标本采集记录表

采 集 号：	45032513102609LY	采 集 人：	兴安县普查队
采集日期：	2013年10月26日	海 拔(m)：	738.0
采集地点：	广西桂林市兴安县溶江镇中洞村		
经 度：	110°18′31.51″	纬 度：	25°44′40.51″
植被类型：	阔叶林	生活型：	藤本植物
水分生态类型：	中生植物	光生态类型：	阳性植物
土壤生态类型：		温度生态类型：	中温植物
资源类型：	野生植物	出现多度：	少
株高(cm)：	100	直径(cm)：	
根：		茎（树皮）：	
叶：		芽：	
花：		果实和种子：	
植物名：	冷饭藤	科 名：	木兰科*
学 名：	Kadsura oblongifolia Merr.		
药材名：		药材别名：	
药用部位：		标本类型：	腊叶标本
用 途：			
备 注：			
条形码：			

45032SLY0355

采 集 号 45032513102609LY 五味子科
冷饭藤
kadsura oblongifolia Merr.
鉴定人：麻绍青 2014 年 6 月 24 日
第四次全国中药资源普查

165840

来源

五味子科（Schisandraceae）植物冷饭藤 *Kadsura oblongifolia* Merr. 的根、藤茎。

民族名称

【瑶族】水灯盏，小红钻，小红准，饭团藤，细风藤。

民 族 应 用

【瑶族】药用根、藤茎。用于风湿骨痛，肾虚阳痿，感冒，痛经，胃痛，腹痛，跌打损伤，骨折。内服用量 15~30g，水煎服或浸酒服；外用鲜根皮捣敷或研粉水调敷。

药材性状　根圆柱形，弯曲，少分枝，直径 0.5~1.2cm；表面灰黄色或黄白色，具纵沟纹和横裂纹，有松而厚的软木塞样栓皮，除去栓皮呈红棕色，皮部易剥离；质硬韧，不易折断；断面木栓层黄白色，粉性；皮部棕红色，纤维性；木部淡黄色或黄棕色，具放射状纹理和密集小孔。藤茎圆柱形，直径 0.3~1cm，表面黄棕色或紫褐色，具纵纹，有互生的叶柄痕；质轻，易折断，纤维性，木部黄白色或棕黄色；中部髓大，黄棕色，多为中空。气香，味辛、涩。

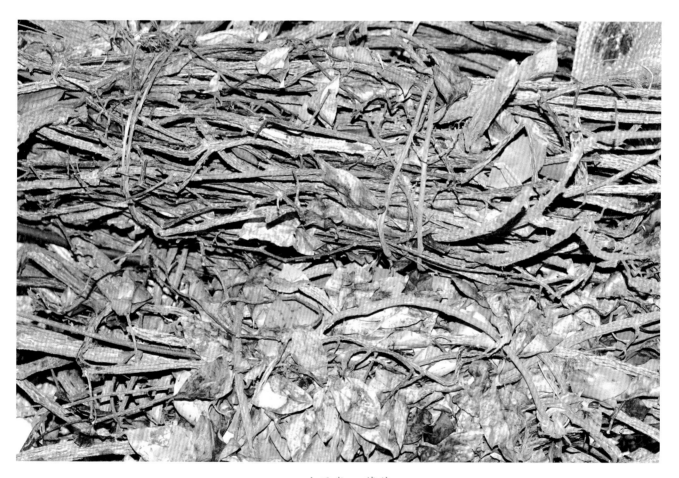

· 吹风散 – 藤茎

药用源流　《广西壮族自治区瑶药材质量标准　第一卷》（2014年版）记载其具有祛风除湿、强筋壮骨、补肾健脾、散寒、行气止痛的功效；主治感冒，风湿痹痛，活血消肿，理气止痛，跌打损伤，胃寒痛，胃热痛及痛经等。

分类位置	种子植物门	被子植物亚门	双子叶植物纲	木兰目	五味子科
	Spermatophyta	Angiospermae	Dicotyledoneae	Magnoliales	Schisandraceae

形态特征 藤本。叶纸质，长圆状披针形、狭长圆形或狭椭圆形，长 5~10cm，宽 1.5~4cm，先端圆或钝，基部宽楔形。花单生于叶腋，雌雄异株；雄花被片黄色，12~13 片，花托椭圆体形，顶端不伸长，雄蕊群球形，直径 4~5mm，具雄蕊约 25 枚；雌花被片与雄花相似，雌蕊 35~50 (60) 枚。聚合果近球形或椭圆体形，直径 1.2~2cm；小浆果椭圆体形或倒卵圆形，顶端外果皮薄革质，不增厚，干时显出种子，种子 2~3，肾形或肾状椭圆形。

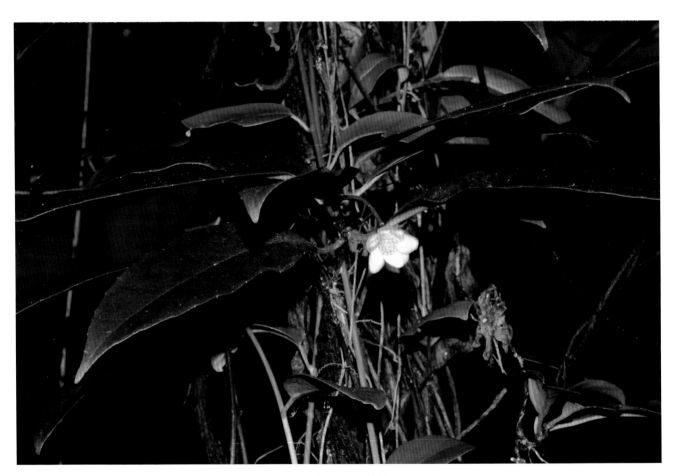

· 冷饭藤 － 花期

生境分布 生于海拔 500~1000m 的疏林中。分布于广东、广西、海南等。广西主要分布在柳州、桂林、梧州、玉林、藤县、金秀等。

化学成分 主要含有山柰酚 -3-O-α-L- 呋喃阿拉伯糖苷、山柰酚 -3-O-α-D- 吡喃阿拉伯糖苷、槲皮素 -3-O-α-D- 吡喃阿拉伯糖苷、槲皮素 -3-O-α-L- 呋喃阿拉伯糖苷、槲皮素 -3-O-β-D- 吡喃葡萄糖苷、槲皮素、山柰酚[1]、kadoblongifolin A–C、propinquanin C、schisantherin G、heteroclitin Q、kadsurarin[2]、kadsulignan C、kadsulignan E–G、kadsulignan O–P、heteroclitin J[3]、kadsufolin A–D[4]、kadsuracoccinic acid B、schizanrin B、caryophyllene oxide、coccinic acid、isovaleroylbinankadsurin A、acetylepigomisin R、*seco*-coccinic acid A、*meso*-dihydroguaiaretic acid[5]、莰烯、龙脑、(1,7,7- 三甲

基降冰片烷 –2–YL) 乙酸、*d*–杜松烯 [6]、heteroclitalignan A、heteroclitalignan C、schizanrin F–G、eburicol、tiegusanin M、heteroclitin B、(7'*S*)–parabenzlactone、angeloylbinankadsurin B、propinquain H、quercetin、micrandilactone C、(–)–shikimic acid[7] 等化合物。

药理作用　1. 抗肿瘤作用

冷饭藤所含成分 kadsufolin A–D 对人类肿瘤细胞 A549（肺癌）、DU145（前列腺癌）、KB（鼻咽表皮样癌）和 HCT8（结肠癌细胞）有细胞毒活性。kadsufolin A、kadsufolin D、angeloylbinankadsurin A 和 heteroclitin B 对 A549、DU145、KB 和 HCT8 显示细胞毒活性，其 GI_{50} 值为 5.1~20.0μg/ml[4]。冷饭藤所含三萜类成分 kadsuracoccinic acid B 和 coccinic acid、木脂素类成分 schizanrin B 以及倍半萜类成分 caryophyllene oxide 对结直肠癌 HCT15、口腔上皮癌 KB3–1 瘤株有明显的抑制活性，其半数抑制浓度为 17.2~25.4μmol/L[5]。冷饭藤挥发油对人乳腺癌 MCF7 细胞增殖具有抑制作用，且其作用具有浓度依赖性，半数抑制浓度（IC_{50}）为 377.61mg/L[6]。

2. 抗乙肝病毒作用

对从冷饭藤等 3 种南五味子属药用植物中分离得到的 21 个化合物进行抗乙肝病毒（HBV）测试，结果显示，3 个木脂素和 1 个三萜表现出抗 HBV 活性，表明冷饭藤具有一定的抗病毒作用[7]。

3. 毒副作用

应用斑马鱼模型对从冷饭藤中提取的化合物进行毒性评价，观察其对斑马鱼胚胎发育、心脏功能的影响，发现经化合物 kadsulignan O、*meso*–dihydroguaiaretic acid、kadsufolin A 处理后，斑马鱼胚胎出现水肿、心率明显下降，说明以上 3 个化合物对斑马鱼心脏发育具有干扰作用[8]。

参考文献

[1] 刘海涛,许利嘉,彭勇,等.冷饭藤醋酸乙酯部位化学成分研究[J].中国中药杂志,2009,43(7):864–866.

[2] LIU H T,XU L J,PENG Y,et al.Complete assignments of ^{1}H and ^{13}C NMR data for new dibenzocyclooctadiene lignans from *Kadsura oblongifolia*[J].Magnetic Resonance in Chemistry,2009,47(7):609–612.

[3] LIU H T,ZHANG B G,PENG Y,et al.New spirobenzofuranoid dibenzocyclooctadiene lignans from *Kadsura oblongifolia*[J].Fitoterapia,2011,82(5):731–734.

[4] HUANG Z H, LU Y, LIU Y N,et al.Kadsufolins A–D and related cytotoxic lignans from *Kadsura oblongifolia*[J].Helvetica Chimica Acta,2011,94(3):519–527.

[5] 刘抗伦,田汝华,沈小玲,等.冷饭藤的化学成分及其体外抗肿瘤活性（英文）[J].广州中医药大学学报,2013,30(6):843–848.

[6] 廖静妮,覃山丁,曲啸声,等.冷饭藤挥发油成分 GC–MS 分析及对人乳腺癌 MCF7 细胞增殖的影响[J].中国实验方剂学杂志,2014,20(20):95–99.

[7] 张进,王志明,刘可春,等.冷饭藤化学成分及其毒性评价的研究[J].药学学报,2014,49(9):1296–1303.

[8] 黄泽豪.三种南五味子属药用植物的化学成分及其生物活性研究[D].上海：复旦大学,2010.

岗松

来源

桃金娘科（Myrtaceae）植物岗松 *Baeckea frutescens* L. 的叶、地上部分、全草或枝叶经水蒸气提取的挥发油。

民族名称

【壮族】牙皂笨。
【瑶族】扫地松，朴捞总，仆老中，扫把枝，沙松。

民 族 应 用

【壮族】药用叶、全草或枝叶经水蒸气蒸馏提取的挥发油。叶主治风湿骨痛，头痛，火眼，跌打损伤，毒蛇咬伤，淋证，感冒，湿疹，白带异常。全草主治风湿骨痛，跌打损伤，蜈蚣、蝎子、黄蜂蜇伤，脚癣，皮肤瘙痒，疮癞，热淋等。枝叶经水蒸气蒸馏提取的挥发油主治感冒，湿疹，毒蛇咬伤。内服用量3~30g；外用适量。

【瑶族】药用叶或地上部分。叶用于感冒，胃痛，腹痛，肠炎腹泻，大小便不通，消化不良，风湿性关节炎，类风湿关节炎，风湿性心脏病，蛇虫咬伤，皮炎，白带异常。地上部分用于痧证，感冒高热，食滞，肠炎腹泻，小便不利，膀胱炎，风湿痹痛，风湿性心脏病，湿疹，皮炎，脚癣，蛇及蜈蚣咬伤，黄蜂蜇伤。内服用量15~30g；外用适量。

药材性状　小枝纤细，多分枝。叶有短柄，叶片呈条形或条状锥形，长0.5~1cm，宽0.3~0.5mm；黄绿色，先端急尖，基部渐狭，全缘；密生透明圆形腺点，上表面有槽，下表面隆起。花小，具短梗。蒴果长约1mm。气微香，味苦、涩。

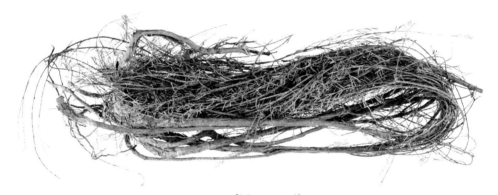

·岗松－全草

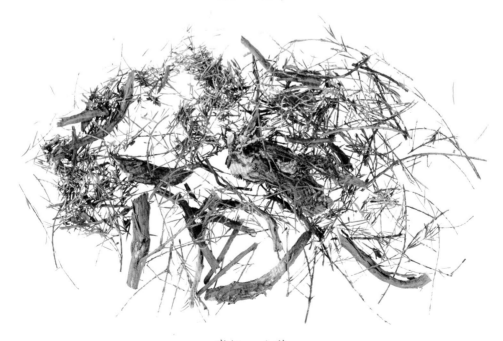

·岗松－全草

药用源流　《广西壮族自治区壮药质量标准　第一卷》（2008年版）记载其叶具有清热利湿、杀虫止痒的功效；主治泄泻，腹痛，急性胃肠炎；外治滴虫性阴道炎，皮肤湿疹。其枝叶经水蒸气蒸馏提取的挥发油具有杀虫止痒、清热利湿、祛痱止痛的功效；主治跌打损伤，风湿痛，淋病，疥疮，脚癣。《广西壮族自治区瑶药材质量标准　第一卷》（2014年版）记载其具有清热利湿、杀虫止痒的功效；主治急性胃肠炎；外治滴虫性阴道炎，皮肤湿疹。

分类位置	种子植物门	被子植物亚门	双子叶植物纲	桃金娘目	桃金娘科
	Spermatophyta	Angiospermae	Dicotyledoneae	Myrtales	Myrtaceae

形态特征　灌木，有时为小乔木。嫩枝纤细，多分枝。叶小，无柄，或有短柄，叶片狭线形或线形，长5~10mm，宽1mm，先端尖，上面有沟，下面突起，有透明油腺点，中脉1条，无侧脉。花白色，单生于叶腋内；苞片早落；花梗长1~1.5mm；花瓣圆形，长约1.5mm，基部狭窄成短柄；雄蕊10枚或稍少，成对与萼齿对生；子房下位，3室，花柱短，宿存。蒴果小，长约2mm；种子扁平，有角。

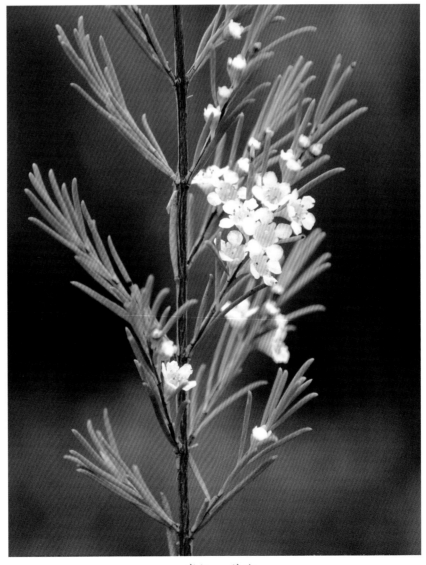

· 岗松－花期

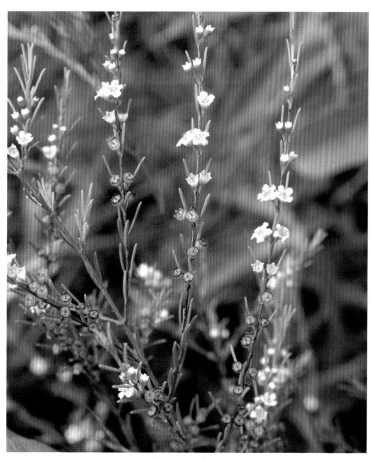

· 岗松 - 花果期

生境分布 生于低丘及荒山草坡与灌丛中。分布于福建、广东、广西、海南、江西、浙江等。广西主要分布在柳州、融水、金秀等。

化学成分 主要含有α-蒎烯、对伞花烃、桉树脑、柠檬烯、芳樟醇、4-萜品烯醇、龙脑、香苇醇、桃金娘烯醛、香芹酮、胡椒烯、西莫岗醇、愈创奠、榄香醇、橙花醇、百里香酚、丁香烯、菖蒲烯、杜松醇[1]、α-侧柏烯、β-蒎烯、间-聚伞花素、桉叶素、4-烯、氧化芳樟醇、α-松油烯、萜品-4-醇、α-松油醇、长叶烯、α-石竹烯[2]、6,8-二甲基山奈酚-3-O-α-L-鼠李糖苷、槲皮素、槲皮素-3-O-α-L-鼠李糖苷、杨梅素、杨梅素-3-O-α-L-鼠李糖苷、没食子酸、熊果酸、1,3-二羟基-2-(2'-甲基丙酰基)-5-甲氧基-6-甲基苯[3]、白桦脂酸、齐墩果酸、没食子酸乙脂、5-羟基-6-甲基-7-甲氧基-二氢黄酮、5-羟基-7-甲氧基-8-甲基二氢黄酮、5-羟基-7-甲氧基-2-异丙基色原酮、β-谷甾醇[4]、槲皮素3-O-α-L-吡喃鼠李糖苷、杨梅素3-O-α-L-吡喃鼠李糖苷、槲皮素3-O-α-L-呋喃阿拉伯糖苷、槲皮素3-O-β-D-吡喃木糖苷、槲皮素4'-O-β-D-吡喃葡萄糖苷、山奈酚3-O-α-L-呋喃阿拉伯糖苷、山奈酚3-O-α-L-吡喃鼠李糖苷、myricetin 3-O-(2"-O-galloyl)-α-L-rhamnopyranoside、myricetin 3-O-(3"-O-galloyl)-α-L-rhamnopyranoside[5]、1,8-桉叶素、4-松油醇、石竹烯和葎草烯[6]等化合物。

药理作用 1. 抗炎作用

岗松总黄酮预处理能显著降低小鼠 RAW264.7 巨噬细胞模型中肿瘤坏死因子-α（TNF-α）及白介素-6（IL-6）含量及诱导型一氧化氮合酶（iNOS）、环氧酶-2（COX-2）蛋白表达，并显著抑制二甲苯引起的小鼠耳郭肿胀、腹腔毛细血管通透性及大鼠棉球肉芽肿增生。体内外试验均表明岗松总黄酮具有较好的抗炎活性，其机制可能与抑制炎性因子 TNF-α、IL-6 的释放及调控 COX-2 的表达有关[7]。

2. 镇痛及抗过敏作用

岗松枝叶及其根茎水提取物和醇提取物均能明显减少醋酸致小鼠扭体反应次数，对 2,4- 二硝基氯苯致小鼠超敏反应有抑制作用[8, 9]。

3. 抗菌作用

岗松枝叶和根茎水提取物和醇提取物均对乙型副伤寒沙门菌、福氏志贺菌、金黄色葡萄球菌等有明显抑菌作用[8, 9]。

4. 增强免疫功能及保肝退黄作用

岗松枝叶和根茎水提取物和醇提取物均可促进单核巨噬细胞的吞噬功能，明显降低肝损伤小鼠血清 ALT、AST 活性，并且提高 TP、ALB 值，能降低黄疸小鼠血清的总胆红素含量和 ALT 活性[8, 9]。

5. 抗生育作用

岗松根的水提取物或醇提取液对小鼠均有较明显的抗生育作用，且随着给药剂量增大作用增强，即怀孕百分率呈下降趋势，两种提取途径抗生育率在 70%~80% 之间。岗松根水煎剂随着剂量的增加，对未孕鼠离体子宫的作用也增强，由微弱兴奋到较明显的兴奋作用，说明岗松根抗生育作用可能是通过对子宫收缩活动的直接作用，当然不排除有其他作用[10]。

6. 抗氧化作用

岗松总黄酮 80mg/kg 组可显著提高小鼠 SOD、GSH-Px 活力，明显降低 MDA 含量，说明岗松总黄酮具有较好的抗氧化作用[11]。

7. 毒副作用

岗松油在皮肤给药试验剂量范围内，对小鼠神经系统有一定的抑制作用，对麻醉猫的呼吸系统、心血管系统无明显的影响；岗松油经口给药对小鼠的毒性属于中等，LD_{50} 为 4.84ml/kg（95% 可信限为 3.93~6.48ml/kg）[12]。

参考文献

[1] 纪晓多, 赵国立, 濮全龙, 等. 岗松挥发油的色谱 – 质谱分析 [J]. 药学学报, 1980,15(12):766-768.

[2] 沈美英, 何正洪, 刘虹. 岗松挥发油化学成分的研究 [J]. 广西林业科技, 1993,22(4):157-158.

[3] 卢文杰, 牙启康, 陈家源, 等. 岗松中的一个新黄酮醇苷类化合物 [J]. 药学学报, 2008,43(10):1032-1035.

[4] 陈家源, 牙启康, 卢文杰, 等. 岗松化学成分的研究（英文）[J]. 天然产物研究与开发, 2008,20:827-829,835.

[5] 周俊能, 侯继芹, 范氏英, 等. 岗松枝叶正丁醇萃取部位的化学成分 [J]. 药学与临床研究, 2017,25(5):389-392.

[6] 李军集, 黄晓露, 梁忠云, 等. 岗松人工促进更新林分叶挥发性成分的 GC-MS 分析 [J]. 广西林业科学, 2018,47(12):490-493.

[7] 邱宏聪, 张伟, 赵冰冰, 等. 岗松总黄酮体内外抗炎作用研究 [J]. 中药材, 2015,38(8):1710-1713.

[8] 李燕婧, 陈学芬, 钟正贤, 等. 岗松水提取物药理作用的实验研究 [J]. 中药材, 2007,30(11):1429-1432.

[9] 李燕婧, 陈学芬, 钟正贤, 等. 岗松醇提取物药理作用的实验研究 [J]. 中国中医药科技, 2009,16(3):192-194.

[10] 朱红梅, 钟鸣, 韦玉伍, 等. 岗松根抗生育作用的实验观察 [J]. 医学理论与实践, 1995,8(4):145-146.

[11] 潘照斌, 李辈朝, 廖月娥, 等. 岗松总黄酮抗氧化及抗炎作用研究 [J]. 中国药师, 2012,15(4):477-478.

[12] 周智, 韦桂宁, 韦奇志. 等. 岗松油一般药理学及急性毒性实验研究 [J]. 广西科大学学报, 2010,27(1):73-75.

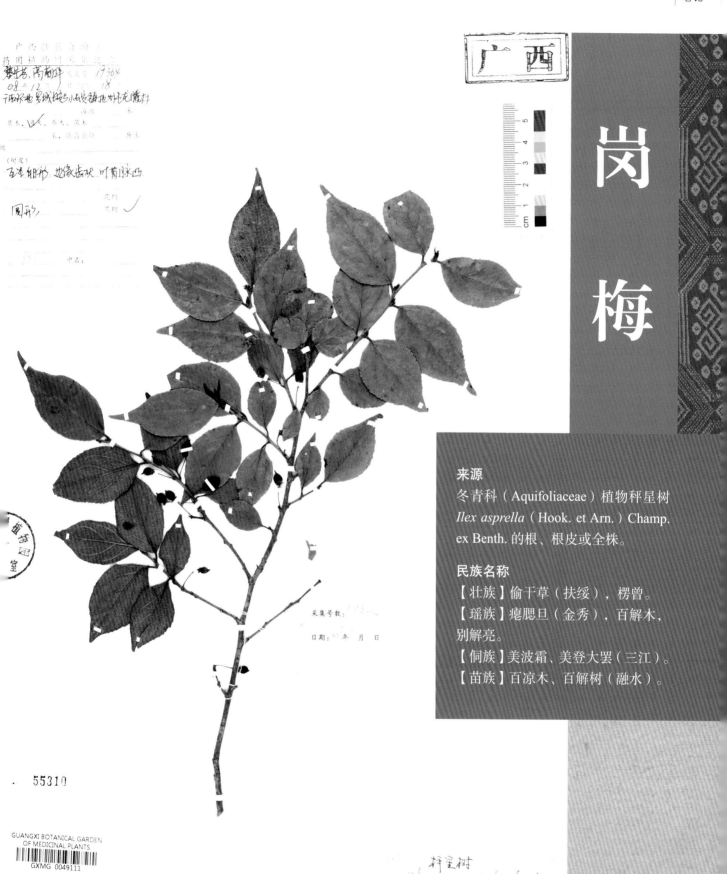

广西

岗梅

来源

冬青科（Aquifoliaceae）植物秤星树
Ilex asprella（Hook. et Arn.）Champ.
ex Benth. 的根、根皮或全株。

民族名称

【壮族】偷干草（扶绥），楞曾。
【瑶族】瘪腮旦（金秀），百解木，
别解亮。
【侗族】美波霜、美登大罢（三江）。
【苗族】百凉木、百解树（融水）。

55310

GUANGXI BOTANICAL GARDEN
OF MEDICINAL PLANTS

GXMG 0049111

民族应用

【壮族】药用根或根皮。根或根皮含咽或水煎服治咽喉肿痛。根还可用于感冒，胃痛，风湿骨痛，痢疾，咳嗽，肺痈，疥疮，跌打损伤，尿血。

【瑶族】药用根、根皮或全株。根或根皮水煎服治肝炎，感冒发热，血压增高。全株水煎服治感冒发热，肺炎咳嗽，咽喉炎。根还可用于痢疾，咳嗽，咽喉肿痛，牙痛，烧伤，烫伤。

【侗族】药用根、根皮或全株。根或根皮水煎服治肝炎。全株水煎服治单纯性消化不良，口腔炎，感冒发热。

【苗族】药用全株。水煎服治食物中毒。

内服用量 15~30g。

药材性状 根为圆柱形、近圆形片、段或类长方形块，直径 1.5~5cm。外皮浅棕褐色或浅棕红色，稍粗糙，有细纵皱纹、细根痕及皮孔；外皮薄，不易剥落，剥去外皮处显灰白色至灰黄色，可见较密的点状或短条状突起；质坚硬，不易折断，断面有微细的放射状纹理。气微，味苦而后甘。完整叶卵形或卵状椭圆形，先端尾状渐尖，基部钝至近圆形，边缘具锯齿。花呈束状或单生于叶腋或鳞片腋内，花冠辐状。果球形，直径 5~7mm，具纵条纹及沟。

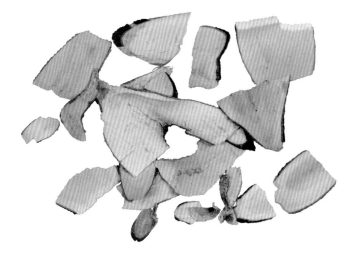

·岗梅-根

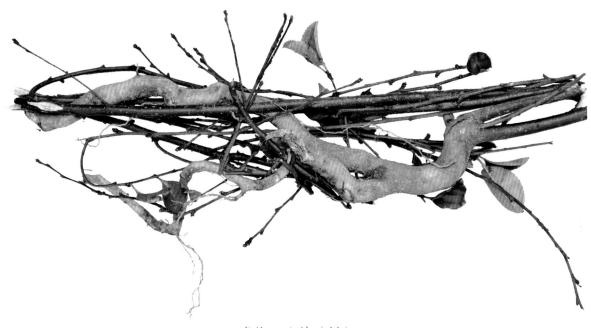

·岗梅-全株（鲜）

药用源流 岗梅的药用始载于《生草药性备要》，云："岗梅根，杀瘀，理跌打损伤如神。又名槽楼星。"《植物名实图考》卷三十三"秦皮"条下有云："秦皮，本经中品。树似檀，取皮渍水便碧色，书纸看之皆青。湖南呼为称星树，以其皮有白点如称星，故名。"根据对其树皮的描述及所附图形来看，应是本品。《广西壮族自治区壮药质量标准　第一卷》（2008年版）和《广西壮族自治区瑶药材质量标准　第一卷》（2014年版）记载其具有清热解毒、生津利咽、散瘀止痛的功效；主治感冒发热口渴，咽喉肿痛，外伤瘀血肿痛。

 分类位置

种子植物门	被子植物亚门	双子叶植物纲	卫矛目	冬青科
Spermatophyta	Angiospermae	Dicotyledoneae	Celastrales	Aquifoliaceae

形态特征 落叶灌木。叶膜质，在长枝上互生，在缩短枝上，1~4枚簇生枝顶，卵形或卵状椭圆形，先端尾状渐尖，尖头长6~10mm，基部钝至近圆形，边缘具锯齿，叶面绿色，被微柔毛，背面淡绿色，无毛，主脉在叶面下凹，在背面隆起，侧脉5~6对，在叶面平坦，在背面凸起，拱形上升并于近叶缘处网结，网状脉两面可见。雄花序：2或3花呈束状或单生于叶腋或鳞片腋内，花冠白色，辐状，直径约6mm。雌花序：单生于叶腋或鳞片腋内，花冠辐状，花瓣近圆形。果球形，直径5~7mm，熟时变黑色，具纵条纹及沟，基部具平展的宿存花萼，花萼具缘毛，顶端具头状宿存柱头，花柱略明显，具分核4~6粒。分核倒卵状椭圆形，长5mm，背部宽约2mm。

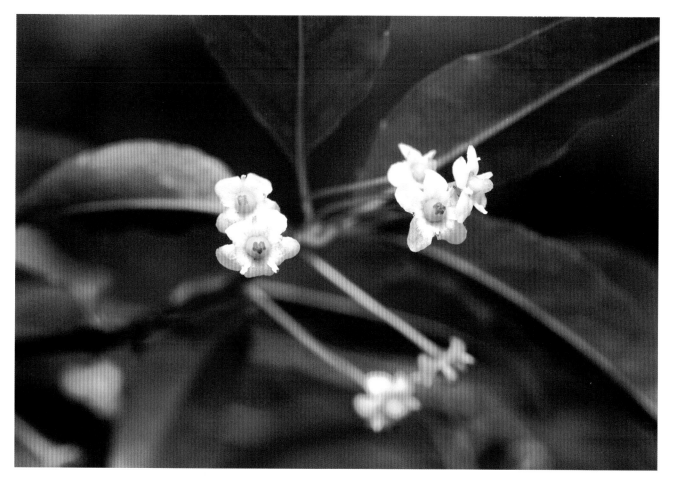

· 秤星树 – 花期

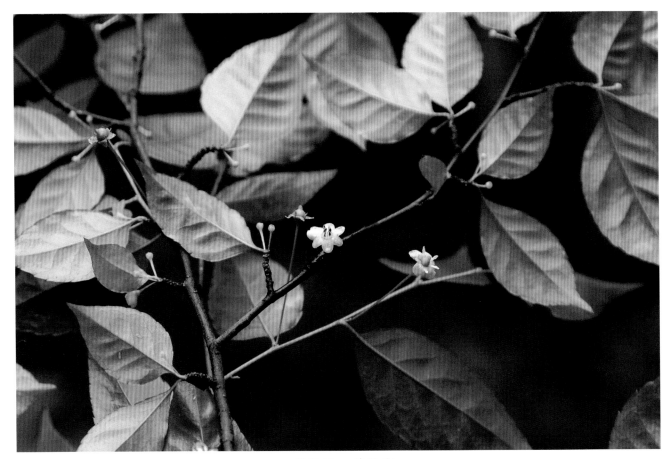

· 秤星树 – 花果期

生境分布 生于海拔 400~1000m 的山地疏林中或路旁灌丛中。分布于浙江、江西、福建、湖南、广东、广西、香港、台湾等。广西主要分布在邕宁、横县、桂林、苍梧、贵港等。

化学成分 根中主要含有咖啡酸、咖啡酸甲酯、绿原酸、隐绿原酸、3,5-*O*- 二咖啡酰奎宁酸甲酯、丁香醛[1]、rotundinoside A、oblonganoside M、毛冬青皂苷 B2、ilexside Ⅱ、rotundinoside B、ilekudinoside B、ilexpublesnin E、ilekudinoside D、ilexpernoside D、冬青苷 XXXIX 和 ilexoside O[2,3]等化合物。茎中含有柳叶绣线菊新木脂醇、(+)-cycloolivil、(+)-syringaresinol-4'-*O*-β-D-monoglucoside、鹅掌楸苦素、咖啡酸、3,4- 二羟基 -5- 甲氧基苯甲醛、1,2,4- 苯三酚、秦皮乙素、隐绿原酸乙酯、绿原酸乙酯[4]等化合物。叶中含有 kaempferol-3-*O*-β-D-6''-acetylglucopyranoside、kaempferol-4'-methylether、quercetin、quercetin-3-*O*-glucopyranoside、tormentoside、suavissimoside R$_1$、coniferin、adenoside[5]等化合物。

药理作用 1. 抑菌作用

秤星树提取物具有广谱抑菌性，3 种不同溶剂岗梅提取物（乙醇提取物、丙酮提取物和水提取物）对 4 种试验菌均具有一定的抑菌活性，其中对革兰阳性菌（金黄色葡萄球菌）抑菌作用最强，其次为真菌（白色念珠菌），对革兰阴性菌（铜绿假单胞菌和大肠埃希菌）抑菌作用较弱[6]。

2. 抗炎作用

秤星树根、茎、叶、根茎混合物均可显著抑制致炎小鼠耳郭肿胀，抑制率分别达 62.11%、43.95%、53.90%、57.38%[7]。秤星树水提取物既可抑制炎症早期的水肿和渗出，又可抑制炎症晚期的组织增生和肉芽组织的生成，且能降低局部炎症组织中 PGE_2 含量，提示秤星树水提取物具有显著的抗炎作用，且其抗炎机制可能与减少炎症组织中 PGE_2 合成有关 [8]。

3. 抗病毒作用

秤星树水提取物在体外对流感病毒引起的细胞病变有明显抑制作用 [9]。秤星树根、茎水提取物均有一定的体外抗呼吸道病毒作用，根水提取物体外对呼吸道病毒的抑制作用略优于茎水提取物 [10]。

4. 抗氧化作用

秤星树黄酮类化合物具有良好的抗氧化作用，对 OH 自由基、O_2^- 自由基具有明显的清除作用 [11]。

5. 降血脂作用

秤星树根总皂苷对高血脂大鼠有降血脂作用 [12]。

参考文献

[1] 邓桂球,彭敏桦,沈雅婕,等.岗梅根中酚类化学成分研究 [J].广东药学院学报,2015,31(3):321-323.

[2] 文思,管希锋,黄晓君,等.岗梅根中1个新的齐墩果烷型三萜皂苷 [J].中国中药杂志,2017,42(13):2503-2509.

[3] 方心睿,王贯,乔成,等.岗梅中的三萜皂苷类化合物 [J].沈阳药科大学学报,2018,35(9):733-738.

[4] 杜冰曌,张和新歌,杨鑫瑶,等.岗梅茎的化学成分研究 [J].中国中药杂志,2017,42(21):4154-4158.

[5] 王超,李军,屠鹏飞.岗梅叶的化学成分研究（英文）[J].Journal of Chinese Pharmaceutical Sciences,2014,23(11):778-782.

[6] 肖彩虹.岗梅功效成分及抗氧化、抑菌活性研究 [D].广州：华南理工大学,2014.

[7] 黄晓丹,张玲玲,林吉,等.岗梅不同药用部位抗炎、止咳药效比较研究 [J].环球中医药,2012,5(9):660-662.

[8] 朱伟群,晏桂华,李沛波.岗梅水提取物抗炎作用的实验研究 [J].广东药学院学报,2007,23(3):304-306,311.

[9] 朱伟群,刘汉胜,晏桂华,等.岗梅水提取物抗流感病毒的实验研究 [J].热带医学杂志,2007,7(6):555-557.

[10] 陈炜璇,韩正洲,仰铁锤,等.岗梅根、茎体外抗呼吸道病毒的作用比较研究 [J].中国现代中药,2016,18(2):156-163.

[11] 张秋燕,李慧,郑冬晓,等.岗梅黄酮类化合物提取工艺与抗氧化性研究 [J].亚太传统医药,2018,14(4):57-60.

[12] 喻良文,张敏敏,张玲玲.岗梅根总皂苷对高脂血症大鼠降血脂作用的实验研究 [J].新中医,2014,46(7):191-193.

牡荆

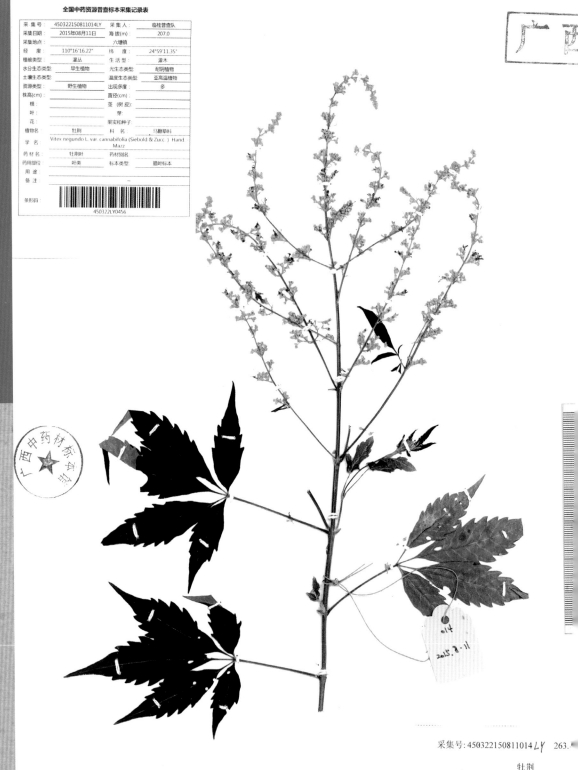

全国中药资源普查标本采集记录表

采 集 号：	450322150811014LY	采 集 人：	临桂普查队
采集日期：	2015年08月11日	海 拔(m)：	207.0
采集地点：		六塘镇	
经 度：	110°16′16.22″	纬 度：	24°59′11.35″
植被类型：	灌丛	生活型：	灌木
水分生态类型：	旱生植物	光生态类型：	耐阴植物
土壤生态类型：		温度生态类型：	亚高温植物
资源类型：	野生植物	出现多度：	多
株高(cm)：		直径(cm)：	
根：		茎 (树 皮)：	
叶：		芽：	
花：		果实和种子：	
植物名	牡荆	科 名：	马鞭草科
学 名	Vitex negundo L. var cannabifolia (Siebold & Zucc.) Hand.Mazz		
药材名：	牡荆叶	药材别名	
药用部位：	叶类	标本类型：	腊叶标本
用 途：			
备 注：			—
条形码：			

4503221LY0456

176621

GUANGXI BOTANICAL GARDEN
OF MEDICINAL PLANTS

GXMG 0122252

采集号:450322150811014*LY* 263.

牡荆
Vitex negundo L. var. *cannabifolia* (Sie
Hand.-Mazz.

鉴定人:梁士楚   2015 年 8

来源

马鞭草科（Verbenaceae）植物牡荆
Vitex negundo var. *cannabifolia* (Sieb. et
Zucc.) Hand.-Mazz. 的根、叶、全株。

民族名称

【壮族】Mbawmujhingzycz，五指柑，棵劲。

【瑶族】七叶黄荆树（富川）。

【侗族】美腻（三江）。

【苗族】毛叶黄荆(融水)。

民 族 应 用

【壮族】药用叶及全株。叶主治感冒，中暑，胃痛，腹痛吐泻，痈肿，癣疮，气管炎。全株主治感冒，风湿骨痛，疟疾，胃痛，水肿，咳嗽，癣，崩漏。内服用量 6~30g；外用鲜品适量，捣烂敷患处。

【瑶族】药用根。水煎服治肺结核咯血。内服用量 45~90g。

【侗族】药用全株。水煎服治疟疾，兼有头痛者用药液搽痛处。内服用量 45~90g；外用适量。

【苗族】药用叶。水煎服治慢性支气管炎。内服用量 45~90g。

药材性状 根、茎外表面黄棕色至灰褐色，外皮常片状剥落，木部棕黄色。根圆柱形，直径 8~15cm，外表面土黄色、红棕色至棕褐色，具浅纵裂纹；质硬，不易折断，平整的断面皮部棕褐色，木部灰白色至暗灰黄色，有数个同心形环纹。茎枝黄棕色至灰褐色，上部呈明显的四棱形，下部类圆柱形，密被短柔毛。完整叶为掌状复叶，小叶 5 片或 3 片，披针形或椭圆状披针形，中间小叶长 5~10cm，宽 2~4cm，两侧小叶依次渐小，先端渐尖，基部楔形，边缘具粗锯齿；小叶两面沿叶脉被毛，边缘有锯齿；总叶柄长 2~6cm，有一浅沟槽。圆锥花序顶生，长 10~20cm。果实近球形，黑色。

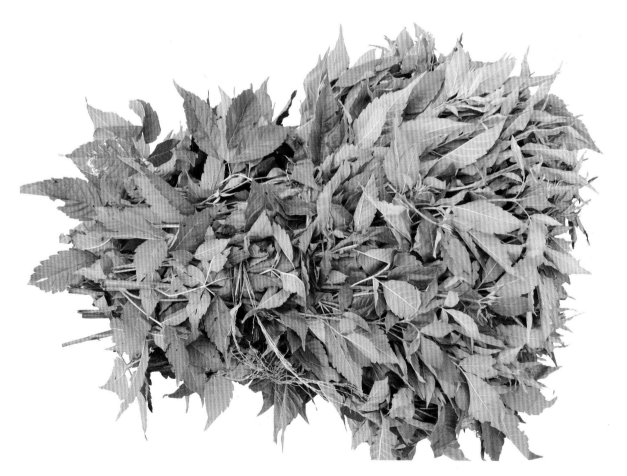

· 牡荆－叶（鲜）

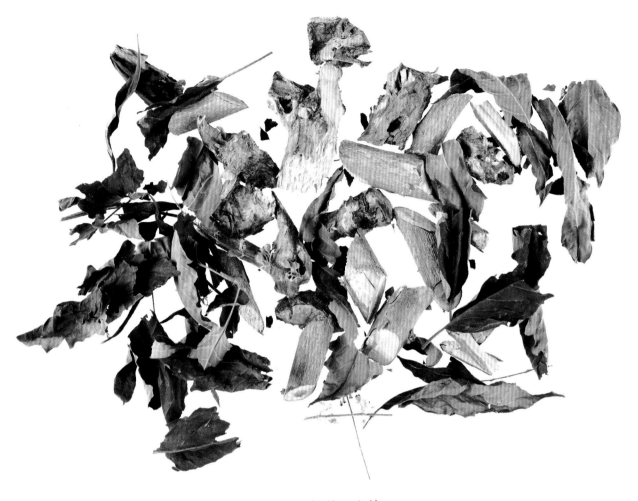

·牡荆－全株

药用源流　《名医别录》谓之"牡荆实"，曰："生河间南阳宛朐山谷，或平寿、都乡高堤岸上。牡荆生田野。八月、九月采实，阴干。得术、柏实、青葙共治头风，防风为之使，恶石膏。"《本草纲目》校注："牡荆处处山野多有，樵采为薪。年久不樵者，其树大如碗也。其木心方，其枝对生，一枝五叶或七叶。叶如榆叶，长而尖，有锯齿。五月杪间开花成穗，红紫色。其子大如胡荽子，而有白膜皮裹之。"根据以上所述应为本种。《广西壮族自治区壮药质量标准　第一卷》（2008年版）记载其具有祛风解表、止咳化痰、理气止痛的功效；主治感冒，咳嗽，慢性支气管炎，哮喘，风湿痹痛，胃痛，泄痢。《中华人民共和国药典》（2020年版　一部）记载其新鲜叶具有祛痰、止咳、平喘的功效；主治咳嗽痰多。

	种子植物门	被子植物亚门	双子叶植物纲	马鞭草目	马鞭草科
分类位置	Spermatophyta	Angiospermae	Dicotyledoneae	Verbenales	Verbenaceae

形态特征　落叶灌木或小乔木。小枝四棱形。叶对生，掌状复叶，小叶5，少有3；小叶片披针形或椭圆状披针形，顶端渐尖，基部楔形，边缘有粗锯齿，表面绿色，背面淡绿色，通常被柔毛。圆锥花序顶生，长10~20cm；花冠淡紫色。果实近球形，黑色。

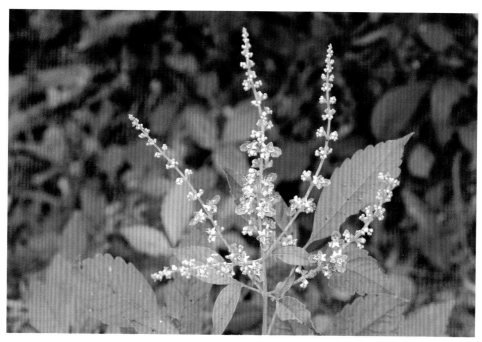

· 牡荆 – 花期

生境分布 生于 100~1100m 的山坡路边灌丛中。分布于华东各省及河北、湖南、湖北、广东、广西、四川、贵州、云南等。广西全区各地均有分布。

化学成分 果实中主要含有紫花牡荆素、去四氢铁杉脂素、对羟基苯甲酸乙酯、5,4'- 二羟基 –3,6,7,8,3'– 五甲氧基黄酮、5– 羟基 –6,7,3',4'– 四甲氧基黄酮、5,4'– 二羟基 –6,7,8,3'– 四甲氧基黄酮、异落叶松脂素[1]、芹菜素、3– 吲哚甲酸、香豆酸、熊果酸、7,4'– 二羟基黄酮、刺芒柄花素[2]、vitexdoin F、去四氢铁杉脂素、vitexdoin E、4– 氧代芝麻素、L– 芝麻素、(+)-beechenol、ligballinol、松脂素、balanophonin、对羟基肉桂醛、松柏醛、5,7– 二羟基色原酮、反 –3,5– 二甲氧基 –4– 羟基 – 肉桂醛、覆盆子酮、alternariol 4–methyl ether[3]、4β– 羟基泡桐素、和厚朴酚、无羁萜、5,7,2',5'– 四羟基黄酮[4]等化合物。此外，叶中还含有 1,4– 二羟基 (3R,5R)– 二咖啡酰氧基环己甲酸甲酯、灰毡毛忍冬素 F、椒二醇和 caryolandiol[5] 等化合物。

药理作用 1. 祛痰、镇咳作用

将牡荆叶挥发油制成乳剂服用，有祛痰、镇咳、平喘的功效[6]。牡荆油乳能缓解患者咳嗽、咯痰症状及中医症候群，其机制与松弛平滑肌，解除平滑肌的痉挛，抗炎，抗组胺或乙酰胆碱，碱化黏液，降低黏液黏度，β – 拟交感效应可以直接刺激纤毛摆动，加速黏液转送，增强纤毛清除黏液功能有关[7]。

2. 平喘解痉作用

牡荆子有良好的平喘解痉作用。应用药物性引喘、离体豚鼠气管和回肠实验方法发现，牡荆子对药物性哮喘有明显的保护作用；能明显降低组胺或乙酰胆碱对气管和回肠平滑肌痉挛收缩的反应性[8]。

3. 降血压作用

牡荆叶挥发油乳剂 100mg/kg 十二指肠插管给药麻醉兔，1h 后血压降至最低，平均下降为原水平的 31%，持续作用时间 2h 以上，以后逐渐恢复；牡荆叶挥发油的石油醚洗脱物 5~10mg/kg 静脉注射麻醉猫，血压平均下降分别为原水平的 23% 和 39%。牡荆叶挥发油的降压作用不受阿托品、乙酰胆碱或切断迷走神经影响，说明牡荆叶挥发油的降压作用与胆碱能神经可能无直接关系。叶油对电刺激交感神经节前纤维和肾上腺素代替刺激节后纤维引起的瞬膜收缩和升压反应无对抗作用，但能加强肾上腺素的升压反应[9]。

4. 免疫调节作用

牡荆挥发油有提高正常小鼠腹腔巨噬细胞吞噬活力的倾向[10]。牡荆叶挥发油可增强巨噬细胞的吞噬能力，有一定的抗组织胺、镇静和增强肾上腺皮质功能[11]。牡荆叶挥发油对血清蛋白中的 γ、β 和 α 球蛋白具双向调节作用，可促使白蛋白合成和调节免疫球蛋白[12]。

5. 抗炎镇痛作用

牡荆素对 Ⅱ 型胶原蛋白诱导的大鼠类风湿关节炎（RA）具有缓解作用。牡荆素不仅能够减轻 RA 大鼠的软骨组织损伤，诱导软骨细胞增殖，抑制软骨细胞的凋亡和炎症反应，还能显著下调类风湿关节炎大鼠血浆中辅助性 T 细胞 17（Th17）、辅助性 T 细胞 23（Th23）和基质金属蛋白酶（MMPs）蛋白的表达[13]。

6. 抗肿瘤作用

牡荆素能够抑制 A549 肺癌细胞增殖、迁移及侵袭，并且能够上调 caspase-3、caspase-9、Bcl-2 和 bax 基因表达，同时抑制 MMP2 和 MMP9 蛋白的表达，具有多靶点的抗肺癌效应[14]。

7. 抗氧化作用

从牡荆种子的 80% 甲醇水提取液中分离得到 15 个已知化合物，运用 DPPH 自由基清除法对分离得到的部分单体化合物进行抗氧化活性测定，结果显示分离到的化合物具有一定的抗氧化活性，其中 vitexdoin A、vitrofolal F 和 vitexdoin D 抗氧化活性较为显著[15]。

参考文献

[1] 宋妍，杨雪，葛红娟，等 . 牡荆子的化学成分 [J]. 中国实验方剂学杂志,2014,20(19):116-119.

[2] 顾湘，杨雪，葛红娟，等 . 牡荆子的化学成分研究 Ⅱ [J]. 西北药学杂志,2015,30(2):114-117.

[3] 李月婷，庞道然，朱枝祥，等 . 牡荆子的化学成分与生物活性研究 [J]. 中国中药杂志,2016,41(22):4197-4203.

[4] 罗国良，汪洋，李华强，等 . 牡荆子化学成分研究 [J]. 中国现代应用药学,2017,34(6):794-799.

[5] 李曼曼,黄正,霍会霞,等.牡荆叶化学成分研究[J].世界科学技术－中医药现代化,2015,17(3):578-582.

[6] 中医研究院气管炎研究组 . 牡荆叶挥发油的提取和应用 [J]. 赤脚医生杂志,1976,2:32-33.

[7] 王业震 . 牡荆油乳治疗慢性支气管炎的疗效观察 [D]. 武汉：湖北中医药大学,2013.

[8] 黄敬耀，徐彭，朱家谷，等 . 牡荆子平喘作用的药理实验研究 [J]. 江西中医学院学报,2002,14(4):13-14.

[9] 黄黎，李兰芳，景厚德，等 . 牡荆叶挥发油对麻醉动物降压作用的初步研究 [J]. 中国药学杂志,1979,14(5):201-202.

[10] 杨守业,何伟,钱春风,等.黄荆、荆条和牡荆挥发油对小白鼠腹腔巨噬细胞吞噬活力影响的研究[J].中药通报,1981,6(4):34-35.

[11] 刘树根,刘懋生,傅杰青.牡荆属植物的化学成分及其药理作用与临床应用[J].江西医药,1983,6:40-49.

[12] 刘懋生,刘昌林.牡荆油对血清蛋白的调节作用及其临床意义[J].中国医院药学杂志,1983,3(12):12-14.

[13] 亓洪德,卢程,李庭,等.牡荆素对 Ⅱ 型胶原蛋白诱导的大鼠类风湿关节炎的缓解作用及对血浆 Th17、Th23 和 MMPs 蛋白水平的影响 [J]. 中国免疫学杂志,2020,36(10):1201-1205.

[14] 赵蓓,焦丽静,金燊懿,等.牡荆素对 A549 肺癌细胞凋亡和转移的作用及其机制 [J]. 时珍国医国药,2020,31(1):65-68.

[15] 赵群,娄志华,钟金栋,等.牡荆子的化学成分及抗氧化活性研究 [J]. 昆明理工大学学报（自然科学版),2016,41(5):92-99.

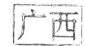

93031

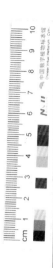
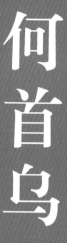

何首乌

来源

蓼科（Polygonaceae）植物何首乌 *Fallopia multiflora* (Thunb.) Harald. [*Polygonum multiflorum* Thunb.] 的块根、茎、叶。

民族名称

【壮族】门甲，扣旦（天峨），扣栗（那坡），那勾门（柳城），蚯蚓藤（上林），麻狼暖（靖西）。

【瑶族】红茎藤叶（富川），野番米（金秀），野红木（恭城），叶凡台（金秀、昭平）。

【仫佬族】秒门榨（罗城）。

【侗族】门拢（融水），胶咪（三江）。

【苗族】西那虽（融水）。

【毛南族】拉门泵（环江）。

民 族 应 用

【壮族】药用块根、茎。块根（经反复蒸和晒）水煎服或浸酒服或与猪脚煲服治少年白发，肾虚，贫血，体弱；水煎服治风湿骨痛，神经衰弱，慢性肝炎，营养性水肿，肠炎，腹泻；与猪脚（肉）或鸡肉煲服治干瘦症；捣烂敷患处治无名肿毒。茎水煎服治四肢乏力。

【瑶族】药用块根、茎、叶。块根（经反复蒸和晒）水煎服或浸酒服或与猪脚煲服治少年白发，贫血，体弱；水煎服治产后流血过多；与猪脚（肉）或鸡肉煲服治妇女闭经；捣烂敷患处治淋巴结结核。茎水煎洗患处治风湿关节痛。叶加食盐共捣烂敷患处治疮疖。

【仫佬族】药用块根。经反复蒸和晒后水煎服或浸酒服或与猪脚煲服治少年白发，贫血，体弱；水煎服治风湿骨痛。

【侗族】药用块根。经反复蒸和晒后水煎服或浸酒服或与猪脚煲服治少年白发，贫血，体弱。

【苗族】药用块根。水酒各半煎服治卵巢囊肿。

【毛南族】药用块根。经反复蒸和晒后水煎服或浸酒服或与猪脚煲服治肾虚，贫血，体弱。

【彝族】药用块根。经反复蒸和晒后水煎服或浸酒服或与猪脚煲服治贫血，体弱。

内服用量 30~60g；外用适量。

药材性状 块根呈团块状或不规则纺锤形，长 6~15cm，直径 4~12cm；表面红棕色或红褐色，皱缩不平，有浅沟，并有横长皮孔样突起和细根痕；体重，质坚实，不易折断；断面浅黄棕色或浅红棕色，显粉性；皮部有类圆形异型维管束，形成云锦状花纹；中央木部较大，有的呈木心；气微，味微苦而甘涩。茎缠绕，多分枝，具纵棱。完整叶卵形或长卵形，顶端渐尖，基部心形或近心形，边缘全缘。

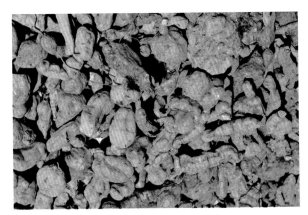

·何首乌－块根（鲜）

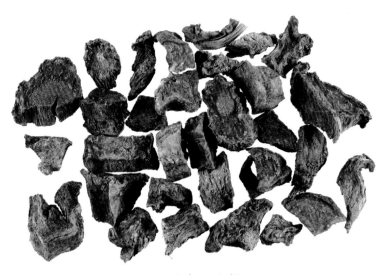

·何首乌－块根

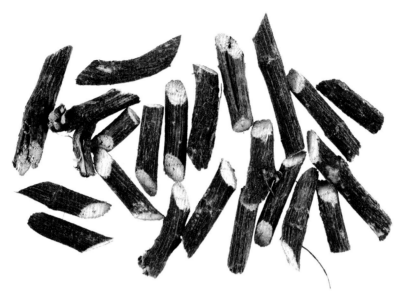

· 何首乌－藤茎

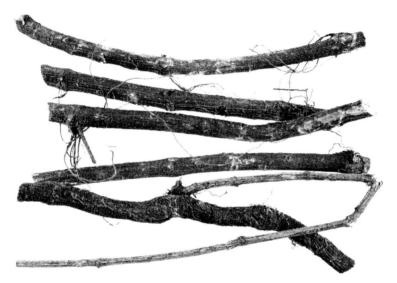

· 何首乌－藤茎

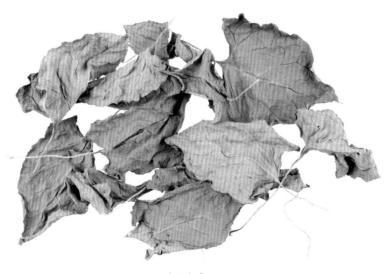

· 何首乌－叶

药用源流　何首乌始载于唐代李翱的《何首乌录》。《开宝本草》曰："本出顺州南河县，今岭外江南诸州皆有。蔓紫，花黄白，叶如薯蓣而不光，生必相对，相大如拳，有赤白两种。赤者雄，白者雌。"《本草图经》曰："结子有棱，似荞麦而细小，才如粟大"，该描述与本品相符。《植物名实图考》曰："有红、白二种，近时以为服食大药"，根据其附图应为本品。《广西壮族自治区壮药质量标准　第二卷》（2011 年版）记载其具有解毒、消痈、截疟、润肠通便的功效；主治疮痈，瘰疬，风疹瘙痒，久疟体虚，肠燥便秘。《中华人民共和国药典》（2020 年版　一部）记载其具有解毒、消痈、截疟、润肠通便的功效；主治疮痈，瘰疬，风疹瘙痒，久疟体虚，肠燥便秘。

分类位置	种子植物门	被子植物亚门	双子叶植物纲	蓼目	蓼科
	Spermatophyta	Angiospermae	Dicotyledoneae	Polygonales	Polygonaceae

形态特征　多年生草本。块根肥厚，长椭圆形，黑褐色。茎缠绕，多分枝，具纵棱。叶卵形或长卵形，长 3~7cm，宽 2~5cm，顶端渐尖，基部心形或近心形，两面粗糙，边缘全缘；叶柄长 1.5~3cm；托叶鞘膜质，偏斜，无毛，长 3~5mm。花序圆锥状，顶生或腋生，长 10~20cm，分枝开展，具细纵棱，沿棱密被小突起。苞片三角状卵形，具小突起，顶端尖，每苞内具 2~4 花；花梗细弱，长 2~3mm，下部具关节，果时延长；花被 5 深裂，白色或淡绿色，花被片椭圆形，外面 3 片较大背部具翅，果时增大；雄蕊 8，花丝下部较宽；花柱 3，极短，柱头头状。瘦果卵形，具 3 棱，长 2.5~3mm，黑褐色，有光泽，包于宿存花被内。

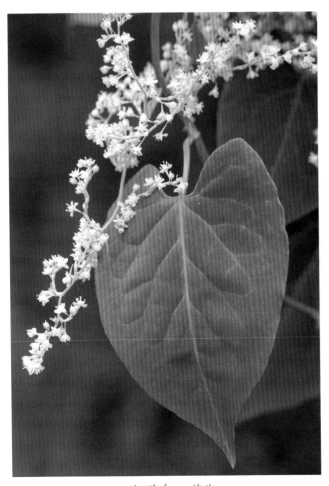

·何首乌－花期

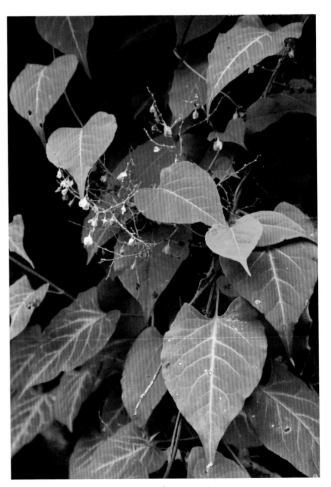

·何首乌－果期

生境分布 生于海拔 200~3000m 的山谷灌丛、山坡林下、沟边石隙。分布于陕西南部、甘肃南部、华东、华中、华南、四川、云南及贵州等。广西全区各地均有分布。

化学成分 主要含有二苯乙烯类、蒽醌类、黄酮类、挥发油类等化合物。二苯乙烯类主要有白藜芦醇、白藜芦醇苷、白藜芦醇-3-*O*-(2"-*O*-没食子酰基)-*β*-D-葡萄糖苷、2,3,5,4'-四羟基二苯乙烯-2-*O*-*β*-L-鼠李糖苷[1]、2,3,5,4'-四羟基二苯乙烯-2-*O*-*β*-D-葡萄糖苷、2,4,6,4'-四羟基二苯乙烯-2-*O*-*β*-D-葡萄糖苷[2,3]等化合物；蒽醌类包括大黄素、大黄素甲醚[2]、大黄素-8-甲醚、大黄素-8-*O*-*β*-D-葡萄糖苷[3,4]、拟石黄衣醇、桔红青霉素、*ω*-羟基大黄素[5]等化合物。黄酮类主要有儿茶素、表儿茶素、槲皮素、新丁香色原酮[1,2]等。挥发油类有己醛、1,3-二甲基苯、苯甲醛、2-戊基呋喃、2-甲氧基-3-(1-甲基乙基)-吡嗪、壬醛、甲基环己基二甲氧基硅烷、4-乙烯基-2-甲氧基苯酚、2,4-二叔丁基苯酚、邻苯二甲酸二异丁酯、邻苯二甲酸二丁酯、棕榈酸[6]等化合物。

药理作用

1. 降血脂作用

何首乌多糖剂量组小鼠的血清总胆固醇（TC）、三酰甘油（TG）和动脉硬化指数（AI）均不同程度低于高脂模型组，而高密度脂蛋白（HDL-C）和脂蛋白脂酶（LPL）、肝脂酶（HL）和总脂酶（LA）显著高于高脂模型组，表明何首乌多糖具有显著的降血脂作用[7]。

2. 抗衰老作用

何首乌饮及其有效成分通过提高神经元的抗氧化能力，调节凋亡相关因子表达，改善自然衰老大鼠学习记忆能力，发挥延缓大鼠大脑皮层自然衰老的作用，以何首乌饮作用明显。单味药有效成分中淫羊藿苷（Icraiin）抗凋亡作用突出；苯乙醇苷（PhGs）兼顾抗氧化和抗凋亡作用。PhGs、Icariin 和何首乌饮有效成分配伍促进神经元 β-catenin 和（或）REST 的核内转移，通过 Wnt/β-catenin 通路，延缓神经元的自然衰老进程[8]。

3. 免疫调节作用

何首乌多糖具有显著的免疫调节活性。采用水提法、醇沉法从何首乌中提取粗多糖，经 Q-Sepharose Fast Flow 强阴离子交换色谱柱分离纯化得到何首乌多糖（PMT）。PMT 是一种 *α*-1,4-葡聚糖，可显著促进 RAW264.7 细胞的增殖，促进细胞的吞噬能力，增加 NO 的释放量[9]。

4. 抗炎作用

采用二甲苯、巴豆油致炎法，测定不同蒸制时间的制首乌对小鼠耳郭肿胀的影响，结果发现黑豆汁制各组明显减轻二甲苯和巴豆油所致小鼠耳郭肿胀，与生理盐水组比较有显著性差异，且随着蒸制时间的延长，抗炎作用增强。其中黑豆汁制 8h 和 10h 与消炎痛比较，对二甲苯所致耳郭肿胀的抗炎作用相当，且以黑豆汁制 10h 为抗炎作用最佳的蒸制时间[10]。

5. 抗肿瘤作用

何首乌蒽醌苷类化合物（AGPMT）对小鼠整体前胃癌（MFC）实体肿瘤和肉瘤（S180）均有生长抑制作用，但对体重增长没有影响。AGPMT 可以增加化疗药物环磷酰胺（CTX）对 S180 荷瘤小鼠的抑瘤作用，同时减轻 CTX 对 S180 荷瘤小鼠外周血白细胞数减少的毒性作用。AGPMT 能促进 S180 荷瘤小鼠的 T 和 B 淋巴细胞增殖，增加白介素-1（IL-1）生成，适度降低肿瘤坏死因子（TNF）。可见，AGPMT 具有明显的抗肿瘤作用，对 CTX 具有减毒增效作用，其抗肿瘤作用可能与提高机体的免疫能力有关[11]。

6. 镇静催眠作用

用枸杞子、何首乌和夜交藤各 50g 水煎剂（枸首藤合剂）治疗以失眠或伴心烦、心悸、形体消瘦、面色不华为主症之血虚失眠有明显疗效。枸首藤合剂对小鼠有明显镇静作用，且与枣仁近似[12]。

7. 促进血细胞的新生及发育作用

何首乌所含卵磷脂为神经组织，特别是脑脊髓的主要成分，同时为血细胞及其他细胞膜的重要原料，并能促进血细胞的新生及发育[13]。

8. 乌发生发作用

何首乌在体外能显著刺激B16黑瘤素细胞中黑色素的生成。随何首乌加药浓度的增大，细胞增殖率、酪氨酸酶活性和黑色素合成能力明显增强；何首乌可明显促进酪氨酸酶和MITF的基因表达和蛋白合成，但对TRP-1、TRP-2的表达几乎没有影响[14]。另外，何首乌水提取物作用于C57BL6/N小鼠，可以诱导休眠毛囊进入生长期，从而促进小鼠背部毛发生长，与对照组相比，何首乌水提取物处理组 β-连环蛋白（β-catenin）和Shh的表达出现较早，可能与其诱导休眠毛囊进入生长期有关[15]。

参考文献

[1] 袁炜. 何首乌的化学成分研究 [D]. 北京：北京中医药大学,2017.

[2] 饶高雄，薛咏梅，惠婷婷，等. 首乌叶化学成分研究 [J]. 中药材,2009,32(6):891-893.

[3] 张静娴，崔艳梅. 中药何首乌的化学成分研究 [J]. 中国中药杂志,2016,41(17):3252-3255.

[4] 袁炜，高增平，杨建波，等. 何首乌化学成分的研究 [J]. 中草药,2017,48(4):631-634.

[5] 张志国，吕泰省，姚庆强. 何首乌蒽醌类化学成分研究 [J]. 中草药,2006,37(9):1311-1313.

[6] 罗益远，刘娟秀，刘训红，等. 何首乌和首乌藤的挥发性成分GC-MS分析 [J]. 中药材,2015,38(10):2113-2116.

[7] 翟蓉，吕丽爽，金邦荃. 何首乌多糖降血脂作用的研究 [J]. 食品与机械,2010,26(5): 87-90,101

[8] 张丽娜. 何首乌饮及其有效成分延缓大鼠大脑皮层自然衰老的作用及机制研究 [D]. 河北：河北医科大学,2018.

[9] 王娅，闫丽娜，孙甜甜，等. 何首乌多糖的结构表征及其免疫调节活性研究 [J]. 中草药,2019,50(10):2290-2295.

[10] 陈正爱，李美子，曲香芝. 何首乌炮制方法与其抗炎作用的关系 [J]. 中国临床康复,2005,43(9): 111-113.

[11] 孙桂波，邓响潮，郭宝江，等. 何首乌蒽醌苷类化合物抗肿瘤作用研究 [J]. 中国新药杂志,2008,17(10):837-841.

[12] 王秀毓，孟文芳. 枸首藤合剂与枣仁对小鼠镇静催眠作用的比较 [J]. 黑龙江医药,1981,6:48.

[13] 马树梅，李淑兰. 何首乌的应用与探究 [J]. 中国社区医师（综合版）,2007,9(8):17.

[14] 姜泽群，吴琼，徐继敏，等. 中药何首乌促进黑色素生成的作用机理研究 [J]. 南京中医药大学学报,2010,26(3):190-192.

[15] PARK H J, ZHANG N,PARK D K.Topical application of Polygonum multiflorum extract induces hair growth of resting hair follicles through upregulating Shh and β-catenin expression in C57BL/6 mice[J]. Journal of Ethnopharmacology, 2011,135(2):369-375.

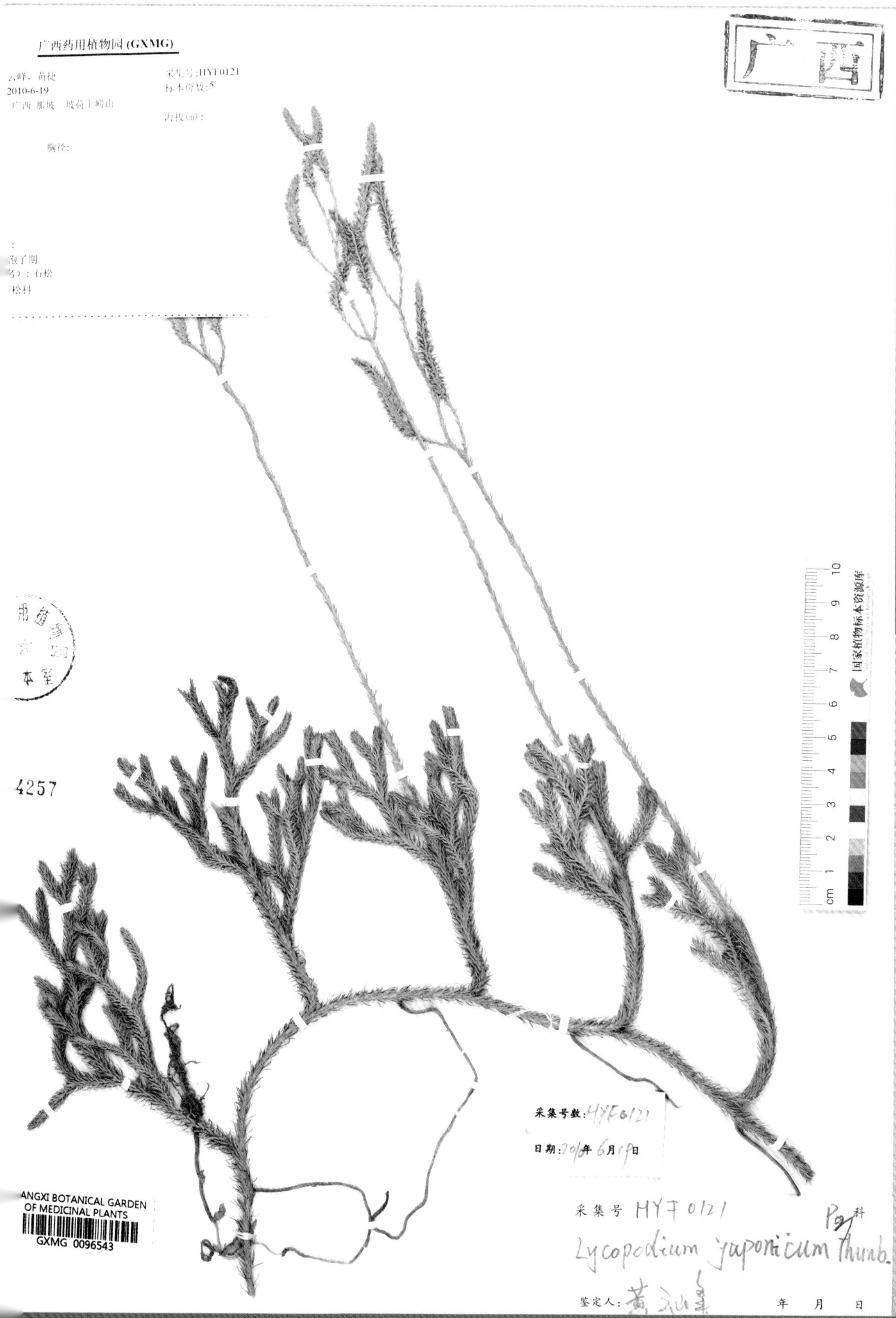

广西药用植物园 (GXMG)

六峰、黄捷
2010-6-19
广西 那坡 坡荷十鸡市

采集号:HYT0121
标本份数:5

海拔(m):

胸径:

孢子期
名:石松
松科

4257

采集号数:HYF0121

日期:20|年6月|9日

采集号 HYF0121

Lycopodium japonicum Thunb.

鉴定人:黄云峰   年 月 日

ANGXI BOTANICAL GARDEN
OF MEDICINAL PLANTS

GXMG 0096543

伸筋草

来源

石松科（Lycopodiaceae）植物石松 *Lycopodium japonicum* Thunb. ex Murray 的全草。

民族名称

【壮族】棵烟银。

民族应用

【壮族】药用全草。主治小儿惊风，小儿麻痹后遗症，痹症，四肢软弱，黄疸，肺痨咳嗽，跌打损伤，痈疮，带状疱疹，烫伤，外伤出血。内服用量3~12g；外用适量。

药材性状　匍匐茎呈细圆柱形，略弯曲，长可达2m，直径1~3mm，其下有黄白色细根；直立茎作二叉状分枝。叶密生茎上，螺旋状排列，皱缩弯曲，线形或针形，长3~5mm，黄绿色至淡黄棕色，无毛，先端芒状，全缘，易碎断。质柔软，断面皮部浅黄色，木部类白色。气微，味淡。

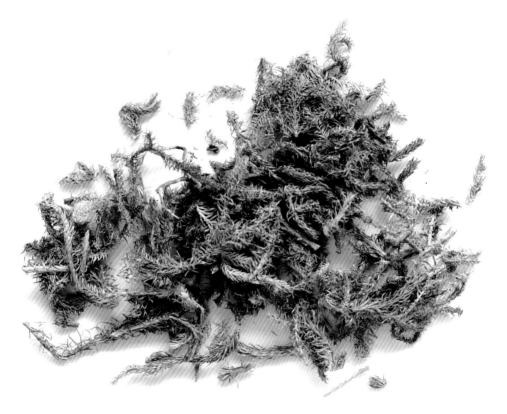

·伸筋草－全草

药用源流　《本草拾遗》载："玉柏，今之石松。生天合山石上，如松，高一二尺也。"《滇南本草》记述过山龙（范本作穿山藤）云："生山中，藤长丈余，上有毛刺，绿色。根老方可采取。"《本草纲目》云："此即玉柏之长者也，名山皆有之。"《植物名实图考》谓之"筋骨草"，云："生山溪间。绿蔓茸毛，就茎生权，长至数尺。著地生根，头绪繁挐，如人筋络。俚医以为调和筋骨之药，名为小伸筋。秋时茎梢发白芽，宛如小牙。滇南谓之过山龙，侉侉采以入市鬻之。"以上所述应皆为石松科植物石松。《中华人民共和国药典》（2020年版　一部）记载其具有祛风除湿、舒筋活络的功效；主治关节酸痛，屈伸不利。

分类位置	蕨类植物门	石松纲	石松目	石松科
	Pteridophyta	Lycopodiinae	Lycopodiales	Lycopodiaceae

形态特征　多年生土生植物。匍匐茎地上生，细长横走，主枝2~3回分叉，侧枝直立，多回二叉分枝，稀疏，压扁状（幼枝圆柱状），枝连叶直径5~10mm。叶螺旋状排列，密集，上斜，线形、披针形或线状披针形，薄而软，长4~8mm，宽0.3~0.6mm，基部楔形，下延，无柄，先端渐尖，具透明发丝，边缘全缘，草质，中脉不明显。孢子囊穗（3~）4~8个集生于长达30cm的总柄，总柄上苞片螺旋状稀疏着生，薄草质，形状如叶片；孢子囊穗不等位着生（即小柄不等长），直立，圆柱形，长2~8cm，直径5~6mm，具1~5cm长的长小柄；孢子叶阔卵形，长2.5~3.0mm，宽约2mm，先端急尖，具芒状长尖头；孢子囊生于孢子叶腋，略外露，圆肾形，黄色。

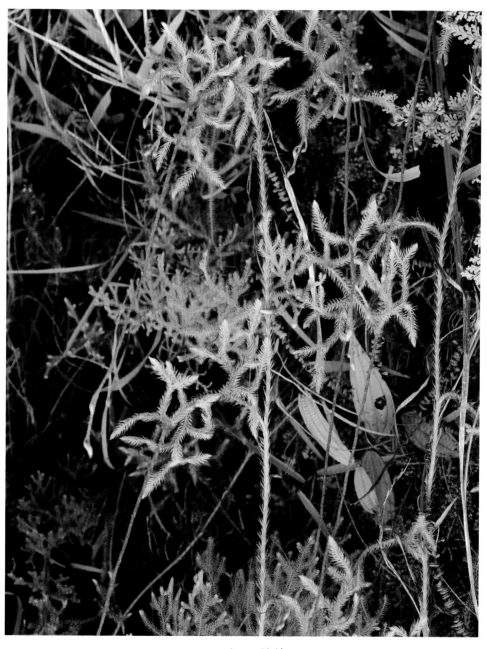

·石松－植株

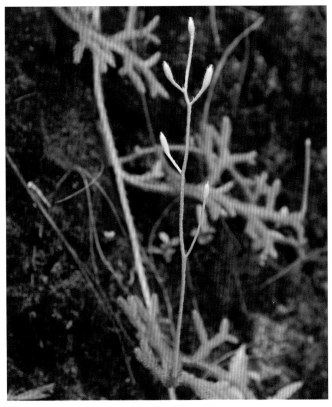

· 石松－孢子叶

生境分布　生于海拔 100~3300m 的林下、灌丛下、草坡、路边或岩石上。分布于除东北、华北以外的其他各省区。广西主要分布在武鸣、上林、融水、阳朔、临桂、灵川、兴安、灌阳、龙胜、资源、恭城、上思、桂平、德保、那坡、凌云、田林、隆林、贺州、钟山、环江、象州、金秀等。

化学成分　含生物碱：石松碱、棒石松碱、棒石松毒及烟碱[1]、miyoshianine C、α-暗石松碱、石松刀灵、miyoshianine A、亮石松灵[2]、lycoposerramine–L、lycoposerramine–M、11α–O–acetyllycopodine、des–N–methyl–α–obscurine、棒石松洛宁碱[3]、lycojapodine A[4]。含萜醇类化合物：α-芒柄花醇、石松三醇、石松四醇酮、千层塔烯二醇、二表千层塔烯二醇、21-表千层塔烯二醇、16-氧代二表千层塔烯二醇、16-氧代-21-表千层塔烯二醇、16-氧代千层塔烯二醇、棒石松醇、石松四醇、二表石松稳四醇、16-氧代石松三醇、16-氧代石松五醇[1–5]、(3β,8β,14α,21α)–26,27–dinoronocerane–3,8,14,21–tetrol、(3β,8β,14α,21β)–26,27–dinoronocerane–3,8,14,21–tetrol、lycopodiin A、3–epilycoclavanol[6]、japonicumins A–C、japonicumin D、lycoclavanol[7]、3R,21α,24–trihydroxyserrat–14–en–16–one、千层塔–14–烯–3β,21β–二醇、千层塔–14–烯–3β,21α–二醇、正二十八烷醇、26–nor–8–oxo–α–onocerin、伸筋草素 D[8]、16–oxo–3α–hydroxyserrat–14–en–21α–ol、胡萝卜苷[9]。含植物甾醇：β–谷甾醇、豆甾醇和油菜甾醇[10]，还含有香草酸、阿魏酸、壬二酸（杜鹃花酸）[5]和大黄素–甲醚[11]、十六烷酸、阿魏酸甲酯、反式–4–羟基肉桂酸甲酯[12]。含黄酮类：lycopodone、苜蓿素、tricetin 3',4',5'-OMe、5,7,4-三羟基–3'-甲氧基黄酮[13]、lycojaponicumin A–C[14]。

药理作用　1.抗炎作用
石松总生物碱提取物具有较好的抗炎作用。石松高、中、低剂量组均能够改善佐剂型关节炎大鼠的足跖肿胀并降低大鼠棉球肉芽肿的增生情况，且呈现剂量依赖性，其中石松高、中剂量组与模型组相比，改善效果显著[15]。

2. 对中枢神经系统的作用

石松能显著延长戊巴比妥钠催眠小鼠的睡眠时间；能明显增强小鼠对盐酸可卡因引起的步履歪斜、窜行、环行等毒性反应，而对士的宁等中枢兴奋药无抑制作用[16]。

3. 对实验性硅肺的作用

石松对大鼠实验性硅肺有明显阻滞作用。石松透析外液腹注疗效好，且透析外液在 pH 值 4~7 的条件下对大鼠实验性硅肺的疗效相同，而灌胃（不论是透析外液或内液）效果均不理想。经实验观察，用石松治疗大鼠实验性硅肺疗效良好[17]。

4. 对平滑肌的作用

石松总提取物对豚鼠离体肠平滑肌有兴奋作用[18]。

附　注　伸筋草商品中石松作为药用使用最为广泛，是主流商品，其次是垂穗石松 *Palhinhaea cernua* (L.) Vasc. et Franco。

参考文献

[1] 杨纯瑜 . 中药石松学名的订正及其资源 [J]. 中药通报 ,1981,6(6):12-15.

[2]SUN Y,YAN J,MENG H,et al.A new alkaloid from *Lycopodium japonicum* Thunb.[J].Helvetica Chimica Acta,2008,91(11):2107-2109.

[3] 刘慧杰 , 汪冶 . 石松生物碱化学成分的研究 [J]. 中国中药杂志 ,2012,37(4):475-477.

[4]HE J,CHEN X Q,LI M M,et al.Lycojapodine A, a novel alkaloid from *Lycopodium japonicum*[J]. Organic Letters,2009,11(6):1397-1400.

[5] 杨纯瑜 . 国产石杉科、石松科药用植物的分类、分布和药用价值 [J]. 植物分类学报 ,1982, 20(4):445-451.

[6] YAN J,ZHANG X M,LI Z R,et al.Three new Lriterpenoids from *Lycopodium japonicum* Thunb[J]. Helvetica Chimica Acta,2005,88(2):240-244.

[7] LI X L,ZHAO Y,CHENG X,et al.Japonicumins A-D:four new compounds from *Lycopodium japonicum*[J]. Helvetica Chimica Acta,2006,89(7):1467-1473.

[8] 滕翠翠 , 何永志 , 冯金磊 , 等 . 伸筋草的化学成分研究 [J]. 中草药 ,2010,41(12):1960-1963.

[9] 史利利 , 何永志 . 伸筋草石松三萜化学成分 [J]. 中国实验方剂学杂志 ,2012,18(9):90-92.

[10] 蔡雄 , 潘德济 . 伸筋草和玉柏石松的甾体成分研究 [J]. 中草药 ,1987,18(12):2-6.

[11] 蔡雄 , 潘德济 , 陈御石 , 等 . 伸筋草和玉柏石松中的蒽醌成分的分离和鉴定 [J]. 上海医科大学学报 ,1991,18(5):383-385.

[12] 刘慧杰 , 汪冶 . 石松非生物碱化合物的研究 [J]. 山地农业生物学报 ,2011,30(1):60-62.

[13]JIAN Y,LIRONG S,XIAN M Z,et al. A new flavone from *Lycopodium japonicum*[J]. Heterocycles, 2005,65(3):661-666.

[14] WANG X J,ZHANG G J,ZHUANG P Y,et al.Lycojaponicumins A-C,three alkaloids with an unprecedented skeleton from *Lycopodium japonicum*[J]. Organic Letters,2012,14(10):2614-2617.

[15] 张妍妍 , 毕悦 , 尹丽颖 , 等 . 伸筋草总生物碱的提取纯化与急性毒性及抗炎活性研究 [J]. 中医药学报 ,2020,48(6):14-18.

[16] 张百舜 , 南继红 . 伸筋草对中枢神经系统药物作用的影响 [J]. 中药材 ,1991,14(11):38-39.

[17] 于彤 , 李涌泉 , 曹新芳 , 等 . 伸筋草对大白鼠实验性矽肺的疗效观察 [J]. 铁道医学 ,1986,14(3):168-169.

[18] 戴克敏 , 潘德济 , 程彰华 , 等 . 伸筋草类药用植物资源的初步研究 [J]. 植物资源与环境 ,1992,1(1): 36-43.

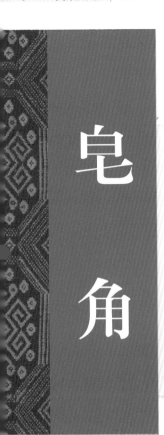

皂角

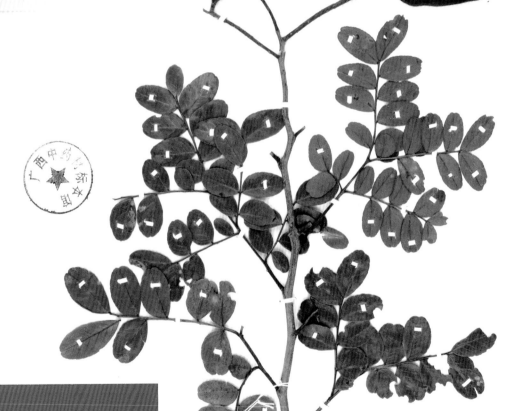

第四次全国中药资源普查采集记录

采集人：农东新，蓝相栽，莫水松，鸟连兰
采集号：451421150909027LY
采集日期：2015 年 9 月 9 日
采集地点：广西扶绥县果馨镇芹民村
经度：E 纬度：N
海拔： m
环境：阔叶林，林缘，石灰上
出现频度：一般 资源类型：野生
性状：乔木
重要特征：
科名：云实科
植物名：皂荚 别名：
学名：Gleditsia sinensis Lam.
药材名： 入药部位：
标本份数：4
用途：
备注：

来源
苏木科（Caesalpiniaceae）植物皂荚 *Gleditsia sinensis* Lam. 的果实、枝刺。

民族名称
【壮族】猪牙皂，马驴角刺荚（忻城）。
【仫佬族】皂角刺荚（罗城）。

采集号：**451421150909027LY**

皂荚

Gleditsia sinensis Lam.

鉴定人：彭玉德 2018 年 7 月

民族应用

【壮族】药用果实、枝刺。果实、枝刺主治脑充血，癫痫，产后缺乳，乳痈，白喉。嫩刺捣烂敷患处或研粉调水敷患处治疮毒。内服用量1~3g；外用适量。

药材性状 不育果实呈圆柱形，略扁而弯曲，长5~11cm，宽0.7~1.5cm；表面紫棕色或紫褐色，被灰白色蜡质粉霜，擦去后有光泽，并有细小的疣状突起和线状或网状的裂纹；顶端有鸟喙状花柱残基，基部具果梗残痕；质硬而脆，易折断；断面棕黄色，中间疏松，有淡绿色或淡棕黄色的丝状物。偶有发育不全的种子；气微，有刺激性，味先甜而后辣。成熟果实呈扁长的剑鞘状，有的略弯曲，长15~40cm，宽2~5cm，厚0.2~1.5cm；表面棕褐色或紫褐色，被灰色粉霜，擦去后有光泽，种子所在处隆起；基部渐窄而弯曲，有短果柄或果柄痕，两侧有明显的纵棱线。质硬，摇之有声，易折断；断面黄色，纤维性。种子多数，扁椭圆形，黄棕色至棕褐色，光滑。气特异，有刺激性，味辛辣。刺粗壮，圆柱形，常分枝，多呈圆锥状；主刺长圆锥形，长3~15cm或更长，直径0.3~1cm；分枝刺长1~6cm，刺端锐尖；表面紫棕色或棕褐色；体轻，质坚硬，不易折断。切片厚0.1~0.3cm，常带有尖细的刺端；木部黄白色，髓部疏松，淡红棕色；质脆，易折断。气微，味淡。

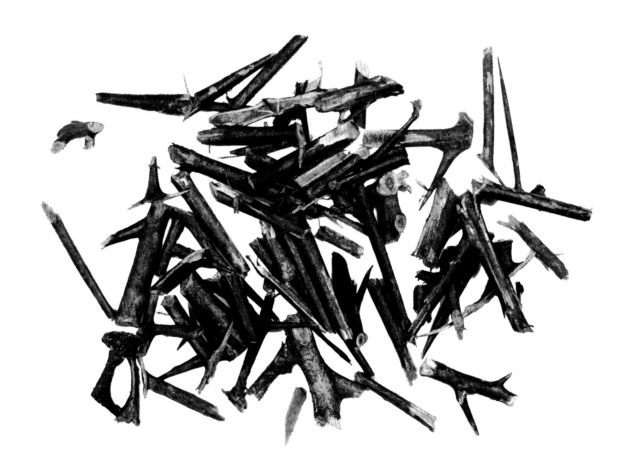

· 皂角－枝刺

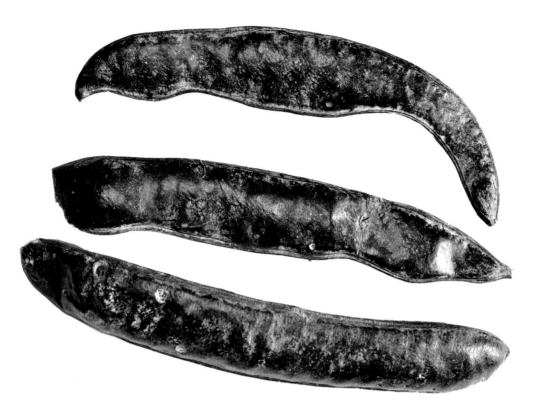

·皂角－果实

药用源流　皂荚始载于《神农本草经》，曰："皂荚，味辛，咸，温。主风痹死肌；邪气风头，泪出；利九窍，杀精物。生川谷。"《名医别录》云："生雍州及鲁邹县，如猪牙者良。九月、十月采荚，阴干。"《新修本草》云："皂荚，生雍州川谷及鲁邹县，如猪牙者良。九月、十月采荚，阴干。"《本草图经》云："皂荚，生雍州川谷及鲁邹县，今所在有之，以怀、孟州者为胜。木极有高大者。"《救荒本草》曰："生雍州川谷及鲁之邹县，怀孟产者为胜。今处处有之。"《本草纲目》曰："荚之树皂，故名。皂树高大。叶如槐叶，瘦长而尖。枝间多刺。夏开细黄花。结实有三种，一种小如猪牙；一种长而肥厚，多脂而黏；一种长而瘦薄，枯燥不黏。以多脂者为佳。"以上记载与今之苏木科植物皂荚的特征一致。所述猪牙皂荚，是皂荚树因衰老或受伤后所结的发育不正常的果实。皂荚有不同的结实类型，其药用质量以何者为优，亦说法不一。《名医别录》以"如猪牙者良"，《新修本草》云："猪牙皂荚最下，其形曲戾薄恶，全无滋润，洗垢亦不去。其尺二寸者，粗大长虚而无润。若长六七寸，圆厚节促直者，皮薄多肉，味浓，大好。"而《救荒本草》和《本草纲目》等均不分三类，统以"肥厚者"或"多脂者"为佳。不同果实类型的皂荚，在医疗应用上亦有区别，《本草图经》提出"作疏风气丸、煎，多用长皂荚；治齿及取积药，多用猪牙皂荚。所用虽殊，大抵性味不相远。"《本草蒙筌》云："种因有二，用亦各分。理气疏风，长板荚须觅；治齿取积，猪牙荚当求。"《中华人民共和国药典》（2020年版　一部）记载皂荚的棘刺具有消肿托毒、排脓、杀虫的功效；主治痈疽初起或脓成不溃；外治疥癣麻风。其不育果实和成熟果实均具有祛痰开窍、散结消肿的功效；主治中风口噤，昏迷不醒，癫痫痰盛，关窍不通，喉痹痰阻，顽痰喘咳，咳痰不爽，大便燥结；外治痈肿。

分类位置	种子植物门	被子植物亚门	双子叶植物纲	豆目	苏木科
	Spermatophyta	Angiospermae	Dicotyledoneae	Legumiales	Caesalpiniaceae

形态特征 落叶乔木或小乔木。高可达30m。刺粗壮，圆柱形，常分枝，多呈圆锥状。叶为一回羽状复叶；长10~18（~26）cm；小叶（2~）3~9对，纸质，卵状披针形至长圆形，长2~8.5（~12.5）cm，宽1~4（~6）cm，先端急尖或渐尖，顶端圆钝，具小尖头，基部圆形或楔形，有时稍歪斜，边缘具细锯齿；网脉明显，在两面凸起。花杂性，黄白色，组成总状花序；雄花：萼片4，三角状披针形，两面被柔毛；花瓣4，被微柔毛；雄蕊8（6）；两性花：雄蕊8；子房缝线上及基部被毛，柱头浅2裂；胚珠多数。荚果带状，长12~37cm，宽2~4cm，茎直或扭曲，果肉稍厚，两面臌起，或有的荚果短小，多少呈柱形，弯曲作新月形。种子多颗，长圆形或椭圆形，长11~13mm，宽8~9mm，棕色，光亮。

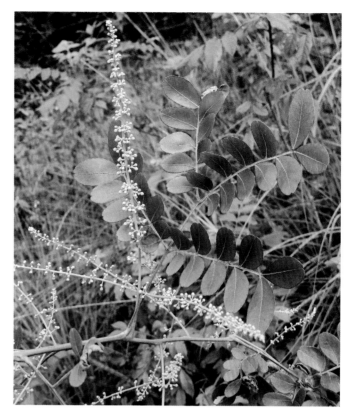

· 皂荚－花期

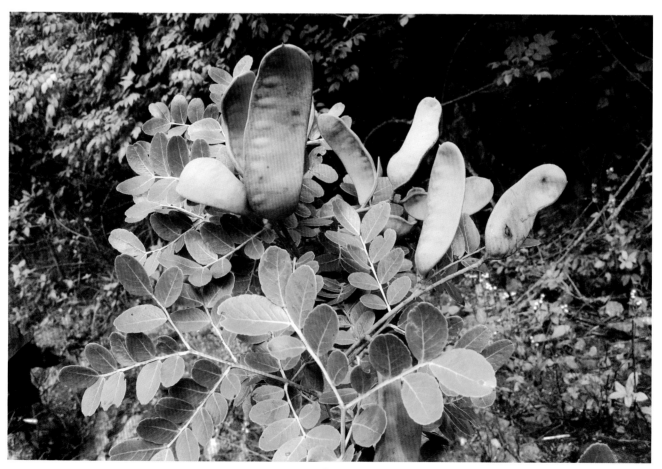

· 皂荚－果期

生境分布　生于平地至 2500m 的山坡林中或谷地、路旁。分布于河北、山东、河南、山西、陕西、甘肃、江苏、安徽、浙江、江西、湖南、湖北、福建、广东、广西、四川、贵州、云南等。广西主要分布在融安、桂林、临桂、兴安、龙胜、恭城、平南、博白、北流、那坡、富川、龙州等。

化学成分　果实含鞣质、酚性物质、生物碱、有机酸、糖类、油脂[1]，以及皂苷、黄酮、甾体（或萜类）、多糖（或苷类）和强心苷等成分[2]。棘刺含 D:C-friedours-7-en-3-one、豆甾 -4- 烯 -3,6- 二酮、豆甾烷 -3,6- 二酮、豆甾醇、β- 谷甾醇[3]、白桦脂酸、alphitolic acid、3β-O-trans- p-coumaroylalphitolic acid、3β-O-trans-p-caffeoyl alphitolic acid 和 zizyberanalic acid[4]、黄颜木素、槲皮素、3β-acetoxyolean-12-en-28-oic acid、木栓酮、棕榈酸、白桦醇、胡萝卜苷[5]。

药理作用　**1. 抗诱变作用**

皂荚棘刺提取物中的豆甾醇终浓度为 10μg 时，对诱变剂 1- 甲基 -3- 硝基 - 亚硝基胍（MNNG）和 4- 硝基喹啉 -1- 氧化物（NQO）显示了最强的抗诱变活性，对诱变因子分别减少 51.2% 和 64.2%[3]。

2. 抗菌作用

皂角刺中一系列白桦脂酸型三萜类化合物具有强弱不等的抗菌活性[4]。皂荚皂苷对解脲支原体抑制活性较高（半数最小抑菌浓度 MIC_{50} 为 0.008g/L），其次是大肠杆菌和枯草芽孢杆菌[6]。皂荚皂苷水溶液对大肠杆菌、金黄色葡萄球菌、铜绿假单胞菌、阴沟肠杆菌、沙门肠杆菌及白色念珠菌、克柔念珠菌、热带念珠菌、近平滑念珠菌均有抑菌作用。50mg/ml 的皂荚皂苷溶液能完全抑制 5 种细菌的生长，对 4 种真菌的抑制率也均在 50% 以上[7]。

3. 抗病毒作用

皂角刺中分离得到的 5 个白桦脂酸型三萜均表现出较弱的细胞毒性和强弱不等的抗 HIV 活性，其中白桦脂酸、alphitolic acid 和 zizyberanalic acid 抗 HIV 活性强烈，EC_{50} 值均小于 0.064μg/ml[8]。

4. 抗肿瘤作用

皂角刺中的黄颜木素和 3β-acetoxyolean-12-en-28-oic acid 对 7 种体外培养的肿瘤细胞抑制作用较好，而且在测定质量浓度范围内剂量依赖关系良好。其中 3β-acetoxyolean-12-en-28-oic acid 对 Bet7402、HeLa、HT1080、KB、A549、SGC7901 和 Heps 7 种肿瘤细胞株生长增殖均具有良好的抑制作用，IC_{50} 为 11.61~18.73mg/L。黄颜木素对除 A549 之外的 6 种肿瘤细胞株抑制作用良好，IC_{50} 为 11.34~19.32mg/L[5]。猪牙皂皂苷与索拉非尼联用时，能够显著提高索拉非尼的抗肝癌作用，可以作为索拉非尼的化疗增敏剂，在维持疗效不变的情况下，通过减少给药剂量来降低索拉非尼的毒副作用及减轻耐药性[9]。

5. 抗凝血作用

皂角刺水煎剂连续 7 天灌胃，生药 3.9g/kg 明显延长小鼠凝血时间；体外实验 2.33mg/ml、6.98mg/ml、20.93mg/ml 明显抑制家兔血小板聚集；连续 7 天灌胃生药 3.9g/kg 明显减轻大鼠动静脉血栓重量；单次灌胃生药 15g/kg 可明显延长家兔血浆复钙凝血时间、凝血酶原时间、白陶土部分凝血活酶时间、凝血酶时间，增强血浆抗凝血酶活性[10]。

6. 抗心肌缺血的作用

皂荚皂苷对结扎大鼠左冠状动脉造成的急性心肌缺血有显著的防治作用。25mg/kg、50mg/kg、100mg/kg 3 个剂量组大鼠预防性灌胃给药 5 天，与模型组比较，都不同程度降低心电图标准 II 导联 ST 段抬高幅度；皂荚皂苷 25mg/kg、50mg/kg、100mg/kg 剂量组的心肌梗死面积分别为（28±8）%、（24±10）% 和（19±6）%，均显著小于模型组大鼠（38±9）%[11]。皂角提取物能显著减少心肌耗氧量，对缺血心肌具有保护作用。皂角提取物可显著降低心肌缺血犬的心肌耗氧量，缩小心肌梗死范围，降低血清磷酸肌酸激酶（CK）和乳酸脱氢酶（LDH）的活性[12]。

参考文献

[1] 梁静谊,安鑫南,蒋建新,等.皂荚化学组成的研究 [J]. 中国野生植物资源,2003,22(3):44-46.

[2] 张宏利,韩崇选,杨学军,等.皂荚化学成分及杀鼠活性初步研究 [J]. 西北农业学报,2005,14(4):117-120.

[3] 赵兴增.皂荚棘刺中的抗诱变成分 [J]. 国外医药 (植物药分册),2006,21(2):72.

[4] 李万华,李琴,栗巧云,等.皂角刺中 5 个白桦脂酸型三萜的分离及抗菌 [J]. 西北大学学报 (自然科学版),2008,38(6):937-942.

[5] 徐哲,赵晓顿,王漪檬,等.皂角刺抗肿瘤活性成分的分离鉴定与活性测定 [J]. 沈阳药科大学学报 ,2008,25(2):108-111,162.

[6] 赵声兰,陈朝银,董其江,等.皂荚皂苷的提取及其抗 HIV、抗解脲支原体和抗菌作用的研究 [J]. 陕西中医 ,2007,28(7):923-925.

[7] 倪付花,桑青,陈敏,等.皂荚皂苷的提取及其抑菌作用的研究 [J]. 时珍国医国药 ,2012,23(2):351-352.

[8] 李万华,李琴,王小刚,等.皂角刺中 5 个白桦脂酸型三萜抗 HIV 活性研究 [J]. 西北大学学报 (自然科学版),2007,37(3):401-403.

[9] 陈成.猪牙皂皂苷抗肝癌作用机制的研究及其微球制剂的制备 [D]. 武汉 : 湖北中医药大学 ,2018.

[10] 胡慧娟,祁公任,洪敏.皂角刺水煎剂的抗凝血作用 [J]. 中药药理与临床 ,1995(1):30-32.

[11] 丁云录,王岩,赫玉芳,等.皂荚皂苷对大鼠心肌缺血的影响 [J]. 中国新药与临床杂志 ,2006,25(2):110-113.

[12] 范科华,刘永强,凌婧,等.皂角提取物对心肌缺血犬心肌梗死的保护作用 [J]. 华西药学杂志 ,2006,21(4):339-342.

佛手

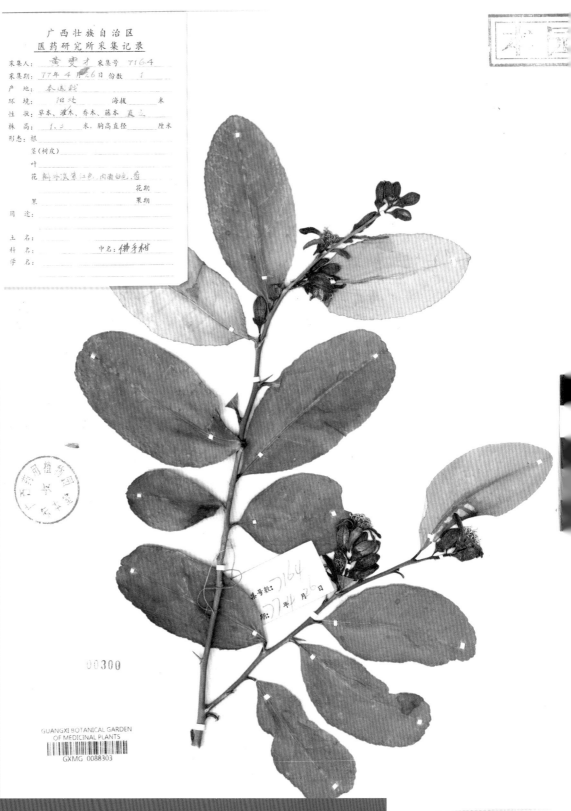

广西壮族自治区
医药研究所采集记录

采集人：黄雯才　采集号：7164
采集期：77年 4 月 26 日　份数　1
产　地：本医栽
环　境：阳处　　海拔　米
性　状：草本、灌木、乔木、藤本　蔓生
株　高：1.3 米，胸高直径　厘米
形　态：根
　　　　茎（树皮）
　　　　叶
　　　　花　瓣外淡紫红色，内面白色，香
　　　　　　　　　　花期
　　　　果　　　　　果期
用　途：
土　名：
科　名：　中名：佛手柑
学　名：

00300

GUANGXI BOTANICAL GARDEN
OF MEDICINAL PLANTS

GXMG 0088303

采集号 7164

Citrus medica L. var. sarcoda
(Noot.) S

鉴定人：　　　　　19 年 1

来源

芸香科（Rutaceae）植物佛手
Citrus medica cv. Fingered[*Citrus medica* L. var. *sarcodactylis* Swingle] 的叶或果实。

民族名称

【壮族】芒佛手。

【瑶族】碗俊（金秀）。

【仫佬族】那菲（罗城）。

【苗族】努都锡包（融水）。

民族应用

【壮族】药用果实。主治痛症，咳嗽，咳痰，呕吐，食滞，水煎服治头痛。内服用量3~10g。

【瑶族】药用果实。水煎服治胃痛，咳嗽。内服用量6~30g。

【仫佬族】药用叶、果实。叶捣烂敷患处治淋巴腺炎。果实水煎服治喉蛾。内服用量6~30g；外用适量。

【苗族】药用叶。水煎服治浮肿，水肿。内服用量6~30g。

药材性状 完整叶椭圆形或卵状椭圆形，长6~12cm，宽3~6cm，或有更大，顶部圆或钝，稀短尖，叶缘有浅钝裂齿。果实采收后纵切成薄片，薄片类椭圆形或卵圆形，常皱缩或卷曲，长6~10cm，宽3~7cm，厚0.2~0.4cm，顶端稍宽，常有3~5个手指状的裂瓣，基部略窄，有的可见果梗痕。外皮黄绿色或橙黄色，有皱纹和油点。果肉浅黄白色或浅黄色，散有凹凸不平的线状或点状维管束。质硬而脆，受潮后柔韧。气香，味微甜后苦。

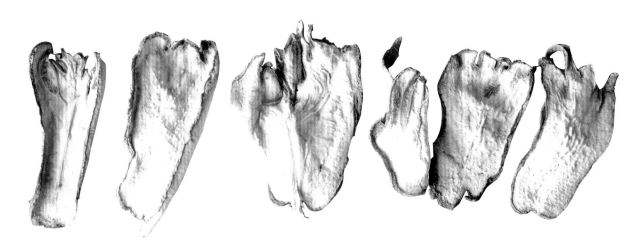

·佛手－果实

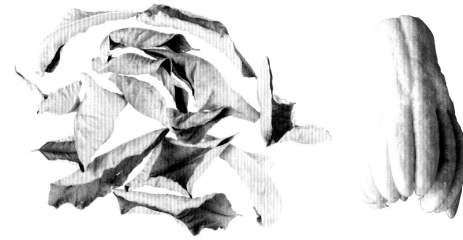

·佛手－叶

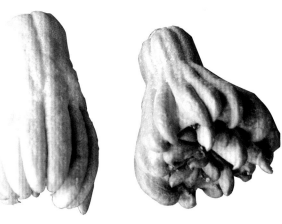

·佛手－果实（鲜）

药用源流　佛手原名"佛手柑"，始载于《滇南本草》，曰："佛手柑，味甘、微辛，性温。入肝、胃二经，补肝暖胃，止呕吐，消胃家寒痰，治胃气疼，止面寒疼、和中、行气。"《本草纲目》将枸橼与佛手柑混论不分，曰："枸橼，产闽广间。木似朱栾而叶尖长，枝间有刺。植之近水乃生。其实状如人手，有指，俗呼为佛手柑。有长一尺四五寸者。皮如橙柚而厚，皱而光泽。其色如瓜，生绿熟黄。其核细，其味不甚佳而清香袭人。"《中华人民共和国药典》（2020年版　一部）记载其具有疏肝理气、和胃止痛、燥湿化痰的功效；主治肝胃气滞，胸胁胀痛，胃脘痞满，食少呕吐，咳嗽痰多。

分类位置	种子植物门	被子植物亚门	双子叶植物纲	芸香目	芸香科
	Spermatophyta	Angiospermae	Dicotyledoneae	Rutale	Rutaceae

形态特征　不规则分枝的灌木或小乔木。新生嫩枝、芽及花蕾均暗紫红色，茎枝多刺，刺长达4cm。单叶，稀兼有单身复叶，则有关节，但无翼叶；叶柄短，叶片椭圆形或卵状椭圆形，长6~12cm，宽3~6cm，或有更大，顶部圆或钝，稀短尖，叶缘有浅钝裂齿。总状花序有花达12朵，有时兼有腋生单花；花两性，有单性花趋向，则雌蕊退化；花瓣5片，长1.5~2cm；雄蕊30~50枚；子房圆筒状，花柱粗长，柱头头状，子房在花柱脱落后即行分裂，在果的发育过程中成为手指状肉条。果椭圆形、近圆形或两端狭的纺锤形，果皮甚厚，淡黄色，粗糙，难剥离，内皮白色或略淡黄色，棉质，松软，果肉无色，近于透明或淡乳黄色，爽脆，味酸或略甜，有香气。通常无种子。

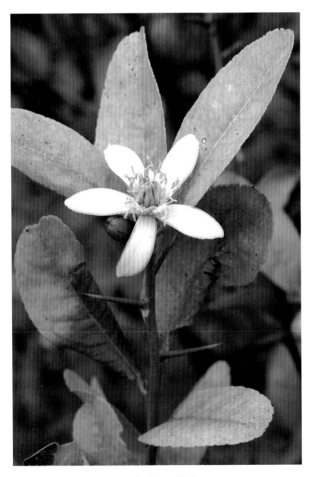

·佛手－花期

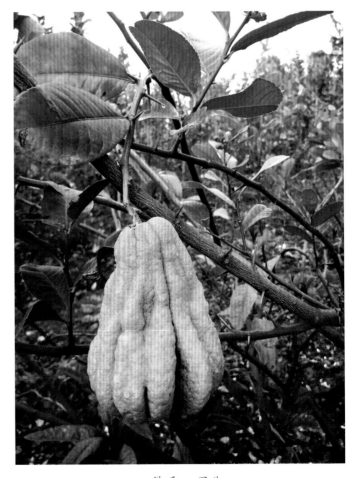

·佛手－果期

生境分布 长江以南各地有栽培。广西全区各地均有栽培。

化学成分 成熟佛手果实中含柠檬油素、6,7-二甲氧基香豆素、3,5,8-三羟基-7,4'-二甲氧基黄酮、柠檬苦素、诺米林、胡萝卜苷、β-谷甾醇、对羟基苯丙烯酸、棕榈酸、琥珀酸[1]、顺式-头-尾-3,3',4,4'-柠檬油素二聚体、顺式-头-头-3,3',4,4'-柠檬油素二聚体[2]、3,5,6-三羟基-4',7-二甲氧基黄酮、3,5,6-三羟基-3',4',7-三甲氧基黄酮[3]、5-甲氧基糠醛、5-羟基-2-羟甲基-4H-吡喃-4-酮、香叶木素、香叶木苷、橙皮苷、黄柏酮-7-酮、aviprin、阿魏酸、香草酸和原儿茶酸[4]、7-羟基-6-甲氧基香豆素（莨菪亭）、7-羟基香豆素（伞形花内酯）、7-羟基-5-甲氧基香豆素、香豆酸[5]、$\Delta^{5,22}$-豆甾烯醇[6]、5-羟基-7-甲氧基-8-异戊烯基香豆素、6-羟基-7-甲氧基香豆素、佛手柑内酯、sigmasteryl acetate[7]；水溶性多糖有鼠李糖、木糖、甘露糖、葡萄糖、半乳糖[8]；2个新环肽：环（-甘氨酸-天冬氨酸-亮氨酸-苏氨酸-缬氨酸-酪氨酸-苯丙氨酸-）、环（-甘氨酸-亮氨酸-脯氨酸-色氨酸-亮氨酸-异亮氨酸-丙氨酸-丙氨酸-）[9]；挥发油有柠檬烯、γ-松油烯[10]、3-羟基-3,7-二甲基-1,6-辛二酸[11]、丙基苯甲烷-γ-松油烯、蒎烯、β-月桂烯[12]、d-枸橼烯[13]等。

药理作用 1. 平喘、祛痰、止咳、抗应激作用

佛手的醇提取液具有祛痰、平喘和明显延长哮喘潜伏期，减轻哮喘症状的功效[14]。佛手醇提取液灌胃给药能显著减少氨水致小鼠的咳嗽次数，增加小鼠呼吸道酚红分泌量，并显著延长豚鼠哮喘潜伏期和延长小鼠咳嗽潜伏期，还能提高小鼠的抗应激能力，表明佛手醇提取物有明显镇咳、祛痰、平喘和抗应激作用[15]。

2. 免疫调节、抗肿瘤作用

佛手多糖可明显提高环磷酰胺所致免疫功能低下小鼠腹腔巨噬细胞吞噬百分率和吞噬指数，促进溶血素和溶血空斑的形成以及淋巴细胞转化，明显提高外周血 T 淋巴细胞比率[16]，并可提高巨噬细胞外低下的 IL-6 水平[17]，但对巨噬细胞内 IL-6 无影响[18]。高剂量的多糖对 HAC22 有较好的抑制作用，低剂量也有一定的抑制作用，且给药后体重明显增加[19]。佛手挥发油能够显著抑制 B16 黑色素瘤细胞增殖，呈剂量依赖效应[20]。

3. 对胃肠平滑肌的作用

佛手醇提取液能明显增强家兔离体回肠平滑肌的收缩，其作用能被阿托品拮抗；能明显抑制家兔离体十二指肠平滑肌的收缩，对乙酰胆碱引起的家兔离体十二指肠痉挛有显著的解痉作用；对小鼠小肠运动有明显推动作用[21]。

4. 催眠和改善学习记忆能力

佛手柑内酯对 PCPA 失眠大鼠具有明显的催眠作用，其作用机制与升高脑干内 5-HIAA、GABA 含量有关[22]。佛手醇提取液能使小鼠在新环境中自发活动显著减少，学习记忆能力显著增强，脑内去甲肾上腺素、多巴胺和五羟色胺含量显著提高，提示佛手醇提取液能改善小鼠的学习记忆能力[23]。

5. 降血压作用

血管紧张素转化酶（ACE）主要参与肾素-血管紧张素-醛固酮系统的调节。ACE 催化血管紧张素Ⅰ（angiotensin Ⅰ）转变为具强效升高血压作用的物质血管紧张素Ⅱ（angiotensin Ⅱ）；同时，ACE 将具降压作用的物质舒缓激肽（bradykinin）降解，使之失去降压作用。佛手不同溶剂提取物对 ACE 具有抑制作用，40% 甲醇佛手提取物对 ACE 的抑制作用明显，活性部位的极性较强，可见佛手具有一定的降压作用[24]。

6. 促进毛发的生长作用

佛手和枸杞水提取物混合液涂抹于小鼠脱毛皮肤部位，能显著提高小鼠皮肤中 SOD 活性，增加皮肤中胶原蛋白的含量，明显减少脂质过氧化产物丙二醛的含量，促进毛发的生长[25]。

参考文献

[1] 何海音,凌罗庆,史国萍,等.中药广佛手的化学成分研究[J].中药通报,1988,13(6):32-34,62-63.

[2] 何海音,凌罗庆,周敏华.从中药佛手中分离鉴定两个柠檬油素二聚体[J].有机化学,1987(3):193-196.

[3] 何海音,凌罗庆.佛手柑化学成分的研究[J].药学学报,1985,20(6):433-435.

[4] 尹锋,成亮,楼凤昌.佛手化学成分的研究[J].中国天然药物,2004,2(3):149-151.

[5] 尹锋,楼凤昌.佛手化学成分的研究[J].中国药学杂志,2004,39(1):20-21.

[6] 高幼衡,徐鸿华,刁远明,等.佛手化学成分的研究(Ⅰ)[J].中药新药与临床药理,2002,13(5):315-316,341.

[7] 崔红花,高幼衡,蔡鸿飞,等.川佛手化学成分研究(Ⅱ)[J].中药新药与临床药理,2009,20(4):344-347.

[8] 曹诣斌,朱海玲,王晓艳.不同产地佛手水溶性多糖的分离纯化及初步分析[J].浙江师范大学学报(自然科学版),2008,31(2):191-194.

[9] 王洋.佛手柑中的新环肽[J].国外医学(中医中药分册),2003,25(5):310.

[10] 王俊华,符红.广佛手挥发油化学成分的GC-MS分析[J].中药材,1999,22(10):516-517.

[11] 金晓玲,徐丽珊.佛手挥发性成分的GC-MS分析[J].中草药,2001,32(4):304-305.

[12] 高幼衡,黄海波,徐鸿华.广佛手挥发性成分的GC-MS分析[J].中草药,2002,33(10):883-884.

[13] 金晓玲,徐丽珊,施潇,等.4种佛手挥发油化学成分的研究[J].中国药学杂志,2002,37(10):737-739.

[14] 胡希忠,金晚玲.佛手的镇咳、平喘、祛痰作用研究[J].中国现代应用药学杂志,2002,19(7):4-6.

[15] 金晓玲,徐丽珊,何新霞.佛手醇提取液的药理作用研究[J].中国中药杂志,2002,27(8):604-606.

[16] 黄玲,张敏.佛手多糖对小鼠免疫功能影响[J].时珍国医国药,1999,10(5):324-325.

[17] 黄玲,邝枣园,张敏.佛手多糖对免疫低下小鼠细胞因子的影响[J].现代中西医结合杂志,2000,9(10):871-872.

[18] 黄玲,邝枣园,张敏,等.佛手多糖对环磷酰胺造模小鼠巨噬细胞的影响[J].广州中医药大学学报,2000,17(1):58-60.

[19] 黄玲,邝枣园.佛手多糖对小鼠移植性肝肿瘤HAC22的抑制作用[J].江西中医学院学报,2000,12(1):41-42.

[20] 吕学维,邵邻相,张均平,等.佛手挥发油对B16黑色素瘤细胞体外增殖的抑制作用[J].中国粮油学报,2011,26(8):51-54.

[21] 王宜祥,何忠平.金佛手醇提取液对小肠平滑肌的影响[J].药物研究,2003,12(4):43-44.

[22] 胡文卓,贾力莉,马澜,等.佛手柑内酯对PCPA失眠大鼠神经递质及学习记忆的影响[J].时珍国医国药,2020,31(4):821-823.

[23] 徐丽珊,金晓玲.金华佛手醇提取液对小鼠学习记忆的影响[J].特产研究,2002,4:16-18.

[24] 常雯,李学刚,张化金,等.佛手提取物及活性部位抑制血管紧张素转化酶活性的研究[J].食品工业科技,2011,32(8):126-128.

[25] 邵邻相.佛手和枸杞提取物对小鼠皮肤胶原蛋白、SOD含量及毛发生长的影响[J].中国中药杂志,2003,28(8):766-768.

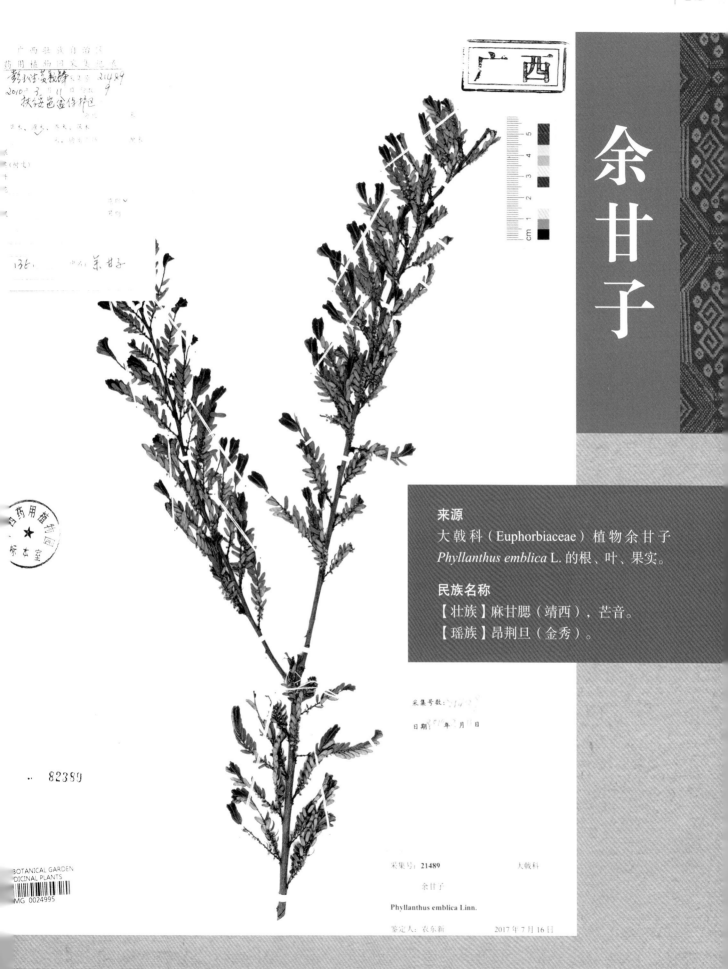

余甘子

来源
大戟科（Euphorbiaceae）植物余甘子 *Phyllanthus emblica* L. 的根、叶、果实。

民族名称
【壮族】麻甘腮（靖西），芒音。
【瑶族】昂荆旦（金秀）。

采集号数：21489
日期：

采集号：21489　　大戟科
余甘子
Phyllanthus emblica Linn.
鉴定人：农东新　　2017 年 7 月 16 日

民 族 应 用

【壮族】药用叶、果实。叶捣烂搽患处治疣。果实主治感冒，口干烦渴，风火牙痛，白喉，咳嗽，胃痛，黄疸，结膜炎。内服用量 3~9g，鲜品或蒸制品 20~50g；外用适量。

【瑶族】药用根。水煎洗患处治皮肤湿疹。外用适量。

药材性状　根圆形或条形，长短不一。完整叶线状长圆形，顶端截平或钝圆，基部浅心形而稍偏斜。果实呈球形或扁球形，直径 1.2~2cm；表面棕褐色或墨绿色，有浅黄色颗粒状突起，具皱纹及不明显的 6 棱，果梗长约 1mm。外果皮厚 1~4mm，质硬而脆。内果皮黄白色，硬核样，表面略具 6 棱，背缝线的偏上部有数条筋脉纹，干后可裂成 6 瓣。种子 6，近三棱形，棕色。气微，味酸涩，回甜。

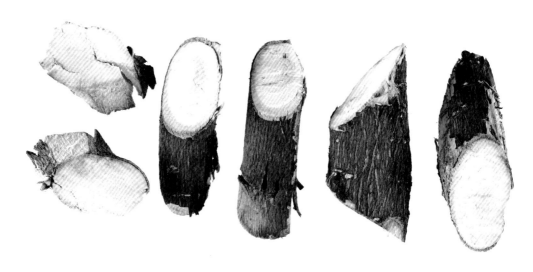

·余甘子－根

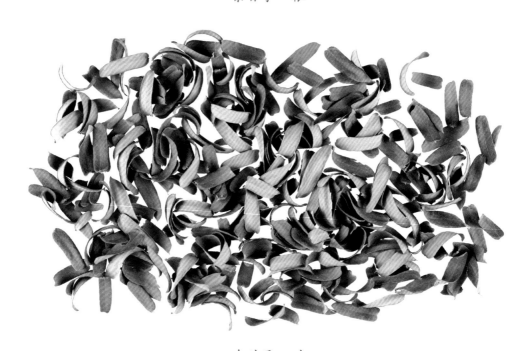

·余甘子－叶

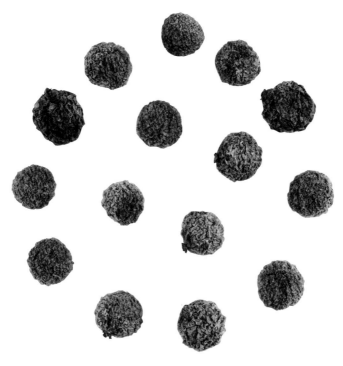

·余甘子－果实

药用源流　余甘子原名庵摩勒，始载于《南方草木状》，云："树叶细，似合昏，花黄，实似李，青黄色，核圆，作六七棱。食之先苦后甜。术士以变白须发有验。出九真。"《新修本草》云："庵摩勒，味苦、甘、寒，无毒。主风虚热气。一名余甘。生岭南交、广、爱等州。树叶细，似合欢，花黄，子似李、奈，青黄色，核圆作六、七棱，其中仁亦入药用。"《本草图经》云："菴摩勒，余甘子也。生岭南交、广、爱等州，今二广诸郡及西川、蛮界山谷中皆有之。木高一、二丈，枝条甚软。叶青细密；朝开暮敛如夜合。而叶微小，春生冬凋；三月有花，著条而生，如粟粒，微黄；随即结实作荚，每条三两子，至冬而熟，如李子状，青白色，连核作五、六瓣，干即并核皆裂，其俗亦作果子啖之，初觉味苦，良久便甘，故以名也。"以上所述产地、植物形态特征、果实滋味等均与今之余甘子一致。《广西壮族自治区壮药质量标准　第一卷》（2008 年版）记载其具有清热解毒、消食健胃、生津止咳的功效；主治咽喉肿痛，口干口渴，消化不良，腹胀，咳嗽。《中华人民共和国药典》（2020 年版一部）记载其具有清热凉血、消食健胃、生津止咳的功效；主治血热血瘀，消化不良，腹胀，咳嗽，喉痛，口干。

 分类位置

种子植物门	被子植物亚门	双子叶植物纲	大戟目	大戟科
Spermatophyta	Angiospermae	Dicotyledoneae	Eophorbiales	Euphorbiaceae

形态特征　乔木。树皮浅褐色。枝条具纵细条纹，被黄褐色短柔毛。叶片纸质至革质，二列，线状长圆形，顶端截平或钝圆，基部浅心形而稍偏斜。多朵雄花和 1 朵雌花或全为雄花组成腋生的聚伞花序；萼片 6；雄花：雄蕊 3，花丝合生成长 0.3~0.7mm 的柱，花药直立，长圆形；花盘腺体 6，近三角形；雌花：花盘杯状，包藏子房达一半以上，边缘撕裂；子房卵圆形，3 室，花柱 3，基部合生。蒴果呈核果状，圆球形，外果皮肉质，绿白色或淡黄白色，内果皮硬壳质；种子略带红色。

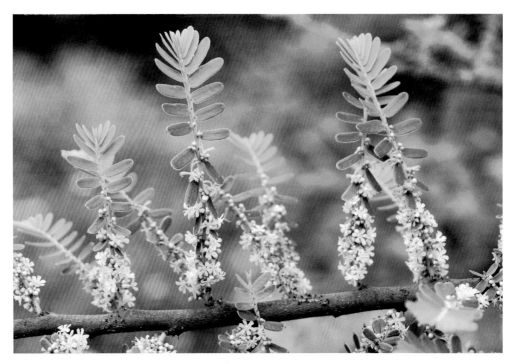

·余甘子－花期

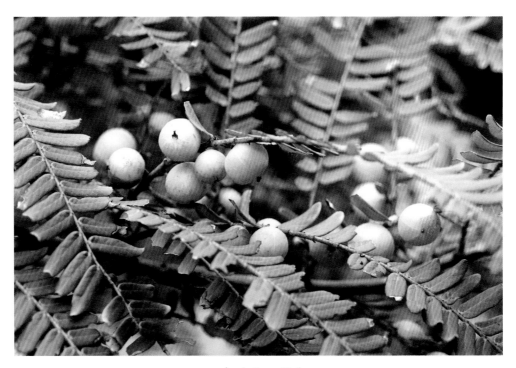

·余甘子－果期

生境分布 生于海拔200~2300m的山地疏林、灌丛、荒地或山沟向阳处。分布于江西、福建、台湾、广东、海南、广西、四川、贵州和云南等。广西除桂东北及桂北少见外，其余各地常见。

化学成分 果实中含有糖类、氨基酸及蛋白质、鞣质、有机酸、黄酮类、蒽醌、甾体、三萜、香豆素、内酯、油脂等[1]。还含有诃尼酸、鞣花酸、3- 乙氧基没食子酸、诃子酸、没食子酸[2]、L- 苹果酸 2-O- 没食子酸酯、黏酸 2-O- 没食子酸酯、黏酸 –1,4- 内酯 –2-O- 没食子酸酯、黏酸 –1,4- 内酯 –5-O–

没食子酸酯、黏酸 -1,4- 内酯 -3-O- 没食子酸酯[3]、phyllanemblinins A-F 等[4]。籽油中含有油酸、亚油酸、亚麻酸和花生四烯酸等不饱和脂肪酸。果实精油中含 β- 波旁烯、二十六烷、麝香草酚、二十五烷、β- 丁香烯、2,3- 二羟基丙醇、十六烷酸及甲基丁香酚[5]。

药理作用　　1. 抗疲劳、抗缺氧作用

余甘子果实水提取物能延长小鼠的抗缺氧时间和游泳时间，显著提高小鼠血液中血红蛋白含量、乳酸脱氢酶活性和肝糖原含量，显著降低血中乳酸、尿素氮含量[6]。余甘子果实提取物在模拟高原环境下具有缓解小鼠体力疲劳的作用，与缺氧对照组比较，余甘子低、高剂量组力竭游泳时间分别延长 199.4% 和 168.8%，低剂量组血乳酸曲线下面积减少 53.8%，低、中剂量组肝糖原分别增加 42.7% 和 42.4%[7]。

2. 抗氧化作用

余甘子精油具有较强的抗氧化活性，其清除 DPPH 自由基的活性优于维生素 E 和合成抗氧化剂 BHA，抑制亚油酸过氧化的能力优于维生素 E[8]。余甘子果实中富含多酚和黄酮类活性物质，而且具有极强的抗氧化能力。余甘子提取物还可影响酪氨酸酶活性，低浓度提取物引起酶活性升高，高浓度则抑制酶活性[9]。余甘子中提取的可溶性多糖具有良好的抗氧化作用，对 Fenton 反应 OH 自由基清除作用的 IC_{50} 为 0.38mg/ml，对光照核黄素 O_2^- 自由基清除作用的 IC_{50} 为 0.93mg/ml，对 OH 自由基诱发卵磷脂脂质过氧化损伤的 IC_{50} 为 0.39mg/ml，最大清除作用与茶多酚相近[10]。

3. 抗肿瘤作用

余甘子对环磷酰胺诱发的小鼠骨髓细胞微核发生和丝裂霉素诱发的小鼠睾丸细胞染色体畸变均有明显的抑制效果，对 S180 和 H22 小鼠移植性肿瘤生长也有明显的抑制作用[11]。

4. 抗衰老作用

余甘子能显著提高 D- 半乳糖所致衰老小鼠血清和组织中的超氧化物歧化酶（SOD）、谷胱甘肽过氧化物酶（GSH-px）活性，显著降低丙二醛（MDA）和脂质素（LPF）含量，可见余甘子具有显著的抗衰老作用[12]。

5. 抗动脉粥样硬化作用

余甘子可通过调整家兔脂质代谢、提高抗氧化能力减少脂质过氧化、保护内皮功能抑制动脉内膜内皮素 -1 基因表达，而起到防止兔实验性粥样斑块形成的作用[13]。余甘子的两个可溶性鞣质成分 Phy-13[beta-1-O-galloyl-3,6-(R)-hexahydroxydiphenoyl-d-glucose] 和 Phy-16（1,6-di-O-galloyl-beta-d-glucose）能减少内皮细胞丙二醛（MDA）的生成，减少 ox-LDL 诱发的单核细胞和内皮细胞黏附，并能对抗 ox-LDL 诱导的动脉血管平滑肌细胞（VSMC）增殖，说明 Phy-13 和 Phy-16 能够对抗 ox-LDL 诱导的动脉粥样硬化[14]。

6. 护肝作用

余甘子水提醇沉物各剂量组均可降低扑热息痛（AAP）、硫代乙酰胺（TAA）所致的急性肝损伤小鼠血清谷丙转氨酶（ALT）、谷草转氨酶（AST）、碱性磷酸酶（ALP）的活性及肝脏系数，并能增加肝糖元含量，改善肝脏组织病理损伤，其作用呈剂量依赖性[15]。余甘子提取物可改善 NAFLD 大鼠肝组织病理学损伤，可能与其对炎性细胞因子、Th17 /Treg 细胞和 LXRα /FAS 通路因子的表达产生了某种影响有关[16]。

7. 抗炎作用

余甘子能显著抑制大鼠琼脂性足跖肿胀和二甲苯所致小鼠耳肿胀，显著抑制组胺所致的毛细血管通透性增强和白细胞游出[17]。余甘子提取物高浓度与低浓度对二甲苯致小鼠耳郭肿胀、蛋清致大鼠足跖肿胀、醋酸致小鼠腹腔毛细血管通透性增加均有显著的抑制作用[18]。

8. 抗菌作用

余甘子果实 70% 乙醇提取物对啤酒酵母有一定的抑菌活性，对金黄色葡萄球菌、大肠杆菌、枯草

芽孢杆菌、变形杆菌和嗜热脂肪芽孢杆菌有很强的抑菌活性[19]。

9. 降血糖作用

余甘子乙酸乙酯提取物能较好地降低由链脲佐菌素所致的高血糖[20]。

参考文献

[1] 杨万政,刘新帅,白音夫.中国余甘子果实化学成分初步研究(一)[J].中国民族医药杂志,2007,5:37-38.

[2] 张兰珍,赵文华,郭亚健,等.藏药余甘子化学成分研究[J].中国中药杂志,2003,28(10):940-943.

[3] ZHANG Y J,TANAKA T,YANG C R,et al.New phenolic constituents from the fruit juice of Phyllanthus emblica[J].Chemical & Pharmaceutical Bulletin,2001,49(5):537-540.

[4] ZHANG Y J,ABE T,TANAKA T,et al.Phyllanemblinins A-F,new ellagitannins from Phyllanthus emblica[J].Journal of Natural Products,2001,64(12):1527-1532.

[5] 赵谋明,刘晓丽,崔春,等.超临界CO_2萃取余甘子精油成分及精油抑菌活性[J].华南理工大学学报(自然科学版),2007,35(12):116-120.

[6] 崔炳权,黄伟侨,林元藻.余甘子抗疲劳、抗缺氧作用实验研究[J].中国现代中药,2008,10(6):26-28.

[7] 张钢,周思敏,田怀军,等.余甘子对模拟高原环境小鼠抗疲劳作用的实验研究[J].解放军药学学报,2011,27(3):208-211.

[8] 刘晓丽,赵谋明,崔春,等.超临界CO_2萃取余甘子精油成分及其抗氧化活性研究(英文)[J].西南大学学报(自然科学版),2007,29(5):122-127.

[9] 于丽娟,吴丽华,王金香,等.余甘子提取物抗氧化能力分析和对酪氨酸酶活性的影响[J].西南农业学报,2020,33(7):1435-1440.

[10] 高路,张公信,高云涛.余甘子多糖提取物抗氧化活性研究[J].中国农学通报,2011,27(20):133-136.

[11] 黄清松,林元藻,李红枝,等.余甘子抗突变和抗肿瘤作用实验研究[J].实用医技杂志,2007,14(25):3456-3457.

[12] 崔炳权,林元藻.余甘子的抗衰老作用研究[J].时珍国医国药,2007,18(9):2100-2102.

[13] 王绿娅,王大全,秦彦文,等.余甘子对动脉粥样硬化家兔血浆总抗氧化能力及丙二醛和内皮素1水平的影响(英文)[J].中国临床康复,2005,9(7):253-256.

[14] 芮爱秀,黄兴国,唐湘云.余甘子中水溶性鞣质的抗动脉粥样硬化作用机制研究[J].实用预防医学,2007,14(2):352-355.

[15] 李萍,林启云,谢金鲜,等.余甘子护肝作用的实验研究[J].中医药学刊,2003,21(9):1589-1590,1593.

[16] 胡亦懿,翟英姬,梅迪华,等.余甘子提取物对非酒精性脂肪性肝病大鼠外周血Treg细胞及肝组织LXRα/FAS通路表达的影响[J].实用肝脏病杂志,2020,23(4):488-491.

[17] 高鹰,李存仁.余甘子的抗炎作用与毒性的实验研究[J].云南中医中药杂志,1996,17(2):47-50.

[18] 陈艳梨.余甘子提取物的抗炎作用研究[J].国际医药卫生导报,2011,17(1):17-20.

[19] 唐春红,陈岗,陈冬梅,等.余甘子果实粗提物的抑菌活性研究[J].食品科学,2009,30,(7):106-108.

[20] 康文娟,张广梅,赵协慧,等.不同溶剂余甘子提取物的降血糖作用研究[J].安徽农业科学,2011,39(30):18545-18547.

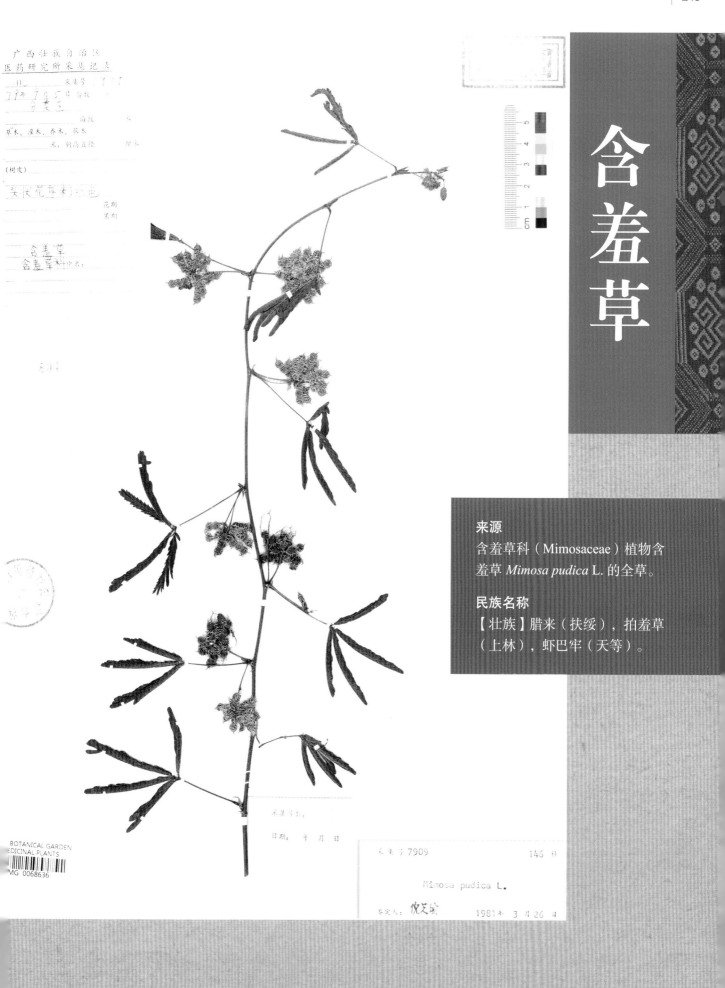

含羞草

来源

含羞草科（Mimosaceae）植物含
羞草 *Mimosa pudica* L. 的全草。

民族名称

【壮族】腊来（扶绥），拍羞草
（上林），虾巴牢（天等）。

Mimosa pudica L.

民族应用

【壮族】药用全草。水煎服治遗尿，夜多小便，小儿腹泻，神经衰弱，小儿疳积，跌打内伤引起的尿漏、癔病。内服用量9~30g。有小毒，内服宜慎。

药材性状　呈不规则的段。根细长，须根较多，表面棕褐色；质硬，难折断，切面黄白色。茎呈圆柱形，直径0.2~1cm，表面黄棕色至棕褐色，散生倒刺毛和钩刺；质硬，易折断，切面黄白色，有的中空。叶多皱缩，淡绿色至黄绿色，展开后为二回双数羽状复叶，羽片1~2对，掌状排列于长柄顶端，柄具刺；小叶7~24对，羽状排列。荚果扁，棕色或棕褐色，有3~5节，每节荚果有种子1粒。气微，味微苦、涩。

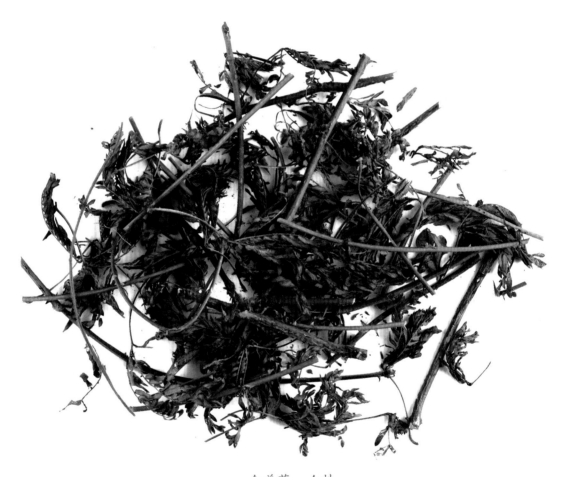

·含羞草－全株

药用源流　含羞草以"怕羞草"之名载于《生草药性备要》，曰："味甘，性寒。止痛消肿。风手擘之则合。一名喝妖草。"《植物名实图考》谓之"喝呼草"，曰："干小而直上，高可四五寸，顶上生梢，横列如伞盖，叶细生梢，两旁有花盘上。每逢人大声喝之，则旁叶下翕，故曰喝呼草。然随翕随开，或以指点之亦翕，前翕后开，草木中之灵异者也。俗名惧内草。"《中华本草》记载其具有凉血解毒、清热利湿、镇静安神的功效；主治感冒，小儿高热，支气管炎，肝炎，胃炎，肠炎，结膜炎，泌尿系结石，水肿，劳伤咳血，鼻衄，血尿，神经衰弱，失眠，疮疡肿毒，带状疱疹，跌打损伤。

分类位置	种子植物门	被子植物亚门	双子叶植物纲	豆目	含羞草科
	Spermatophyta	Angiospermae	Dicotyledoneae	Legumiales	Mimosaceae

形态特征 披散、亚灌木状草本。茎圆柱状，具分枝，有散生、下弯的钩刺及倒生刺毛。托叶披针形，长5~10mm，有刚毛。羽片和小叶触之即闭合而下垂；羽片通常 2 对，指状排列于总叶柄之顶端；小叶线状长圆形，先端急尖，边缘具刚毛。头状花序圆球形，具长总花梗，单生或 2~3 个生于叶腋；花小，淡红色，多数；苞片线形；花萼极小；花冠钟状，裂片 4，外面被短柔毛；雄蕊 4 枚，伸出于花冠之外；子房有短柄，无毛；胚珠 3~4 颗，花柱丝状，柱头小。荚果长圆形，扁平，稍弯曲，荚缘波状，具刺毛，成熟时荚节脱落，荚缘宿存；种子卵形，长 3.5mm。

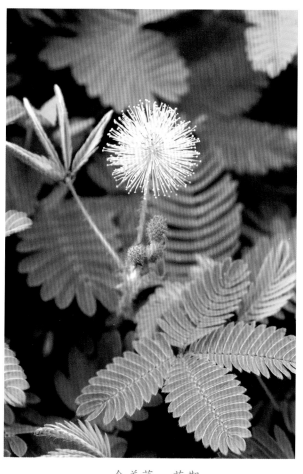

·含羞草 - 花期

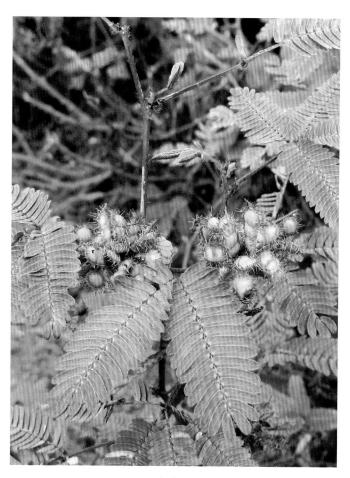

·含羞草 - 果期

生境分布 生于旷野荒地、灌木丛中。分布于台湾、福建、广东、广西、云南等。广西全区各地均有分布。

化学成分 主要含有黄酮类、挥发油类以及酚性成分。黄酮类成分主要有荭草苷、异荭草苷、牡荆苷、异牡荆苷[1]、香豆素、毛蕊异黄酮、扁蓄苷等[2]；挥发油类主要有 N,N- 二苯基 - 肼酰胺、邻苯二甲酸二异丁酯、邻苯二甲酸丁基 -2- 甲基丙基酯、十九烷、1H- 吲哚 -3- 乙醇、二十四烷、2,4- 二 (1- 苯乙基) 苯酚、二十六烷、二十七烷[3]、反式 13- 十八碳烯酸、1- 二十碳烯、棕榈酰胺、正二十烷、τ- 依兰油醇、α- 香树精、1- 氯代二十七烷等[4]。酚性成分主要有 3,4- 二氢 -2-(2,5- 二羟基

苯基)-2- 氢 -3,5,7- 三羟基苯并吡喃、1'-O- 香草酰基 -β-D- 葡萄糖苷、绿原酸和咖啡酸等 [5]。此外还含有丁二酸、β- 谷甾醇、豆甾醇以及黄酮碳苷类化合物 [6,7]。

药理作用

1. 保肝作用

含羞草总黄酮（TFM）能明显改善肝组织病理损伤程度，对四氯化碳所致小鼠急性肝损伤具有明显的保护作用。TFM 能明显降低肝损伤小鼠血清 ALT、AST 活性，增加血清 ALB 含量和 T-AOC 水平，降低肝匀浆 MDA 含量，增加 SOD 活性；其机制可能是通过增加 SOD、T-AOC 的活性，加快体内自由基的清除，从而抑制 MDA 的产生 [8]。

2. 抗肿瘤作用

含羞草水提取物对人子宫癌细胞 HeLa 生长有明显的抑制作用，并可诱导 HeLa 细胞凋亡。mcl-1 基因表达降低和 bim 基因表达增加可能是其凋亡机制之一 [9]。

3. 止咳作用

小鼠灌服含羞草根煎剂有明显止咳作用，但祛痰作用不显著。

4. 对平滑肌的作用

含羞草根煎剂对离体兔回肠有明显的抗乙酰胆碱作用，抽提取物 1 号（生物碱）作用也很显著，抽提取物 3 号（黄酮苷）及 4 号（内酯性物质）抗乙酰胆碱作用均较弱。

5. 抗菌、抗病毒作用

含羞草根提取物在试管内对金黄色与白色葡萄球菌、卡他双球菌有较强的抑菌作用，对大肠杆菌亦有作用，但对肺炎链球菌、甲型和乙型链球菌及流感杆菌作用微弱。总生物碱和根煎剂对亚洲甲型流感病毒有明显抑制作用，对鼻病毒 17 型有抑制，对腺病毒 7 不敏感。

6. 毒副作用

小鼠服含羞草根煎剂 200g/kg，活动减少，5 只中 1 只腹泻，24h 内无死亡；服 250g/kg，活动减少，腹泻，5 只中 2 只死亡。

参考文献

[1] 朱建鑫，袁珂. 含羞草中 6 种黄酮苷的 RP-HPLC 测定 [J]. 中草药,2009,40(5):812-814.

[2] 布雅楠. 含羞草中黄酮类物质的提取与纯化定性 [D]. 保定：河北大学,2017.

[3] 袁珂，殷明文. 气相色谱 - 质谱法分析含羞草挥发油的化学成分 [J]. 质谱学报,2006,27(1):50-52.

[4] 牟玉兰，龚黎黎，夏伟. 含羞草总黄酮含量的测定与挥发油化学组分的测定 [J]. 技术研究,2018,7:167-168.

[5] 袁珂，贾安，吕洁丽. 含羞草中酚性成分的分离及结构鉴定 [J]. 中国中药杂志,2006,31(12):1029-1030.

[6] 袁珂，吕洁丽，贾安. 含羞草化学成分的研究 [J]. 中国药学杂志,2006,41(17):1293-1295.

[7] 袁珂，吕洁丽，殷明文. 海南含羞草中黄酮碳苷类化学成分的研究 [J]. 药学学报,2006,41(5):435-438.

[8] 伍小燕，唐爱存. 含羞草总黄酮对四氯化碳致小鼠急性肝损伤的保护作用 [J]. 实用临床医药杂志,2010,14(10):9-11,20.

[9] 彭求贤，彭江丽，刘塔斯，等. 含羞草水提取物对人子宫癌 HeLa 细胞凋亡及 mcl-1 与 bim 蛋白表达基因表达的影响 [J]. 时珍国医国药,2015,26(1):78-79.

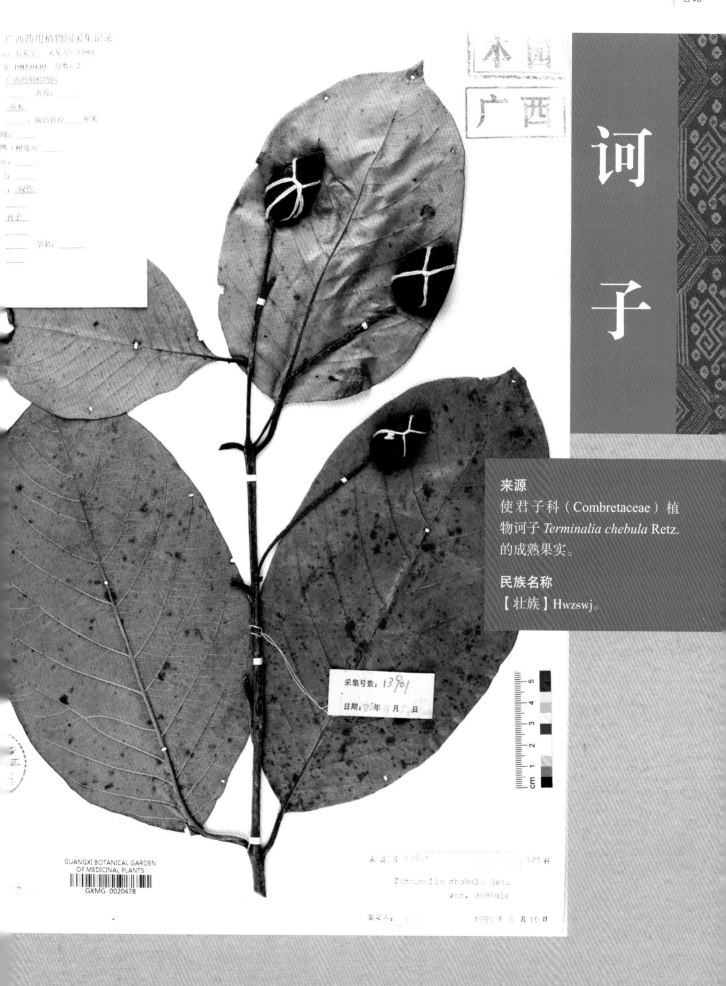

来源
使君子科（Combretaceae）植物诃子 *Terminalia chebula* Retz. 的成熟果实。

民族名称
【壮族】Hwzswj。

民 族 应 用

【壮族】药用果实。煎汤服治久泻，久痢，脱肛，久咳，失音。内服用量3~6g。

药材性状 果实长圆形或卵圆形，长 2~4cm，直径 2~2.5cm；表面黄棕色或暗棕色，略具光泽，有 5~6 条纵棱线及不规则的皱纹，基部有圆形果梗痕；质坚实。果肉厚0.2~0.4cm，黄棕色或黄褐色。果核长 1.5~2.5cm，直径 1~1.5cm，浅黄色，粗糙，坚硬。种子狭长纺锤形，长约1cm，直径 0.2~0.4cm，种皮黄棕色，子叶 2，白色，相互重叠卷旋。气微，味酸涩后甜。

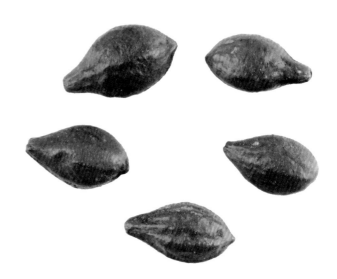

· 诃子－果实（盐制）

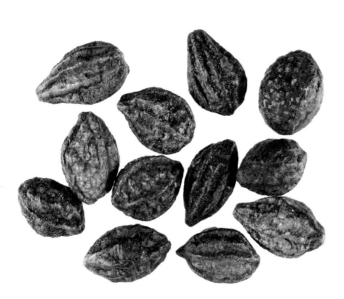

· 诃子－果实

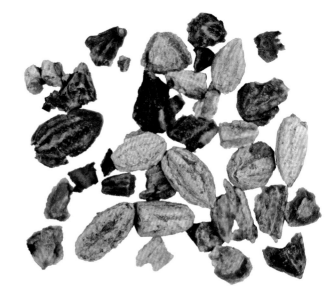

· 诃子－果实

药用源流 诃子原名诃黎勒，为阿拉伯语的音译，又名诃梨勒，始载于《金匮要略》。《南方草木状》云："诃梨勒树似木梡，花白，子形如橄榄，六路，皮肉相着，可作饮。变白髭发令黑。出九真。"《新修本草》云："诃梨勒，味苦，温，无毒。主冷气，心腹胀满，下宿物。生交、爱州。树似木梡，花白，子形似枝子，青黄色，皮肉相著。水磨或散水服之。"《本草图经》云："诃梨勒，生交、爱州，今岭南皆有，而广州最盛……七月、八月实熟时采，六路者佳。"《宝庆本草折衷》云："诃梨勒，一名诃子。生交、爱州及南海，即广地。及岭南、波斯。亦从舶上来。"《药性会元》云："诃子……一名诃梨勒，六棱黑色，肉厚者良，去核用皮。主治咳嗽，疗滑泄，止泻痢，下胃脘中食，降痰火，除崩漏，逐冷气，疗奔豚，治肠风下血。心腹胀满，开胸隔结气。消下逐虚烦及涩肠赤白泻痢。可止咽喉肿痛，堪医。又疗肺气……"从以上本草文献所述植物形态特征、产地分布和主治功效考证，古代诃黎勒、诃梨勒、诃子即为现使君子科植物诃子。《中华人民共和国药典》（2020年版　一部）记载其具有涩肠止泻、敛肺止咳、降火利咽的功效；主治久泻久痢，便血脱肛，肺虚喘咳，久嗽不止，咽痛音哑。

分类位置	种子植物门	被子植物亚门	双子叶植物纲	桃金娘目	使君子科
	Spermatophyta	Angiospermae	Dicotyledoneae	Myrtales	Combretaceae

形态特征　乔木。幼枝黄褐色，被绒毛。叶互生或近对生，叶片卵形或椭圆形至长椭圆形，先端短尖，两面无毛。穗状花序腋生或顶生，有时又组成圆锥花序；花多数，两性；花萼杯状，淡绿而带黄色，5齿裂，三角形；子房圆柱形。核果，卵形或椭圆形，粗糙，无毛，通常有5条钝棱。

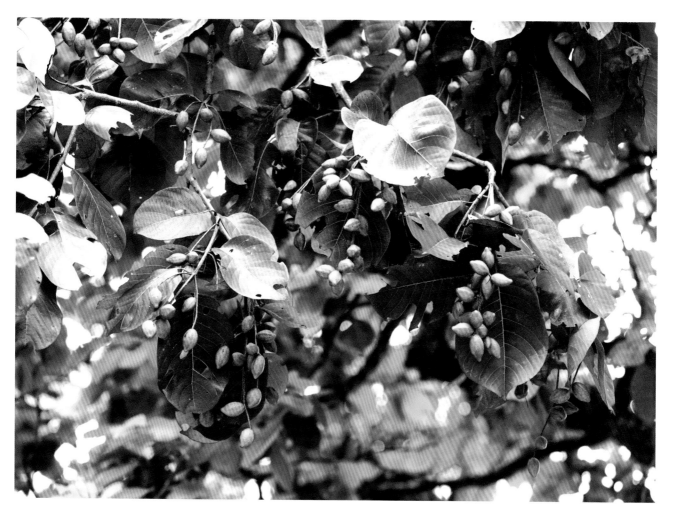

· 诃子－果期

生境分布　生于海拔 800~1840m 的疏林中。分布于云南西部和西南部，广东、广西有栽培。广西主要分布在南宁、邕宁、钦州等。

化学成分　主要含有 β- 谷甾醇、莽草酸、莽草酸甲酯、槲皮素、槲皮素 -3-O- 鼠李糖苷、没食子酸、安石榴苷、诃子次酸、没食子酸、tellimagrandin Ⅰ、柯里拉京、诃黎勒酸、阿魏酸、鞣花酸、arjunglucoside Ⅰ、反式苯丙烯酸、诃子次酸三乙酯、arjunic acid、arjungenin、胡萝卜苷等成分[1-3]，以及天门冬氨酸、谷氨酸、精氨酸、脯氨酸和赖氨酸等氨基酸类成分[4]。挥发油主要含有二甲基吡啶、2,6- 二 (1,1- 二甲基乙基)-2,5- 环己二烯 -1,4- 二酮、十三烷酸等成分[5]。

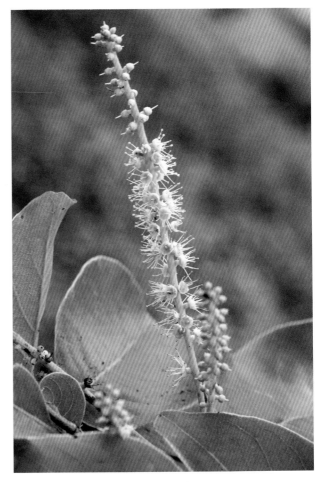

·诃子 - 花期

药理作用　1. 抗菌作用

诃子水提取物对大肠杆菌、铜绿假单胞菌、金黄色葡萄球菌均有明显的抑菌作用，其最低抑菌浓度均为 0.625g/ml[6]。诃子水煎剂对铜绿假单胞菌有一定的抑菌作用，联合石榴皮使用可使其抑菌效果增强[7]。

2. 抗氧化作用

诃子多酚具有清除 DPPH 自由基的活性，其中没食子酸和咖啡酸是其主要的抗氧化活性成分[8]。诃子及其炮制品可提高小鼠血清中 T-AOC、SOD 活性，降低血清及肝脏中 MAO 活性及 MDA 含量，同时也降低肝脏中脂褐素含量，能提高小鼠机体抗氧化能力[9]。

3. 对肠道的作用

麸煨诃子水提取部位、正丁醇部位和乙酸乙酯部位均可通过降低溃疡性结肠炎小鼠体内自由基的表达，下调 IL-1β、TNF-α，促进 IL-10 产生，达到改善小鼠溃疡性结肠炎的作用[10]。

4. 抗肿瘤作用

诃子水提取物对人肺癌细胞 A549 增殖具有抑制作用，其机制可能与阻滞细胞周期于 G_0/ G_1 期和激活 p53 基因，诱导细胞凋亡有关[11,12]。

5. 强心作用

诃子醇提取物可使正常台氏液和低钙台氏液中的离体豚鼠右心房肌收缩频率加快，收缩幅度加大，可缩短左心房肌有效不应期，降低左心房肌最大驱动频率[13]。

6. 解毒作用

诃子有较强的解毒功效，能解草乌毒，其解毒机制可能与降低乌头碱、中乌头碱、次乌头碱等双酯型二萜类生物碱的含量有关[14]。

7. 保肝作用

诃子不同炮制品可减轻 CCl_4 所引起的小鼠肝损伤，降低血清 ALT、AST 活性，提高肝脏 SOD、GSH-Px 活性，并对肝细胞有一定保护作用[15]。

8. 促进气管平滑肌收缩作用

生诃子对乙酰胆碱和氯化钾诱发的气管平滑肌收缩无明显作用；炙诃子对乙酰胆碱诱发的气管平滑肌收缩有明显的抑制作用，对氰化钾诱发的气管平滑肌收缩无明显作用[16]。

附　注　《中华人民共和国药典》（2020 年版　一部）记载诃子的变种绒毛诃子 *Terminalia chebula* var. *tomentella* Kurt. 的干燥成熟果实药用功能与主治同诃子；诃子的干燥幼果名为西青果，具有活血化瘀、凉血解毒、解郁安神的功效；主治经闭癥瘕，产后瘀阻，温毒发斑，忧郁痞闷，惊悸发狂。《中华本草》记载其叶具有降气化痰、止泻痢的功效；主治痰咳不止，久泻，久痢。

参考文献

[1] 阳小勇, 唐荣平. 诃子化学成分的研究 [J]. 西昌学院学报 (自然科学版),2012,26(2):65-66.

[2] 李静怡. 诃子炮制草乌前后诃子化学成分研究 [D]. 哈尔滨 : 哈尔滨商业大学 ,2016.

[3] 杨俊荣, 孙芳云, 李志宏, 等. 诃子的化学成分研究 [J]. 天然产物研究与开发 ,2008,20:450-451.

[4] BARTHAKUR N.Nutritive value of the chebulic myrobalan (*Terminalia chebula* Retz.) and its potential food source[J].Food Chemistry,1991,40(2):213-219.

[5] 吴乌兰, 付芝, 金莲. 蒙药材诃子中挥发油化学成分的研究 [J]. 内蒙古民族大学学报 (自然科学版),2011,26(3):274-275.

[6] 刘伟, 唐金花, 周丽威, 等. 中药诃子的抑菌作用及超微结构 [J]. 江苏农业科学 ,2014,42(6):281-283.

[7] 牟菁, 赵雪颖, 赵立芳, 等. 石榴皮与诃子联合制剂对铜绿假单胞菌抑菌作用的研究 [J]. 广东化工 ,2018,45(22):19-20.

[8] 李晓芬, 熊华斌, 张海芬, 等. 诃子多酚清除 DPPH 自由基的光谱学研究 [J]. 湖北农业科学 ,2019,58(8):121-125.

[9] 谢金炎, 何敏, 梁晓霞, 等. 诃子及其炮制品对小鼠抗氧化性的研究 [J]. 安徽农业科学 ,2015,43(27):370-373.

[10] 温聪聪, 鞠成国, 张强, 等. 麸煨诃子不同部位抗溃疡性结肠炎的谱效关系 [J]. 中成药 ,2019,41(8):1910-1914.

[11] 包志强, 韩浩, 杨丽敏, 等. 诃子水提取物对肺癌 A549 细胞抑制作用的实验研究 [J]. 现代肿瘤医学 ,2012,20(9):1783-1786.

[12] 田云鹏, 耿世佳, 崔珈衔, 等. 诃子水提取物对肺癌 A549 细胞中 p53 表达的影响 [J]. 解剖学杂志 ,2015,38(3):269-271.

[13] 马丽杰, 马渊, 张述禹, 等. 诃子醇提物对离体豚鼠心房肌电生理特性的影响 [J]. 中国民族医药杂志 ,2006.5:55-56.

[14] 王梦德, 张述禹, 包存刚, 等. 诃子对草乌水煎液双酯型二萜类生物碱溶出率的影响 [J]. 中国民族医药杂志 ,2001,7(3):29-30.

[15] 何敏, 梁晓霞, 廖礼, 等. 诃子及其炮制品对 CCl₄ 诱导小鼠肝损伤的保护作用 [J]. 湖南农业大学学报 (自然科学版),2018,44(3):314-319.

[16] 庞锦江, 郑天珍, 张小郁, 等. 生、炙诃子对气管平滑肌收缩活动的影响 [J]. 中药材 ,2001,24(2):120-122.

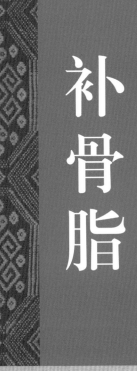

补骨脂

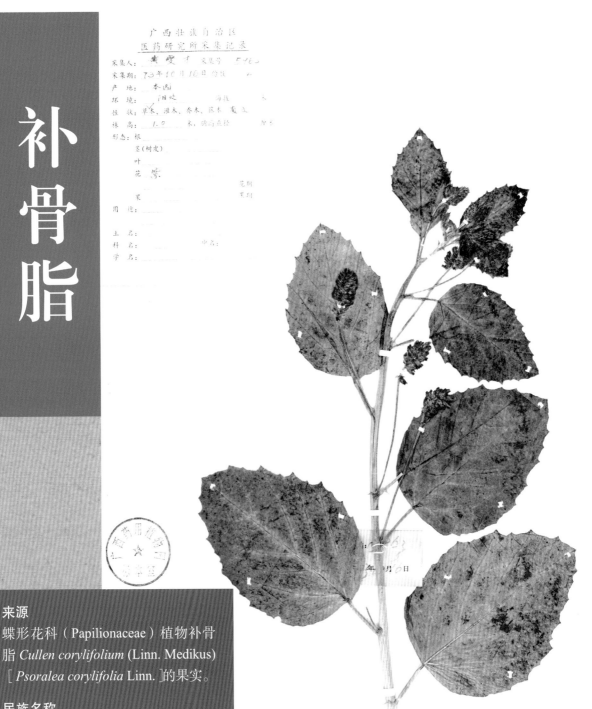

广西壮族自治区
医药研究所采集记录

采集人：黄爱平　文号：5963
采集期：73年10月10日　分株
产　地：本园
环　境：阳处　　海拔
性　状：草木、灌木、乔木、藤木　直立
株　高：1.0 米　胸高直径
形　态：根
　　　　茎（树皮）
　　　　叶
　　　　花　紫
　　　　　　　　　　花期
　　　　果　　　　　果期
用　途：

主　名：
科　名：　　　中名：
学　名：

来源

蝶形花科（Papilionaceae）植物补骨
脂 *Cullen corylifolium* (Linn. Medikus)
［*Psoralea corylifolia* Linn.］的果实。

民族名称

【壮族】破故纸。

采集号 5963　　14

Cullen corylifolium (L.) N

鉴定人：农东新　2018 年 7

民 族 应 用

【壮族】药用果实。用于阳痿,遗精,遗尿,小便频数,腰膝冷痛,肾虚气喘,五更泄泻;外用可治白癜风,鸡眼,斑秃。内服用量5~10g。

药材性状 果实呈肾形,略扁,长3~5mm,宽2~4mm,厚1.5mm;表面黑色、黑褐色或灰褐色,具细微网状皱纹;顶端圆钝,有一小突起,凹侧有果梗痕;质硬。果皮薄,与种子不易分离。种子1枚,子叶2,黄白色,有油性。气香,味辛、微苦。

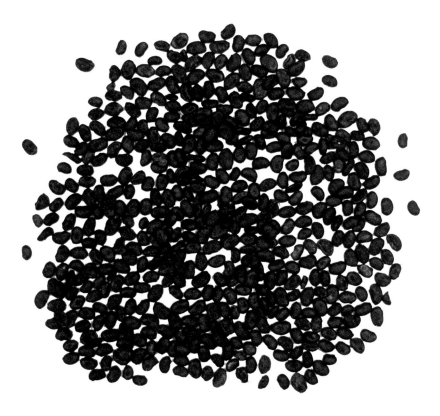

• 补骨脂－果实

药用源流 补骨脂的药用始载于《雷公炮炙论》,曰:"补骨脂,凡使,性本大燥,毒,用酒浸一宿后,漉出,却用东流水浸三日夜,却,蒸,从巳至申,出,日干用。"《开宝本草》记载:"补骨脂,味辛,大温,无毒。主五劳七伤,风虚冷,骨髓伤败,肾冷精流,及妇人血气堕胎。一名破故纸。生广南诸州及波斯国,树高三四尺,叶小似薄荷。其舶上来者最佳。"《本草图经》曰:"今岭外山坂间多有之,不及蕃舶者佳。茎高三四尺,叶似薄荷,花微紫色,实如麻子圆扁而黑。九月采,或云胡韭子也。胡人呼若婆固脂,故别名破故纸。今人多以胡桃合服……弥久则延年益气,悦心明目,补添筋骨。但禁食芸台、羊血,余无忌。"以上诸本草中的补骨脂从产地生境、形态特征及主治功效上来看,与现补骨脂相符。《中华人民共和国药典》(2020年版 一部)记载其具有温肾助阳、纳气平喘、温脾止泻、消风祛斑的功效;主治肾阳不足,阳痿遗精,遗尿尿频,腰膝冷痛,肾虚作喘,五更泄泻;外用治白癜风,斑秃。

分类位置	种子植物门	被子植物亚门	双子叶植物纲	豆目	蝶形花科
	Spermatophyta	Angiospermae	Dicotyledoneae	Legumiales	Papilionaceae

形态特征　一年生直立草本。枝坚硬，疏被白色绒毛，有明显腺点。叶单生；托叶镰形；小叶柄被白色绒毛；叶宽卵形，质地坚韧，两面有明显黑色腺点。花序腋生，总花梗长 3~7cm，被白色柔毛和腺点；花冠黄色或蓝色，花瓣明显具瓣柄，旗瓣倒卵形；雄蕊 10，上部分离。荚果卵形，长 5mm，具小尖头，表面具不规则网纹，不开裂，果皮与种子不易分离；种子扁。

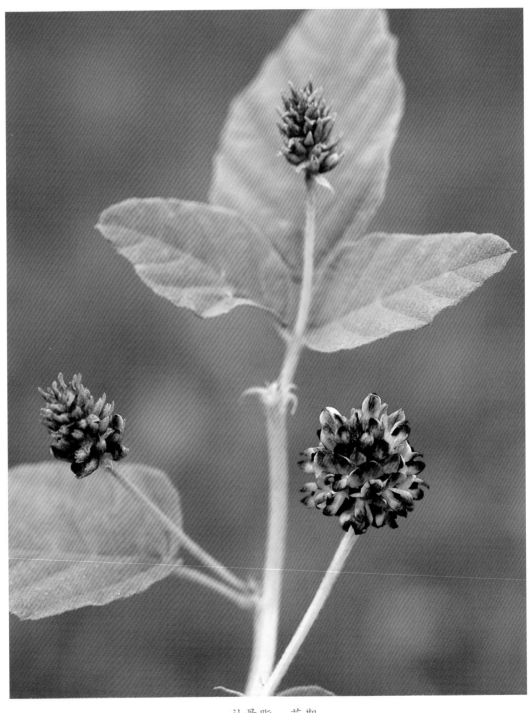

·补骨脂－花期

生境分布 生于山坡、溪边、田边。分布于云南西双版纳、四川金沙江河谷，河北、山西、甘肃、安徽、江西、河南、广东、广西、贵州等有栽培。广西主要分布于桂林、岑溪、桂平等。

化学成分 主要含有补骨脂定、补骨脂甲素、补骨脂宁、8- 甲氧基补骨脂素、紫云英苷、异补骨脂素、补骨脂素、大豆苷、补骨脂乙素、尿囊素、硬脂酸、棕榈酸、β- 豆甾醇、补骨脂酚、psoralenoside、isopsoralenoside、新补骨脂异黄酮、补骨脂二氢黄酮、异补骨脂查耳酮、corylifols A、补骨脂查耳酮等成分[1,2]。

药理作用

1. 对心血管系统的作用

补骨脂中的补骨脂酚可对抗大鼠离体灌注心脏缺血再灌注模型的心肌损伤，其心肌保护作用是通过激活 SIRT1/PGC-1α 信号传导途径，缓解线粒体氧化应激水平，抑制凋亡信号通路实现的[3]。补骨脂中的异补骨脂素具有舒张血管和抑制血管收缩的作用，其作用可通过内皮依赖和内皮非依赖途径发挥，这两种途径分别可能通过一氧化氮合酶发挥作用和通过抑制平滑肌细胞内钙释放和外钙内流发挥作用[4]。

2. 抗肿瘤作用

补骨脂异黄酮对中波紫外线（UVB）诱导人永生化角质细胞（HaCaT）发生的细胞凋亡具有保护作用，其作用机制可能与下调 caspase-3 及 p-AKT 表达、提高抗氧化酶的活性有关[5]。补骨脂酚能抑制 MCF7 细胞和 HepG2 细胞增殖，可通过调节 p38-ROS-p53 途经诱导 MCF7 细胞发生 S 期阻滞，激活 JNK 和抑制 ERK 诱导 HepG2 细胞凋亡[6,7]。

3. 对平滑肌的作用

补骨脂生药粉能明显增高豚鼠离体胆囊平滑肌条张力，与剂量呈现一定的正相关性[8]。

4. 抗菌作用

补骨脂提取物（含 60% 补骨脂酚）对多种细菌性腹泻病原菌具有体外抑菌活性，对蜡样芽孢杆菌、单核细胞增生李斯特菌、多杀性巴氏杆菌、金黄色葡萄球菌、大肠杆菌有较强的抑菌作用，均为中度敏感，其主要有效成分可能为补骨脂酚[9]。

5. 抗氧化作用

补骨脂多糖具有较强的清除 $ABTS^+$ 自由基能力，对 DPPH 自由基的清除能力较弱[10]。补骨脂及其炮制品对 DPPH 自由基、$ABTS^+$ 自由基和 Fe^{3+} 均有不同程度的清除能力和还原能力，显示出不同的抗氧化活性，且不同炮制方法抗氧化活性差距较大[11]。

6. 平喘作用

补骨脂总香豆素对过敏性哮喘和组胺性哮喘的潜伏期均有延长作用，能降低动物死亡率，对哮喘具有明显的拮抗作用[12]。补骨脂不同溶剂提取物能降低卵蛋白哮喘大鼠血清中 IL-5 水平，提高 INF-γ 和 IL-4 水平，其有效部位可能为补骨脂乙醇提取物浸膏、石油醚萃取物和甲醇洗脱物[13]。

7. 毒副作用

补骨脂酚对小鼠肾脏有一定的毒害作用，而对其他脏器未见由药物所致的组织形态学的改变[14]。补骨脂二氢黄酮甲醚可能通过影响细胞代谢通路中基因的表达而诱导肝毒性[15]。异补骨脂素对大鼠具有明显的肝毒性，其机制可能与异补骨脂素造成的氨基酸代谢紊乱有关[16]。

参考文献

[1] 谭伟 . 补骨脂化学成分和药理作用研究 [D]. 上海：东华大学 ,2017.

[2] 罗娟敏 , 肖雪 , 洪流 , 等 .HPLC/TOF-MS 和 HPLC/IT-MS^n 联合用于补骨脂药材的化学成分分析 [J]. 中草药 ,2014,45(7):924-928.

[3] 周亚军 .SIRT1 信号通路介导补骨脂酚抗心肌缺血再灌注损伤的机制研究 [D]. 南昌：南昌大学 ,2016.

[4] 张冬璇 , 瞿晶田 , 窦一田 , 等 . 异补骨脂素舒张大鼠胸主动脉血管作用机制研究 [J]. 辽宁中医杂志 ,2020,47(7):189-192.

[5] 杨柳 , 王业秋 , 安丽凤 , 等 . 补骨脂异黄酮对 UVB 诱导 HaCaT 细胞凋亡的保护作用及机制研究 [J]. 中药新药与临床药理 ,2020,31(3):270-275.

[6] 张哲楠 , 邱琬婷 , 曹世杰 . 补骨脂酚诱导人乳腺癌 MCF7 细胞 S 期周期阻滞及机制研究 [J]. 中草药 ,2020,51(3):702-709.

[7] 龙雪 , 邱琬婷 , 曹世杰 , 等 . 补骨脂酚通过 MAPK 途径诱导人肝癌 HepG2 细胞凋亡的研究 [J]. 现代肿瘤医学 ,2020,28(5):729-735.

[8] 代志 , 赵超 , 周昆 , 等 . 补骨脂对大鼠胆汁分泌和豚鼠胆囊平滑肌收缩力的影响 [J]. 海峡药学 ,2009,21(4):37-38.

[9] 王秀云 , 徐丽 , 陆赢 , 等 . 补骨脂提取物的体外抑菌活性研究 [J]. 中国药房 ,2016,27(31):4382-4384.

[10] 郭继倩 , 孙亦钊 , 付书娟 , 等 . 补骨脂多糖提取工艺优化及其抗氧化活性研究 [J]. 河南大学学报 (医学版),2020,39(1):8-12.

[11] 张伟 , 尹震花 , 彭涛 , 等 . 补骨脂生品及炮制品抗氧化活性 [J]. 中国实验方剂学杂志 ,2013,19(15):250-254.

[12] 邓时贵 , 李爱群 , 欧润妹 , 等 . 补骨脂总香豆素的平喘作用 [J]. 中国现代应用药学 ,2001,18(6):439-440.

[13] 胡学军 , 邓时贵 , 韩凌 , 等 . 补骨脂平喘作用有效部位的筛选 [J]. 时珍国医国药 ,2008,19(8):1903-1905.

[14] 张玉顺 . 补骨脂酚对小鼠肾脏毒害作用的研究 [J]. 中药通报 ,1981,6:30-32.

[15] 朱月 , 王姗 , 徐丽娇 , 等 . 基于 Label-free 技术分析补骨脂二氢黄酮甲醚的肝毒性作用机制 [J]. 大理大学学报 ,2020,5(4):1-6.

[16] 张玥 , 杨莉 , 毕亚男 , 等 . 异补骨脂素灌胃 7 天对大鼠的毒性及血清代谢组学研究 [J]. 毒理学杂志 ,2019,33(4):289-293.

灵香草

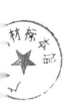

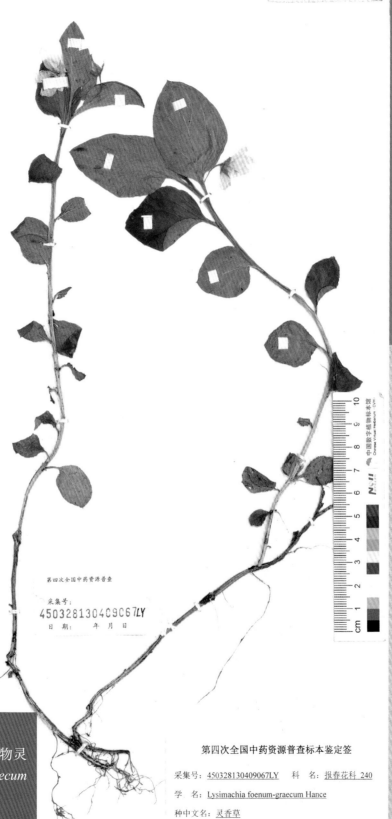

全国中药资源普查标本采集记录表

450328130409067LY	采集人：	龙胜县普查队
2013年04月09日	海拔(m)：	364.0
	广西桂林市龙胜县和平乡	
110°11′51.3″	纬度：	25°54′01.9″
阔叶林	生活型：	多年生草本植物
类型：中生植物	光生态类型：	阴性植物
类型：	温度生态类型：	亚高温植物
野生植物	出现多度：	少
	直径(cm)：	
	茎（树皮）：	
	芽：	
花黄色	果实和种子：	
灵香草	科　名：	报春花科
Lysimachia foenum-graecum Hance		
灵香草	药材别名：	
全草类	标本类型：	腊叶标本
用于感冒头痛，伤寒，鼻塞，牙痛，蛔虫病。		
遗传材料2份		

450328LY0326

第四次全国中药资源普查

采集号：
450328130409067LY
日期：　　年月日

第四次全国中药资源普查标本鉴定签

采集号：450328130409067LY　　科　名：报春花科 240

学　名：Lysimachia foenum-graecum Hance

种中文名：灵香草

鉴定人：黄歆怡　鉴定日期：2015.02.09

来源

报春花科（Primulaceae）植物灵香草 *Lysimachia foenum-graecum* Hance 的全草。

民族名称

【壮族】Golingzyiengcauj，牙函。
【瑶族】红楚。

民 族 应 用

【壮族】药用全草。用于治疗感冒头疼，咽喉肿痛，牙痛，胸腹胀痛，蛔虫病，痧症，瘴气，胸闷腹胀。

【瑶族】药用全草。用于治疗感冒发热头痛，牙痛，咽喉肿痛，胸满腹痛，蛔虫性腹痛，风湿痹痛，四肢麻木，月经不调，痛经，视力减退，体气（腋臭），皮肤瘙痒。

内服用量 9~15g，水煎服；外用适量，水煎洗或浸酒搽。

药材性状 全草多扭曲，呈灰绿色至紫棕绿色。茎全长 7~20cm，直径不超过 3mm，表面有纵长线纹及三条棱翅，一侧常生有不定根；质脆，易折断，断面三角形，类黄白色。叶互生，有长柄，叶片卵形至椭圆形，上表面深绿色或黄绿色，下表面灰绿色，多皱褶，全缘，先端渐尖，基部楔形具狭翅，羽状细脉显著，类纸质；有时在叶腋处有球形蒴果，类白色，直径约 5mm。果柄细长，长达 3.5cm。萼宿存，萼片 5 裂，果皮薄，内藏多数细小的棕黑色种子，类三角形。气芳香浓郁，味微甘。

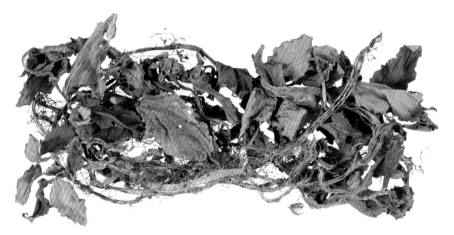

·灵香草－全草

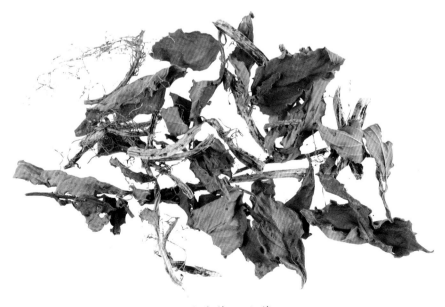

·灵香草－全草

药用源流　古籍记载零陵香来源于芳香植物。《本草拾遗》曰："味甘，平，无毒。主恶气疰心腹痛满，下气。令体香，和诸香作汤丸用之，得酒良。生零陵山谷。叶如罗勒。《南越志》名燕草，又名熏草，即香草也。《山海经》云，熏草，麻叶方茎，气如蘼芜可以上疗，即零陵香也。"《本草图经》曰："零陵香生零陵山谷。今湖岭诸州皆有之，多生下湿地。叶如麻，两两相对，茎方，气如蘼芜，常以七月中旬开花，至香，古所谓薰草是也。或云蕙草，亦此也。又云其茎叶谓之蕙，其根谓之薰，三月采，脱节者良。今岭南收之，皆作窟灶，以火炭焙干，令黄色乃佳。江淮间亦有土生者，作香亦可用，但不及湖岭者芬薰耳。古方但用薰草，而不用零陵香，今合香家及面膏澡豆诸法皆用之，都下市肆货之甚多。"根据其所附"蒙州零陵香"植物图，零陵香的植物来源除唇形科植物之外，还包括报春花科植物灵香草。《广西壮族自治区壮药质量标准　第二卷》（2011 年版）记载灵香草的干燥地上部分具有调气道、避秽除瘴、止痛的功效；用于痧症，瘴气，头痛，胸闷腹胀。

	种子植物门	被子植物亚门	双子叶植物纲	报春花目	报春花科
分类位置	Spermatophyta	Angiospermae	Dicotyledoneae	Primulales	Primulaceae

形态特征　多年生草本，株高 20~60cm。干后有浓郁香气。老茎匍匐，节上生根。叶互生，广卵形至椭圆形，长 4~11cm，宽 2~6cm，草质；叶柄具狭翅。花单出腋生；花梗纤细；花冠黄色，分裂近达基部，裂片长圆形，先端圆钝；花丝基部与花冠合生，分离部分极短；花药基部心形，顶孔开裂；花粉粒具 3 孔沟，圆球形，表面微皱。蒴果近球形，灰白色，直径 6~7mm，不开裂或顶端浅裂。

生境分布　生于海拔 800~1700m 的山谷溪边和林下的腐殖质土壤中。分布于云南、广西、广东和湖南等。广西主要分布在融水、临桂、龙胜、那坡、凌云、贺州、东兰、罗城、环江、金秀等。

化学成分　全草含挥发油，主要成分为苯乙酮、(Z, Z, Z)-9, 12, 15- 十八碳三烯酸甲酯、(Z, Z)-9, 12-十八碳二烯酸、9- 十六碳烯酸、十七酸、十七酸乙酯、(Z, Z, Z)-9, 12, 15- 十八碳三烯酸乙酯等[1]。还含黄酮类、多酚类、皂苷类成分，其中三萜皂苷为灵香草的主要活性成分[2-4]。已鉴定的齐墩果烷型三萜皂苷类化合物有 foegraecumosides A–N、lysichriside A、ardisiacrispin A–B、ardisimamilloside A 等[2]。

药理作用　1. 抗肿瘤作用
从灵香草提取分离的苷元为 cyclamiretin A 的 13β, 28- 环氧 – 齐墩果烷型三萜皂苷（foegraecumosides A–B、lysichriside A 等）对 NCI-H460、MGC803、HepG2、T24 肿瘤细胞具有较强的抗肿瘤活性，IC$_{50}$ 值为 9.28~24.52μmol/L[2]。

2. 对生殖的作用
口服灵香草能使小鼠动情周期暂时停止，使小鼠的排卵机能受到抑制[5]。

3. 抗氧化作用
灵香草浸膏及其净油对 DPPH 自由基均有良好的清除作用，其不同溶液的半清除浓度 IC$_{50}$为 0.16~0.37mg/ml[6]。灵香草黄酮提取物对 OH 自由基的清除率高于维生素 C[3]。

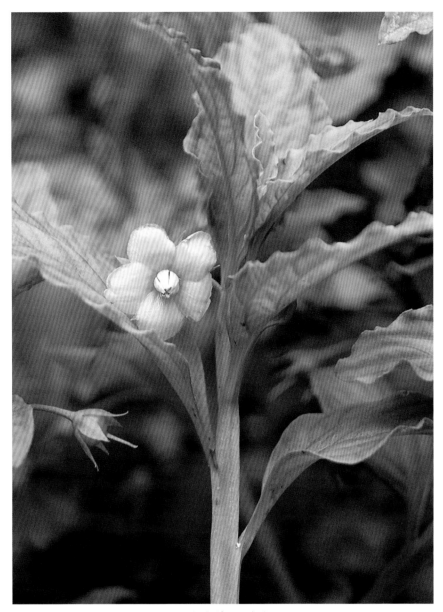

· 灵香草 - 花期

参考文献

［1］朱凯，毛连山，朱新宝.超临界 CO_2 萃取灵香草精油及其化学成分研究［J］.精细化工，2005，22(9):681-684.

［2］代禄梅.灵香草中三萜皂苷及其抗肿瘤活性研究［D］.桂林：广西师范大学，2017.

［3］闫旭宇，李梦汝，李玲.灵香草总黄酮的提取及对羟自由基的清除效率［J］.热带作物学报，2017, 38(8):1464-1467.

［4］孙科，李德慧，孙俪铭，等.灵香草中多酚提取工艺优化研究［J］.右江民族医学院学报，2016, 38(3):245-249.

［5］组织胚胎学教研组.中药零陵香对小白鼠避孕作用的初步观察［J］.西安交通大学学报（医学版），1958, 1:35-39.

［6］刘贤贤，张业，覃雯，等.灵香草浸膏及其净油的抗氧化活性研究［J］.食品工业科技，2010，31(12):137-139, 141.

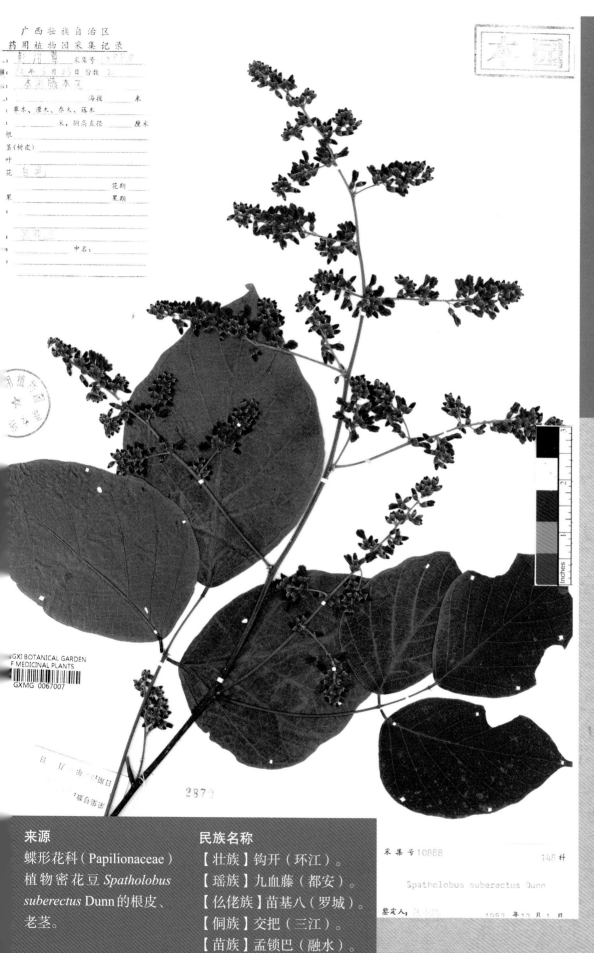

鸡血藤

来源

蝶形花科（Papilionaceae）植物密花豆 *Spatholobus suberectus* Dunn 的根皮、老茎。

民族名称

【壮族】钩开（环江）。

【瑶族】九血藤（都安）。

【仫佬族】苗基八（罗城）。

【侗族】交把（三江）。

【苗族】孟锁巴（融水）。

【彝族】叶是作（隆林）。

采集号10888　　148 朴

Spatholobus suberectus Dunn

鉴定人：　　　　1982 年12 月1 日

民 族 应 用

【壮族】药用老茎。水煎服、浸酒服或与鸡肉煲服治产后虚弱及一切虚弱症，风湿关节痛。

【瑶族】药用根皮、老茎。根皮水煎服或水煎冲酒服治贫血。老茎水煎服或浸酒服或与鸡肉煲服治产后虚弱及一切虚弱症，风湿关节痛，月经不调，贫血，跌打内伤，痢疾，白血病；与猪脚炖，除去浮面的油脂后内服治产妇贫血。

【仫佬族】药用根皮。水煎服或水煎冲酒服治贫血。

【侗族】药用老茎。水煎服、浸酒服或与鸡肉煲服治跌打内伤，痢疾。

【苗族】药用老茎。水煎服、浸酒服或与鸡肉煲服治产后虚弱及一切虚弱症，月经不调，贫血。

【彝族】药用老茎。水煎服、浸酒服或与鸡肉煲服治风湿关节痛。

内服用量 30g。孕妇忌服。

药材性状　老茎呈椭圆形、长矩圆形或不规则的斜切片，厚 0.3~1cm。栓皮灰棕色，有的可见灰白色斑；栓皮脱落处显红棕色；质坚硬。切面木部红棕色或棕色，导管孔多数；韧皮部有树脂状分泌物呈红棕色至黑棕色，与木部相间排列呈数个同心性椭圆形环或偏心性半圆形环；髓部偏向一侧。气微，味涩。

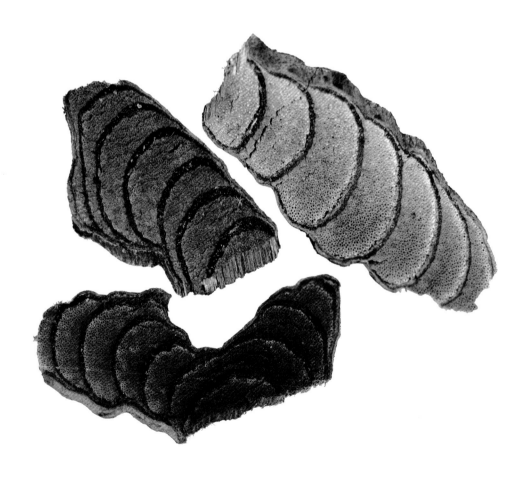

·鸡血藤－茎

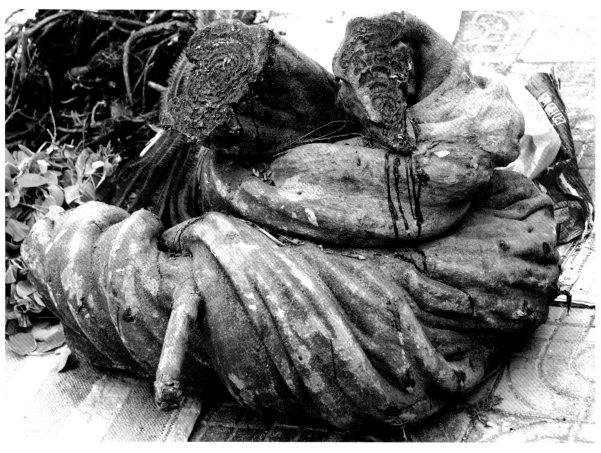

·鸡血藤－老茎（鲜）

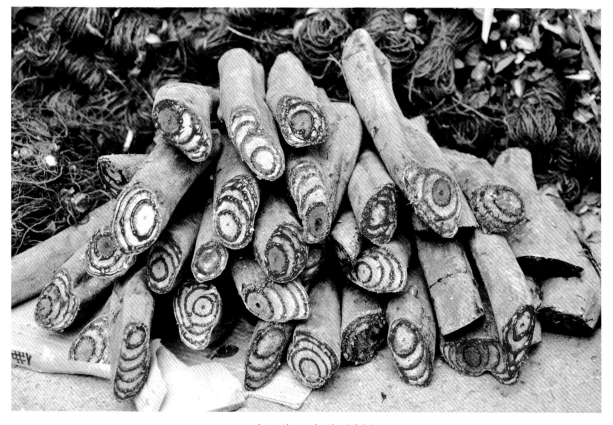

·鸡血藤－老茎（鲜）

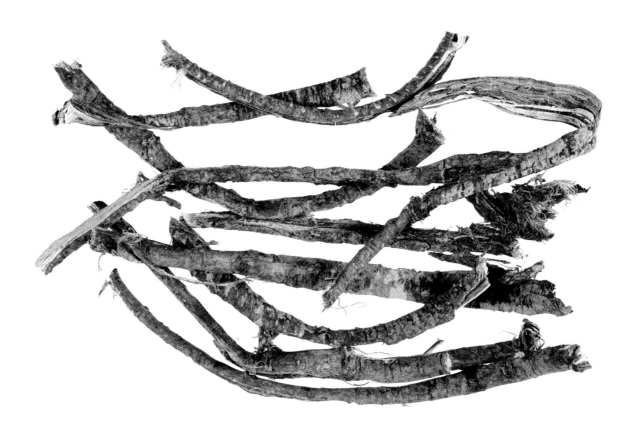

· 鸡血藤 － 根皮

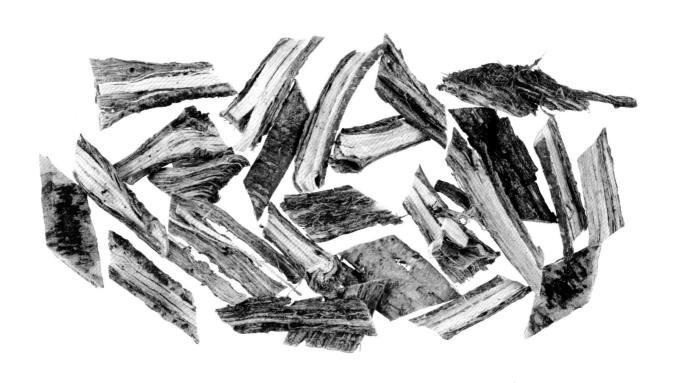

· 鸡血藤 － 根皮

药用源流 鸡血藤之名始见于《本草纲目拾遗》，曰："产猛缅，去云南昆明计程一月有余。乃藤汁也，土人取其汁，如割漆然，滤之殷红，似鸡血，作胶最良。近日云南省亦产，其藤长亘蔓地上或山崖，一茎长数十里，土人得之，以刀斫断，则汁出如血，每得一茎，可得汁数升……干者极似山羊血，取药少许，投入滚汤中，有一线如鸡血去散者真……壮筋骨，已酸痛，和酒服，于老人最宜。治老人气血虚弱，手足麻木瘫痪等症；男子虚损，不能生育，及遗精白浊；男妇胃寒痛；妇女经血不调，赤白带下；妇女干血劳及子宫虚冷不受胎。"《本草再新》载："鸡血藤，味辛、苦，性寒有微毒，入心、脾二经。补中燥胃。"《植物名实图考》云："鸡血藤，顺宁府志，枝干年久者周围四五寸，少者亦二三寸……滇南惟顺宁有之，产阿度吾里者尤佳。今省会亦有贩者，服之亦有效。"《中华人民共和国药典》（2020 年版　一部）记载其具有活血补血、调经止痛、舒筋活络的功效；主治风湿痹痛，麻木瘫痪，月经不调，痛经，经闭，血虚萎黄。

分类位置

种子植物门	被子植物亚门	双子叶植物纲	豆目	蝶形花科
Spermatophyta	Angiospermae	Dicotyledoneae	Legumiales	Papilionaceae

形态特征 攀援藤本。顶生小叶两侧对称，宽椭圆形、宽倒卵形至近圆形，先端骤缩为短尾状，尖头钝，基部宽楔形，侧生小叶两侧不对称，基部宽楔形或圆形，两面近无毛或略被微毛，下面脉腋间常有髯毛。圆锥花序；花萼短小，长 3.5~4mm，萼齿比萼管短 2~3 倍，下面 3 齿先端圆或略钝，长不及 1mm；花瓣白色；花药球形，大小均一或几近均一。荚果近镰形，密被棕色短绒毛。

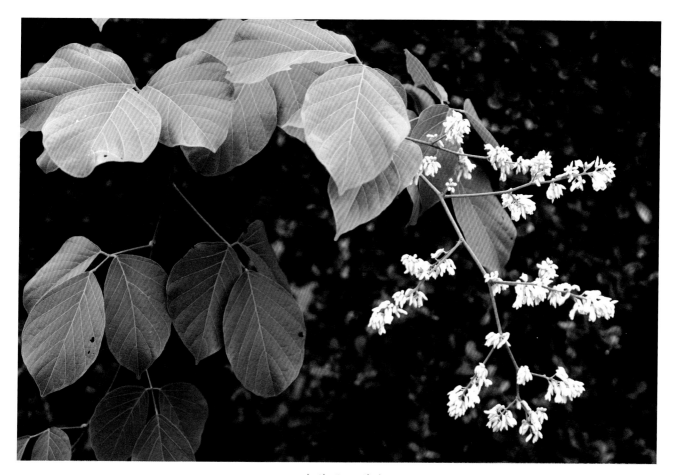

· 密花豆 - 花期

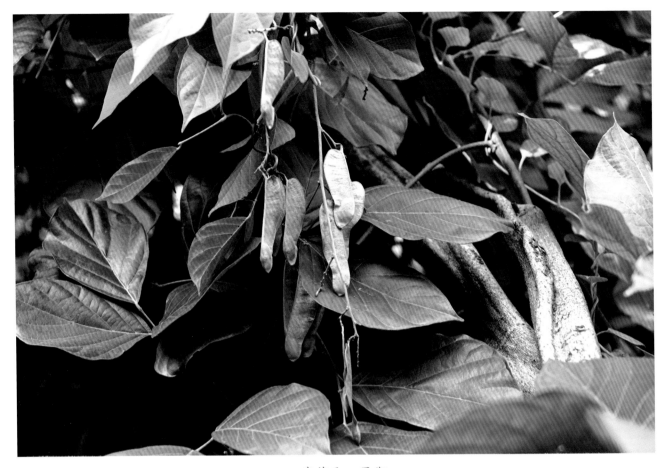

· 密花豆－果期

生境分布 生于海拔 800~1700m 的山地疏林或密林沟谷或灌丛中。分布于云南、广西、广东和福建等。广西主要分布在防城、上思、北流、凌云、田林等。

化学成分 密花豆主要含有异豆素、紫苜蓿烷、8-甲基雷杜辛、7-羟基二氢黄酮、奥刀拉亭、艳紫铆素 A、鹰嘴豆芽素 A、3'-甲氧基大豆素、7-羟基色原酮、毛蕊异黄酮、柚皮素、二氢木豆异黄酮、(6aR, 11aR)-高丽槐素、2'-羟基染料木素、(6aR, 11aR)-美迪紫檀素-3-O-吡喃葡萄糖苷、(-)-表阿夫儿茶素、(-)-儿茶素、(-)-表儿茶素、4', 8-二甲氧基-7-O-β-D-葡萄糖基异黄酮、芒柄花苷、(-)-没食子儿茶素、芦丁、大豆苷、圆莱草双糖苷等黄酮类成分[1]；大黄素甲醚、大黄酚、大黄素、大黄酸、芦荟大黄素等蒽醌类成分[2-4]；丁香脂素、(+)-杜仲树脂酚、(+)-表松脂醇、5,7-二羟基香豆素、异落叶松脂素、(+)-松脂醇、白芷内酯等苯丙素类[2,4]；β-谷甾醇、胡萝卜苷、豆甾醇、豆甾-5,22-双烯-3β-醇乙酸酯、胆甾-3-酮,环 1,2-乙缩二醛、豆甾-3,5-二烯-7-酮、豆甾-4-烯-3-酮等甾醇类成分[2,4,5]；脱落酸、8,9-二羟基巨豆-4,6-二烯-3-酮、6,9-二羟基巨豆-4,7-二烯-3-酮、羽扇豆醇、羽扇豆酮等萜类成分[2,4]；阿魏酸甲酯、对羟基苯乙酮、水杨酸、反式对羟基肉桂酸、间苯二酚、C-藜芦酰乙二醇、对苯二酚、对羟基苯甲酸、原儿茶酸、原儿茶酸甲酯等酚类成分[4]。

药理作用 1.对血液循环系统的影响
密花豆中儿茶素可调节 HBE、HBG、HBA、HBB 和 HBD 等造血基因、促红细胞生成素受体 EPOR 以及影响造血的关键转录因子 MYB、PU.1 的表达，促进造血和红系祖细胞的增殖和分化[6]。

密花豆提取物可通过 MEK/Erk 通路改善由 60Co γ 射线造成的造血障碍,其作用与提高白细胞数量、调节促造血因子水平、增加机体免疫能力和骨髓造血祖细胞增殖和分化有关[7]。

2. 抗肿瘤作用

密花豆组方提取物能抑制 HepG2、A549、CNE-2Z、143B 和 HL60 肿瘤细胞的增殖,其中对 HepG2 细胞和 143B 细胞的增殖抑制作用较强,还能诱导 HepG2 细胞凋亡[8]。密花豆总黄酮能将 HeLa 细胞阻滞于 G_0/G_1 期和 S 期,抑制细胞中蛋白的生成与 DNA 的合成,降低细胞上清液中 VEGF-A 因子水平,提高 caspase-3 因子的分泌,促进 HeLa 细胞的凋亡[9]。

3. 抗病毒作用

密花豆水提取物在 MDCK 细胞中对流感病毒 A1 具有一定的抑制作用,能明显降低病毒感染小鼠的死亡率、肺指数,改善肺病理切片坏死和浸润的症状[10]。密花豆乙醇提取物具有抗甲型流感病毒、乙型肝炎病毒和单纯疱疹病毒 I 型活性,以抗单纯疱疹病毒 I 型效果最为明显,其醇提取物的萃取物以乙酸乙酯萃取物和水层留余物抗单纯疱疹病毒 I 型活性最显著[11]。

4. 抗氧化作用

密花豆总黄酮可提高 PCV2 感染的 RAW264.7 细胞中的 SOD 活力、GSH 水平和 GSH/GSSG 比值,抑制 NO 分泌和降低 ROS 含量,降低 MPO 和 XO 活性,提高 RAW264.7 细胞的抗氧化应激能力[12]。密花豆原花青素粗提取物对 DPPH 自由基、$ABTS^+$ 自由基清除率的 IC_{50} 分别为 8.42μg/ml 和 10.55μg/ml,抗氧化活性接近于 VC[13]。

5. 抗炎、镇痛作用

密花豆总黄酮具有抗炎作用,能明显抑制二甲苯致小鼠耳郭肿胀,抑制 LPS 所致 RAW264.7 细胞 NO、TNF-α、IL-1β 和 IL-6 水平升高[14]。密花豆总黄酮可缓解神经病理性痛大鼠的机械性痛敏感性,其作用机制可能与降低脊髓背角谷氨酸的水平有关[15]。

6. 保肝作用

密花豆提取物能降低酒精性肝损伤大鼠血清 ALT、AST 水平,降低 TG、CHO 水平,提高肝组织 SOD、GSH-Px 活性,降低 MDA 含量[16]。

7. 对心脑血管系统的影响

密花豆总黄酮能改善大脑中动脉栓塞所致脑缺血大鼠的行为障碍,减少脑缺血区面积,同时减轻急性脑缺血再灌注损伤引起的大鼠脑水肿,抑制缺血致脑组织 SOD、GSH-Px 活性的降低和 MDA 水平的升高[17];能降低结扎左冠状动脉前降支导致急性心肌缺血的大鼠血清中的 GOT、CK、LDH 活性和心肌组织中 MDA 水平,提高心肌组织 SOD 活性,抑制心电图 ST 段的抬高幅度,改善心肌组织的病理改变[18];还能内皮依赖性舒张离体血管环,其作用机制与影响 NO-cGMP 途径有关[19]。密花豆醇提取物可降低高血脂症大鼠血清中的 TC、TG、LDL-C 水平和肝 TG 含量,提高大鼠血清 HDL-C 水平、肝组织 GSH-Px 活力[20]。

8. 其他作用

密花豆水提取物具有抗抑郁作用,可缩短正常小鼠悬尾不动时间和游泳不动时间,缩短抑郁大鼠的游泳不动时间,降低抑郁大鼠海马组织中 TNF-α 和 IL-1β 的水平和海马以及皮层组织中 NF-κB p65 的表达[21]。密花豆水提取物可调节肥胖诱导的肠道微生物区系失调,诱导抗肥胖和抗糖尿病相关菌属的增加[22]。

附　注　密花豆主产于广西、福建、广东和云南等,销往全国。

参考文献

[1] 刘晓艳,徐嵬,杨秀伟,等.鸡血藤黄酮类化学成分的分离与鉴定[J].中国中药杂志,2020,45(6):1384-1392.

[2] 严启新,李萍,王迪.鸡血藤脂溶性化学成分的研究[J].中国药科大学学报,2001(5):18-20.

[3] 严启新,李萍,胡安明.鸡血藤化学成分的研究[J].中草药,2003,34(10):15-17.

[4] 刘晓艳,徐嵬,杨秀伟,等.鸡血藤非黄酮类化学成分的研究[J].中国中药杂志,2020,45(5):1120-1127.

[5] 王亚莉.鸡血藤化学成分研究[D].广州:广东工业大学,2004.

[6]CHANG J,SUN W,ZENG J,et al.Establishment of an *in vitro* system based on AGM-S3 co-culture for screening traditional herbal medicines that stimulate hematopoiesis[J].Journal of Ethnopharmacology,2019,240:111938.

[7] 王珊珊.鸡血藤提取工艺及其免疫调节和提升造血功能的研究[D].长春:吉林大学,2018.

[8] 唐旗羚,曹颖男,徐娟娟,等.鸡血藤组方提取物的抗肿瘤作用及其机制初探[J].中国医药指南,2018,16(15):34,39.

[9] 王妮佳,王嘉仡,孟宪生,等.鸡血藤总黄酮对HeLa细胞周期和凋亡及相关因子VEGF-A、caspase-3表达的影响[J].中药材,2018,41(2):442-445.

[10] 庞佶,郭金鹏,金敏,等.鸡血藤水提物抗流感病毒作用的研究[J].中国卫生检验杂志,2015,25(4):488-490,493.

[11] 曾凡力,程悦,陈建萍,等.鸡血藤醇提取物体外抗病毒活性研究[J].中药新药与临床药理,2011,22(1):16-20.

[12]CHEN H L,YANG J,FU Y F,et al.Effect of total flavonoids of *Spatholobus suberectus* Dunn on PCV2 induced oxidative stress in RAW264.7 cells[J].BMC Complementary & Alternative Medicine,2017,17(1):244-252.

[13] 董攀,罗泽欣,王冬梅.鸡血藤原花青素的提取工艺和体外抗氧化活性[J].中山大学学报(自然科学版),2017,56(1):8-13.

[14] 陈海兰,赵尉丹,付远妨,等.鸡血藤总黄酮抗炎活性的研究[J].黑龙江畜牧兽医,2017,11:211-213,216.

[15] 刘仰斌,张志花,陈亚运.鸡血藤总黄酮对坐骨神经损伤大鼠机械痛敏影响的实验研究[J].医学研究与教育,2015,32(1):7-11.

[16] 刘仰斌,张志花.鸡血藤提取物对酒精性肝病大鼠的保护作用[J].牡丹江医学院学报,2016,37(5):12-14.

[17] 徐爱钰,陈从显,许勇,等.鸡血藤总黄酮对大鼠脑缺血的保护作用及机制研究[J].滨州医学院学报,2012,35(5):338-341.

[18] 李丽,王林萍.鸡血藤总黄酮对大鼠急性心肌缺血的保护作用[J].中成药,2015,37(10):2303-2306.

[19]PING Z H, DAN D Z, YAN K, et al.The vasodilatory effects of anti-inflammatory herb medications: a comparison study of four botanical extracts[J].Evidence-Based Complementary and Alternative Medicine,2017,2017:1-15.

[20] 卢识礼,吴柏毅,肖宗崇,等.鸡血藤醇提取物对高脂血症大鼠血脂及抗脂质过氧化作用的影响[J].广州中医药大学学报,2017,34(3):387-390.

[21] 曹斌,李冬梅,韦桂宁,等.鸡血藤水提取物抗抑郁作用研究[J].中药材,2017,40(9):2172-2176.

[22]ZHANG C H, LIU J, HE X Y,et al. *Caulis Spatholobi* ameliorates obesity through activating brown adipose tissue and modulating the composition of gut microbiota[J].International Journal of Molecular Sciences,2019,20:5150.

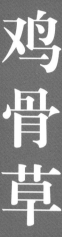

鸡骨草

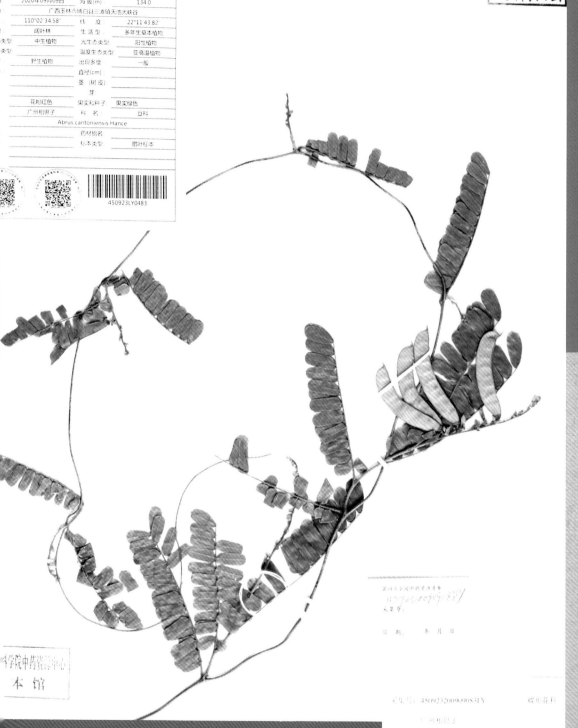

450923LY0483

来源

蝶形花科（Papilionaceae）植物广州相思子 *Abrus pulchellus* subsp. *cantoniensis*（Hance）Verdcourt [*A. cantoniensis* Hance] 的除去果荚带根全草。

民族名称

【壮族】Rumndokgaeq，鸡骨草，黄头草，黄仔强。

民 族 应 用

【壮族】药用除去果荚带根全草。用于治疗黄疸，急慢性肝炎，胃脘胀痛，乳腺炎。内服用量15~30g；外用适量。

【侗族】药用除去果荚带根全草。果实有大毒，应除去。水煎服治黄疸型肝炎。内服用量30~60g。

药材性状　根多呈圆锥形，上粗下细，有分枝，长短不一，直径0.5~1.5cm；表面灰棕色，粗糙，有细纵纹，支根极细，有的断落或留有残基；质硬。茎丛生，长50~100cm，直径约0.2cm；灰棕色至紫褐色，小枝纤细，疏被短柔毛。羽状复叶互生，小叶8~11对，多脱落，小叶矩圆形，长0.8~1.2cm；先端平截，有小突尖，下表面被伏毛。气微香，味微苦。

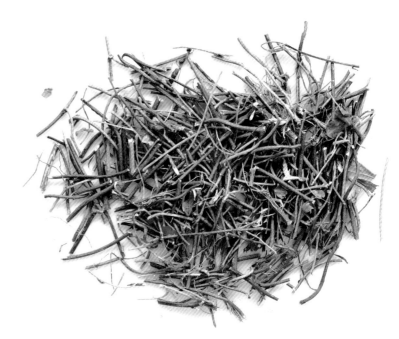

· 鸡骨草－除云果荚的带根全草

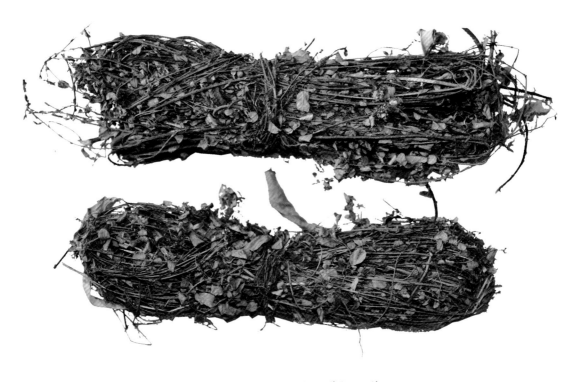

· 鸡骨草－除云果荚的带根全草

药用源流 鸡骨草的药用始载于《岭南采药录》，云："鸡骨草，别名黄头草，黄仔蔃。叶似铁线，形如冬瓜子，对生。凡黄食证，取其蔃约七八钱，和猪骨约二两，煮四五点钟服之，三四次便愈。"《中华人民共和国药典》（2020 年版 一部）记载其具有利湿退黄、清热解毒、疏肝止痛的功效；主治湿热黄疸，胁肋不舒，胃脘胀痛，乳痈肿痛。

分类位置	种子植物门	被子植物亚门	双子叶植物纲	豆目	蝶形花科
	Spermatophyta	Angiospermae	Dicotyledoneae	Legumiales	Papilionaceae

形态特征 攀援灌木。枝细直，平滑，被白色柔毛，老时脱落。羽状复叶互生，小叶 6~11 对，长圆形或倒卵状长圆形；叶脉两面均隆起。总状花序腋生；花长约 6mm；花梗短；花冠紫红色或淡紫色。荚果长圆形，扁平，顶端具喙，成熟时浅褐色。种子黑褐色，4~5 粒；种阜蜡黄色。

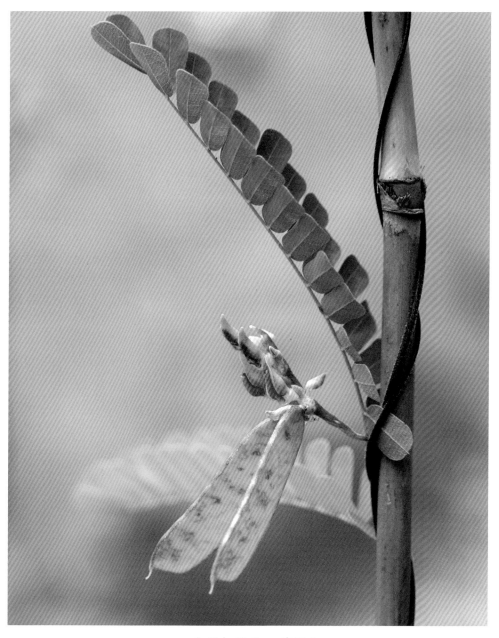

· 广州相思子 – 花果期

生境分布 生于海拔约 200m 的疏林、灌丛或山坡。分布于湖南、广东、广西等。广西主要分布在南宁、邕宁、武鸣、梧州、平南、桂平、玉林、陆川、博白、钟山、宁明、龙州等。

化学成分 主要含有 butesuperin A–7″–O–β–glucopyranoside、8–O–methylretusin–7–O–β–D–apifu–ranosyl–(1 → 2)–β–D–glucopyranoside、8–methylretusin–7–O–β–D–glucopyranoside、4′,7–di–O–met–hylpuerarin、7,4′– 二羟基 –8– 甲氧基异黄酮、7– 羟基 –8,4′– 二甲氧基异黄酮、8– 羟基 –7,4′– 二甲氧基异黄酮、3–hydroxy–9–methoxy pterocarpan、isobiflorin、原儿茶酸、原儿茶酸乙酯、葫芦巴碱、相思子碱、下箴刺桐碱、咖啡酸、阿魏酸、夏佛塔苷、异夏佛塔苷、牡荆素、异牡荆素、异槲皮苷、金丝桃苷、甘草素、异甘草素、芒柄花素、芹菜素、柚皮素、木犀草素、槲皮素、异鼠李素、邻羟基苯甲酸、β– 谷甾醇、熊果酸、4′– 甲氧基 –2′– 羟基查尔酮、2′, 4′– 二羟基查尔酮、羽扇豆醇、胡萝卜苷、肌醇甲醚、7, 3′, 4′– 三羟基黄酮、腺嘌呤、腺嘌呤核苷、biflorin、isobiflorin、N,N,N– 三甲基 – 色氨酸、大豆皂苷 I、槐花皂苷 III、去氢大豆皂苷 I、abrisaponin So1、白桦酸等成分[1-4]，以及 β– 蒎烯、α– 古芸烯、白菖油萜、δ– 榄香烯、α– 蒎烯、δ– 石竹烯、环氧化异香树烯、[3.1.1]–3– 庚醇、表姜烯酮等挥发性成分[5]。

药理作用 1. 抗氧化作用

广州相思子多糖具有清除 DPPH 自由基和 OH 自由基 能力，其 IC_{50} 分别为 1.591mg/ml、1.926mg/ml[6]。广州相思子总生物碱具有一定的抗氧化活性，能清除 DPPH 自由基和还原 Fe^{3+}[7]。

2. 抗炎作用

广州相思子水煎液能明显抑制二甲苯所致的小鼠耳郭肿胀和大鼠棉球肉芽肿的生长[8]。

3. 抗病毒作用

广州相思子提取物具有体外抗呼吸道合胞病毒（RSV）、单纯疱疹病毒（HSV–1）、柯萨奇病毒（COX–B5）活性[9]。广州相思子具有体外抗乙型肝炎病毒 (HBV) 作用，可有效地抑制 HepG2.2.15 细胞分泌 HBsAg 和 HBeAg[10]。

4. 抗肿瘤作用

广州相思子醇提取物能抑制 H22 荷瘤小鼠瘤体的生长[11]。广州相思子总皂苷能抑制人肝癌 HepG2 细胞增殖，并具有时间和浓度依赖效应，还能将其周期阻滞在 S 期并诱导其发生凋亡[12]。

5. 抗菌作用

广州相思子多糖对大肠杆菌、芽孢杆菌均具有明显的抑菌作用，对副溶血性弧菌抑制作用不明显[13]。

6. 保肝作用

广州相思子提取物可调节非酒精性脂肪肝大鼠 ROCK、CD14 表达水平，对其肝组织具有一定保护作用[14]。广州相思子正丁醇萃取部位能预防小鼠肝纤维化，能降低 BSA 致免疫性肝纤维化小鼠肝组织羟脯氨酸（Hyp）和单胺氧化酶（MAO）活性，降低层粘连蛋白（LN）、III 型前胶原（PC III）、IV 型胶原（IV C）以及转化生长因子 β1（TGF–β1）水平，减轻肝病变[15]。

附 注 当地常与毛鸡骨草 A. pulchellus Subsp. mollis 混用。

参考文献

[1] 于苗苗 . 鸡骨草化学成分研究 [D]. 长沙 : 湖南师范大学 ,2019.

[2] 闫文英 . 基于液质联用技术的鸡骨草与毛鸡骨草化学成分、药动学和排泄动力学比较研究 [D]. 石家庄 : 河北医科大学 ,2016.

[3] 马柏林 , 邓师勇 , 张北生 , 等 . 鸡骨草化学成分的研究 [J]. 西北林学院学报 ,2008,23(5):152–153.

[4] 史海明,温晶,屠鹏.鸡骨草的化学成分研究[J].中草药,2006,37(11):1610-1613.

[5] 王巧荣,高玉琼,刘建华,等.鸡骨草挥发性成分的GC-MS分析[J].中国药房,2013,24(39):3700-3702.

[6] 蒋德旗,陈晓白,农贵珍,等.鸡骨草多糖的酶法提取工艺优化及其抗氧化活性[J].食品工业科技,2019,40(3):153-158.

[7] 刘燕,刘艳,马宇颖,等.鸡骨草叶总生物碱的含量测定及其体外抗氧化活性研究[J].中国医药导报,2016,13(28):25-27,55.

[8] 林壮民,何秋燕,周秀,等.鸡骨草中抗炎药效物质基础辨识研究[J].时珍国医国药,2018,29(8):1825-1827.

[9] 刘相文,侯林,崔清华,等.鸡骨草不同洗脱部位体外抗病毒实验研究[J].中华中医药学刊,2017,35(9):2277-2279.

[10] 韦敏,陈晓白.鸡骨草对HepG2.2.15细胞HBeAg和HBsAg的抑制作用[J].时珍国医国药,2012,23(4):972-973.

[11] 零新岚,郑鸿娟,张航,等.鸡骨草醇提取物对H_{22}荷瘤小鼠的体内抗肿瘤作用研究[J].中国医院药学杂志,2016,36(11):883-886.

[12] 贺茂林.鸡骨草总皂苷抗人肝癌HepG2细胞活性[D].广州:南方医科大学,2019.

[13] 徐淑庆,庞庭才,胡上英,等.鸡骨草多糖提取工艺优化及抑菌性研究[J].产业与科技论坛,2017,16(5):83-84.

[14] 雷清瑶.鸡骨草对NAFLD大鼠肝组织ROCK、CD14表达的影响观察[J].中国现代药物应用,2018,12(15):219-221.

[15] 肖晓.南药鸡骨草的生药学研究及抗肝纤维化活性评价[D].上海:第二军医大学,2017.

鸡屎藤

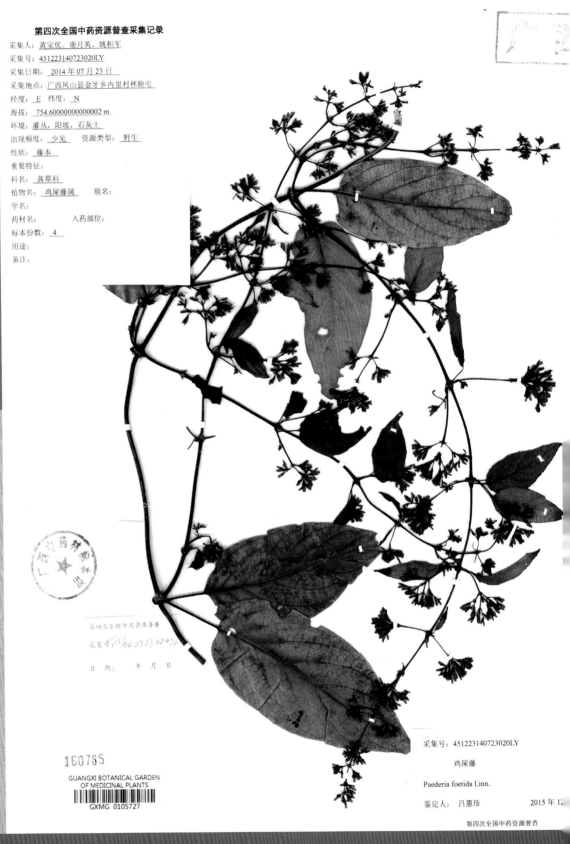

第四次全国中药资源普查采集记录

采集人：黄宝优、谢月英、姚积军

采集号：451223140723020LY

采集日期：2014 年 07 月 23 日

采集地点：广西凤山县金牙乡内里村林颓屯

经度：E 纬度：N

海拔：754.60000000000002 m

环境：灌丛，阳坡，石灰土

出现频度：少见 资源类型：野生

性状：藤本

重要特征：

科名：茜草科

植物名：鸡屎藤属 别名：

学名：

药材名： 入药部位：

标本份数：4

用途：

备注：

第四次全国中药资源普查

采集号：451223140723020LY

日期： 年 月 日

160785

GUANGXI BOTANICAL GARDEN
OF MEDICINAL PLANTS

GXMG 0105727

采集号：451223140723020LY

鸡屎藤

Paederia foetida Linn.

鉴定人：吕惠珍 2015 年 12

第四次全国中药资源普查

来源

茜草科（Rubiaceae）植物鸡矢藤 *Paederia foetida* L. 的根、叶、地上部分或全草。

民族名称

【壮族】狗屁藤（天等）。

【瑶族】甜藤（富川）。

【仫佬族】秒结几（罗城）。

【毛南族】苗登马（环江）。

【京族】他磨龙（防城）。

民 族 应 用

【壮族】药用根、地上部分、全草。根水煎服治肺结核咳嗽。全草水煎服治胃痛，惊风，咳嗽痰多；与猪肉煲服治小儿哮喘，病后虚弱；水煎洗身，盖被出汗治小儿感冒高热。地上部分主治肝脾肿大，食滞，水肿，泄泻，痢疾，风湿骨痛，跌打损伤，瘰疬，痈疮，耳鸣。内服用量9~60g；外用适量。

【瑶族】药用全草、叶。全草水煎服兼捣烂敷患处治跌打扭伤。叶捣烂敷患处治疮疥。

【仫佬族】药用全草。水煎服治风湿骨痛。

【侗族】药用全草。水煎服治大便秘结；水煎浓缩调蜜糖服驱蛔虫。

【毛南族】药用全草。水煎服治咳嗽痰多。

【京族】药用全草。水煎服治风湿骨痛，肠胃炎。

内服用量9~30g；外用适量。孕妇忌服。

药材性状　茎呈扁圆柱形，直径2~5mm；老茎灰白色，无毛，有纵皱纹或横裂纹；嫩茎黑褐色，被柔毛；质韧，不易折断；断面纤维性，灰白色或浅绿色。叶对生，有柄；多皱缩或破碎，完整叶片展平后呈卵形或椭圆状披针形，长5~10cm，宽3~6cm；先端尖，基部圆形，全缘，两面被柔毛或仅下表面被毛，主脉明显。气特异，味甘、涩。

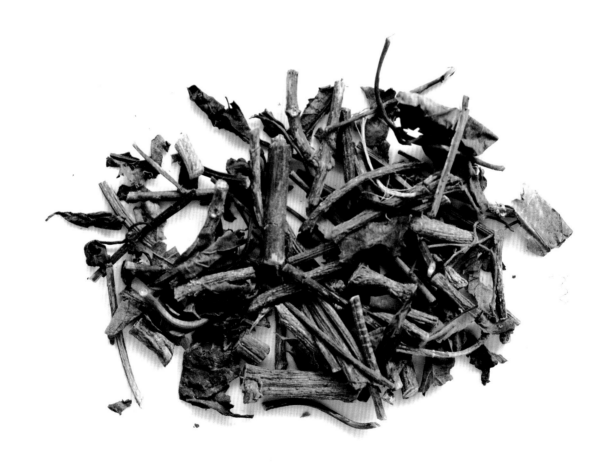

·鸡屎藤－全草

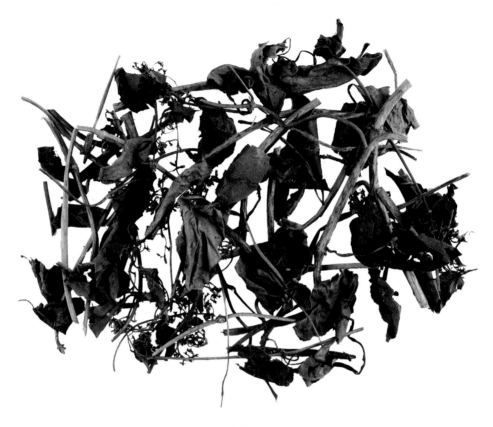

·鸡屎藤－全草

药用源流　鸡屎藤的药用始载于《生草药性备要》，云："鸡屎藤，味苦，性辛。其头治新内伤，煲肉食，补虚益肾，除火补血，洗疮止痛，消热散毒。其叶擂米加糖煎食，止屙痢。叶有葫、茎有毛者佳。"《本草纲目拾遗》云："皆治藤。蔓延墙壁间，长丈余，叶似泥藤。中暑者以根、叶作粉食之，虚损者杂猪胃煮服。"又云："臭根藤。《草宝》云，此草二月发苗，蔓延地上，不在树间，系草藤也。叶对生，与臭梧桐叶相似。六、七月开花，粉红色，绝类牵牛花，但口不甚放开。搓其叶嗅之，有臭气……故名为臭藤。其根入药……李氏《草秘》云，臭藤一名却节，对叶延蔓，极臭，煎洗腿足诸风，寒湿痛，拘挛不能转舒，如神。《汪氏药录》云，臭葡萄蔓延而生，子如葡萄而臭，治风。"《植物名实图考》云："鸡矢藤产南安。蔓生，黄绿茎。叶长寸余，后宽前尖，细纹无齿。藤梢秋结青黄实，硬壳有光，圆如绿豆稍大，气臭。俚医以为洗药，解毒、去风、清热、散寒。"综上所述之产地、生境、形态、功效，并观其附图，应与现代鸡屎藤一致。《广西壮族自治区壮药质量标准　第一卷》（2008 年版）记载其具有除湿、消食、止痛、解暑的功效；主治消化不良，胆绞痛，脘腹疼痛；外治湿疹，疮疡肿痛。

分类位置	种子植物门	被子植物亚门	双子叶植物纲	茜草目	茜草科
	Spermatophyta	Angiospermae	Dicotyledoneae	Rubiales	Rubiaceae

形态特征　藤状灌木。无毛或被柔毛。叶对生，卵形或披针形，长 5~10cm，宽 2~4cm，顶端短尖或削尖，基部浑圆，有时呈心状形，叶上面无毛，在下面脉上被微毛。圆锥花序腋生或顶生；小苞片微小，卵形或锥形；花有小梗，生于三歧蝎尾状的聚伞花序上；花萼钟形；花冠紫蓝色，通常被绒毛。果阔椭圆形，压扁；小坚果浅黑色，具 1 阔翅。

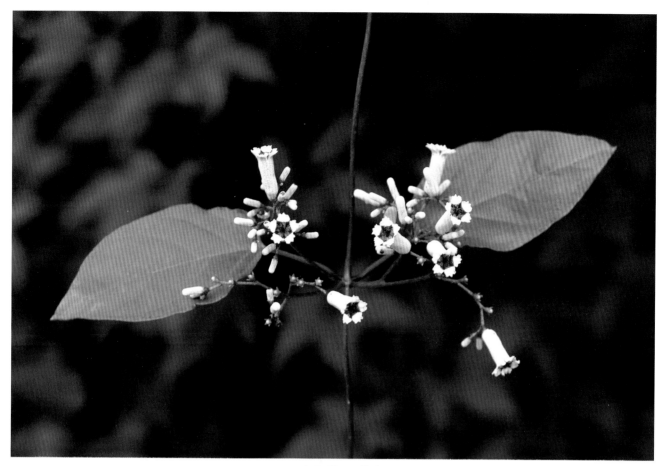

· 鸡矢藤 – 花期

生境分布　生于低海拔的疏林内。分布于福建、广东、广西等。广西主要分布在南宁、上林、柳州、桂林、临桂、
灌阳、龙胜、恭城、合浦、防城、东兴、钦州、贵港、容县、博白、平果、那坡、隆林、贺州、天峨、
宁明、龙州等。

化学成分　鸡矢藤主要含有去乙酰车叶草苷酸、羟基去乙酰车叶草苷酸、京尼平苷酸、车叶草苷酸、车叶草
苷、车叶草苷酸甲酯、鸡矢藤苷酸、脱氧车叶草苷酸甲酯、鸡矢藤苷、鸡矢藤苷酸甲酯、水晶兰
苷、水晶兰苷异构体等环烯醚萜苷类成分；3,5,6- 三羟基环己 –1– 烯 –1,3– 二羧酸、1–O– 咖啡酰
奎宁酸、新绿原酸、绿原酸、隐绿原酸等奎宁酸类衍生物；槲皮素 –3–O– 芸香糖 –7–O– 葡萄糖苷、
葡萄糖基芦丁、槲皮素二葡萄糖苷、槲皮素 –3–O– 葡萄糖 –7–O– 木糖苷、芦丁等黄酮苷类化合物；
以及金线莲苷、去氢二松柏醇 –4–O–β–D– 吡喃葡萄糖苷、yinxiancaoside C、黄花菜木脂 A–4'–O–
β–D– 吡喃葡萄糖苷、右旋松脂酚葡萄糖苷、大黄素 –8–O–β–D– 吡喃葡萄糖苷、2– 羟基 –3– 羟
甲基蒽醌、2– 羟基 –3– 甲基蒽醌、对羟基苯甲酸、芦荟苷 A 、决明柯酮葡萄糖苷等成分 [1,2]。其
含有的挥发性成分主要有百里香酚、二甲基二硫、喹啉、十六酸、邻苯二甲酸二丁酯、邻苯二甲
酸二甲酯、壬醛和邻苯二甲酸二异丁酯等 [3]。

药理作用　1. 抗炎、镇痛作用
鸡矢藤提取物对尿酸钠晶体诱导的大鼠急性痛风性关节炎具有一定的防治作用，可降低大鼠尿酸
钠晶体导致的关节肿胀，并呈现一定的时间和剂量依赖性，能降低 TNF-α 和 IL-1β 的表达水平 [4]。
鸡矢藤口服液能明显抑制小鼠棉球肉芽肿的生成，降低冰醋酸所致毛细血管的渗出，提高热板法

致小鼠疼痛的痛阈值，减少冰醋酸所致疼痛反应次数，延迟扭体反应出现的时间[5]。

2. 抗菌、抗病毒作用

鸡矢藤中的鸡矢藤苷、车叶草苷和鸡矢藤酸对枯草芽孢杆菌、金黄色葡萄球菌、铜绿假单胞菌、大肠杆菌具有抑制作用[6]。鸡矢藤挥发油能抑制 HepG2.2.15 细胞分泌 HBsAg、HBeAg[7]。

3. 抗氧化作用

鸡矢藤提取物对 OH 自由基有较强的清除能力，并呈现一定的剂量依赖性[8]。

4. 降血糖作用

鸡矢藤提取物能降低糖尿病肾病小鼠血糖，改善肾功能，对链脲佐菌素所致糖尿病小鼠的肾脏保护作用可能与其能降低糖基化终产物的积聚、改善组织的氧化应激状态有关[9]。鸡矢藤提取物能降低糖尿病小鼠血糖，其机制可能与提高机体肝组织的抗氧化能力有关[10]。

5. 对胃肠道的作用

鸡矢藤水提取物对家兔离体十二指肠平滑肌收缩运动有抑制作用[11]。鸡矢藤水提取液具有促进肠推进性运动和胃排空的作用，能增加小鼠小肠推进百分比，减少其胃内残留率，提高大鼠胃底环形肌的收缩频率和收缩振幅，提高家兔回肠管收缩幅度[12]。

附　注　鸡矢藤属于药食两用植物，又名鸡屎藤，广西多个地方的老百姓在每年"三月三"有食用鸡矢藤粑的习俗。

参考文献

[1] 高天元, 雷雨恬, 唐国琳, 等. 药用鸡矢藤药材化学成分的 UPLC-Q-TOF-MS 分析 [J]. 中国实验方剂学杂志,2020,26(17):134-141.

[2] 邓红洁. 鼠妇和鸡屎藤的化学成分研究 [D]. 广州: 广东药学院,2015.

[3] 张伟, 尹震花.HS-SPME-GC/MS 分析鸡矢藤挥发性成分 [J]. 中国实验方剂学杂志,2015,21(23):55-57.

[4] 胡寒, 乐心逸, 周海凤, 等. 鸡矢藤提取物对尿酸钠诱导的大鼠急性痛风性关节炎的影响 [J]. 中国医药工业杂志,2018,49(2):213-218.

[5] 高克立, 王永昌, 郭红云, 等. 鸡矢藤口服液抗炎镇痛作用实验研究 [J]. 甘肃医药,2013,32(9):649-653.

[6] 王珺. 鸡屎藤化学成分及其抗菌活性研究 [D]. 西安: 陕西科技大学,2015.

[7] 朱宁, 黄迪南, 侯敢, 等. 鸡矢藤挥发油体外抗乙型肝炎病毒作用研究 [J]. 时珍国医国药,2010,21(11):2754-2756.

[8] 贤景春, 赖秋河, 陈明真. 鸡屎藤总黄酮提取及其抗氧化性分析 [J]. 南方农业学报,2013,44(12):2071-2074.

[9] 王绍军, 吴闯, 赵赶. 鸡矢藤提取物对 STZ 致糖尿病小鼠肾脏的氧化应激作用和晚期糖基化终产物的影响 [J]. 中国医院药学杂志,2017,37(15):1459-1462.

[10] 王绍军, 吴闯, 赵赶. 鸡矢藤提取物对糖尿病模型小鼠的保护作用 [J]. 中国实验方剂学杂志,2015,21(11):150-152.

[11] 鲁悦, 刘腊, 吕春燕, 等. 鸡屎藤水提取物对家兔十二指肠平滑肌收缩运动的影响 [J]. 世界最新医学信息文摘,2019,19(100):130-131.

[12] 罗辉, 陈博, 梁生林. 鸡屎藤水提取液促胃肠动力作用的实验研究 [J]. 井冈山大学学报(自然科学版),2019,40(3):89-93.

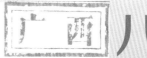

广西 八画

青天葵

广西壮族自治区
医药研究所采集记录

采集号 9528

82年 5月14日 份数 5

尤州下涨仓虹下涨大队 4队黄壁山

浸润　　　海拔　　米

草本、灌木、乔木、藤本

1.5～20厘米，胸高直径　　厘米

茎（树皮）茎下部鲜毛棠红色，或淡红色
叶叶柄长6cm，叶脉棠红色
花花茎顶有苞片2枚、花4～5枚、花萼
绿色、花瓣白色，内侧漂红 花期色或
果暗棠红色采纹，舌形与花果期 外不
萼莸、顶端有毛

中名：

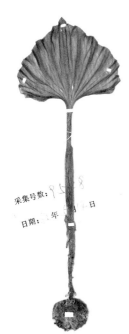

采集号数： 85 8
日期： 年　4日

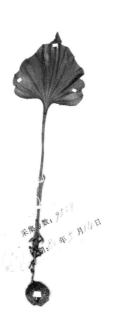

采集号数：9528
期：8 年5月14日

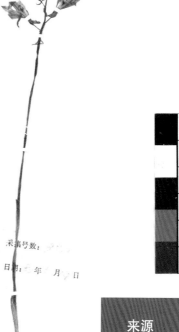

采集号数：

日期： 年　月　日

NGXI BOTANICAL GARDEN
OF MEDICINAL PLANTS

GXMG 0035780

5189

来源

兰科（Orchidaceae）植物毛
唇芋兰 *Nervilia fordii* (Hance)
Schltr. 的地上部分。

民族名称

【壮族】Gocinghdenhgveiz，
Go'mbawdog，棵盟朵。

采集号 9528　　326 拌

Nervilia fordii (Hance) Schltr

鉴定人：倪生桥　　1987年 3月4日

—————————— 民 族 应 用 ——————————

【壮族】药用地上部分。主治咳血，发热，过敏性紫癜，痈疮，叮疮。内服用量9~15g。

药材性状 叶片卷缩，完整叶片展开后呈阔卵形，长 2~9cm，宽 3~14cm，灰绿色、黄绿色或微带紫色，先端短尖，基部心形，全缘或略呈波状。叶脉明显，16~33 条，自叶基向叶缘伸出，在叶片两面交替排列，侧脉纵横交错成网状。叶柄稍扁，长 2~16cm，具纵向条纹，基部有时残留管状叶鞘。气微香，味微甘。

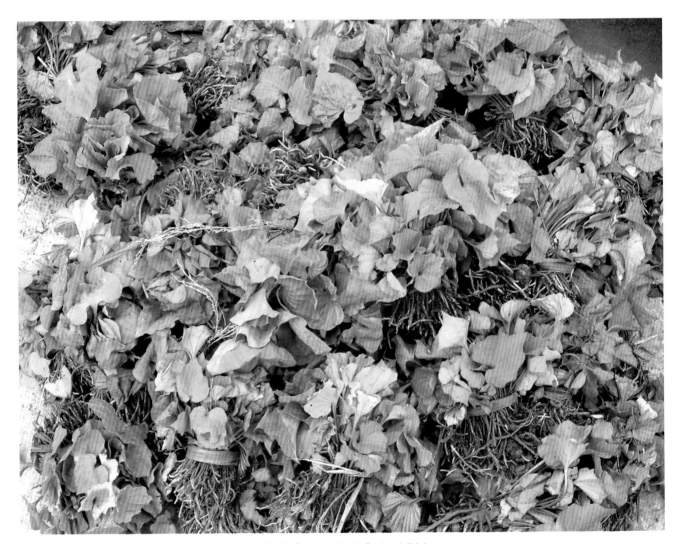

·毛唇芋兰－地上部分（鲜）

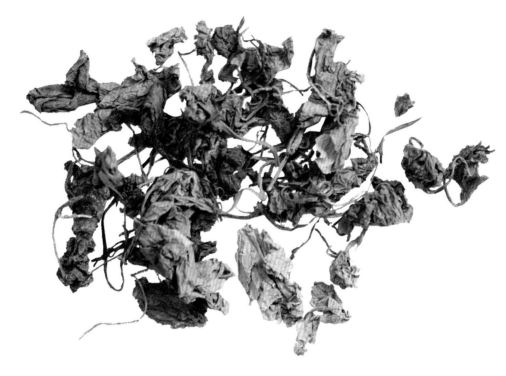

· 青天葵 – 地上部分

药用源流　《岭南采药录》载："青天葵，产于连州七拱。叶如小葵，根有小肉粒如珠。味甘，性和，治瘰疬。和猪肉煮汤，或炒食。理痰火咳血，消火疮，浸酒治内伤。"《广西壮族自治区壮药质量标准第二卷》（2011 年版）记载其具有润肺止咳、清热凉血、散瘀止痛的功效；主治肺痨咳血，肺热咳嗽，口舌生疮，咽喉肿痛，瘰疬，疮疡肿毒，跌打损伤。

分类位置	种子植物门	被子植物亚门	单子叶植物纲	兰目	兰科
	Spermatophyta	Angiospermae	Monocotyledoneae	Orchidales	Orchidaceae

形态特征　地生植物。块茎圆球形，直径 10~15mm。叶 1 枚，在花凋谢后长出，质地较薄，干后带黄色，心状卵形，先端急尖，基部心形，边缘波状，两面均无毛。总状花序，具 3~5 朵花；花苞片线形，反折，较子房和花梗长；子房椭圆形，棱上具狭翅，萼片和花瓣淡绿色，具紫色脉，近等大，唇瓣白色，具紫色脉，倒卵形，凹陷，内面密生长柔毛，顶部的毛尤密集成丛，基部楔形，前部 3 裂；侧裂片三角形，先端急尖，直立，围抱蕊柱，蕊柱长 6~8mm。

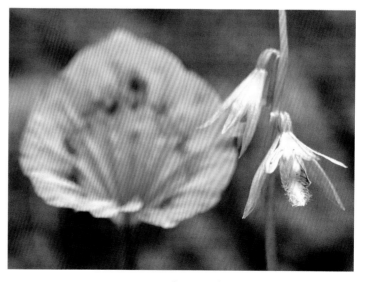

· 毛唇芋兰 – 花期

生境分布 生于海拔 220~1000m 的山坡或沟谷林下阴湿处。主要分布于广东、香港、广西和四川中部至西部。广西主要分布在邕宁、武鸣、隆安、马山、融水、永福、田阳、隆林、昭平、东兰、罗城、环江、扶绥、宁明、龙州、天等、大新等。

化学成分 全草中含有正亮氨酸、24(S/β)-dihydrocycloeucalenol-(E)-p-hydroxy cinnamate、鼠李柠檬素（泻鼠李素）、鼠李秦素（甲基鼠李黄素）、胡萝卜苷[1]、6,10,14- 三甲基2- 十五烷酮、4- 乙烷基 – 顺 –3- 硫代环 [4,4,0] 癸烷、4- 甲基 –N–(2- 氧络 –2 苯乙基) 苯磺酰胺、植醇、δ–Cadinol、β– 紫罗兰酮、石竹烯氧化物[2]、沙苑子苷、5,7,4'- 三羟基黄酮 –8–C–β–D– 葡萄糖（1 → 4）–O–β–D– 葡萄糖苷、肥皂草苷[3]、鼠李柠檬素 –3–O–β–D– 葡萄糖苷、鼠李柠檬素 –4'–O–β–D– 葡萄糖苷、对羟基苯甲酸[4]、青天葵黄酮 F[5]、环桉烯醇、豆甾醇、谷甾醇、熊果酸、aurantiamideacetate、(20S, 22E, 24R) –ergosta–7, 22–dien–3β, 5α, 6β–triol、6–methoxy–cerevisterol、β– 胡萝卜苷[6]、鼠李素、鼠李秦素 –3–O–β–D– 葡萄糖苷、鼠李柠檬素 –4'–O–β–D– 葡萄糖苷、豆甾醇 –3–O–β–D– 葡萄糖苷、酵母甾醇等[7]。

药理作用 **1. 抗炎作用**

从毛唇芋兰中提取得到的青天葵黄酮 F 能显著降低脂多糖（LPS）诱导的 RAW264.7 细胞中的 NO、PGE_2、IL-6 和 TNF-α 的含量，抑制 iNOS 和 COX-2 蛋白的表达，说明毛唇芋兰具有一定的抗炎作用[5]。

2. 镇咳平喘作用

毛唇芋兰具有一定的镇咳、平喘的作用[8]。毛唇芋兰水提取物和醇提取物高、中、低剂量均能减少模型小鼠咳嗽次数，醇提取物高、中、低剂量均能延长模型小鼠咳嗽潜伏期；毛唇芋兰醇提取物高、中、低剂量和水提取物高、中剂量均能延长模型豚鼠抽搐跌倒潜伏期；毛唇芋兰醇提取物中、低剂量和水提取物高剂量均能延长模型豚鼠呼吸困难潜伏期。

3. 抗肿瘤作用

毛唇芋兰石油醚和乙酸乙酯部位对小鼠移植性肉瘤 S180 和小鼠肝癌 H22 均有明显的抑瘤活性，对 H22 荷瘤小鼠可延长其生存期，并能改善小鼠的免疫功能[9]。毛唇芋兰中黄酮类化合物鼠李柠檬素对白血病细胞株 L1210 和 P388D1、宫颈癌细胞株 HeLa、黑色素瘤细胞株 B16、神经性肿瘤细胞株 NG108-15、人肝癌细胞株 Hele7404 均有直接抑制作用，且随着浓度的增加抑制作用增强，说明鼠李柠檬素具有一定的体外抗肿瘤作用，为毛唇芋兰抗肿瘤的活性成分之一[10]。

4. 抗流感病毒作用

毛唇芋兰水溶性部位对甲型流感病毒 FM_1 有抑制作用，具有体外抗甲型流感病毒 FM_1 作用[11]。

5. 抑菌作用

毛唇芋兰水提取液与乙醇提取液对白色念珠菌、热带念珠菌、克柔念珠菌、近平滑念珠菌及季也蒙念珠菌 5 种真菌均有抑菌作用，其中对白色念珠菌和热带念珠菌抑菌效果明显，毛唇芋兰乙醇提取液较水提取液对真菌抑菌效果更佳[12]。毛唇芋兰黄酮提取液对白色念珠球菌、铜绿假单胞菌和肺炎克雷伯菌的抑制作用较强，最低抑菌浓度均为 0.25mg/ml[13]。

6. 抗氧化作用

毛唇芋兰黄酮提取液对羟自由基的清除优于同浓度的抗坏血酸溶液，其清除 DPPH 自由基的 IC_{50} 为 17.4μg/ml，清除 O_2^- 自由基的 IC_{50} 为 95.5μg/ml，还原能力稍弱于抗坏血酸[14]。

7. 对肺的保护作用

毛唇芋兰乙酸乙酯提取物可以明显减轻损伤肺脏组织的形态学变化，肺脏组织匀浆中丙二醛（MDA）含量、超氧化物歧化酶（SOD）活性与模型组相比差异极显著，证实毛唇芋兰乙酸乙酯提取物对小鼠急性肺损伤具有保护作用[15]。毛唇芋兰总黄酮能够缓解脂多糖（LPS）诱导的急性肺损伤 BALB/c 小鼠肺水肿情况，其机制可能是通过升高紧密连接蛋白 Occludin 的基因表达，降低 TNF-α、IL-1β 的基因表达来实现的。毛唇芋兰总黄酮能够通过降低支气管肺泡灌洗液中的总细胞数及中性粒细胞数，改善肺组织病理学，促进肺组织中紧密连接蛋白 Occludin 的蛋白表达，从而起到保护 LPS 所诱导的急性肺损伤的作用[15]。毛唇芋兰总黄酮及其单体成分 NF-1 和 NF-2 能较明显调节盐酸博莱霉素（BLM）诱发肺间质纤维化模型大鼠血清和肺组织中 Hyp、T-AOC、MPO、GSH、TNF-α 以及 IL-1β 等生化指标的含量，抑制成纤维细胞增殖，保护成纤维细胞受损，同时能明显减少肺组织中肺门和支气管附近的 I 型胶原以及细胞外基质（α-SMA 等）的沉积，上调或下调与肺间质纤维化有关的信号通路 TGF-β/Smad、TGF-β/Smad 以及 CTGF 下游相关基因和蛋白的表达水平，从而减轻大鼠肺组织肺间质纤维化症状。其作用机制可能与调节 TGF-β/Smad、TGF-β/Smad 以及 CTGF 信号通路有关的基因和蛋白的表达，从而阻止肺纤维化的形成有关[16]。

参考文献

[1] 甄汉深，周燕园，袁叶飞，等.青天葵乙酸乙酯部位化学成分的研究 [J]. 中药材,2007,30(8):942-945.

[2] 杜勤，王俊华，王振华，等.青天葵挥发油化学成分分析 [J]. 广州中医药大学学报,2005,22(3):225-227.

[3] 卢传礼，周光雄，王恒山，等.青天葵水溶性化学成分研究 [J]. 时珍国医国药,2012,21(12):3087-3088.

[4] 卢传礼，周光雄，王恒山，等.青天葵中酚性成分研究 [J]. 中药材,2009,32(3):373-375.

[5] 焦杨，邱莉，谢集照，等.青天葵黄酮 F 的抗炎作用 [J]. 中国医药工业杂志,2014,45(2):143-146.

[6] 卢传礼，王辉，周光雄，等.青天葵具抗肿瘤活性石油醚部位的成分研究 [J]. 暨南大学学报（自然科学版),2009,30(5):556-559.

[7] 张丽，赵钟祥，林朝展，等.青天葵化学成分的研究 [J]. 中药新药与临床药理,2012,23(4):453-455,479.

[8] 杜勤，叶木荣，王振华，等.青天葵镇咳、平喘药理作用研究 [J]. 广州中医药大学学报,2006,23(1):45-47.

[9] 甄汉深，周燕园，袁叶飞，等.青天葵活性部位的体内抗肿瘤作用研究 [J]. 中药材,2007,30(9):1095-1098.

[10] 甄汉深，周燕园，袁叶飞，等.青天葵中黄酮类化合物的体外抗肿瘤实验研究 [J]. 中国实验方剂学杂志,2008,14(3):36-38.

[11] 王振华，杜勤，张奉学.青天葵抗甲、乙型流感病毒作用研究 [J]. 时珍国医国药,2007,18(12):2940-2941.

[12] 黎冬梅，盘红梅，黄盼柳，等.青天葵对 5 种真菌体外抑菌活性的研究 [J]. 广西医科大学学报,2017,34(11):1550-1552.

[13] 许海棠，李浩，赵彦芝，等.青天葵总黄酮抗氧化及抑菌活性 [J]. 北方园艺,2017,16:161-165.

[14] 商思伟，林洪金，关宏玉.青天葵提取物对小鼠急性肺损伤的保护作用 [J]. 中国畜牧兽医,2012,39(12):222-224.

[15] 尹硕淼.青天葵总黄酮干预急性肺损伤的机制研究 [D]. 广州：广州中医药大学,2019.

[16] 程银平.南药"青天葵"抗肺纤维化的作用及其机制研究 [D]. 广州：广州中医药大学,2017.

青蒿

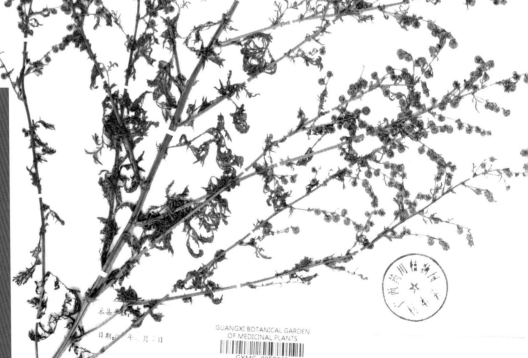

广西壮族自治区
药用植物园采集记录
采集人　陈艺晗　采集号 15812
采集期 2004年 4月 10日 份数 2
产　地：广西平果右江河谷
环　境：河边　　海拔　　米
性　状：草本、灌木、乔木、藤本
株　高：　　米，胸高直径　　　毫米
形　态：根
　　　茎（树皮）
　　　叶 羽裂
　　　花 头状花黄色
　　　　　　　　花期 √
　　　果　　　　　　　果期
用　途：
土　名：
科　名：238　中名：青蒿
学　名：

GUANGXI BOTANICAL GARDEN
OF MEDICINAL PLANTS
GXMG 0058043

10194

Artemisia annua L.

Det. 陈艺林　　　2012 年 8 月 2

来源

菊科（Compositae）植物
黄花蒿 *Artemisia annua*
Linn. 的枝、叶或全株。

民族名称

【壮族】艾白虽（河池），
棵黑怀（都安），青蒿
（龙州、田林），抓艾
力（那坡）。

【瑶族】马尿羞（富川），
美醉（金秀）。

【仫佬族】埃弄（罗城）。

【苗族】颗别突（融水）。

【毛南族】沃硬（环江）。

【彝族】巾桔（隆林）。

民 族 应 用

【壮族】药用枝、叶、全株。枝、叶水煎服治感冒，急性肠胃炎；捣烂冲开水服治痢疾，发热头痛，痧症。全株水煎服治疟疾，骨蒸潮热，感冒发热头痛，腹泻；水煎洗患处或研末调茶油涂患处治皮肤瘙痒；捣烂敷伤口周围治毒蛇咬伤。

【瑶族】药用全株。水煎服治感冒发热头痛，腹泻；水煎洗患处或研末调茶油涂患处治疮疥，皮肤瘙痒，蛇伤后伤口溃烂。

【仫佬族】药用全株。水煎服治感冒发热头痛，腹泻。

【苗族】药用全株。水煎服治感冒发热头痛，腹泻；水煎洗患处或研末调茶油涂患处治疮疥。

【毛南族】药用枝、叶、全株。枝、叶水煎服治感冒。全株水煎服治感冒发热头痛，腹泻。

【彝族】药用枝、叶。捣烂冲开水服治痢疾，发热头痛，痧症。

内服用量 15g；外用适量。

药材性状 根单生，狭纺锤形。茎呈圆柱形，上部多分枝，长 30~80cm，直径 0.2~0.6cm；表面黄绿色或棕黄色，具纵棱线；质略硬，易折断，断面中部有髓。叶互生，暗绿色或棕绿色，卷缩易碎，完整者展平后为三回羽状深裂，裂片和小裂片矩圆形或长椭圆形，两面被短毛。气香特异，味微苦。

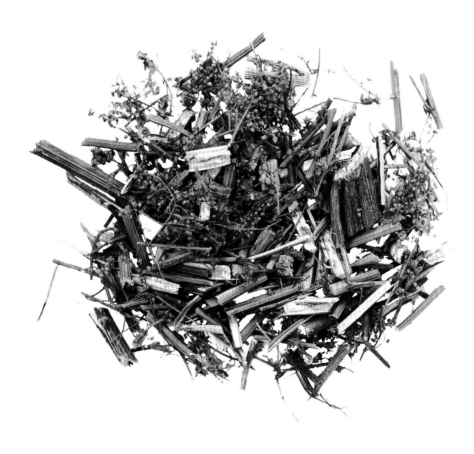

·青蒿－全株

药用源流 青蒿之名最早见载于《五十二病方》。《神农本草经》曰："草蒿，味苦，寒。主疥瘙痂痒，恶疮，杀虱，留热在骨节间，明目。一名青蒿，一名方溃。生川泽。"《本草图经》载："草蒿，即青蒿也。生华阴川泽，今处处有之。春生苗，叶极细，嫩时人亦取杂诸香菜食之，至夏高三五尺。秋后开细淡黄花，花下便结子，如粟米大。八月九月间采子阴干。根、茎、子、叶并入药用，干者炙作饮香尤佳。青蒿亦名方溃。凡使子勿使叶，使根勿使茎，四者若同，反以成疾。得童子小便浸之良。治骨蒸热劳为最，古方多单用者。葛氏治金疮初伤，取生青蒿捣敷上，以帛裹创，血止即愈。"但从《本草图经》的二幅附图中可以看出，所列草蒿并非一物，而为二种。《本草衍义》云："草蒿，今青蒿也。在处有之，得春最早，人剔以为蔬，根赤叶香。今人谓之青蒿，亦有所别。但一类之中，又取其青者。陕西、绥、银之间有青蒿。在蒿丛之间，时有一两窠，迥然青色，土人谓之为香蒿。茎叶与常蒿一同，但常蒿色淡青，此蒿色深青。犹青，故气芬芳。恐古人所用以深青者为胜，不然诸蒿何尝不青？"李时珍所著的《本草纲目》中列青蒿与黄花蒿二条，将"香蒿"和"臭蒿"分别置为二者的异名，认为"香蒿、臭蒿通可名草蒿"。书中载青蒿"二月生苗，茎粗如指而肥软，茎叶色并深青。其叶微似茵陈，而面背俱青。其根白硬。七八月开细黄花颇香。结实大如麻子，中有细子。主治疟疾寒热"，而载黄花蒿"此蒿与青蒿相似，但此蒿色绿带淡黄，气辛臭不可食，人家采以罨黄酒曲者是也。主治小儿风寒惊热"。综上可知，自古青蒿即有两个品种混同使用的情况，且尤多用色深青之蒿。但就现代研究和调查的结果比较，仅黄花蒿含有抗疟有效成分青蒿素，且资源丰富，产量极大，使用最为广泛，故宜以此为青蒿正品。《中华人民共和国药典》（2020年版 一部）记载其具有清虚热、除骨蒸、解暑热、截疟、退黄的功效；主治温邪伤阴，夜热早凉，阴虚发热，骨蒸劳热，暑邪发热，疟疾寒热，湿热黄疸。

分类位置	种子植物门	被子植物亚门	双子叶植物纲	菊目	菊科
	Spermatophyta	Angiospermae	Dicotyledoneae	Asterales	Compositae（Asteraceae）

形态特征 一年生草本。植株有浓烈的挥发性香气。根单生，垂直，狭纺锤形；茎单生，高100~200cm，有纵棱，多分枝。叶纸质，绿色；茎下部叶三（至四）回栉齿状羽状深裂，叶柄长1~2cm，基部有半抱茎的假托叶；中部叶二（至三）回栉齿状羽状分裂，具短柄；上部叶与苞片叶一（至二）回栉齿状羽状深裂，近无柄。头状花序球形，多数，直径1.5~2.5mm，有短梗，基部有线形的小苞叶，在分枝上排成总状或复总状花序，并在茎上组成开展、尖塔形的圆锥花序；总苞片3~4层，花序托凸起，半球形；花深黄色，雌花10~18朵，花冠狭管状，花柱线形；两性花10~30朵，花冠管状，花药线形，上端附属物尖。瘦果小，椭圆状卵形，略扁。

生境分布 东部省区分布在海拔1500m以下，西部省区分布在海拔2000~3000m的区域，西藏分布可达海拔3650m。生境适应性强，生于路旁、荒地、山坡、林缘、草原、干河谷、半荒漠及砾质坡地等，也见于盐渍化的土壤上。全国各地均有分布。广西全区各地均有分布。

化学成分 黄花蒿化学成分主要有倍半萜类、二萜类、黄酮类、香豆素类、苯丙酸类和挥发油等[1]。其中倍半萜类主要包括青蒿素、青蒿甲素（青蒿素Ⅰ）、青蒿乙素（青蒿素Ⅱ）、青蒿丙素（青蒿素Ⅲ）、青蒿酸、青蒿烯、二氢青蒿酸、双氢青蒿素B等[2-4]；黄酮类有5-羟基-3,7,4'-三甲氧基黄酮、5-羟基-6,7,3',4'-四甲氧基黄酮醇、艾纳香素、5,4'-二羟基-3,7,3'-三甲氧基黄酮及槲皮素等[5]；香豆素类主要包括香豆素、东莨菪内酯等[4,6]；挥发油成分主要包括甜没药萜醇、甜没药萜醇氧化物B、甜没药萜醇氧化物A、反-橙花叔醇、蒿酮、右旋樟脑、桉油精、莰烯、β-蒎烯、异蒿酮、β-丁香烯、左旋樟脑、α-蒎烯、月桂烯、柠檬烯、1,8-桉叶素、γ-松油烯、α-松油醇、反式-丁

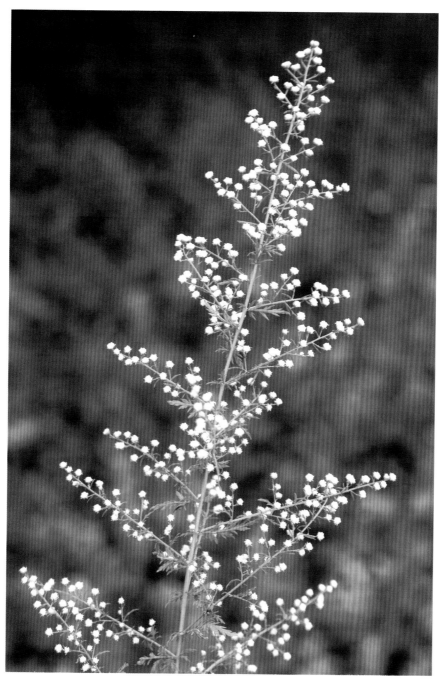

· 黄花蒿 – 花期

香烯、反式–β–金合欢烯、异戊酸龙脑酯、γ–荜澄茄烯、δ–荜澄茄烯、α–榄香烯、β–榄香烯、γ–榄香烯、β–马啊里烯、γ–衣兰油烯、顺式–香苇醇、胡椒烯、乙酸龙脑酯、甜没药萜醇（红没药醇）等[7-10]。

药理作用　1. 抗疟疾作用

青蒿的主要活性成分青蒿素作为新构型的抗疟特效药，以其快速、高效、低毒副作用的特点成为治疗脑型疟和抗氯喹恶性疟的首选药物。青蒿素及其类似物结构中七元环上的过氧桥键、醚氧键以及六元环上的内酯结构是其抗疟作用的关键活性位点，过氧桥键处负的静电势越多，青蒿素与血红素的相互作用越强，分子的抗疟活性越强[11-14]。

2. 抗虫作用

青蒿的主要活性成分青蒿素还原得到的青蒿琥酯具有显著的体外抗弓形虫作用，且在一定范围内与药物浓度呈正相关，50μg/ml 浓度孵育 24h 可达到 99% 以上的杀速殖子效果，抑制巨噬细胞内虫体的增殖，降低巨噬细胞感染率[15]；青蒿素衍生物（双氢青蒿素哌喹片、青蒿琥酯片）还可以治疗 AIDS 合并脑弓形虫感染[16]。

3. 抑菌作用

青蒿挥发油对大肠杆菌、金黄色葡萄球菌、高粱胶尾孢菌、茄链格孢菌均有明显的抑菌作用，相比之下，对大肠杆菌和茄链格孢菌的抑制作用更显著。大肠杆菌最低抑菌浓度（MIC）为 2.81mg/ml；其他 3 种菌种最低抑菌浓度（MIC）均为 5.63mg/ml[17]。

4. 抗病毒作用

青蒿水提取物和有效成分具有较低的细胞毒性和较高的抗单纯疱疹病毒 2 型（HSV-2）活性。青蒿水提取物和有效成分的 CC_{50} 分别为 5.29mg/ml 和 4.94mg/ml，IC_{50} 分别为 1.45mg/ml 和 0.128mg/ml，TI 分别为 3.65 和 38.6。青蒿的有效成分在体外可以明显抑制 HSV-2 的致细胞病变作用，效果与无环鸟苷注射剂（ACV）相当[18]。青蒿素类药物具有体外抗柯萨奇 B 组 3 型病毒（CVB3）的作用，其抗病毒机制是通过阻断病毒吸附和抑制病毒复制来完成的。青蒿素可以不同程度地阻断病毒吸附和抑制病毒复制，明显抑制 CVB3 核酸复制与蛋白表达，但未发现有直接灭活病毒的作用[19]。

5. 对免疫系统的作用

青蒿的主要活性成分青蒿素及其衍生物对类风湿关节炎、系统性红斑狼疮、多发性硬化、自身免疫肝炎、IgA 肾病以及炎症性肠病等自身免疫病均有一定的疗效。青蒿素及其衍生物主要通过抑制 IL-6、IFN-γ、IL-17 和 TNF-α 等促炎细胞因子，促进抑炎细胞因子 IL-10 和 TGF-β，通过下调 Th1、Th17 细胞，上调 Th2、Treg 细胞，改变 Th1/Th2 和 Th17/Treg 平衡等途径缓解自身免疫病。分子机制主要是通过抑制 STATs、NF-κB、MAPK、PI3K 等炎症信号通路，激活 Nrf2 抗氧化信号通路对自身免疫病进行免疫调节。青蒿素类药物缓解自身免疫病的功能在小鼠、大鼠自身免疫病模型及临床试验等方面均有证实[20]。

6. 抗肿瘤作用

青蒿的主要活性成分青蒿素及其半合成衍生物 (ARTs) 具有抗癌作用，其主要机制是产生活性氧、诱导细胞凋亡、抑制血管生成和阻滞细胞周期等。ARTs 能抑制实体肿瘤的生长；双氢青蒿素和青蒿琥酯在体内实验中对乳腺、肺、胰腺和神经胶质瘤癌细胞有很好的化疗效果[21]。

7. 解热作用

青蒿中的有效部位及主要成分青蒿乙素、青蒿酸、东莨菪内酯对鲜酵母致大鼠体温升高具有明显的解热作用[22]。青蒿总香豆素可以显著降低正常及发热家兔体温，抑制肝脏、腓肠肌组织钠泵活性，降低发热家兔血液及脑脊液 PGE_2 水平，对血液及脑脊液 cAMP 水平变化无明显影响，说明香豆素成分可能是青蒿解热降温的有效部位，其作用机制与抑制钠泵活性及降低中枢 PGE_2 有关[23]。

8. 抗炎作用

青蒿的主要活性成分青蒿素可降低由内毒素所致全身炎症反应综合征（SIRS）小鼠的炎性因子 TNF-α 和 IL-1β 水平，对腹腔注射 LPS 致 SIRS 小鼠具有显著的保护作用[24]。

附　注　青蒿素是我国科学家屠呦呦教授及其团队于上世纪 70 年代从中国传统药物青蒿中提取的抗疟特效药。青蒿素联合疗法已被用于几乎所有国家和地区的疟区，每年治疗病例 1 亿例以上，降低了全球疟疾的发生率和死亡率，被世界卫生组织称为"治疗疟疾的最大希望"，屠呦呦教授也因此获得了 2015 年度诺贝尔生理学或医学奖和 2016 年度国家最高科学技术奖[11-13]。

参考文献

[1] 李海波,秦大鹏,葛雯,等.青蒿化学成分及药理作用研究进展 [J].中草药,2019,50(14):3461-3470.

[2] 屠呦呦,倪慕云,钟裕蓉,等.中药青蒿化学成分的研究 I [J].药学学报,1981,16(5):366-370.

[3] 屠呦呦,倪慕云,钟裕蓉,等.中药青蒿的化学成分和青蒿素衍生物的研究(简报)[J].中药通报,1981,6(2):31.

[4] BRIWN G D,LIANG G Y,SY L K.Terpenoids from the seeds of *Artemisia annua*[J].Phytochemistry,2003,64(1):303-323.

[5] 杨国恩,宝丽,张晓琦,等.黄花蒿中的黄酮化合物及其抗氧化活性研究 [J].中药材,2009,32(11):1683-1686.

[6] 孙玉刚,秦续文,张玲,等.高效液相色谱法同时测定青蒿绿原酸、隐绿原酸、东莨菪内酯含量 [J].天津中医药,2012,29(5):484-486.

[7] 徐新建,宋海,薛国庆,等.青蒿挥发油化学成分的气相色谱-质谱分析 [J].时珍国医国药,2009,20(4):931-932.

[8] 徐新建,宋海,朱小荣,等.GC-MS 与直观推导式演进特征投影法分析青蒿挥发油化学成分 [J].精细化工,2008,25(12):1194-1197.

[9] 何兵,冯文宇,田吉,等.GC-MS 分析酉阳青蒿挥发油的化学成分 [J].华西药学杂志,2008,23(1):30-31.

[10] 钟裕蓉,崔淑莲.青蒿挥发油化学成分的研究 [J].中药通报,1983,8(6):31-32.

[11] 袁亚男,姜廷良,周兴,等.青蒿素的发现和发展 [J].科学通报,2017,62(18):1914-1927.

[12] 黎润红,张大庆.青蒿素:从中国传统药方到全球抗疟良药 [J].中国科学院院刊,2019,34(9):1046-1057.

[13] 蒋惠宇,张华,李丽,等.青蒿素 C-10 和 O-11 位衍生物抗疟疾三维定量构效关系研究 [J].沈阳药科大学学报,2020,37(9):789-797.

[14] 刘靖丽,靳如意,张光辉,等.青蒿素及其类似物抗疟构效关系的 DFT 研究 [J].天然产物研究与开发,2019,31:44-48.

[15] 崔洁.青蒿琥酯联合阿奇霉素抗弓形虫感染治疗效果的研究 [D].合肥:安徽医科大学,2019.

[16] 陈炘,邓存良.青蒿素衍生物治疗 AIDS 合并脑弓形虫感染 2 例 [J].传染病信息,2016,29(6):366-369.

[17] 谢英辉.青蒿挥发油抗菌活性研究 [D].长春:东北师范大学,2007.

[18] 张军峰,谭健,蒲蔷,等.青蒿提取物抗单纯疱疹病毒活性研究 [J].天然产物研究与开发,2003,15(2):104-108.

[19] 马培林,张凤民,宋维华,等.青蒿素抗柯萨奇 B 组病毒感染的实验观察 [J].中国地方病学杂志,2004,23(5):403-405.

[20] 谢宜,倪宇雯,朱泽宇,等.青蒿素类药物缓解自身免疫病及其机制的研究现状 [J].中国医学创新,2020,17(7):163-167.

[21] 刘晴晴,杨振华.青蒿素及其衍生物的抗肿瘤研究进展 [J].生命科学,2020,32(1):62-69.

[22] 李兰芳,郭淑英,张畅斌,等.青蒿有效部位及其成分的解热作用研究 [J].中国实验方剂学杂志,2009,15(12):65-67.

[23] 宫毓静,闫寒,李爱媛,等.青蒿总香豆素解热作用及其机理初步研究 [J].中国实验方剂学杂志,2008,14(12):49-52.

[24] 张红,杨庆,孙立冬,等.青蒿素对全身炎症反应综合征小鼠的保护作用 [J].中国实验方剂学杂志,2020,26(15):20-25.

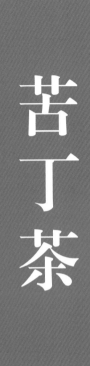

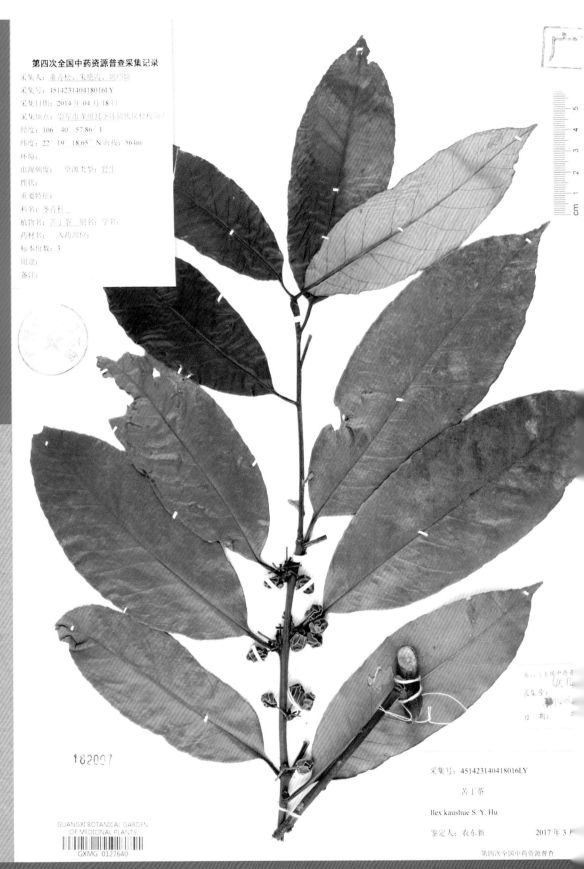

苦丁茶

第四次全国中药资源普查采集记录

采集人：覃青松、朱艳霞、姚纪妮

采集号：4514231404180161Y

采集日期：2014 年 04 月 18 日

采集地点：崇左市龙州县上冻镇护国村民小组

经度：106° 40′ 57.86″ E

纬度：22° 19′ 18.65″ N 海拔：564m

环境：

出现频度：　　资源类型：野生

性状：

重要特征：

科名：冬青科

植物名：苦丁茶　别名：学名：

药材名：　　入药部位：

标本份数：3

用途：

备注：

182007

GUANGXI BOTANICAL GARDEN
OF MEDICINAL PLANTS

GXMG 0127640

采集号：4514231404180161LY

苦丁茶

Ilex kaushue S. Y. Hu

鉴定人：农东新　　2017 年 3 月

第四次全国中药资源普查

来源

冬青科（Aquifoliaceae）植物扣树 *Ilex kaushue* S. Y. Hu [*I. kudingcha* C.J.Tseng.] 的叶。

民族名称

【壮族】Cazdaeng，茶灯。

【瑶族】苦丁茶，富丁茶。

民 族 应 用

【壮族】药用叶。主治头痛，牙痛，急性结膜炎，耳鸣，中耳炎，痢疾。内服用量 3~10g，外用适量。

【瑶族】药用叶。主治尿路感染，淋浊，前列腺炎，头痛，牙痛，目赤肿痛，痢疾。内服用量 3~9g，外用适量。

药材性状 完整叶片呈长圆状椭圆形，长 10~16cm，宽 4~8cm，边缘有锯齿，主脉于上表面凹下，于下表面凸起，侧脉每边 10~14 条，叶柄直径 2~3mm；厚，革质。上表面灰绿色或灰棕色，有光泽，下表面黄绿色。气微，味苦、微甘。

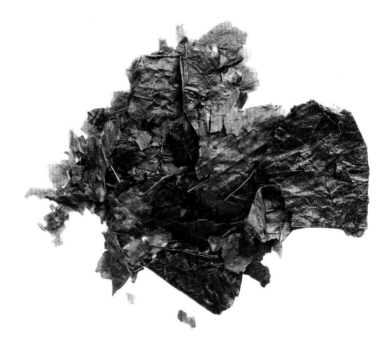

·苦丁茶－叶

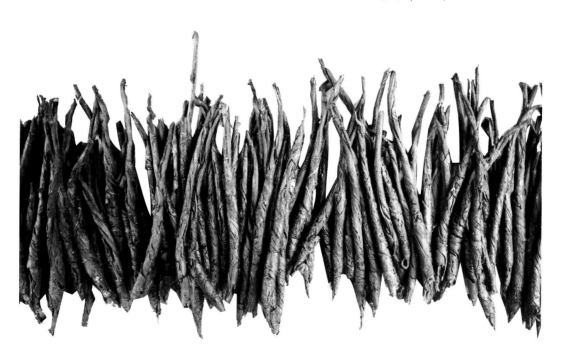

·苦丁茶－叶

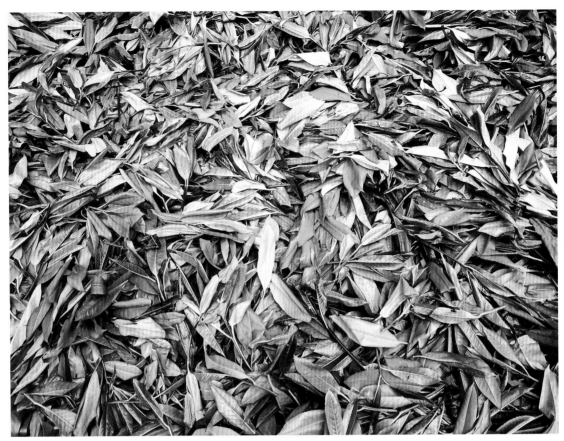

·苦丁茶－叶（鲜）

药用源流　《医林纂要探源》云："苦丁茶，苦，甘，大寒。治天行狂热。"《本草再新》记载苦丁茶："味苦、甘，性寒，无毒。入脾、肺二经。消食化痰，除烦止渴，利二便。去油腻，味苦而厚，故能去腻。清头目。"《广西中药材标准》（1990年版）、《广西壮族自治区壮药质量标准　第二卷》（2011年版）和《广西壮族自治区瑶药材质量标准　第一卷》（2014年版）均记载其具有散风热、清头目、除烦渴的功效；主治头痛，齿痛，目赤，耳鸣，耳中流脓，热病烦渴，痢疾。

分类位置	种子植物门	被子植物亚门	双子叶植物纲	卫矛目	冬青科
	Spermatophyta	Angiospermae	Dicotyledoneae	Celastrales	Aquifoliaceae

形态特征　常绿乔木。小枝粗壮，近圆柱形，褐色，具纵棱及沟槽，被微柔毛；顶芽大，圆锥形，急尖，被短柔毛，芽鳞边缘具细齿。叶生于1~2年生枝上，叶片革质，长圆形至长圆状椭圆形，先端急尖或短渐尖，基部钝或楔形，边缘具重锯齿或粗锯齿，叶面亮绿色，背面淡绿色，主脉在叶面凹陷，疏被微柔毛，在背面隆起，龙骨状。聚伞状圆锥花序或假总状花序生于当年生枝叶腋内，芽时密集成头状，基部具阔卵形或近圆形苞片，具缘毛。果序假总状，腋生，轴粗壮，长4~9mm，果梗粗，长4~8mm，被短柔毛或变无毛；果球形，直径9~12mm，成熟时红色，外果皮干时脆；宿存花萼伸展，直径约4~5mm，4裂片三角形，疏具缘毛，宿存柱头脐状。分核4，轮廓长圆形，长约7.5mm，背部宽4~5mm，具网状条纹及沟，侧面多皱及洼点，内果皮石质。

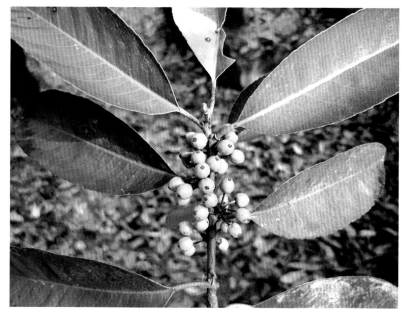

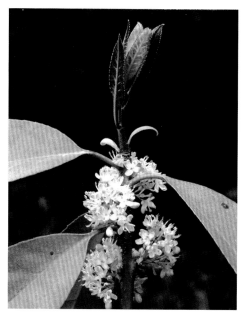

·扣树 – 果期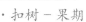

·扣树 – 花期

生境分布 生于海拔 1000~1200m 的密林中。分布于湖北、湖南、广东、广西、海南、四川和云南等。广西主要分布在武鸣、上林、田阳、天峨、龙州、隆安、大新等。

化学成分 扣树中含有苦丁冬青苷 K[1]、羽扇豆醇、3β- 羟基 – 羽扇 –20(29)– 烯 –24– 羧酸甲酯、羽扇 –20(29)– 烯 –3β,24– 二羟基、β- 谷甾醇、熊果酸、胡萝卜苷、甘露醇[2]、苦丁冬青苷 D、苦丁冬青苷 H、苦丁冬青苷 LZ₁₁、苦丁茶冬青苷 O、苦丁茶冬青苷 P、3β,23– 二羟基乌索 –12– 烯 –28– 酸、rotungenoside、ulmoidol、齐墩果酸、山柰酚 –3–O–β–D– 葡萄糖苷、山柰酚 –3–O–β–D– 芸香糖苷、绿原酸、异绿原酸 A[3]、苦丁茶冬青皂苷 N、kaempferol-3–O–β–D–glucoside、木犀草素、槲皮素等[4]。

药理作用 1. 降血压作用

苦丁降压液具有改善高血压的临床症状、降低血压、降低血脂、改善血液流变性、减少血浆内皮素的作用，其降压疗效与硝苯吡啶相似，而对高血压所致的眩晕、头痛、头重、腰膝酸软、耳鸣、烦躁等症状的改善作用优于硝苯吡啶[5]。

2. 对心血管系统的作用

扣树皂苷类物质（KDC–TS）可对抗甲肾上腺素（NE）、氯化钙（CaCl₂）所致的血管收缩，但对氯化钾（KCl）所致的兔主动脉条收缩无明显影响[6]。

3. 降血脂作用

扣树醇溶和醇不溶两种成分均有明显降低大鼠三酰甘油的作用；28 例高血脂症病人服用苦丁茶后，降血脂总有效率达 78.57%[7]。扣树可明显改善正常大鼠的脂蛋白代谢，对高脂血症的发生具有良好的预防作用[8]。高血脂症小鼠经过 4 周苦丁茶皂苷 A 提取物连续给药后，其血清的总胆固醇（TC）、低密度脂蛋白胆固醇（LDL–C）、丙二醛（MDA）含量显著下降，说明苦丁茶皂苷 A 给药组分具有降血脂作用[9]。

4. 对化疗后静脉炎的作用

扣树对化疗后静脉炎有预防作用，对化疗后静脉炎、血管硬化有一定的治疗作用[10]。

5. 免疫调节作用

扣树煎液可增强小鼠腹腔巨噬细胞的吞噬功能，提高脾细胞溶血空斑（PFC）数目，说明扣树有增强和调节机体免疫功能作用[11]。扣树可增强巨噬细胞吞噬指数水平，提高小鼠抗体生成水平和巨噬细胞的吞噬率，可通过改善机体的免疫抑制状态，进而增强和调节机体免疫功能，表明扣树有增强和上调免疫功能低下机体的作用[12]。

6. 抗氧化作用

扣树提取物对大鼠肝体外脂质过氧化有一定的抑制作用，并在一定浓度范围内呈量效关系；其中水提取物有较强的抗氧化作用，说明以水浸泡扣树饮用是科学的服用方法[13]。扣树中的齐墩果酸能较好的清除 DPPH 自由基和 $ABTS^+$ 自由基，说明扣树中的齐墩果酸具有一定的抗氧化作用[14]。

7. 其他作用

苦丁汤对慢性前列腺炎的主要症状具有良好的改善作用，其中对局部疼痛不适和尿道症状改善尤为明显[15]。

参考文献

[1] 欧阳明安,滕荣伟,王德祖,等.三萜大叶冬青苷 I 和苦丁冬青苷 K 的 NMR 研究 [J].波谱学杂志,2001,18(2):155-160.

[2] 刘韶,秦勇,杜方麓.苦丁茶化学成分研究 [J].中国中药杂志,2003,28(9):834-836.

[3] 李美娟.苦丁茶冬青化学成分及生物活性研究 [D].长春:吉林大学,2018.

[4] 焦安妮.大叶冬青和苦丁茶冬青化学成分活性筛选及纳米制剂研究 [D].长春:吉林大学,2020.

[5] 杜武勋,于志强,刘梅,等.苦丁降压液治疗高血压病的临床研究 [J].天津中医学院学报,2001,20(1):13-14.

[6] 王志琪,田育望,杜方麓,等.苦丁茶皂苷类物质对家兔离体胸主动脉条影响的实验研究 [J].湖南中医学院学报,2002,22(2):29-31.

[7] 刘彬,许宏大.苦丁茶降血脂的实验及临床研究 [J].护理研究,2005,19(1):21-22.

[8] 申梅淑,张淑芹,郭新民,等.苦丁茶对大鼠血脂和载脂蛋白的影响 [J].中国林副特产,2002,4:7.

[9] 王玄源.苦丁茶皂苷的提取、分离纯化及苦丁茶皂苷 A 的降血脂作用研究 [D].武汉:湖北中医药大学,2018.

[10] 王雪蛟.苦丁茶用于防治胃癌患者化疗后静脉炎的疗效观察 [J].解放军护理杂志,2005,22(1):99.

[11] 董艳,白雪峰,石学魁,等.苦丁茶对小鼠免疫功能的影响 [J].牡丹江医学院学报,2001,22(2):6-7.

[12] 孙延斌,王淑秋,于新慧,等.苦丁茶对小鼠免疫功能的调节研究 [J].牡丹江医学院学报,2009,30(2):14-16.

[13] 杨彪,龙盛京,覃振江,等.苦丁茶提取物抗氧化作用的研究 [J].广西民族学院学报(自然科学版),2005,6(2):108-110.

[14] 黄勤英,张海全,王文君,等.苦丁茶齐墩果酸的优化提取及其抗氧化作用 [J].现代中药研究与实践,2019,33(4):43-46.

[15] 秦胜军.苦丁汤治疗慢性前列腺炎 80 例疗效观察 [J].广西中医药,2003,26(5):6-7,9.

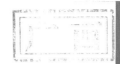

苦玄参

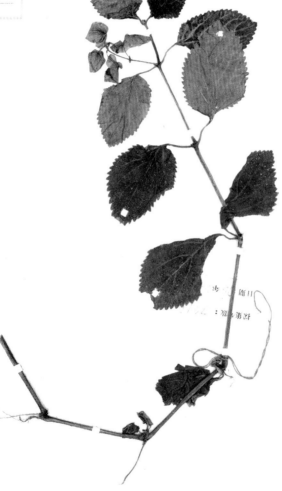

来源
玄参科（Scrophulariaceae）植物苦玄参 *Picria felterrae* Lour. 的全草。

民族名称
【壮族】棵兜、苦草（龙州），美兆（大新），时苦（那坡），四环素草（崇左）。
【瑶族】苦玄参（金秀）。
【侗族】鱼胆草（三江）。

民 族 应 用

【壮族】药用全草。水煎服或水煎冲白糖服治感冒高热，急性肠胃炎，胃热痛，肝炎；研末调茶油搽患处治头部湿疹。

【瑶族】药用全草。水煎服或水煎冲白糖服治疮疖，痔疮。

【侗族】药用全草。水煎服或水煎冲白糖服治腮腺炎。

内服用量 3~15g；外用适量。

药材性状　须根细小。茎略呈方柱形，节稍膨大，多分枝，长 30~80cm，直径 1.5~2.5mm，黄绿色，老茎略带紫色；折断面纤维状，髓部中空。单叶对生，多皱缩，完整者展平后呈卵形或卵圆形，长 3~5cm，宽 2~3cm，黄绿色至灰绿色；先端锐尖，基部楔形，边缘有圆钝锯齿；叶柄长 1~2cm。全体被短糙毛。总状花序顶生或腋生，花萼裂片 4，外 2 片较大，卵圆形，内 2 片细小，条形；花冠唇形。蒴果扁卵形，包于宿存的萼片内。种子细小，多数。气微，味苦。

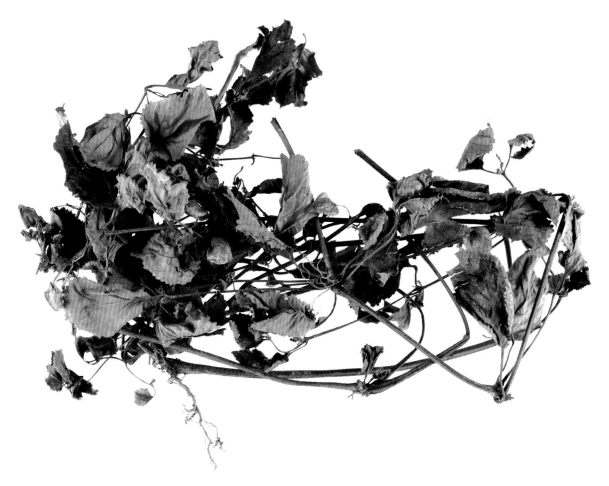

·苦玄参－全草

药用源流 古籍本草医书中对苦玄参鲜有收载记录，仅《广西本草选编》（上册）记载："苦玄参，味苦，性凉。清热解毒，消肿止痛。主治感冒风热，咽喉肿痛，胃痛，消化不良，痢疾。"《广西中药材标准第一册》（1990年版）记载其具有清热解毒、消肿止痛的功效；主治感冒风热，咽喉肿痛，痄腮，胃热腹痛，痢疾，跌打损伤，疖肿，毒蛇咬伤。《中华人民共和国药典》（2020年版 一部）记载其具有清热解毒、消肿止痛的功效；主治风热感冒，咽喉肿痛，喉痹，痄腮，脘腹疼痛，痢疾，跌打损伤，疖肿，毒蛇咬伤。

分类位置	种子植物门	被子植物亚门	双子叶植物纲	玄参目	玄参科
	Spermatophyta	Angiospermae	Dicotyledoneae	Personales	Scrophulariaceae

形态特征 草本。基部匍匐或倾卧，节上生根，节常膨大。叶对生，有长达18mm的柄；叶片卵形，有时几为圆形，顶端急尖，基部常多少不等，延下于柄，边缘有圆钝锯齿。花序总状排列，花梗长可达1cm，向顶端膨大；萼裂片4，分生；花冠白色或红褐色，中部稍稍细缩，上唇直立，基部很宽，向上转狭，几为长方形，顶端微缺，下唇宽阔，3裂，中裂向前突出；雄蕊4，前方一对退化，着生于管喉，花丝自花喉至下唇中部完全贴着于花冠，凸起很高而密生长毛，顶端游离，膨大而弓曲，后方一对着生较低，花丝游离。蒴果卵形，室间2裂，包于宿存的萼片内；种子多数。

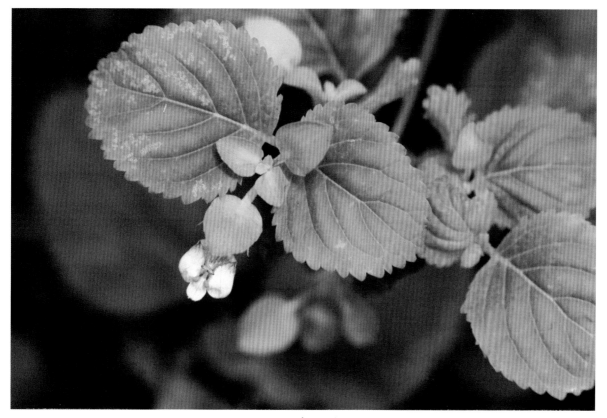

· 苦玄参 – 花期

生境分布 生于海拔750~1400m的疏林中及荒田中。分布于广东、广西、贵州和云南南部等。广西主要分布在武鸣、梧州、苍梧、平果、东兰、忻城、龙州等。

化学成分 全草含有 3,11,22- 三羰基 –16α 羟基 –(20*S*,24)– 环氧苦味素 –5,23- 二烯、3,11,22- 三羰基 –16α 羟基 –(20*S*,24)– 环氧苦味素 –5,23- 二烯 –2β-*O*-β-D- 吡喃葡萄糖苷[1]、脱氢拜俄尼苷和己降胡萝苦素 F[2]、芹菜素、芹菜素 –7-*O*-β-D- 葡萄糖酸、芹菜素 –7-*O*-α-L- 吡喃鼠李糖基（1→2）–β-D- 吡喃葡萄糖酸、迷迭香酸、苦玄参苷Ⅳ、苦玄参苷 X、阿克替苷[3]、苦玄参总苷、苦玄参苷 IA、苦玄参苷 IB[4]、阿克苷、异阿克苷、肉苁蓉苷 F、齐墩果酸、熊果酸、地黄苷、苦玄苷 A1、白桦脂醇、苦玄参酮 1[5]。

药理作用 1. 中枢抑制作用

腹腔注射苦玄参苷能明显延长硫喷妥钠实验小鼠的睡眠时间，并使小鼠格斗试验次数明显减少，静脉注射苦玄参苷能对实验小鼠产生明显的镇痛作用，说明苦玄参苷具有中枢镇静、镇痛和安定作用[6]。

2. 抗菌作用

苦玄参根、茎、叶的水煎液和醇提取液在体外对金黄色葡萄球菌（ATCC209）、金黄色葡萄球菌耐药株、表皮葡萄球菌（ATCC26029）、乙型溶血性链球菌（ATCC32210）等均有一定的抗菌作用；其醇提取液的体外抗菌作用优于水提取液[7]。

3. 抗炎镇痛作用

苦玄参提取物能明显抑制二甲苯致小鼠耳肿胀和醋酸致小鼠腹腔毛细血管通透性增加，还能减少冰醋酸刺激致痛小鼠的扭体反应次数，说明苦玄参提取物对小鼠具有较好的抗炎及镇痛作用[8]。

4. 解热作用

低剂量的苦玄参提取物对脂多糖所致的家兔发热有较明显的解热作用[9]。

5. 抗病毒作用

苦玄参不同提取部位的含药血清能抑制 HBV–DNA 克隆转染人肝癌细胞的 2215 细胞分泌乙型肝炎 E 抗原（HBeAg）和乙肝病毒表面抗原（HBsAg），其中极性较大的化合物对 HBeAg 的抑制作用较强，说明苦玄参具有一定的抗乙肝作用[10]。

参考文献

[1] 邹节明,王力生,郭亚健,等.苦玄参中一个新苦玄参酮苷的分离与结构鉴定[J].药学学报,2005,40(1):36–38.

[2] 邹节明,王力生,马学敏,等.苦玄参中一个新葫芦苦素成分的分离与结构鉴定[J].药学学报,2004,39(11):910–912.

[3] 黄永林,陈月圆,文永新,等.苦玄参的化学成分研究[J].广西植物,2010,30(6):887–890.

[4] 宁德生,方宏,梁小燕,等.苦玄参苷类成分的积累动态研究[J].广西植物,2012,32(1):134–137.

[5] 陈晖,丘琴.超高液相色谱–高分辨质谱联用测定苦玄参的化学成分[J].广西中医药,2019,42(5):72–74.

[6] 张银娣,刘小浩,沈建平.绵毛黄芪苷和苦玄参苷的中枢抑制作用[J].南京医学院学报,1990,10(1):17–19.

[7] 黄燕,肖艳芬,甄汉深,等.苦玄参体外抗菌作用的实验研究[J].广西中医药,2008,31(1):46–47.

[8] 吴建璋,文永新,黄永林,等.苦玄参提取物对小鼠的抗炎及镇痛作用[J].中国医院药学杂志,2012,32(16):1303–1304.

[9] 李萍,周芳,陈勇.苦玄参提取物解热作用的实验研究[J].时珍国医国药,2007,18(11):2638.

[10] 曾金强,潘小姣,杨柯,等.苦玄参不同提取部位抑制 2215 细胞分泌 HBeAg 和 HBsAg 的实验研究[J].中国医药导报,2010,7(16):27–29.

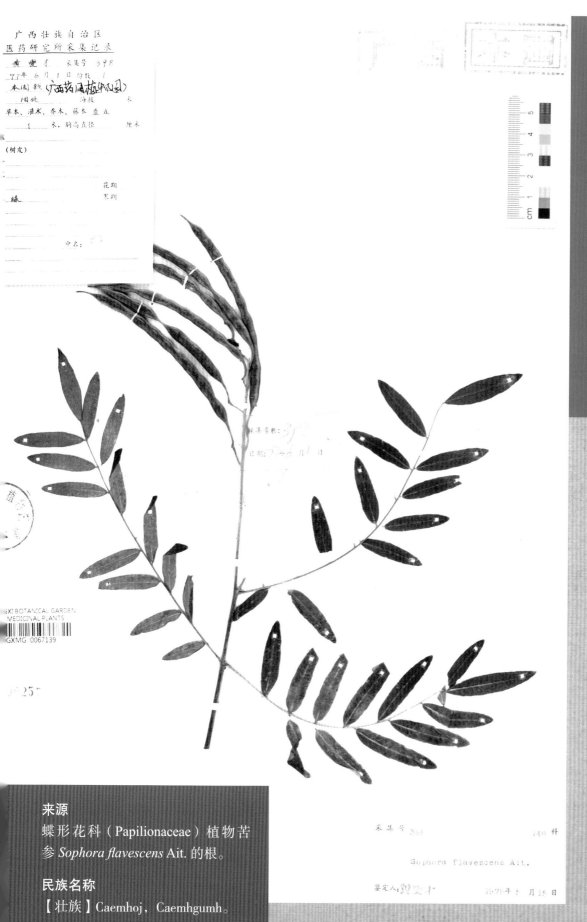

苦参

来源
蝶形花科（Papilionaceae）植物苦
参 *Sophora flavescens* Ait. 的根。

民族名称
【壮族】Caemhoj，Caemhgumh。

民 族 应 用

【壮族】药用根。用于湿热泻痢，肠风便血，黄疸，小便不利，水肿，赤白带下，阴痒，湿疹，疥癣，麻风，皮肤瘙痒，湿毒疮疡，小儿肺炎，疳积，急性扁桃体炎，痔漏，脱肛，瘰疬，烫伤。内服用量5~10g；外用适量。

药材性状　呈长圆形，下部常有分枝，长 10~30cm，直径 1~6.5cm。表面灰棕色或棕黄色，具纵皱纹和横长皮孔样突起，外皮薄，多破裂反卷，易剥落，剥落处显黄色，光滑。质硬，不易折断。断面纤维性；切片厚 3~6mm；切面黄白色，具放射状纹理和裂隙，有的具异型维管束，呈同心性环列或不规则散在。气微，味极苦。

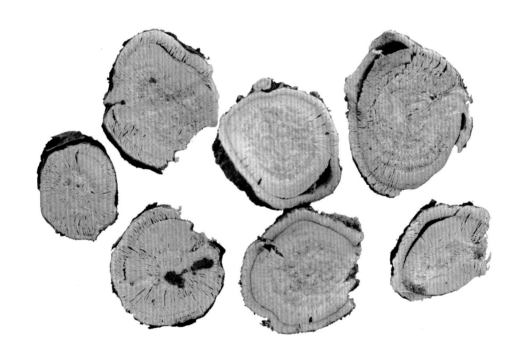

·苦参-根

药用源流　苦参的药用始载于《神农本草经》，曰："苦参，一名水槐，一名叫苦藏，生山谷及田野。"《名医别录》载："苦参，一名地槐，一名菀槐，一名骄槐，一名白茎，一名虎麻，一名岑茎，一名禄白，一名陵郎。生汝南及田野。三月、八月、十月采根，暴干。"《本草图经》云："生汝南山谷及田野，今近道处处皆有之。其根黄色，长五七寸许，两指粗细。三五茎并生，苗高三二尺以来。叶碎青色，极似槐叶，故有水槐名。春生冬凋。其花黄白，七月结实如小豆子。河北生者无花子。五月、六月、八月、十月采根，暴干用。"《本草纲目》载："七八月结角如萝卜子，角内有子二三粒，如小豆而竖。"以上所述均与今用苦参相符。《中华人民共和国药典》（2020年版 一部）记载其具有清热燥湿、杀虫、利尿的功效；主治热痢，便血，黄疸尿闭，赤白带下，阴肿阴痒，湿疹，湿疮，皮肤瘙痒，疥癣麻风；外治滴虫性阴道炎。

分类位置	种子植物门	被子植物亚门	双子叶植物纲	豆目	蝶形花科
	Spermatophyta	Angiospermae	Dicotyledoneae	Legumiales	Papilionaceae

形态特征　草本或亚灌木。稀呈灌木状。茎具纹棱，幼时疏被柔毛，后无毛。羽状复叶长达 25cm；托叶披针状线形，渐尖，长 6~8mm；小叶 6~12 对，互生或近对生，纸质，下面疏被灰白色短柔毛或近无毛。总状花序顶生，花萼钟状，明显歪斜；花冠比花萼长 1 倍，白色或淡黄白色，旗瓣倒卵状匙形，长 14~15mm，宽 6~7mm，龙骨瓣与翼瓣相似，雄蕊 10，分离或近基部稍连合；子房近无柄，被淡黄白色柔毛。荚果长 5~10cm，种子间稍缢缩，呈不明显串珠状，稍四棱形，疏被短柔毛或近无毛，成熟后开裂成 4 瓣。种子长卵形，稍压扁，深红褐色或紫褐色。

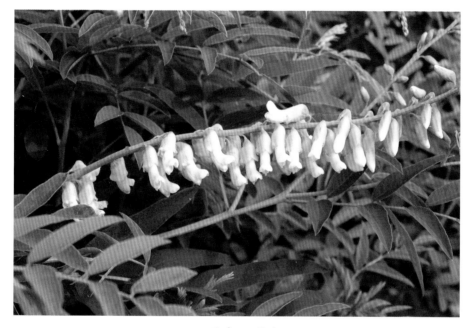

· 苦参 – 花期

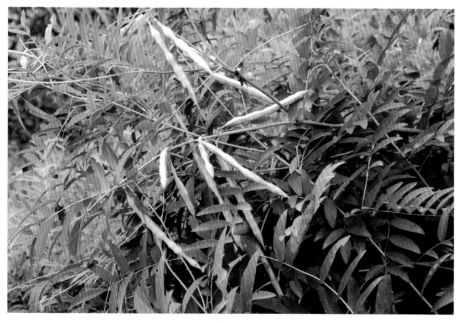

· 苦参 – 果期

生境分布　生于海拔1500m以下的山坡、沙地草坡灌木林中或田野附近。分布于我国南北各省区。广西主要分布在桂林、全州、灌阳、梧州、凌云、隆林、天峨、东兰、罗城等。

化学成分　苦参主要含有黄酮类、生物碱类、苯丙素类、脂肪酸类、萜类等成分[1]。黄酮类主要包括二氢黄酮类、异黄酮类、二氢异黄酮类、查尔酮类、黄酮醇类、二氢黄酮醇类、双黄酮类等化合物[2]。生物碱主要包括苦参碱型、金雀花碱型、臭豆碱型、羽扇豆碱型、双哌啶型以及1,4二氮杂茚满型等类型[3]。苯丙素类主要包括松柏苷、枸橼苦素A、枸橼苦素B、伞形花内酯、紫丁香苷、芥子酸等[1]。脂肪酸类主要包括己酸甲酯、壬酸甲酯、月桂酸甲酯、壬二酸二甲酯、十四烷酸甲酯、二十烷酸甲酯等[4]。萜类有大豆皂醇B等[5]。

药理作用　1. 抑菌作用

苦参中的生物碱对金黄色葡萄球菌、乙型溶血性链球菌、甲型溶血性链球菌、肺炎链球菌、恶臭假单胞菌、产碱假单胞菌、铜绿假单胞菌等均有抑制作用[6]。

2. 抗肿瘤作用

苦参碱对体外增殖的人慢性髓细胞性白血病K562细胞有明显的抑制效果，可诱导细胞红系分化，并将K562细胞定格于S期，抑制有丝分裂，诱导K562细胞快速凋亡[7]。苦参碱可使人肝癌细胞系SMMC7721细胞聚集于S期，诱导其向正常肝细胞分化[8]。苦参对肿瘤细胞体外生长有一定的细胞毒作用，苦参煎剂及含苦参血清均有明显的抗肿瘤活性[9]。

3. 对呼吸系统的作用

沙美特罗替卡松粉吸入剂（舒利迭）联合苦参碱雾化吸入治疗儿童支气管哮喘的疗效较好，机制可能与联合苦参碱雾化吸入后，对Th1/Th2免疫的平衡调节作用增强有关[10]。苦参碱可以通过下调细胞因子信号转导抑制因子3（SOCS3）表达来抑制支气管哮喘大鼠炎性反应，并纠正Th1/Th2的失衡[11]。

4. 免疫调节作用

苦参水煎剂在小鼠体内对T细胞、B细胞和腹腔巨噬细胞的免疫功能活性均有抑制作用[12]。浓度50~200µg/ml的苦参能明显诱导小鼠脾细胞产生干扰素，且能明显对抗氢化可的松的抑制作用而促进干扰素产生增加，其作用与药物浓度呈正相关[13]。

5. 对中枢神经系统的作用

氧化苦参碱能有效抑制帕金森小鼠中枢神经系统氧化应激反应，该作用可能是通过激活Keap1/Nrf2/ARE信号通路活性发生的[14]。苦参碱与氧化苦参碱均可增加小鼠脑中递质γ-氨基丁酸和甘氨酸的含量，从而呈现出一定的镇静作用[15]。

6. 抗生育作用

苦参碱体外抑精活性存在明显的量效关系，低浓度苦参碱药液可使精子的运动功能受到抑制，随着其浓度的提高，抑制作用逐渐增强[16]。

7. 对心血管系统的作用

苦参碱对心肌缺血/再灌注（I/R）损伤具有保护作用，其分子机制主要集中在酪氨酸蛋白激酶2/信号转导子和转录激活因子3（JAK2/STAT3）通路激活和热休克蛋白70（HSP70）表达上[17]。

8. 其他作用

苦参碱衍生物-19能抑制原代肝细胞和原代星状细胞的EMT进程，并能通过抑制肝星状细胞的活化、增殖、胶原合成，诱导其凋亡多个环节发挥抗肝纤维化作用[18]；预先口服20mg/kg、40mg/kg苦参碱能够显著抑制大鼠应激、盐酸、乙醇、吲哚美辛（消炎痛）所致的胃黏膜损伤[19]。

参考文献

[1] 王圳伊,王露露,张晶.苦参的化学成分、药理作用及炮制方法的研究进展[J].中国兽药杂志,2019,53(10):71-79.

[2] 侯立强,李伟男,冯宇飞,等.苦参中黄酮类化合物的化学成分分析及药理研究进展[J].现代中西医结合杂志,2020,29(18):2050-2052.

[3] 张翅,马悦,高慧敏,等.苦参化学成分研究进展[J].中国实验方剂学杂志,2014,20(4):205-214.

[4] 王秀坤,李家实,魏露雪.苦参中脂肪酸成分的研究[J].中药材,1994,17(3):34-35.

[5] 丁佩兰.山豆根和苦参化学成分的比较研究[D].上海:复旦大学,2004.

[6] 戴五好,钱利武,杨士友,等.苦参、山豆根生物碱及其总碱的抑菌活性研究[J].中国实验方剂学杂志,2012,18(3):177-180.

[7] 王健,林贵斌,曹佳淋,等.苦参碱诱导 K562 细胞分化与 STAT3 基因表达水平研究[J].中国医学创新,2019,16(7):22-27.

[8] 张燕军,夏天,赵建斌.苦参碱对 SMMC7721 细胞系的诱导分化作用[J].第四军医大学学报,1998,19(3):340-343.

[9] 王力倩,余上才,李仪奎,等.用血清药理学方法研究中药苦参、仙鹤草的抗肿瘤作用[J].中国中医药科技,1995,2(5):19-21.

[10] 王亮,杨杰.舒利迭联合苦参碱雾化吸入治疗儿童支气管哮喘的疗效分析[J].中国实用医药,2014,9(23):5-7.

[11] 范临夏,潘辉,刘华,等.苦参碱通过下调 SOCS3 表达抑制支气管哮喘大鼠炎性反应并调节 Th1/Th2 平衡[J].基础医学与临床,2015,35(2):191-195.

[12] 冯亚珍,周蓉,魏新峰,等.苦参对小鼠免疫功能的抑制作用[J].河南中医,1997,17(5):277-278,320.

[13] 朱莉,刘晶星,钱富荣,等.苦参总碱对小鼠脾细胞产生干扰素的影响[J].上海第二医科大学学报,1998,18(3):204-206.

[14] 孙冰,徐玉英.氧化苦参碱对帕金森小鼠中枢神经系统氧化应激的影响[J].新乡医学院学报,2020,37(6):509-516.

[15] 耿群美,李兰城,贾晓英.苦参碱、氧化苦参碱对小白鼠脑中递质 γ - 氨基丁酸和甘氨酸含量的影响[J].内蒙古医学院学报,1992,14(1):8-9,12.

[16] 黄自明,任哲,冯苏哲.苦参碱的抗生育活性及对人阴道正常菌群乳酸杆菌的影响[J].河南医科大学学报,1996,31(3):67-68.

[17] 郭素萍.苦参碱通过激活 JAK2/STAT3 通路调节 HSP70 表达保护心肌细胞缺血/再灌注损伤[D].郑州:郑州大学,2019.

[18] 王绍展.苦参碱结构修饰物 -19 抗大鼠实验性肝纤维化作用及机制研究[D].上海:第二军医大学,2011.

[19] 白音夫,莫日根.苦参碱对大鼠实验性胃黏膜损伤的保护作用[J].中草药,1996,27(12):729-731.

苦

菜

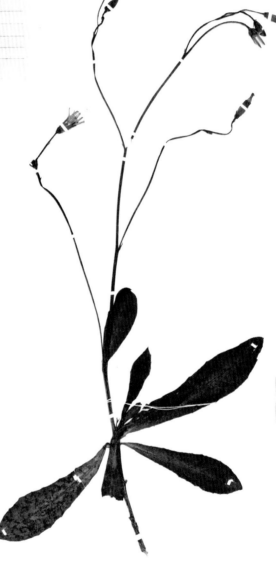

来源

菊科（Compositae）植物中华苦荬菜
Ixeris chinensis (Thunb.) Nakai[*Ixeridium*
chinense (Thunb.) Tzvel.] 的全草。

民族名称

【壮族】Gogujcai。

中华小苦荬
Ixeridium chinense (Thu

Det. 陈艺林   2012 年 8 月

民 族 应 用

【壮族】药用全草。用于毒蛇咬伤，无名肿毒，血热吐衄。内服用量6~9g，水煎服；外用适量，捣敷患处，或水煎洗。

药材性状　全草多缠绕成团。茎纤细、多数，圆柱形，光滑无毛，基部簇状分枝，长约20cm。叶多皱缩，完整基生叶展平后线状披针形或倒披针形，长7~18cm，宽1~4cm，先端尖锐，基部下延成窄叶柄，边缘具疏小齿或不规则羽裂，有时全缘；茎生叶较小，无叶柄。头状花序排列疏伞房状聚伞花序，为舌状花。瘦果狭披针形，稍扁平，红棕色，具长喙，冠毛白色。气微，味苦。

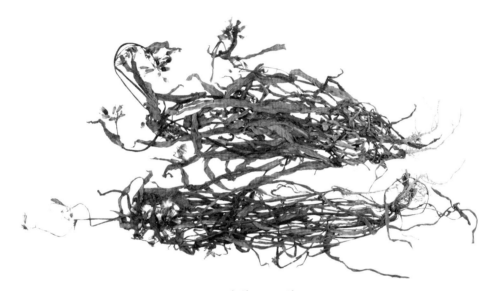

·苦菜－全草

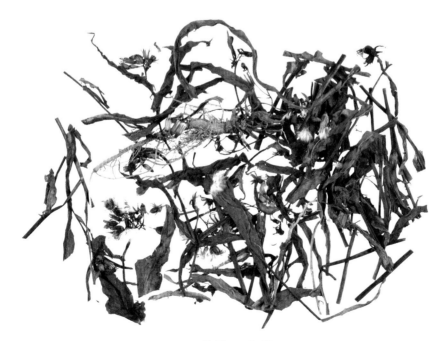

·苦菜－全草

药用源流 "山苦荬"之名见于《救荒本草》，但从附图形态考证不似本品。《植物名实图考》"苦菜"条所附"苦菜"及"光叶苦荬"图，其基生叶呈莲座状，叶形及花序排列方式均与本品相似。有关苦菜的性味和功效，古籍本草医书中鲜有收载记录。近代本草著作《东北常用中草药手册》云："苦，寒。清热解毒。破瘀活血，排脓。治阑尾炎，肠炎，痢疾，疮疖痈肿，肺脓疡，吐血，衄血。"《陕西中草药》云："苦，凉。清热解毒，泻肺火，凉血，止血。止痛，调经，活血，化腐生肌。主治无名肿毒，阴囊湿疹，肺炎，跌打损伤，骨折。"《青藏高原药物图鉴》云："苦、微甘，微寒。清热利胆。治胆囊炎。"《全国中草药汇编》云："治腹腔脓肿，急、慢性盆腔炎，肺热咳嗽，肺结核。"《浙江药用植物志》云："治血崩，白带，痧气腹痛。"《全国中草药汇编》记载其具有清热解毒、破瘀活血、排脓的功效；主治阑尾炎，腹腔脓肿，肠炎，痢疾，急、慢性盆腔炎，肺热咳嗽，肺结核，吐血，衄血，跌打损伤，疮疖痈肿，黄水疮，阴囊湿疹。

分类位置	种子植物门	被子植物亚门	双子叶植物纲	菊目	菊科
	Spermatophyta	Angiospermae	Dicotyledoneae	Asterales	Compositae

形态特征 多年生草本。高 5~47cm。根状茎极短缩，茎直立单生或少数簇状分枝。基生叶长椭圆形、倒披针形、线形或舌形，长 2.5~15cm，宽 2~5.5cm。茎生叶耳状抱茎。头状花序，通常在茎枝顶端排成伞房花序；总苞圆柱状，总苞片 3~4 层；舌状小花黄色，干时带红色。瘦果褐色，长椭圆形，有 10 条高起的钝肋，肋上有上指的小刺毛，顶端急尖成细喙，喙细，细丝状。冠毛白色，微糙。

生境分布 生于山坡路旁、田间、河边灌丛或岩石缝隙中。分布于黑龙江、河北、山西、陕西、山东、江苏、安徽、浙江、江西、福建、台湾、河南、四川、贵州、云南、西藏、广西等。广西全区各地均有分布。

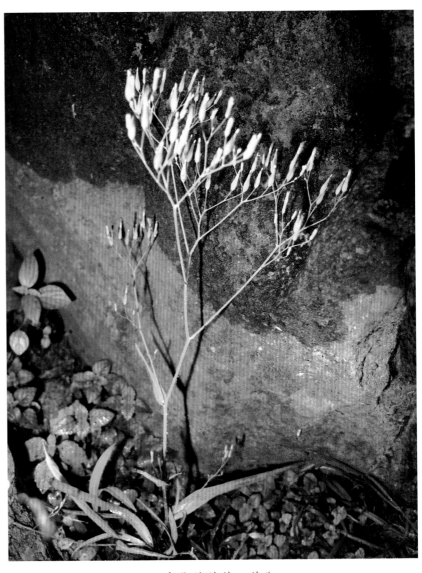

· 中华苦荬菜－花期

化学成分 全草含萜类、三萜类、甾体类、黄酮类及其苷类及少量挥发油、酚类等，包括 $\beta-$ 香树脂素、$3\beta-$ 羟基 $-20(30)-$ 蒲公英甾烯、熊果 $-12-$ 烯 $-3\beta-$ 醇、羽扇豆醇、10- 羟基艾里莫芬 $-7(11)-$ 烯 $-12,8\alpha-$ 内酯、乌苏 $-12,20(30)-$ 二烯 $-3\beta,28-$ 二醇、$3\beta,8\alpha-$ 二羟基 $-6\beta-$ 当归酰基艾里莫芬 $-7(11)-$ 烯 $-12,8\beta-$ 内酯、乌苏酸[1]、槲皮素、$5,7,4'-$ 三羟基 $-6,8-$ 二甲氧基黄酮、木犀草素、$\beta-$ 谷甾醇、蒲公英萜醇、芹菜素 $-7-O-\beta-D-$ 葡萄糖苷、$\beta-$ 胡萝卜苷、蒲公英甾醇、芹菜素、豆甾醇、蒲公英甾醇乙酸酯、木犀草苷、棕榈酸[2] 等。

药理作用 1. 保肝作用
中华苦荬菜提取物对四氯化碳致小鼠肝损伤有显著的保护作用，在剂量范围内（0.78~1.95g/kg），随着给药剂量的增加保肝作用增强[3]。

2. 抗炎作用
中华苦荬菜提取物可以有效抑制二甲苯所致小鼠耳肿胀，说明其具抗炎作用[3]。

3. 抗氧化作用
中华苦荬菜总黄酮对 DPPH 自由基具有较好的清除能力，其 IC_{50} 值为（73.00±2.52）μg/ml，抗氧化作用稍弱于 VC[4]。

4. 降糖作用
中华苦荬菜不同剂量提取物对高脂血症糖尿病模型大鼠均有降低 HbA1c 和果糖胺的作用[5]。其总黄酮对 $\alpha-$ 淀粉酶和 $\alpha-$ 葡萄糖苷酶有较为温和的抑制作用，能够减轻一般抑制剂对酶的抑制而造成的未吸收的碳水化合物的发酵问题，从而安全有效地降低血糖[6]。

5. 抗烟碱作用
中华苦荬菜全株各部分均可拮抗尼古丁引起的小鼠急性中毒；同时可在一定程度上抑制尼古丁引起的神经递质含量的改变和戒断症状的发生，对尼古丁慢性中毒有一定的拮抗作用；还能抑制尼古丁戒断引起的神经递质含量的改变，对戒断症状有明显的改善作用[7]。

附 注 中华苦荬菜野生资源丰富，南北广泛分布，是蒙古医药学常用药材之一，也是我国常见野菜。其营养价值高，被认为是具有较高发展潜力的保健食品。此外，东北将本品混作败酱草用。

参考文献

[1] 马雪梅，马文兵. 中华小苦荬萜类化学成分的研究 [J]. 天然产物研究与开发 ,2011,23:440-442, 457.

[2] 梁爽，卢森华，吴秀彩，等. 中华小苦荬化学成分的研究 [J]. 中成药 ,2019,41(9):2126-2130.

[3] 刘海霞，裴香萍，裴妙荣，等. 中华苦荬菜和苣荬菜抗炎保肝药理作用实验研究 [J]. 山西中医学院学报 ,2016(1):19-20,56.

[4] 太文杰，陈生科，甘秀海. 山苦荬中总黄酮的提取及抗氧化活性研究 [J]. 贵州师范学院学报 ,2016,32(12):59-63.

[5] 邸子真，王光函，姜鸿，等. 中华苦荬菜治疗糖尿病并发症的物质基础研究 [J]. 医药导报 ,2011,30(11):1429-1431.

[6] 程梁华，郭瑞，程艳刚，等. 正交优选中华苦荬菜总黄酮提取工艺及降血糖活性研究 [J]. 中医药信息 ,2016,33(3):41-44.

[7] 张玉芬. 中华苦荬菜对小鼠尼古丁中毒的影响及戒断作用研究 [D]. 保定 : 河北农业大学 ,2014.

苦楝

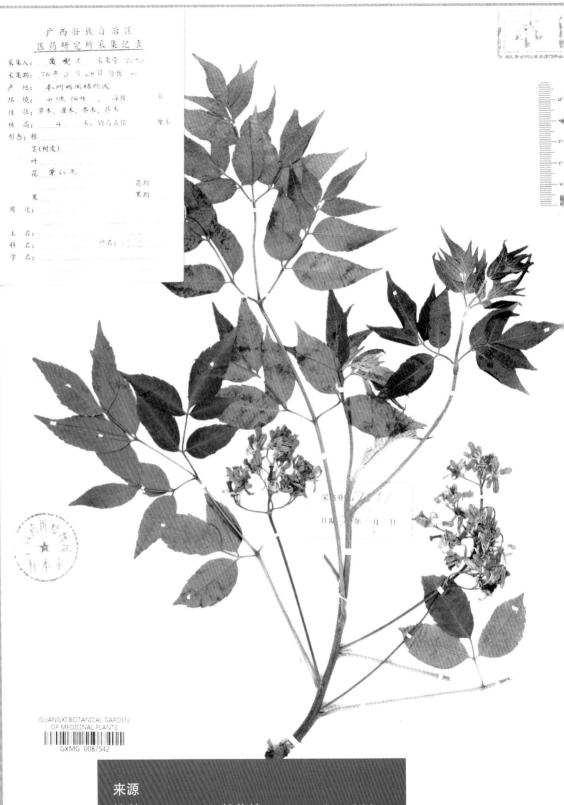

来源

楝科（Meliaceae）植物楝 *Melia azedarach* Linn.
[*M. toosendan* Sieb.et Zucc.] 的树皮、根皮、枝叶或全株。

民族名称

【壮族】Meizlenh，金铃子，美楝（那坡）。

【瑶族】古林亮（金秀）。

【毛南族】皮妹任（环江）。

民 族 应 用

【壮族】药用树皮或根皮。用于小儿蛔虫，钩虫，蛲虫，风疹，疥癣。内服用量 5~15g；外用适量。

【瑶族】药用树皮、根皮、枝叶或全株。树皮、根皮、枝叶治蛔虫病，蛲虫病，虫牙痛，跌打肿痛，皮肤湿疹，疥疮，湿疣，小儿秃疮，毒蛇及蜈蚣咬伤，蜂蜇伤，外伤出血。全株水煎洗患处治皮肤湿疹。内服用量 6~9g，水煎服；外用适量水煎洗，捣汁涂或研末冷开水调敷。

【毛南族】药用树皮、根皮。水煎服治蛔虫病。内服用量 3~9g。忌吃油腻食物。

药材性状　树皮或根皮呈不规则板片状、槽状或半卷筒状，长宽不一，厚 2~6mm；外表面灰棕色或灰褐色，粗糙，有交织的纵皱纹和点状灰棕色皮孔，除去粗皮者淡黄色；内表面类白色或淡黄色；质韧，不易折断；断面纤维性，呈层片状，易剥离；气微，味苦。叶边缘有锯齿。果实呈类球形，直径 2~3.2cm，表面金黄色至棕黄色，微有光泽，少数凹陷或皱缩，具深棕色小点；顶端有花柱残痕，基部凹陷，有果梗痕。外果皮革质，与果肉间常成空隙，果肉松软，淡黄色，遇水润湿显黏性；果核球形或卵圆形，质坚硬，两端平截，有 6~8 条纵棱，内分 6~8 室，每室含黑棕色长圆形的种子 1 粒；气特异，味酸、苦。

· 苦楝－树皮

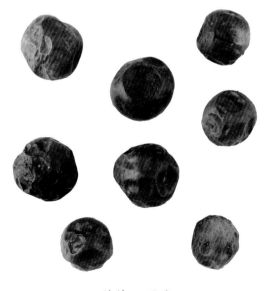

· 苦楝－果实

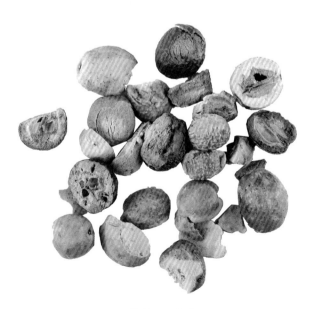

· 苦楝－果实

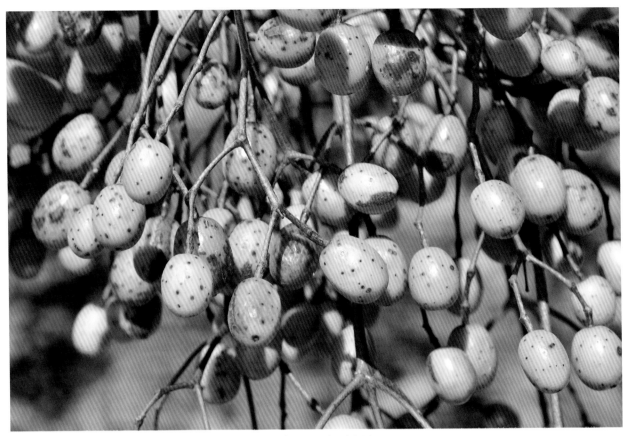

·苦楝－果实（鲜）

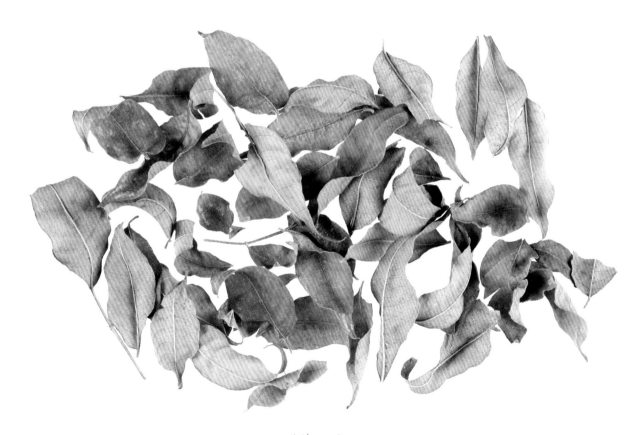

·苦楝－叶

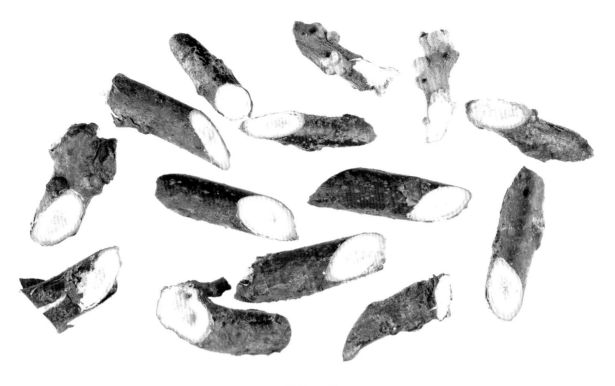

·苦楝－枝

药用源流 原名楝实，其药用始载于《神农本草经》，曰："楝实，味苦，寒，有小毒。主温疾伤寒，大热烦狂，杀三虫，疗疡，利小便水道。"《本草图经》记载："木高丈余，叶密如槐而长；三、四月开花，红紫色，芬香满庭间；实如弹丸，生青熟黄……"《本草蒙筌》记载："木高丈余略大，叶密如槐稍长。花红紫甚香，实青黄类弹。"《本草纲目》记载："楝，《本经》下品。楝长甚速，三五年即可作椽，其子正如圆枣，以川中者为良。"《植物名实图考》记载："楝，处处有之，四月开花，红紫可爱，故花信有楝花风。"以上所述及其所附图绘与本种相符。《中华人民共和国药典》（2020年版 一部）记载其果实具有疏肝泄热、行气止痛、杀虫的功效；主治肝郁化火，胸胁、脘腹胀痛，疝气疼痛，虫积腹痛。根皮或树皮具有杀虫、疗癣的功效；主治蛔虫病，蛲虫病，虫积腹痛，外治疥癣瘙痒。

分类位置	种子植物门	被子植物亚门	双子叶植物纲	楝目	楝科
	Spermatophyta	Angiospermae	Dicotyledoneae	Mliales	Meliaceae

形态特征 落叶乔木。树皮灰褐色，纵裂。2~3回奇数羽状复叶；小叶对生，卵形、椭圆形至披针形，边缘有钝锯齿。圆锥花序约与叶等长，无毛或幼时被鳞片状短柔毛；花芳香；花萼5深裂，裂片卵形或长圆状卵形；花瓣淡紫色，倒卵状匙形，两面均被微柔毛；雄蕊管紫色；子房5~6室。核果球形至椭圆形，内果皮木质。种子椭圆形。

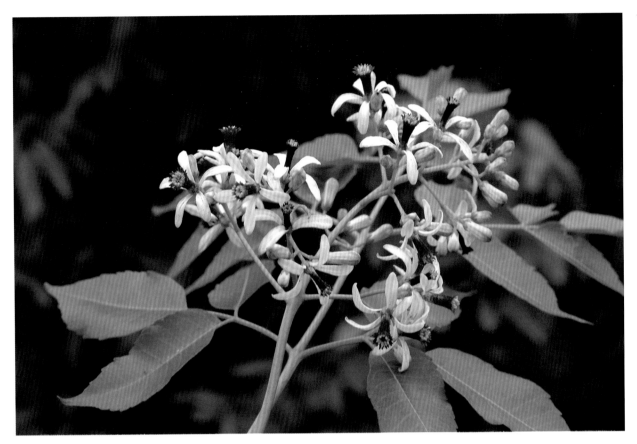

·楝－花期

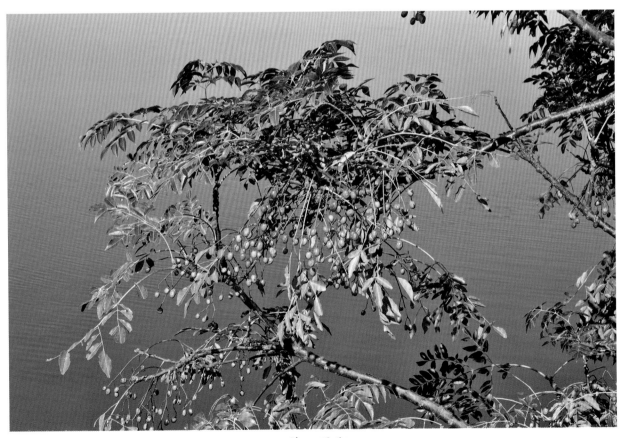

·楝－果期

生境分布　生于低海拔旷野、路旁或疏林中，现已被广泛栽培。分布于黄河以南各省区。广西全区各地均有分布。

化学成分　主要含有 25-*O*-甲基苦楝酮二醇、苦楝酮二醇、21*α*-甲基苦楝酮二醇、21*β*-甲基苦楝酮二醇、21*α*,25-二甲基苦楝酮二醇、21*β*,25-二甲基苦楝酮二醇、21-氧代苦楝酮二醇、(3*S*,21*S*,23*R*,24*S*)-21,23-epoxy-21,25-dimethoxytirucall-7-ene-3,24-diol、苦楝子三醇、meliasenin S、meliasenin T、21-氧代苦楝子三醇、苦楝萜酸甲酯、3*β*,16*β*-dihydroxyeupha-7,24-dien-21-oic acid methyl ester[1]、meliasenin Q、meliasenin R、苦楝皮萜酮、meliasenin I-P、meliastatin 3、meliastatin 5[2]等甘遂烷型三萜类成分；3-deacetyl-1,6-diacetylsendanal、trichilinin D[3]、meliarachin C、川楝素、29*β*-川楝素、meliarachin K、meliarachin G、12-dehydroneoa-zeda-rachin D[4]、印苦楝酮、trichilinin B-C、12-hydroxyamoorastatin、azedarachin A、12-*O*-acetylazedarachin A、azedarachin B、12-*O*-acetylazedarachin B、sendanin、trichilin B、trichilin I-L、1-*O*-acetyltrichilin H、12-hydroxyamoorastatone、异川楝素、neoazedarachin A、neoazedarachin B、neoazedarachin D、butenolide、acetyltrichilenone、trichilenone、7-acetylneotrichilenone、neotrichilenone[5]等四环完整柠檬苦素型三萜类成分；3-deacetylsalannin、3-deacetyl-4-demethylsalannin、ohchinin、ohchinin acetate、1-*O*-decinnamoyl-1-*O*-benzoylohchinin[3]、印楝沙兰林、3-*O*-deacetyl-3-*O*-tigloylsalannin、1-*O*-decinnamoyl-1-*O*-*Z*-cinnamoylohchinin[4]、12-ethoxynimbolinin E、12-ethoxynimbolinin F、1*α*-benzoyloxy-3*α*-acetoxyl-7*α*-hydroxy-12*β*-ethoxynimbolinin、nimbolinin B、toosendansin C[6]、meliatoosenin L-O[7]、12*α*-1-*O*-tigloyl-1-*O*-deacetyl-nimbolinin B、12*β*-1-*O*-tigloyl-1-*O*-deacetyl-nimbolinin B、12*α*-nimbolinin A、12*β*-nimbolinin A、1-deacetylnimbolinin B[8]等 C 环开环柠檬苦素型三萜类成分；*threo*-guaiacylethoxyglycerol-*β*-*O*-4'-coniferyl aldehyde ether、*erythro*-guaiacylethoxyglycerol-*β*-*O*-4'-coniferylaldehydeether、*threo*-guaiacylethoxyglycerol-*β*-*O*-4'-guaiacyl aldehyde ether、*erythro*-guaiacylethoxyglycerol-*β*-*O*-4'-guaiacyl aldehyde ether、(2*R*,3*R*,4*S*)-2,3-diguaiacyl-4-hydroxyl tetrahydrofuran、*erythro*-guaiacy-lglycerol-*β*-*O*-4'-(+)-5,5'-dimethoxylariciresinol ether[9]、*erythro*-guaiacylglycerol-8'-vanillin ether、*threo*-guaiacylglycerol-8'-vanillin ether、*erythro*-guaiacylglycerol-8'-(4-hydroxymethyl-2-methox-yphcnyl) ether、*threo*-guaiacylglycerol 8'-(4-hydroxymethyl-2-methoxyphenyl) ether、meliasendanin A-D、*threo*-dihydroxydehydrodiconiferyl alcohol、evafolin B、(+)-pinoresinol[10]、皮树脂醇、表松酯醇、(±)-balanophonin[11]等木脂素类成分；槲皮素、异槲皮苷、芦丁[11]、高北美圣草素[12]、clematine、山奈酚、大豆苷元[13]等黄酮类成分；(20*S*)-5-stigmastene-3*β*,7*α*,16*β*,20-tetrol、(20*S*)-5-ergostene-3*β*,7*α*,16*β*,20-tetrol、*β*-谷甾醇、7*α*-羟基谷甾醇、7*β*-羟基谷甾醇、(22*E*,24*S*)-5*α*,8*α*-epidioxy-24-methylcholesta-6,22-dien-3*β*-ol、(22*E*,24*S*)-5*α*,8*α*-epidioxy-24-methylcholesta-6,9,22-trien-3*β*-ol、daucosterine 等甾体类成分；toosenoside A[10]、丁香酸、异香草酸、对羟基苯甲酸、对羟基苯甲醛、松柏醛[11]、硬脂酸、亚油酸、琥珀酸、香草酸、异香草醛、香草醛[12]等有机酸类成分；以及 5-羟甲基糠醛[11]、cirsiumaldehyde、正三十一烷、正二十八烷醇[12]等成分。

药理作用　**1. 抗肿瘤作用**

楝的活性成分川楝素能通过下调 ATF2 的表达水平抑制其发生磷酸化，进而抑制 Bcl-xl 的表达，提高顺铂对肺癌细胞的凋亡诱导活性[14]。川楝素能抑制人卵巢癌细胞的迁移和侵袭能力，其机制可能与抑制由 NF-κB/Snail 信号通路所介导的上皮-间充质转化过程有关[15]。

2. 抗菌作用

川楝素对金黄色葡萄球菌、铜绿假单胞菌和白色念珠菌均有明显的抑制作用，其 MIC 均为 7.5mg/ml，对大肠埃希菌也有一定的抑制作用，其 MIC 为 30mg/ml[16]。楝的活性成分苦楝素与 1,2-苯并异噻唑啉 -3- 酮联合使用具有对白色念珠菌生长的复配增效抑制作用，不但可以有效抑制该菌浮游菌生长，也能抑制其生物膜的形成[17]。

3. 抗氧化作用

棟总黄酮和多糖均具有较强的抗氧化作用，当总黄酮质量浓度为 9.74g/L、12.38g/L 时，对 O_2^- 自由基和 OH 自由基的清除效率分别为 76.6%、84.0%；当多糖质量浓度为 10g/L 时，对 O_2^- 自由基和 OH 自由基的清除效率分别为 63.7%、74.0%[18]。

4. 对神经系统的作用

棟的果实提取物能降低小鼠的痛觉敏感性，延缓大鼠神经传导速度，其机制可能与减少雪旺细胞的数目有关[19]。

5. 抗炎镇痛作用

棟的果实生品及其炒制品对二甲苯所致的耳郭肿胀有明显的抑制作用，能减少醋酸致小鼠发生扭体反应的次数，提高热板法小鼠的痛阈值，其中以炒川棟子作用较为明显[20]。

6. 抗病毒作用

棟的果实提取物在体外有明显的抗单纯疱疹病毒 1 型（HSV-1）感染作用，且主要是通过直接灭活 HSV-1 而发挥作用[21]。

7. 杀虫作用

新鲜棟的树皮 0.15 kg 煎液对驱除羊体内的绦虫病、肝片吸虫病和肺丝虫病有效[22]。

8. 抗肉毒作用

川棟素能使肉毒中毒的小鼠存活下来，并能使突触体完全抵抗肉毒对其底物的酶切作用；能以温度、浓度及突触活动依赖的方式抑制肉毒与突触体的结合；能抵抗 A、B、C、E 等多型肉毒的作用[23]。

9. 其他作用

棟的活性成分苦棟酸对人 11β–HSD1 具有明显的抑制作用，其 IC_{50} 值为 54.15 nmol/L[24]。

附　注　《中华人民共和国药典》（2020 年版　一部）收载的苦棟皮药材基原来自棟 *Melia azedarach* Linn. 和川棟 *Melia toosendan* Sieb.et Zucc. 的树皮或根皮。《中国植物志》（英文版）已将川棟与棟修订合并为棟。

参考文献

[1]ZHOU F, MA X H, LI ZJ, et al. Four new tirucallane triterpenoids from the fruits of *Melia azedarach* and their cytotoxic activities [J]. Chemistry & Biodiversity, 2016,13(12):1738–1746.

[2]WU S B, SU J J, Sun LH, et al. Triterpenoids and steroids from the fruits of *Melia toosendan* and their cytotoxic effects on two human cancer cell lines[J]. Journal of Natural Products, 2010, 73(11): 1898–1906.

[3]NAKATANI M. Limonoids from *Melia toosendan* (Meliaceae) and their antifeedant activity[J]. Heterocycles, 1999, 50(1): 595–609.

[4]PAN X, MATSUMOTO M, NAKAMURA Y, et al. Three new and other limonoids from the hexane extract of *Melia azedarach* fruits and their cytotoxic activities[J].Chemistry Probing Nature, 2014,11(7):987–1000.

[5]AKIHISA T, PAN X, NAKAMURA Y, et al. Limonoids from the fruits of *Melia azedarach* and their cytotoxic activities [J]. Phytochemistry, 2013, 89:59–70.

[6]ZHANG Q, ZHANG Y G, LI Q S, et al. Two new nimbolinin-type limonoids from the fruits of *Melia toosendan* [J]. Helvetica Chimica Acta, 2016, 99(6): 462–465.

[7]ZHANG Y, TANG C P, KE C Q, et al. Limonoids from the fruits of *Melia toosendan*[J].

Phytochemistry, 2012,73:106-113.

[8]SU S, SHEN L, ZHANG Y, et al. Characterization of tautomeric limonoids from the fruits of *Melia toosendan* [J]. Phytochemistry Letters, 2013, 6(3):418-424.

[9]WANG H, GENG C A, XU H B, et al. Lignans from the fruits of *Melia toosendan* and their agonistic activities on melatonin receptor MT1[J]. Planta medica, 2015, 81(10):847-854.

[10]WANG L, LI F, YANG C Y, et al. Neolignans, lignans and glycoside from the fruits of *Melia toosendan*[J]. Fitoterapia, 2014, 99: 92-98.

[11]谢帆,张勉,张朝凤,等.川楝子的化学成分研究[J].中国药学杂志,2008,43(14):1066-1069.

[12]陈敏,胡芳,李丰,等.川楝子化学成分研究(Ⅲ)[J].中药材,2011,34(12):1879-1881.

[13]李丰,朱训,陈敏,等.川楝子化学成分研究[J].中药材,2010,33(6):910-912.

[14]张伟星,张浩,翁伟芳.川楝素下调ATF2蛋白的表达增强顺铂对肺癌细胞的凋亡诱导活性研究[J].中国现代应用药学,2018,35(4):547-551.

[15]李雨颖,章科娜,蔡锦威,等.川楝素对人卵巢癌细胞侵袭和迁移的影响[J].中国病理生理杂志,2018,34(1):70-74.

[16]衣秀娟.川楝素的稳定性及其抑菌效果研究[D].济南:山东大学,2009.

[17]彭红,周刚,王颖思,等.苦楝素联合BIT对白色念珠菌的协同抑菌效果研究[J].工业微生物,2019,49(5):24-28.

[18]贺亮,宋先亮,殷宁,等.川楝子总黄酮和多糖提取及其抗氧化活性研究[J].林产化学与工业,2007,27(5):78-82.

[19]向晓雪,唐大轩,熊静悦,等.川楝子对神经系统的作用及机理探讨[J].中药材,2013,36(5):767-771.

[20]李迎春,郑蓓蓓.川楝子不同炮制品镇痛抗炎作用研究[J].河北北方学院学报(自然科学版),2013,29(2):73-75.

[21]赖志才,瞿畅,曾恕芬,等.川楝子提取物体外抗单纯疱疹病毒1型活性的实验研究[J].中药新药与临床药理,2010,21(1):7-10.

[22]王家培,余四九,王家鹏,等.苦楝树皮煎液治疗羊绦虫病、肺丝虫病和肝片吸虫病的效果试验[J].贵州畜牧兽医,2020,44(1):12-15.

[23]周建营.川楝素抗肉毒作用分子机制研究[D].上海:中国科学院研究生院(上海生命科学研究院),2005.

[24]谭钦刚,赖春华,张贵杰,等.苦楝中的三萜类和甾体成分及其抗糖尿病活性研究[J].中草药,2014,45(7):913-918.

茅膏菜

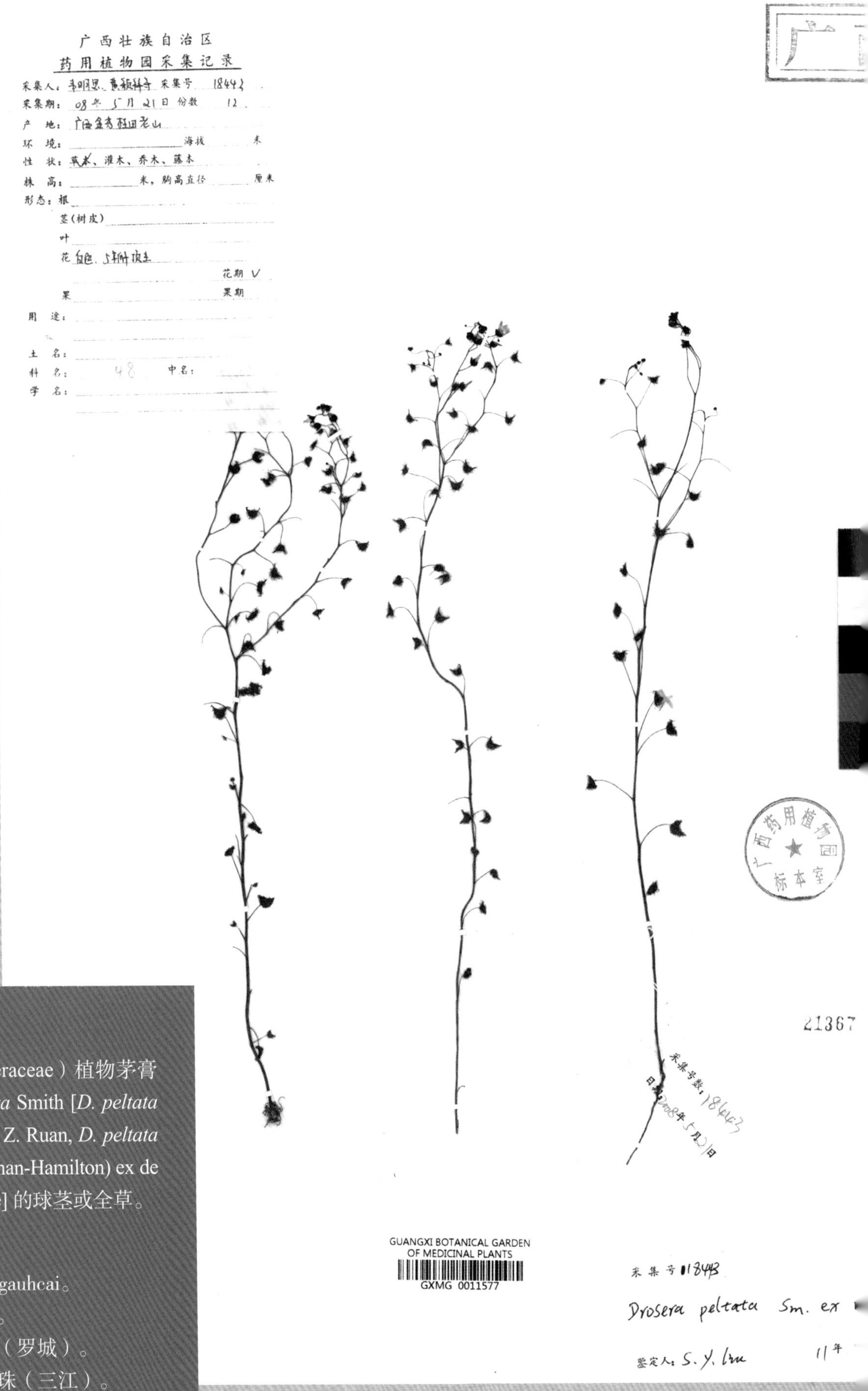

广西壮族自治区
药用植物园采集记录

采集人: 韦明思、覃颖科等 采集号: 1844?
采集期: 08年 5月 21日 份数 12.
产 地: 广西金秀县田老山
环 境: _____ 海拔 _____ 米
性 状: 草本、灌木、乔木、藤本
株 高: _____ 米, 胸高直径 _____ 厘米
形态: 根
     茎(树皮)
     叶
     花 白色. 5朵腋生
                          花期 ∨
     果   果期
用 途:
土 名:
科 名: 48 中名:
学 名:

GUANGXI BOTANICAL GARDEN
OF MEDICINAL PLANTS
GXMG 0011577

21367

采集号 11843

Drosera peltata Sm. ex

鉴定人: S. Y. Lau   11年

来源

茅膏菜科（Droseraceae）植物茅膏
菜 *Drosera peltata* Smith [*D. peltata*
var. *multisepala* Y. Z. Ruan, *D. peltata*
var. *lunata* (Buchanan-Hamilton) ex de
Candolle C. Clarke] 的球茎或全草。

民族名称

【壮族】Gomauzgauhcai。
【瑶族】甫水咪。
【仫佬族】布爹（罗城）。
【侗族】地下明珠（三江）。

民族应用

【壮族】药用全草或球茎。全草用于小儿疳积，神经衰弱，风湿关节炎，腰痛。球茎用于急慢性角膜炎，虚弱，肾阴虚。

【瑶族】药用球茎。用于胃痛，痢疾，小儿疳积，偏头痛，瘰疬，风湿骨痛，腰痛，神经性皮炎，刀伤，跌打损伤。内服用量3~9g，水煎服或浸酒服；可用适量，捣烂敷患处。

【仫佬族】药用球茎。用于小儿破伤风。

【侗族】药用球茎。用于小儿惊风。

内服用量1~2颗。

药材性状　全草纤细。球茎表面灰黑色，粗糙，先端可见凹点状茎痕；质轻，断面粉性，黄色至棕黄色，可见排列不规则的维管束小点。茎圆形，表面棕黑色，具纵棱，多中空。叶片半月形，边缘有多数棕色的丝毛状物；叶柄细长。茎顶常具花或小蒴果。气微，味甘。

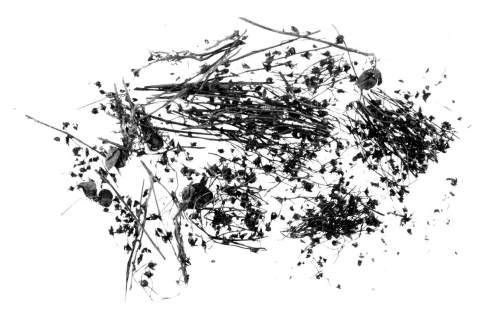

· 茅膏菜－全草

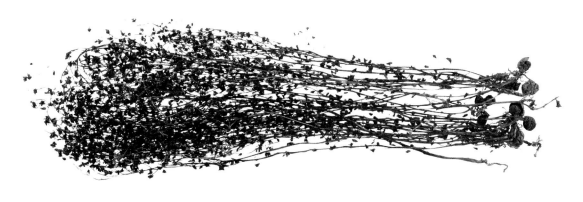

· 茅膏菜－全草

药用源流　茅膏菜始载于《本草拾遗》，《证类本草》引其载："主治赤白久痢，煮服之。草高一尺，生茅中。叶有毛，如油腻黏人手。"《食物本草》及《本草医旨·食物类》均收载其为可治赤白久痢的菜类。《本草纲目》将其附录于菜部"醒醐菜"条下，《植物名实图考》描述及附图可考订为茅膏菜科植物茅膏菜。《中华本草》记载其具有祛风止痛、活血、解毒的功效；主治风湿痹痛，跌打损伤，腰肌劳损，胃痛，感冒，咽喉肿痛，痢疾，疟疾，小儿疳积，目翳，瘰疬，湿疹，疥疮。

分类位置	种子植物门 Spermatophyta	被子植物亚门 Angiospermae	双子叶植物纲 Dicotyledoneae	瓶子草目 Sarraceniales	茅膏菜科 Droseraceae

形态特征　多年生草本。地下茎具球茎。茎生叶盾形，具长叶柄，互生，边缘或叶上面有多数头状腺毛，分泌黏液，形成露珠状。螺状聚伞花序生于枝顶和茎顶；萼背被疏或密长腺毛，或仅基部具短腺毛；花白色或红色；花柱2~6。蒴果，2~4室背开裂，稀5。种子细小，椭圆形，种皮脉纹加厚成蜂房格状。

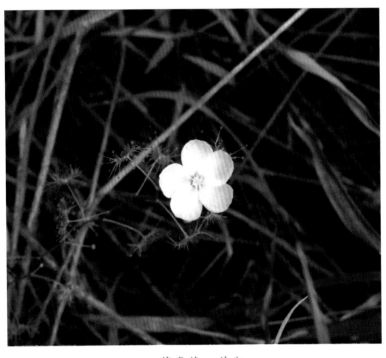

·茅膏菜－花期

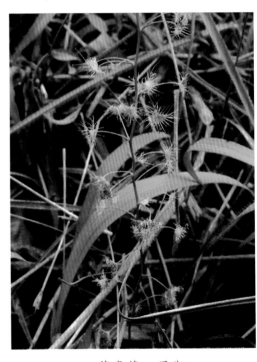

·茅膏菜－果期

生境分布　生于海拔3700m以下的松林、疏林下，草丛或灌丛中，田边、水旁等处。分布于四川、贵州、云南、西藏、江苏、安徽、浙江、江西、福建、台湾、湖北、湖南、广东、海南等。广西主要分布于武鸣、马山、上林、融水、桂林、临桂、兴安、龙胜、梧州、罗城、金秀等。

化学成分　主要含有黄酮类、萘醌类及茚满酮、酚酸类及甾体类化合物，包括槲皮素、棉花皮素、异槲皮苷、槲皮素–3–O–（6–O–没食子酰）–β–D–葡萄糖苷、异柿萘醇酮–4–O–β–D–葡萄糖苷、棉纤维素、异柿萘醇酮、棉花皮素–8–O–葡萄糖苷、鞣花酸、3-3'–二甲氧基鞣花酸、异棉花苷、泊尔酮A、矶松素、3,8–二羟基矶松素、茅膏醌、羟基茅膏醌、羟萘醌、对羟基苯甲酸、原儿茶酸、没食子酸、山奈酚、豆甾醇、β–豆甾醇等[1-6]。

药理作用　1. 抑菌作用

茅膏菜水提取物及醇提取物对沙门菌、大肠杆菌和金黄色葡萄球菌的生长均有较强的抑制作用。其醇提取物的抑制效果更为显著，对沙门菌、大肠杆菌最低抑菌浓度 (MIC) 与最低杀菌浓度 (MBC) 相等，均为 31.25 mg/ml，对金黄色葡萄球菌的 MIC 与 MBC 也相同，均为 15.63 mg/ml[7]。

2. 抗炎作用

茅膏菜乙醇提取物对大鼠角叉菜胶性和蛋清性足趾水肿均有明显的抗炎作用，可明显降低自体活性物质组织胺和 5- 羟色胺所致大鼠微血管通透性增加。其抗炎作用机理与其降低微血管通透性和减少炎症渗出有关[8]。

3. 抗氧化作用

茅膏菜水提取物及醇提取物对 OH 自由基有较强的清除作用，其效果随浓度的增加而提高[7]。

4. 毒副作用

茅膏菜搽剂临床应用于神经性皮炎，但其新鲜茎叶和球根均对家兔完整皮肤有较强的刺激作用，随敷药时间的延长而加重[9, 10]。

附　　注　茅膏菜是我国常见民族民间抗炎药，是习用藏药材之一，藏语译为达鄂，多用于治疗风湿骨痛及抗菌消炎，此外还可作为抗衰老、延年益寿的滋补食材，具有较大潜在开发价值[11]。

参考文献

[1] 胡晓斌,杨培全,刘卫建,等.西藏产茅膏菜黄酮类成分的研究（Ⅰ）[J].中草药,1994,25(1):49,51.

[2] 刘卫建,胡晓斌,杨培全.西藏产茅膏菜化学成分的研究 [J].华西药学杂志,1992,7(4):201-202.

[3] 李琳,黄靖,徐翔华,等.茅膏菜化学成分的研究 [J].中国中药杂志,2012,37(1):222-225.

[4] 汪秋安,苏镜娱,曾陇梅.西藏产茅膏菜化学成分的研究 [J].中国中药杂志,1998,11:43-44,64.

[5] 白央,王玮,格桑索朗.藏药茅膏菜质量标准的研究 [J].西藏科技,2015,8:73-77.

[6] 胡晓斌,杨培全,刘卫建.茅膏菜中的一种新苗满酮成分 [J].云南植物研究,1991,13(3):334,340.

[7] 黄文清.茅膏菜不同提取物的抑菌效果及抗氧化能力的研究 [J].饲料研究,2019,3:54-57.

[8] 王宗锐,林振桃,陈志东.茅膏菜醇提取物的抗炎作用研究 [J].湛江医学院学报,1988,6(1):13-14.

[9] 罗光富.茅膏菜搽剂治疗神经性皮炎 150 例疗效观察 [J].云南中医中药杂志,2004,5:59.

[10] 唐祖年,李勇文,李园园.鲜茅膏菜皮肤刺激性研究 [J].中成药,2011,33(9):1594-1595.

[11] 周生军,郭柳,秦临喜,等.藏药茅膏菜人工栽培技术研究 [J].中国现代中药,2014,16(6):473-474,515.

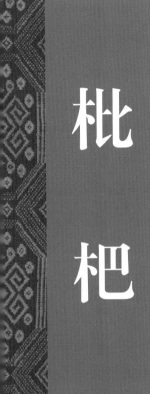

枇杷

全国中药资源普查标本采集记录表

采集号	451029121015003	采集人	田林普查队
采集日期	2012年10月15日	海拔(m)	384.0
采集地点	广西百色市田林县潞城瑶族乡营盘村十二桥
经 度	106°03′50″	纬 度	24°26′40″
植被类型	栽培植被	生活型	乔木
水分生态类型	中生植物	光生态类型	阳性植物
土壤生态类型	酸性土植物	温度生态类型	中温植物
资源类型	栽培	出现多度	
株高(cm)		直径(cm)	
根		茎（树皮）	
叶		芽	
花		果实和种子	
植物名	枇杷	科 名	蔷薇科
学 名	Eriobotrya japonica (Thunb.) Lindl.
药材名		药材别名	
药用部位		标本类型	腊叶标本
用 途			
备 注			
条形码	

451029LY2168

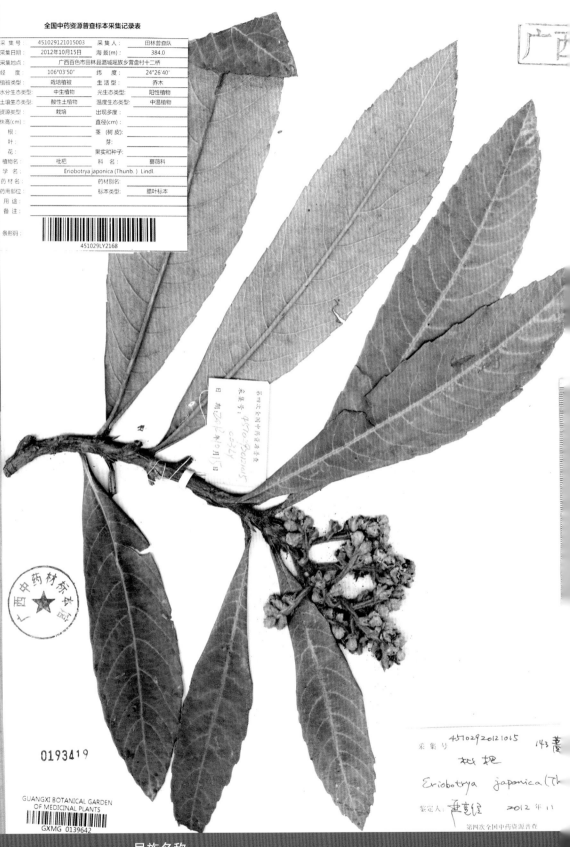

0193419

GUANGXI BOTANICAL GARDEN
OF MEDICINAL PLANTS
GXMG 0139642

来源

蔷薇科（Rosaceae）植物枇杷
Eriobotrya japonica (Thunberg)
Lindley 的叶、根或树皮。

民族名称

【瑶族】枇杷旦（金秀）。

【仫佬族】美枇杷（罗城）。

【侗族】把美帮别（三江）。

【毛南族】美明杷（环江）。

【彝族】芝母兔（隆林）。

民 族 应 用

【壮族】药用叶。水煎服治咳嗽，肺水肿咳喘。

【瑶族】药用根、树皮或叶。根水煎服治咳嗽，胃痛。树皮水煎服治咳嗽。叶水煎服治咳嗽。

【仫佬族】药用叶。水煎服治咳嗽，肺结核。

【侗族】药用叶。水煎服治咳嗽，支气管炎。

【毛南族】药用叶。水煎服治咳嗽。

【彝族】药用树皮。水煎服治小儿百日咳，支气管炎。

内服用量3~15g。

药材性状　根表面棕褐色，较平，无纵沟纹；质坚韧，不易折断，断面不平整，类白色；气清香，味苦、涩。树皮表面类白色，易被氧化成淡棕色，外表面较粗糙，内表面光滑，带有黏性分泌物；质柔韧。气清香，味苦。完整叶长圆形或倒卵形，长12~30cm，宽4~9cm。先端尖，基部楔形，边缘有疏锯齿，近基部全缘；上表面灰绿色、黄棕色或红棕色，较光滑，下表面密被黄色绒毛，主脉于下表面显著突起，侧脉羽状；叶柄极短，被棕黄色绒毛；革质而脆，易折断。气微，味微苦。

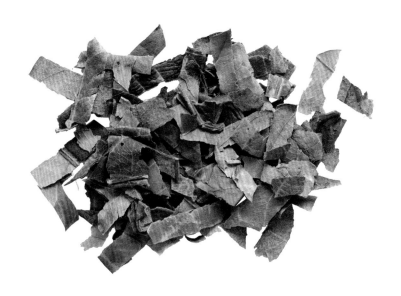

·枇杷－叶

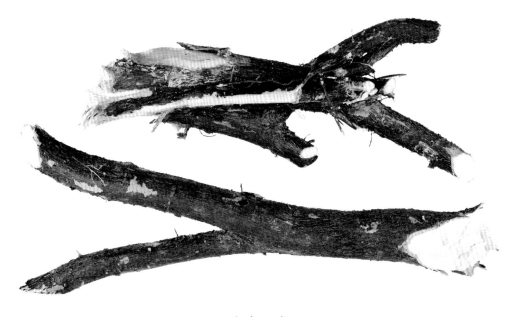

·枇杷－根

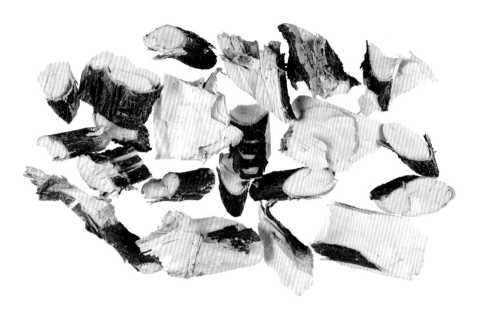

·枇杷－根

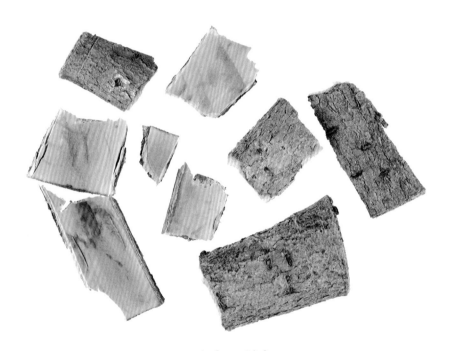

·枇杷－树皮

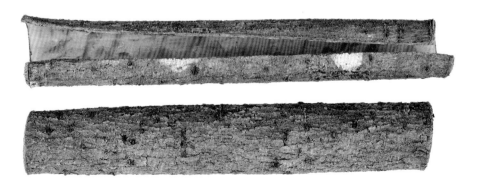

·枇杷－树皮

药用源流 枇杷始载于《名医别录》，列为中品。《蜀本草》记载："树高丈余，叶大如驴耳，背有黄毛；子梂生如小李，黄色，味甘酸，核大如小栗，皮肉薄；冬花春实，四月五月熟，凌冬不凋。生江南山南，今处处有。"《本草图经》将枇杷列于果部，曰："木高丈余，叶做驴耳形，皆有毛。其木阴密，婆娑可爱，四时不凋，盛冬开白花，至三、四月而成实。其实做梂如黄梅。皮薄甚薄，味甘，中核如小栗。"以上所述产地、植物形态、果实特征等均与今之枇杷一致。《名医别录》云："枇杷叶，味苦，平，无毒。主治卒哕不止，下气。"《本草图经》云："四月采叶，暴干。治肺气主渴疾，用时须火炙，布拭去黄毛，去之难尽，当用粟杆作刷刷之乃尽。人以作饮则小冷，其木白皮止吐逆不下食。"《本草蒙筌》云："凡入剂中，惟采叶用。木白皮亦入医方，主吐逆不能下食。"由此可见，古代枇杷的药用部位为叶及树皮，而今之枇杷药用部位为叶、树皮及根。《中华本草》记载其叶具有清肺止咳、和胃降逆、止渴功效；主治肺热咳嗽，阴虚劳嗽，咳血，衄血，吐血，妊娠恶阻，小儿吐乳。其根具有清肺止咳、下乳、祛风湿功效；主治虚劳咳嗽，乳汁不通，风湿痹痛。其树皮具有降逆和胃、止咳、止泻、解毒功效；主治呕吐，呃逆，久咳，久泻，痈疡肿痛。

分类位置	种子植物门	被子植物亚门	双子叶植物纲	蔷薇目	蔷薇科
	Spermatophyta	Angiospermae	Dicotyledoneae	Rosales	Rosaceae

形态特征 常绿小乔木。高可达10m。小枝粗壮，黄褐色，密生锈色或灰棕色绒毛。叶片革质，披针形、倒披针形、倒卵形或椭圆长圆形，上面光亮，多皱，下面密生灰棕色绒毛。圆锥花序顶生；总花梗和花梗密生锈色绒毛；苞片钻形，密生锈色绒毛；花瓣白色，有锈色绒毛；雄蕊20，远短于花瓣，花丝基部扩展；花柱5，离生，柱头头状，无毛。果实球形或长圆形，黄色或橘黄色。

生境分布 分布于甘肃、陕西、河南、江苏、安徽、浙江、江西、湖北、湖南、四川、云南、贵州、广西、广东等，主产广东、江苏，多为栽培，四川、湖北有野生。广西全区各地均有栽培。

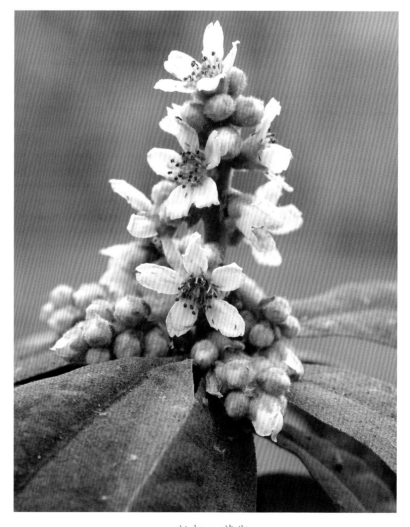

· 枇杷－花期

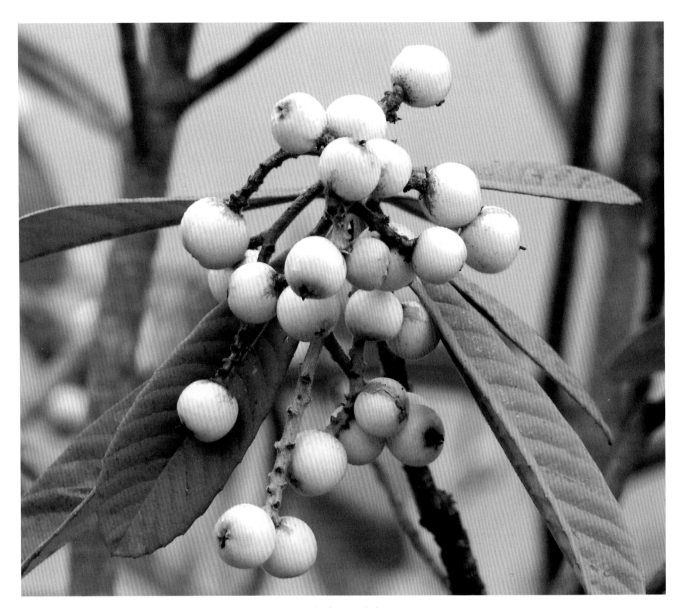

· 枇杷 – 果期

化学成分 叶含三萜酸类、黄酮类、半萜类、酚类化合物及挥发油等，主要有 β- 谷甾醇、胡萝卜苷、齐墩果酸、乌苏酸、$3\beta,19\alpha$- 二羟基乌苏 -12- 烯 -28- 酸、2α- 羟基 – 乌苏酸、坡模酸、科罗索酸、山楂酸、2α- 羟基齐墩果酸、蔷薇酸、槲皮素、山奈酚、3,5,7- 三羟基黄酮、橙皮苷、金丝桃苷、山奈酚 -3,7- 二葡萄糖苷、异槲皮苷、亚麻醇、(E)- 橙花叔醇、(+)- 香芹酮、2- 己酰呋喃、榄香素，及 β- 倍半水芹烯、异桉叶油、环己酮、顺 -3- 己烯 -1- 醇、香叶烯 D、橙花叔醇 -3-O-[α-L- 吡喃鼠李糖基 (1-4)-α-L- 吡喃鼠李糖基 (1-2)-[α-L- 吡喃鼠李糖基 (1-6)]-β-D- 吡喃葡萄糖苷] 等成分 [1-5]。根及根皮均含黄酮、酚类、糖类、皂苷、蒽醌化合物 [6]；幼果含黄酮类化合物 [7]；种子含苯甲醛、苯甲酸、苯甲醇、联苯甲酰等挥发油成分 [8]；花含 β- 谷甾醇、齐墩果酸、熊果酸、β- 胡萝卜苷、槲皮素 -3-O-β-D- 半乳糖苷等 [9]。

药理作用 1. 抗炎止咳作用
枇杷苷 I、熊果酸和总三萜酸是枇杷叶抗炎、止咳作用的主要成分，枇杷叶中分离得到的乌苏酸、2α- 羟基齐墩果酸和总三萜酸对二甲苯引起的小鼠耳郭肿胀有很强的抗炎活性，乌苏酸和总三萜酸还对枸橼酸喷雾引起的豚鼠咳嗽有明显的止咳作用[2,10]。在卡介苗联用LPS诱导大鼠CB模型中，枇杷叶三萜酸能降低大鼠肺泡巨噬细胞一氧化氮合酶的mRNA及蛋白的表达，并抑制一氧化氮的释放，这可能是枇杷叶三萜酸用于慢性支气管炎治疗及防治的作用机制[11]。枇杷膏2.5g/kg和7.5g/kg能明显减少枸橼酸引起的豚鼠咳嗽次数，6.6g/kg和13.2g/kg能明显减少辣椒素引起的小鼠咳嗽次数并明显增加小鼠气道酚红排泄量，增加蛙上腭纤毛运动，说明枇杷膏具有良好的镇咳和祛痰作用[12]。

2. 降血糖作用

枇杷甲醇提取物分离得到的三萜酸类及倍半萜烯化合物对糖尿病小鼠有明显的降血糖作用，其作用机制可能是刺激胰腺B细胞，增加胰岛素的释放水平，从而达到降低血糖作用，但是对四氧嘧啶性高血糖大鼠没有明显降低血糖作用[13]。枇杷叶提取物与番薯并用能缩短产生作用的时间，并可增强降血糖作用[14]。枇杷叶中提取分离的蔷薇酸、委陵菜酸、马斯里酸、科罗索酸、齐墩果酸、熊果酸在体外均可明显抑制与糖尿病及其并发症相关的 α-葡萄糖苷酶活性，以熊果酸抑制能力最强；但对非酶糖化反应产物的体外抑制作用较弱[15]。

3. 抗肿瘤作用

枇杷叶中熊果酸体外对人肝癌HepG2、人胃癌MGC803、BGC823以及人乳腺癌M231细胞有较强的增殖抑制和诱导凋亡的作用，该抑制作用具有一定的浓度依赖性和时间依赖性[16]。枇杷花中的齐墩果酸、熊果酸、2α-羟基齐墩果酸与2α-羟基乌苏酸的混合物三者对人慢性白血病细胞K562敏感，浓度为20μg/ml时，其抑制率分别为74.84%、91.96%和74.31%[9]。

4. 抗病毒作用

枇杷叶的水提取物和95%乙醇提取物均有抗单纯疱疹病毒2型的作用[17]。枇杷叶中熊果酸及其衍生物具有抗病毒活性[18]。

5. 护肝作用

枇杷叶中齐墩果酸具有护肝、解肝毒的作用，对多种肝毒物有抵抗作用，对四氯化碳诱导的肝损伤具有保护作用[19]。枇杷花及花蕾中的槲皮素可激活酒精分解过程中的关键酶即乙醇脱氢酶（ADH）、乙醛脱氢酶（ALDH）、过氧化氢酶（CAT）的活性，其激活率为24.83%、29.18%、22.36%[20]。

6. 抗氧化作用

枇杷花、叶、枝条等不同部位醇提取物均有抗氧化活性，并存在显著差异，不同部位中总黄酮和总酚酸含量与其醇提取物总还原能力以及自由基清除能力均具有极显著正相关，与总黄酮含量相关性最大[5]。由DPPH法和FRAP法测定抗氧化能力测出枇杷根抗氧化活性最强，其黄酮、总酚含量与自由基清除能力及总还原能力呈显著正相关[6]。枇杷幼果中提取纯化的总黄酮其抗氧化能力显著高于VC，显示枇杷幼果总黄酮具有很好的抗氧化活性[7]。25%枇杷核挥发油具有极好的抗氧化活性，其总还原力、对ABTS⁺自由基和亚硝酸钠的清除作用效果明显优于对照组1.00mg/ml的VC[8]。

附　注　枇杷多个部位均有药用价值。《中华本草》记载枇杷叶的蒸馏液、果实、种子及花亦可入药。叶的蒸馏液具有清肺止咳、和胃下气的功效；主治肺热咳嗽，呕逆，口渴。果实具有润肺下气、止渴的功效；主治肺热咳喘，吐逆，烦渴。种子具有化痰止咳、疏肝行气、利水消肿的功效；主治咳嗽痰多，疝气，瘰疬，水肿。花具有疏风止咳、通鼻窍的功效；主治感冒咳嗽，鼻塞流涕，虚劳久嗽，痰中带血。

参考文献

[1] 陈剑,李维林,吴菊兰.枇杷叶的化学成分研究（Ⅰ）[J].中草药,2006,37(11):1632-1634.

[2] 鞠建华,周亮,林耕,等.枇杷叶中三萜酸类成分及其抗炎、镇咳活性研究[J].中国药学杂志,2003,38(10):752-757.

[3] 吕寒,于盱,陈剑,等.枇杷叶黄酮类化学成分研究[J].中成药,2014,36(2):329-332.

[4] 王义潮,巩江,高昂,等.枇杷叶挥发油气相色谱－质谱研究[J].安徽农业科学,2011,39(5):2637-2638.

[5] 吴媛琳.枇杷不同部位主要有效成分及其抗氧化活性的比较[D].咸阳:西北农林科技大学,2014.

[6] 曹红云.枇杷根、叶主要药效成分含量及活性比较研究[D].福州:福建农林大学,2012.

[7] 黄桂丽,吴牧容,马佳佳,等.枇杷幼果总黄酮提取工艺优化及其抗氧化活性分析[J].食品安全质量检测学报,2020,11(10):3112-3118.

[8] 李长虹,秦小梅,张璐璐,等.枇杷核挥发油化学成分及体外抗氧化活性研究[J].华中师范大学学报(自然科学版),2014,48(1):58-61.

[9] 李琪,张宏,黄春萍,等.枇杷花化学成分及抗菌抗肿瘤活性研究[J].西南农业学报,2014,27(2):739-742.

[10] 王立为,刘新民,余世春,等.枇杷叶抗炎和止咳作用研究[J].中草药,2004,35(2):174-176.

[11] 孟晓明,李俊,黄艳,等.枇杷叶三萜酸对慢性支气管炎大鼠肺泡巨噬细胞一氧化氮合酶及一氧化氮表达的影响[J].安徽医科大学学报,2008,43(2):189-193.

[12] 谢强敏,沈文会,吴希美,等.良园枇杷膏对咳嗽反射和纤毛运动的作用[J].浙江大学学报(医学版),2002,31(2):131-134.

[13] TOMMASI N D,SIMONE F D,CIRINO,et al.Hyppglycemic effects of sesquiterpene glycosides and polyhydroxylated triteipenoids of *Eriobotrya japonica*[J].Plants Medica,1991,57(5):414-416.

[14] 贺玉琢.枇杷叶提取物与番薯并用的降糖作用[J].国外医学(中医中药分册),2005,27(5):304-305.

[15] 陈剑,吴月娴,吕寒,等.枇杷叶中三萜酸类成分抗糖尿病及其并发症的体外活性研究[J].植物资源与环境学报,2020,29(3):78-80.

[16] 邵敬伟,王涛,林凤屏,等.枇杷叶中熊果酸诱导细胞凋亡的研究[J].药物生物技术,2009,16(4):355-359.

[17] 周元,杨学志,郑民实.抗2型单纯疱疹病毒的中草药研究[J].江西医学院学报,1988,28(4):1-7.

[18] 王晓燕,李多伟,何斌.枇杷叶中熊果酸及其衍生物的研究进展[J].西北药学杂志,2012,27(1):83-85.

[19] 熊筱娟,陈武,肖小华,等.乌索酸与齐墩果酸对小鼠实验性肝损伤保护作用的比较[J].江西师范大学学报(自然科学版),2004,28(6):540-543.

[20] 徐伟,马智宇,李佳美,等.响应面法优化微波提取枇杷花槲皮素工艺及其对酒精分解关键酶活性的影响[J].食品工业科技,2021,42(3):127-132,139.

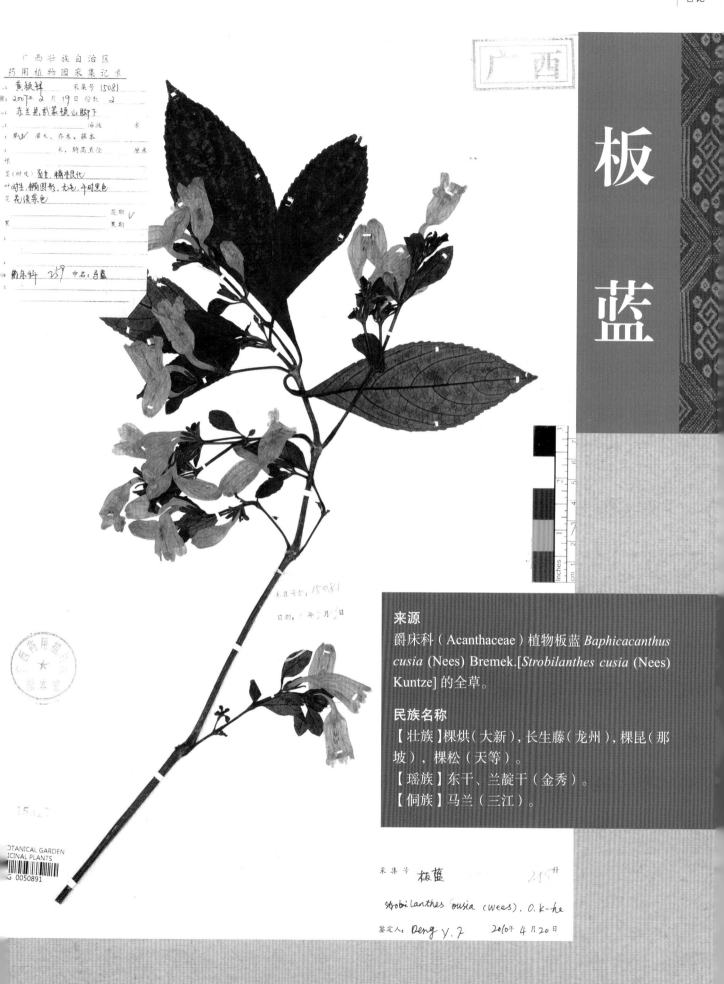

板
蓝

来源
爵床科（Acanthaceae）植物板蓝 *Baphicacanthus cusia* (Nees) Bremek.[*Strobilanthes cusia* (Nees) Kuntze] 的全草。

民族名称
【壮族】棵烘（大新），长生藤（龙州），棵昆（那坡），棵松（天等）。
【瑶族】东干、兰靛干（金秀）。
【侗族】马兰（三江）。

民 族 应 用

【壮族】药用全草。水煎服防治流感，流脑，麻疹，口腔炎，疮毒；水煎服治脑膜炎，肺炎，感冒发热，咽喉炎，妇女产后腰痛；捣烂敷患处或调酒炒热敷患处治跌打损伤，骨折。

【瑶族】药用全草。水煎服防治流感，流脑，麻疹，口腔炎，疮毒；捣烂敷患处或调酒炒热敷患处治跌打损伤，骨折。

【侗族】药用全草。水煎服治腮腺炎。

药材性状 根茎圆柱形，直径 2~6mm，灰褐色，上部带有短的地上茎，地上茎有对生分枝，根茎有膨大的节，节上分生稍粗的根茎及细长的须根。根细长而稍弯曲，表面有细皱纹。根茎质脆易折断，断面不平坦，略显纤维状，中央有大形的髓；根部质较柔韧；气无，味淡。地上茎方柱形，节部膨大，干时呈黑绿色。叶柔软，纸质，多皱缩成团状，完整叶呈椭圆形或卵圆形，干时呈黑绿色；质脆易碎，气微，味涩、微苦。

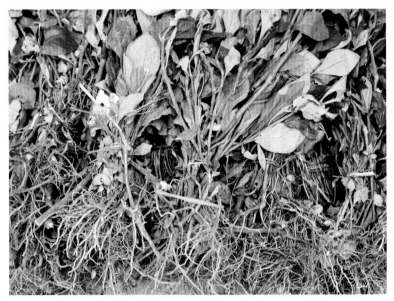

·板蓝－全草（鲜）

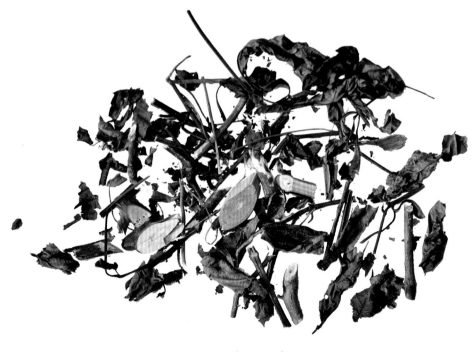

·板蓝－全草

药用源流 板蓝的药用始载于《神农本草经》，名蓝实，其根部入药，即板蓝根，列为上品。《本草图经》以马蓝之名载："马蓝，连根采之，焙捣，下筛，酒服钱匕，治妇人败血甚佳。"《本草纲目》载："蓝凡五种，各有主治……马蓝……俗中所谓板蓝者。"指出蓝草类有多个物种，包括菘蓝、马蓝、木蓝、吴蓝等。《植物名实图考》中附图二所示植物形态特征与今之板蓝相近。板蓝为马蓝早期别名，宋代后逐渐成为蓝草类药材的主流基原，在西南和华南地区民间广泛应用，又习称为南板蓝。《中华人民共和国药典》（2020年版 一部）记载其具有清热解毒、凉血利咽的功效；主治温疫时毒，发热咽痛，温毒发斑，痄腮，烂喉丹痧，大头瘟疫，丹毒，痈肿。

分类位置	种子植物门	被子植物亚门	双子叶植物纲	马鞭草目	爵床科
	Spermatophyta	Angiospermae	Dicotyledoneae	Verbenales	Acanthaceae

形态特征 多年生草本。高约1m。茎稍木质化，常成对分枝，幼嫩部分被锈毛。叶纸质，椭圆形或卵形，边缘有稍粗锯齿，干时黑色。穗状花序直立，长10~30cm；苞片对生，长1.5~2.5cm。蒴果长2~2.2cm，无毛；种子卵形，长3.5mm。

生境分布 常生于海拔100~2000m的林下潮湿处。主产于广西、湖南、江西、广东等，海南、香港、台湾、云南、贵州、四川、福建、浙江等亦有分布。广西主要分布在那坡、靖西、百色、田东、上思、防城、博白、北流、岑溪、贺县、金秀、鹿寨、阳朔等。

分类位置 根及根茎含吲哚类、有机酸类及氨基酸类等化合物，主要有腺苷、依靛蓝酮、依靛蓝双酮、靛玉红、靛蓝、羟基靛玉红、色胺酮、板蓝根二酮B、苯甲酸、水杨酸、丁香酸、棕榈酸、

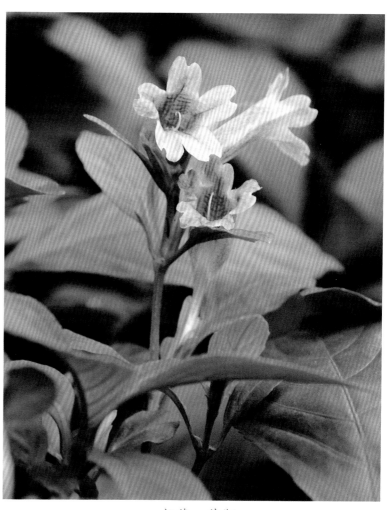

· 板蓝－花期

精氨酸、谷氨酸、β-谷甾醇、γ-谷甾醇、2,4（1H,3H）-喹唑二酮、羽扇豆醇、白桦脂醇、1-羟基-3-甲基蒽-9,10-二酮、β-D-吡喃葡萄糖苷、β-胡萝卜苷、阿克苷、异阿克苷、角胡麻苷、异地黄苷、烟酰胺、角鲨烯等[1-3]。叶含靛蓝、1H-吲哚-3-羧酸、2,4（1H,3H）-喹唑二酮、4（3H）-喹唑酮、2-甲基-4（3H）-喹唑啉酮、色胺酮、2-氨基苯甲酸、5,7,4'-三羟基-6-甲氧基黄酮、5,7,4'-三羟基-6-甲氧基黄酮-7-O-β-D-吡喃葡萄糖苷和靛玉红[4,5]。

药理作用　1. 解热抗炎作用

南板蓝根与南板蓝茎均能明显降低外源性致热源干酵母致所致大鼠体温的升高，明显抑制二甲苯所致小鼠耳肿胀程度，还可明显拮抗冰醋酸所致小鼠腹腔毛细血管通透性增加引起的炎症反应，表明其根及茎均有显著解热、抗炎作用[6]。

2. 抗病毒作用

腹腔注射板蓝根提取液能使滴鼻感染流感病毒 FM_1 昆明种小鼠的肺指数降低、体重增加，表明板蓝根提取物有一定抗流感作用[7]。板蓝根中的 1,2-O-[2S-(3,4- 二羟基苯基)-1,2- 乙烷二基]-3-O-α-L- 鼠李吡喃糖基 –6-O- 咖啡酰基 –β-D- 吡喃葡萄糖苷、豆甾醇 β-D- 吡喃葡萄糖苷、β-胡萝卜苷抗流感 H3N2 病毒活性较好，IC_{50} 值分别为：12.83μg/ml、1.54μg/ml、1.54μg/ml[3]。板蓝根中提取的凝集素具有抗病毒（A₁/ 京防 /97–53H1N1）活性，其抗病毒功效与其血凝活性的高低相关，两者呈正相关，即血凝效价愈高其抗流感病毒能力就愈强[8]。

3. 对免疫系统的作用

板蓝根酸性和碱性部位是调节免疫功能的活性部位。板蓝根中性、酸性、碱性和两性 4 个部位对血清溶血素均无显著影响，碱性部位可显著提高小鼠碳粒廓清指数，酸性部位可显著抑制 2,4 二硝基氯苯所致小鼠迟发型超敏反应[9]。腹腔注射板蓝根提取液后，经滴鼻感染流感病毒 FM_1 昆明种小鼠的 T、B 淋巴细胞刺激指数、RBC–C_3bR 花环阳性率明显增高，RBC–IC 花环阳性率显著降低，表明板蓝根提取物具有很强的增强机体免疫功能作用[7]。

4. 抗肿瘤作用

板蓝根中的阿克苷能够显著抑制体外肿瘤细胞株 CB3 的生长，其 IC_{50} 值为（2.26 ± 0.22）μmol/L，对 CB3 细胞株具有较好的选择性[3]。

5. 抗氧化作用

板蓝根中的阿克苷、异阿克苷、角胡麻苷、异地黄苷具有较好的抗氧化作用，在浓度为 50μg/ml 时对 DPPH 自由基清除率均大于 50%，异阿克苷在浓度为 1.56μg/ml 和 3.125μg/ml 时其氧化自由基吸收能力最强，阿克苷、异地黄苷依次[3]。

附　注　板蓝属于广泛分布的药用植物，全国各地均有应用和收购。本种叶或茎叶经加工制得的干燥粉末、团块或颗粒即为"青黛"，《中华人民共和国药典》（2020 年版　一部）记载其具有清热解毒、凉血消斑、泻火定惊的功效；用于温毒发斑，血热吐衄，胸痛咳血，口疮，痄腮，喉痹，小儿惊痫。

参考文献

[1] 肖珊珊, 金郁, 孙毓庆. 板蓝根化学成分、药理及质量控制研究进展 [J]. 沈阳药科大学学报, 2003,20(6):455–459.

[2] 陈建志, 刘倩君, 黄文盈, 等. 马蓝化学成分之研究 [J]. 长庚科技学刊, 2010,(13):149–155.

[3] 肖春霞. 黔产南板蓝根中抗流感病毒化学成分的研究 [D]. 贵阳：贵州大学, 2018.

[4] 陈奕龙. 南大青叶（马蓝叶）质量标准研究（Ⅰ）[D]. 广州：广州中医药大学, 2014.

[5] 刘远, 欧阳富, 于海洋, 等. 马蓝叶化学成分研究 [J]. 中华药物化学杂志, 2009,(4):273–275,283.

[6] 曹曼. 南板蓝根与南板蓝茎等量性研究 [D]. 广州：广州中医药大学, 2015.

[7] 金明哲. 板蓝根提取物增强机体免疫功能及抗流感病毒 FM_1 的作用 [D]. 延吉：延边大学, 2006.

[8] 胡兴昌, 程佳蔚, 刘士庄, 等. 板蓝根凝集素效价与抑制感冒病毒作用关系的实验研究 [J]. 上海中医药大学学报, 2001,15(3):56–57.

[9] 晋玉章, 宋光明, 赵艳威, 等. 板蓝根免疫调节作用户型部位的筛选 [J]. 武警医学院学报, 2011,(7):538–540,543.

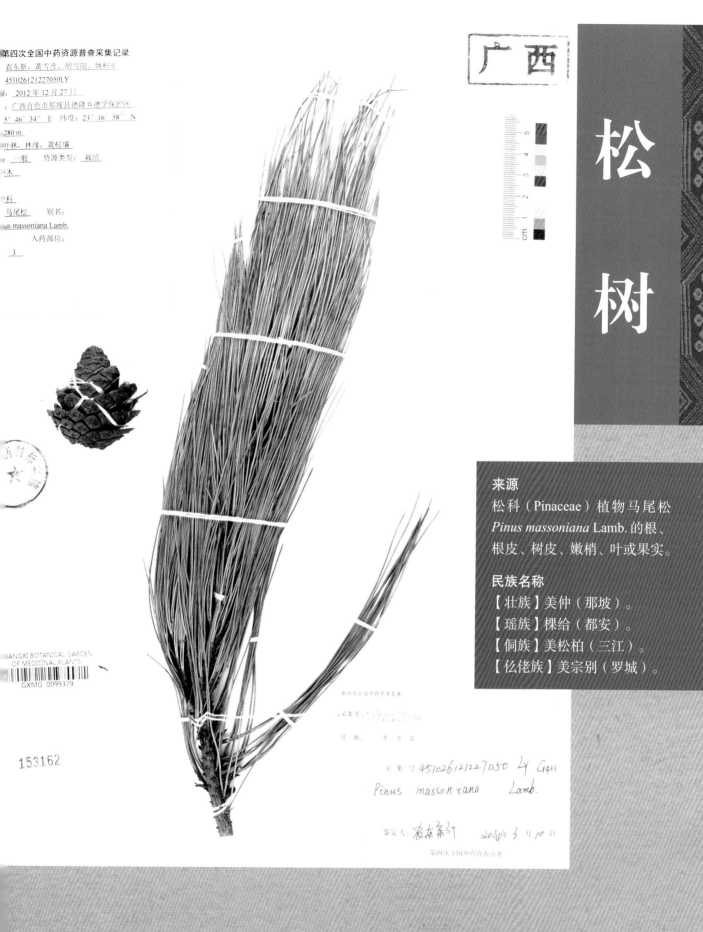

广 西

松

树

第四次全国中药资源普查采集记录

农东新、黄雪彦、胡肖阳、姚祖车
45102612127050LY
: 2012 年 12 月 27 日
: 广西百色市那坡县德隆乡德学保护区
5° 46′ 34″ E 纬度：23° 16′ 58″ N
280 m
叶林、林缘、黄棕壤
一般　资源类型：　栽培
木

科
马尾松　别名：
us massoniana Lamb.
入药部位：
3

GXMG 0099379

153162

来源

松科（Pinaceae）植物马尾松
Pinus massoniana Lamb. 的根、
根皮、树皮、嫩梢、叶或果实。

民族名称
【壮族】美仲（那坡）。
【瑶族】楳给（都安）。
【侗族】美松柏（三江）。
【仫佬族】美宗别（罗城）。

采集号：45102612127050 LY G4H
Pinus massoniana Lamb.

鉴定人：农东新　2016年 3 月 10 日
第四次全国中药资源普查

民 族 应 用

【瑶族】药用根皮、树皮、嫩梢（去外皮）。根皮水煎服治气管炎咳嗽，神经衰弱失眠。树皮水煎服治咳嗽。嫩梢（去外皮）捣烂敷印堂穴治鼻衄；水煎冲白糖服治跌打损伤昏迷。

【侗族】药用根、根皮、老树皮、嫩梢（去外皮）、叶、果实。根水煎洗患处治风湿。根皮捣烂敷患处治跌打肿痛；水煎熏洗患处治风疹。老树皮煎服治睾丸炎；研粉敷患处治烧烫伤。嫩梢（去外皮）捣烂敷患处治骨折。叶水煎洗患处治稻田皮炎。果实水煎服可解毒。

【仫佬族】药用叶。水煎服治腹泻。

内服用量 15~60g；外用适量。

药材性状　松叶呈针状，长 13~29cm，常 2 针一束，少 3 针 1 束，鲜品表面绿色，光滑，基部包有长约 1cm 的叶鞘，灰白色至棕褐色，两叶相对面平直；干时凹陷成槽状，背面呈半圆状隆起。质轻而柔韧，不易折断，横切面呈半圆形。气微，味微辛、苦。松根呈圆柱形或圆锥形或不规则块状，直径 0.5~4cm；表面棕红色、灰红色或棕褐色，呈不规则的块裂，有须根或须根痕。质坚硬，难折断，断面皮层窄，棕红色，木质部宽大，黄白色或黄色。气微，味微涩。松球（果实）呈类球形或卵圆形，由木质化螺旋状排列的种鳞组成，直径 4~6cm，易破碎；表面棕色或棕褐色；种鳞背面先端宽厚隆起，鳞脐钝尖；基部有残存果柄或果柄痕。质硬，有松脂特异香气。味微苦涩。

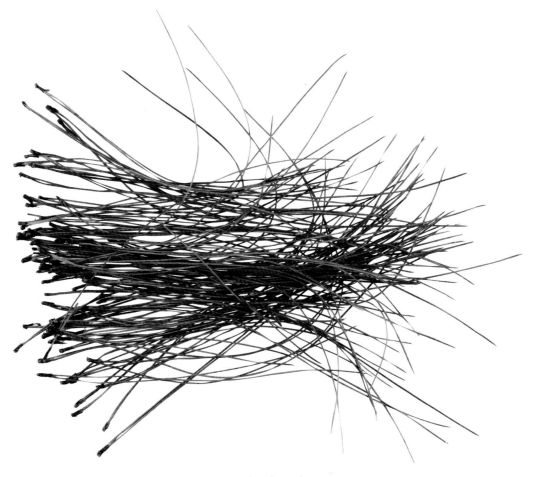

·松树－叶

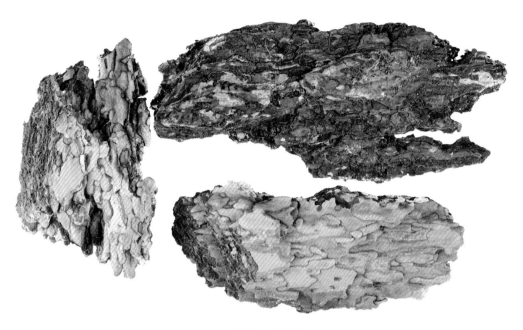

·松树－树皮

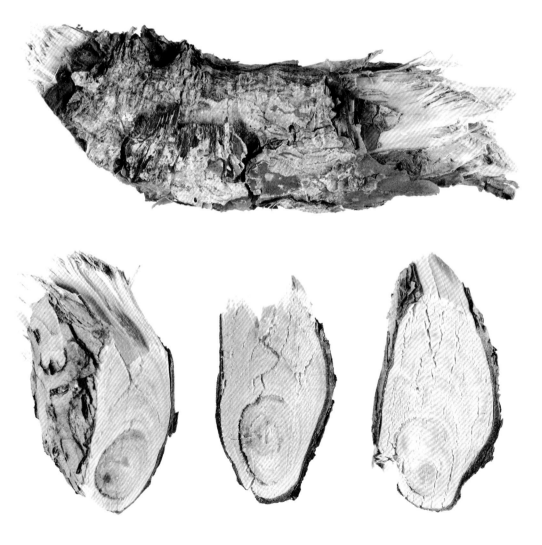

·松树－根

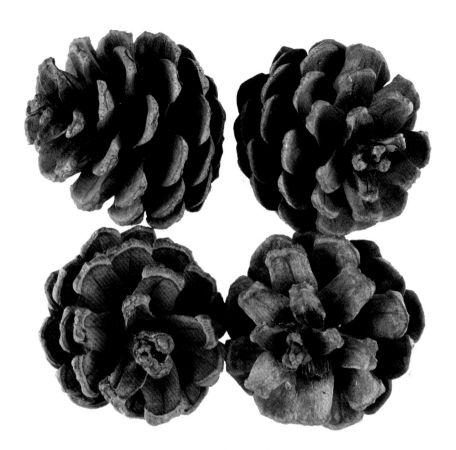

·松树－果实

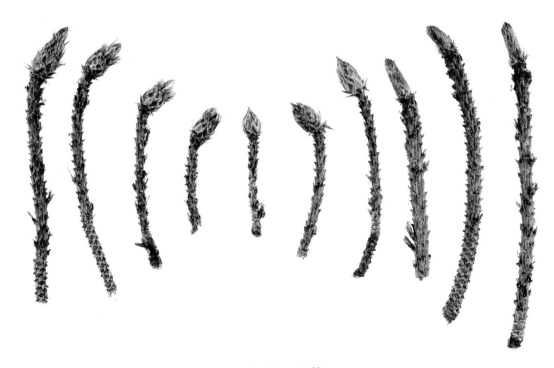

·松树－嫩梢

药用源流　松叶的药用历史悠久，始载于《名医别录》，云："松叶，味苦，温。主治风湿痹疮气，生毛发，安五藏，守中，不饥，延年。松根白皮，主辟谷，不饥。"《证类本草》载："松叶，暖，无毒。炙治冻疮，风湿疮疖……言每五鬣为一叶，或有两鬣、七鬣者。"《本草纲目》载："松处处有之。其叶有两鬣、五鬣、七鬣。岁久则实繁。松树螺砢修耸多节，具皮粗厚有鲮形，其叶后凋。二、三月抽蕤生花，长四五寸，采其花蕊为松黄。结实状如猪心，叠成龄砌，秋老则子长鲮裂。然叶有二针、三针、五针之别，三针为栝子松，五针为松子松。"指出当时松有几种，结合其对松叶、松脂、松果、松花粉等产地、形态、功效与主治，其二针应为今之马尾松。《广西中药材标准》（第二册）记载其叶具有祛风燥湿、杀虫、止痒的功效；主治风湿痿痹，跌打损伤，疮疖肿痛，湿疹，疥癣，皮肤瘙痒。《中华本草》记载其根具有祛风除湿、活血止血的功效；主治风湿痹痛，风疹瘙痒，赤白带下，风寒咳嗽，跌打吐血，风虫牙痛。

分类位置	种子植物门	裸子植物亚门	松柏纲	松杉目	松科
	Spermatophyta	Gymnospermae	Coniferopsida	Pinales	Pinaceae

形态特征　常绿乔木。树皮红褐色，下部灰褐色，裂成不规则的鳞状块片较厚。树冠宽塔形或伞形，枝条每年生一轮，淡黄褐色，无毛。针叶2针一束，长12~20cm，细柔，两面有气孔线，边缘有细锯齿；横切面树脂道4~8个，边生；叶鞘初呈褐色，渐变成灰黑色，宿存。球果卵圆状或圆锥状卵圆形，长4~7cm，径2.5~4cm，有短梗，下垂，绿色，熟时栗褐色，陆续脱落；中部种鳞近矩圆状倒卵形，或近长方形，长约3cm；鳞盾菱形，微隆起或平，横脊微明显，鳞脐微凹，无刺；种子长卵圆形，长4~6mm，种翅长2~2.7cm；子叶5~8枚。

生境分布　生于海拔2000m以下的高山、丘陵、平原，或广泛栽培。分布于福建、江苏、安徽、河南、陕西及长江中下游各省区。广西全区各地均有分布。

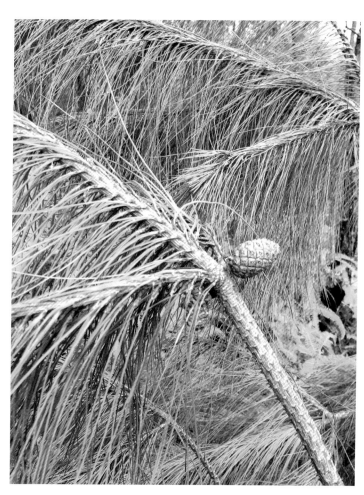

·马尾松－果期

化学成分　松针含挥发油类、氨基酸类、黄酮类、木脂素类等化学成分。主要有花旗松素、花旗松素-3'-O-β-D-葡萄糖苷、儿茶素、柚皮素-7-O-β-D-葡萄糖苷、3',5-二羟基-4'-甲氧基二氢黄酮-7-O-α-L-鼠李糖基(1→6)-β-D-葡萄糖苷、4',5-二羟基二氢黄酮-7-O-α-L-鼠李糖基(1→2)-β-D-葡

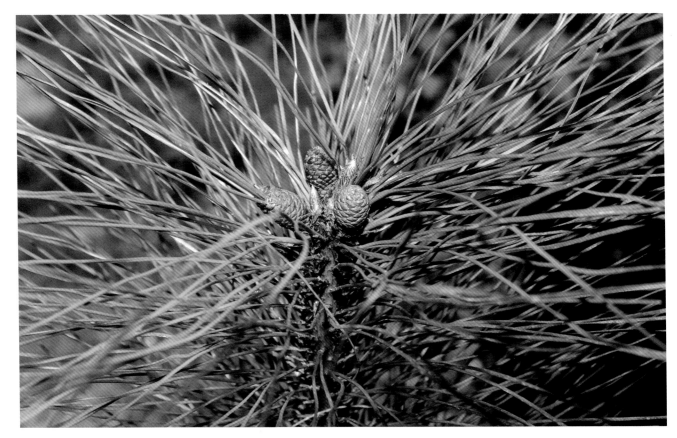

· 马尾松 – 花果期

萄糖苷、木犀草素、木犀草素 –7–O– 吡喃葡萄糖苷、双氢槲皮素 [1,2]、莽草酸、(7S,8R)–3,9,9'– 三羟基 –3– 甲氧基 –7,8– 二氢苯并呋喃 –1'– 丙醇基新木脂素 –4–O–α–L– 鼠李糖苷、异落叶松脂素、异叶松脂素 –9–O– 木糖苷、4,4',8– 三羟基 –4,4'– 二甲氧基 –9– 木脂内酯、对羟基苯基 –2– 丁酮、香草酸、氢醌 [3-7]、开环异落叶松脂素、4-(4'– 羟基 –3'– 甲氧基苯基)–2– 丁醇、4– 对羟基苯基 –2– 丁醇、伞花内酯、原儿茶酸 [8]、槲皮素 [9]、(+)– 落叶松脂醇、(+)–9'–O– 对羟基反式桂皮酰基落叶松脂醇酯 [10]、香草醛、二氢猕猴桃内酯 [11]、α– 蒎烯、β– 蒎烯、大根香叶烯、丁香烯、α– 荜澄茄醇、β– 榄香烯、g– 榄香烯等 [12,13]。马尾松树皮含原花青素、庚烷、丁香烯、1– 甲基 – 环己烷、(+)– 长叶烯、油酸等 [14,15]。松花粉含 β– 谷甾醇、柚皮素、单硬脂酸甘油酯、山柰酚、丁二酸、花旗松素 [16,17]。松香含 α– 蒎烯、莰烯、β– 蒎烯、月桂烯等挥发油及槲皮素、山柰酚的苷及苦味物质 [18,19]。松节油含 (3E,6E)–α– 金合欢烯、(Z)–β– 石竹烯、1,5– 杜松二烯等 [20]。

药理作用　1. 抗肿瘤作用

马尾松树皮提取物（PMBE）对体外培养的人癌细胞有广谱抑制作用，但不同癌细胞对其有不同程度的浓度或剂量依赖性 [21]；此外还能明显诱导体外培养的 BEL7402 细胞凋亡 [22]；对小鼠 B16 黑色素瘤细胞内黑色素生成具有显著抑制效果，这与降低酪氨酸酶活性和清除活性氧有关 [23]；MPBE 与阿霉素（ADM）联合使用可明显提高脑瘤裸小鼠的生命延长率，具有抗脑肿瘤的作用 [24]；对人大肠癌 Lovo 细胞的生长有较强的抑制作用，MPBE 对小鼠 S180 肉瘤生长表现出明显的抑制作用，MPBE 达到 200mg/kg 时可明显提高胸腺指数和脾指数 [25]；PMBE、胎牛血清及处理时间三因素适量水平搭配（0、1、0）可提高对体外培养人大肠癌 Lovo 的生长抑制效率，最高可达 42%，即三因子用量分别为 140μg/ml、15%、48h 时效果最佳 [26]。

2. 降血糖、调血脂作用

马尾松松针水提液对蛋黄乳诱发的小鼠高脂血症和高脂饲料诱发的大鼠高脂血症均有显著的调血脂作用，明显降低总胆固醇和低密度脂蛋白胆固醇，相对升高高密度脂蛋白胆固醇[27]。经松针提取液治疗后，家兔血 TG、MDA 含量降低，SOD 活性及总抗氧化活力增强，表明松针提取液对高脂血症有较好的降脂和抗氧化作用[28]。松针提取物 200mg/kg、400mg/kg、800mg/kg 对正常小鼠的血糖水平无明显影响，但可降低由肾上腺素和四氧嘧啶引起的小鼠高血糖，且呈现良好的剂量相关性，表明松针具有显著的降血糖作用[29]。马尾松水提取液可有效降低高血脂症 TG 指标，提示其具有一定的降高血脂的药理活性[30]。

3. 抗衰老作用

松针水提取液在浓度为 1.0%~4.0% 范围内，能使果蝇成虫的寿命极显著地延长，还有抗基因突变及抗 DNA 损伤的作用，并能提高小鼠红细胞超氧化物歧化酶（SOD）活性。还能抑制小鼠脑组织的 B 型单胺氧化酶（MAOB）活性[31]；松针提取物能明显提高小鼠耐缺氧及抗疲劳能力，促进小鼠胸腺及脾脏质量增加，提高小鼠网状内皮系统吞噬功能，表明松针能够通过增强机体免疫功能而起到延缓衰老的作用[32]。松针水提取物给药组的大鼠心肌细胞膜 Na^+–K^+–ATP 酶和 SOD 活性均明显高于单纯喂饲饲料组，表明松针水提取物有抗衰老作用，其抗衰老作用可能是通过提高体内抗自由基的能力、减少脂质过氧化，进而保护细胞膜的完整性以及功能的正常发挥，起到延缓衰老作用的[33]。马尾松树皮中含原花青素，其精制物能显著提高小白鼠血清中超氧化物歧化酶、谷胱甘肽过氧化物酶的活力，在抗脂质过氧化方面与大豆异黄酮相当，显示其具有很强的抗衰老作用[14]。

4. 抗菌、抗病毒作用

马尾松水与乙醇提取物（含生药 10g/ml）有抗 1 型单纯疱疹病毒的作用[34]，马尾松水提取液（300μg/50μl）有抗乙型肝炎病毒表面抗原的作用[35]。马尾松松针的水提取液和醇提取液对大肠杆菌、枯草芽孢杆菌、金黄色葡萄球菌和啤酒酵母有一定的抑制作用，但抑制作用存在差异，水提取液的效果均比醇提取液的效果明显[36]；此外水提取液还能有效抑制沙门菌、志贺菌[30]。

5. 抗氧化作用

松针水提取液的总抗氧化能力、抑制猪油的脂质过氧化具有较好效果，但醇提取液效果不及水提取液；松针的醇提取液和水提取液对 OH 自由基的清除效果极显著，对 O_2^- 自由基也有很强的清除作用，而且清除能力与质量浓度有一定的关系[37]。马尾松树皮中原花青素对 OH 自由基和 O_2^- 自由基都有较好的清除能力，都分别明显高于抗坏血酸和 SOD 酶[38]。树皮提取物在体外生理盐水条件下具有较强抗氧化和清除活性氧能力，其抗氧化能力稍弱于 VC，约为 VE 的 3.5 倍[39]。

6. 保肝作用

马尾松树皮提取物对 CCl_4 损伤的干细胞具有显著移植脂质过氧化效果，腹膜腔内注射器提取物，可明显抑制肝组织脂质过氧化和活性氧的产生，可降低丙二醛含量、丙氨酸转氨酶和天冬氨酸转氨酶活性，升高超氧化物歧化酶、过氧化氢酶活性和谷胱甘肽含量，对肝损伤具有明显保护作用[40]。马尾松针叶聚戊烯醇对 CCl_4 所致大鼠急性肝损伤有一定保护作用，可明显抑制 ALT、AST 活性的升高[41]。

7. 对心脏的作用

松针挥发油对药物诱发心律失常具对抗作用，此作用是通过影响心肌细胞的离子分布而实现；能阻止乌头碱所致的钠离子内流作用[42]；松针挥发油的低、中、高剂量可显著延迟静脉注射乌头碱导致心律失常大鼠室性早搏和室性心动过快的出现[43]。

8. 促进记忆力作用

马尾松针叶聚戊烯醇 40mg/kg、80mg/kg 剂量组能明显提高阿尔茨海默病（AD）小鼠被动回避记忆能力和空间学习记忆能力，且高剂量针叶聚戊烯醇（80mg/kg）与 0.3mg/kg 石杉碱甲的效果相似。

松针叶聚戊烯醇能明显改善 AD 小鼠学习记忆的能力，提示松针叶聚戊烯醇对 AD 小鼠具有一定的防治作用[44]。

9. 抗凝血作用

马尾松松针提取液中的莽草酸能很好地抑制腺苷二磷酸（ADP）和胶原蛋白诱导的体外血小板凝聚，且其剂量与抑制效果呈现一定的正相关作用，提示其所含莽草酸具有体外抗血凝作用[45]。马尾松中的莽草酸在体外呈浓度依赖性抑制腺苷二磷酸（ADP）、胶原蛋白诱导的家兔血小板聚集[46]。

10. 其他作用

复方松针提取液（主要成分为马尾松针叶提取液）显著抑制大、小鼠的炎症反应，减轻炎症早期渗出、水肿和肉芽组织增生，并且显示明显的镇痛作用[47]。

附　注　松属华山松（*P. armandii*）、黄山松（*P. taiwanensis*）、黑松（*P. thunbergii*）、油松（*P. tabuliformis*）、云南松（*P. yunnanensis*）、红松（*P. koraiensis*）等的叶都作为药材松叶，其植物的干燥花粉都为药材松花粉。松皮、枝干结节即松节、渗出的油树脂经蒸馏或提取除去挥发油后所余固体树脂为松香亦为异地药材或民间用药，此外，松花粉含有 β- 谷甾醇、柚皮素、山奈酚、多糖等化学成分，具有保肝、抗疲劳、抗氧化等药理作用，市场上有将其作为保健品开发。

参考文献

[1] SHEN Z B,OLOF T.Flavonoid glycosides from needles of *Pinus assoniana*[J].Phytochemistry,1985,24(1):155–158.

[2] 王巍,王晓华,尹江峰,等.马尾松松针的黄酮类化学成分的分离鉴定 [J]. 中国医院药学杂志,2008,28(7): 549–552.

[3] 毕跃峰,郑晓珂,刘宏民,等.马尾松松针化学成分的研究 [J]. 药学学报,2001,36(11):832–835.

[4] 毕跃峰,郑晓珂,冯卫生,等.马尾松松针中木脂素苷的分离与结构鉴定 [J]. 药学学报,2002,37(8):626–629.

[5] 冯卫生,毕跃峰,郑晓珂,等.马尾松松针中木脂素类化学成分的研究 [J]. 药学学报,2003,38(3):199–202.

[6] 冯卫生,郑晓珂,王彦志,等.马尾松松针中木脂素类成分的分离与鉴定 [J]. 药学学报,2003,38(12):927–930.

[7] 冯卫生,郑晓珂,王彦志,等.马尾松松针中化学成分的分离与鉴定（英文）[J]. 天然产物研究与开发,2004,16(6):500–502.

[8] 郑晓珂,冯卫生,王彦志,等.松针的化学成分研究 [J]. 中国药学杂志,2004,39(11):820–821.

[9] 张旭,及元乔,李萍,等.松针的化学成分研究 [J]. 天然产物研究与开发,2006,18(4):621–623.

[10] 王巍,王晓华,张晓洁.马尾松松针的亲水性化学成分研究 [J]. 中国医院药学杂志,2009,29(15):1282–1286.

[11] 李洪玉,马相锋,张扬,等.马尾松针香气化学成分研究 [J]. 中华中医药杂志,2012,(6):1681–1682.

[12] 康婕.马尾松松针的化学成分及生物活性研究 [D]. 大连：大连工业大学,2016.

[13] 黄晓敏.马尾松针黄酮类物质的抑菌作用及成分研究 [D]. 广州：仲恺农业工程学院,2016.

[14] 王秋月.马尾松树皮中原花青素抗衰老作用研究 [J]. 安徽农业科学,2016,44(33):118–120.

[15] 何永辉.马尾松树皮提取物中萜类化合物的研究 [D]. 长沙：中南大学,2007.

[16] 李丽,孙洁,孙敬勇,等.马尾松花粉化学成分的研究 [J]. 中草药,2010,41(4):530–532.

[17] 唐雨,张瑜,袁久志.松花粉化学成分的分离与鉴定 [J]. 沈阳药科大学学报,2011,(6):429–432.

[18] 梁忠云,陈海燕,沈美英,等.广西优良品种马尾松松脂的化学组成 [J]. 林产化工通讯,2002,3(5): 8–10.

[19] 安宁,丁贵杰.广西马尾松松脂的化学组成研究 [J]. 中南林业科技大学学报,2012,32(3):59–62.

[20] 刘震,程芝.马尾松松节油倍半萜烯成分的分析 [J]. 林产化学与工业,1994,14(1):21–26.

[21] 崔映宇,谢衡,王金发.马尾松树皮提取物对人体外癌细胞的广谱作用研究 [J]. 药学进展,2004,28

(9):418-421.

[22] 崔映宇,谢衡,王金发.马尾松树皮提取物体外诱导人肝癌细胞凋亡的一过性检测分析 [J].中国组织化学与细胞化学杂志,2005,14(1):80-83.

[23] 冯冬茹,杨水军,谢衡,等.马尾松树皮提取物对小鼠 B16 黑色素瘤细胞中黑色素生成抑制效果及其机制的初步研究 [J].时珍国医国药,2012,23(1):148-151.

[24] 郑光耀,王成章,谢衡,等.马尾松树皮提取物抗脑缺血和抗脑肿瘤作用的研究 [J].林产化学与工业,2007,27(B10):21-23.

[25] 郑光耀,李若达,王成章,等.马尾松树皮提取物抗肿瘤作用的研究[J].林产化学与工业,2007,27(4):16-20.

[26] 崔映宇,陈小红,伍春莲,等.马尾松树皮提取物体外抑制人大肠癌细胞生长规律初探 [J].中国农业大学学报,2006,11(1):11-16.

[27] 胡钧,吕圭源,李万里.马尾松松针降血脂作用的研究 [J].浙江中医学院学报,1992,16(3):30-31.

[28] 王焰山,张自文,黄晓萍,等.松针提取液对实验性高脂血症及脂质过氧化作用的影响 [J].北京中医药大学学报,2001,24(2):35-36.

[29] 王春梅,王海莉,李贺,等.松针提取物降糖作用的实验研究 [J].北华大学学报,2007,8(2):121-123.

[30] 张卫丽.马尾松松针有效成分的提取及药理活性研究 [D].广州:广东工业大学,2013.

[31] 胡钧,吕圭源.马尾松针对果蝇寿命的影响 [J].浙江中医学院学报,1992,16(6):49-50.

[32] 陈长武,昌友权,曲红光,等.松针提取物抗衰老氧化作用研究 [J].食品科学,2005,26(9):465-467.

[33] 单红梅,朱玉宝,李从阳,等.马尾松针抗衰老机制的研究 [J].辽宁中医学院学报,2006,8(1):91-92.

[34] 郑民实.472 种中草药抗单纯疱疹病毒的试验研究 [J].中西医结合杂志,1990,10(1):39-41,6.

[35] 郑民实,郑有方.1000 种中草药抑制乙型肝炎病毒表面抗原的实验研究 [J].中医杂志,1989,30(11):47-48.

[36] 范家佑,郁建平,罗莉斯,等.马尾松针叶提取物的抑菌活性研究 [J].山地农业生物学报,2010,29(3):279-282.

[37] 徐丽珊,章海文.松针提取液的抗氧化活性 [J].食品科学,2011,32(7):97-99.

[38] 王秋月,郁建平,蔡立,等.马尾松树皮中原花青素体外抗自由基作用的研究 [J].食品工业科技,2010,31(8):81-83.

[39] 崔映宇,谢衡,赖斐,等.马尾松树皮提取物的抗氧化性初步研究 [J].食品科学,2004,25(9):179-183.

[40] 冯冬茹,蔡懿,蒋婷,等.马尾松树皮提取物对肝损伤保护及肝癌细胞移植作用的研究 [C].广东省遗传学会第九届代表大会暨学术研讨会论文及摘要汇编,2014.

[41] 郑光耀,张良,何玲,等.马尾松针叶聚戊烯醇对 CCl_4 致大鼠急性肝损伤的保护作用 [J].华西药学杂志,2012,27(3):260-262.

[42] 黄雪泉.松针挥发油对大鼠心肌外膜单相动作电位的影响 [J].中兽医医药杂志,2010,29(3):19-22.

[43] 黄雪泉.松针挥发油对乌头碱诱发大鼠心律失常的影响 [J].动物医学进展,2010,31(9):68-71.

[44] 郑光耀,何玲,薄采颖,等.马尾松针叶聚戊烯醇对阿尔茨海默病模型小鼠学习记忆的影响 [J].中国新药杂志,2011,20(20):2014-2017.

[45] 陈英.松针中莽草酸的提取纯化及其抗血小板凝聚的研究 [D].长沙:湖南农业大学,2013.

[46] 陈晓熠,刘红健,魏莲,等.马尾松中莽草酸分离制备及其抗血小板凝集作用 [J].研究食品研究与开发,2009,(7):55-58.

[47] 李丽芬,石扣兰,刘斌王玉,等.复方松叶提取液的镇痛抗炎作用的实验研究 [J].齐齐哈尔医学院学报,2001,22(5):489-490.

枫荷桂

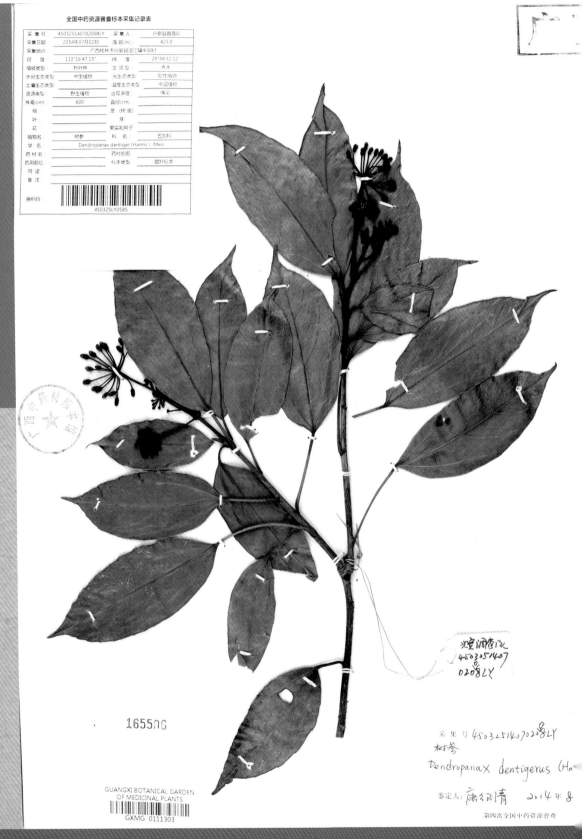

全国中药资源普查标本采集记录表

GUANGXI BOTANICAL GARDEN
OF MEDICINAL PLANTS

GXMG 0111303

来源

五加科（Araliaceae）植物树参
Dendropanax dentiger (Harms)
Merr. 的根、茎、茎枝或全株。

民族名称

【壮族】枫荷桂。

【瑶族】木五加（全州），阴阳风。

民 族 应 用

【壮族】药用根、茎。水煎服或浸酒服治风湿性关节炎，类风湿关节炎，腰肌劳损，慢性腰腿痛，半身不遂，跌打损伤，风湿骨痛，偏瘫，月经不调。内服用量 15~30g；外用适量。

【瑶族】药用茎枝、全株。茎枝主治坐骨神经痛，风湿，类风湿关节炎，跌打损伤，皮炎。全株水煎服或浸酒服治风湿骨痛，类风湿关节炎，偏瘫。内服用量 10~30g；外用适量。

药材性状　根呈圆柱形，弯曲。外表面棕褐色或棕红色，外层栓皮脱落后的内层栓皮呈红色，极薄，纸质，常多层翘起；断面皮部棕褐色，木部呈浅棕红色，具细密的放射状纹理及小孔；气微，味淡、微涩。茎呈圆柱形，外表面灰白色或灰褐色，具细纵纹；质硬。切面皮部稍薄，棕黄色，易剥落；木部淡黄色，具同心性环纹，有细小密集的放射性纹理，横向断裂，层纹明显；髓部小，白色，稍松软，有的中空。气微，味甘、淡。

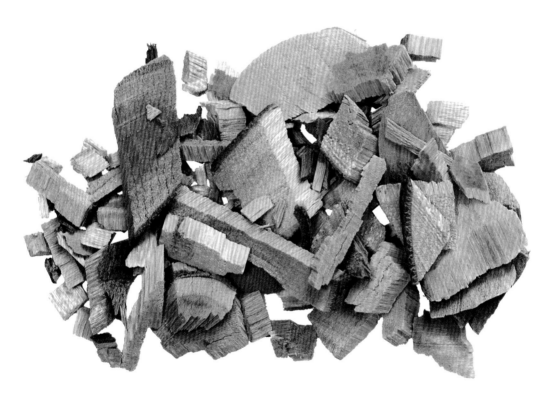

· 枫荷桂－茎

药用源流　《广西壮族自治区瑶药材质量标准　第一卷》（2014 年版）记载其茎枝具有祛风湿、活血脉的功效；主治风湿痹痛，偏瘫，偏头痛，月经不调。

分类位置	种子植物门	被子植物亚门	双子叶植物纲	五加目	五加科
	Spermatophyta	Angiospermae	Dicotyledoneae	Araliales	Araliaceae

形态特征 乔木或灌木。叶片厚纸质或革质，密生粗大半透明红棕色腺点，叶形变异很大，不分裂叶片通常为椭圆形，分裂叶片倒三角形，两面均无毛，网脉两面显著且隆起。伞形花序顶生，单生或 2~5 个聚生成复伞形花序；花瓣 5；子房 5 室；花柱 5，基部合生，顶端离生。果实长圆状球形，稀近球形，长 5~6mm，有 5 棱，每棱又各有纵脊 3 条。

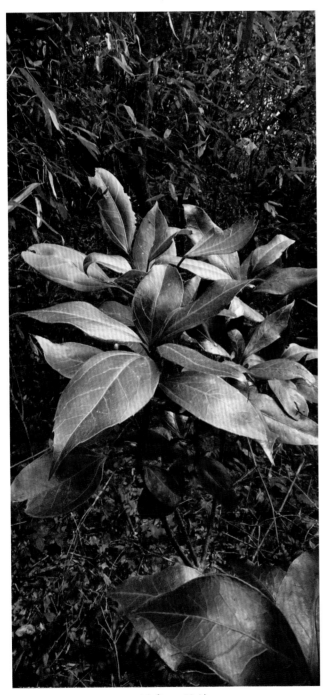

· 树参－植株

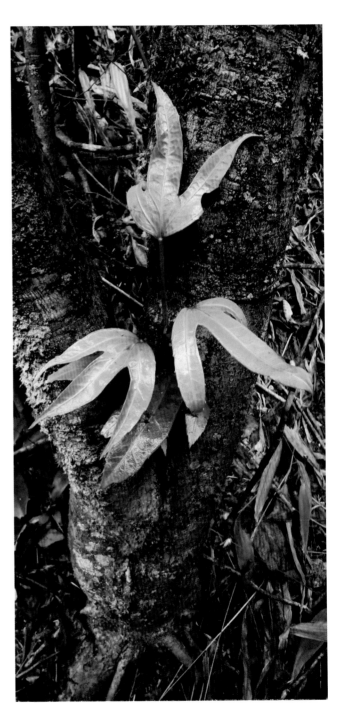

· 树参－植株

生境分布 生于海拔 1800m 以下的常绿阔叶林或灌丛中。分布于浙江、安徽、湖南、湖北、四川、贵州、云南、广西、广东、江西、福建和台湾等。广西主要分布在武鸣、马山、上林、融水、临桂、兴安、灌阳、资源、凌云、乐业、田林、贺州、昭平、罗城、金秀、宁明等。

化学成分　枝茎中含有无羁萜、十六碳酸、β- 谷甾醇、单油酸甘油酯、二十二碳酸、正三十烷醇、硬脂酸、丁香醛、阿魏醛、β- 胡萝卜苷、莨菪亭、芥子醛、槲皮素、木樨草素、芥子醛葡萄糖苷、丁香苷、阿魏酸、(E)- 桂皮酸、(E)- 对羟基桂皮酸、杜仲树脂醇双吡喃葡萄糖苷、丁香树脂醇双吡喃葡萄糖苷、丁香酚 – 芸香糖苷、咖啡酸、淫羊藿苷 E_5 等 [1]。根中含有 icariside E_5、syringin、synapicaldehyde 4-O-β-D-glucopyranoside、coniferaldehyde 4-O-β-D-glucopyranoside、$trans$-p-coumaric acid、myristyl alcohol、friedelin 等 [2]。叶中含有紫丁香苷、绿原酸、芦丁、山奈酚 -3-O- 芸香糖苷、3,5-O- 二咖啡酰基奎宁酸等 [3]。此外，还从树参中分离出 (9Z,16S)-16-hydroxy-9,17-octadecadiene-12,14-diynoic acid (HODA) 等化学物 [4]。

药理作用　1. 抗心律失常作用

树参叶水提取物灌胃给药对乌头碱、$CaCl_2$ 诱发的小鼠心律失常和 $BaCl_2$ 所致的大鼠心律失常均有明显的保护作用；静注给药能显著缩短肾上腺素诱发的麻醉兔心律失常的持续时间，还能明显推迟哇巴因性豚鼠离体心脏心律失常和心电消失的出现 [5]。

2. 抗老年痴呆作用

树参醇提取物各活性部位均具有改善老年痴呆小鼠学习记忆能力的作用，其中乙酸乙酯部位作用最佳，且其作用呈现一定的量效关系 [6]。

3. 免疫调节作用

树参嫩叶提取物喂养不同月龄的獭兔，均能提高獭兔的免疫能力，其中 1 月龄獭兔喂服 0.1% 浓度树参提取物，其血清免疫指标改善作用最佳，随着獭兔月龄的增加，提取物浓度需适当提高 [7]。

4. 抗氧化作用

树参 80% 醇提取物的乙酸乙酯、正丁醇萃取部位以及从中分离得到的大多数酚类化合物具有显著的 DPPH 自由基清除能力 [1]。从树参中分离出 (9Z,16S)-16-Hydroxy-9,17-octadecadiene-12,14-diynoic acid (HODA) 也具有显著的抗氧化活性 [4]。

附　注　据《中华本草》记载变叶树参 Dendropanax proteus (Champ.) Benth. 也可作为枫荷桂入药。本种与树参的区别为叶革质或纸质、无腺点，叶形为化大、不分裂叶椭圆形 / 椭圆状披针形至线状披针形，分裂叶为倒三角形，2~3 深裂，全缘或有少数不明显的细锯齿，羽状脉或三出脉，侧脉 5~20 对。伞形花序单生或 2~3 枚聚生；花柱合生为柱状。果枋果状，无棱，宿存花柱短，长不及 1mm。

参考文献

[1] 郑莉萍 . 树参化学成分的提取分离及抗氧化活性的研究 [D]. 福州 : 福建中医药大学 ,2010.

[2] ZHOU Z W, HE X R,FENG L H,et al.Chemical constituents from the roots of *Dendropanax chevalieri*[J].Biochemical Systematics and Ecology,2013,48:271-273.

[3] 刘敏,陈梦,陈桂云,等 . 基于 LC-MS 树参叶指纹图谱的建立 [J]. 中国现代应用药学 ,2020,37(1):40-44.

[4] CHIEN S C,TSENG Y H,HSU W N,et al.Anti-inflammatory and anti-oxidative activities of polyacetylene from *Dendropanax dentiger*[J].Natural Product Communications,2014,9(11):1589-1590.

[5] 黄敬耀,刘春梅,齐丕骝,等 . 树参叶抗心律失常作用的研究 [J]. 中国中药杂志 ,1989,14(6):47-50.

[6] 卢海啸,曾孟,李家洲,等 . 枫荷桂抗老年痴呆活性研究 [J]. 中药材 ,2014,37(9):1644-1646.

[7] 陈云奇,陆志敏,杨丽,等 . 树参嫩叶活性成分提取以及对提高獭兔免疫力的试验研究 [J]. 林业科技通讯 ,2017,1:47-50.

刺苋

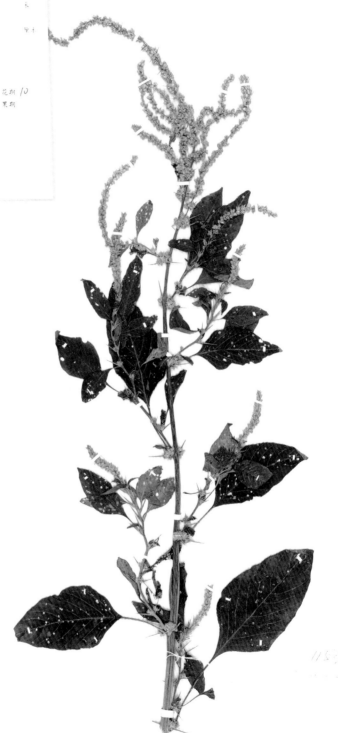

来源

苋科（Amaranthaceae）植物刺苋 *Amaranthus spinosus* Linn. 的根、叶、全草。

民族名称

【壮族】拜勾弯（象州），叉周难（大新），大红南（扶绥）。

【京族】幼苋（防城）。

民族应用

【壮族】药用根、全草。根水煎服治痢；研粉纳入猪直肠即猪七寸内炖服治痔疮。全草水煎服治痢疾；研粉纳入猪直肠炖服治痔疮；与猪瘦肉煎服治脱肛、子宫脱垂；捣烂敷患处可拔脓。

【京族】药用根、叶。水煎服治痢疾。

内服用量 15~30g；外用适量。

药材性状　根直，圆锥状，长短不一。茎直立，圆柱形，分枝，上部稍弯曲，长 30~70cm，直径 3~5mm，表面淡黄色或淡黄绿色，有深纵槽，上部有微毛，下部无毛，体轻，质韧，断面类白色。单叶互生，有柄；叶片灰绿色，皱缩，基部叶多破碎脱落，完整者长卵形，基部楔形，边全缘或波状；托叶二枚变为锐刺。穗状花序顶生和腋生，密生小花；花单性，雌雄同株。胞果，卵形。种子细小，黑色。气微，味淡。

· 刺苋－全草

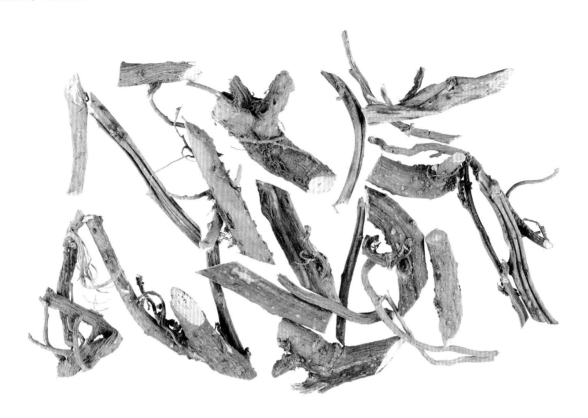

·刺苋－根

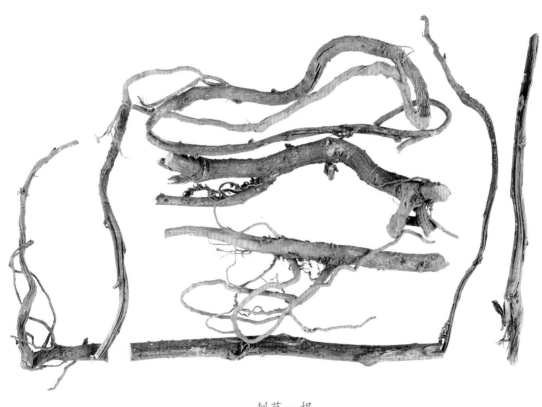

·刺苋－根

药用源流　《广西中药材标准》（1990年版）记载其全草或根具有清热利湿、解毒消肿、凉血止血的功效；主治赤白痢疾，湿热腹泻，痔疮出血，白浊，血淋，皮肤湿疹。

分类位置	种子植物门	被子植物亚门	双子叶植物纲	藜目	苋科
	Spermatophyta	Angiospermae	Dicotyledoneae	Chenopodiales	Amaranthaceae

形态特征　一年生草本。高 30~100cm。茎直立。叶片菱状卵形或卵状披针形；叶柄旁有 2 刺，刺长 5~10mm。圆锥花序腋生及顶生，下部顶生花穗常全部为雄花；苞片在腋生花簇及顶生花穗的基部者变成尖锐直刺，长 5~15mm；花被片绿色，顶端急尖，具凸尖。胞果矩圆形，长约 1~1.2mm，在中部以下不规则横裂。种子近球形，黑色或带棕黑色。

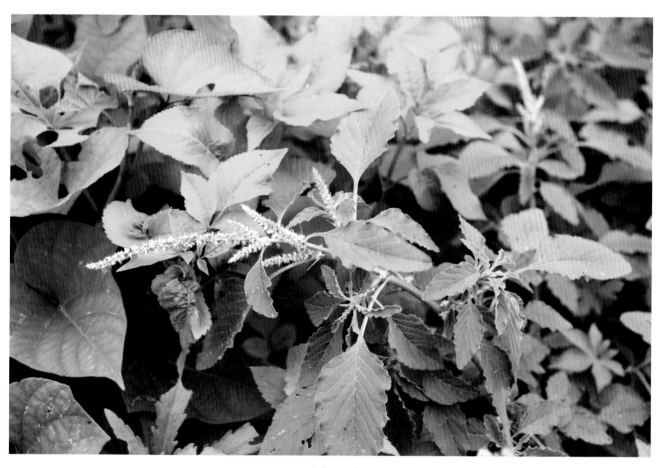

· 刺苋 – 花期

生境分布　生于空旷地或为园圃的杂草。分布于陕西、河南、安徽、江苏、浙江、江西、湖南、湖北、四川、云南、贵州、广西、广东、福建、台湾等。广西全区各地均有分布。

化学成分　全草中含有香草醛、丁香醛、邻苯二甲酸二异丁酯、邻苯二甲酸二丁酯、对羟基苯甲醛、2- 羟基苯并噻唑、丁香脂素、hydroxydihydrobovolide、黑麦草内酯、蚱蜢酮、棕榈酸甘油酯、反式阿魏酸酰对羟基苯乙胺、菠甾醇 –3–O–β–D– 葡萄糖苷、齐墩果酸 –3–O–β–D– 吡喃葡萄糖醛酸甲酯苷、齐墩果酸 –3–O–β–D– 吡喃葡萄糖醛酸苷、芦丁[1]、齐墩果酸、槲皮素 –3–O–β–D– 葡萄糖苷、3'-甲氧基 – 槲皮素 –3–O–β–D– 葡萄糖苷、3'- 甲氧基 – 槲皮素 –3–O–α–L– 鼠李糖 –(1 → 2) –β–D–葡萄糖苷、$\Delta^{5,22}$ 豆甾醇、β– 谷甾醇、$\Delta^{5,22}$ 豆甾醇 –3–O–β–D– 葡萄糖苷[2]。此外，刺苋根的水提取部位含有糖、多糖、苷类、有机酸类、生物碱类等物质，正丁醇提取部位含有机酸类、强心苷类、甾醇三萜类、生物碱类等物质，乙酸乙酯提取部位含黄酮类、蒽醌类、植物甾醇三萜类、生物碱类等物质，石油醚提取部位含黄酮类、植物甾醇类物质[3]。

药理作用　1. 排石作用

刺苋的正丁醇部位提取物在 25mg/ml 及 50mg/ml 两个剂量水平均能明显降低肾脏组织的钙含量，同时能明显降低血浆肌酐及血浆尿素氮含量，能够明显恢复肾脏排泄功能，说明刺苋对乙醛酸所致的小鼠草酸钙结石模型有明确的排石活性[3]。

2. 镇痛抗炎作用

刺苋根皂苷有明显镇痛抗炎作用，对小鼠醋酸致痛、热板致痛、耳郭肿胀和腹腔毛细血管通透性的增加均有明显的抑制作用[4]。

3. 降糖作用

刺苋的水提取物、50% 乙醇提取物和 50% 甲醇提取物对 α-葡萄糖苷酶均有较强的抑制作用，提取时间、溶剂、溶剂浓度对提取物的活性均有影响。相较而言，乙醇做溶剂效果更好，最佳提取时间为 90 min，乙醇溶液浓度为 50%，此时对 α-葡萄糖苷酶的抑制率可达 56.32%，说明刺苋具有一定的降糖作用[5]。

4. 抗菌作用

复方刺苋根原药材颗粒浸膏体外对大肠杆菌、铜绿假单胞菌、金黄色葡萄球菌均有不同程度的抑制和杀菌作用。以复方刺苋根颗粒原药材浸膏灌胃给药，对家兔肛肠大肠杆菌和金黄色葡萄球菌混合感染有一定的治疗作用[6]。

5. 抗炎作用

复方刺苋根原药材颗粒浸膏对角叉菜胶所致的鼠足跖肿胀及醋酸所致小鼠腹膜炎性渗出均有抑制作用[6]。

6. 止血活血作用

复方刺苋根原药材颗粒浸膏有明显缩短小鼠出血时间及扩张兔耳皮下血管的作用，但对小鼠的凝血时间无明显影响[6]。

7. 抗氧化作用

从刺苋中提取的总多酚对 OH 自由基有很强的清除能力，当总多酚浓度为 2.5μg/ml 时，抑制率可达 60%，说明刺苋具有一定的抗氧化活性[7]。

参考文献

[1] 李洁,陈全成,林挺,等.刺苋的化学成分研究[J].中草药,2013,44(3):272-276.

[2] 徐瑞萍,张雅莉,赵丽萍,等.刺苋的化学成分研究[J].山东化工,2013,42(11):24-25,30.

[3] 陈兰妹,唐灵芝,吴雅茗,等.刺苋根提取物化学成分分析及其排石活性初探[J].中国民族民间医药,2016,25(5):6-8.

[4] 郑作文,周芳,李燕.刺苋根皂苷镇痛抗炎作用的实验研究[J].广西中医药,2004,27(3):54-55.

[5] 贤景春,占小青.刺苋提取物对 α-葡萄糖苷酶的抑制活性研究[J].广东农业科学,2011,16:94-95.

[6] 邓家刚,郑作文,周智.复方刺苋根颗粒治疗ⅠⅡ期内痔药效学研究[J].中医药学刊,2001,19(2):183-186.

[7] 贤景春,杨清,郭香云.刺苋总多酚提取工艺及其抗氧化性研究[J].贵州农业科学,2011,39(1):194-196.

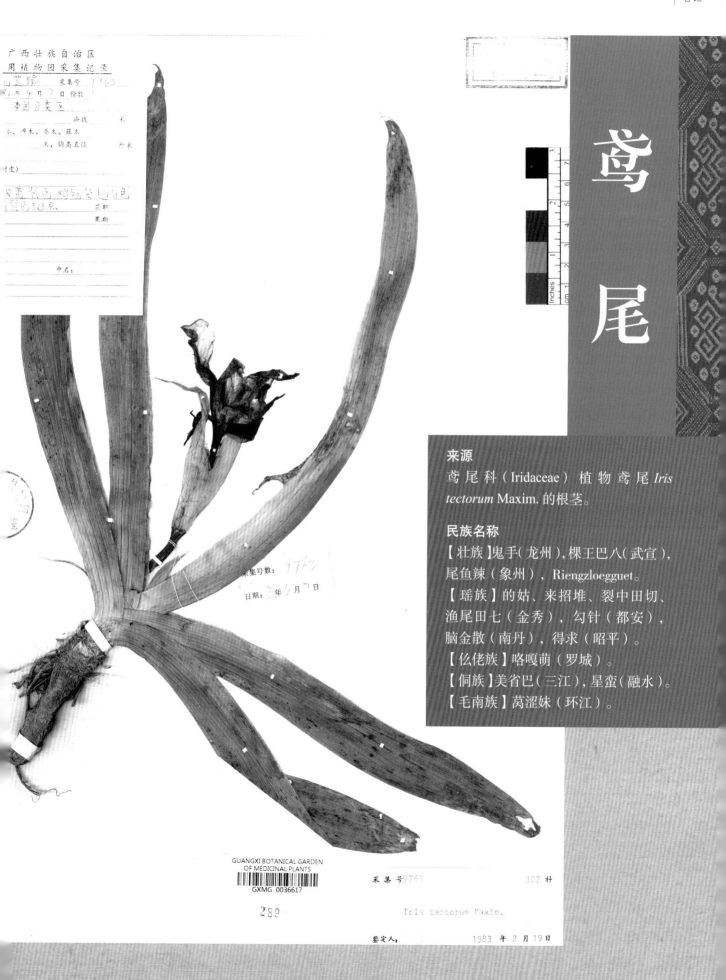

来源

鸢尾科（Iridaceae）植物鸢尾 *Iris tectorum* Maxim. 的根茎。

民族名称

【壮族】鬼手（龙州），棵王巴八（武宣），尾鱼辣（象州），Riengzloegguet。

【瑶族】的姑、来招堆、裂中田切、渔尾田七（金秀），勾针（都安），脑金散（南丹），得求（昭平）。

【仫佬族】咯嘎萌（罗城）。

【侗族】美省巴（三江），星蛮（融水）。

【毛南族】莴涩妹（环江）。

GUANGXI BOTANICAL GARDEN
OF MEDICINAL PLANTS

GXMG 0036617

采集号9763   307 升

289

Iris tectorum Maxim.

鉴定人: 1983 年 2 月 19 日

民 族 应 用

【壮族】药用根茎。水煎服治咽喉炎；水煎服或磨甜酒服治肝硬化腹水（服后如腹泻不止，吃一碗冷粥即止）；还可治疗食滞谷道，鼓胀，跌打损伤，小便不通，头晕眼花，狂犬病，痔疮。

【瑶族】药用根茎。水煎服治咽喉炎，小儿惊风；捣烂调酒或甜酒敷患处治跌打损伤，关节炎，腰痛，骨痛，骨折；捣烂敷伤口周围治毒蛇咬伤。

【仫佬族】药用根茎。磨水服治咽喉痛，牙龈炎。

【侗族】药用根茎。水煎服治咽喉炎；水煎服或磨甜酒服治肝硬化腹水（服后如腹泻不止，吃一碗冷粥即止），便秘。

【毛南族】药用根茎。与鸡蛋煎服治哮喘，心气痛，胃酸过多。

内服用量 9~12g；外用适量。有小毒，内服宜慎。

药材性状　根茎呈不规则条状或圆锥形，略扁，有分枝，长 3~10cm，直径 1~2.5cm。表面灰黄褐色或棕色，有环纹和纵沟。常有残存的须根及凹陷或圆点状突起的须根痕。质松脆，易折断。断面灰白色或黄棕色。

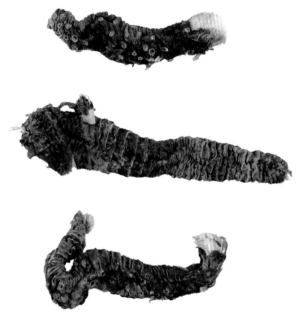

· 鸢尾－根茎

药用源流　鸢尾的药用始载于《神农本草经》，曰："鸢尾，味苦，平。主蛊毒邪气，鬼疰诸毒，破癥瘕积聚，去水，下三虫。生山谷。"《名医别录》载："鸢尾，有毒。主治头眩，杀鬼魅。一名乌园，生九疑，五月采。"《本草图经》载鸢尾在"射干"条下，曰："鸢尾布地而生，叶扁阔于射干。"《本草纲目》亦谓之"乌鸢"，云："并以形命名，乌园当作乌鸢。此即射干之苗，非别一种也。肥地者茎长根粗，瘠地者茎短根瘦。其花自有数色。诸家皆是强分。陈延之小品方，言东海鸢头即由跋者，亦讹也。东海出之故耳。"根据上述本草描述，应为本品。《中华人民共和国药典》（2020年版　一部）记载其根茎具有清热解毒、祛痰、利咽的功效；主治热毒痰火郁结，咽喉肿痛，痰涎壅盛，咳嗽气喘。

分类位置	种子植物门	被子植物亚门	单子叶植物纲	鸢尾目	鸢尾科
	Spermatophyta	Angiospermae	Monocotyledoneae	Iridales	Iridaceae

形态特征 多年生草本。植株基部围有老叶残留的膜质叶鞘及纤维。根状茎粗壮,二歧分枝,直径约1cm,斜伸;须根较细而短。叶基生,黄绿色,宽剑形,长15~50cm,宽1.5~3.5cm,顶端渐尖或短渐尖,基部鞘状。花茎光滑;高20~40cm;苞片2~3枚,绿色,草质;花蓝紫色,花被管细长,长约3cm,上端膨大成喇叭形,外花被裂片的中脉上有鸡冠状附属物;花药鲜黄色;花丝细长,白色;花柱淡蓝色,顶端裂片近四方形,有疏齿,子房纺锤状圆柱形。蒴果长椭圆形或倒卵形,有6条明显的肋,成熟时自上而下3瓣裂。种子黑褐色,梨形,无附属物。

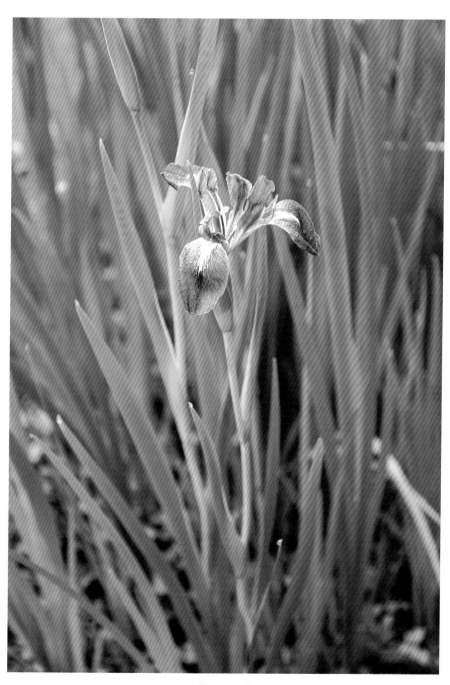

· 鸢尾－花期

生境分布 生于海拔 500~3500m 的向阳坡地、林缘及水边湿地。分布于山西、安徽、江苏、浙江、福建、湖北、湖南、江西、广西、陕西、甘肃、四川、贵州、云南、西藏等。广西主要分布在南宁、融水、桂林、临桂、兴安、资源、玉林、隆林、南丹、金秀等。

化学成分 主要含有茶叶花宁、鼠李柠檬素、鸢尾苷元、鸢尾甲黄素 A、β-谷甾醇、二氢山奈甲黄素、野鸢尾苷元、鸢尾苷、草夹竹桃苷、正丁基-β-D-吡喃果糖苷、鸢尾新苷 B、野鸢尾苷、鸢尾苷元-7-O-葡萄糖-4'-O-葡萄糖苷、胡萝卜苷[1]、鸢尾甲黄素、鸢尾新苷 A、5,7,4,-三羟基-6,3,-二甲氧基异黄酮[2]、5-羟基-4',7-二甲氧基异黄酮、5,7,4'-三羟基-3',8-二甲氧基黄酮、5,3,3'-三羟基-7，4'-二甲氧基黄烷酮、irilin D、粗毛豚草素、原儿茶酸、恩比宁、embigenin、当药黄素、豆甾醇[3]、十四酸、二茶叶花宁、点地梅双糖苷等非异黄酮类化合物[4]；还含有5,7,4'-三羟基-6-甲氧基黄酮、金合欢素-7-O-β-D-葡萄糖苷、5-羟基-4',7-二甲氧基异黄酮、射干苷、射干苷元、二甲基射干苷元、染料木素、异鼠李素-7-O-β-D-葡萄糖苷[5]、鸢尾甲苷 A-B、鸢尾甲黄素B[6,7]、次野鸢尾黄素[8]等化合物。

药理作用 1. 神经保护作用

鸢尾异黄酮类化合物能够提高低糖低氧 / 复氧损伤 SH-SY5Y 细胞的存活率，并能提高 H_2O_2 损伤 SH-SY5Y 细胞的存活率，以鸢尾新苷 A 和鸢尾新苷 B 作用较为显著。鸢尾新苷 A 和鸢尾新苷 B 能够降低 H_2O_2 损伤和低糖低氧 / 复氧损伤 SH-SY5Y 细胞的 LDH 漏出率及 MDA 含量，提高 SOD 和 GSH-Px 的活力，且作用呈现剂量依赖性。说明鸢尾异黄酮类化合物有一定的神经保护作用[2]。

2. 抗肿瘤作用

鸢尾中的鸢尾苷、鸢尾苷元对人胃癌细胞株 SGC7901 生长有一定程度的抑制作用，IC_{50} 值分别达到了 176.2μg/ml 和 79.8μg/ml，而鸢尾甲黄素 A 抑制作用不明显，说明川射干有一定的抗肿瘤作用[9]。

3. 抗乙肝病毒作用

鸢尾中提取的当药黄素可以明显抑制乙型肝炎 E 抗原（HBeAg）和乙型肝炎表面抗原（HBsAg）的生成，以及乙肝病毒 DNA，具有一定的抗乙肝病毒作用[10]。

附　注 鸢尾又名川射干，药材资源丰富，被广泛作为传统的民间用药，有些地区与射干属植物射干 *Belamcanda chinensis* (L.) Redouté 混淆使用，用时需注意鉴别。

参考文献

[1] 赏后勤，秦民坚，吴靳荣．川射干的化学成分 [J]．中国天然药物，2007,5(4):312-314.

[2] 于颖．川射干异黄酮类化学成分的神经保护作用 [D]．泰安：泰山医学院，2011.

[3] 马雨涵，林彬彬，刘慧，等．鸢尾叶的化学成分 [J]．植物资源与环境学报，2011,20(4):88-89,91.

[4] 张志国，吕泰省，邱庆浩，等．川射干中非异黄酮类化学成分研究 [J]．中药材，2013,36(8):1281-1283.

[5] 罗森，袁崇均，陈帅，等．川射干叶的化学成分研究 [J]．中国药房，2016,27(30):4267-4269.

[6] 陈帅，袁崇均，罗森，等．不同产地川射干中异黄酮成分含量比较研究 [J]．药物分析杂志，2018,38(7):1280-1284.

[7] 陈帅，袁崇均，罗森，等．超高效液相色谱法同时测定川射干中 7 个异黄酮成分的含量 [J]．天然产物研究与开发，2018,30:257-260,217.

[8] 李蓉．川射干与射干药材质量比较分析 [J]．海峡药学，2019,31(10):61-64.

[9] 潘静．川射干化学成分及体外抗肿瘤活性的研究 [D]．武汉：湖北中医学院，2009.

[10] XU H Y,REN J H, SU Y, et al.Anti-hepatitis B virus activity of swertisin isolated from *Iris tectorum* Maxim[J]. Journal of Ethnopharmacology,2020,257:1-9.

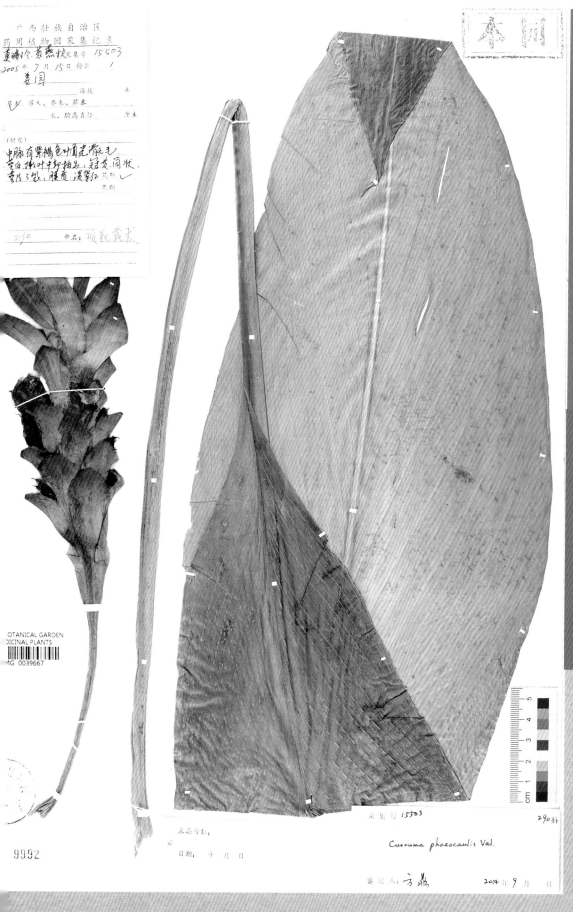

9992

郁

金

来源
姜科(Zingiberaceae)
植物莪术 *Curcuma*
phaeocaulis Val. 的
块根。

民族名称
【壮族】蓝姜，黑
心姜，绿丝郁金，
竞闲。

采集号 15503

290科

Curcuma phaeocaulis Val.

鉴定人：方鼎 2014 年 9 月 日

郁

金

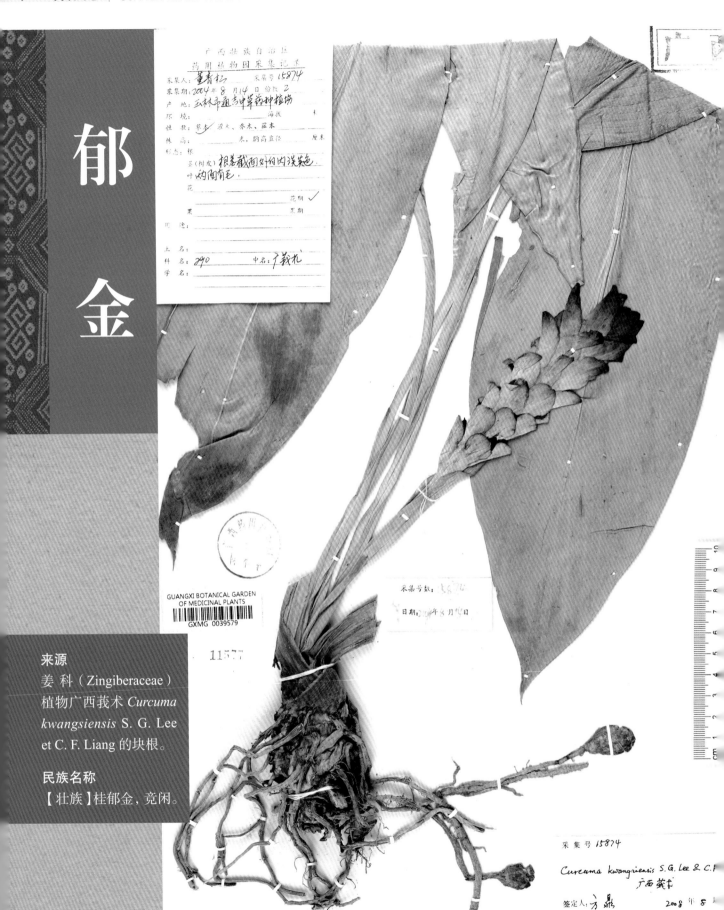

来源

姜科（Zingiberaceae）
植物广西莪术 *Curcuma kwangsiensis* S. G. Lee et C. F. Liang 的块根。

民族名称

【壮族】桂郁金，竞闲。

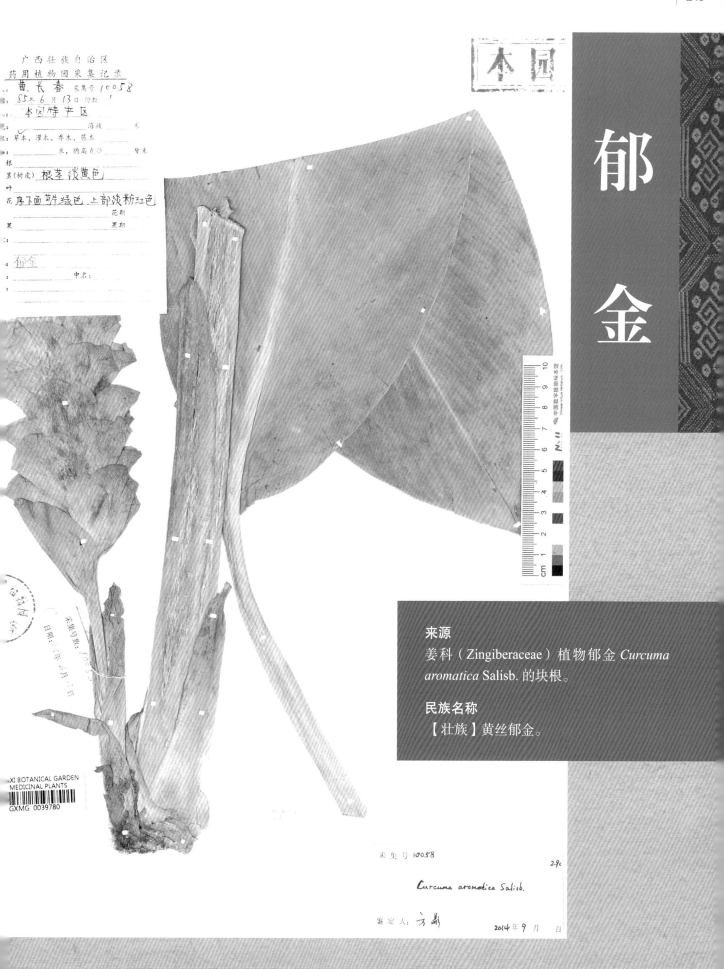

广西壮族自治区
药用植物园采集记录

黄长春 采集号 10058
85年 6 月 13 日 份数 1

本园特产区

海拔 米

草本、灌木、乔木、藤本

米，胸高直径 厘米

根
茎(树皮) 根茎 淡黄色
叶
花 序下面苞片绿色 上部淡粉红色
花期
果 果期

郁金
中名:

郁

金

来源
姜科（Zingiberaceae）植物郁金 *Curcuma aromatica* Salisb. 的块根。

民族名称
【壮族】黄丝郁金。

GXI BOTANICAL GARDEN
MEDICINAL PLANTS
GXMG 0039780

采集号 10058

29c

Curcuma aromatica Salisb.

鉴定人: 方鼎 2014年 9 月 日

郁

金

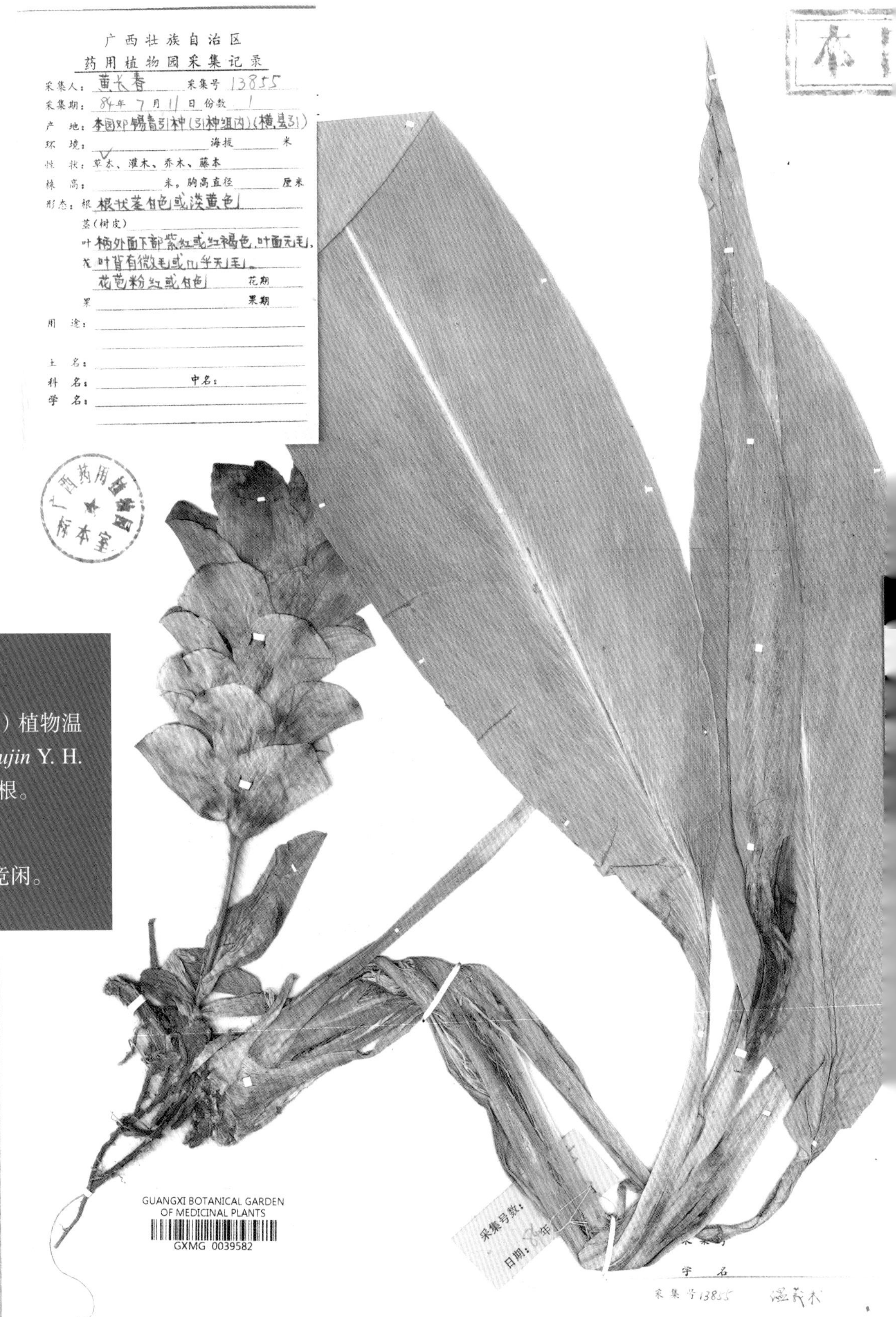

来源

姜科（Zingiberaceae）植物温郁金 *Curcuma wenyujin* Y. H. Chen et C. Ling 的块根。

民族名称

【壮族】温郁金，竞闲。

广西壮族自治区
药用植物园采集记录

采集人：黄长春　采集号：13855
采集期：84年 7月 11日 份数 1
产　地：本园邓锡鲁引种（引种组内）（横县引）
环　境：　　　　　　　海拔　　米
性　状：草本、灌木、乔木、藤本
株　高：　　米，胸高直径　　厘米
形态：根 根状茎白色或淡黄色
　　茎（树皮）
　　叶柄外面下部紫红或紫红褐色，叶面无毛，
　　戈 叶背有微毛或近乎无毛。
　　花莛粉红或白色　　花期
　　果　　　　　　　果期
用　途：
土　名：
科　名：　　　　中名：
学　名：

采集号数：
日期：

学　名

采集号 13855　温莪术

Curcuma wanyujin Y. H. Ch
et C. Ling

鉴定人：

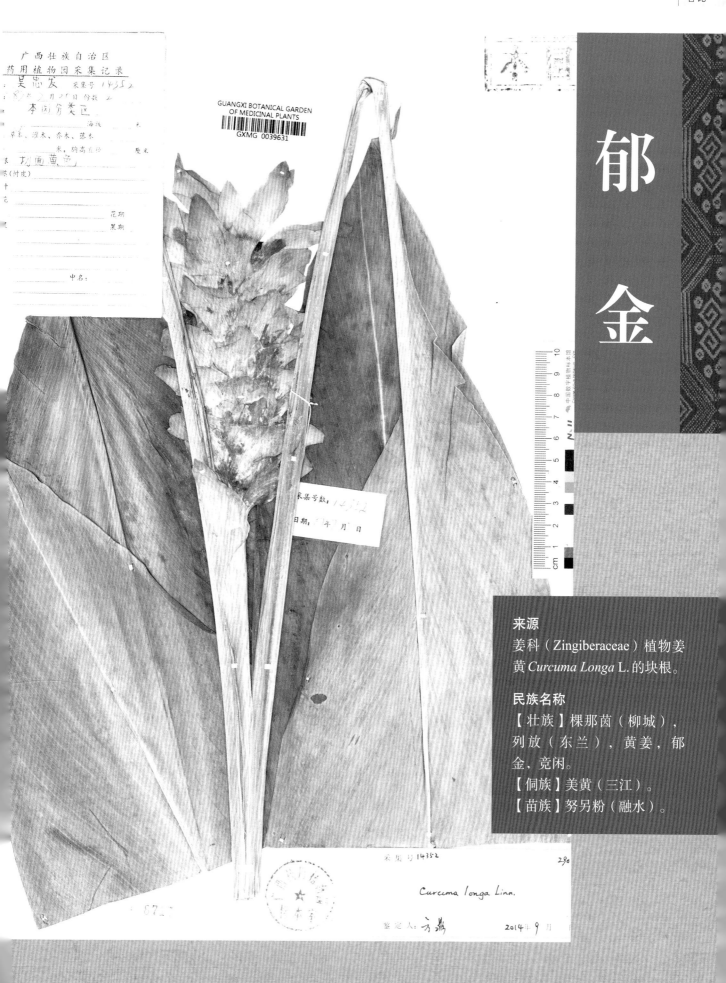

GUANGXI BOTANICAL GARDEN
OF MEDICINAL PLANTS
GXMG 0039631

郁

金

来源

姜科（Zingiberaceae）植物姜
黄 *Curcuma Longa* L.的块根。

民族名称

【壮族】棵那茵（柳城），
列放（东兰），黄姜，郁
金，竞闲。
【侗族】美黄（三江）。
【苗族】努另粉（融水）。

采集号 14352   290

Curcuma longa Linn.

鉴定人：方鼎   2014年 9 月

民 族 应 用

莪术
【壮族】药用块根。主治胃痛，经闭，产后腹痛，跌打损伤，痈疮。内服用量 3~9g；外用适量。
广西莪术
【壮族】药用块根。主治胃痛，经闭，产后腹痛，跌打损伤，痈疮。内服用量 3~9g；外用适量。
温郁金
【壮族】药用块根。主治胃痛，经闭，产后腹痛，跌打损伤，痈疮。内服用量 3~9g；外用适量。
姜黄
【壮族】药用块根。酒炒后加水煎服治产后腹痛，胸肋胀痛；还可治疗主治胃痛，经闭，产后腹痛，跌打损伤，痈疮。
【侗族】药用块根。酒炒后加水煎服治胃痛；磨酒服兼搽患处治跌打损伤。
内服用量 3~30g；外用适量。

药材性状 　莪术　块根呈长椭圆形至圆锥形，较粗壮。气微，味淡。

广西莪术　块根呈长圆锥形、长圆形或卵圆形。表面具疏浅纵纹或较粗糙网状皱纹。气微，味微辛苦。

郁金　块根呈长圆锥形、长圆形或卵圆形。表面土棕色，有极细密的皱纹，几近于光滑，根的两端常切平；质坚硬而结实，不易折断；横断面平滑角质，浅棕色，有光泽，内皮层明显。气无，有浓郁的姜味。

温郁金　块根呈长圆锥形、长圆形或卵圆形。表面土棕色，近光滑；质坚硬而结实；横断面平滑角质，浅棕色，有光泽，内皮层明显。气无，具姜味。

姜黄　块根呈纺锤形，有的一端细长。表面棕灰色或灰黄色，具细皱纹；断面中心橙黄色，外周棕黄色至棕红色气芳香，味辛辣。

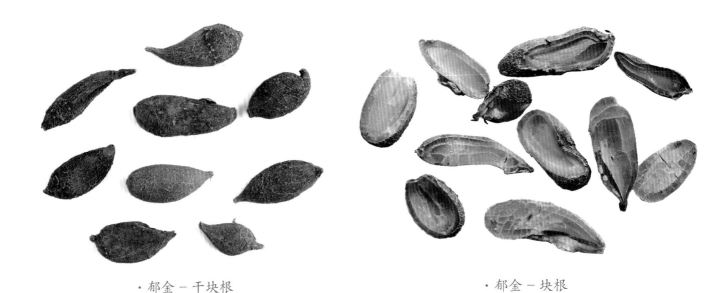

·郁金－干块根　　　　　　　　　　　·郁金－块根

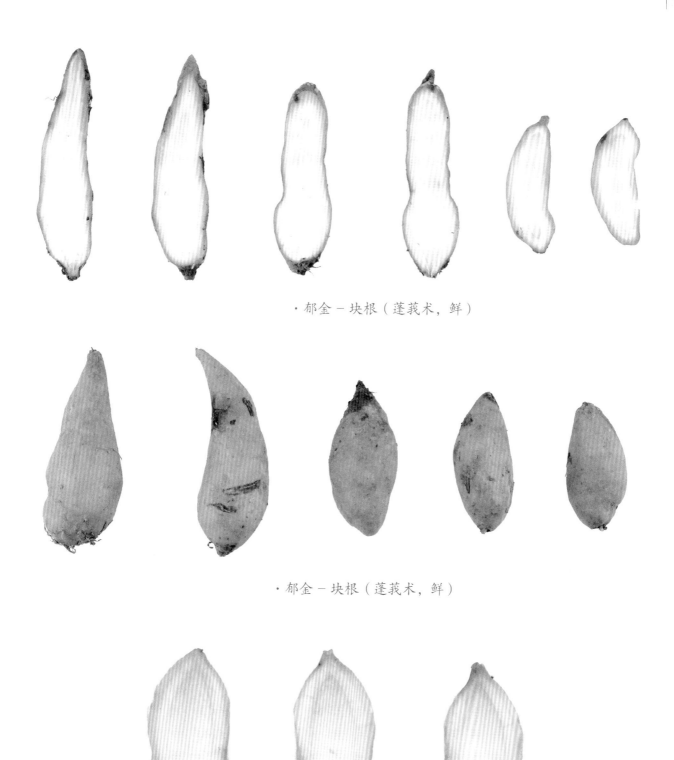

· 郁金－块根（蓬莪术，鲜）

· 郁金－块根（蓬莪术，鲜）

· 郁金－块根（广西莪术，鲜）

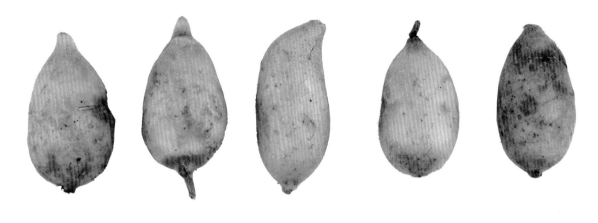

·郁金－块根（广西莪术，鲜）

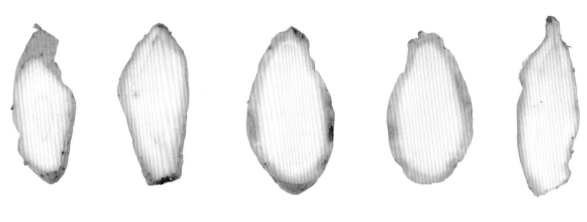

·郁金－块根（温郁金，鲜）

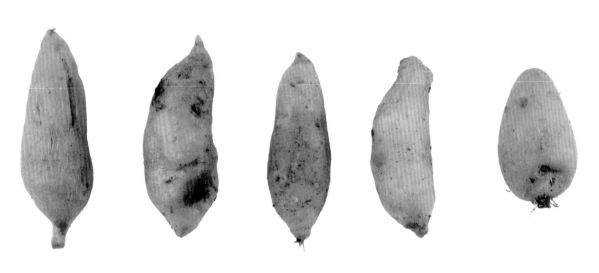

·郁金－块根（温郁金，鲜）

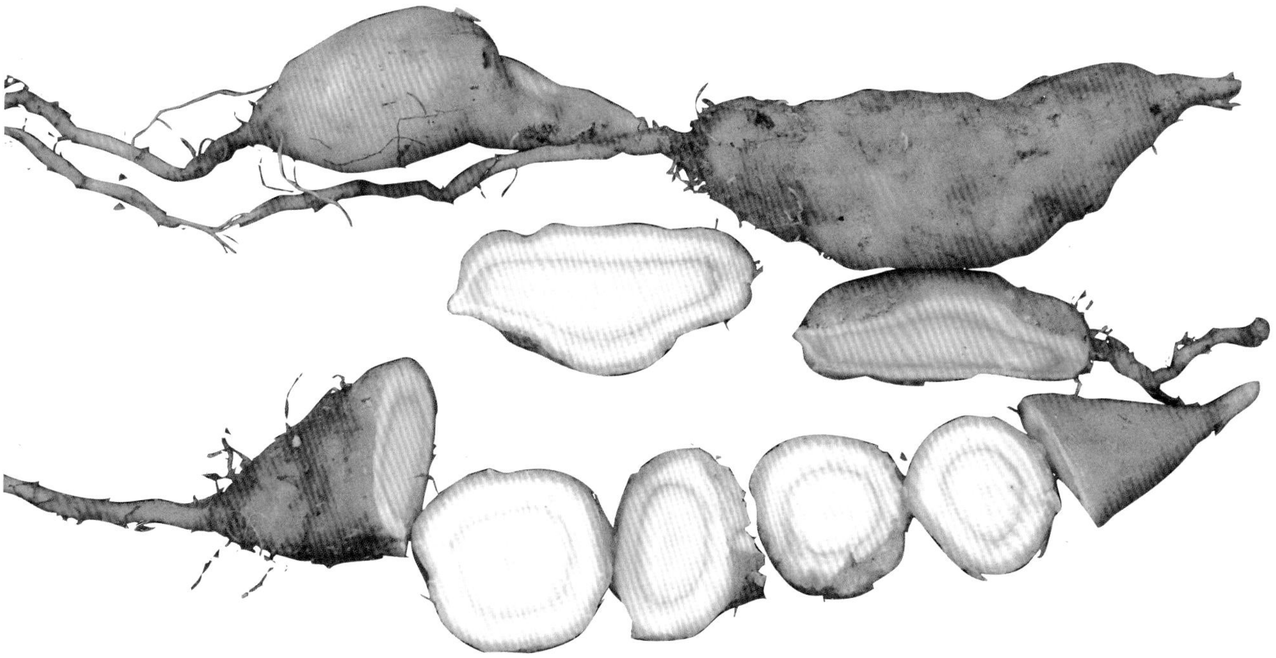

·郁金－块根（姜黄，鲜）

药用源流 本品始载于《药性论》。《新修本草》云："郁金，味辛、苦，寒，无毒。主血积，下气，生肌，止血，破恶血，血淋，尿血，金疮。此药苗似姜黄，花白质红，末秋出茎，心无实。根黄赤，取四畔子根，去皮火干之。生蜀地及西戎，马药用之。破血而补，胡人谓之马蒁。岭南者有实似小豆蔻，不堪啖。"《本草图经》曰："今广南、江西州郡亦有之，然不及蜀中者佳。"《本草衍义》云："郁金不香。今人将染妇人衣最鲜明，然不柰日炙。染成衣，则微有郁金之气。"《本草蒙筌》载："色赤兼黄，生蜀地者胜。体圆有节，类蝉肚者真。"《本草纲目》也云："其苗如姜，其根大小如指头，长者寸许，体圆有横纹如蝉腹状，外黄内赤。人以浸水染色，亦微有香气。"由以上可知，明代以前所用郁金的基原特征符合姜黄，药用部位为根茎（体圆有横纹如蝉腹状）。《植物名实图考》云："今广西罗城县出，其生蜀地者为川郁金。以根如螳螂肚者为真。其用以染黄者则姜黄也。"说明清代时将能染色的部位称为姜黄，药用部位从横纹明显的蝉腹状变为螳螂肚状，即从根茎改为块根。《中华人民共和国药典》（2020年版 一部）记载其干燥块根具有活血止痛、行气解郁、清心凉血、利胆退黄的功效；主治胸胁刺痛，胸痹心痛，经闭痛经，乳房胀痛，热病神昏，癫痫发狂，血热吐通，黄疸尿赤。

分类位置

种子植物门	被子植物亚门	单子叶植物纲	姜目	姜科
Spermatophyta	Angiospermae	Monocotyledoneae	Zingiberales	Zingiberaceae

形态特征　莪术　株高约 1m。根茎圆柱形，具樟脑香味，截面蓝色。根细长，末端膨大成块根。叶直立，椭圆状长圆形至长圆状披针形，中部常有紫斑，两面无毛；叶柄较叶片为长。花葶由根茎单独发出，被鳞片状鞘数枚；穗状花序阔椭圆形；苞片卵形至倒卵形；花萼白色，顶端 3 裂；花冠管长 2~2.5cm，裂片长圆形，黄色；唇瓣黄色，近倒卵形；子房无毛。

广西莪术　根茎卵球形，截面白色或微带淡奶黄色。根细长，末端膨大成块根。叶基生，叶片椭圆状披针形，先端短渐尖至渐尖，基部渐狭，两面密被柔毛，中部常有紫斑。穗状花序；花序长约15cm；花萼白色；花冠管长2cm，喇叭状，喉部密生柔毛；唇瓣近圆形，淡黄色；花柱丝状，无毛，柱头头状，具缘毛；子房被长柔毛。

郁金　株高约1m。根茎肉质，椭圆形或长椭圆形，截面黄色，芳香。根细长，末端膨大成块根。叶基生，叶片长圆形，顶端具细尾尖，基部渐狭，叶面疏被短柔毛，叶背密被短柔毛；叶柄约与叶片等长。花葶单独由根茎抽出，与叶同时发出或先叶而出，穗状花序圆柱形，有花的苞片淡绿色，卵形，上部无花的苞片较狭，长圆形，白色而染淡红；花萼被疏柔毛，顶端3裂；花冠管漏斗形，喉部被毛；侧生退化雄蕊淡黄色，倒卵状长圆形，长约1.5cm；唇瓣黄色，倒卵形；子房被长柔毛。

温郁金　与郁金不同之处为根茎截面颜色为外白内黄，叶背无毛。

姜黄　株高 1~1.5m。根茎很发达，成丛，分枝很多，椭圆形或圆柱状，橙黄色，极香。根末端膨大呈块根。叶每株 5~7 片，叶片长圆形或椭圆形，顶端短渐尖，基部渐狭，绿色，两面均无毛。花葶由叶鞘内抽出；穗状花序圆柱状；苞片卵形或长圆形；花萼白色，被微柔毛；花冠淡黄色，管长达 3cm；唇瓣倒卵形，淡黄色，中部深黄，花药无毛；子房被微毛。

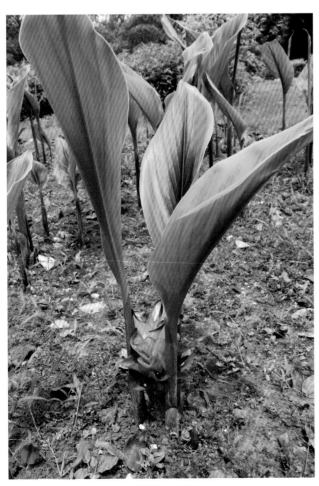

· 莪术－花期

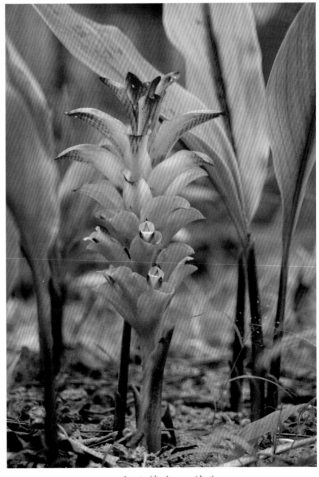

· 广西莪术－花期

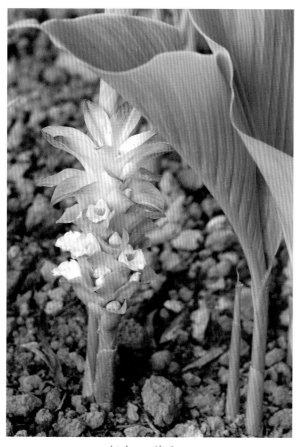

· 郁金 - 花期

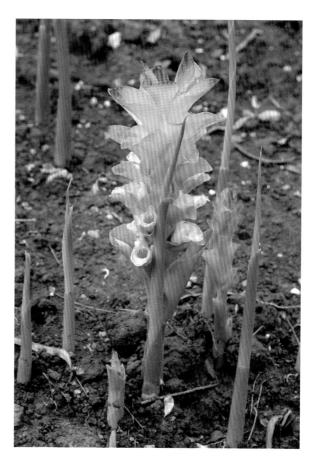

· 温郁金 - 花期

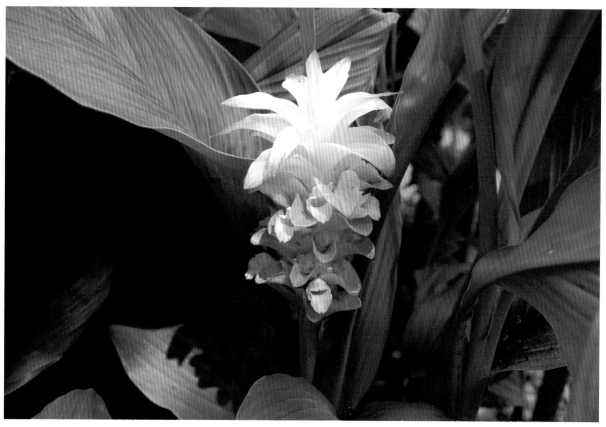

· 姜黄 - 花期

生境分布 莪术 栽培或野生于林荫下。分布于台湾、福建、江西、广东、广西、四川、云南等。广西主要分布在横县、永福、贵港、博白、百色、田林、都安、宜州、金秀、龙州等。

广西莪术 栽培或野生于山坡草地及灌木丛中。分布于广西、云南等。广西主要分布在南宁、武鸣、横县、永福、上思、贵港、桂平、凌云、宁明等。

郁金 栽培或野生于林下。分布于我国东南部至西南部各省区。广西主要分布在邕宁、横县、鹿寨、贵港、百色、那坡、隆林、贺州、宁明、龙州等。

温郁金 栽培于土层深厚、排水良好的沙壤土中。分布于浙江等。广西主要栽培于南宁、百色、都安、凭祥等。

姜黄 栽培于向阳的地方。分布于台湾、福建、广东、广西、云南、西藏等。广西主要栽培于上思、容县、田林、金秀、龙州等。

化学成分 莪术 块根含挥发油，主要成分为蓬莪术酮、莪术烯醇、β-榄香烯、吉马酮、蓬莪术烯、β-蒎烯、芳姜黄烯、芳姜酮、莪术酮、莪术醇、莪术二酮等[1-3]。

广西莪术 块根含汉黄芩素、木犀草素、姜黄素、15,16-bisnorlabda-8(17),11-dicen-13-one、桂莪术内酯、尿嘧啶、3,4-二羟基苯甲酸、对羟基苯甲醛、对羟基苯甲酸、蓬莪术烯、吉马酮、β-榄香烯、樟脑、蓬莪术酮、莪术烯醇、莪术酮、莪术二酮等成分[1,4,5]，还含 zedoarolide B、zedoarondiol、zedoalactone A、alismoxide、isozedoarondiol 和 β-谷甾醇[6]。

郁金 主要含有4S-hydroxy-1(5),6(7),9(10)-guaiadien-8-one、5R-hydroxy-7(11),9(10)-guaiadien-8-one、5R,10S-expoxy-1R,8R-(H)-guaiane 7(11)-en-12,8-olide、zedoarolide B、zedoalactone A、gweicurculactone、curdionolide A-B、isogermafurenolide、phacadinane D、phaeocaulisin E等倍半萜类成分；还含有3,5-bis[p-(dimethylamino)-benzoate]、7-phenylheptane-2,3,5-diol、(3S,5S)-1-(4'-methoxyphenyl)-7-phenylheptane-3,5-diol等二苯庚烷类成分，以及β-谷甾醇、(E)-3-hydroxylabda-8(17),12-dien-16,15-olide、labda-8(17),13(14)-dien-15,16-olide等成分[7]。

温郁金 主要含有挥发油、姜黄素类、生物碱、多糖和各种元素等，其中挥发油的主要化学成分为倍半萜类、单萜类和二萜类等萜类，包括吉玛烷型、愈创木烷型、裂环愈创木烷型、卡拉布烷型等类型的倍半萜[8]，主要包括β-榄香烯、莪术醇、异莪术醇、吉马酮、莪术二酮[9]。姜黄素类化合物包括二苯基庚烃类和个别戊烃类，如姜黄素、去甲氧基姜黄素、双去甲氧基姜黄素等[10]。生物碱包括 CurcuminolA-I[10]。多糖包括鼠李糖、L-鼠李糖、阿拉伯糖、L-阿拉伯糖、D-木糖、D-半乳糖、D-葡萄糖等[8]。微量元素包括钙、铜、铁、钾、镁、锰、镍、锌、钴、锶、铊、铝、铅、镉、汞、砷、钡、硼、磷等[10]。

姜黄 块根含环二十二酸内酯、阿魏酸乙酯、6-methyl-7-(3-oxobutyl)-bicyclo[4.1.0]heptan-3-one、异莪术烯醇、莪术烯醇、阿魏酸、姜黄素、去甲氧基姜黄素、二去甲氧基姜黄素和胡萝卜苷、榄香素、十六烷酸、亚油酸、莪术烯醇等成分[11,12]。块根挥发油中蜡质成分主要为长直链烷烃和长直链脂肪酸[12]。

药理作用 1. 抗肿瘤作用

郁金的活性成分姜黄素可通过下调 IκBα 和 cyclin D1 的表达，进而抑制食管鳞癌细胞 EC9706 和 ECA109 的增殖[13]。

2. 对胃肠道的作用

郁金水煎剂对胃平滑肌收缩活动具有明显的兴奋作用，其作用机制与介导胆碱能 M 受体有关[14]。姜黄素对新生大鼠坏死性小肠结肠炎具有保护作用，其机制可能与姜黄素抑制 COX-2 的表达，减少 TNF-α 的含量和提高 IL-10 的含量有关[15]。

3. 利胆保肝作用

单味郁金水煎剂可抑制离体兔奥迪括约肌的位相性收缩，但对胆囊和十二指肠纵行肌则具有兴奋作用，可加强其收缩活动[16]。广西莪术对肝纤维化大鼠有保肝降酶、改善蛋白质合成和抗肝纤维化作用[17]。单味郁金水煎剂可抑制四氯化碳所致急性肝损伤小鼠肝细胞凋亡，减轻肝损伤，抑制肝细胞凋亡的机制之一可能与调节肝细胞 bcl-2/bax 的比例有关[18]。郁金根乙醇提取液对慢性肝损伤小鼠的治疗机制可能与降低血清 AST/ALT 和下调肝脏 MAPK 信号通路中 p38 的表达有关[19]。

4. 对心血管系统的作用

桂郁金醇提取物和水提取物有明显的负性肌力作用，能明显抑制蛙心的收缩张力[20]。桂郁金水提取液对兔离体腹主动脉条有收缩作用，当药物浓度达到 32.54g/L 时，药物对离体动脉条有明显的收缩作用；当药物浓度达到 65.08g/L 及其以上时，药物对收缩血管有显著作用，呈现剂量 - 效应依赖性变化，其作用机制可能与激动 α 受体有关[21]。姜黄素能降低动脉粥样硬化家兔 TC、LDL-C、TG 水平和升高 HDL-C 水平，在一定程度上改善血管内皮功能[22]。在一定剂量范围内，桂郁金水提取物能缩短小鼠出血时间和凝血时间[23]。

5. 对免疫功能的作用

郁金挥发油能调节中毒性肝炎小鼠的体液免疫，使其溶血素含量和脾细胞 PFC 明显降低[24]。

6. 抗炎、镇痛作用

广西莪术提取物能抑制二甲苯致小鼠耳郭肿胀、冰醋酸致小鼠腹腔毛细血管通透性增高和小鼠棉球肉芽肿增生，还能减少冰醋酸致小鼠扭体反应次数[25]。

7. 其他作用

郁金对小鼠抑郁症的强迫游泳模型、悬尾模型和拮抗利血平所致的抑郁症模型均有治疗作用，且该作用与药物的剂量密切相关[26]。郁金中的 zedoarolide B、curdionolide A、7-phenylheptane-2,3,5-diol 等化合物均有抑制 H_2O_2 引起的 PC_{12} 细胞损伤的作用，提示这些化合物具有抗氧化作用[7]。

参考文献

[1] 沈世杰, 韩纠缦. 郁金挥发油化学成分的研究 [J]. 中草药,1997,28(1):10-13.

[2] 张浩, 谢成科. 中药郁金的挥发油成分研究 [J]. 天然产物研究与开发,1997,9(1):28-32.

[3] 刘娜, 余德顺, 代明权, 等. 蓬莪术挥发油提取技术的研究及其化学成分分析 [J]. 西南师范大学学报 (自然科学版),2002,27(3):430-432.

[4] 王艳, 张朝凤, 张勉. 桂郁金化学成分研究 [J]. 药学与临床研究,2010,18(3):274-275,278.

[5] 陈旭, 曾建红, 戴平, 等. 广西莪术挥发油化学成分的分析 [J]. 药物生物技术,2008,15(4): 293-295.

[6] 葛跃伟, 高慧敏, 王维皓, 等. 桂郁金化学成分研究 I [J]. 中国药学杂志,2007,42(11):822-824.

[7] 董胜娟. 郁金块根的化学成分研究 [D]. 昆明: 昆明理工大学,2017.

[8] 曾欣, 练美林, 毛碧增. 温郁金化学成分、药理作用及病害研究进展 [J]. 药物生物技术,2017,24(6):554-560.

[9] 刘晶, 王光函, 庞敏, 等. 气相色谱法测定温郁金挥发油中 5 种成分含量 [J]. 中华中医药学刊,2017,35(9):1673-1676.

[10] 黄伟. 温郁金活性成分的研究 [D]. 杭州: 浙江大学,2008.

[11] 易进海, 陈燕, 李伯刚, 等. 郁金化学成分的研究 [J]. 天然产物研究与开发,2003,15(2):98-100.

[12] 汤敏燕, 孙凌峰. 中药郁金挥发油成分及挥发油中蜡质成分研究 [J]. 天然产物研究与开发,2000,12(4):74-78.

[13] 田芳, 柴玉荣, 江亚南, 等. 姜黄素通过下调 IκBα 磷酸化抑制食管鳞癌细胞的体外增殖 [J]. 基础医学与临床,2011,31(7):767-772.

[14] 杨淑娟,郑天珍,瞿颂义.郁金对胃平滑肌条运动的影响[J].宁波大学学报(理工版),2004,17(2):227-229.

[15] 贾盛华,韦红,余加林,等.姜黄素对新生大鼠坏死性小肠结肠炎的保护作用[J].中国当代儿科杂志,2010,12(2):132-136.

[16] 汪龙德,李红芳.单味郁金对离体兔奥迪括约肌、胆囊和十二指肠平滑肌活动的影响[J].甘肃中医学院学报,2002,19(2):14-15.

[17] 黄小鸥,秦华珍,李彬,等.广西桂郁金对肝纤维化大鼠血清学指标的影响[J].广西中医药,2009,32(3):59-61.

[18] 韩向北,许多,郭亚雄,等.郁金对CCl$_4$急性肝损伤小鼠肝细胞bcl-2及bax表达的影响[J].中国实验诊断学,2010,14(11):1715-1718.

[19] 张旭冉,刘悦侠,韦柳姿,等.郁金根乙醇提取液对KM小鼠慢性肝损伤的研究[J].吉林医学,2020,41(3):517-519.

[20] 程允相,石卫州,林国彪,等.桂郁金醇提取物和水提取物对离体蛙心的影响[J].时珍国医国药,2012,23(2):290-292.

[21] 石卫州,程允相,杨秀芬.桂郁金水提取液对家兔主动脉的影响及机制初探[J].时珍国医国药,2012,23(2):283-285.

[22] 林梅瑟,杨德业,赵志光,等.姜黄素对动脉粥样硬化兔血脂和血管内皮功能的影响[J].心脑血管病防治,2007,7(2):89-91.

[23] 杨秀芬,周芳,李丽花,等.桂郁金水提取物对小鼠出血与凝血时间的影响[J].时珍国医国药,2010,21(9):2425-2426.

[24] 贾宽,杨保华.郁金挥发油对小鼠中毒性肝炎模型免疫功能的影响[J].中国免疫学杂志,1989,5(2):121-122.

[25] 林国彪,苏姜羽,杨秀芬.桂郁金提取物的抗炎镇痛作用[J].中国实验方剂学杂志,2011,17(16):171-173.

[26] 韩珍,贺弋,杨艳,等.郁金抗抑郁作用的实验研究[J].宁夏医学院学报,2008,30(3):275-276,288.

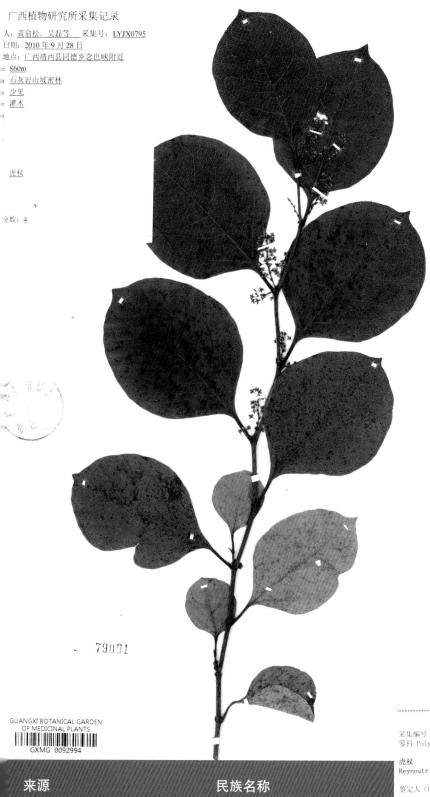

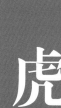

虎杖

来源	民族名称
蓼科（Polygonaceae）植物虎杖 *Polygonum cuspidatum* Sieb. et Zucc.[*Reynoutria japonica* Houtt.] 的根茎、叶。	【壮族】棵孟卖（天峨）。 【瑶族】红林（金秀）。 【侗族】桑松（三江）。 【苗族】弓量（融水）。 【毛南族】壮旺茎（环江）。

民 族 应 用

【壮族】药用根茎、叶。根茎水煎服治肝炎，大便燥结，跌打肿痛。叶水煎服治吐血，咯血。

【瑶族】药用根茎。水煎服治痢疾。

【侗族】药用根茎。水煎熏洗患处治关节酸痛。

【苗族】药用根茎。水煎服治肝炎。

【毛南族】药用根茎。水煎服治肝炎；研粉调茶油涂患处治烧烫伤。

内服用量9~15g；外用适量。

药材性状　根及根茎多为圆柱形短段或不规则厚片，长1~7cm，直径0.5~2.5cm。外皮棕褐色，有纵皱纹和须根痕；切面皮部较薄，木部宽广，棕黄色，射线放射状，皮部与木部较易分离。根茎髓中有隔或呈空洞状；质坚硬。气微，味微苦、涩。小枝中空，表皮散生红色或紫红色（干后呈棕红色）的斑点。单叶互生，完整叶展开宽卵形或卵状椭圆形，长5~14cm，宽3~12cm；先端短尖，全缘或微波状，基部圆形或阔楔形，叶柄长1~2.5cm，略被短毛；托叶鞘筒状抱茎，膜质，棕褐色，常脱落。偶见腋生圆锥花序。瘦果椭圆形，具3棱，黑褐色。气微，味淡。

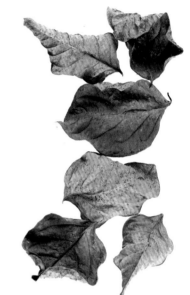

· 虎杖－叶

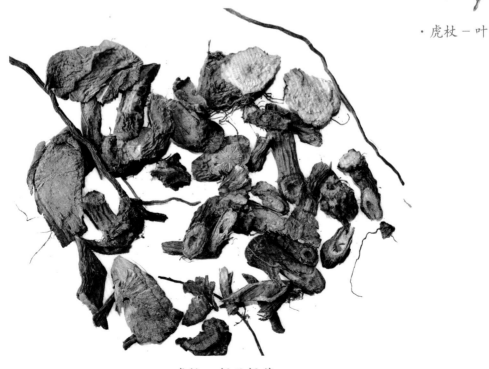

· 虎杖－根及根茎

药用源流　虎杖始载于《雷公炮炙论》，名之曰虎杖。《本草经集注》曰："田野甚多此，状如大马蓼，茎斑而叶圆。"《本草图经》曰："三月生苗，茎如竹笋状，上有赤斑点，初生便分枝丫；叶似小杏叶；七月开花，九月结实。南中出者，无花。根皮黑色，破开即黄，似柳根。亦有高丈余者。"《本草纲目》云："杖言其茎，虎言其斑也。"以上历代本草所述状马蓼，茎上有赤斑点，根剖开黄色等特征，与现今药用虎杖相似。《本草图经》所附"越州虎杖"图，根茎粗大，茎上具斑点，结上有托叶鞘，可确认为虎杖。《中华人民共和国药典》（2020 年版　一部）记载其干燥根茎和根具有利湿退黄、清热解毒、散瘀止痛、止咳化痰的功效；主治湿热黄疸，淋浊，白带异常，风湿痹痛，痈肿疮毒，水火烫伤，经闭，癥痕，跌打损伤，肺热咳嗽。

分类位置	种子植物门	被子植物亚门	双子叶植物纲	蓼目	蓼科
	Spermatophyta	Angiospermae	Dicotyledoneae	Polygonales	Polygonaceae

形态特征　多年生草本。根状茎粗壮，横走。茎直立，高 1~2m，空心，具纵棱和小突起，无毛，散生红色或紫红斑点。叶宽卵形或卵状椭圆形，边缘全缘，疏生小突起，两面无毛；托叶鞘膜质，偏斜，早落。花单性，雌雄异株，花序圆锥状，腋生；苞片漏斗状；花被 5 深裂，雄花花被片具绿色中脉，无翅，雄蕊 8；雌花花被片外面 3 片背部具翅，果时增大，花柱 3。瘦果卵形，具 3 棱，黑褐色。

生境分布　生于海拔 140~2000m 的山坡灌丛、山谷、路旁、田边湿地。分布于陕西、甘肃、华东、华中、华南、四川、云南及贵州等。广西全区各地均有分布。

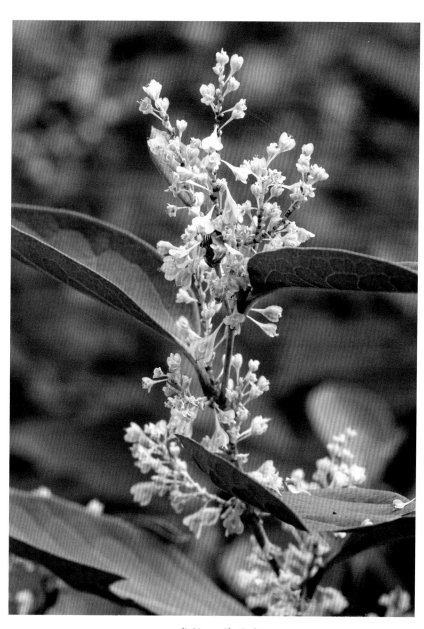

· 虎杖 – 花果期

化学成分　虎杖中含有 β- 谷甾醇、芦荟大黄素、大黄素甲醚、大黄素、胡萝卜苷、大黄酚、槲皮素、山柰酚、蒽醌苷 B、大黄酸、芹菜素、橙皮素、4- 羟基苯乙酮、芦丁、蔗糖、染料木素[1]、黄葵内酯、齐墩果酸、香豆素、2- 乙氧基 -8- 乙酰基 -1,4- 萘醌[2]、没食子酸、色氨酸、2,6- 二羟基苯甲酸、(+)- 儿茶素(4)、大黄素 -8-O-β-D- 吡喃葡萄糖苷、(+)- 儿茶素 -5-O-β-D- 吡喃葡萄糖苷、1-(3-O-β-D- 吡喃葡萄糖基 -4,5- 二羟基 - 苯基)- 乙酮、tachioside、isotachioside[3]、22(Z)- 麦角甾 -4,6,8,22- 四烯 -3- 酮、(22E,24R)- 豆甾 -1,4- 二烯 -3- 酮、(E)- 乙基十八碳 -16- 烯酸乙酯、白藜芦醇、白藜芦醇苷、6'- 没食子酸 -4-O-D- 白藜芦醇苷酯等[4]。

药理作用　1. 降血糖作用

虎杖的活性成分虎杖苷能明显改善 2 型糖尿病大鼠胰岛素抵抗作用，其机制可能与虎杖苷能促进 2 型糖尿病大鼠胰腺 IRS-1、GLUT-4mRNA 及蛋白表达以及激活 IRS-1 信号通路有关[5]。

2. 抗炎作用

虎杖提取物可降低支原体肺炎小鼠 TNF-α、IL-6 的水平，抑制 NF-κB 活化，降低 LOX-1、PLA2 的水平，升高 RvD1、PD1 的水平，推测其治疗支原体肺炎可通过调节"炎症 - 脂代谢"相关靶点而起效[6]。虎杖痛风颗粒具有减轻急性痛风性关节炎模型大鼠炎症反应的作用，可能与下调炎症因子 IL-6、TNF-α 的表达有关，对于 PGE_2 的下调仅在蛋白质合成、分泌以及活化过程中实现[7]。

3. 保肝作用

虎杖的活性成分虎杖苷具有抑制肝星状细胞增殖活化及胶原合成进而抑制肝纤维化的作用，该机制可能与其上调 Nrf2/HO-1 通路有关[8]。

4. 对肾脏的保护作用

虎杖的主要成分大黄素、虎杖苷能不同程度地减轻糖尿病肾病模型小鼠肾组织病理损伤，对肾脏组织具有保护作用[9]。

参考文献

[1] 孙印石，王建华.虎杖花的化学成分研究 [J]. 中草药,2015,46(15):2219-2222.

[2] 金雪梅，金光洙.虎杖的化学成分研究 [J]. 中草药,2007,38(10):1446-1448.

[3] 肖凯，宣利江，徐亚明，等.虎杖的化学成分研究 [J]. 中国药学杂志,2003,38(1):12-14.

[4] 左卫平，蔡昱，刘文英，等.虎杖化学成分研究 [J]. 中国药学杂志,2020,55(3):189-193.

[5] 应巧，何斐，张伟，等.基于 IRS-1 信号通路探讨虎杖苷对 2 型糖尿病大鼠胰岛素抵抗的改善作用 [J].新中医,2020,52(17):4-8.

[6] 吕佳佳，赵晓阳，姜永红.虎杖、半枝莲、蝉蜕提取物对 MPP 小鼠炎症因子及脂代谢信号分子干预作用的研究 [J].中国中医急症,2020,29(8):1344-1347.

[7] 陈曦，卢怡，华亮，等.虎杖痛风颗粒对急性痛风性关节炎模型大鼠 IL-6、TNF-α 及 PGE_2 表达的影响 [J].中华中医药杂志,2020,35(7):3631-3634.

[8] 张丽，方步武.虎杖苷抑制肝星状细胞增殖活化的作用和机制研究 [J].天津医科大学学报,2020,26(4):309-312.

[9] 王达利，孟凤仙，商学征，等.虎杖有效成分对 DN 模型小鼠肾组织病理改变的影响 [J].天津中医药大学学报,2020,39(4):441-445.

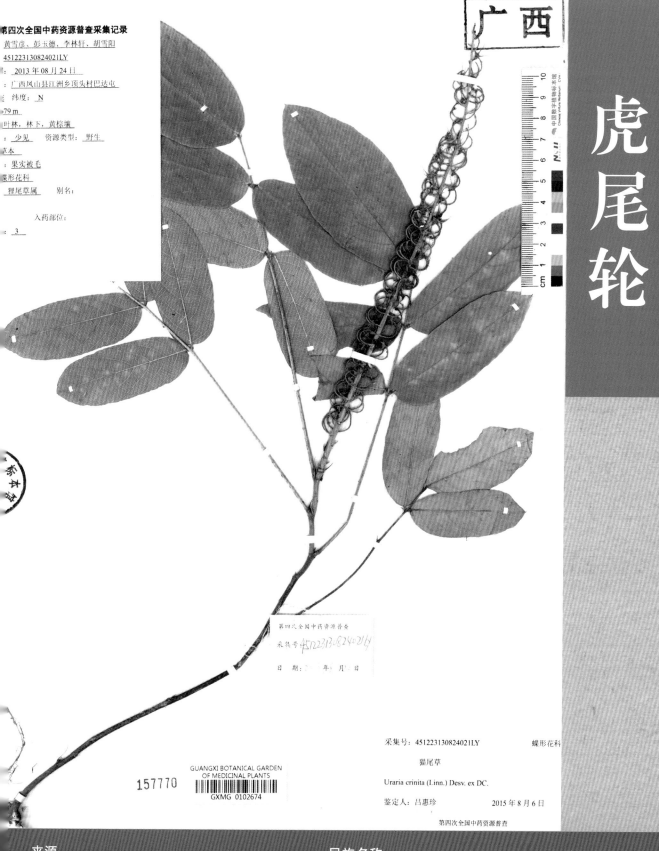

广西

虎尾轮

来源

蝶形花科（Papilionaceae）植物猫尾草
Uraria crinite (L.) Desv. ex DC. 的根或全株。

民族名称

【壮族】猫尾射，虎尾轮，狐狸尾，长穗猫尾草。

【瑶族】苗堆咪，猫尾射，虎尾轮，狐狸尾，老虎尾。

民族应用

【壮族】药用全株。治呕血，咯血，尿血，咳嗽，子宫脱垂，脱肛，疳积，淋证，毒蛇咬伤，肺炎，肠炎。

【瑶族】药用根。水煎服治肺结核，咳嗽，肺痈，吐血，咯血，尿血，胃及十二指肠溃疡，关节炎，下疳引起的腹股沟淋巴结肿大。内服用量15~30g。

药材性状 根细长，圆柱形，有分枝，表面棕黄色，具细皱纹，支根纤细，皮部易剥离；质稍硬，折断面不平整，断面皮部棕黄色，木部淡黄色；气微，味淡。全草长40~80cm。茎多分枝，有细纵纹及短柔毛。羽状复叶，叶柄长5~10cm，托叶长三角形；小叶3~5，多皱缩或脱落，完整者展平后呈长圆形或卵状披针形，下面有短柔毛及明显凸起的网脉。有时可见顶生的猫尾状花序，花密集或脱落，花萼有长毛，花瓣暗紫色。有时可见荚果，表面有短毛；气微，味淡。

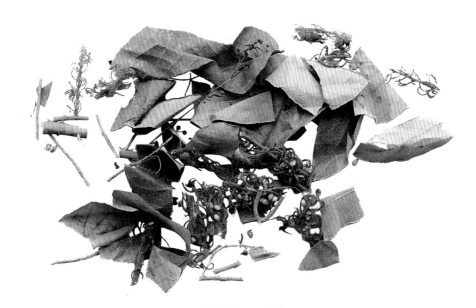

·虎尾轮－全株

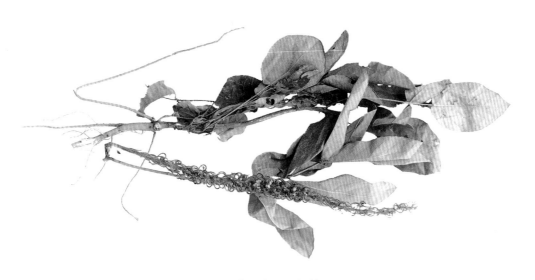

·虎尾轮－全株

药用源流　《广西中药资源名录》记载其全株主治牙龈肿痛，肺热咳嗽，咳血，吐血，尿血，小便癃闭，小儿疳积，失眠，阳痿，遗精。

分类位置	种子植物门	被子植物亚门	双子叶植物纲	豆目	蝶形花科
	Spermatophyta	Angiospermae	Dicotyledoneae	Legumiales	Papilionaceae

形态特征　亚灌木。茎被灰色短毛。叶为奇数羽状复叶，茎下部小叶通常为 3，上部为 5，少有为 7；小叶长椭圆形、卵状披针形或卵形，顶端小叶长 6~15cm，宽 3~8cm，侧生小叶略小。总状花序顶生，长 15~30cm 或更长，密被灰白色长硬毛；苞片卵形或披针形；花萼浅杯状，被白色长硬毛，5 裂，上部裂片略短于下部裂片；花冠紫色。荚果略被短柔毛；荚节 2~4，椭圆形，具网脉。

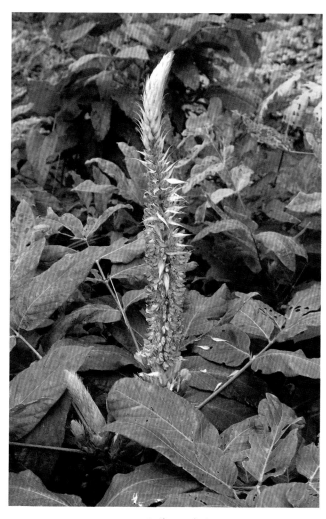

·猫尾草－花期

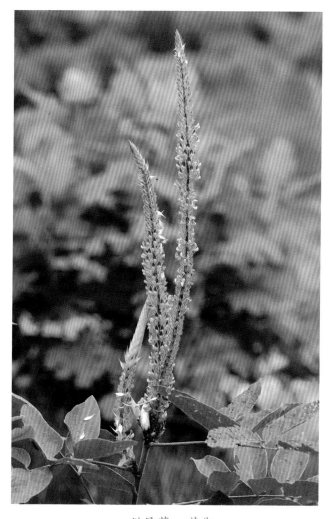

·猫尾草－花期

生境分布　生于海拔 850m 以下的干燥旷野坡地、路旁或灌丛中。分布于福建、江西、广东、海南、广西、云南及台湾等。广西主要分布在南宁、临桂、贵港、平南、桂平、容县、百色、那坡、凌云、昭平、河池、东兰等。

化学成分 全草含黄酮苷、甾体皂苷[1]、β-谷甾醇、硬脂酸、软脂酸、β-胡萝卜苷、(24R)-5α-豆甾-7,22(E)-二烯-3α-醇、2-(乙酰胺基)-苯甲酸甲酯、白桦脂醇、间羟基苯甲酸、5,7-二羟基-2'-甲氧基-3',4'-亚甲基二氧异黄酮、蔗糖、槐二醇、染料木素、染料木苷、水飞蓟宾[2]。

药理作用 1. 抗肿瘤作用

猫尾草根乙醇粗提取物和黄酮类提取物对 CA46、NB4、AGS 和 BEL7404 肿瘤细胞均有一定程度的体外抑制作用，其中 AGS 细胞受到的抑制最为明显[3]。

2. 抗氧化作用

猫尾草根部黄酮提取物对 O_2^- 自由基具有一定的清除能力，效果强于维生素 C，具有较好的体外抗氧化作用[4]。

3. 护肝作用

猫尾草黄酮对小鼠的肝损伤有显著保护作用，其各剂量组对 CCl_4 引起的肝损伤有不同程度的恢复作用[5]。

4. 其他作用

猫尾草根提取物可明显增加肾阳虚小鼠体质量，促进生长发育，提高脾脏和胸腺指数，减轻肾阳虚小鼠生殖器官萎缩，有明显的抗疲劳作用，可提高小鼠的应激能力[6]。虎尾轮根提取物能增加脾虚小鼠体质量，提高胸腺和脾脏指数，改善小鼠脾虚症状，具有健脾固胃的功效[7]。

参考文献

[1] 陈素慧,高佳,巫庆珍,等.虎尾轮根化学成分预试验[J].天津药学,2011,23(2):9-11.

[2] 王燕燕,张小琼,宫立孟,等.虎尾轮根化学成分研究[J].中国药学杂志,2009,44(16):1217-1219.

[3] 饶澄.虎尾轮根黄酮类提取物的制备及体外抗肿瘤作用的初步研究[D].福州:福建医科大学,2007.

[4] 萧淑雯,卢玉栋,潘嘉文,等.虎尾轮根部黄酮类化合物的提取及其抗氧化性能研究[J].福建师范大学学报(自然科学版),2015,31(2):63-68.

[5] 陈秋勇,陈炳华,黄志坚.虎尾轮根黄酮类化合物对小鼠肝脏功能影响[J].生物灾害科学,2012,35(4):385-391.

[6] 王燕燕,张锦文,郭洁茹,等.虎尾轮根提取物对肾阳虚模型小鼠的影响[J].医药导报,2011,30(3):292-294.

[7] 陈素慧,谢伟容,黄建军.虎尾轮根提取物对脾虚小鼠的影响[J].中国民族民间医药,2016,25(1):17-18.

广西药用植物园 (GXMG)

采集号：
标本份数：

海拔(m)：

胸径：

虎

刺

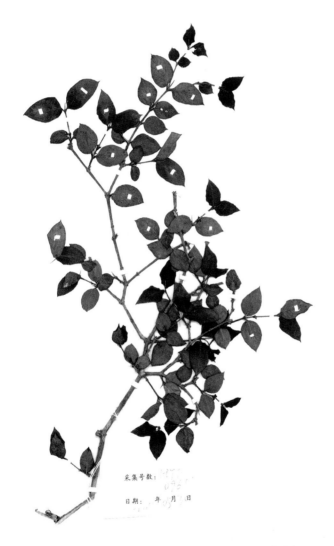

103411

采集号数：

日期：　年　月　日

BOTANICAL GARDEN
MEDICINAL PLANTS

XMG 0101184

来源

茜草科（Rubiaceae）植物虎刺
Damnacanthus indicus (L.) Gaertn.
f. 的根或全株。

民族名称

【壮族】gocaemhseuj，绣花针，
伏牛花，针上叶，鸟不踏。
【瑶族】穷傍心，铜毛紧。

民 族 应 用

【壮族】药用根或全株。根用于腰痛，痹症，跌打损伤，肺结核，月经不调，痛经，急性结膜炎。全株用于黄疸，水肿，肝脾肿大，肺痈。内服用量 9~50g；外用适量。

【瑶族】药用根或全株。用于病后体虚乏力，贫血，肺结核，痰饮咳嗽，肺痈，水肿，慢性肝炎，肝脾肿大，闭经，癫痫，腰痛，风湿骨痛，痛风，跌打损伤。内服用量15~30g，水煎服。

药材性状 根较粗大，有的缢缩成连珠状，肉质，长短不一，直径 0.5~1.5cm，侧根较细，直径 3~4mm；表面棕褐色、灰褐色或灰白色，有细纵皱纹，皮部常断裂，露出木部，木部细小，直径 1~3mm，有细纵纹，断面类白色。茎圆柱形，直径约 1cm，表面灰褐色，有纵皱纹，质硬，不易折断，断面不整齐，皮部薄，木部灰白色，有髓。小枝叶腋有成对坚硬的细针刺，长 1~2cm。叶对生，革质，多卷曲，展开后呈卵形或椭圆形，长 1~2cm，宽 0.7~1cm，先端短尖，基部圆形，全缘，有时可见背脉具疏毛；叶柄短。花黄色。气微，味微苦、甘。

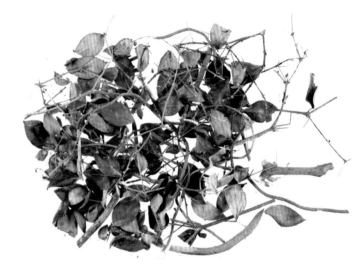

·虎刺－全株

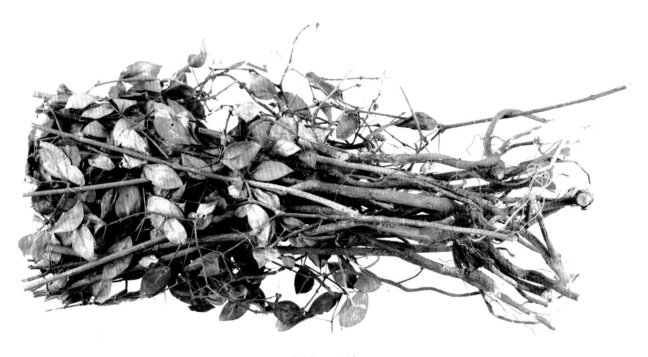

·虎刺－全株

药用源流 虎刺一名始见于《开宝本草》，载为伏牛花："一名隔虎刺花。花黄色，生蜀地，所在皆有。三月采。"《本草图经》记载："伏牛花，生蜀地，所在皆有，今惟益、蜀近郡有之，多生川泽中。叶青细，似黄檗叶而不光。茎赤有刺。花淡黄色作穗，似杏花而小。三月采，阴干。"根据其描述及其所附图绘"益州伏牛花"，非虎刺属植物。《证类本草》载有"刺虎"，曰："刺虎，生睦州……其叶凌冬不凋，采无时，土人以其根、叶、枝干……理一切肿痛风疾。"其应用、产地以及所附图绘"睦州刺虎"与现今虎刺相符。《本草纲目》将"虎刺"和"伏牛花"并为一项，其所附图绘与今虎刺相似。《植物名实图考》记载："伏牛花，《开宝本草》始著录。李时珍并入虎刺。今虎刺生山中林木下，叶似黄杨，层层如盘，开小白花，结红实，凌冬不凋。"其描述与所附图绘与现今虎刺相符。《中华人民共和国药典》（1977年版 一部）记载其全株具有祛风湿、活络、止痛的功效；主治风湿痹痛，腰痛。

分类位置	种子植物门	被子植物亚门	双子叶植物纲	茜草目	茜草科
	Spermatophyta	Angiospermae	Dicotyledoneae	Rubiales	Rubiaceae

形态特征 具刺灌木。具肉质链珠状根；幼嫩枝密被短粗毛，节上托叶腋常生 1 针状刺；刺长 0.4~2cm。叶常大小叶对相间，大叶长 1~3cm，宽 1~1.5cm，卵形、心形或圆形，顶端锐尖，边全缘；中脉上面隆起，下面凸出；托叶生叶柄间，易脱落。花两性；花冠白色；花药紫红色。核果红色，近球形，侧脉每边凸出 3~4 条。

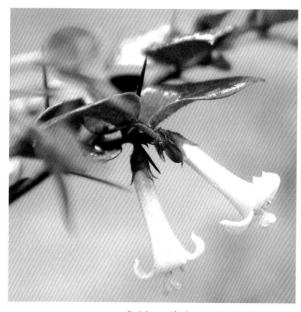

·虎刺－花期

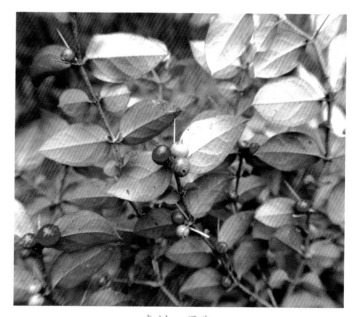

·虎刺－果期

生境分布 生于山地和丘陵的疏、密林下和石岩灌丛中。分布于西藏、云南、贵州、四川、广东、广西、湖南、湖北、江苏、安徽、浙江、江西、福建、台湾等。广西主要分布在柳州、柳城、桂林、阳朔、临桂、全州、资源、钦州等。

化学成分 主要含有 5- 羟基 -1,2- 亚甲二氧基蒽醌、虎刺醛、羟基虎刺醇、虎刺醇[1]、1- 羟基 -2- 羟甲基蒽醌、1,4- 二甲氧基 -2α- 羟基蒽醌、1,3- 二羟基 -2- 甲氧基蒽醌[2] 等蒽醌类成分。

药理作用 1. 保肝作用

虎刺提取物对 CCl_4 致小鼠急性肝损伤具有明显的肝保护作用，其中以水部位活性最强，保护活性可能与蒽醌化合物有关[3]。

2. 抗氧化作用

虎刺乙酸乙酯部位在清除 DPPH 自由基和还原力模型中抗氧化活性最强，水溶性部位在总抗氧化力模型中抗氧化活性最强，其中黄酮类成分可能是虎刺抗氧化的物质基础[4]。

3. 抗菌作用

虎刺二氯甲烷部位、乙酸乙酯部位和石油醚部位对大肠杆菌、克雷伯肺炎菌、铜绿假单胞菌和金黄色葡萄球菌具有一定的抑菌活性[4]。

4. 抗炎作用

虎刺具有抗炎作用，其水提取物和醇提取物能有效抑制二甲苯致小鼠耳肿胀和角叉菜胶致大鼠足肿胀，降低炎症因子 TNF-α、IL-1β 水平[5]。

参考文献

[1] KOYAMA J, OKATANI T, TAGAHARA K, et al. Anthraquinones of *Damnacanthus indicus*[J]. Phytochemistry,1992,31(2):709-710.

[2] 杨燕军, 舒惠一, 闵知大. 巴戟天和恩施巴戟的蒽醌化合物 [J]. 药学学报,1992,27(5):358-364.

[3] 王丹, 马瑞丽, 张蓉, 等. 虎刺提取物对CCl_4致肝损伤的保护作用[J]. 中国野生植物资源,2015,34(6):20-23.

[4] 马瑞丽, 李倩倩, 徐秀泉, 等. 虎刺抗氧化和抗菌活性研究 [J]. 中国野生植物资源,2014,33(2):16-19.

[5] 吴增艳, 马哲龙, 谢晨琼, 等. 虎刺提取物抗炎作用的初步研究 [J]. 中国中医药科技,2019,26(1):36-39.

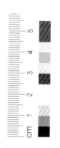

肾

茶

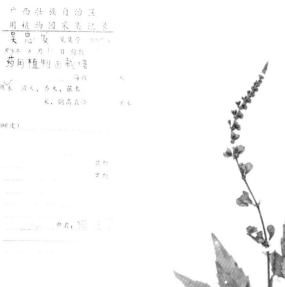

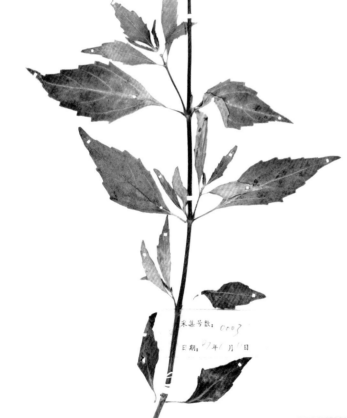

来源
唇形科（Labiatae）植物肾茶
Clerodendranthus spicatus (Thunb.)
C. Y. Wu ex H. W. Li 的全草。

民族名称
【壮族】棵蒙秒，Nyamumhmeuz。

采集号 0003　　　　　　264 计

Clerodendranthus spicatus (Thunb.)

C. Y. Wu

鉴定人：黄长春　　1987年 8 月 5 日

民 族 应 用

【壮族】药用全草。主治急慢性肾炎，膀胱炎，尿路结石，风湿性关节炎，胆结石。内服用量30~60g。

药材性状　全草长 30~70cm。茎枝呈方柱形，节稍膨大；老茎表面灰棕色或灰褐色，有纵皱纹或纵沟，断面木质性，黄白色，髓部白色；嫩枝对生，紫褐色或紫红色，被短小柔毛。叶对生，皱缩，易破碎，完整者展平后呈卵形或卵状披针形，长 2~5cm，宽 1~3cm，先端尖，基部楔形，中部以上的边缘有锯齿，叶脉紫褐色，两面呈黄绿色或暗绿色，均有小柔毛；叶柄长约 2cm。轮伞花序每轮有 6 花，多已脱落。气微，味微苦。

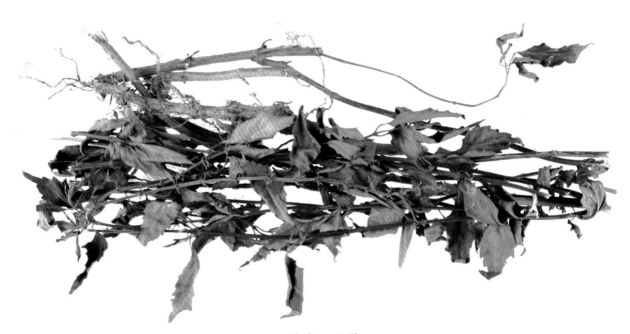

·肾茶－全草

药用源流　《广西壮族自治区壮药质量标准　第二卷》（2011 年版）记载其地上部分具有清热祛湿、排石通淋的功效；主治风湿痹痛，腰腿痛，石淋，热淋。

分类位置	种子植物门	被子植物亚门	双子叶植物纲	唇形目	唇形科
	Spermatophyta	Angiospermae	Dicotyledoneae	Laminales	Lamiaceae

形态特征 多年生草本。茎四棱形，具浅槽及细条纹，被倒向短柔毛。叶卵形、菱状卵形或卵状长圆形，边缘具粗牙齿或疏圆齿，两面均被短柔毛及散布凹陷腺点。轮伞花序6花，在主茎及侧枝顶端组成总状花序；苞片圆卵形，上面无毛，下面密被短柔毛；花梗与序轴密被短柔毛；花萼卵珠形，外面被微柔毛及突起的锈色腺点，内面无毛，二唇形；雄蕊4；花柱先端棒状头形，2浅裂。小坚果卵形，深褐色，具皱纹。

生境分布 生于海拔700~1000m的林下潮湿处，有时也可见于平地上。分布于广东、海南、广西、云南、台湾等。广西全区各地均有分布。

化学成分 主要含有原儿茶醛、原儿茶酸、3,5-二羟基苯甲醛、对羟基苯甲酸、对羟基苯甲醛、香草酸、丹参素甲酯、3,5-O-二甲基没食子酸、helisterculins A、紫草酸、紫草酸甲酯、紫草酸二甲酯、helisterculins B、二氢咖啡酸乙酯、阿魏酸、二氢阿魏酸[1]、3,4-二羟基苯乙醇、咖啡酸、咖啡酸

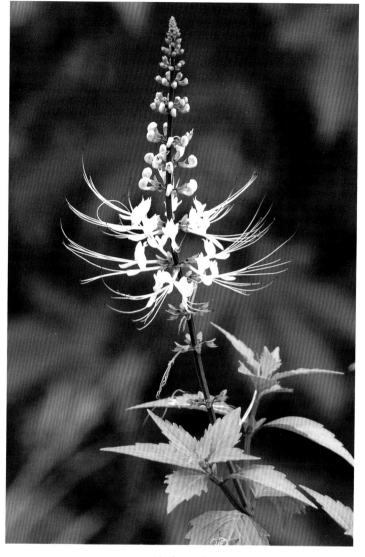

·肾茶－花期

甲酯、咖啡酸乙酯、迷迭香酸甲酯[2]、vinyl acetate、ethyl coumarate[3] 等酚类成分；3,3',5-三羟基-4',7-二甲氧基-二氢黄酮、5,4'-二羟基-7,3'-二甲氧基二氢黄酮、5-羟基-3',4',7-三甲氧基-二氢黄酮、5,3'-二羟基-7,4'-二甲氧基二氢黄酮、5,3'-二羟基-6,7,4'-三甲氧基二氢黄酮、5-羟基-6,7,3',4'-四甲氧基黄烷酮、3'-羟基-5,7,8,4'-四甲氧基黄酮、3',4',5,7-四甲氧基黄酮、6-羟基-5,7,4'-三甲氧基黄酮、甜橙素、5-羟基-6,7,3',4'-四甲氧基黄酮、5,6,7,4'-四甲氧基黄酮[2]、kaempferol-3-O-α-L-rhamnopyranoside、5,7,8,4'-tetramethoxyflavanone、5-hydroxy-7,3',4'-trimethoxyflavone、5,7,8,3',4'-pentamethoxyflavanone、3',4',5,6,7-pentamethoxyflavone、4'-methoxy-5,6,7-trimethylbaicalein[3] 等黄酮类成分；丁香脂素、hedyolisol、松脂素[2]、(7'S,8'S)-8-epiblechnic acid diacetate、loliolide、fragransin B1、9-hydroxy-4,7-megastigmadien-3-one、dehydrololiolide、fragransin B2、fragransin B3、松脂醇[4] 等木脂素类成分；6-epi-1-oxo-15-hydroxyverbesindiol、吐叶醇、熊果酸[2]、euscaphic acid、2α,3β,19β-trihydroxyurs-12-en-28-oic acid、arjunolic acid[3] 等萜类成分，以及 N-反式阿魏酰酪胺[2]、sacidumol A、3-hydroxy-5,6-epoxy-β-ionone[4] 等成分。

药理作用　1. 对肾的保护作用

肾茶提取物能减轻高尿酸血症小鼠的肾损伤和痛风性肾病大鼠肾损伤，其作用机制可能与调节肾组织 NGAL、TIMP-1、KIM-1 的表达有关[5]。肾茶总黄酮能减轻肾缺血再灌注损伤大鼠的急性肾损伤，其作用机制可能与升高大鼠肾组织内 SOD 水平、降低 MDA 和 NOS 水平、抑制肾小管上皮细胞凋亡有关[6]。肾茶对慢性肾衰竭具有一定的治疗作用，不同剂量的治疗作用具有差异性[7]。

2. 抗炎作用

肾茶水煎剂能减轻大鼠急性踝关节肿胀和急性痛风性关节炎，其作用机制可能与抑制尿酸生成、利尿以促进尿酸排泄、抑制炎症细胞因子 IL-1β、IL-8 表达有关[8]。

3. 抗菌作用

肾茶水提取物对金黄色葡萄球菌有一定抑菌作用，其 MIC 为 9.5mg/ml[9]。

4. 抗帕金森病作用

肾茶总黄酮对 6-羟基多巴胺诱导的帕金森病大鼠模型和细胞模型具有明显的保护作用，其作用机制可能与抑制氧化应激引起的细胞损伤有关[10]。

5. 抗肿瘤作用

肾茶乙醇提取物分别经石油醚萃取、乙酸乙酯萃取后对人回盲肠癌细胞 HCT8、人肝癌细胞 BEL7402 和人非小细胞肺癌细胞 A549 均具有较好的抑制活性[11]。

6. 抗氧化作用

肾茶多糖能够剂量依赖性地清除 OH 自由基和 DPPH 自由基，具有较强的抗氧化活性[12]。

参考文献

[1] 陈小芳, 马国需, 黄真, 等. 傣药肾茶中水溶性酚酸类化学成分的研究 [J]. 中草药, 2017, 48(13):2614-2618.

[2] 张荣荣. 海南栽培肾茶化学成分及其生物活性研究 [D]. 海口: 海南大学, 2017.

[3] 罗勇. 肾茶化学成分研究 [D]. 泸州: 西南医科大学, 2017.

[4] 李小珍, 晏永明, 程永现. 肾茶化学成分研究 [J]. 天然产物研究与开发, 2017, 29(2):183-189.

[5] 蓝伦礼. 肾茶对高尿酸血症及痛风性肾病肾损害的保护作用及机制研究 [D]. 广州: 广州中医药大学, 2016.

[6] 郭银雪, 葛平玉. 肾茶总黄酮调节肾缺血再灌注损伤大鼠肾小管上皮细胞凋亡的作用和机制 [J]. 实用中西医结合临床, 2019, 19(12):173-175.

[7] 张菊, 赵远, 李艳萍, 等. 肾茶对腺嘌呤致大鼠慢性肾功能衰竭模型的影响研究 [J]. 云南中医中药杂志, 2019, 40(2):64-66.

[8] 陈珠, 杨彩霞, 倪婉晔, 等. 肾茶对急性痛风性关节炎大鼠的抗炎作用研究 [J]. 环球中医药, 2016, 9(9):1051-1054.

[9] 洪宇翔, 张翠平, 李玥, 等. 潮汕地区常见中草药抗菌作用研究 [J]. 汕头大学医学院学报, 2016, 29(2):69-70.

[10] 游建军, 李光, 李宇赤, 等. 肾茶总黄酮对帕金森病的神经保护作用 [J]. 中国实验方剂学杂志, 2015, 21(4):139-143.

[11] 郑英换, 潘显茂, 李兰婷. 猫须草提取物体外抗肿瘤活性部位研究 [J]. 安徽农业科学, 2020, 48(12):177-179.

[12] 王锐, 张泽俊, 熊汝琴. 肾茶多糖纤维素酶法提取工艺及抗氧化活性研究 [J]. 食品研究与开发, 2020, 41(13):145-151.

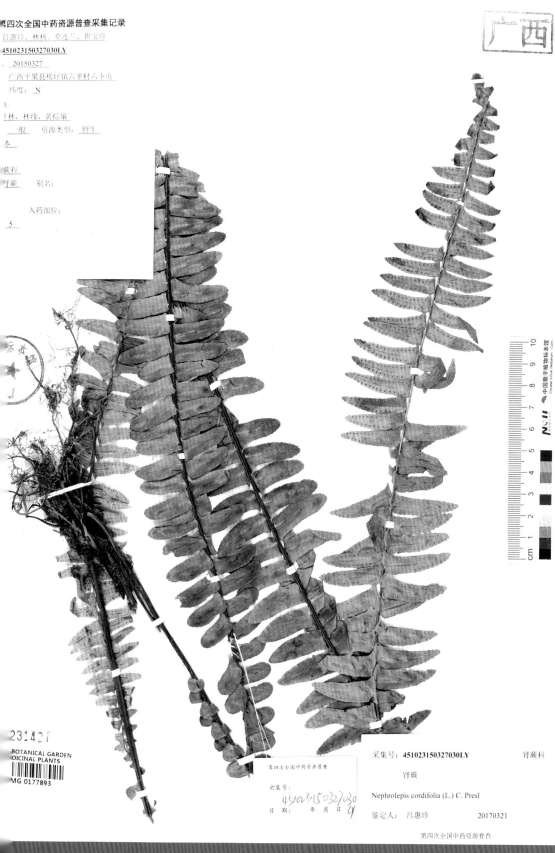

来源

肾蕨科（Nephrolepidaceae）植物
肾蕨 *Nephrolepis cordifolia* (Linn.)
C. Presl 的块茎。

民族名称

【壮族】棵蕨绥（柳城），勒能开（环江），林
苦（天峨），棍熔。

【瑶族】比卡巷（都安），讽维凹不高（金秀）。

民 族 应 用

【壮族】药用块茎。捣烂水煎服治小儿麻疹后痢疾，肺炎咳嗽，气管炎；捣烂取汁服热泻，淋巴结结核；与猪肺炖服治肺结核。还能用于治疗黄疸，淋证，疝气，乳痈，瘰疬，烫伤，毒蛇咬伤。内服用量6~15g，鲜品30~60g。

【瑶族】药用块茎、全草。水煎服治肺炎咳嗽，气管炎。块茎捣烂取汁与青蛙蒸服治小儿疳积。内服用量30~90g（均用鲜品）。

药材性状 鲜品呈球形或扁圆形，直径1.5~3cm；表面多有棕色绒毛状鳞片，可见自根茎脱落后的圆形疤痕，除去鳞片后表面呈亮黄色，有明显的不规则皱纹。干品极皱缩，表面黄棕色绒毛状鳞片明显。质硬脆，断面黄棕色至棕褐色。气香，味微甜。

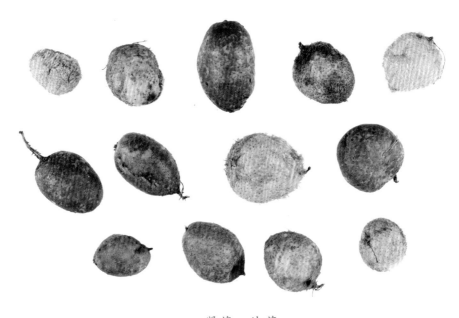

·肾蕨－块茎

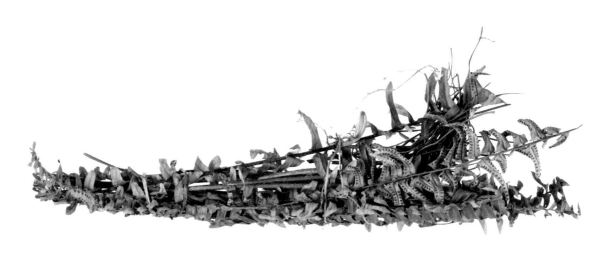

·肾蕨－全草

药用源流 以蜈蚣草一名始载于《植物名实图考》，曰："生云南山石间，赭根纠互，硬枝横铺，密叶如锯，背有金星。其性应与石韦相类。"所述及其所附图绘，与现今肾蕨相符。《广西壮族自治区壮药质量标准 第二卷》（2011 年版）记载其具有清热利湿、止咳通淋、消肿解毒的功效；主治外感发热，肺热咳嗽，黄疸，淋浊，小便涩痛，泄泻，痢疾，白带异常，疝气，乳痈，疮疡，瘰疬痰核，水火烫伤，金刃损伤。

分类位置

蕨类植物门	蕨纲	真蕨目	肾蕨科
Pteridophyta	Filicopsida	Eufilicales	Nephrolepidaceae

形态特征 附生或土生。根状茎直立，被蓬松的淡棕色长钻形鳞片，下部粗铁丝状的匍匐茎上生有近圆形的块茎，直径 1~1.5cm，密被与根状茎上同样的鳞片。叶簇生，坚草质或草质，光滑，无毛，叶片线状披针形或狭披针形，长 30~70cm，宽 3~5cm，一回羽状，羽状 45~120 对，互生，常密集而呈覆瓦状排列，中部的一般长约 2cm，宽 6~7mm，叶缘有疏浅的钝锯齿；叶脉明显，侧脉纤细，小脉直达叶边附近，顶端具纺锤形水囊。孢子囊群成 1 行位于主脉两侧；囊群盖肾形，褐棕色，边缘色较淡，无毛。

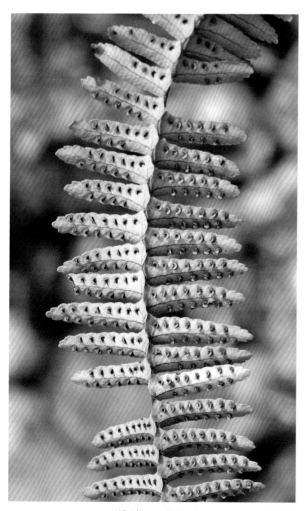

·肾蕨－孢子叶

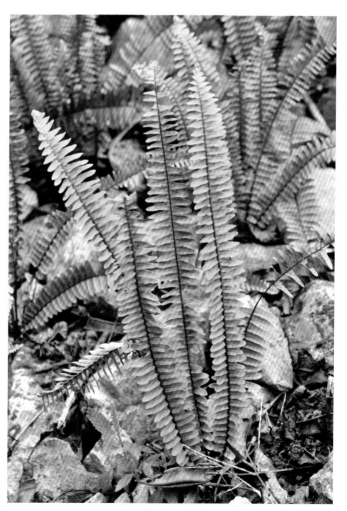

·肾蕨－植株

生境分布　生于海拔 30~1500m 的溪边林下。分布于浙江、福建、台湾、湖南、广东、海南、广西、贵州、云南和西藏等。广西主要分布在南宁、武鸣、融水、阳朔、临桂、永福、苍梧、上思、玉林、容县、百色、靖西、那坡、凌云、隆林、河池、罗城、金秀、崇左、扶绥、龙州、大新等。

化学成分　主要含有 3,4- 二羟基苯甲醛、3,4- 二羟基苯甲酸甲酯、对羟基苯丙烯酸[1]、β- 谷甾醇、羊齿 -9(11)- 烯、齐墩果酸、肉豆蔻酸十八烷基酯、正三十一烷酸、正三十烷醇[2]、胡萝卜苷、山柰酚 -3-O-β- 葡萄糖苷、槲皮素 -3-O-β- 鼠李糖苷、软脂酸单甘油酯[3]、十六酸乙酯、十六酸正丁酯、月桂酸乙酯、亚油酸乙酯、顺式 - 油酸乙酯、9,12- 二烯 – 十八酸丁酯、顺 -9- 烯 – 硬脂酸丁酯、十二酸乙酯、雪松醇[4] 等成分。

药理作用　**1. 抗菌作用**

肾蕨全草水提取液对金黄色葡萄球菌、大肠杆菌、枯草芽孢杆菌均有抑菌作用[5]。

2. 保肝作用

肾蕨水提取液对小鼠急性酒精肝损伤有保护作用，其保护机制可能与抑制肝脏炎症反应、抗脂质过氧化、清除 O_2^- 自由基有关[6]。

3. 抗溃疡作用

肾蕨叶水提取液能改善乙酸所致的小鼠肛门溃疡炎症反应，其机制可能与下调 NF-κB 的表达，进而下调其下游因子 TNF-α、IL-1β 与 COX-2 的基因表达有关[7]。

4. 抗氧化作用

肾蕨不同浓度乙醇提取物均具有清除 ABST+ 自由基和 DPPH 自由基的能力，且随着肾蕨提取物浓度的升高，清除自由基的能力加强[1]。

参考文献

[1] 邹慧娟 . 高速逆流色谱分离研究吴茱萸、肾蕨的药用化学成分 [D]. 上海：上海师范大学 ,2017.

[2] 梁志远 , 杨小生 , 朱海燕 , 等 . 肾蕨的化学成分研究 [J]. 广西植物 ,2008,28(3):420-421,378.

[3] 王恒山 , 王光荣 , 谭明雄 , 等 . 中药马骝卵的化学成分研究 [J]. 广西植物 ,2004,24(2):155-157.

[4] 王恒山 , 王光荣 , 潘英明 . 马骝卵挥发油的 GC-MS 分析 [J]. 光谱实验室 ,2004,21(3):535-537.

[5] 陶广松 , 崔胜彬 , 蒋建辉 , 等 .3 种药用蕨类植物水提取液抗菌性研究 [J]. 现代农业科技 ,2010,11:23,25.

[6] 韦江莲 , 陈雪丽 , 兰岚 , 等 . 肾蕨水提取液对小鼠急性酒精肝损伤的影响 [J]. 广西中医药 ,2019,42(1):69-72.

[7] 王小青 , 高杨 , 马帅 , 等 . 肾蕨对乙酸致小鼠肛门溃疡的作用及 NF-κB,TNF-α,IL-1β 和 COX-2 表达的影响 [J]. 中国实验方剂学杂志 ,2018,24(8):122-127.

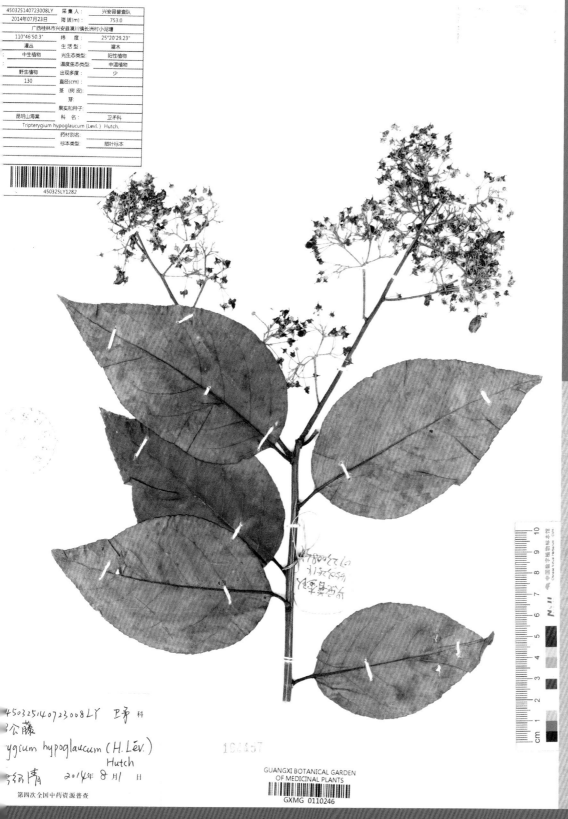

全国中药资源普查标本采集记录表

450325140723008LY	采集人：	兴安县普查队
2014年07月23日	海拔(m)：	753.0
广西桂林市兴安县溶川镇长洲村小泥塘		
110°46'50.3"	纬度：	25°20'29.23"
灌丛	生活型：	灌木
中生植物	光生态类型：	阳性植物
	温度生态类型：	中温植物
野生植物	出现多度：	少
130	高径(cm)：	
	茎（树皮）：	
	芽：	
	果实和种子：	
昆明山海棠	科　名：	卫矛科
Tripterygium hypoglaucum (Lévl.) Hutch.		
	药材别名：	
	标本类型：	腊叶标本

450325LY1282

昆明山海棠

GUANGXI BOTANICAL GARDEN
OF MEDICINAL PLANTS

GXMG 0110246

来源

卫矛科（Celastraceae）植物雷公藤 *Tripterygium wilfordii* Hook.f [*T. hypoglaucum* (Lévl.) Hutch.] 的根、根皮、叶、花。

民族名称

【壮族】勾没闲（Gouhmeihen），Gaeubyaj。

民族应用

【壮族】药用根、根皮、叶、花。根、叶捣敷患处治风湿关节炎。根皮晒干，碾成细末后调适量凡士林或醋，涂患处治头癣。叶捣烂搽患处治皮肤瘙痒。花用于治疗腰带疮。外用适量，捣烂敷或研末调搽。有大毒，忌内服。

药材性状　根圆柱状，有分枝，弯曲，长短不一，直径0.4~5cm。质坚硬，不易折断。断面皮部棕黄色或淡棕黄色，木部淡棕色或淡黄白色。根皮橙黄色或棕褐色，有细纵纹和横裂纹，易剥落。完整叶展平后呈椭圆形或卵形，先端急尖或短渐尖，基部阔楔形或圆形，边缘有细锯齿，侧脉4~7对。花序圆锥聚伞状，花瓣长方卵形，边缘微蚀；子房具3棱。气微，味苦。

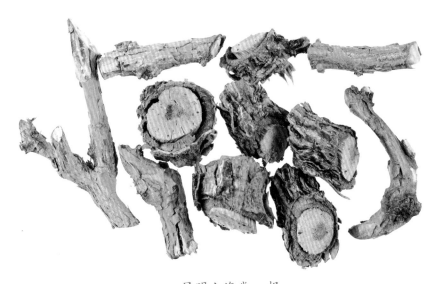

·昆明山海棠－根

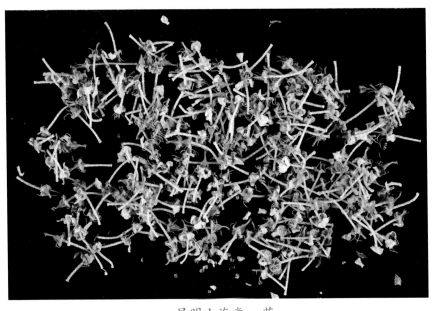

·昆明山海棠－花

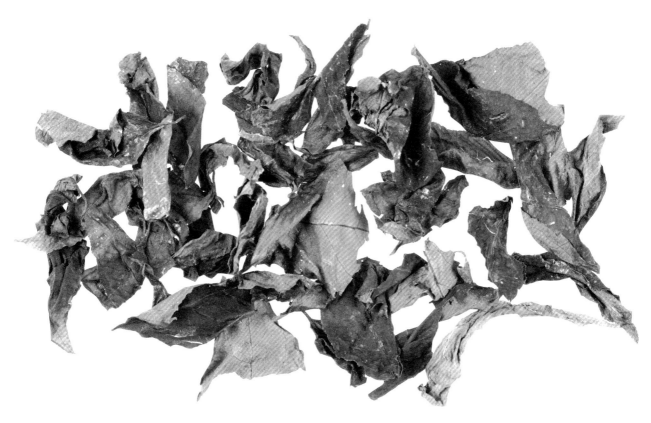

· 昆明山海棠 — 叶

药用源流 昆明山海棠一名始见于《植物名实图考》，云："山海棠生昆明山中。树高丈余，大叶如紫荆而粗纹，夏开五瓣小白花，绿心黄蕊，密簇成攒，旋结实如风车，形与山药子相类，色嫩红可爱。"《草木便方》将其记为断肠草，曰："断肠草辛有大毒，疥癞恶毒虫疮塗。中恶虫毒刀伤用，脚膝痹痛乳痤除。"其所述及其相关附图与今卫矛科植物雷公藤相符。《中华本草》记载其根具有祛风除湿、活血止血、舒筋接骨、解毒杀虫的功效；主治风湿痹痛，半身不遂，疝气痛，痛经，月经过多，产后腹痛，出血不止，急性传染性肝炎，慢性肾炎，红斑狼疮，癌肿，跌打骨折，骨髓炎，骨结核，副睾结核，疮毒，银屑病，神经性皮炎。《广西中药材标准》（第二册）记载其根具有续筋接骨、祛瘀通络的功效；主治风湿疼痛，类风湿关节炎，跌打损伤，骨折。

 分类位置

种子植物门	被子植物亚门	双子叶植物纲	卫矛目	卫矛科
Spermatophyta	Angiospermae	Dicotyledoneae	Celastrales	Celastraceae

形态特征 藤本灌木。高 1~4m，小枝常具 4~5 棱，密被棕红色毡毛状毛。叶薄革质，长方卵形、阔椭圆形或窄卵形，边缘具极浅疏锯齿。圆锥聚伞花序生于小枝上部，呈蝎尾状多次分枝，顶生者最大，有花 50 朵以上，侧生者较小。翅果多为长方形或近圆形，果翅宽大，基部心形。

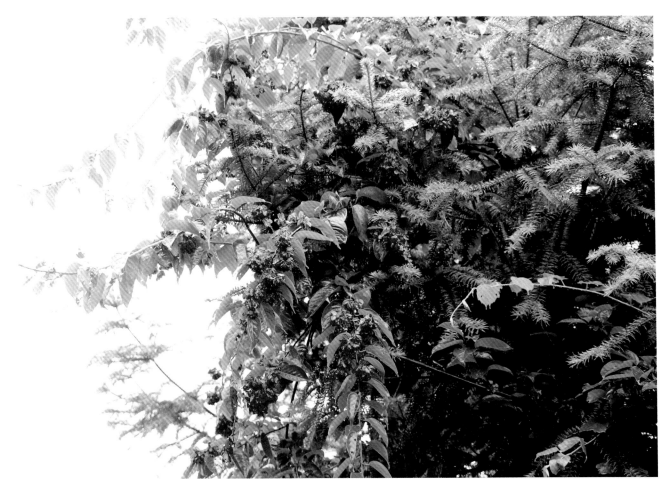

·雷公藤－果期

生境分布 生于山地林内阴湿处。分布于浙江、湖南、广西、贵州、云南、四川等。广西主要分布在全州、兴安、龙胜、资源、贺州等。

化学成分 主要含有tripterifordin、雷酚内酯、triptobenzene E、triptobenzene J、wilforol F、triptobenzene A、对醌 21、雷公藤甲素、isopimara-8,14,15-diene-11β,19-diol[1]、雷酚萜、雷公藤内酯甲、雷藤二萜醌 B、ent-kauran-16β, 19-diol、雷公藤红素、3-O-乙酰基齐墩果酸、3-氧代齐墩果酸、木栓酮、β-香树精、β-香树精乙酸酯、齐墩果酸[2]、3β-hydroxy-5α,6α-epoxy-7-megastigmen-9-one、dehydrovomifoliol、triplogelin C-1、triptogelin C-4、triptogelin A-1、chiapen D、epoxyionone A、loliolide A、常春藤酮酸、雷公藤内酯乙[3]等萜类成分，(+)-lariciresinol、icariol A$_2$、acanthosessilin A、(±)-5'-methoxylariciresinol、(+)-syringaresinol、clemaphenol A、杜仲树脂酚、salicifoliol、(−)-lyoniresinol、9'-O-benzoyl-lariciresinol、9'-O-benzoyl-5'-methoxylariciresinol、9'-O-cinnamoyl-lariciresinol等木脂素类成分[3]，以及β-谷甾醇、β-谷甾醇棕榈酸酯、大黄素、β-胡萝卜苷[2]、(+)-儿茶素、bungein A、香草醇、myrtenol、raspberry ketone、β-hydroxypropiovanillone、2,6-二甲氧基苯醌[3]等成分。

药理作用 1.抗炎、镇痛作用
雷公藤可通过升高胶原诱导性关节炎小鼠外周免疫器官 Th17 细胞比例和降低关节组织及血清 IL-17A 表达水平，从而减轻关节炎的炎症反应，减少关节骨损伤[4]。雷公藤根、茎提取液均能降低大鼠佐剂性关节炎模型的足趾肿胀度，减少乙酸所致的小鼠扭体反应次数，提高热板法小鼠的痛阈值[5]。

2. 抗肿瘤作用

雷公藤中的雷公藤甲素对 HepG2 和 HepG2/Adr 细胞具有细胞毒作用，其 IC_{50} 分别为 0.203μmol/L 和 2.662μmol/L[3]。雷公藤中的杜仲树脂酚和 20β-β-D- 葡萄糖 -3- 羧基孕甾 -4- 烯对人肺癌细胞 A549、前列腺癌细胞 DU145、口腔表皮样癌细胞 KB 和口腔上表皮细胞癌耐药株 KBvin 的增殖具有一定的抑制癌细胞活性的作用[6]。雷公藤碱可抑制胃癌 SGC7901 细胞体外增殖、黏附、迁移和侵袭，其机制可能与抑制 β-catenin/Twist 信号途径，诱导细胞凋亡，阻滞细胞周期有关[7]。

3. 抗病毒作用

雷公藤中的对醌 21 和 triptobenzene J 对甲型流感病毒 PR_8 病毒株、甲型流感病毒敏感株 VR_{1679} 和流感病毒 H1N1、H3N2 具有抑制作用[1,3]。

4. 免疫抑制作用

雷公藤提取液对小鼠迟发型超敏反应具有免疫抑制作用，其作用效果与剂量有一定的量效关系[8]。

5. 抗肥胖作用

雷公藤根中的活性成分雷公藤红素通过上调 AMPK/SIRT1 信号通路，减轻脂肪组织炎症反应和提高骨骼肌线粒体功能，对抗高脂饮食诱导的肥胖[9]。

参考文献

[1] 王思燚, 汪丽, 陈宣钦, 等. 昆明山海棠茎叶中的二萜类成分及生物活性研究 [J]. 昆明理工大学学报 (自然科学版),2020,45(2):108-114.

[2] 李江. 黔产昆明山海棠的化学成分研究 [D]. 贵阳: 贵州大学,2019.

[3] 汪丽. 昆明山海棠的化学成分, 抗肿瘤及逆转肿瘤多药耐药活性研究 [D]. 昆明: 昆明理工大学,2017.

[4] 周心怡, 张杰, 周雪清, 等.THH 对胶原诱导型关节炎小鼠 Th17 细胞及细胞因子的影响 [J]. 免疫学杂志,2019,35(5):392-397,415.

[5] 黄樱华, 吴晓贞, 冯小权. 昆明山海棠根与茎抗炎镇痛作用的比较研究 [J]. 广东药科大学学报,2017,33(3):357-360,392.

[6] 李晓蕾, 李洪梅, 高玲焕, 等. 昆明山海棠的非萜类化学成分及其抗肿瘤活性研究 [J]. 昆明理工大学学报 (自然科学版),2014,39(5):76-81.

[7] 付莉娟, 刘蕊, 刘国梁. 昆明山海棠碱对胃癌 SGC7901 细胞增殖和侵袭能力的抑制作用及机制 [J]. 沈阳药科大学学报,2016,33(8):652-658.

[8] 雷晴, 万屏. 昆明山海棠对小鼠迟发型超敏反应的免疫抑制作用 [J]. 山东医药,2012,52(47): 26-28.

[9]MOHAMAD H A B, KHAIRUL A S, JOO S T, et al. Celastrol attenuates inflammatory responses in adipose tissues and improves skeletal muscle mitochondrial functions in high fat diet-induced obese rats via upregulation of AMPK/SIRT1 signaling pathways[J].European Journal of Pharmacology,2020:883.

岩黄连

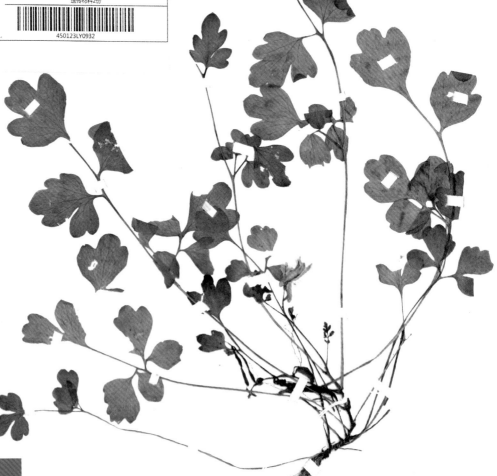

全国中药资源普查标本采集记录表

采集号:	450123130505040LY	采集人:	隆安县普查队
采集日期:	2013年05月05日	海拔(m):	187.0
采集地点:	广西隆安县屏山乡仙缘谷		
经 度:	107°33′25.2″	纬 度:	22°56′35.1″
植被类型:	灌丛	生活型:	多年生草本植物
水分生态类型:	中生植物	光生态类型:	阳性植物
土壤生态类型:		温度生态类型:	亚高温植物
资源类型:	野生植物	出现多度:	少
株高(cm):		直径(cm):	
根:		茎（树皮）:	
叶:		芽:	
花:	花黄色	果实和种子:	
植物名:	石生黄堇	科 名:	罂粟科
学 名:	Corydalis saxicola Bunting		
药材名:	岩黄连	药材别名:	
药用部位:	全草类	标本类型:	腊叶标本
用途:	有清热解毒，镇痛，利湿，止血的功效。用于口舌糜烂，目赤目翳，腮腺炎，牙痛，急性痢痛。		
备注:	遗传材料2份		
条形码:			

450123LY0932

第四次全国中药资源普查

采集号:
450123130505040LY
日 期: 年 月 日

185165

GUANGXI BOTANICAL GARDEN
OF MEDICINAL PLANTS
GXMG 0131188

标本鉴定签

采集号:	450123130505040LY	科名:	罂粟科
学 名:	Corydalis saxicola Bunting		
种中文名:	石生黄堇		
鉴定人:	许为斌	鉴定时间:	2013年12月

第四次全国中药资源普查

来源

紫堇科（Fumariaceae）
植物石生黄堇 *Corydalis saxicola* Bunting 的全草。

民族名称

【壮族】Ngumxlienz。
【瑶族】往林丙。

民族应用

【壮族】药用全草。用于黄疸，肝区疼痛，肺癌，肺炎，腹痛，慢性结肠炎，感冒。内服用量 3~15g。

【瑶族】药用全草。用于黄疸型肝炎，肝硬化，肝区疼痛，胆囊炎，腹胀痛，肠胃炎，痢疾，口腔炎，痔疮出血，结膜炎，痈疮肿毒。内服用量 3~15g；外用适量。

药材性状　根类圆柱形或圆锥形，稍扭曲，下部有分支，直径0.5~2cm；表面淡黄色至棕黄色，具纵裂纹或纵沟，栓皮发达，易剥落；断面不整齐，似朽木状，皮部与木部界限不明显，质松。叶具长柄，柔软卷曲，长 10~15cm；叶片多皱缩破碎，淡黄绿色；完整者二回羽状分裂，一回裂片常 5 枚，奇数对生，末回裂片菱形或卵形。气微，味苦涩。

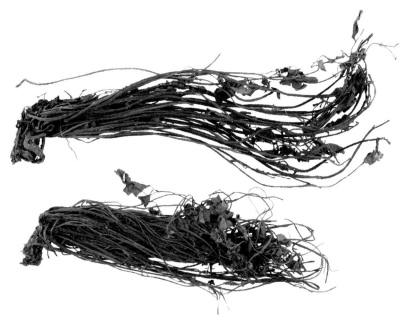

· 岩黄连 - 全草

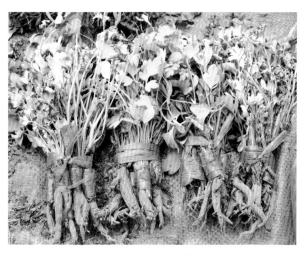

· 岩黄连 - 全草（鲜）

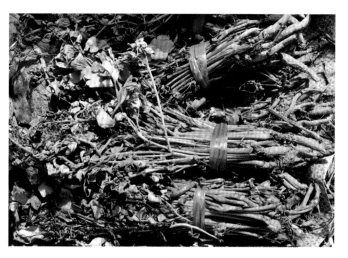

· 岩黄连 - 全草

药用源流　《广西中药材标准》（1990 年版）记载其具有清热利湿、散瘀消肿的功效；主治疮疖肿毒，肝炎，肝硬化，肝癌。

分类位置	种子植物门	被子植物亚门	双子叶植物纲	罂粟目	紫堇科
	Spermatophyta	Angiospermae	Dicotyledoneae	Papaverales	Fumariaceae

形态特征　淡绿色易萎软草本。具粗大主根和单头至多头的根茎。茎分枝或不分枝；枝条与叶对生，花葶状。基生叶具长柄，二回至一回羽状全裂，末回羽片楔形至倒卵形。总状花序多花；苞片全部长于花梗。花金黄色；外花瓣具高而仅限于龙骨凸起之上的鸡冠状突起，不伸达顶端；内花瓣具厚而伸出顶端的鸡冠状凸起。雄蕊束披针形，中部以上渐缢缩。柱头 2 叉状分裂，各枝顶端具 2 裂的乳突。蒴果线形，具 1 列种子。

生境分布　生于海拔 600~1690m 的石灰岩缝隙中。分布于四川、浙江、湖北、陕西、云南、贵州、广西等省区。广西主要分布在德保、靖西、东兰、巴马、都安等桂西、桂西北、桂中地区。

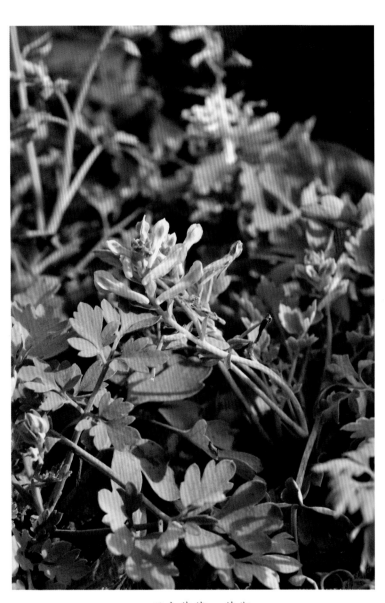

· 石生黄堇 – 花期

化学成分　主要含有去氢碎叶紫堇碱、脱氢甲卡维丁、药根碱、脱氢卡维丁、盐酸巴马汀、盐酸小檗碱[1]、卡维汀、刺罂粟碱、氢化小檗碱、四氢巴马汀、碎叶紫堇碱、斯氏紫堇碱、原阿片碱、脱氢异阿朴卡维汀、去氢分离木瓣树胺、白屈菜红碱、黄堇碱、异紫堇定碱、深山黄堇碱[2]、二氢血根碱、d- 紫堇碱、旋卡文定碱、stylopine、6- 丙酮基 -5,6- 二氢血根碱、二氢白屈菜红碱、adlumidine、(–)-salutaridine、coptisine、thalifaurine、dehydroapocavidine、木兰花碱[3]、刺檗碱、别隐品碱、四氢掌叶防己碱[4] 等生物碱类成分，以及齐墩果酸、胡萝卜苷、β- 谷甾醇、白桦脂醇、环桉烯醇、白桦脂酸、β- 香树脂醇乙酸酯[4] 等成分。

药理作用 1. 抗菌作用

石生黄堇总碱对金黄色葡萄球菌、化脓性链球菌、粪链球菌、大肠埃希菌、福氏志贺菌、肺炎克雷伯菌、伤寒沙门菌、肠炎沙门菌、变形杆菌均有抑制作用[5]。

2. 抗炎镇痛作用

石生黄堇直肠栓能明显抑制巴豆油致小鼠耳肿胀和乙酸致小鼠毛细血管通透性增加，减少乙酸致小鼠扭体反应次数[6]。

3. 保肝作用

石生黄堇提取物中的脱氢卡维丁、巴马汀和小檗碱具有抗肝纤维化作用，在体外能明显抑制大鼠肝星状细胞 HSC-T6 增殖并诱导其凋亡[7]。石生黄堇水煎液对 α- 萘基异硫氰酸酯诱导的大鼠急性肝内胆汁淤积具有保护作用，其机制可能与提高肝脏胆汁酸转运体 BSEP、NTCP 蛋白表达有关[8]。

4. 抗肿瘤作用

石生黄堇水提取物能抑制肝癌 HepG2 细胞增殖和迁移，其作用机制可能与上调 NF-κB p65 表达有关[9]。石生黄堇总碱能抑制人肺腺癌 A549 细胞增殖并诱导其凋亡，其作用机制可能与上调 caspase-3 的表达和下调 survivin 的表达有关[10]。

5. 抗病毒作用

石生黄堇中的 6- 丙酮基 -5, 6- 二氢血根碱、二氢白屈菜红碱、adlumidine、(-)-salutaridine、巴马汀、原阿片碱、coptisine 和木兰花碱对乙肝病毒 HBsAg 均有不同程度的抑制作用，其中以二氢白屈菜红碱的抑制病毒活性的作用最强[3]。

6. 抗氧化作用

石生黄堇中的卡维汀、刺罂粟碱、氢化小檗碱、四氢巴马汀、碎叶紫堇碱、去氢碎叶紫堇碱、小檗碱、脱氢卡维汀、深山黄堇碱具有不同程度的清除 DPPH 自由基活性的作用[2]。

参考文献

[1] 吴杨, 陆兔林, 季德, 等. 岩黄连中生物碱的分离和结构鉴定 [J]. 南京中医药大学学报, 2015, 31(1):81-83.

[2] 何志超, 王冬梅, 李国成, 等. 岩黄连生物碱类成分及其抗氧化活性研究 [J]. 中草药, 2014, 45(11):1526-1531.

[3] 吴颖瑞, 马云宝, 赵友兴, 等. 岩黄连的抗乙肝病毒活性成分研究 [J]. 中草药, 2012, 43(1):32-37.

[4] 王奇志, 梁敬钰, 原悦. 岩黄连化学成分 [J]. 中国天然药物, 2007, 5(1):31-34.

[5] 丘倩倩, 韦志鹏, 吴丽敏, 等. 中药岩黄连总碱的体外抗菌实验研究 [J]. 科技与创新, 2020, 9:43-44.

[6] 诸葛明丽, 蒋伟哲, 肖萍, 等. 岩黄连直肠栓抗炎镇痛作用实验研究 [J]. 中国民族民间医药, 2019, 28(9):11-13.

[7] 陆世银, 郑华, 程邦, 等. 基于组效关系的壮药岩黄连抑制 HSC-T6 细胞增殖活性成分辨识研究 [J]. 中草药, 2017, 48(7):1354-1361.

[8] 刘馨烛, 邱剑楠, 戚莉, 等. 岩黄连对急性肝内胆汁淤积大鼠的干预作用及胆汁酸转运体表达的影响 [J]. 中华中医药杂志, 2019, 34(4):1700-1703.

[9] 鞠佳霓, 明志勇, 代全楷, 等. 岩黄连水提取物对肝癌 HepG2 细胞增殖和迁移能力的影响及其可能机制 [J]. 中国癌症防治杂志, 2018, 10(6):434-438.

[10] 李金花, 王绩英, 曾锦荣, 等. 岩黄连总碱对人肺癌 A549 细胞增殖, 凋亡及 caspase, survivin 表达的影响 [J]. 中国实验方剂学杂志, 2015, 21(9):165-169.

罗汉果

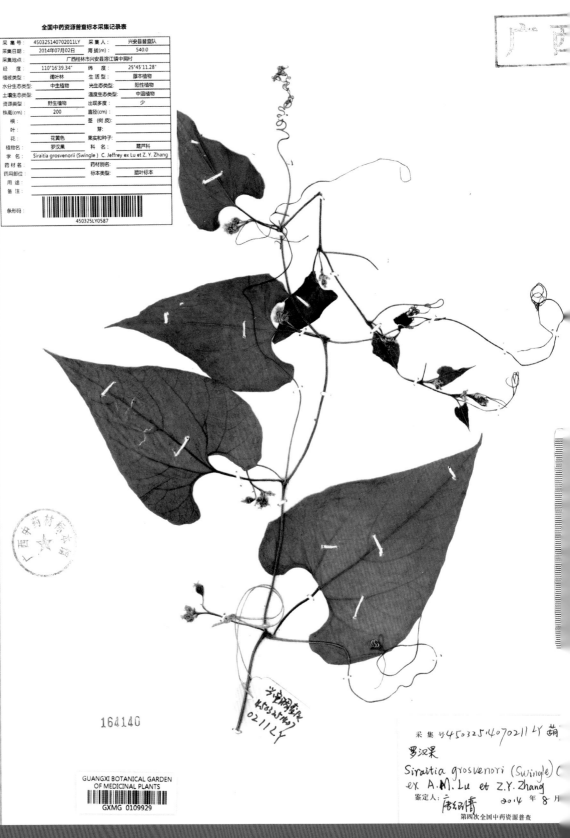

全国中药资源普查标本采集记录表

采 集 号：	45032514070201LY	采集人：	兴安县普查队
采集日期：	2014年07月02日	海 拔(m)：	540.0
采集地点：	广西桂林市兴安县溶江镇中洞村		
经 度：	110°16′39.34″	纬 度：	25°45′11.28″
植被类型：	阔叶林	生活型：	藤本植物
水分生态类型：	中生植物	光生态类型：	阳性植物
土壤生态类型：		温度生态类型：	中温植物
资源类型：	野生植物	出现多度：	少
株高(cm)：	200	直径(cm)：	
根：		茎（树皮）：	
叶：		芽：	
花：	花黄色	果实和种子：	
植物名：	罗汉果	科 名：	葫芦科
学 名：	Siraitia grosvenorii (Swingle) C. Jeffrey ex et Z. Y. Zhang		
药材名：		药材别名：	
药用部位：		标本类型：	腊叶标本
用 途：			
备 注：			
条形码：			

450325LY0587

164140

采集号 45032514070211LY 葫

罗汉果

Siraitia grosvenori (Swingle) C
ex A.M. Lu et Z.Y. Zhang

鉴定人：唐绍清   2014 年 8 月

第四次全国中药资源普查

来源

葫芦科（Cucurbitaceae）植物罗汉果 *Siraitia grosvenorii* (Swingle) C. Jeffrey ex A. M. Lu et Z. Y. Zhang[*Thladiantha grosvenorii* (Swingle) C. Jeffrey] 的果实、块根、叶和花蕾。

民族名称

【壮族】棵龟巴、汉浮（那坡），苦人参（龙州）。

【瑶族】根罗哼表、罗汉表（金秀）。

【侗族】云南朋卡（三江）。

【苗族】金不换（融水）。

民 族 应 用

【壮族】药用块根、叶、花蕾。块根水煎服治脑膜炎；研粉蒸猪脑服治脑膜炎后遗症。叶捣烂调醋搽患处治皮癣。花蕾纳入猪肚内蒸服治胃下垂，胃痛。

【瑶族】药用果实或块根。与猪肺煲服治咳嗽，气管炎，肺结核，老人身体虚弱。

【侗族】药用块根。研粉冲开水服治腹泻，舌变形增大。

【苗族】药用块根。研粉冲开水服治腹泻。

内服用量 10~15g；外用适量。

药材性状 果实呈卵形、椭圆形或球形，长 4.5~8.5cm，直径 3.5~6cm；表面褐色、黄褐色或绿褐色，有深色斑块和黄色柔毛，有的具 6~11 条纵纹；顶端有花柱残痕，基部有果梗痕；体轻，质脆；果皮薄，易破。果瓤（中、内果皮）海绵状，浅棕色。种子扁圆形，多数，长约 1.5cm，宽约 1.2cm；浅红色至棕红色，两面中间微凹陷，四周有放射状沟纹，边缘有槽。气微，味甜。块根长圆形、卵圆形至圆锥形，直径 5~12cm 或更大；外皮灰黄色至棕褐色，或有暗绿色的斑块，凹凸不平，稍粗糙，有细皱纹和横裂皮孔，常有大小不等的疣块突起，顶部常有茎的残基，下部多扭曲，有时附有数条细根残基，末端呈结疤状；质硬而实；断面平坦，角质样，黄白色至黄棕色；气微，味苦。完整叶呈卵形心形、三角状卵形或阔卵状心形，膜质，长 12~23cm，宽 5~17cm，先端渐尖，基部心形，边缘微波状，叶片常被稀疏柔毛和黑色疣状腺鳞。花蕾的花萼筒宽钟状，裂片三角形，先端钻状尾尖；花冠黄色，被黑色腺点，裂片长圆形，长 1~1.5cm，宽 7~8mm，先端锐尖。

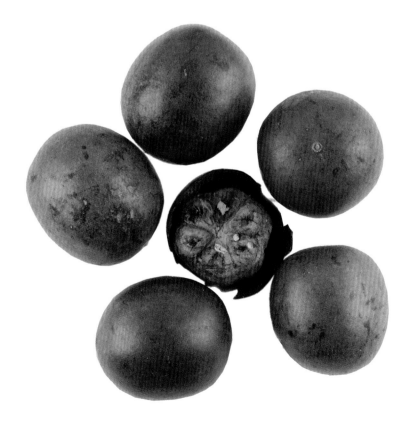

· 罗汉果 – 果实

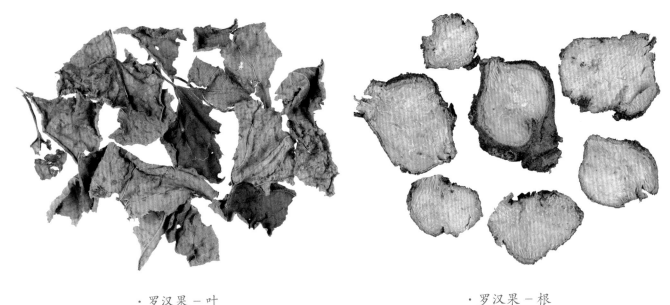

· 罗汉果－叶　　　　　　　　　　　　　　　· 罗汉果－根

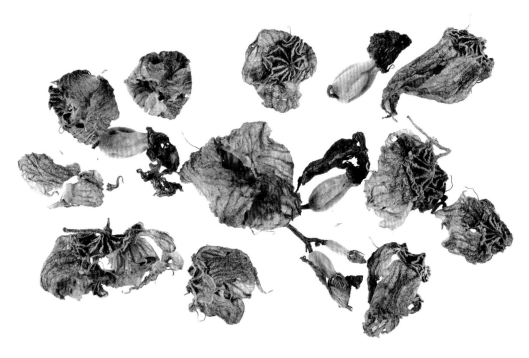

· 罗汉果－花

药用源流　罗汉果药用始载于清道光十年（1830 年）的《修仁县志》（现广西荔浦县），曰："罗汉果可以入药，清热治嗽，其果每生必十八颗相连，因以为名。"光绪三十一年（1905 年）的《重修临桂县志》载："罗汉果大如柿，椭圆中空，味甜性凉，治痨嗽。"民国十七年（1928 年）编修的《昭平县志》载："罗汉果如桐子大，味甜，润肺，火症用煲猪肺食颇有效。"《药物出产辨》载："罗汉果产于广西桂林府。主治止咳清热。"上述本草文献所述原植物特征与本种相符。《广西本草选编》（下册）记载其果实具有清肺止咳、润肠通便的功效；主治急慢性支气管炎，急慢性扁桃体炎，咽喉炎，急性胃炎，便秘。《中华人民共和国药典》（2020 年版　一部）记载其果实具有清热润肺、利咽开音、滑肠通便的功效；主治肺热燥咳，咽痛失音，肠燥便秘。

分类位置	种子植物门	被子植物亚门	双子叶植物纲	葫芦目	葫芦科
	Spermatophyta	Angiospermae	Dicotyledoneae	Cucurbitales	Cucurbitaceae

形态特征　攀援草本。根多年生，肥大，纺锤形或近球形；茎、枝稍粗壮，有棱沟，初被黄褐色柔毛和黑色疣状腺鳞，后毛渐脱落变近无毛。叶卵形心形、三角状卵形或阔卵状心形，长 12~23cm，宽 5~17cm。雌雄异株。雄花序总状，6~10 朵花生于花序轴上部，花序轴长 7~13cm，像花梗、花萼一样被短柔毛和黑色疣状腺鳞；花梗稍细；花萼筒宽钟状，喉部常具 3 枚长圆形、长约 3mm 的膜质鳞片，花萼裂片 5，三角形，先端钻状尾尖；花冠黄色，长圆形，先端锐尖；雄蕊 5，药室 S 形折曲。果实球形或长圆形。种子近圆形或阔卵形，周围有放射状沟纹，边缘有微波状缘檐。

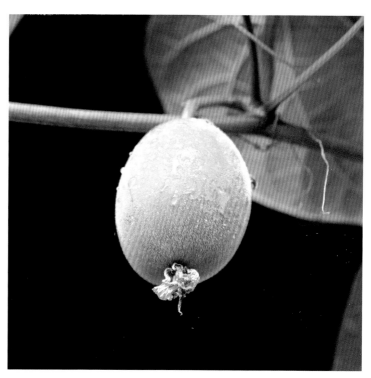

· 罗汉果 - 果期

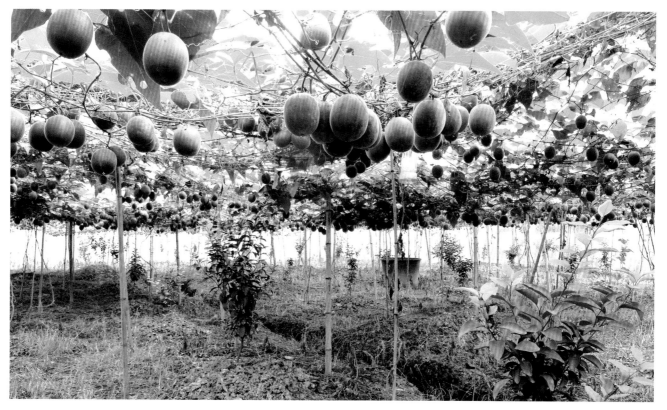

· 罗汉果 - 果期

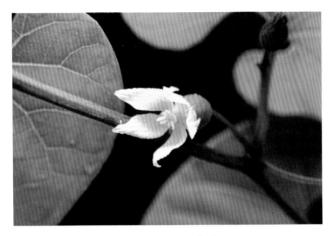

· 罗汉果 – 雌花

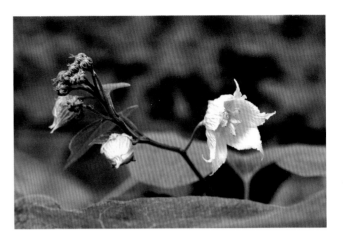

· 罗汉果 – 雄花

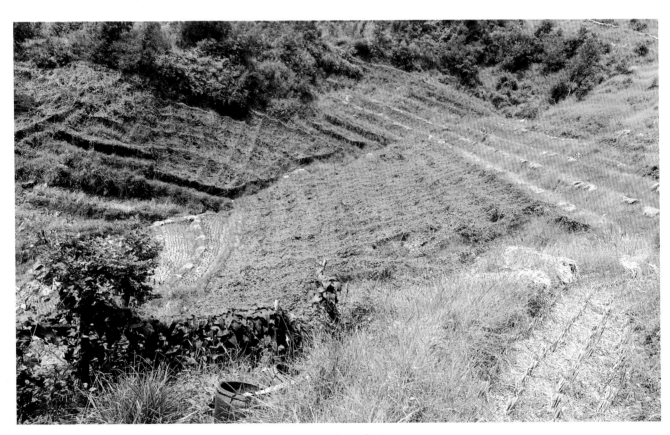

· 罗汉果 – 栽培

生境分布 常生于海拔 400~1400m 的山坡林下及河边湿地、灌丛。分布于广西、贵州、湖南、广东和江西。广西主要分布在临桂、永福、龙胜、兴安、融安、全州、资源、金秀等。

化学成分 果实中主要含有皂苷类、黄酮类、多糖类等成分。葫芦烷型三萜皂苷是罗汉果的主要成分，主要有罗汉果皂苷 V、罗汉果皂苷 IV、罗汉果皂苷 III、11-O-罗汉果皂苷 V [1]、罗汉果苷 IE、罗汉果苷 IIE[2]、罗汉果苷 II A1、罗汉果苷 IV A[3] 等。黄酮类化合物主要有山奈酚、山奈酚 7-O-α-L- 鼠李糖苷、山奈苷、山奈酚 -3-O-α-L- 鼠李糖苷 -7-O-[β-D- 葡萄糖基 (1-2)-α-L- 鼠李糖苷][3]、山奈酚 -3,7-α-L- 二鼠李糖苷 [4]、黄酮苷元山奈酚、黄酮苷元槲皮素 [5]、槲皮素 [6]、山奈酚 -3,7-O α-L- 二鼠李糖苷 [7]、槲皮素 -3-O-β-D- 葡萄糖 -7-O-α-L- 鼠李糖苷等 [8]。多糖类主要成分为 SGPS1（由鼠李糖、阿拉伯糖、木糖、半乳糖、葡萄糖和葡萄糖醛酸组成）[9]、SGPS2（由鼠李糖和葡萄糖醛酸组成）[10]、CPS（罗汉果根粗多糖，由葡萄糖、阿拉伯糖、木糖组成）[11]、SGP（由阿拉伯糖、甘露糖、葡萄糖、半乳糖、葡萄糖醛酸、半乳糖醛酸组成）等[12]。还含有十一醇、库贝醇、丁基酚酮、T- 紫穗槐醇、1- 萘酚、1,2,3,4,4a,7,8,8a- 八氢 -1,6- 二甲基 -4-(1- 甲基乙基)-雪松醇、环丙甲酸十三烷酯、十五烷酸、n- 三十七烷醇、十六烷酸甲酯、n- 十六烷酸、9,12-十八碳二烯酸甲酯、9,12- 十八碳二烯酸等挥发性成分[13]。

药理作用　1. 抗肿瘤作用

罗汉果根粗多糖（CPS）对小鼠 H22 皮下种植性肿瘤无明显的抑制作用（抑瘤率均低于 50%），但可显著提高小鼠的胸腺指数，并显著降低小鼠的脾脏指数，具有一定的抗肿瘤作用[11]。从罗汉果中筛选出 4 个与肿瘤相关的活性成分，通过检索分析发现 18 个与肿瘤相关的活性成分的靶蛋白。信号通路分析显示罗汉果活性成分通过癌症通路、IL-17 信号通路、流体剪切应力与动脉粥样硬化等信号通路发挥作用，PTGS2、HSP90AA1 和 AKR1C3 为罗汉果活性成分抗肿瘤作用的关键靶蛋白[14]。

2. 抗氧化作用

罗汉果水提取物及罗汉果苷均可显著提高高脂模型小鼠血清 GSH-PX 和 SOD 活性，明显降低血清 MDA 含量，具有强抗氧化作用[15]。罗汉果花黄酮苷类化合物中的 SF1-6-2 和 SF-3 具有很好的抗氧化活性，其结构中的 7,3- 位羟基是黄酮苷元的活性基团，影响其抗氧化活性[16]。罗汉果纯多糖 SGP 对 DPPH 自由基、OH 自由基和 O_2^- 自由基和 $ABTS^+$ 自由基均具有一定的清除能力，对 DPPH 自由基的清除率最高为（89.46±0.14）%，与维生素 C 的清除能力基本相同[12]。

3. 降血糖作用

鲜罗汉果皂苷对正常小鼠餐后血糖生成有显著抑制作用，一次性服用鲜罗汉果皂苷对多糖类食物淀粉和蔗糖的血糖生成有显著的抑制作用，连续 7 天服用鲜罗汉果皂苷后，淀粉及葡萄糖的血糖生成均受到抑制，血糖峰值或血糖生成指数（GI）显著下降；与干罗汉果皂苷相比，鲜罗汉果皂苷提高餐后胰岛素水平的作用更显著，而干罗汉果皂苷相比鲜罗汉果皂苷强[17]。罗汉果未成熟果提取物对 2 型糖尿病小鼠具有较好的体内长期降血糖作用[18]。

4. 镇咳、祛痰、解痉作用

罗汉果水煎剂（50g 生药 /kg）、罗汉果体积分数 50% 醇提取部位（50g 生药 /kg）及罗汉果皂苷 V（300mg/kg、150mg/kg、75mg/kg）能明显减少小鼠的咳嗽次数，罗汉果体积分数 50% 醇提取部位及罗汉果皂苷 V（300mg/kg）还能明显延长小鼠咳嗽潜伏期；罗汉果皂苷 V 150mg/kg 能明显增加小鼠气管酚红排泄量；5g/L 的罗汉果皂苷 V 能明显拮抗组胺引起的回肠收缩；2.5g/L 及 1.25g/L 剂量对组胺引起的气管痉挛有明显的拮抗作用。说明罗汉果皂苷 V 有一定的镇咳、祛痰、解痉活性，可能是罗汉果镇咳的主要活性成分[19]。

5. 抑菌作用

罗汉果叶和茎乙醇提取物的浓度越大，其抑菌率越大。叶和茎乙醇提取物对铜绿假单胞菌的抑菌活性最好，提取物浓度达到 50mg/ml 时抑菌率分别为 90.9% 和 76.7%；茎提取物对大肠杆菌的抑菌率为 70.2%；但叶和茎乙醇提取物对金黄色葡萄球菌、藤黄微球菌、白色念珠球菌的抑菌率均在 50% 以下[20]。罗汉果 5 个极性提取物对大肠杆菌、金黄色葡萄球菌、铜绿假单胞菌、粪肠球菌、枯草芽孢杆菌、变形杆菌均具有不同程度的抑制作用[21]。

6. 抗炎作用

罗汉果 5 个极性提取物对小鼠耳郭肿胀均具有抑制作用，且具有剂量依赖性，灌胃剂量越大，肿胀抑制率越大，抗炎活性越好。罗汉果 5 个极性提取物作用于 LPS 诱导的 RAW264.7 细胞炎症模型，在不影响细胞存活率的情况下，均能显著抑制 NO、IL-6、TNF-α 3 个细胞炎性介质的释放，其抑制作用呈浓度依赖性；在同一给药浓度下随着作用药物极性的减小，细胞炎性介质的释放量也随之减少[21]。

7. 保肝作用

罗汉果苷（Mog）对急性、免疫性肝损伤小鼠有降低血清中 ALT、AST 活性的作用；对免疫性肝损伤的肝组织匀浆有升高 SOD 活性、降低 MDA 含量的作用；并能显著减轻肝组织病理变化程度。说明 Mog 对小鼠急性肝损伤、免疫性肝损伤有保护作用，其机制可能与 Mog 的抗脂质过氧化作用有关[22]。

8. 对免疫功能的作用

罗汉果多糖 SGPS1 有增强机体免疫功能的作用。其高、低剂量组均可明显增加小鼠胸腺、脾脏等免疫器官重量；提高小鼠腹腔巨噬细胞吞噬鸡红细胞百分率及吞噬指数；提高小鼠血清溶血素水平；增加小鼠淋巴细胞转化率及胸腺、脾脏指数[23]。罗汉果多糖各剂量组均能显著提高免疫抑制小鼠的免疫器官指数、半数溶血值、B 淋巴细胞增殖能力；其中、高剂量组（50mg/kg、100mg/kg）能显著增强 T 淋巴细胞增殖能力，明显增加廓清指数、吞噬指数；还可以减轻免疫抑制小鼠脾脏的病理损伤。提示罗汉果多糖能明显增强环磷酰胺所致免疫抑制小鼠的免疫功能[24]。

9. 润肠通便作用

罗汉果苷具有润肠通便的作用，能增加便秘小鼠的墨汁推进率，降低首次排便时间，增加排便的数量和重量[25]。

10. 毒副作用

当灌胃剂量达到 5g/kg 时，罗汉果甜苷对雄性小鼠有轻微的潜在遗传毒性[26]。

附　注　同属植物翅子罗汉果 *Siraitia siamensis* (Craib) C. Jeffrey ex Zhong et D. Fang 和本种较为相似，区别在于翅子罗汉果嫩枝和幼叶密被红色疣状腺鳞，手摸时立即染成红色，故有"红汞藤"之称，干后腺鳞变黑色。块根民间药用治胃痛，叶外用治神经性皮炎及皮癣。

参考文献

[1] 时东方. 药用植物白鲜皮和罗汉果主要化学成分提取分离及生物活性研究 [D]. 长春：东北师范大学,2016.

[2] 章弘扬, 杨辉华, 张敏, 等 .UPLC-MS 结合模式识别用于罗汉果不同部位化学成分的比较分析 [J]. 中草药,2013,44(1):19-23.

[3] 杨秀伟, 张建业, 钱忠明. 罗汉果中新的天然皂苷 [J]. 中草药,2008,39(6):810-814.

[4] 斯建勇, 陈迪华, 常琪, 等. 鲜罗汉果中黄酮苷的分离及结构测定 [J]. 药学学报,1994,29(2):158-160.

[5] 陈全斌, 杨瑞云, 义祥辉, 等 .RP-HPLC 法测定罗汉果鲜果及甜苷中总黄酮含量 [J]. 食品科学,2003,24(5):133-135.

[6] 陈全斌, 杨建香, 义祥辉, 等. 罗汉果叶中黄酮苷元的研究 [J]. 广西植物,2006,26(2):217-220.

[7]YANG L,ZENG S,LI Z H,et al.Chemical components of the leaves of *Siraitia grosvenorii*[J]. Chemistry of Natural Compounds, 2016,52(5):891-892.

[8] 杨建香. 罗汉果叶子中黄酮成分的提取与分离 [D]. 桂林：广西师范大学,2005.

[9] 李俊, 黄艳, 何星存, 等. 罗汉果多糖的结构研究 [J]. 食品工业科技,2008,29(8):169-172.

[10] 黄翠萍, 李俊, 刘庆业, 等. 罗汉果多糖 SGPS2 的结构研究 [J]. 中药材,2010,33(3):376-379.

[11] 颜小捷, 卢凤来, 陈换莹, 等. 罗汉果根多糖的分离纯化、结构鉴定及抗肿瘤活性研究 [J]. 广西植物,2012,32(1):138-142.

[12] 张立娟. 罗汉果多糖的提取、结构分析及抗氧化活性研究 [D]. 天津：天津科技大学,2019.

[13] 周欣欣.罗汉果中的挥发油成分 [J].国外医药（植物药分册）,2007,22(4):164-165.

[14] 王淼,张子梅,杨小萱,等.基于网络药理学的罗汉果治疗肿瘤的作用机制研究 [J].时珍国医国药,2020,31(3):560-562.

[15] 赵燕,刘国艳,史贤明.罗汉果水提取物及其甜苷的体内抗氧化作用 [J].食品研究与开发,2012,33(2):174-176.

[16] 莫凌凌,李典鹏.罗汉果花中黄酮苷类化合物的抗氧化活性研究 [J].现代食品科技,2009,25(5):484-486.

[17] 何超文,姚美村,夏星,等.鲜罗汉果皂苷对小鼠血糖的调节作用研究 [J].现代食品科技,2012,28(4):382-386.

[18] 徐祥林.罗汉果及其内生真菌成分抗糖尿病活性研究 [D].南宁:广西师范大学,2019.

[19] 刘婷,王旭华,李春,等.罗汉果皂苷Ⅴ的镇咳、祛痰及解痉作用研究 [J].中国药学杂志,2007,42(20):1534-1536,1590.

[20] 叶敏,周英.罗汉果叶和茎乙醇提取物的抑菌作用 [J].山地农业生物学报,2008,27(1):42-46.

[21] 何怡.黔产罗汉果抗炎抑菌谱效关系研究 [D].贵阳:贵州大学,2020.

[22] 肖刚,王勤.罗汉果甜苷对小鼠实验性肝损伤保护作用的研究 [J].中国药房,2008,19(3):163-165.

[23] 李俊,黄艳,廖日权,等.罗汉果多糖对小鼠免疫功能的影响 [J].中国药理学通报,2008,24(9):1237-1240.

[24] 张海全,黄勤英,郑广进,等.罗汉果多糖对环磷酰胺所致的免疫抑制小鼠免疫功能的影响 [J].广西植物,2019,39(11):1573-1582.

[25] 陈瑶,王永祥,范小兵,等.罗汉果甜苷的润肠通便和抗炎作用研究 [J].解放军药学学报,2011,27(3):202-204.

[26] 刘茂生,张宏,李啸红,等.罗汉果甜苷对雄性小鼠的遗传毒性研究 [J].中国优生与遗传杂志,2013,21(10):140-142.

罗裙带

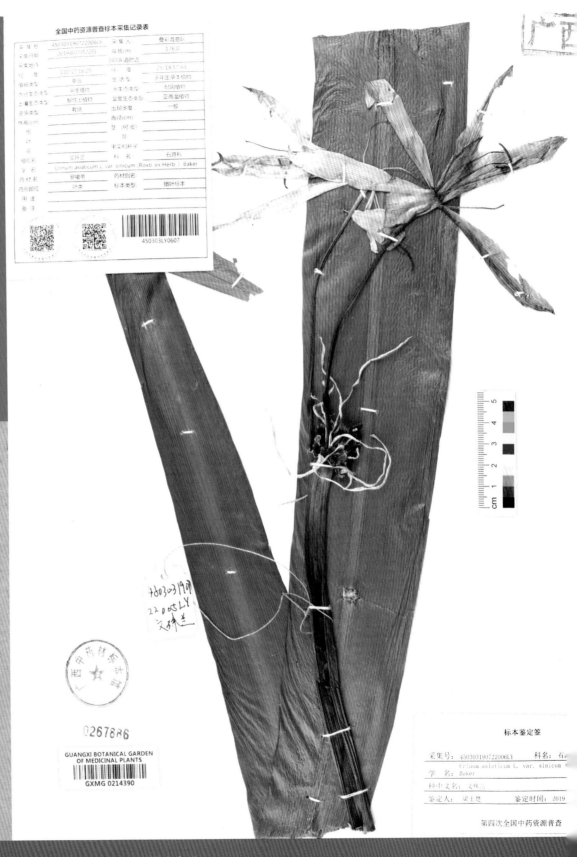

450303LY0607

GUANGXI BOTANICAL GARDEN
OF MEDICINAL PLANTS

GXMG 0214390

标本鉴定签

采集号：450303190722006LY　　科名：石
学　名：Crinum asiaticum L. var. sinicum Baker
种中文名：文殊兰
鉴定人：梁士楚　　鉴定时间：2019
第四次全国中药资源普查

来源

石蒜科（Amaryllidaceae）植物文殊兰 *Crinum asiaticum* var. *sinicum* (Roxb. ex Herb.) Baker 的鳞茎、叶。

民族名称

【壮族】大蕉（上林），哈坤（大新），Go'gvwnq。

【瑶族】洞欢（昭平），毒蒜、姐巩棍（金秀），公管（都安）。

【苗族】仰列孟（融水）。

【毛南族】发马（环江）。

民 族 应 用

【壮族】药用鳞茎、叶。叶捣烂调酒加热敷患处治跌打肿痛，骨折，关节扭伤。鳞茎、叶捣烂拌酒糟煨热敷患处治鹤膝风；捣烂炒热敷颈侧甲状腺皮肤处治疗甲状腺机能亢进。

【瑶族】药用鳞茎。加生盐共捣烂敷患处治疮疖，无名肿毒。

【苗族】药用叶。水煎服治尿潴留。

【毛南族】药用鳞茎、叶。叶捣烂调酒加热敷患处治关节扭伤。鳞茎、叶捣烂调酒敷患处治跌打扭伤，脱臼。

本品有小毒，内服宜慎；外用适量。

药材性状　鳞茎长柱形，直径 3~8cm，附多数须根。叶片长条形，带状披针形，长 30~60cm，有时可达 1m，宽 7~12cm 或更宽；先端渐尖，边缘微皱波状，全缘；上、下表面光滑无毛，黄绿色；平行脉，具横行小脉，形成长方形小网络脉；主脉向下方突起；断面可见多数小孔状裂隙。味微辛。

·罗裙带－叶

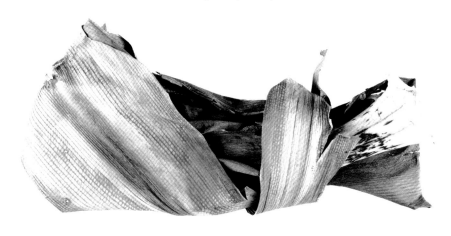

·罗裙带－叶

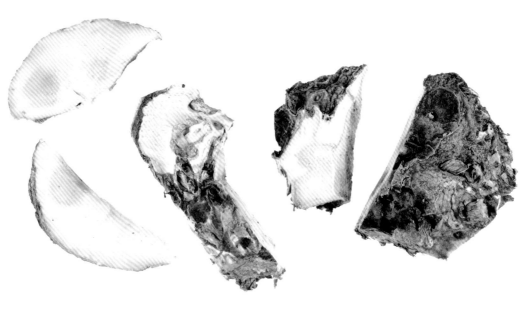

· 罗裙带－鳞茎

药用源流 《南越笔记》载有文殊兰，曰："叶长四五尺，大二三寸而宽，花如玉簪，如百合而长大，色白甚香，夏间始开，是皆兰之属。江西、湖南间有之，多不花。土医以其汁治肿毒，因有秦琼剑诸俚名。"《本草纲目拾遗》中"罗裙带"条下云："出广西南宁府，叶滑嫩，长二寸许，似带。治折伤损手足者，取叶火煨微热，贴之即愈。"《植物名实图考》载有文兰树，云："产广东。叶如萱草而阔长，白花似玉簪而小，园亭石畔多栽之。按此草近从洋舶运至北地，亦以秋开。"又在"牛黄伞"条下记云："一名千层喜，长叶绿脆，纹脉润，层层抽长，如抱焦心，长者可三四尺，断之有涎丝。俚医以治肿毒，目为难得之药。亦间有花，即广中文殊兰，逾岭经冬叶陨，故少花，其叶甚长。"以上植物形态描述及附图特征均与石蒜科植物文殊兰相符。《中华本草》记载其叶具有清热解毒、祛瘀止痛的功效；主治热疮肿毒，淋巴结炎，咽喉炎，头痛，痹痛麻木，跌打瘀肿，骨折，毒蛇咬伤。果实具有活血消肿的功效；主治跌打肿痛。鳞茎具有清热解毒、散瘀止痛的功效；主治痈疽疮肿，疥癣，乳痈，喉痛，牙痛，风湿关节痛，跌打损伤，骨折，毒蛇咬伤。

分类位置

种子植物门	被子植物亚门	单子叶植物纲	石蒜目	石蒜科
Spermatophyta	Angiospermae	Monocotyledoneae	Amaryllidales	Amaryllidaceae

形态特征 多年生粗壮草本。鳞茎长圆柱形。叶深绿色，20~30枚，线状披针形，长达1m，宽7~12cm，边缘波状，先端渐尖具尖头。花茎直立，与叶近等长，伞形花序有10~24花；总苞片披针形，长6~10cm；小苞片线形，长3~7cm；花梗长0.5~2.5cm；花芳香，花被高脚碟状，花被筒绿白色，直伸，长7~10cm，直径1.5~2mm，裂片白色，线形，长4.5~9cm，宽6~9mm，先端渐尖；雄蕊淡红色，花丝长4~5cm，花药线形，长1.5cm以上，先端渐尖；子房纺锤形，长不及2cm。种子1。

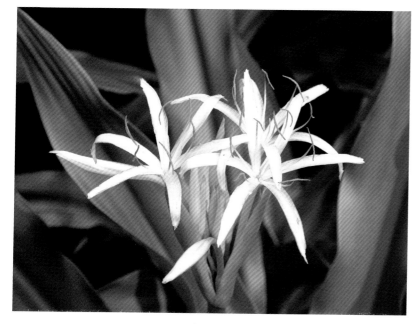

· 文殊兰 - 花期

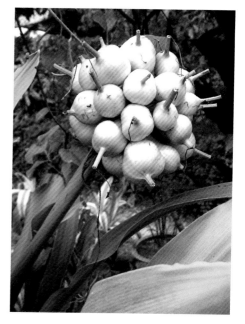

· 文殊兰 - 果期

生境分布　常生于海滨地区或河旁沙地。分布于浙江、福建、台湾、江西、广东、海南及广西等。广西全区各地均有分布。

化学成分　主要含有生物碱类、酰胺和胺类、黄酮及其苷类、脂肪酸类、萜类、甾醇类和多糖类等成分[1]。生物碱类主要有 N- 反式 - 阿魏酰基酪胺、甘草素、朱顶红星碱、文殊兰碱、石蒜碱等[1,2]。精油中主要含有 (Z,Z)-9,12- 十八碳二烯酸、n- 棕榈酸、亚油酸等[3,4]。鳞茎中的脂溶性成分主要有棕榈酸乙酯、亚油酸乙酯、油酸乙酯等[5]。叶含有 7,4'- 二羟基黄烷、7,4'- 二羟基 -8- 甲基黄烷、杜鹃素、stigmast-4-ene-3β,6β-diol、byzantionoside B、daucosterol+stigmasterol-3-O-glucopyranoside、(6R,9R)-3-oxo-α-ionol-9-O-β-D-glucopyranoside、5-hydroxy-6,7-methylenedioxy-2-methylchromone、正丁基吡喃果糖苷、豆甾醇、豆甾醇苷、β- 谷甾醇、胡萝卜苷等[6]。

药理作用　1. 抗肿瘤作用

文殊兰叶片中挥发类成分对肿瘤细胞具有增殖抑制作用，其所含亚油酸成分可能是抗肿瘤作用的主要成分[4]。文殊兰强碱性生物碱在体外可以诱导人乳腺癌 MCF7 细胞凋亡[7]。文殊兰弱碱性生物碱对 MCF7、SMMC7721、SGC7901、HepG2 四种肿瘤细胞株具有不同程度的抑制作用，且呈现一定的剂量依赖性，对 HepG2 细胞株的抑制作用最强，表现出良好的抗肿瘤活性[8]。

2. 抗病毒作用

文殊兰所含的石蒜碱（lycorine）在 5mg/kg 和 10mg/kg 的给药量时对寨卡病毒引起的小鼠病理学损伤有明显的减轻作用；石蒜碱可以与寨卡病毒的非结构性蛋白 NS5 结合，降低其 C 端 RdRp 与宿主细胞作用形成复制酶复合体的活性，达到抗寨卡病毒的效果[9]。石蒜碱对于新型冠状病毒（SARS-CoV-2）也有较好的抑制活性，其 EC_{50} 为 0.31μmol/L，CC_{50} 大于 40μmol/L[10]。

3. 抗寄生虫、疟疾作用

石蒜碱可以阻滞阴道毛滴虫细胞周期，但并非典型的促凋亡作用[11]。石蒜碱还有抗恶性疟原虫作用，对恶性疟原虫 F32 的 IC_{50} 值为 0.13μmol/L[12]。

4. 抗炎作用

文殊兰叶的甲醇总提取物及其石油醚、乙酸乙酯和正丁醇萃取物均有显著的 NO 生成抑制效果，即具有显著的抗炎活性。石油醚萃取物和乙酸乙酯萃取物对 NO 的生成有极其显著的抑制效果，在 5~40μg/ml 浓度范围对 NO 生成的抑制具有剂量依赖性。正丁醇萃取物在 5~20μg/ml 浓度范围内呈现极其显著的 NO 生成抑制活性。甲醇总提取物在 5~80μg/ml 浓度范围内抑制 NO 生成的作用显著。从文殊兰叶子中分离得到的 7,4'- 二羟基 -8- 甲基黄烷和杜鹃素对 NO 的生成均有一定的抑制效果，即具有一定的抗炎效果[6]。

5. 抗癫痫作用

文殊兰提取物在最大电刺激（MES）模型中有显著抗癫痫作用，对 MMS 模型的中、高剂组也有一定的抗癫痫作用，在两种癫痫模型上表现出明显的剂量依赖性。文殊兰的抗癫痫药理活性与其所含的主要生物碱石蒜碱开放 KCNQ 通道的作用机制有关[13]。

附　注　本品单用外敷容易引起皮肤起疱，须配落地生根共用。本品有小毒。中毒症状：腹部疼痛，先便秘，后剧烈下泻，脉搏增快、呼吸不整、体温上升。服用大量可能引起中枢神经系统麻痹而休克。解救方法：早期可洗胃、服浓茶或鞣酸、应特别注意应对休克。静脉滴注葡萄糖盐水。出现痉挛则用解痉剂；有休克则闻氨水，保温，针刺人中、合谷穴及注射苯甲酸钠咖啡因或尼克刹米。

参考文献

[1] 刘琳 . 文殊兰种子中生物碱的化学成分研究 [D]. 哈尔滨：哈尔滨商业大学 ,2014.

[2] 陈建荣 . 文殊兰叶中生物碱的分离鉴定与诱导 NCI-H460 细胞凋亡的研究 [D]. 桂林：桂林医学院 ,2011.

[3] 符佳海，曹阳，骆焱平 . 文殊兰精油的抑菌活性及 GC-MS 分析 [J]. 广东农业科学 ,2012,19:95-97.

[4] 薛沁冰 . 文殊兰叶片中挥发类抗肿瘤化学成分的研究 [D]. 哈尔滨：哈尔滨商业大学 ,2018.

[5] 王琼，李拥军，赵斌 . 文殊兰中脂溶性成分 GC-MS 分析 [J]. 亚太传统医药 ,2015,11(6):31-32.

[6] 王昕，范青飞，周兰，等 . 文殊兰叶子化学成分及抗炎活性研究 [J]. 天然产物研究与开发 ,2018,30:1354-1360.

[7] 郭利 . 文殊兰强碱性生物碱的抗肿瘤活性研究 [D]. 哈尔滨：哈尔滨商业大学 ,2014.

[8] 吴迪，代岐昌，季宇彬 . 文殊兰弱碱性生物碱的抗肿瘤活性研究 [J]. 哈尔滨商业大学学报（自然科学版),2014,30(2):150-153.

[9]CHEN H N,LAO Z Z,XU J T,et al.Antiviral activity of lycorine against Zika virus *in vivo* and *in vitro* [J].Virology,2020,546:88-97.

[10]ZHANG Y N,ZHANG Q Y,LI X D,et al.Gemcitabine,lycorine and oxysophoridine inhibit novel coronavirus (SARS-CoV-2) in cell culture[J]. Emerging Microbes & Infections,2020:1-11.

[11]GIORDANI R B, VIEIRA P B, WEIZENMANN M,et al.Lycorine induces cell death in the amitochondriate parasite, *Trichomonas vaginalis*, via an alternative non-apoptotic death pathway[J].Phytochemistry,2011,72(7):645-650.

[12]CEDRÓN J C,GUTIÉRREZ D,FLORES N,et al.Synthesis and antiplasmodial activity of lycorine derivatives[J].Bioorganic & Medicinal Chemistry,2010,18(13):4694-4701.

[13] 陈百灵 . 文殊兰提取物抗癫痫及开放 KCNQ 型钾离子通道作用的研究 [D]. 石家庄：河北医科大学 ,2018.

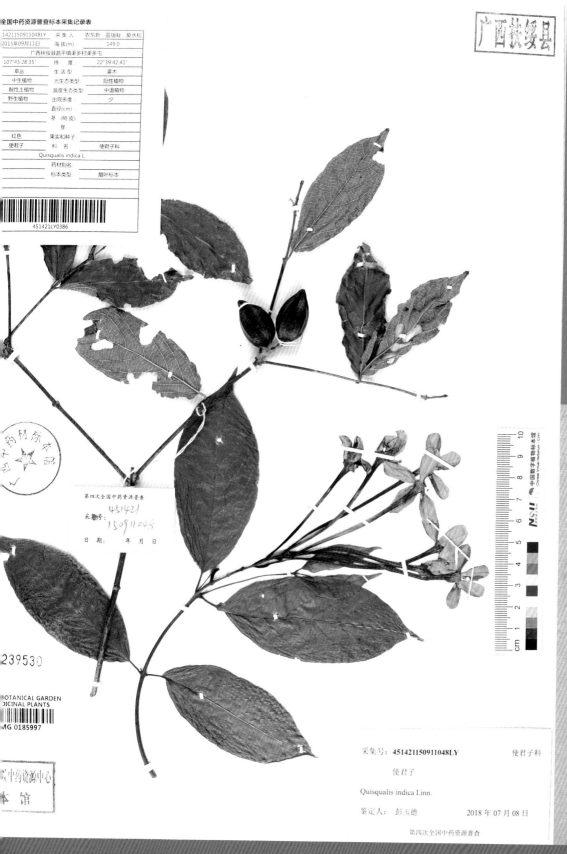

第四次全国中药资源普查
采集号：451421
150911068
日期：　年月日

239530

BOTANICAL GARDEN
DICINAL PLANTS

MG 0185997

中药资源中心
本 馆

广西扶绥县

使君子

采集号：**451421150911048LY**　　　　使君子科

使君子

Quisqualis indica Linn.

鉴定人：彭玉德　　　　2018 年 07 月 08 日

第四次全国中药资源普查

来源

使君子科（Combretaceae）植物使君子
Quisqualis indica Linn. 的种子和叶。

民族名称

【瑶族】棵面栽（都安）。
【毛南族】腊浪（环江）。

民 族 应 用

【瑶族】药用叶。水煎洗身治身痒。

【毛南族】药用种子。研粉与猪瘦肉蒸服治小儿疳积；煨熟服驱蛔虫。

内服用量 3~10g；外用适量。

药材性状 种子呈长椭圆形或纺锤形，长约 2cm，直径约 1cm；表面棕褐色或黑褐色，有多数纵皱纹；种皮薄，易剥离；子叶 2，黄白色，有油性，断面有裂隙；气微香，味微甜。完整叶呈卵形或椭圆形，长 5~11cm，先端短渐尖，基部钝圆。

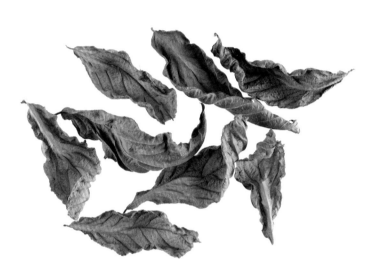

·使君子－叶

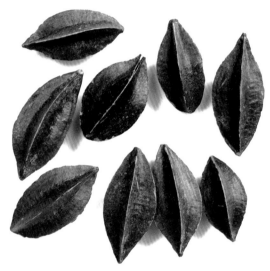

·使君子－果实

药用源流 以"留求子"之名始载于《南方草木状》，云："形如栀子，棱瓣深而两头尖，似诃梨勒而轻，及半黄已熟，中有肉白色，甘如枣，核大，治婴孺之疾。南海交趾俱有之。"《开宝本草》始名使君子。《本草图经》云："使君子，生交、广等州，今岭南州郡皆有之，生山野中及水岸。其叶青，如两指头，长二寸；其茎作藤如手指；三月生，花淡红色，久乃深红，有五瓣；七、八月结子如拇指，长一寸许，大类栀子而有五棱；其壳青黑色，内有仁白色。七月采实。"《本草纲目》曰："原出海南、交趾。今闽之邵武，蜀之眉州，皆栽种之，亦易生。其藤如葛，绕树而上。叶青如五加叶。五月开花，一簇一二十葩，红色轻盈如海棠。其实长寸许，五瓣合成，有棱。先时半黄，老则紫黑。其中仁长如榧仁，色味如栗。久则油黑，不可用。健脾胃，除虚热。治小儿百病疮癣。此物味甘气温，既能杀虫，又益脾胃，所以能敛虚热而止泻痢，为小儿诸病要药。"以上本草记载与现今所用使君子基本一致。《中华本草》记载其成熟果实具有杀虫、消积、健脾的功效；主治虫积腹痛，小儿疳积，乳食停滞，腹胀，泻痢。叶具有理气健脾、杀虫解毒的功效；主治脘腹胀满，小儿疳积，虫积，疮疖溃疡。根具有杀虫健脾、降逆止咳的功效；主治虫积，痢疾，呃逆，咳嗽。《中华人民共和国药典》（2020 年版 一部）记载其成熟果实具有杀虫消积的功效；主治蛔虫病，蛲虫病，虫积腹痛，小儿疳积。

分类位置	种子植物门	被子植物亚门	双子叶植物纲	桃金娘目	使君子科
	Spermatophyta	Angiospermae	Dicotyledoneae	Myrtales	Combretaceae

形态特征 攀援状灌木。小枝被棕黄色短柔毛。叶对生或近对生，卵形或椭圆形，长 5~11cm。顶生穗状花序组成伞房状，苞片卵形或线状披针形，被毛；萼管长 5~9cm，被黄色柔毛；花瓣长 1.8~2.4cm，初白色，后淡红色；雄蕊 10，不伸出冠外，外轮生于花冠基部，内轮生于萼管中部；子房具 3 胚珠。果卵形，具短尖，无毛，具 5 条锐棱，熟时外果皮脆薄，青黑或栗色。种子圆柱状纺锤形，白色，长 2.5cm。

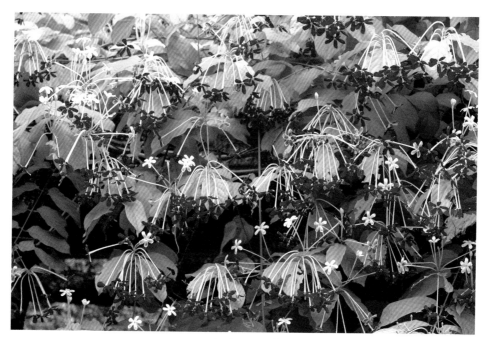

· 使君子 - 花期

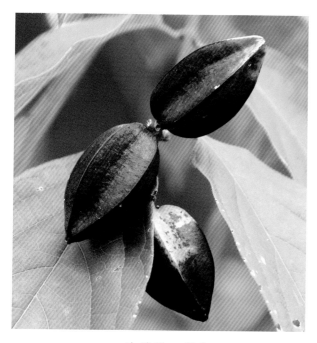

· 使君子 - 果期

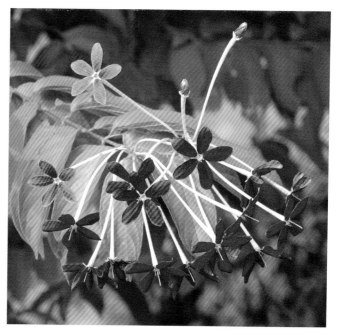

· 使君子 - 花期

生境分布　分布于福建、江西、湖南、广东、香港、海南、广西、贵州、云南及四川等。广西全区各地均有分布。

化学成分　含有 D- 甘露醇[1]、使君子氨酸[2]、油酸、亚油酸、棕榈酸[3]、单硬脂酸甘油脂、单棕榈酸甘油脂、赤桐甾醇、1- 亚油酸 - 棕榈酸 - 甘油酯、豆甾醇、熊果甲酯、白桦脂酸、没食子酸乙酯、没食子酸、丁二酸、苯甲酸、蔗糖[4]、正 - 十六碳烷、(Z,Z,Z)-9,12,15- 十八碳三烯酸乙酯、(Z,Z)-9,12- 十八碳二烯酸、四十四烷、三十六烷、四十三烷、二戊烯、(1S-cis)-1,2,3,5,6,8a- 六氢 -4,7- 二甲基 -1-(1- 甲基乙基)- 萘[5]、壬醛、月桂醛、α- 水芹烯、β- 石竹烯、肉豆蔻酸、癸醛[6]、3,3′- 二甲基鞣花酸、3,3′,4′- 三甲基鞣花酸、3,3′,4′- 三甲基鞣花酸 -4- 吡喃葡萄糖苷、3- 甲基鞣花酸 -4′- 吡喃木糖苷、3- 甲基鞣花酸 -3′- 吡喃木糖苷、豆甾醇 -4,25- 二烯 -3- 酮、赤桐甾醇 -3- 吡喃葡萄糖苷、短叶苏木酚[7]、葫芦巴碱等[8]。

药理作用　1. 对中枢神经系统的作用

100mmol/L 使君子氨酸（QA）注射 7 天龄幼鼠纹状体，可使幼鼠的神经元细胞坏死，出现神经胶质细胞浸润，并使注射侧的纹状体和海马萎缩，提示 QA 具有一定的神经毒作用[9]。

2. 驱虫杀虫作用

使君子对小鼠蛔虫感染有一定的驱治作用，使君子治疗 120 h 后对蛔虫的驱杀效果与盐酸左旋咪唑相当[10]。

3. 解热作用

使君子叶的甲醇提取物对啤酒酵母诱导的发热大鼠模型有显著的解热作用[11]。

4. 抗氧化作用

使君子多糖对 OH 自由基及 O_2^- 自由基均具有较强的清除能力，在一定浓度范围内随着浓度增加清除能力增强，表明使君子多糖具有较强的抗氧化活性[12]。

5. 对血管内皮细胞抑制作用

从使君子中分离得到的白桦脂酸和熊果甲酯对血管肿瘤生成模型细胞株 EVC304 的增殖有明显的抑制作用，白桦脂酸在相对较低的浓度下即能抑制细胞增殖，且在一定浓度范围内其抑制率呈明显的时间和剂量依赖性[13]。

6. 改善下尿路作用

使君子提取物可通过抑制 5α- 还原酶，从而降低前列腺的压力，缓解尿压，从而有效改善雄性激素诱导的良性前列腺增生大鼠的下尿路症状[14]。

参考文献

[1] 张人伟，官碧琴.使君子化学成分的研究 [J].中草药,1981,12(7):40.

[2] 张丽慧，张士善.使君子氨酸及其受体的研究进展 [J].中国药理学通报,1994,10(1):16-18.

[3] 王立军，陈振德.超临界流体 CO_2 萃取使君子仁脂肪油化学成分的研究 [J].中国药房,2004,15(4):212-213.

[4] 黄文强，施敏峰，宋晓平，等.使君子化学成分研究 [J].西北农林科技大学学报(自然科学版),2006,34(4):79-82.

[5] 毕和平，韩长日，梁振益，等.使君子叶挥发油的化学成分分析 [J].中草药,2007,38(5):680-681.

[6] 卢化，张义生，黎强，等.顶空固相微萃取结合气质联用分析使君子挥发性成分 [J].湖北中医杂志,2014,36(11):76-78.

[7] 张悦，徐怀双，范冬立，等.使君子的化学成分 [J].沈阳药科大学学报,2015,32(7):515-518.

[8] 陈芝华，李梦璐，吕伟旗，等.18 个产地使君子果实葫芦巴碱含量测定与相关性分析 [J].浙江中西医结合杂志,2018,28(11):972-975.

[9] SILVERSTEIN F S, CHEN R, JOHNSTON M V. The glutamate analogue quisqualic acid is neurotoxic in striatum and hippocampus of immature rat brain [J]. Neuroscience Letters,1986,71(1):13-18.

[10] 马祥洲,苏畅.使君子、香榧子和川楝子对人蛔虫感染小鼠的驱治效果观察 [J]. 中国病原生物学杂志,2010,5(6):417,480.

[11] SINGH N.Antipyretic activity of methanolic extract of leaves of *Quisqualis indica* Linn[J]. International Journal of Pharmaceutical Research and Development,2010,2(9):18-19.

[12] 卢善善,张照平,李芸达,等.使君子多糖的超声波提取及体外抗氧化 [J]. 中国野生植物资源,2015,34(2):9-12.

[13] 黄文强.使君子化学成分及其对血管内皮细胞抑制作用研究 [D]. 咸阳:西北农林科技大学,2006.

[14] KIM D G,KWON H J,LIM J H,et al.*Quisqualis indica* extract ameliorates low urinary tract symptoms in testosterone propionate-induced benign prostatic hyperplasia rats[J].Laboratory Animal Research,2020,36(26):1-10.

侧柏

采集人：黄宝优、胡雪阳、姚积军

采集号：451223130331006LY

采集日期：3/31/2013

采集地点：广西凤山县乔音乡巴腊猴山

经度：E　纬度：N

海拔：979 m

环境：草丛，路旁，石灰土

出现频度：少见　资源类型：栽培

性状：乔木

重要特征：

科名：柏科

植物名：侧柏　别名：

学名：

药材名：　入药部位：

标本份数：3

用途：

备注：

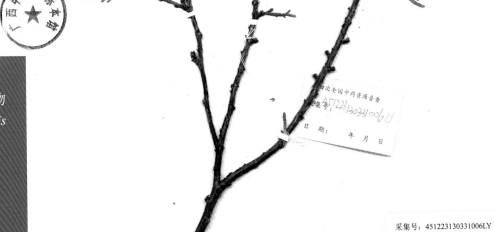

. 157153

GUANGXI BOTANICAL GARDEN
OF MEDICINAL PLANTS

GXMG 0103178

采集号：451223130331006LY　科名
植物名：侧柏
学名：Platycladus orientalis (Linn.) Franco
鉴定人：吕惠珍　2015 年
第四次全国中药资源普查

来源

柏科（Cupressaceae）植物
侧柏 *Platycladus orientalis*
(Linn.) Franco 的根、叶、
果实和种子。

民族名称

【壮族】扁柏（柳城），
美柏（那坡），兄柏（天峨）。

【瑶族】鞭虾旦、扁柏（金
秀）。

【仫佬族】美别挤、美
懂逼（罗城）。

【侗族】丛别（三江）。

【苗族】加谷鸟（融水）。

【毛南族】美三别（环江）。

民 族 应 用

【壮族】药用叶和果实。叶水煎服治咯血，吐血，胃出血。果实研末与猪肝蒸服可清肝明目。

【瑶族】药用根和叶。根水煎服治胃病，神经衰弱。叶（烧存性）研末冲开水服治吐血，咳嗽；水煎服治月经不调，咯血，吐血，胃出血。

【仫佬族】药用叶。水煎服治咯血，吐血，胃出血；水煎服兼洗患处治睾丸肿大。

【侗族】药用叶。叶（烧存性）研末冲开水服治吐血，咳嗽。

【苗族】药用根。捣烂敷患处治刀伤出血。

【毛南族】药用叶和种子。叶水煎服治肠风下血。种子水煎服治心悸。

内服用量 10~30g；外用适量。

药材性状　根长短不一，表面黑褐色或黄褐色。叶细小鳞片状，交互对生，深绿色或黄绿色。质脆，易折断。气清香，味苦涩、微辛。果实为球果，近卵圆形，长 1.5~2.5cm，呈木质开裂状，红褐色。种仁呈长卵形或长椭圆形，长 4~7mm，直径 1.5~3mm。表面黄白色或淡黄棕色，外包膜质内种皮，顶端略尖，有深褐色的小点，基部钝圆。质软，富油性。气微香，味淡。

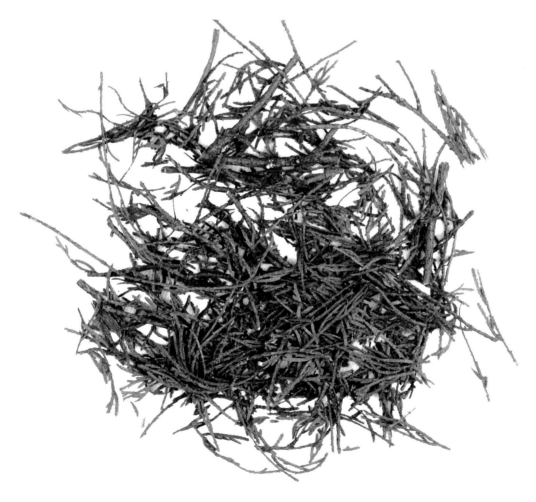

·侧柏 — 叶

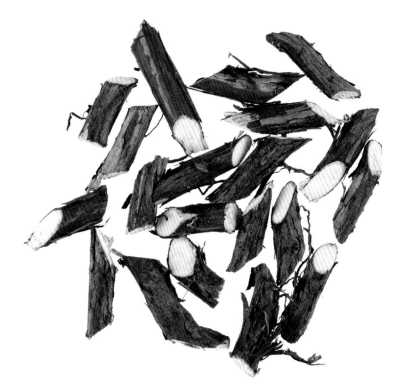

·侧柏－根

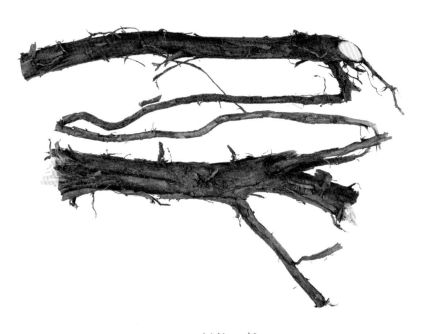

·侧柏－根

药用源流 以柏实之名始载于《神农本草经》，云："味甘，平。主惊悸，安五脏，益气，除风湿痹。久服令人润泽美色，耳目聪明，不饥不老、轻身延年。生山谷。"《名医别录》记有柏实、柏叶和柏白皮三种，曰："柏实无毒。主治恍惚、虚损，吸吸历节，腰中重痛，益血，止汗。生太山，柏叶尤良。柏叶味苦，微温，无毒。主治吐血，衄血，利血，崩中，赤白，轻身，益气。令人耐风寒，去湿痹，止饥。四时各依方面采，阴干。柏白皮主治火灼，烂疮，长毛发。"《本草图经》曰："柏实，生泰山山谷。今处处有之。而干州者最佳。三月开花，九月结子，候成熟收采，蒸暴干，春擂取熟人子用。其叶名侧柏，密州出者尤佳。虽与他柏相类，而其叶皆侧向而生，功效殊别。采无时。"

《本草纲目》载："柏有数种，入药惟取叶扁而侧生者，故曰侧柏。"以上本草记载与现今所用侧柏基本一致。《中华人民共和国药典》（2020年版 一部）记载其枝梢和叶具有凉血止血、化痰止咳、生发乌发的功效；主治吐血，衄血，咯血，便血，崩漏下血，肺热咳嗽，血热脱发，须发早白。其成熟种仁具有养心安神、润肠通便、止汗的功效；主治阴血不足，虚烦失眠，心悸怔忡，肠燥便秘，阴虚盗汗。

分类位置	种子植物门	裸子植物亚门	松杉纲	松杉目	柏科
	Spermatophyta	Gymnospermae	Coniferopsida	Pinales	Cupressaceae

形态特征 乔木。生鳞叶的小枝细，向上直展或斜展，扁平，排成一平面。叶鳞形，长1~3mm，先端微钝，小枝中央的叶的露出部分呈倒卵状菱形或斜方形，背面中间有条状腺槽，两侧的叶船形，先端微内曲，背部有钝脊，尖头的下方有腺点。雄球花黄色，卵圆形，长约2mm；雌球花近球形，蓝绿色，被白粉。球果近卵圆形，成熟前近肉质，蓝绿色，被白粉，成熟后木质，开裂，红褐色；中间两对种鳞倒卵形或椭圆形，鳞背顶端的下方有一向外弯曲的尖头，上部1对种鳞窄长，近柱状，顶端有向上的尖头，下部1对种鳞极小，稀退化而不显著；种子卵圆形或近椭圆形，顶端微尖，灰褐色或紫褐色，稍有棱脊，无翅或有极窄之翅。

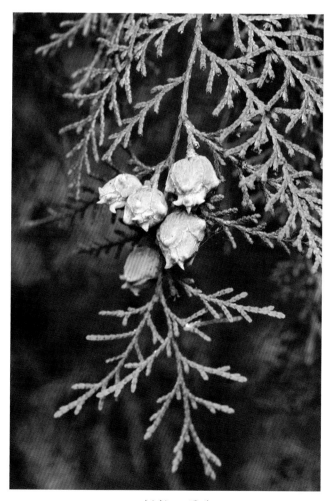

·侧柏－果期

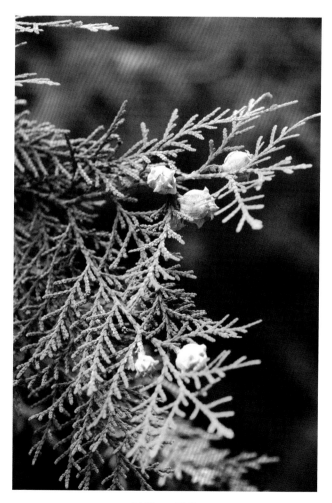

·侧柏－果期

生境分布 生于海拔 3300m 以下的山地、阳坡及平原。分布于内蒙古、吉林、辽宁、河北、山西、山东、江苏、浙江、福建、安徽、江西、河南、陕西、甘肃、四川、云南、贵州、湖北、湖南、广东及广西等，西藏德庆、达孜等有栽培。广西全区各地均有分布。

化学成分 叶中主要含有挥发油类、黄酮类、多糖类等成分。挥发油类主要包括冰片烯 B、三环烯、α- 侧柏烯、α- 蒎烯、α- 莳烯、桧烯、β- 蒎烯、β- 月桂烯、3- 蒈烯、α- 松油烯、o- 百里香素、p- 百里香素、柠檬烯、β- 水芹烯、顺式 –β- 罗勒烯、γ- 松油烯、α- 异松油烯、莳酮、芳樟醇等 [1]；黄酮类包括槲皮素、杨梅素、异槲皮苷、槲皮苷、芹菜素和穗花杉双黄酮 [2]、黄细心酮 B、秦皮甲素、穗花杉双黄酮、光甘草定、afromosin、sophoracoumestan B、licoflavanone 和 rivularin 2'-O-glucuronide 等 [3]；多糖类包括侧柏叶多糖 POP1（单糖组成为葡萄糖、阿拉伯糖、甘露糖、半乳糖和鼠李糖）和侧柏叶多糖 POP2（单糖组成为葡萄糖、阿拉伯糖、半乳糖和甘露糖）等 [3]。叶中还含有 4–O–(1',3'- 二羟基丙基 –2'–)– 二氢松柏醇 9–O–β–D– 葡萄糖苷、杨梅苷、5,8,3',4'- 四羟基黄酮 7–O–β–D– 木糖苷、isomassonianoside B、(–)– 异落叶松脂素 9'– O–β–D– 葡萄糖苷、 (7R,8S,7'S,8'R)–4,9,4',7'– tetrahydroxy–3,3'–dimethoxy–7,9'–epoxylignan 4– O–β–D –glucopyranoside、柳杉酚、桃柘酚、5,6–dehydrosugiol methyl ether、isopimara–8,15–dien–7–one 和 α–L– 鼠李糖乙醇苷 [4]。种仁中含有十四酰胺烷基 –3,5– 二烯 – 十五醇和十四酰胺烷基 –3,5– 二烯 – 二十一醇等神经酰胺类化合物 [5]。

药理作用 1. 抗肿瘤作用
侧柏叶、种皮和种子挥发油对肺癌细胞 NCI–H460 均有明显的抑制作用，抑制率分别为 86.24%、47.80% 和 97.73%；挥发油中雪松醇是抗肿瘤作用的主要活性成分 [6]。

2. 止血作用
侧柏叶生品和炭品均有一定的止血作用，可不同程度地改善血热复合出血模型大鼠的血液流变学及血小板相关参数，改善肺出血等病理性损伤，主要通过作用于内源性凝血途径改善凝血功能，且炒炭后止血作用增强 [7]。侧柏炭黄酮类成分群可以通过改善内源性凝血功能及促进血小板聚集功能、降低全血低切黏度等发挥其凉血止血作用，是侧柏炭止血的有效部位 [8]。

3. 抗菌作用
侧柏叶挥发油对不同菌种菌悬液均有不同强度的抑制作用，其中对金黄色葡萄球菌和苏云金芽孢杆菌的抑菌活性较强 [9]。

4. 改善睡眠作用
柏子仁脂肪油、柏子仁挥发油以及柏子仁苷三种成分均有改善动物睡眠的功效，其中柏子仁脂肪油既可缩短实验动物入睡时间，又能提高实验动物入睡率 [10]。

5. 抗炎作用
侧柏叶水煎液对耳郭炎症和腹腔炎症模型小鼠有抗急性炎症作用，其机制可能与降低 TNF–α、IL–1 及 ASIC$_{1a}$ 有关 [11]。侧柏叶提取物对 RAW264.7 细胞上清液中 NO 含量具有降低作用，同时能够抑制 IL–6、IL–1β 和 TNF–α 炎症因子的释放，表明侧柏叶提取物具有抗炎功效 [12]。

6. 抗氧化作用
侧柏叶多糖对 O$_2^-$ 自由基有一定的清除作用，且其作用强度随浓度增加而增大，说明侧柏叶多糖具有较强的抗氧化活性 [13]。侧柏叶不同提取部位的抗氧化活性大小依次为醇提取液＞乙酸乙酯部位＞正丁醇部位＞水部位＞石油醚部位 [14]。

7. 乌发生发作用
侧柏叶中石油醚部位 0.5g /ml 的剂量有上调蘑菇酪氨酸酶活性的作用，说明侧柏叶具有一定的乌发作用 [15]。侧柏叶中的主要成分对酪氨酸酶活性的作用不同，挥发油、鞣质均表现为轻度的抑制作用，而总黄酮则表现较强的抑制作用，树脂表现出较强的激活作用，说明侧柏叶中具有乌发作用的活性成分可能是树脂[16]。

参考文献

[1] 雷华平,张辉,叶掌文.侧柏和千头柏挥发油化学成分分析 [J].中国野生植物资源,2016,35(4):26-29.

[2] 单鸣秋,钱雯,高静,等.UPLC-MS分析侧柏叶中黄酮类化合物 [J].中国中药杂志,2011,36(12):1626-1629.

[3] 林泽华.侧柏叶黄酮和多糖分离纯化、结构表征及活性评价 [D].广州:华南理工大学,2016.

[4] 吴利苹,俞雅芮,刘梦影,等.侧柏叶中的 1 个新苯丙素苷 [J].中草药,2020,51(3):563-570.

[5] 马欣悦.柏子仁成分及制剂研究 [D].沈阳:辽宁中医药大学,2017.

[6] 蒋继宏,李晓储,高雪芹,等.侧柏挥发油成分及抗肿瘤活性的研究 [J].林业科学研究,2006,19(3):311-315.

[7] 刘晨,柳佳,张丽,等.侧柏叶炮制前后对血热复合出血模型大鼠的止血作用比较 [J].中草药,2014,45(5):668-672.

[8] 薛露,刘晨,丁安伟,等.侧柏炭黄酮类成分群对干酵母致血热复合出血模型大鼠的止血作用研究 [J].中国医院药学杂志,2016,36(17):1486-1491.

[9] 周巍.侧柏叶挥发油的 GC-MS 分析及抑菌作用研究 [J].信阳农林学院学报,2018,28(4):110-113.

[10] 肖韡,刘宗林,李智欣,等.柏子仁中改善睡眠有效成分的研究 [J].食品科学,2007,28(7):475-479.

[11] 李丽,苗文静,王青.侧柏叶水煎液对耳郭炎症和腹腔炎症模型小鼠的抗炎作用 [J].中国药房,2015,26(25):3515-3517.

[12] 唐洁,杨海延,李利,等.侧柏叶提取物对 SOD 酶活力修复作用及抗炎功效 [J].日用化学工业,2019,49(9):585-589.

[13] 李远辉,文全泰,张照平,等.侧柏叶多糖的提取及其抗氧化活性的研究 [J].中国中医药科技,2016,23(1):40-42,47.

[14] 顾君,孙怡.侧柏叶不同提取部位抑制胰脂肪酶及抗氧化活性筛选 [J].中国实验方剂学杂志,2015,21(14):141-144.

[15] 李忠原,王悦,王彩霞,等.侧柏叶乌发活性部位的实验研究 [J].湖南中医杂志,2019,35(1):139-140.

[16] 高旦,刘叶,惠小维,等.侧柏叶乌发活性成分探究 [J].中国现代中药,2016,18(3):318-320.

金针菜

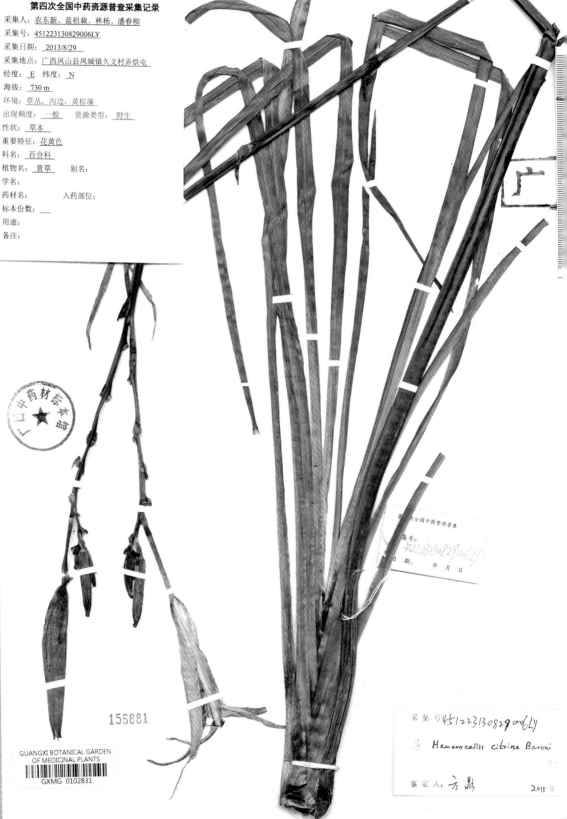

第四次全国中药资源普查采集记录

采集人：农东新、蓝祖栽、林杨、潘春柳

采集号：451223130829006LY

采集日期：2013/8/29

采集地点：广西凤山县凤城镇久文村弄烘屯

经度：__E__ 纬度：__N__

海拔：__730 m__

环境：草丛，沟边，黄棕壤

出现频度：一般　资源类型：野生

性状：草本

重要特征：花黄色

科名：百合科

植物名：萱草　别名：

学名：

药材名：　　入药部位：

标本份数：___

用途：

备注：

156881

GUANGXI BOTANICAL GARDEN
OF MEDICINAL PLANTS

GXMG 0102831

来源

百合科（Liliaceae）植物黄花菜 *Hemerocallis citrina* Baroni 的花蕾或根。

民族名称

【壮族】Byaekvahenj。

【瑶族】仅傍台。

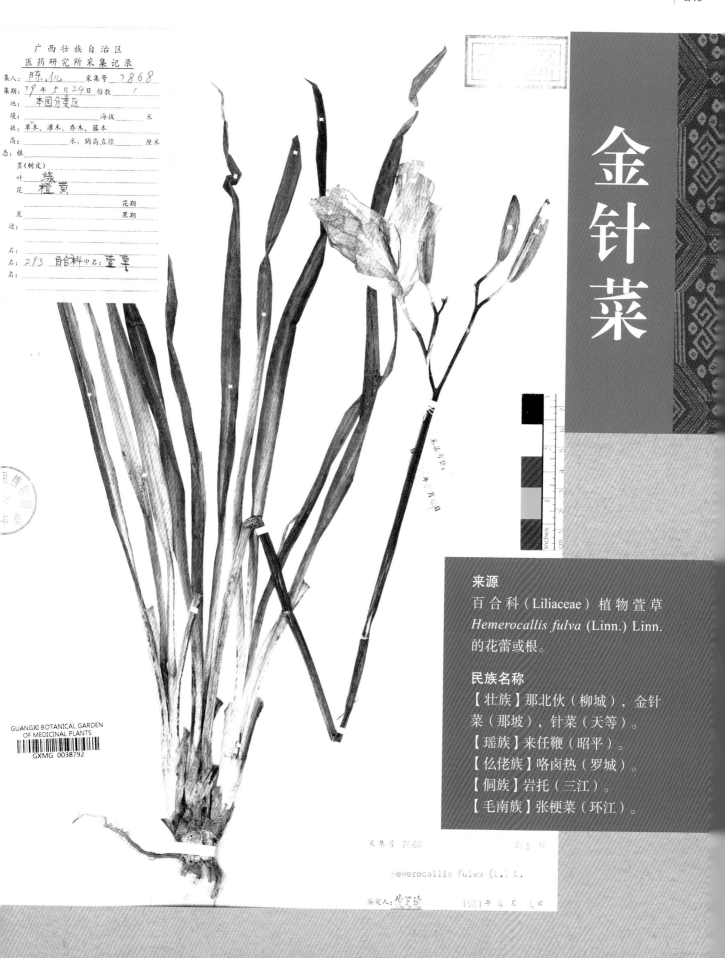

金针菜

来源

百合科（Liliaceae）植物萱草
Hemerocallis fulva (Linn.) Linn.
的花蕾或根。

民族名称

【壮族】那北伙（柳城），金针
菜（那坡），针菜（天等）。
【瑶族】来任鞭（昭平）。
【仫佬族】咯卤热（罗城）。
【侗族】岩托（三江）。
【毛南族】张梗菜（环江）。

民 族 应 用

黄花菜

【壮族】药用花蕾。用于小便短赤，黄疸，痔疮，便血，痈肿。

【瑶族】药用根。水煎服用于尿路感染，肝炎，浮肿，痔疮出血，吐血，衄血。

内服用量6~15g。

萱草

【壮族】药用根。水煎服治咳嗽，疟疾，消化不良；与猪肉煲服治产妇缺乳。

【瑶族】药用根、花蕾。根水煎服或与鸡肉煲服治黄疸型肝炎，肝炎；水煎服治瘰疬症，尿道炎，白浊。花蕾水煎服治白浊。

【仫佬族】药用根。水煎服治咳嗽。

【侗族】药用根。水煎服或与鸡肉煲服治黄疸型肝炎，肝炎。

【毛南族】药用根。捣烂敷患处治跌打损伤。

内服用量9~30g；外用适量。

药材性状 块根肥大呈纺锤形，表面灰黄色，有多数横纹及纵皱纹，末端残留须根；体轻，质松软，稍有韧性，不易折断；断面灰白色至黄褐色，多裂隙；气香，味微甜，略带黏性。花蕾呈弯曲的条状或棒状，上半部略膨大，下半部细柱状，表面黄褐色或淡棕色，湿润展开后花呈喇叭状；花被管较长，先端5瓣裂，雄蕊6；质韧；有的花基部具细而硬的花梗；气微香，味鲜，微甜。

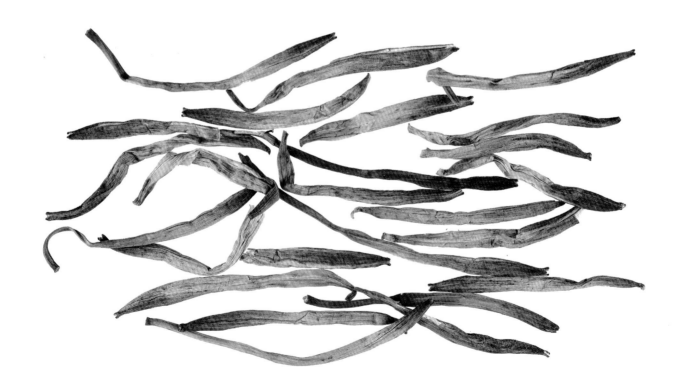

·金针菜－花蕾

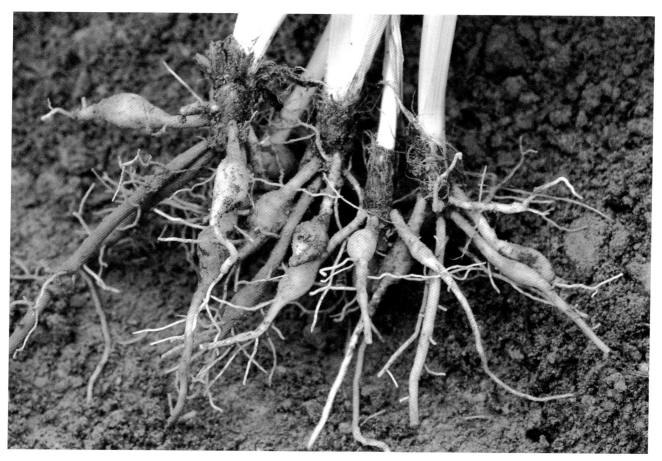

· 金针菜－根（鲜）

药用源流　萱草以水葱之名始载于晋代《南方草木状》，曰："花叶皆如鹿葱，花色有红、黄、紫三种。出始兴。妇人怀妊，佩其花生男者，即此花，非鹿葱也。"宋代《太平御览》引任昉《述异记》，曰："萱草，一名紫萱，一名忘忧草。"《嘉祐本草》称萱草即鹿葱。《本草纲目》记载："萱本作谖，谖，忘也。诗云，焉得谖草？言树之背。谓忧思不能自遣，故欲树此草，玩味以忘忧也。……其苗烹食，气味如葱，而鹿食九种解毒之草，萱乃其一，故又名鹿葱。"可见古代萱草的名称有多种。《本草纲目》又云："肥土所生，则花厚色深，有斑文，起重台"，及"瘠土所生，则花薄而色淡，开亦不久。……今东人采其花附干而货之，名为黄花菜。"依其描述前者为萱草，而后者应为黄花菜。《本草品汇精要》云："此种春初宿根而生，叶十数作丛，类菖蒲而稍薄，一茎挺出，其端有花，次第而开，类百合而红黄色，亦有纯黄者。夏采花，秋采根用。今人多采嫩苗及花跗作菹煮食之。"所载"类百合而红黄色"者可能是萱草，"纯黄者"并"花跗作菹煮食"可能是黄花菜。《植物名实图考》谓萱草有"单瓣、重瓣"及"黄、白、红、紫、麝香数种"，依其描述应包括萱草属多种植物。《中华本草》记载黄花菜的花蕾具有清热利湿、宽胸解郁、凉血解毒的功效；主治小便短赤，黄疸，胸闷心烦，少寐，痔疮便血，疮痈。《中华人民共和国药典》（1977年版　一部）记载萱草的根及根茎具有利尿消肿的功效；主治浮肿，小便不利。

分类位置	种子植物门	被子植物亚门	单子叶植物纲	百合目	百合科
	Spermatophyta	Angiospermae	Monocotyledones	Liliales	Liliaceae

形态特征 黄花菜 多年生草本。根近肉质，中下部常有纺锤状膨大。花葶一般稍长于叶，基部三棱形，上部多少圆柱形，有分枝；苞片披针形，自下向上渐短；花多朵，最多可达100朵以上；花被淡黄色，有时在花蕾时顶端带黑紫色；花被管长3~5cm，花被裂片长6~12cm，内三片宽2~3cm。蒴果钝三棱状椭圆形。种子约20多个，黑色，有棱。

萱草 多年生草本。根近肉质，中下部有纺锤状膨大。叶一般较宽。花早上开晚上凋谢，无香味，橘黄色，花被管较粗短，长2~3cm；内花被裂片宽2~3cm；裂片下部一般有"∧"形彩斑。

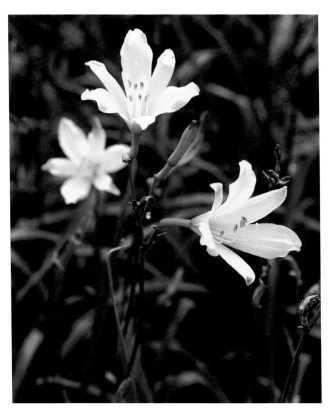

· 黄花菜 - 花期

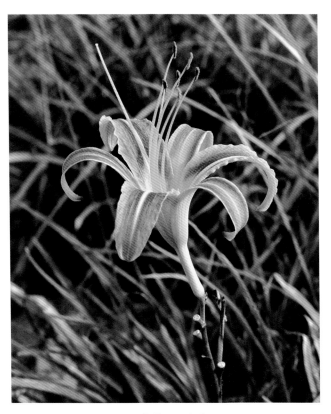

· 萱草 - 花期

生境分布 黄花菜 生于海拔2000m以下的山坡、山谷、荒地或林缘。分布于秦岭以南各省区以及河北、山西和山东等。广西主要分布在上林、桂林、龙胜、资源。

萱草 野生于山地湿润处，多人工栽培。全国各地均有分布。广西主要分布在南宁、融水、全州、兴安、龙胜、资源、平乐、恭城、容县、博白、那坡、凌云、隆林、贺州、昭平、金秀、龙州。

化学成分 黄花菜 花含芦丁、橙皮苷等黄酮类化合物[1,2]。根含大黄酚、美决明子素甲醚、美决明子素、大黄酸、芦荟大黄素、萱草酮、萱草素[3]。

萱草 花含槲皮素 -3-O- 芸香糖苷、槲皮素、槲皮素 -3-O- 吡喃木糖苷、3- 糠酸、琥珀酸、金丝桃苷、异槲皮苷[4]；含挥发油，主要成分为3- 呋喃甲醇[5]。根含多糖[6]，以及獐牙菜苷、葛根素、3'- 甲氧基葛根素、3, 5- 二羟基甲苯 -3-O-β-D- 葡萄糖苷[7]、蒺藜嗪、3,4- 二羟基反式肉桂酸、香草酸等[8]。叶含 roseoside、phlomuroside、lariciresinol、槲皮素 - 3-O-β-D- 葡萄糖苷等[9]。

药理作用 黄花菜

1. 抑菌作用

黄花菜总黄酮对金黄色葡萄球菌、大肠杆菌和白色念珠菌均有一定的抑菌作用，且随含量增加、时间延长抑菌作用增强[10]。

2. 抗氧化作用

黄花菜总黄酮对 OH 自由基有良好的清除作用，浓度越大清除率越高[10]。

3. 抗抑郁作用

黄花菜水醇提取物具有口服抗抑郁活性，其芦丁和橙皮苷成分是关键的活性物质[11]。

4. 促眠作用

在腹腔注射给药方式下，黄花菜醇提取物具有一定的促睡眠活性，其中 75% 乙醇提取物的活性最强，与芦丁和橙皮苷有关[11]。

萱草

1. 抗抑郁作用

萱草总黄酮对小鼠抑郁症的悬尾模型、强迫游泳模型和利血平所致的抑郁症模型均有显著的治疗作用，说明萱草总黄酮具有一定的抗抑郁作用[12]。

2. 抗氧化作用

萱草中的多种成分具有很高的抗氧化能力，叶中的 roseoside、phlomuroside、lariciresinol 和槲皮素 – 3-O-β-D- 葡萄糖苷对脂质过氧化的抑制率分别达 86.4%、72.7%、90.1% 和 79.7%[9]。

3. 雌激素样调节作用

萱草黄酮能使性未成熟小鼠子宫的重量和子宫系数增加，升高血清中雌激素水平，促进子宫增生[13]。

4. 抗肿瘤作用

萱草多糖具有较明显的体内抗肿瘤活性，可抑制小鼠 S180 移植肿瘤的生长，高剂量组（1.60g/kg）的抑瘤率为 38.54%[14]。

参考文献

[1] 张冬冬,王春艳,解春华.薄层层析法测定黄花菜中黄酮成分[J].中国卫生检验杂志,2002,12(4):445.

[2] DU B J,TANG X S,LIU F,et al.Antidepressant-like effects of the hydroalcoholic extracts of *Hemerocallis citrina* and its potential active components[J].BMC Complementary and Alternative Medicine,2014,14:326.

[3] 赵二劳,段晋峰.分光光度法测定黄花菜中总黄酮[J].分析试验室,2008,27(9):94-96.

[4] 潘红,郝丽静,黄建梅,等.萱草花化学成分研究[J].时珍国医国药,2012,23(9):2186-2187.

[5] 虎玉森,杨继涛,杨鹏.黄花菜挥发油成分分析[J].食品科学,2010,31(12):223-225.

[6] 赵文彬,刘金荣,成玉杯,等.新疆萱草多糖的超声提取及含量测定[J].中成药,2005,27(8):980-981.

[7] 杨中铎,李涛,李援朝.萱草根化学成分的研究[J].中国中药杂志,2008,33(3):269-272.

[8] 杨中铎,李涛,彭程.萱草根化学成分的分离与结构鉴定(Ⅱ)[J].中草药,2008,39(9):1288-1290.

[9] ZHANG Y J,CICHEWICZ R H,NAIR M G.Lipid peroxidation inhibitory compounds from daylily (*Hemerocallis fulva*) leaves[J].Life Sciences,2004,75:753-763.

[10] 詹利生,李贵荣,李少旦,等.黄花菜中总黄酮的提取及其药理作用初步观察[J].南华大学学报(医学版),2005,33(1):112-114.

[11] 杜秉健.黄花菜水醇提取物的抗抑郁和促睡眠活性及综合利用研究[D].北京:中国农业大学,2014.

[12] 翟俊乐,田欢,李孟秋,等.黄花菜抗抑郁作用有效成分的筛选[J].中国食品添加剂,2015,10:93-97.

[13] 李云霞.黄花菜中黄酮的提取及雌激素样调节作用的研究[J].实用中西医结合临床,2014,14(9):83-84.

[14] 欧丽兰,余昕,张椿,等.黄花菜多糖的提取工艺及抗肿瘤活性研究[J].四川农业大学学报,2016,34(2):201-205.

金果榄

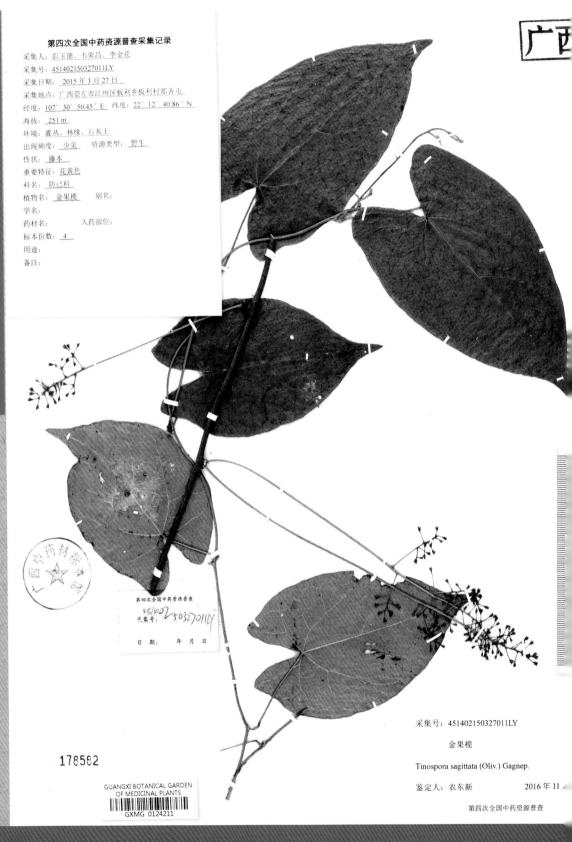

第四次全国中药资源普查采集记录

采集人：彭玉德、韦荣昌、李金花
采集号：451402150327011LY
采集日期：2015 年 3 月 27 日
采集地点：广西崇左市江州区板利乡板利村那弄屯
经度：107°30′50.45″E 纬度：22°12′40.86″N
海拔：251 m
环境：灌丛、林缘、石灰土
出现频度：少见 资源类型：野生
性状：藤本
重要特征：花黄色
科名：防己科
植物名：金果榄 别名：
学名：
药材名： 入药部位：
标本份数：4
用途：
备注：

第四次全国中药资源普查
采集号：451402150327011LY
日 期： 年 月 日

178582

GUANGXI BOTANICAL GARDEN
OF MEDICINAL PLANTS

GXMG 0124211

采集号：451402150327011LY

金果榄

Tinospora sagittata (Oliv.) Gagnep.

鉴定人：农东新 2016 年 11

第四次全国中药资源普查

来源
防己科（Menispermaceae）植
物青牛胆 *Tinospora sagittata*
var. *sagittata* 的块根或茎。

民族名称
【壮族】比琼（河池）。
【瑶族】金狗胆（龙胜），裂胆来（金秀）。
【仫佬族】秒美（罗城）。

【侗族】血乔（三江）。
【苗族】乌骚雷努（融水）。
【毛南族】棵拚（环江）。

民族应用

【壮族】药用块根。水煎服或研末冲开水服治肠炎腹泻，手术后伤口发炎；水煎服兼磨水涂伤口周围治毒蛇咬伤；捣烂炒热敷患处治跌打内伤；研粉调水涂患处治痈疖，无名肿毒。

【瑶族】药用块根。水煎服或研末冲开水服治咽喉痛，胆囊炎，胃痛，口腔炎，扁桃腺炎，感冒。

【仫佬族】药用茎。水煎服治风温。

【侗族】药用块根。水煎服或研末冲开水服治痢疾，肠炎腹泻。

【苗族】药用块根。水煎服或研末冲开水服治胃痛，十二指肠溃疡，口腔炎，扁桃腺炎，感冒，痢疾，肠炎腹泻；水煎服兼磨水涂伤口周围治毒蛇咬伤；研粉调水涂患处治痈疖，无名肿毒；研粉冲开水服兼调水敷患处治淋巴结结核，淋巴腺炎。

【毛南族】药用块根。水煎服或研末冲开水服治胃痛。

内服用量 15~30g；外用适量。

药材性状 块根呈不规则圆块状，长 5~10cm，直径 3~6cm。表面棕黄色或淡褐色，粗糙不平，有深皱纹；质坚硬，不易击碎、破开，横断面淡黄白色，导管束略呈放射状排列，色较深。气微，味苦。茎纤细，有条纹，常被柔毛。

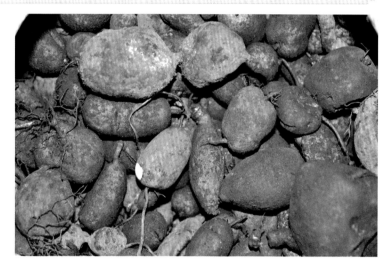

· 金果榄－块根（鲜）

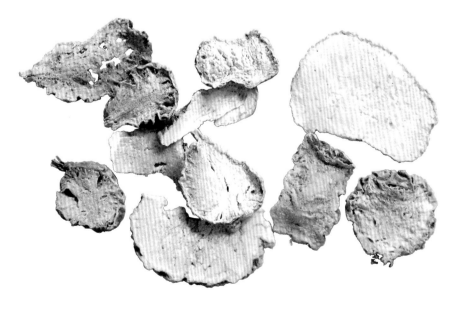

· 金果榄－块根

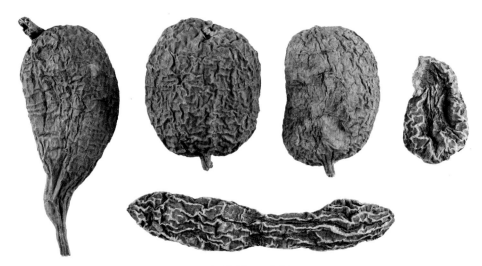

· 金果榄 - 块根

药用源流 赵学敏在《本草纲目拾遗》中引《百草镜》云："出广西，性寒，皮有疙瘩，味苦色黄。"引《药性考》云："金梧榄产广西，生于藤根，坚实而重大者良。藤亦可用。"引《柑园小识》云："金梧榄种出交趾，近产于广西苍梧、藤邑（今藤县），蔓生土中，结实如橄榄，皮似白术，剖之色微黄，味苦。土人每凿山穿石，或深丈许取之。"以上记载与今用之金果榄的原植物相符。《中华人民共和国药典》（2020年版 一部）记载其具有清热解毒、利咽、止痛的功效；主治咽喉肿痛，痈疽疔毒，泄泻，痢疾，脘腹疼痛。

分类位置	种子植物门	被子植物亚门	双子叶植物纲	小檗目	防己科
	Spermatophyta	Angiospermae	Dicotyledoneae	Berberidales	Menispermaceae

形态特征 常绿草质藤本。茎、枝均非肉质，无气根，皮孔小，透镜状，纵2裂。叶片披针形、近卵形或椭圆形，长约为宽的2~3倍，基部通常箭形或戟形，下面无毛或被微柔毛或短柔毛。花序腋生；萼片6；花瓣肉质，常有爪；雄蕊6，与花瓣近等长或稍长；雌花萼片与雄花相似；花瓣楔形；退化雄蕊6。核果红色，近球形。

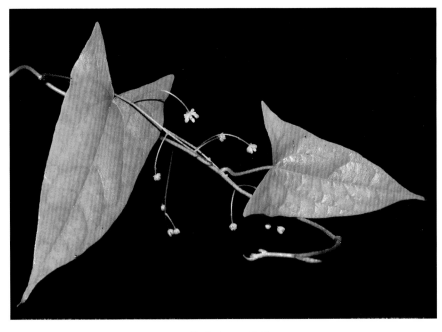

· 青牛胆 - 花期

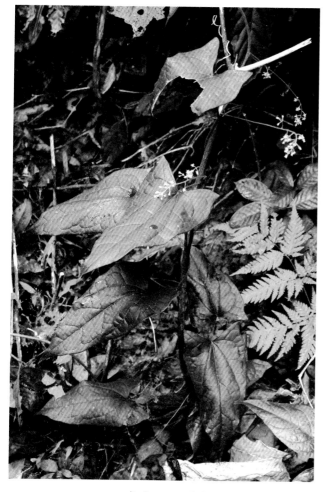

·青牛胆－花期

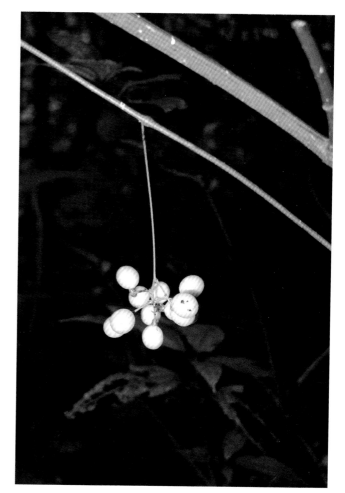

·青牛胆－果期

生境分布　常散生于林下、林缘、竹林及草地上。分布于湖北、陕西、四川、西藏、贵州、湖南、江西、福建、广东、广西等。广西全区各地均有分布。

化学成分　块根中含古伦宾、异古伦宾、金果榄苷、fibleucin、巴马亭、药根碱、非洲防己碱、20-hydroxyecdysone、2-deoxy-20-hydroxyecdysone-3-O-β-D-glucopyranoside、2-deoxy-20-hydroxyecdysone、蝙蝠葛碱、木兰花碱[1]、千金藤宁碱、去氢木瓣树胺、蝙蝠葛任碱[2]、非洲防己苦素、异非洲防己苦素[3]、20-β-羟基蜕皮素、尖防己碱[4]、胡萝卜苷、巴马士宾、β-谷甾醇、1-四氢巴马亭[5]、tinocapillin A、tinocapillin B、tinocallone C[6]等。

药理作用　1. 抗肿瘤作用

青牛胆所含化合物 tinocapillin A、tinocapillin B 和 tinocallone C 对 A549、HeLa、HepG2 等肿瘤细胞具有中等强度的抑制活性[6]。金果榄煎剂对小鼠腹水瘤细胞 S180 有直接杀灭作用[7]。

2. 降血糖作用

将青牛胆通过半仿生煎药法提取，提取液灌服小鼠，给药后小鼠血糖下降百分率明显高于模型对照组，其高剂量组的降血糖作用与阳性药物二甲双胍相似[8]。

3. 抑菌作用

青牛胆块根提取液对金黄色葡萄球菌、表皮葡萄球菌、八叠球菌及洛菲不动杆菌具有一定的抑菌作用[9]。

4. 抗炎镇痛作用

青牛胆水煎液能降低二甲苯致小鼠耳郭肿胀度及蛋清致大鼠足爪的肿胀度；对小鼠实验性腹膜炎及大鼠实验性皮肤炎症有明显的抑制作用[10]。青牛胆混悬液能提高小鼠热板致痛阈值，随着剂量增加其镇痛作用增强；还能明显减少冰醋酸致小鼠扭体反应次数，剂量增加作用增强[11]。

5. 抗溃疡作用

青牛胆水煎剂能提高应激性胃溃疡大鼠再生黏膜腺体成熟度，减少炎症细胞浸润，提高血清 PGE_2 水平，从而促进溃疡愈合[12]。

6. 毒副作用

青牛胆煎剂给小鼠灌胃，LD_{50} 为（18.14 ± 0.04）g/kg，腹腔注射 LD_{50} 为（9.49 ± 0.023）g/kg[13]。

参考文献

[1] 史琪荣,沈云亨,张川,等.中药金果榄两种基源植物的化学成分[J].中国天然药物,2008,6(3):186-190.

[2] CHANG H M,EI-FISHAWY A M,SLATKIN D J,et al.Quaternary alkaloids of *Tinospora capillipes*[J]. Planta Medica,1984,50(1):88-90.

[3] 宋纯清,徐任生,徐亚明.金果榄化学成分的研究Ⅰ.新呋喃三萜苷——金果榄苷的结构[J].化学学报,1988,46(10):1049-1052.

[4] 王世平,吴艳俊,李玲,等.青牛胆化学成分的研究[J].贵阳医学院学报,2011,36(1):9-10,14.

[5] 王世平,吴艳俊,李玲,等.金果榄化学成分的研究[J].贵州医药,2011,35(1):17-18.

[6] 王彬.罗汉松和金果榄的化学成分及生物活性研究[D].济南:山东大学,2016.

[7] 谢宝忠,孙学蕙,张洪礼.地苦胆的药理研究[J].中药药理与临床,1985:192.

[8] 王永慧,杨光义,冉培红,等.两种植物来源金果榄药材降血糖作用比较[J].医药导报,2010,29(8):1005-1007.

[9] 华娟,周明康,周琼珍,等.50种传统清热解毒药的抑菌实验[J].中药材,1995,18(5):255-258.

[10] 王刚,涂自良,陈黎,等.金果榄抗炎作用的实验研究[J].时珍国医国药,2009,20(5):1232-1233.

[11] 殷崎,宋勤,杨永东.民族药地苦胆胶囊的药理学研究[J].中国民族民间医药杂志,1998,33:30-34,46.

[12] 王刚,涂自良,陈黎,等.金果榄对实验性应激性胃溃疡的保护作用及其机制[J].中国医院药学杂志,2008, 28(23):2009-2012.

[13] 孙学蕙,谢宝忠,张洪礼,等.地苦胆抗肿瘤作用实验研究初步小结[J].贵阳中医学院学报,1980,1:70-72.

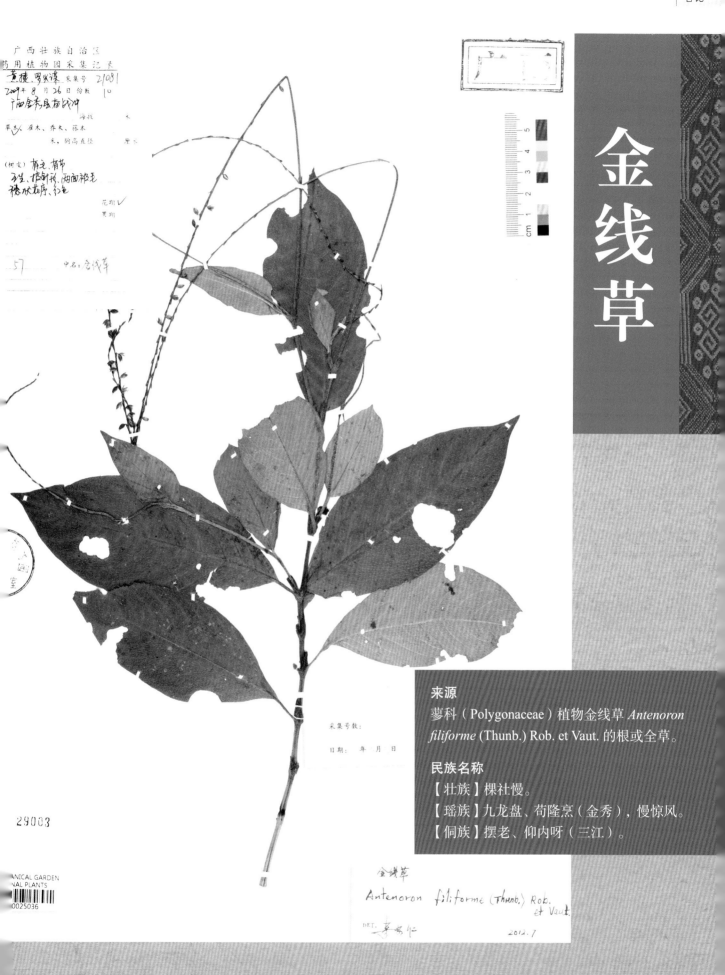

金线草

来源
蓼科（Polygonaceae）植物金线草 *Antenoron filiforme* (Thunb.) Rob. et Vaut. 的根或全草。

民族名称
【壮族】棵社慢。
【瑶族】九龙盘、苟隆烹（金秀），慢惊风。
【侗族】摆老、仰内呀（三江）。

民 族 应 用

【壮族】药用全草。水煎服或泡酒、炖肉服治咳嗽，痢疾，泄泻，咯血，衄血，崩漏，月经不调，痛经，瘰疬，痈疮，无名肿毒，烫伤，毒蛇咬伤，痹症，跌打损伤。

【瑶族】药用根或全草。水煎服治胃痛，腰痛，痢疾，肠炎，痛经，产后腹痛，月经不调；水煎服兼捣烂敷伤口周围治毒蛇咬伤。

【侗族】药用根或全草。水煎服治痢疾，肠炎；水煎服兼捣烂敷伤口周围治毒蛇咬伤；捣烂敷患处治跌打肿痛。

内服用量 15~30g；外用适量。

药材性状 根茎呈不规则结节状条块，长 2~15cm，节部略膨大，表面红褐色，有细纵皱纹，并具众多根痕及须根，顶端有茎痕或茎残基。质坚硬，不易折断，断面不平坦，粉红色，髓部色稍深。茎呈圆柱形，不分枝或上部分枝，节膨大，有长糙伏毛。叶多卷曲或破碎，托叶鞘膜质，筒状，叶的两面及托叶鞘均被长糙伏毛。气微，味涩、微苦。

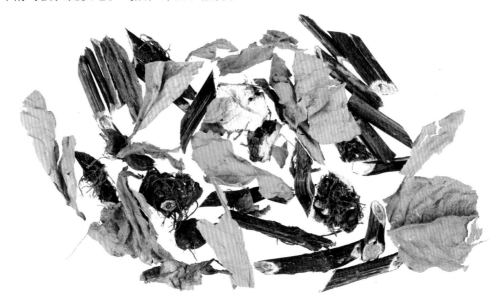

· 金线草－全草

药用源流 以毛蓼之名始载于《本草拾遗》，云："主痈肿、疽瘘、瘰疬，杵碎内疮中，引脓血，生肌。亦作汤洗疮，兼濯足治脚气。生山足，似乌蓼，叶上有毛，冬根不死也。"《植物名实图考》曰："其穗细长，花红，冬初尚开，叶厚有毛，俗呼为白马鞭。"其所附植物图与蓼科金线草较相符。《广西壮族自治区壮药质量标准 第二卷》（2011 年版）记载其全草具有凉血止血、散瘀止痛、清热解毒的功效；主治咳嗽，痢疾，泄泻，咳血，咯血，崩漏，月经不调，痛经，脘腹疼痛，风湿痹痛，痈疽肿毒，瘰疬，烫火伤，毒蛇咬伤，跌打损伤。

分类位置	种子植物门 Spermatophyta	被子植物亚门 Angiospermae	双子叶植物纲 Dicotyledoneae	蓼目 Polygonales	蓼科 Polygonaceae

形态特征　多年生草本。叶顶端短渐尖或急尖，基部楔形，全缘，两面均具糙伏毛。总状花序呈穗状，通常数个，顶生或腋生，花序轴延伸，花排列稀疏；花梗长 3~4mm；苞片漏斗状，绿色，边缘膜质，具缘毛；花被 4 深裂，红色；雄蕊 5；花柱 2。瘦果卵形，双凸镜状。

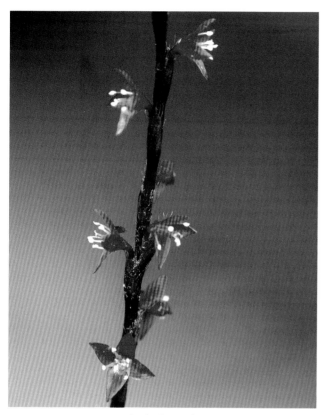

· 金线草 - 花期

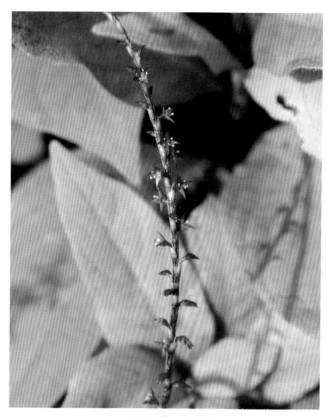

· 金线草 - 花期

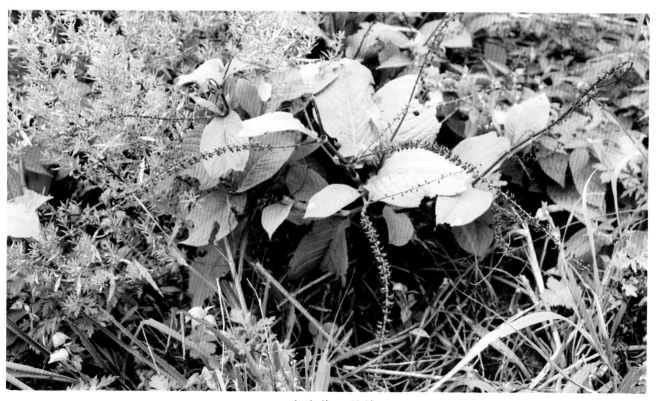

· 金线草 - 植株

生境分布 生于海拔 100~2500m 的山坡林缘、山谷路旁。分布于山西、陕西、山东、江苏、浙江、江西、河南、湖北、广西、四川、贵州、云南等。广西全区各地均有分布。

化学成分 全草含 5- 羟基 -2-O-β-D- 吡喃葡萄糖基 – 龙脑、腺苷、1-O-β-D- 吡喃葡萄糖基 -2-（9$^\Delta$- 十六酰胺基）-3,4,12- 三羟基正十八烷醇、鼠李黄素、3-O-β-D- 吡喃半乳糖苷 – 槲皮素、3-O-β-D- 吡喃半乳糖苷 – 鼠李黄素、3,7- 二 -O-α-L- 吡喃鼠李糖基 – 山柰酚、豆甾醇、正二十九烷酸、胡萝卜苷、谷甾醇[1]、2- 十五烷酮、木栓酮、三十烷醇、褐煤酸[2]、2- 甲基蒽醌、表木栓醇、羽扇豆醇乙酸酯、大黄素、大黄素甲醚、熊果酸、鞣花酸、咖啡酸[3] 等。

药理作用 1. 抗炎镇痛作用

金线草茎叶和根水提取物能明显抑制二甲苯导致的小鼠耳郭肿胀、腹腔毛细血管通透性增加及棉球肉芽肿的增生，而不影响小鼠免疫器官指数；能明显减少醋酸致小鼠扭体反应次数，延长热板致痛的潜伏期[4]。

2. 抗凝血作用

金线草茎叶和根水提取物能明显延长小鼠断尾出血时间，且呈明显的量效关系[4]。

3. 毒副作用

金线草根的毒性小于茎叶，小鼠腹腔注射茎叶水提取物 LD_{50} 为（9.3 ± 0.51）g/kg，根水提取物 LD_{50} 为（40.9 ± 4.18）g/kg[4]。

参考文献

[1] 赵友兴，李红芳，马青云，等 . 金线草化学成分研究 [J]. 中药材，2011,34(5):704-707.

[2] 卢汝梅，陈娜，黄业玲，等 . 壮药九龙盘的化学成分研究 [J]. 广西师范大学学报（自然科学版），2018,36(4):84-89.

[3] 卢汝梅，张强，陈娜，等 . 民族药九龙盘的化学成分（Ⅱ）[J]. 广西师范大学学报（自然科学版），2020,38(3):80-84.

[4] 黄勇其，骆红梅，陈秀芬，等 . 金线草药理作用初步研究 [J]. 中成药，2004,26(11):918-921.

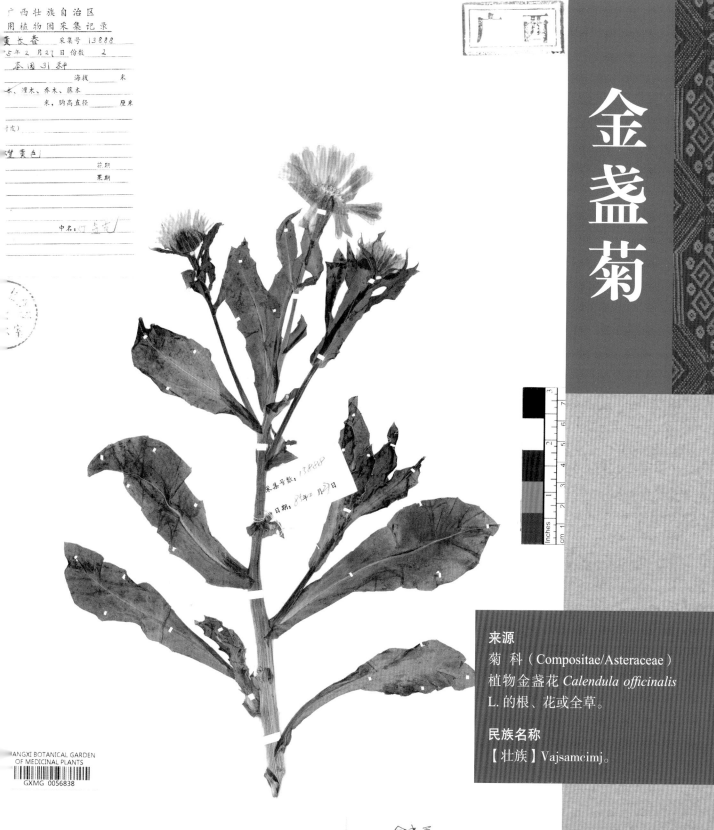

金盏菊

来源
菊 科（Compositae/Asteraceae）
植物金盏花 *Calendula officinalis*
L. 的根、花或全草。

民族名称
【壮族】Vajsamcimj。

金盏花
Calendula officinalis L.

Det. 陈艺林　　2012 年 8 月 27 日

民族应用

【壮族】药用根、花或全草。水煎服治胃痛，红白痢；水煎酒调服治疝气。内服用量 15~30g。

药材性状　根茎粗短，顶端有多数茎基及叶柄残痕，质稍硬。根茎簇生多数细根，表面棕褐色，有纵皱纹，质较柔韧；气微香，味微苦。花呈扁球形或不规则球形，直径 1.5~4cm；总苞 1~2 层苞片组成，苞片长卵形，边缘膜质；舌状花 1~2 列，类白色或黄色；花瓣紧缩或松散，有的散离；体轻，质柔润，有的松软；气微香，味甘、微苦。

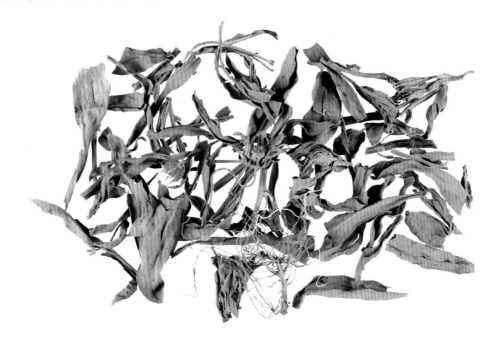

· 金盏菊 – 全草

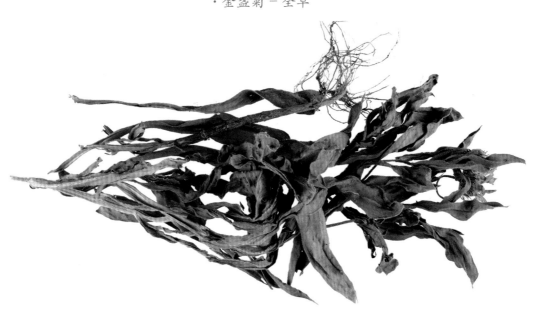

· 金盏菊 – 全草

药用源流　《中华本草》记载其全草具有清热解毒，活血调经的功效；主治中耳炎，月经不调。花具有凉血止血、清热泻火的功效；主治肠风便血，目赤肿痛。根具有活血散瘀、行气止痛的功效；主治癥瘕，疝气，胃寒疼痛。

分类位置	种子植物门	被子植物亚门	双子叶植物纲	菊目	菊科
	Spermatophyta	Angiospermae	Dicotyledoneae	Asterales	Compositae/Asteraceae

形态特征　一年生草本。茎被腺状柔毛。叶互生，全缘或具疏细齿。头状花序顶生，总苞状；总苞片 1~2 层，披针形或长圆状披针形，顶端渐尖，边缘干膜质；小花黄或橙黄色，长于总苞的 2 倍，舌片宽达 4~5mm；管状花檐部具三角状披针形裂片。瘦果全部弯曲，外面常具小针刺，顶端具喙。

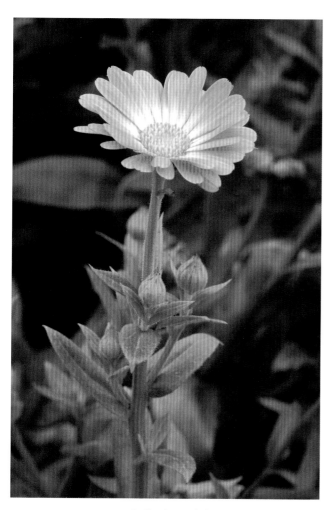

· 金盏花 – 花期

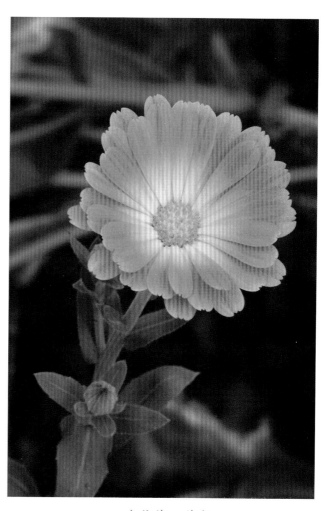

· 金盏花 – 花期

生境分布　全国各地广泛栽培。广西全区各地均有分布。

化学成分　花含碳水化合物、脂类、蛋白质、氨基酸等常见化学成分及类胡萝卜素、类黄酮、三萜皂苷、香豆素等活性成分 [1,2]；此外还含挥发油，主要成分为 α– 杜松醇、τ– 依兰油醇和 δ– 杜松烯 [3]。

药理作用　1. 抗氧化作用

金盏花总皂苷对 O_2^- 自由基、OH 自由基均表现出较好的清除效果，样品浓度为 100μg/ml 时清除率分别达到 47.29%、88.42%[4]。

2. 降血脂作用

金盏花总皂苷低剂量、中剂量、高剂量组与高脂模型组比较，血清中胆固醇含量分别降低 19.44%、20.68% 和 33.64%，三酰甘油含量分别降低 6.08%、21.62% 和 31.76%，低密度脂蛋白胆固醇含量分别降低 18.84%、35.51% 和 36.96%[4]。

3. 保肝作用

低浓度的金盏花提取物对二乙基亚硝胺（DEN）所致的肝细胞损伤具有保肝作用[5]。

4. 抑菌作用

金盏花醇提取物在 10 倍稀释浓度时对大肠杆菌、金色葡萄球菌、表皮葡萄球菌有抑菌作用，最低抑菌浓度（MIC）为 0.1g/ml；水提取物在 10 倍稀释浓度时对大肠杆菌有抑菌作用，MIC 为 0.1g/ml[6]。

5. 创伤愈合作用

金盏花提取物能提高大鼠创面肉芽肿组织中羟脯氨酸和氨基己糖的含量，具有很强的创伤愈合活性[7]。

6. 其他作用

金盏花对雄性大鼠生殖参数无影响，对早期和中期的怀孕母鼠无毒性，但在胎儿期给药对妊娠母体具有毒性[8]。

参考文献

[1] 胡晓丹, 谢笔钧. 金盏菊花的营养成分分析 [J]. 食品研究与开发, 2000,21(6):37-39.

[2] MULEY B P, KHADABADI S S, BANARASE N B. Phytochemical constituents and pharmacological activities of *Calendula officinalis* Linn (Asteraceae): A review[J]. Tropical Journal of Pharmaceutical Research, 2009, 8(5):455-465.

[3] 黄妙玲, 王冬梅, 梅家齐, 等. 金盏花挥发油和浸泡油化学成分的分析及其在芳香疗法中的应用 [C]. 第七届中国香料香精学术研讨会论文集,2008:90-95.

[4] 刘丽,国兴明.金盏菊总皂苷提取及其抗氧化、降血脂作用研究[J].山地农业生物学报,2010, 29(3):246-248.

[5] 赵珍东, 王宗伟.金盏花提取物在大鼠肝癌形成中的双重作用 [J].国外医药（植物药分册）, 2007,22(2):78-79.

[6] 郑佳,卢先明,邓晶晶.金盏菊不同提取液体外抑菌作用初步研究 [J]. 中药与临床, 2016,7(3):45-46.

[7] PREETHI K C, KUTTAN R.Wound healing activity of flower extract of *Calendula officinalis*[J]. Journal of Basic & Clinical Physiology Pharmacology, 2009, 20(1):73-79.

[8] SILVA E J R, COSTA-SILVA J H, EVÊNCIO L B, et al. Reproductive assessment of hydroalcohol extract of *Calendula officinalis* L. in Wistar rats.[J]. Phytotherapy Research, 2009,23:1392-1398.

广西

金盏银盘

第四次全国中药资源普查采集记录

农东新、盖祖栽、莫水松

451402150914038LY

2015 年 9 月 14 日

广西崇左市江州区左州镇陇沙村

°30′13.38″E　纬度：22°38′26.05″N

3 m

从、路旁、石灰土

一般　资源类型：野生

本

花黄色

科

别名：

入药部位：

4

第四次全国中药资源普查

采集号：451402
150914038LY

日期：　年　月　日

GUANGXI BOTANICAL GARDEN
OF MEDICINAL PLANTS

GXMG 0123797

采集号：451402150914038LY　　　　菊科

金盏银盘

Bidens biternata (Lour.) Merr. Et Sherff

鉴定人：农东新　　　2016 年 11 月 29 日

第四次全国中药资源普查

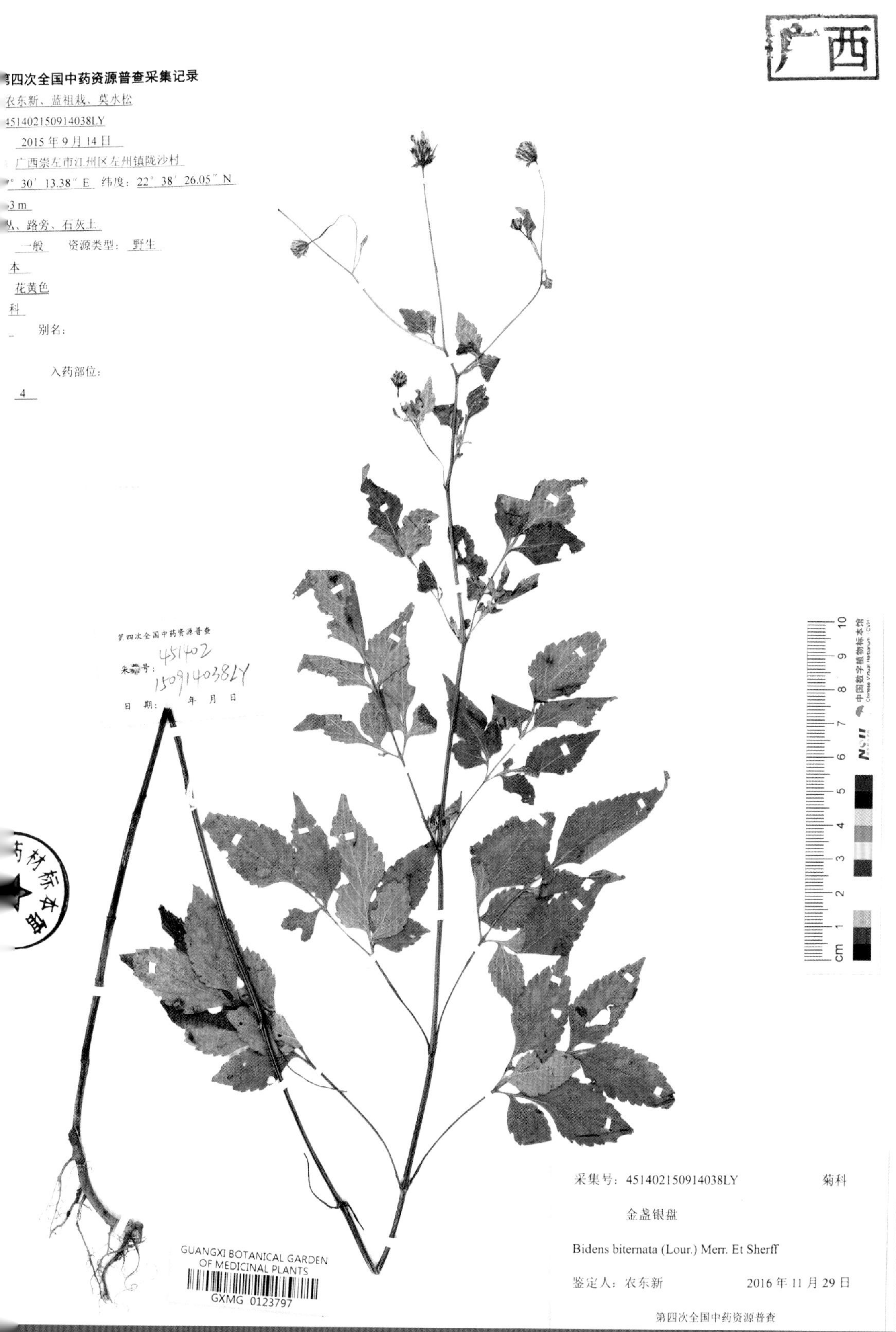

来源

菊 科（Compositae/Asteraceae） 植物金盏银盘 *Bidens biternata* (Lour.) Merr. et Sherff 的全草。

民族名称

【壮族】发茂，Rumitbaucim。

【瑶族】麻送。

民 族 应 用

【壮族】药用全草。水煎服或捣敷患处或煎水洗，主治呼吸道感染，咽喉肿痛，感冒，急性阑尾炎，黄疸性肝炎，肠胃炎，风湿性关节炎，疟疾，流行性感冒，流行性乙型脑炎，疳积，疮疡疥痔；外用治疗疮，蛇伤，跌打肿痛。内服鲜品 60~90g，水煎服或捣烂绞汁调食盐温服；外用适量，捣敷患处。

【瑶族】药用全草。主治呼吸道感染，咽喉肿痛，感冒，急性阑尾炎，黄疸性肝炎，肠胃炎，痢疾，风湿性关节炎，疟疾；外用治疗疮，蛇伤，跌打肿痛。

药材性状 茎略具四棱，表面淡棕褐色，基部直径 1~9mm，长 30~150cm。叶对生，一或二回三出复叶，卵形或卵状披针形，长 2~7cm，宽 1~2.5cm，叶缘具细齿。头状花序干枯，具长梗。瘦果易脱落，残存花托近圆形。气微，味淡。

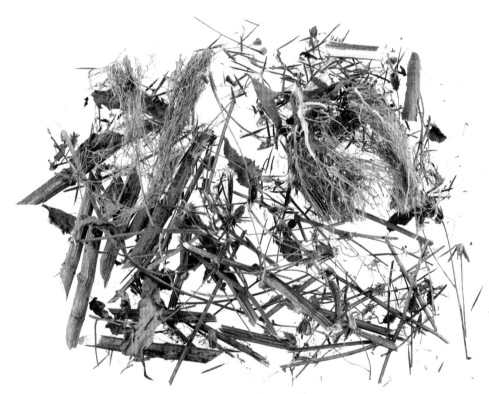

· 金盏银盘 – 全草

药用源流 以鬼钗草一名见于《本草拾遗》，曰："鬼钗草……生池畔，叶有丫，方茎，子作钗脚，着人衣如针，北人呼为鬼针。"又以铁笐帚一名被载于《本草纲目拾遗》，曰："山间多有之，绿茎而方。上有紫线纹，叶似紫顶龙芽，微有白毛，七月开小黄花，结实似笐帚形，能刺人手，故又名千条针……治风痹、血崩、黄疸、吐血、跌扑、鬼箭风如深。"又引《百草镜》曰："芒种时开花成簇。"《岭南采药录》记载金盏银盘，曰："梗方。叶对生。花边白中黄。除痰热。治积滞肚痛。金盏银盘，以其花形名之。肚痛草，以其功用名之。"以上所述特征与鬼针草属植物相符，其中"开小黄花"的特征与今金盏银盘的特征更接近。《中华本草》记载其具有清热解毒、凉血止血的功效；主治感冒发热，黄疸，泄泻，痢疾，血热吐血，血崩，跌打损伤，痈肿疮毒，鹤膝风，疥癞。

分类位置	种子植物门	被子植物亚门	双子叶植物纲	菊目	菊科
	Spermatophyta	Angiospermae	Dicotyledoneae	Asterales	Compositae/Asteraceae

形态特征 一年生草本。茎直立，略具四棱。一回羽状复叶，先端渐尖，基部楔形，两面均被柔毛。头状花序，直径 7~10mm；总苞基部有短柔毛；舌状花淡黄色，长椭圆形，先端 3 齿裂，或有时无舌状花；盘花筒状，冠檐 5 齿裂。瘦果条形，顶端芒刺 3~4 枚。

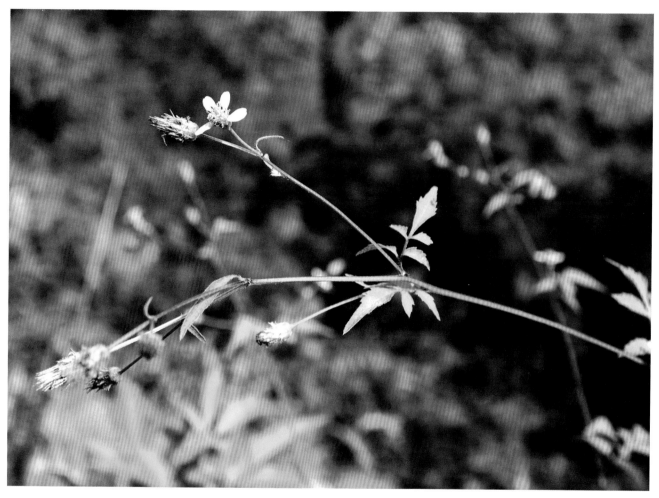

· 金盏银盘 - 花果期

生境分布 生于路边、村旁及荒地中。分布于华南、华东、华中、西南以及河北、山西、辽宁等。广西主要分布在柳州、柳城、平乐、梧州、东兴、博白、平果、凌云、贺州、金秀、龙州等。

化学成分 主要含有海生菊苷、7,3',4'- 三羟基 -6-(4",6"- 乙酰氧基 -β-D- 吡喃葡萄糖基)- 橙酮、槲皮素、金丝桃苷、槲皮苷、异槲皮苷、槲皮素 -3-O-α-L- 鼠李糖苷、5,3'- 二羟基 -3,6,4'- 三甲氧基黄酮 -7-O-β-D- 吡喃葡萄糖苷 [1]、Z-6-O-(6"- 丙酰基 -β-D- 吡喃葡萄糖基)-6,7,3',4'- 四羟基橙酮 [2]、7,3',4' - 三羟基 -6-(6"- 乙酰氧基 -β-D- 吡喃葡萄糖基)- 橙酮 [3] 等黄酮类成分，4-O-(2"-O- 乙酰基 -6"-O- 对香豆酰基 -β-D- 吡喃葡萄糖)- 对香豆酸 [2]、绿原酸、新绿原酸、隐绿原酸 [4] 等苯丙素类成分，caryophyllene oxide、n–hexadecanoic acid、4–methyl–2–benzothiazolamine、

6,10,14-trimethyl-2-pentadecanone 等挥发油成分，以及胡萝卜苷、三十三烷、1,4-丁二酸、原儿茶酸、大黄素、鬼针聚炔苷、D-甘露醇[3]、三十烷酸、豆甾醇[6]等成分。

药理作用　1.抗氧化作用

金盏银盘不同溶剂提取部位均具有清除 OH 自由基能力，其中以乙酸乙酯部位作用最强，达45.44%；金盏银盘中的海生菊苷、槲皮素、Z-6-O-(6"-丙酰基 -β-D-吡喃葡萄糖基)-6,7,3',4'-四羟基橙酮、4-O-(2"-O-乙酰基 -6"-O-对香豆酰基 -β-D-吡喃葡萄糖)-对香豆酸均有一定的自由基清除活性[3]。

2.对 α-葡萄糖苷酶作用

金盏银盘乙酸乙酯部位具有较高的 α-葡萄糖苷酶抑制活性，其抑制成分在 35~55℃具有较高的稳定性，最佳作用浓度为 45μg/ml，且抑制作用迅速[7]。

3.抗肿瘤作用

金盏银盘提取物能抑制肺癌 A549 细胞、乳腺癌 BT20 细胞和 MCF7 细胞、骨肉瘤 U2OS 细胞增殖，还能诱导 U2OS 细胞凋亡[8]。

4.抗菌作用

金盏银盘对幽门螺杆菌最低抑菌浓度（MIC）为 1∶160~1∶80[9]。

5.止泻作用

金盏银盘的冻干提取物能缩短炭末在蓖麻油所致腹泻小鼠肠道内的推进距离，降低炭末推进率，减少蓖麻油致小鼠腹泻的稀便数，抑制兔离体空肠收缩[10]。

6.抗炎作用

金盏银盘能明显抑制小鼠耳郭肿胀，且对胸腺和脾脏没有明显的影响[11]。

参考文献

[1] 李斌,詹姿女,熊杰,等.金盏银盘化学成分的分离 Ⅱ [J].江西中医药,2016,47(4):64-66.

[2] 都波,苏本正,蒋海强.金盏银盘黄酮类成分抗氧化研究 [J].药学研究,2013,32(7):384-386.

[3] 李斌,刘昕,熊杰,等.金盏银盘化学成分的分离 [J].江西中医药,2011,42(10):51-53.

[4] 成聪聪,朱卫星,甘国兴,等.不同干燥方法对金盏银盘中苯丙素类成分含量的影响 [J].沈阳药科大学学报,2020,37(7):643-649.

[5] 李洪芹,刘红燕,蒋海强,等.山东鬼针草属植物挥发油 GC-MS 分析 [J].食品与药品,2011,13(11):404-407.

[6] 陈月红.金盏银盘化学成分与抗氧化活性的研究 [D].济南：山东中医药大学,2008.

[7] 韦国兵,熊巍.金盏银盘提取物对 α-葡萄糖苷酶的抑制作用研究 [J].山东化工,2012,41(9):1-3.

[8] MARWAN A N, ZHOU X L, JIANG L H, et al. Evaluation of extracts prepared from 16 plants used in Yao ethnomedicine as potential anticancer agents[J]. Journal of Ethnopharmacology, 2018, 211: 224-234.

[9] 张煜,王彦峰.广西常用中草药、壮药抗幽门螺杆菌作用的筛选研究 [J].中国民族民间医药,2008,(10):19-20,44.

[10] KINUTHIA D G, MURIITHI A W, MWANGI P W. Freeze Dried Extracts of *Bidens Biternata* (Lour.) Merr. and Sheriff. Show significant antidiarrheal Activity in in-vivo models of diarrhea[J]. Journal of Ethnopharmacology, 2016,193:416-422.

[11] 范文昌,梅全喜,欧秀华,等.12 种广东地产清热解毒药材的抗炎作用研究 [J].中国药业,2011,20(8):28-30.

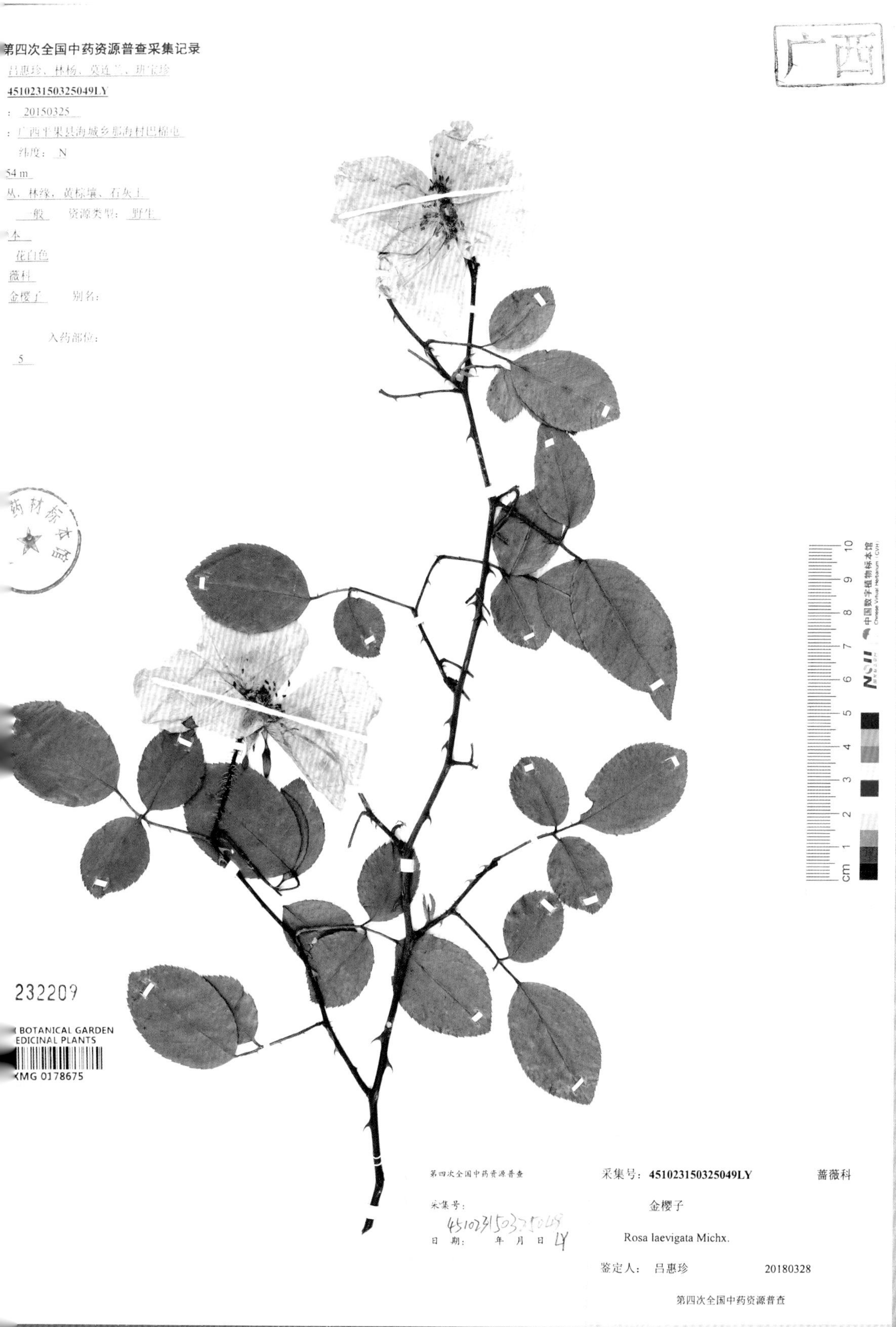

广西

金樱子

第四次全国中药资源普查

采集号：	**451023150325049LY**	蔷薇科
采集号：	金樱子	
	Rosa laevigata Michx.	
日期：　年月日 LY		
鉴定人：吕惠珍		20180328

第四次全国中药资源普查

来源

蔷薇科（Rosaceae）植物金樱子 *Rosa laevigata* Michx. 的根、叶、果实或全株。

民族名称

【壮族】古往（忻城），古咏（上林）。

【侗族】辣宁（三江）。

【苗族】百学（融水）。

民 族 应 用

【壮族】药用根。水煎服治单纯性腹泻。

【瑶族】药用全株。水醋各半煎服（如牙关紧闭则撬开灌服）治喉风病。

【苗族】药用根、叶、果实。根水煎服治白带过多、子宫发炎。叶捣烂调茶油敷"印堂"穴24h后，改敷"颤中"穴24h后，再改敷"丹田"处24h，同时内服丝瓜种子，治小儿胸膜炎引起的水肿。果实水煎服治黄疸型肝炎。

内服用量15~30g；外用适量。

药材性状 根通常切成厚约1cm斜片或长3~4cm短段，直径1~3.5cm；表面暗棕红色至红褐色，有细纵条纹，外皮（木栓层）略浮离，可片状剥落；切断面棕色；具明显的放射状纹理；质坚实，难折断；气无，味涩微甘。完整叶椭圆状卵形，倒卵形或披针状卵形。果实为花托发育而成的假果，呈倒卵形，长2~3.5cm，直径1~2cm；表面红黄色或红棕色，有突起的棕色小点，系毛刺脱落后的残基。顶端有盘状花萼残基，中央有黄色柱基，下部渐尖；质硬；切开后，花托壁厚1~2mm，内有多数坚硬的小瘦果，内壁及瘦果均有淡黄色绒毛；气微，味甘、微涩。

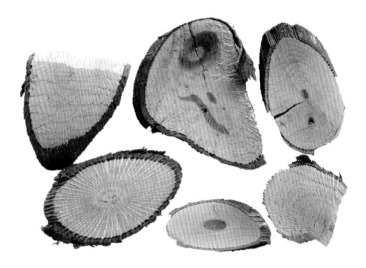

· 金樱子－根

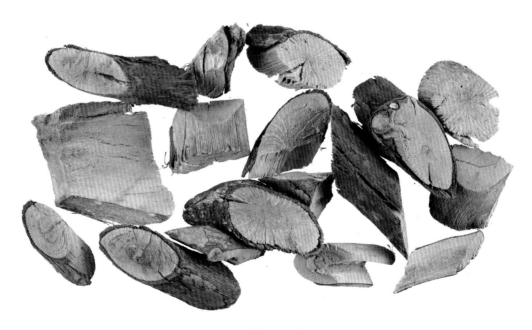

· 金樱子－根

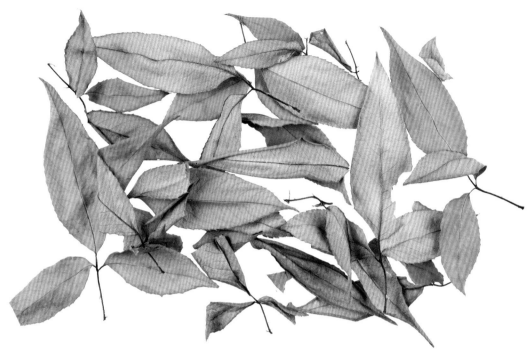

·金樱子－叶

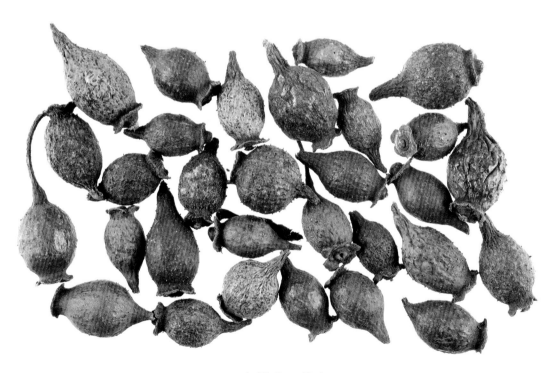

·金樱子－果实

药用源流 金樱子始载于《雷公炮炙论》。《开宝本草》云："云是今之刺梨子，形似榅桲而小，色黄有刺，花白，在处有之。"《本草图经》云："旧不载所出州土，云在处有之。今南中州郡多有，而以江西、剑南、岭外者为胜。丛生郊野中，大类蔷薇，有刺。四月开白花。夏秋结实，亦有刺，黄赤色，形似小石榴。"《本草蒙筌》曰："味甘、微涩，气平、温。无毒。丛生篱落山野，似小石榴稍长。芒刺遍身，霜后红熟……涩精滑自流，梦中精泄；止小便数去，睡后尿遗。杀寸白虫，

1279

塞休息痢。"《本草纲目》曰："金樱当作金罂，谓其子形如黄罂也……山林间甚多，花最白腻，其实大如指头，状如石榴而长，其核细碎而有白毛，如营实之核而味甚涩。"综合历代本草记载，与今蔷薇科金樱子相符。《中华本草》记载其根具有收敛固涩、止血敛疮、祛风活血、止痛、杀虫的功效；主治遗精，遗尿，泄泻，痢疾，咳血，便血，崩漏，带下，脱肛，子宫下垂，风湿痹痛，跌打损伤，疮疡，烫伤，牙痛，胃痛，蛔虫症，诸骨鲠喉，乳糜尿。叶具有清热解毒、活血止血、止带的功效；主治痈肿疔疮，烫伤，痢疾，闭经，崩漏，带下，创伤出血。花具有涩肠、固精、缩尿、止带、杀虫的功效；主治久泻久痢，遗精，尿频，带下，绦虫、蛔虫、蛲虫症，须发早白。《中华人民共和国药典》（2020年版　一部）记载其果实具有固精缩尿、固崩止带、涩肠止泻的功效；主治遗精滑精，遗尿尿频，崩漏带下，久泻久痢。

分类位置	种子植物门	被子植物亚门	双子叶植物纲	蔷薇目	蔷薇科
	Spermatophyta	Angiospermae	Dicotyledoneae	Rosales	Rosaceae

形态特征　常绿攀援灌木。小枝粗壮，散生扁弯皮刺。小叶革质，通常3，稀5；小叶片椭圆状卵形、倒卵形或披针状卵形，上面无毛，下面幼时沿中肋有腺毛，老时逐渐脱落无毛。花单生于叶腋，直径5~7cm；花梗和萼筒密被腺毛，随果实成长变为针刺；花瓣白色，宽倒卵形，先端微凹；雄蕊多数；心皮多数，花柱离生，有毛。果梨形、倒卵形，稀近球形，外面密被刺毛，萼片宿存。

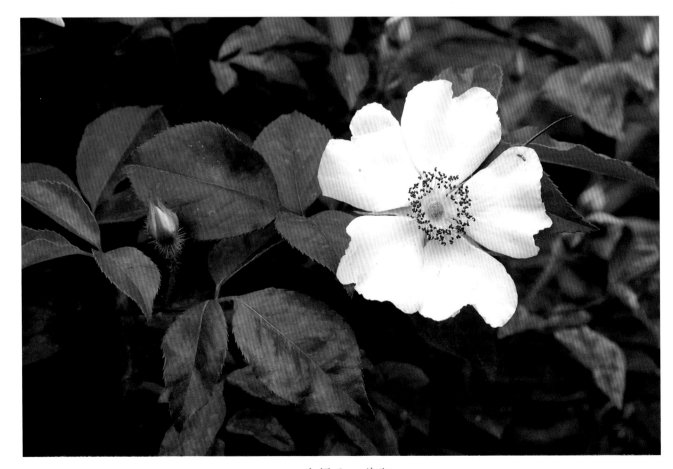

· 金樱子 – 花期

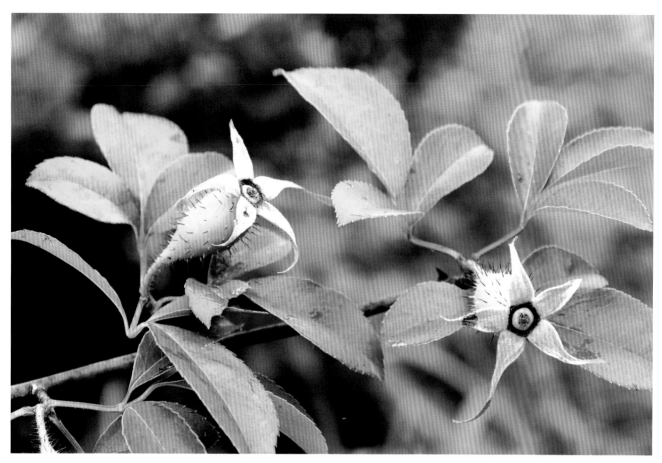

· 金樱子 – 果期

生境分布　生于海拔 200~1600m 向阳的山野、田边、溪畔灌木丛中。分布于陕西、安徽、江西、江苏、浙江、湖北、湖南、广东、广西、台湾、福建、四川、云南、贵州等。广西全区各地均有分布。

化学成分　果实主要含有淫羊藿苷、山柰苷、6- 甲氧基山柰酚 -3-O- 半乳糖苷、芹菜素、橙皮苷、金丝桃苷、芦丁、甘草素、翻白叶苷 A、槲皮素[1]、山柰酚[2]、木犀草素[3] 等黄酮类；1α,2α,3β,19α- 四羟基 -12- 烯 -28- 乌苏酸、2α,3α,19α,23- 四羟基 -12- 烯 -28- 乌苏酸、2α,3α,19α- 三羟基 -12- 烯 -28- 乌苏酸、2α,3β,19α,23- 四羟基 -12- 烯 -28- 乌苏酸、19α- 羟基亚细亚酸 -28-O-β-D- 吡喃葡萄糖苷、白桦酯酸、2α,3β- 二羟基羽扇 -20- 烯 -28- 酸、2α,3β- 二羟基羽扇 -20- 烯 -28- 酸甲酯、3-O- 反 - 对 - 香豆酰基麦珠子酸、3-O- 顺 - 对 - 香豆酰基麦珠子酸、3-O- 反 - 对 - 香豆酰基马斯里酸、3-O- 顺 - 对 - 香豆酰基马斯里酸[4] 等三萜类成分；没食子酸、原儿茶酸、儿茶素、鞣花酸[2]、蔷薇酸[3] 等酚类成分；由阿拉伯糖、鼠李糖、木糖、甘露糖、半乳糖、葡萄糖、果糖组成的多糖类成分[5]。种子还含有软脂酸、亚油酸、油酸、硬脂酸、二十碳烯酸、花生酸及山嵛酸等成分[6]。根主要含有 niga-ichigosides F2、2α,3β,19α- 三羟基乌苏烷 -12- 烯 -28-O-β-D- 吡喃葡萄糖苷、阿江榄仁亭、构莓苷 F1、12,13-dihydromicromeric acid、(2R,19R) methyl 2-acetyloxy-19-hydroxyl-3-oxo-urs-12-en-28-carboxylate、坡模酮酸、号角树酸 3- 甲酯、2- 乙酰基 - 洋委陵菜酸、坡模酸、2α, 3α- 二羟基乌苏 -12, 18- 二烯 -28- 酸、3β-E-feruloyl corosolic acid、覆盆子酸、2-O- 乙酰基野鸭椿酸、蔷薇酸、18,19-seco, 2α, 3α-dihydroxy-19-oxo-urs-11,13(18)-dien-28-oic acid、swinhoeic acid、阿江榄仁尼酸、千花木酸、2α,3β,19α-trihydroxy-24-oxo-urs-12-en-oic acid、委陵菜酸、1β- 羟基蔷薇酸、quercilicoside A、2α,3α,23- 三羟基乌苏烷 -12,18- 二烯 -28-O-β-D- 吡喃葡萄糖苷、2α,3α,23- 三

羟基乌苏烷 –12,19(29)– 二烯 –28–O–β–D– 吡喃葡萄糖苷、quadranoside Ⅷ、23–hydroxy–tormentic acid、2α, 3β, 19α, 23– 四羟基 – 齐墩果 –12– 烯 –28– 酸、2α, 3β, 24– 三羟基羽扇豆烷 –20(29)– 烯 –28–O–β–D– 吡喃葡萄糖苷、高山地榆苷、2α,3β,24– 三羟基乌苏 –12,18– 二烯 –28– 酸 –28–O–β–D– 吡喃葡糖酯、rubuside B、2α,3α,20β– 三羟基乌苏烷 –13(18)– 烯 –28– 酸、2α,3β,20β– 三羟基乌苏烷 –13(18)– 烯 –28– 酸、2α,3α,24– 三羟基乌苏烷 –12,19– 二烯 –28–O–β–D– 吡喃葡萄糖苷、2α,3α,20β,23– 四羟基乌苏烷 –13(18)– 烯 –28– 酸、2β,3α,20β,23– 四羟基乌苏烷 –13(18)– 烯 –28– 酸、1β,2α,3α,20β– 四羟基乌苏烷 –13(18)– 烯 –28– 酸、2α,3α,20β, 24– 四羟基乌苏烷 –13(18)– 烯 –28– 酸[7]、白桦脂酸、刺梨苷、野蔷薇苷、rubuside J[8] 等三萜类成分；(+)– 儿茶素、没食子儿茶素、3,4,7,4'-tetrahydroxyflavane、4-methoxy-3,7,4'-trihydroxyflavane、8– 乙酸 – 儿茶素、原花青素 B3、非瑟酮醇 (4α → 8)– 儿茶素、喹色亭酚 –(4β → 8)– 儿茶素、喹色亭酚 –(4α → 8)– 儿茶素、非瑟酮醇 –(4β → 8)– 儿茶素、表喹色亭酚 –(4α → 8)– 儿茶素、去氢双儿茶素、ent– 非瑟酮醇 –(4β → 6)– 儿茶素[8] 等黄烷醇类成分；(Z)–3– 甲氧基 –5– 羟基二苯乙烯、(Z)– 云杉新苷[8] 等二苯烯及苷类成分；对羟基苯甲酸 –4–O–β–D– 吡喃葡萄糖苷、5-hydroxy-3-methoxp–henyl 1–O–β–D–glucopyranoside[8] 等酚苷类成分；亚油酸、亚油酸甲酯、油酸甲酯[8] 等脂肪酸类成分；以及 β– 谷甾醇、胡萝卜苷、甘油、乙基 –β–D– 吡喃葡萄糖苷、葡萄糖、没食子酸、(6R,9S)–3–oxo–α–ionol(6R,9R)–3–oxo–α–ionol β–D–glucopyranoside、(1S)– 松柏烯、根皮苷[8] 等成分。

药理作用　**1. 抗病毒作用**

金樱子超声提取物具有体外抗呼吸道合胞病毒（RSV）和手足口病毒（EV71）的活性，以 60% 乙醇超声提取物抗病毒效果较好，其治疗指数 TI 值分别为 6.10 和 6.19[9]。金樱子多糖对呼吸道合胞病毒、柯萨奇病毒（COX–B5）、手足口病病毒有直接杀灭作用[10]。

2. 抗菌作用

金樱子多糖对大肠杆菌、枯草芽孢杆菌、金黄色葡萄球菌、伤寒杆菌、副伤寒杆菌、白葡萄球菌、酿酒酵母、米曲霉、产黄青霉均有抑菌作用[11]。

3. 抗氧化作用

金樱子生品、蜜制品、麸制品体外清除 DPPH 自由基的 IC_{50} 分别为 0.47mg、0.51mg、0.22mg，其抗氧化活性可能与多酚类，或多酚和氨基酸类含量相关[12]。金樱子多糖具有良好的抗氧化活性，能清除 DPPH 自由基、OH 自由基[13]。金樱子总黄酮能改善氧化应激模型大鼠血清相关生化指标，还能减轻动脉内皮损伤，增加血管环舒张效应，具有较强的体内抗过氧化能力及氧化损伤的保护功能[14]。

4. 降血脂作用

金樱子降脂泡腾片能降低高血脂小鼠血清中 TC、TG、LDL–C 含量[15]。

5. 免疫调节作用

金樱子可以调节过度运动导致的免疫失衡，通过提高 INF–γ 的表达，提高细胞免疫功能，这一过程可能与金樱子上调 B7–1 的表达有关[16]。

6. 对肾的保护作用

金樱子乙醇提取物对系膜增生性肾小球肾炎大鼠肾脏损伤具有保护作用，其作用可能与通过抑制 NLRP3 炎性小体通路，进而抑制通路介导的促炎性因子 IL–1β 和 IL–18 的表达，最终缓解肾损伤有关[17]。金樱子多糖可通过调节 TRPV5 蛋白表达调节钙离子重吸收，发挥改善肾功能作用[18]。

7. 抗血栓作用

金樱子总黄酮能改善急性血瘀模型大鼠全血黏度，在一定程度上能够抑制二磷酸腺苷、血小板活化因子诱导的大鼠血小板聚集[19]。

8. 保肝作用

金樱子胶囊对 CCl_4 诱导的小鼠急性肝损伤具有一定的保护作用，其机制可能与其清除自由基、抑制脂质过氧化、增强机体抗氧化能力有关[20]。

9. 其他作用

金樱子果实总黄酮和多糖对 2,4,6- 三硝基苯磺酸诱导的克罗恩病小鼠有治疗作用，能降低小鼠结肠重量 / 长度比值，改善结肠炎症水肿程度，降低结肠组织中 TNF-α 和 INF-γ 含量[21]。金樱子能对高脂饲料配合链脲佐菌素（STZ）致大鼠 2 型糖尿病（T2DM）大鼠体内糖脂紊乱状态进行调节，调节大鼠肝脏的脂代谢和氧化应激的平衡，缓解 T2DM "甘浊壅盛" 的状态[22]。金樱子多糖具有抗炎作用，能抑制二甲苯致耳郭肿胀[11]。金樱子多糖可通过提高机体抗氧化能力和胸腺、脾脏指数及直接清除自由基，发挥其延缓衰老作用[23]。

附　注　《中华人民共和国药典》（2005 年版）附录收载金樱子、小果蔷薇（*R. cymosa* Tratt.）和粉团蔷薇（*R. multiflora* var. *cathayensis* Redhder et E. H. Wilson）3 种植物的根为金樱根。目前金樱根药材的商品是以金樱子及同属植物小果蔷薇、粉团蔷薇、软条七蔷薇（*R. henryi* Bouleng.）、单瓣木香花（*R. banksiae* var. *normalis* Regel）、长尖叶蔷薇（*R. longicuspis* Bertol.）、光叶蔷薇（*R. wichuraiana* Crep.）等的根。

参考文献

[1] 冯阳,陈玉梅,辛华.金樱子黄酮类成分的 UPLC-Q-TOF-MS 分析 [J].中国实验方剂学杂志,2017,23(12):71-76.

[2] 陈倩,李娜,张雨林,等.HPLC 法同时测定金樱子中 7 种多酚类成分 [J].中药材,2018,41(2):394-396.

[3] 胡莹,吴啟南,郑啸,等.LC-MS/MS 法同时测定金樱子中 7 种主要成分的含量 [J].中药材,2016,39(12):2798-2800.

[4] 刘学贵,张文超,金梅,等.金樱子果实中三萜类成分的分离与鉴定 [J].沈阳药科大学学报,2013,30(11):851-857.

[5] 陈传平,吴剑锋,陈乃东.金樱子多糖单糖组成的 TMS 柱前衍生化 /GC-MS 研究 [J].天然产物研究与开发,2017,29(12):2063-2067.

[6] 陈青,李旭阳.超声辅助提取金樱子种子油及其脂肪酸组成分析 [J].湖北农业科学,2014,53(16):3882-3886.

[7] 代华年.金樱子根的活性成分研究 [D].南宁:广西中医药大学,2016.

[8] 李石平.金樱子根的化学成分研究 [D].合肥:安徽大学,2013.

[9] 李菁,朱雪,栾菁菁,等.金樱子丙酮、甲醇、乙醇超声提取物抗 EV71 和 RSV 病毒分析 [J].山东化工,2019,48(5):88-89,91.

[10] 刘相文,侯林,崔清华,等.金樱子多糖的提取优化及其体外抗病毒活性研究 [J].中药材,2017,40(7):1679-1682.

[11] 张庭廷,潘继红,聂刘旺,等.金樱子多糖的抑菌和抗炎作用研究 [J].生物学杂志,2005,22(2):41-42.

[12] 邓翀,江迎春,张化为,等.金樱子不同炮制饮片化学成分及抗氧化活性分析 [J].中国中医药信息杂志,2017,24(4):71-74.

[13] 陈传平,吴剑锋,方士英,等.不同制备方法对金樱子多糖体外抗氧化活性的影响 [J].安徽农业科学,2017,45(35):116-118.

[14] 陈传平,吴剑峰,夏和先,等.金樱子总黄酮对氧化应激引起的大鼠动脉内皮损伤的干预作用 [J].皖西学院学报,2018,34(2):84-87,122.

[15] 程金生,黄靖瑜,钟瑞敏,等.金樱子降脂泡腾片研制及其降血脂功效研究 [J].韶关学院学报,2018,39(9):66-70.

[16] 苏利强,曾志强,邹业兵.金樱子对疲劳大鼠免疫细胞共刺激信号通路及免疫平衡作用的研究 [J].光明中医,2016,31(16):2340-2342.

[17] 林艳梅,彭庆海,陈杰,等.基于 NLRP3 炎性小体通路探讨金樱子乙醇提取物对系膜增生性肾小球肾炎大鼠的保护作用 [J].中国免疫学杂志,2020,36(5):560-565.

[18] 苏上贵,黄燕军,黄勇奇,等.金樱子黄酮与金樱子多糖对 TRPV5 在 IgA 肾病肾脏组织中表达的影响 [J].医药导报,2016,35(7):702-705.

[19] 陈传平,方士英,彭成,等.金樱子总黄酮对大鼠全血黏度和血小板聚集的影响 [J].皖西学院学报,2014,30(2):72-75.

[20] 尹连红,许有威.金樱子胶囊对四氯化碳诱导小鼠急性肝损伤的保护作用研究 [J].大连医科大学学报,2018,40(1):27-32.

[21] 边晨,刘新,张扬,等.金樱子提取物对小鼠结肠炎肠黏膜的保护作用 [J].新疆医科大学学报,2018,41(5):597-601.

[22] 邓翀,张化为,姜祎,等.五味子、金樱子、山茱萸抗 2 型糖尿病大鼠糖脂代谢的比较 [J].天然产物研究与开发,2018,30(4):568-574.

[23] 李峰,沈业寿,陈秀明.大别山区金樱子多糖的抗衰老作用研究 [J].皖西学院学报,2017,33(2):6-8.

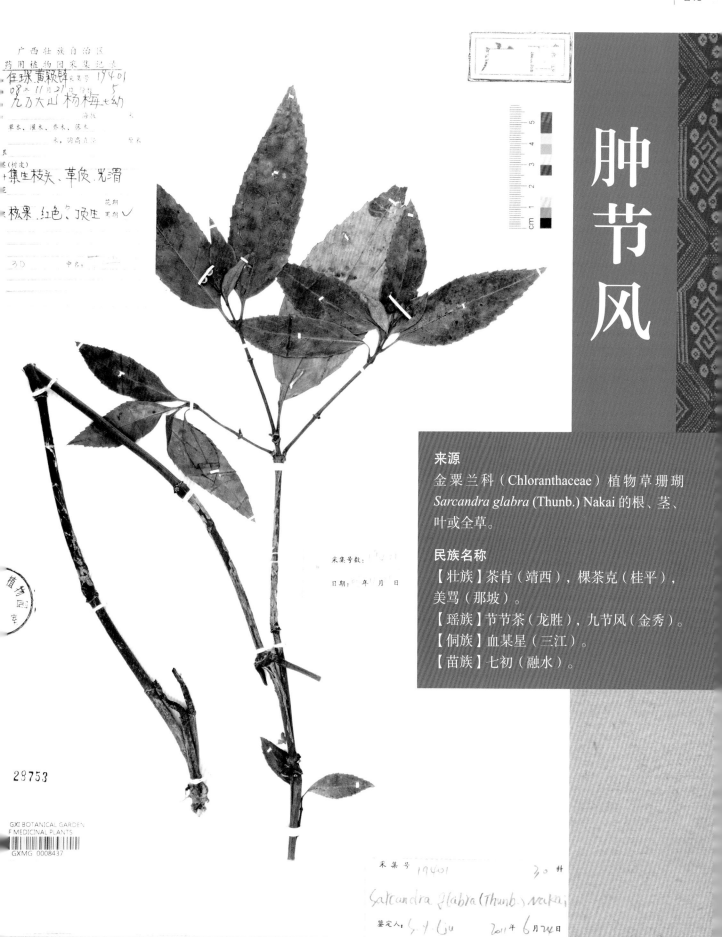

肿节风

来源

金粟兰科（Chloranthaceae）植物草珊瑚 *Sarcandra glabra* (Thunb.) Nakai 的根、茎、叶或全草。

民族名称

【壮族】茶肯（靖西），棵茶克（桂平），美骂（那坡）。

【瑶族】节节茶（龙胜），九节风（金秀）。

【侗族】血某星（三江）。

【苗族】七初（融水）。

民 族 应 用

【壮族】药用根、叶、全草。根水煎服治痢疾。叶捣烂调酒敷患处治骨折。全草捣烂敷患处或研粉调酒蒸热敷患处治骨折；水煎服或浸酒服兼敷患处治风湿性关节炎，跌打肿痛；水煎服治阑尾炎，痢疾。

【瑶族】药用根、茎、叶、全草。根水煎服治胃痛；水煎服兼捣烂调酒敷患处治跌打肿痛，骨折。茎水煎冲酒服治跌打肿痛。叶捣烂调酒敷患处治骨折。全草捣烂敷患处或研粉调酒蒸热敷患处治骨折；水煎服或浸酒服兼敷患处治风湿关节炎，跌打肿痛。

【侗族】药用根、茎、叶、全草。根水煎服或浸酒服兼用茎、叶水洗患处治风湿性关节炎。全草水煎服治阑尾炎；捣烂敷患处或研粉调酒蒸热敷患处治骨折；水煎服或浸酒服兼敷患处治风湿性关节炎，跌打肿痛；水煎代茶饮可消除疲劳。

【苗族】药用叶、全草。叶捣烂调酒敷患处治骨折。全草捣烂敷患处或研粉调酒蒸热敷患处治骨折；水煎服或浸酒服兼敷患处治风湿性关节炎，跌打肿痛。

内服用量 10~30g；外用适量。

药材性状 根茎较粗大，密生细根。茎圆柱形，多分枝，直径0.3~1.3cm；表面暗绿色至暗褐色，有明显细纵纹，散有纵向皮孔，节膨大；质脆，易折断，断面有髓或中空。叶对生，叶片卵状披针形至卵状椭圆形，长5~15cm，宽3~6cm；表面绿色、绿褐色至棕褐色或棕红色，光滑；边缘有粗锯齿，齿尖腺体黑褐色；叶柄长约1cm；近革质。穗状花序顶生，常分枝。气微香，味微辛。

· 肿节风 - 全草

药用源流　《汝南圃史》记载珊瑚，曰："珊瑚，叶如山茶而小，夏开白花，秋结红实如珊瑚，累累可爱。"《生草药性备要》记载观音茶，曰："味劫，性平。煲水饮，退热。其种甚少。叶、梗似鸡爪兰。子样红色，一名九节茶。"《植物名实图考》载有 2 种接骨木，其卷三十八接骨木条云："江西广信有之，绿茎圆节，颇似牛膝。叶生节间，长几二寸，圆齿稀纹，末有尖，以有接骨之效，故名。"根据对珊瑚、观音茶和接骨木所述，参考《植物名实图考》接骨木附图，以上所述与本品相符。《中华人民共和国药典》（2020 年版　一部）记载其具有清热凉血、活血消斑、祛风通络的功效；主治血热发斑发疹，风湿痹痛，跌打损伤。

	种子植物门	裸子植物亚门	双子叶植物纲	胡椒目	金粟兰科
分类位置	Spermatophyta	Gymnospermae	Dicotyledone	Piperales	Chloranthaceae

形态特征　常绿半灌木。茎与枝均有膨大的节。叶革质，椭圆形、卵形至卵状披针形，顶端渐尖，基部尖或楔形，边缘具粗锐锯齿；叶柄长 0.5~1.5cm，基部合生成鞘状；托叶钻形。穗状花序顶生，通常分枝；苞片三角形；花黄绿色；雄蕊 1 枚，肉质，棒状至圆柱状，花药 2 室，生于药隔上部之两侧，侧向或有时内向；子房球形或卵形，无花柱，柱头近头状。核果球形，熟时亮红色。

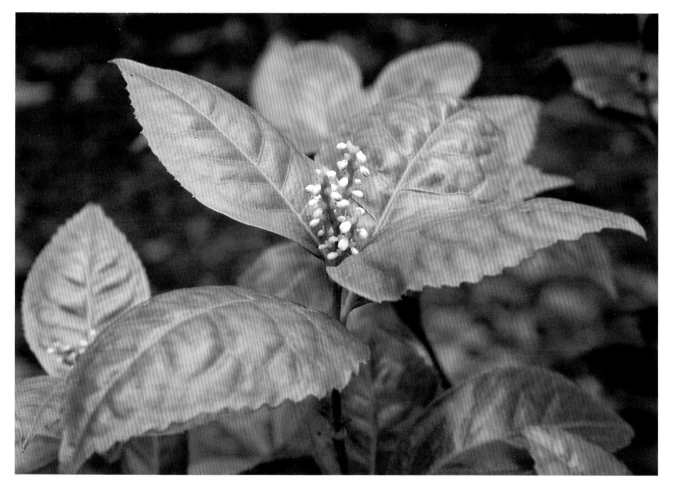

· 草珊瑚－花期

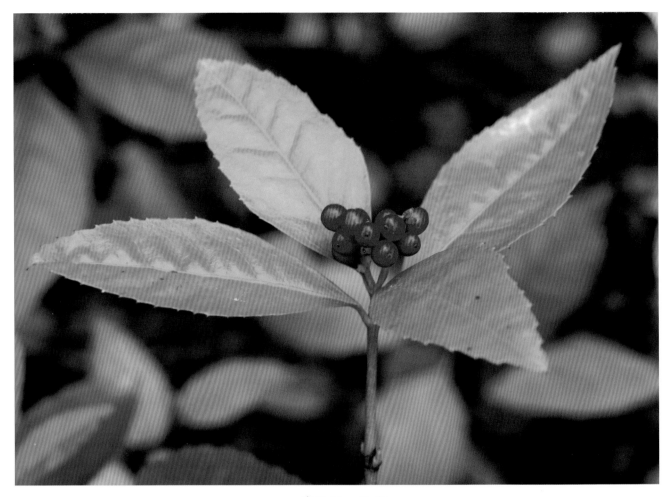

· 草珊瑚 – 果期

生境分布 生于海拔 420~1500m 的山坡、沟谷林下荫湿处。分布于安徽、浙江、江西、福建、台湾、广东、广西、湖南、四川、贵州、云南等。广西全区各地均有分布。

化学成分 主要含有 cilicicone B、$\beta,2,3',4,4',6-$ 六羟基 $-\alpha-(\alpha-L-$ 吡喃鼠李糖基) – 二氢查耳酮[1]、山柰酚 $-3-O-\beta-D-$ 葡萄糖醛酸苷、槲皮素 $-3-O-\alpha-D-$ 葡萄糖醛酸苷、槲皮素 $-3-O-\beta-D-$ 葡萄糖醛酸甲酯、5,7,4'- 三羟基 $-8-C-\beta-D-$ 葡萄糖二氢黄酮碳苷、新落新妇苷[2]、柚皮素 $-6-C-\beta-D-$ 葡萄糖苷、柚皮素 $-8-C-\beta-D-$ 葡萄糖苷、5,7,3',4'- 四羟基 – 二氢黄酮 $-3-$ 鼠李糖苷、5,7,3',5'- 四羟基 – 二氢黄酮 $-3-$ 鼠李糖苷、eucryphin[3]、芦丁、金丝桃苷[4]、异美五针松二氢黄酮、2',6'- 二羟基 $-4'-$ 甲氧基二氢查耳酮、7- 甲基柚皮素[5] 等黄酮类成分;6,7- 二甲氧基 – 香豆精 $-8-$ 乙二醇 $-2'-O-\beta-D-$ 吡喃葡萄糖苷、秦皮苷、东莨菪素苷、刺木骨苷 B1、嗪皮啶 $-8-O-\beta-D-$ 吡喃葡萄糖苷、异嗪皮啶、嗪皮啶、秦皮乙素[3]、异东莨菪亭、秦皮乙素[4] 等香豆素类成分;草珊瑚内酯 F、草珊瑚内酯 G-H、金粟兰内酯 A、草珊瑚内酯 C-D、白术内酯Ⅳ、金粟兰酮 B、金粟兰酮 E、9-hydroxy-heterogorgiolide、$8\beta,9\alpha$-dihydroxylindan-4(5),7(11)-dien-8α,12-olide、银线草内酯 E、银线草内酯 F、dihydrovomifoliol-$O-\beta-D$-glucopyranoside、drovomifoliol-$O-\beta-D$-glucopyranoside、dihydrovomi foliol[3]、chlorajapolide C、shizukanolide H、chloranthalactone E、istanbulin B、istanbulin A[6]、glabarolide 1、glabarolide 2、sarglabolide C、sarcandrolide H、sarcandrolide E、shizukaol C、chloramultiol C、sarcandrolide D、sarcandrolide B、sarglabolide D、$1\beta,11$-dihydroxy-5-eudesmene、chlorajapolide D、shizukanolide E、$4\beta,7\alpha$-dihydroxyarom-adendrane、neolitacumone A[7]、4α-hydroxy-

5α-H-lindan-8 (9)-en-8, 12-olide、chloranthalactone E、8β,9α-dihydroxylindan-(5),7(1)-ieb-8α,12-olide、chloranoside A[8] 等倍半萜类成分；vofolinA-8-*O*-β-D-glucoside、β-hydroxypropiovanillone、3,5- 二甲氧基 -4- 酚羟基甲苯 -*O*-β-D- 葡萄糖苷、丁香酸葡萄糖苷、咖啡酸、isovanillic acid、protocatechuic acid、奎尼酸、莽草酸、4,5,6- 三羟基 - 甲酸甲酯环己烯、methyl rosmarinic[3]、原儿茶酸、5-*O*-caffeoylshikimic acid、4-*O*-caffeoyl-shikimic acid、3-*O*-caffeoylshikimic acid、迷迭香酸、迷迭香酸甲酯、迷迭香酸 -4-*O*-β-D- 葡萄糖、3-*O*- 咖啡酰基奎宁酸、5-*O*- 咖啡酰基奎宁酸、4-*O*- 咖啡酰基奎宁酸、3- 甲氧基 -4- 羟基苯甲酸、丁香酸、咖啡酸乙酯、vinyl caffeate[9] 等酚酸类成分，以及 (-)-lithospermoside、10a-hydroxy-1-ox-oeremophila-7(11),8(9) -dien-8,12-olide、ω- 羟基大黄素、大黄酚、大黄素 -8-*O*-β-D- 葡萄糖苷、木栓酮、乌苏酸、齐墩果酸、β- 胡萝卜苷、棕榈酸、1- 棕榈酸甘油酯、5- 羟甲基糠醛、β-D- 葡萄糖 [4]、呋喃二烯酮、羽扇豆醇、24- 羟基羽扇豆醇[5] 等成分。根茎叶还含有 α- 蒎烯、β- 蒎烯、D- 柠檬烯、4(14),11- 桉双烯、*p*- 薄荷烯醇、胡椒烯、1- 甲基 -2,4 - 二 (丙 -1 - 烯 -2 - 基) -1- 乙烯基环己烷、γ- 榄香烯、香木兰烯、4- 异丙基 -4,7- 二甲基 -1,2,3,5,6,8a- 六氢萘、3,7,11- 三甲基 -1,6,10- 十二烷三烯 -1- 醇、匙叶桉油烯醇、10-(1- 甲基乙烯基) -3,7- 环癸二烯酮 [10] 等挥发性成分。

药理作用 1. 抗菌作用

草珊瑚浸膏体外对耐药幽门螺杆菌菌株有明显的抑制效果，与 6 种抗生素联合对耐药幽门螺杆菌菌株的体外联合效应表现为协同和相加作用，且以协同作用为主，可破坏幽门螺杆菌的外膜屏障功能 [11]。

2. 抗炎、平喘作用

草珊瑚中的迷迭香酸具有抗哮喘作用，能抑制哮喘小鼠 Th2 细胞因子分泌和调节免疫失衡 [12]。草珊瑚三清颗粒能降低 LPS 诱导 RAW264.7 细胞分泌 TNF-α 和 IL-6，改善哮喘模型小鼠气道高反应性，减少气管肺泡灌洗液中的炎症细胞数目及 IL-4、IL-5 和 IL-13 水平，降低血清中 OVA-IgE 水平 [13]。

3. 抗肿瘤作用

草珊瑚注射液能抑制体外结肠癌 HCT8 细胞的生长，并诱导其凋亡 [14]。草珊瑚所含的迷迭香酸能抑制 MDA-MB-231 细胞的增殖、迁移，诱导其产生凋亡，其机制可能与诱导细胞内 Bcl-2 基因的下调和 Bax 基因的上调有关 [15]。草珊瑚总黄酮能有效促进人白血病 K562 细胞凋亡，其机制可能与其下调 Bcl-2、caspase-3 蛋白，上调 cleaved-caspase-3 蛋白的表达有关 [16]。

4. 抗氧化作用

草珊瑚提取物及其咖啡酰基 -*O*- 奎宁酸衍生物均具有清除 DPPH 自由基活性 [17]。

5. 对血小板的影响

草珊瑚总黄酮能提高阿糖胞苷诱导血小板减少症动物外周血小板数目，可能是通过改善骨髓中基质细胞状态和功能，调节 TPO-C-mpl 通路进而促进巨核细胞增殖、分化和形成血小板 [18]。

6. 抗病毒作用

草珊瑚提取物能减轻流感病毒所致肺损伤，其作用机制可能与激活 Nrf2/HO-1 通路减轻 H1N1 感染致肺损伤小鼠氧化应激水平有关 [19]。

7. 对 α- 葡萄糖苷酶的作用

草珊瑚酸性多糖在体外具有 α- 葡萄糖苷酶抑制作用，其抑制类型为混合型可逆抑制 [20]。

参考文献

[1] 郑永标,许小萍,邹先文,等.草珊瑚药材抗氧化活性化学成分研究 [J].福建师范大学学报 (自然科学版),2016,32(3):98-102.

[2] 黄明菊,曾光尧,谭健兵,等.肿节风中黄酮苷类成分研究 [J].中国中药杂志 ,2008,33(14):1700-1702.

[3] 胡晓茹.草珊瑚的化学成分研究 [D].北京 : 中国协和医科大学 ,2009.

[4] 付菊琴,梁敬钰.草珊瑚的化学成分研究 [J].海峡药学 ,2013,25(9):46-50.

[5] 罗永明,刘爱华,余邦伟,等.中药草珊瑚的化学成分研究 [J].中国药学杂志 ,2005,40(17):1296-1298.

[6] 郑学芳,刘海洋,钟惠民.草珊瑚化学成分的研究 [J].天然产物研究与开发 ,2014,26(8):1221-1224,1284.

[7] 徐丽丽.全缘金粟兰及草珊瑚的化学成分研究 [D].昆明 : 云南中医学院 ,2016.

[8] 黎雄,张玉峰,杨柳,等.肿节风倍半萜类化学成分研究 [J].药学学报 ,2011,46(11):1349-1351.

[9] 黎雄,张玉峰,杨柳,等.肿节风酚酸类化学成分研究 [J].中药新药与临床药理 ,2012,23(3):295-298.

[10] 林培玲,曾建伟,罗永东,等.GC-MS 分析草珊瑚根茎叶的挥发油成分 [J].中国实验方剂学杂志 ,2012,18(11):105-108.

[11] 郭蒙蒙.草珊瑚浸膏在体外对幽门螺杆菌的抑菌作用及其与抗生素的协同作用 [D].南昌 : 南昌大学 ,2015.

[12] 梁正敏,黄丽菊,朱宣霖,等.肿节风有效成分迷迭香酸对哮喘小鼠 Th1/Th2 型细胞因子水平的影响 [J].黑龙江畜牧兽医 ,2017,15:201-203.

[13] 梁正敏,李锦辉,崔玉梅,等.肿节风三清颗粒抗炎和抗哮喘作用 [J].中国畜牧兽医 ,2018,45(7):2008-2014.

[14] 谢雅,杨关根,裘建明,等.肿节风诱导人结肠癌 HCT8 细胞凋亡的体外实验研究 [J].医药论坛杂志 ,2018,39(10):10-13,16.

[15] 李宏,庄海林,林俊锦,等.肿节风中迷迭香酸成分对乳腺癌细胞增殖、迁移能力及凋亡相关基因表达影响 [J].中国中药杂志 ,2018,43(16):3335-3340.

[16] 孙慧娟,卢晓南,胡星遥,等.肿节风总黄酮促进白血病 K562 细胞凋亡的效应及机制研究 [J].中药药理与临床 ,2019,35(6):54-57.

[17] 李波,黄明菊,李妍岚,等.肿节风中咖啡酸衍生物及抗氧化活性 [J].沈阳药科大学学报 ,2009,26(11):900-903,910.

[18] 卢晓南,张洁,彭文虎,等.肿节风总黄酮对阿糖胞苷所致血小板减少动物模型骨髓基质细胞和巨核细胞的影响 [J].中药药理与临床 ,2018,34(1):32-35,174.

[19] 霍宇航,张莹,安苗,等.肿节风提取物不同部位对病毒性肺损伤小鼠氧化应激作用研究 [J].中药材 ,2020,43(10):2555-2559.

[20] 郑颖,刘玮,张珍珍,等.肿节风酸性多糖的纯化及其对 α - 葡萄糖苷酶的抑制作用 [J].中国药科大学学报 ,2014,45(5):576-579.

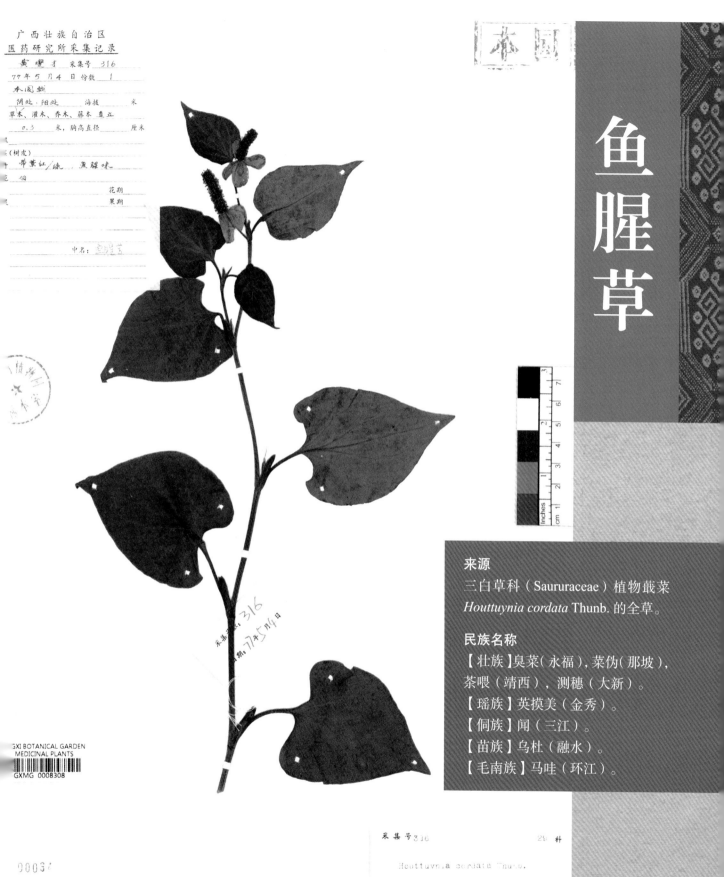

鱼腥草

来源
三白草科（Saururaceae）植物蕺菜 *Houttuynia cordata* Thunb. 的全草。

民族名称
【壮族】臭菜（永福），菜伪（那坡），茶喂（靖西），测穗（大新）。
【瑶族】英摸美（金秀）。
【侗族】闻（三江）。
【苗族】乌杜（融水）。
【毛南族】马哇（环江）。

民 族 应 用

【壮族】药用全草。水煎服治小儿疳积，血尿，感冒发烧，咳嗽，肺脓疡。

【瑶族】药用全草。水煎服治感冒发热，咳嗽，肺脓疡。

【侗族】药用全草。水煎服治肾炎，腮腺炎，感冒发热，咳嗽，肺脓疡；捣烂用菜叶或湿纸包裹于炭火上烤热敷患处治痈疮，无名肿毒初起。

【苗族】药用全草。水煎服治感冒发热，咳嗽，肺脓疡。

【毛南族】药用全草。水煎服治发热气喘。

内服用量 15~30g；外用适量。

药材性状 鲜鱼腥草茎呈圆柱形，长 20~45cm，直径 0.25~0.45cm；上部绿色或紫红色，下部白色，节明显，下部节上生有须根，无毛或被疏毛。叶互生，叶片心形，长 3~10cm，宽 3~11cm；先端渐尖，全缘；上表面绿色，密生腺点，下表面常紫红色；叶柄细长，基部与托叶合生成鞘状。穗状花序顶生，呈黄棕色；具鱼腥气，味涩。干鱼腥草茎呈扁圆柱形，扭曲，表面黄棕色，具纵棱数条；质脆，易折断。叶片卷折皱缩，展平后呈心形，上表面暗黄绿色至暗棕色，下表面灰绿色或灰棕色。

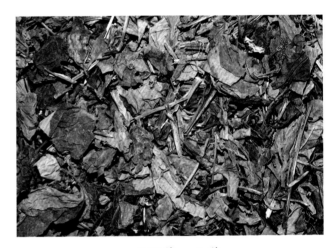

· 鱼腥草 – 全草

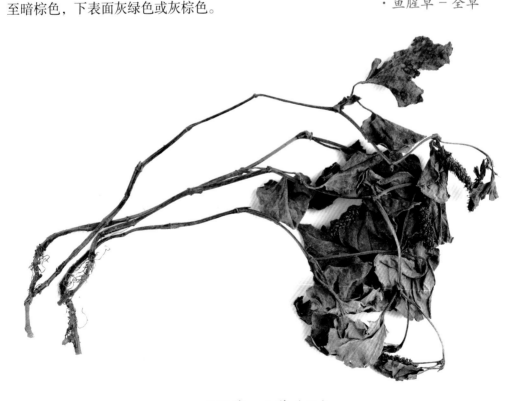

· 鱼腥草 – 全草（干）

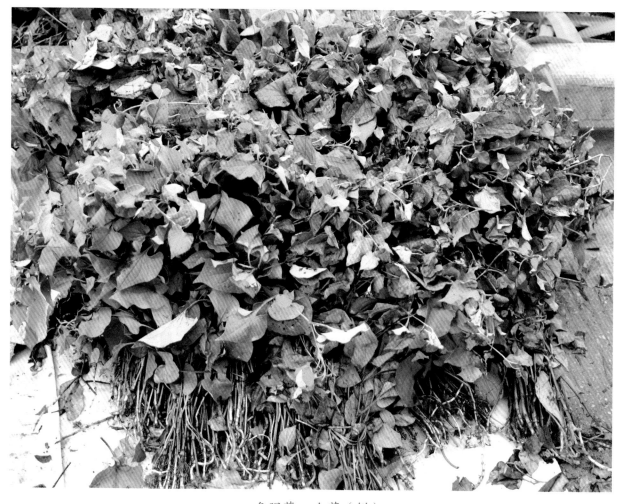

· 鱼腥草 – 全草（鲜）

药用源流　以"蕺"之名始载于《名医别录》，列为下品，曰："味辛，微温。主治蠼螋溺疮，多食令人气喘。"《本草图经》将"蕺菜"列为菜部，云："山谷阴处湿地有之。作蔓生，茎紫赤色。叶似荞麦而肥。山南、江左人好生食之……关中谓之菹菜者是也。古今方家亦鲜用之。"《本草纲目》曰："蕺字，段公路《北户录》作蒁，音戢。秦人谓之菹子。菹、蕺音相近也。其叶腥气，故俗呼为鱼腥草……"案赵叔文《医方》云，鱼腥草即紫蕺。叶似荇，其状三角，一边红，一边青。可以养猪。"以上所述及其附图，与本种相符。《中华人民共和国药典》（2020 年版　一部）记载其具有清热解毒、消痈排脓、利尿通淋的功效；用于肺痈吐脓，痰热喘咳，热痢，热淋，痈肿疮毒。

分类位置	种子植物门	被子植物亚门	双子叶植物纲	胡椒目	三白草科
	Spermatophyta	Angiospermae	Dicotyledoneae	Piperales	Saururaceae

形态特征　腥臭草本。茎下部伏地，节上轮生小根，上部直立，无毛或节上被毛，有时带紫红色。叶薄纸质，有腺点，卵形或阔卵形，顶端短渐尖，基部心形，两面有时除叶脉被毛外余均无毛，背面常呈紫红色；叶柄长 1~3.5cm；托叶膜质，下部与叶柄合生为叶鞘，基部扩大，略抱茎。花序长约 2cm，宽 5~6mm；总苞片长圆形或倒卵形，顶端钝圆；雄蕊长于子房，花丝长为花药的 3 倍。蒴果顶端有宿存的花柱。

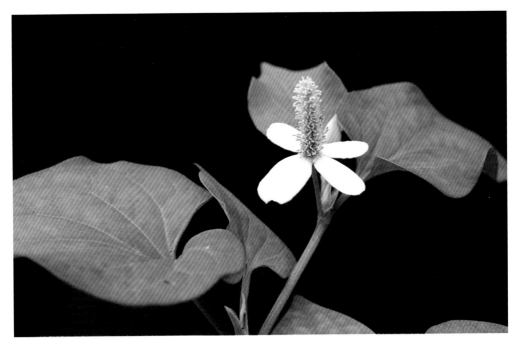

· 蕺菜 - 花期

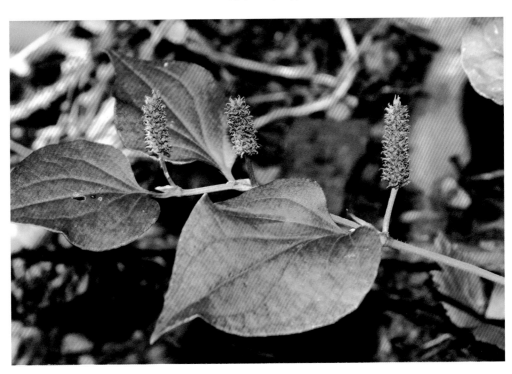

· 蕺菜 - 果期

生境分布 生于沟边、溪边或林下湿地上。分布于安徽、福建、甘肃、广东、广西、贵州、海南、河南、湖北、湖南、江西、四川、台湾、西藏、云南、浙江等。广西全区各地均有分布。

化学成分 主要含 houttuynamide B-C、N-(2-葡萄糖基-2-苯乙基)苯甲酰胺、4-[formyl-5-(me-thoxymethyl)-1H-pyrrol-1-yl]butanoic acid、六驳碱、N-甲基六驳碱、N-降荷叶碱、巴婆碱、去甲异波尔定、N-甲基巴婆碱、东罂粟灵、houttuycorine、perlolyrine、indole-3-carboxylic acid、nicotinamide、quinolinone、adenosine、5'-脱氧-5'-甲基亚磺酰腺苷、尿苷、降马兜铃二酮[1]、N-(1-hydroxymethyl-2-phenylethyl) benzamide、N-(4-hydroxyphenylethyl) benzamide、benz-amide、4-hydroxybenzamide、4-hydroxy-3-methoxybenzamide、6,7-dimethyl-1-ribitol-1-yl-1,4-dihydroquinoxaline-2,3-dione、(1H)-quinolinone、吲哚、吲哚-3-羧酸[2]、胡椒内酰胺 B-D、3-hydroxy-1,2-dimethoxy-5-methyl-5H-dibenzoindol-4-one、3-methoxy-5-methyl-5H-benzodiox-olo-benzoindol-4-one、3-methoxy-6-methyl-6H-benzodioxolo-benzoquinoline-4,5-dione、oureg-idione、1,2,3,4,5- 五甲氧基 - 二苯并 - 喹啉 -7- 酮、4- 羟基 -1,2,3- 三甲氧基 -7H- 二苯并 - 喹啉 -7- 酮、7-oxodehydroasimilobine、lysicamine、atherospermidine、liriodenine、1,2,3-trimethoxy-4H,6H-dibenzoquinolin-5-one、1,2,3-trimethoxy-6-methyl-4H,6H-dibenzoquinolin-5-one、1,2-dimethox-y-3-hydroxy-5-oxonoraporphine、1,2,3-trimethoxy-3-hydroxy-5-oxonoraporphine[3]、N- 苯乙基苯甲酰胺、橙黄胡椒酰胺苯甲酸酯、橙黄胡椒酰胺乙酯、橙黄胡椒酰胺、N- 反式阿魏酸酰酪胺[4] 等生物碱类成分；houttuynoid A-E[5]、houttuynoid G-J、芦丁、山奈酚 -3-O-β-D- 吡喃葡萄糖苷、山奈酚 -3-O-β-D- 吡喃半乳糖苷、牡荆素、异牡荆素、山奈酚、荭草素、异荭草素[6]、金丝桃苷、异槲皮苷、槲皮素[7]、槲皮素 -3-O-β-D- 半乳糖 -7-O-β-D- 葡萄糖苷、山奈酚 -3-O-β-D-[α-L- 吡喃鼠李糖 (1 → 6)] 吡喃葡萄糖苷、槲皮苷、槲皮素 -3-O-α-D- 鼠李糖 -7-O-β-D- 葡萄糖苷[8]、木犀草素、pilloin、蒙花苷、染料木素、7,4',4'''- 三 -O- 甲基穗花双黄酮、银杏黄酮、异银杏双黄酮、山奈酚 -3-O-α-L- 鼠李糖苷[9]、阿福豆苷、芹菜素、野黄芩素[10] 等黄酮类成分；绿原酸甲酯、绿原酸、对苯二酚、香草酸、sequinoside L、sequinoside K[7]、香草酸、香草醛、对羟基苯甲酸、香草酸甲酯、对羟基苯甲酸甲酯、对羟基苯甲醛、反式 - 阿魏酸甲酯[2]、1,4- 二甲氧基苯、2,5- 二甲氧基间苯二酚、3,4- 二羟基苯甲醛、3,4- 二羟基苯甲酸[10] 等酚酸类成分；plantainoside A-B、plantainoside D、calceolarioside A-B、plantamajoside、forsythiaside A、forsythiaside F、scroside E、acteoside、chiritoside C、suspensaside A、3-O- 甲基黄药苷[11] 等苯乙醇苷类成分；以及 β-sitosteryl glucoside、β-sitosterol、cycloart-25-ene-3β,24-diol[2]、vomifoliol、epishicine methyl ether、esculetin[10] 等成分。蕺菜鲜品还含有甲基正壬酮、β- 月桂烯、莰烯、β- 罗勒烯、己烷、庚烷、十二烷酮、樟脑烯等挥发油成分[12]。

药理作用 1. 抗菌作用

蕺菜叶多糖对枯草芽孢杆菌、弧球杆菌、金黄色葡萄球菌、大肠杆菌、志贺菌、沙门菌均有一定的抑制作用[13]。蕺菜不同部位挥发油均具有抑制藤黄八叠球菌和金黄色葡萄球菌的作用，其抗菌活性以花穗为最优，依次为叶、根状茎、地上茎[14]。

2. 抗病毒作用

蕺菜水提取物及其多糖对柯萨奇病毒 B3（CV-B3）、肠道病毒 71 型（EV71）、呼吸道合胞病毒（RSV）均具有一定的体外抗病毒活性[15]。

3. 抗炎镇痛作用

蕺菜 70% 乙醇提取物能提高热板致痛小鼠的痛阈值和醋酸致小鼠的扭体反应潜伏期，减少醋酸引起的扭体反应次数，抑制二甲苯致小鼠耳郭肿胀度[16]。蕺菜的活性成分鱼腥草素钠能抑制急性哮喘模型气道高反应及肺部的炎症，抑制 IL-4、MCP-1 的表达，其作用机制可能与抑制 MyD88 介导的 TLR4/NF-κB 信号通路有关[17]。

4. 对心脑血管系统的作用

蕺菜挥发油对小鼠脑缺血再灌注损伤和大鼠心肌缺血再灌注损伤均具有保护作用，且呈剂量依赖性，其作用机制可能与减轻炎症和抗过氧化损伤有关[18,19]。蕺菜所含的鱼腥草素衍生物能明显抑制 TNF-α 诱导的大鼠血管平滑肌细胞增殖和 syndecan-4 的表达[20]。

5. 抗肿瘤作用

蕺菜生物碱类组分对人肺癌 95D、A549、SPC-A1、H1975、H460 细胞均有抑制作用，且能诱导肺癌细胞凋亡[21]。蕺菜总黄酮可诱导人乳腺癌细胞株 MCF7 凋亡，以浓度为 6g/L 时促凋亡作用最强，其作用机制可能与下调 PI3K、Bcl-2、pAkt 表达和上调 Bax 表达，调节 PI3K/Akt 信号通路有关[22]。

6. 抗疲劳作用

蕺菜黄酮具有抗疲劳活性，能延长小鼠负重游泳时间，清除血乳酸堆积或抑制血乳酸的产生，减缓机体运动后含氮物质的分解，增加运动小鼠肝（肌）糖原的储备[23]。

7. 抗抑郁作用

蕺菜黄酮对高浓度皮质酮损伤的 PC12 细胞具有保护作用，能缩短小鼠悬尾和强迫游泳的不动时间[24]。

8. 抗氧化作用

蕺菜多糖对 DPPH 自由基具有一定的清除能力，对 Fe^{2+} 有螯合作用以及对铁氰化钾有一定的还原作用[13]。

9. 抗过敏作用

蕺菜水提取物对透明质酸酶活性具有很强的抑制功效，同时刺激性也大，作为抗敏添加剂，应注意用量[25]。

10. 抗辐射作用

鲜蕺菜提取液和蕺菜总黄酮可提高辐射损伤大鼠的免疫力，保护和增强辐射损伤大鼠的骨髓造血系统及其功能[26]。

11. 其他作用

蕺菜 70% 乙醇提取物能增加小鼠的咳嗽潜伏期，减少氨水引起的咳嗽次数，增加小鼠气管酚红排泌量[16]。蕺菜总黄酮可减轻肺损伤，对肺炎支原体感染小鼠起抗感染作用，其作用机制可能与上调肺组织 Bcl-2 表达、下调 Bax 表达、降低血清炎症因子水平有关[27]。蕺菜挥发油对去卵巢小鼠骨质疏松具有明显的预防作用，其机制可能与减轻炎症和抗过氧化损伤有关[28]。复方蕺菜对小鼠糖尿病肾损伤具有改善作用，能降低尿蛋白排泄，改善肾功能，维持肾脏结构、功能的完整性，其作用机制可能与通过 SOCS 负反馈调节 JAK/STAT 信号转导通路相关基因及蛋白表达，从而抑制下游原癌基因 c-fos、c-jun 的表达，还能降低纤连蛋白的分泌，这与减少细胞外基质聚积有关[29]。

参考文献

[1]AHN J , CHAE H S , CHIN Y W, et al. Alkaloids from aerial parts of *Houttuynia cordata* and their anti-inflammatory activity[J]. Bioorganic & Medicinal Chemistry Letters, 2017,27:2807-2811.

[2]CHOU S C, SU C R, KU Y C, et al. The constituents and their bioactivities of *Houttuynia cordata*[J]. Chemical & Pharmaceutical Bulletin, 2009, 57(11):1227-1230.

[3]MA Q, WANG Z, WEI R, et al. Bioactive alkaloids from the aerial parts of *Houttuynia cordata*[J]. Journal of Ethnopharmacology,2017,195(4):166-172.

[4]陈少丹,高昊,卢传坚,等.鱼腥草中生物碱和酰胺类成分的研究[J].沈阳药科大学学报,2013,30(11):846-850.

[5]CHEN S D, GAO H, ZHU Q C, et al. Houttuynoids A-E, anti-herpes simplex virus active flavonoids with novel skeletons from *Houttuynia cordata*[J]. Organic Letters, 2012,14(7):1772-1775.

[6]CHEN S D, LI T, GAO H, et al. Anti HSV-1 flavonoid derivatives tethered with houttuynin from *Houttuynia cordata*[J]. Planta Medica, 2013, 79(18):1742-1748.

[7]许贵军,李志军,王琦,等.鱼腥草的抗炎活性成分[J].中国药科大学学报,2016,47(3):294-298.

[8]孟江,董晓萍,姜志宏,等.鲜鱼腥草的黄酮类化合物研究[J].中国中药杂志,2006,31(16):1335-1337.

[9]LI D, LIU J P, HAN X, et al. Chemical constituents of the whole plants of *Houttuynia cordata*[J]. Chemistry of Natural Compounds, 2017,53:365-367.

[10]JIANG Y, LU Y, ZHANG Y Y, et al. Anti-complementary constituents of *Houttuynia cordata* and their targets in complement activation cascade[J]. Natural Product Research, 2014, 28(6):407-410.

[11]MA Q, GUO Y, LIU W, et al. Phenylethanoid glycosides from *Houttuynia cordata* and their hepatoprotective activities[J]. Chemistry of Natural Compounds, 2016, 52(4):761-763.

[12]张道英, 程庚金生, 李瞻, 等. 酶法辅助提取鱼腥草挥发性成分的研究及 GC-MS 分析 [J]. 赣南医学院学报,2019,39(4):325-330.

[13]黎海梅, 杜阳敏, 陈俊, 等. 鱼腥草叶多糖的抗氧化性及抑菌特性 [J]. 天然产物研究与开发,2017,29(10):1745-1751.

[14]陈清赔, 杨辉. 鱼腥草不同部位挥发油组分与抗菌活性分析 [J]. 临床合理用药杂志,2018,11(32):112-114.

[15]刘苗苗, 崔清华, 范路路, 等. 鱼腥草多糖的制备及其体外抗病毒活性研究 [J]. 天然产物研究与开发,2020,32(1):110-117.

[16]于兵兵, 余红霞, 王君明, 等. 鱼腥草 70% 乙醇提取物止咳化痰抗炎镇痛活性研究 [J]. 时珍国医国药,2019,30(4):829-832.

[17]陈叶, 黄丽娟, 胡智立, 等. 鱼腥草素钠对急性哮喘模型小鼠炎症的影响及机制研究 [J]. 药物评价研究,2019,42(6):1105-1109.

[18]李少金, 方婉仙, 肖水秀, 等. 鱼腥草挥发油对小鼠脑缺血再灌注损伤的保护作用及机制研究 [J]. 天津中医药,2018,35(4):297-301.

[19]李少金, 方婉仙, 肖水秀, 等. 鱼腥草挥发油对大鼠心肌缺血再灌注损伤的保护作用及机制研究 [J]. 中南药学,2018,16(7):973-977.

[20]王峰, 欧阳平, 左琦, 等. 鱼腥草素衍生物对 TNF-α 诱导的大鼠血管平滑肌细胞 Syndecan-4 表达的影响 [J]. 广东药学院学报,2008,24(6):598-601.

[21]付腾飞, 薛兴阳, 孟江. 鱼腥草生物碱对 5 种肺癌细胞的抑制作用 [J]. 亚太传统医药,2020,16(7):45-48.

[22]陈光华, 魏莹, 舒波. 鱼腥草总黄酮调控 PI3K/Akt 信号通路诱导人乳腺癌细胞株 MCF7 凋亡的实验研究 [J]. 中国医院药学杂志,2020,40(4):391-396.

[23]周桃英. 鱼腥草黄酮对小鼠的抗疲劳作用 [J]. 食品与生物技术学报,2012,31(2):195-198.

[24]龚乃超, 陈箐筠, 刘枣, 等. 鱼腥草黄酮抗抑郁活性的研究 [J]. 化学与生物工程,2009,26(3):41-44.

[25]陈佳龄, 刘芳, 宋方方, 等. 三种中药水提取物抗过敏及刺激性研究 [J]. 香料香精化妆品,2017,(5):37-39,45.

[26]李宗生, 王洪生, 洪佳璇, 等. 鱼腥草总黄酮与利血生抗辐射功效的对比研究 [J]. 航空航天医学杂志,2016,27(6):669-673.

[27]李向峰, 陈文霞. 鱼腥草总黄酮对肺炎支原体感染小鼠 Bcl-2 和 Bax 表达的影响 [J]. 中国免疫学杂志,2020,36(14):1695-1699.

[28]黄定根, 邓雪峰, 吴雅丽, 等. 鱼腥草挥发油对去卵巢小鼠骨质疏松的预防作用及机制研究 [J]. 中南药学,2019,17(1):25-29.

[29]王海颖, 房芸. 复方鱼腥草对糖尿病小鼠肾损伤和 JAK/STAT-SOCS-1 负反馈调节研究 [J]. 中药新药与临床药理,2019,30(5):535-541.

狐狸尾

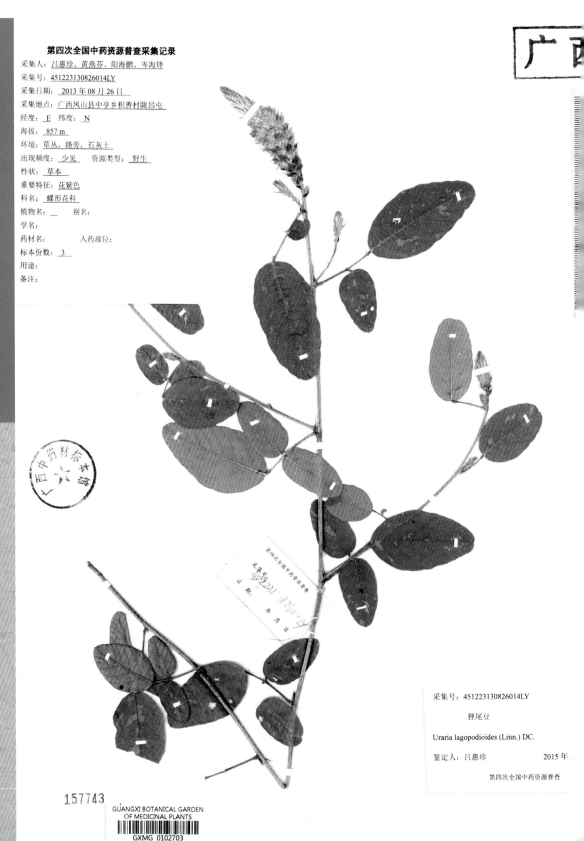

第四次全国中药资源普查采集记录

采集人：吕惠珍、黄燕芬、阳海鹏、岑海锋
采集号：451223130826014LY
采集日期：2013 年 08 月 26 日
采集地点：广西凤山县中亭乡积善村陇昂屯
经度：____ E 纬度：____ N
海拔：____857 m
环境：草丛，路旁，石灰土
出现频度：少见 资源类型：野生
性状：草本
重要特征：花紫色
科名：蝶形花科
植物名：____ 别名：
学名：
药材名：____ 入药部位：
标本份数：__3__
用途：
备注：

157743

GUANGXI BOTANICAL GARDEN
OF MEDICINAL PLANTS
GXMG 0102703

采集号：451223130826014LY

狸尾豆

Uraria lagopodioides (Linn.) DC.

鉴定人：吕惠珍 2015 年

第四次全国中药资源普查

来源

蝶形花科（Papilionaceae）植物狸尾豆 *Uraria lagopodioides* (L.) Desv. ex DC. 的嫩茎叶或全草。

民族名称

【壮族】那花生（柳城），兔尾草（大新），吐妈送（扶绥）。

【瑶族】大狼狗尾（金秀）。

【仫佬族】花生亚（罗城）。

民 族 应 用

【壮族】药用嫩茎叶、全草。嫩茎叶捣烂汁服治毒蛇咬伤，感冒，肚痛，腹泻，月经不调，牙痛，风湿腰痛，痔疮出血；与鸡肉炖熟冲酒服治妇女产后劳伤。

【瑶族】药用全草。水煎服治小儿肺炎。

【仫佬族】药用全草。水煎服治膀胱结石，肾结石，石淋，尿血，黄疸型肝炎。

内服用量 15~30g。

药材性状　全草长 20~30cm，常切段。茎圆柱形，直径 2~4mm，表面灰褐色至灰绿色。小叶革质，圆形或椭圆形，长 2.5~6cm，宽 1~3cm，灰绿色，叶脉背面稍凸起，有黄棕色柔毛。花序稠密，圆柱形或长椭圆形，花冠萎缩，多数脱落。荚果椭圆形，具 1~2 节荚，包于宿萼内，表面黑褐色，有光泽，具网状纹理，果皮薄而不裂，内含浅黄色种子 1 颗。气微，味淡。

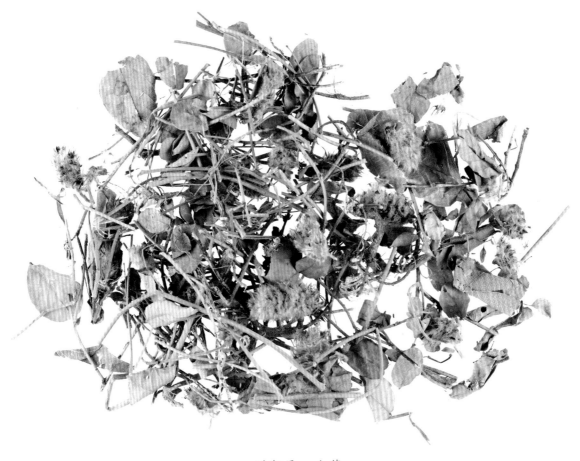

· 狐狸尾 - 全草

药用源流　狐狸尾始载于《生草药性备药》云："治小儿五疳，洗痔疮。"《岭南采药录》亦载："草本，其花如狐狸之尾，故名，治小儿五疳，洗痔疮甚效，凡出癍疹及夹色，取茎叶煎服食。"《中华本草》记载其具有清热解毒、散结消肿、利水通淋的功效；主治感冒，小儿肺炎，黄疸，毒蛇咬伤，石淋尿血，腹痛泻，瘰疬，痈疮肿毒，妇女肿劳伤。

分类位置	种子植物门	被子植物亚门	双子叶植物纲	豆目	蝶形花科
	Spermatophyta	Angiospermae	Dicotyledoneae	Legumiales	Papilionaceae

形态特征 平卧或开展草本。高可达60cm。花枝直立或斜举，被短柔毛。小叶通常3，偶单叶，小叶纸质；叶柄1~2cm，有沟槽。顶生总状花序较短，长3~6cm；萼下部裂片较上部裂片长3倍以上；花冠长约6mm，淡紫色，旗瓣倒卵形；雄蕊二体。荚果有荚节1~2，无毛。

生境分布 生于海拔1000m以下的旷野坡地灌丛中、林缘、路旁。分布于福建、江西、湖南、广东、海南、广西、贵州、云南及台湾等。广西全区各地均有分布。

化学成分 全草含3,5-二羟基-7,4'-二甲氧基黄酮、硬脂酸、正二十四烷酸、β-谷甾醇、正三十烷醇、水杨酸、β-谷甾醇-3-O-β-D-葡萄糖苷、当药黄酮、当药黄酮-2''-O-a-L-鼠李糖苷[1]、皂苷黄酮、野漆树苷、3β,16β,22a-三羟基齐墩果-12-烯[2]。

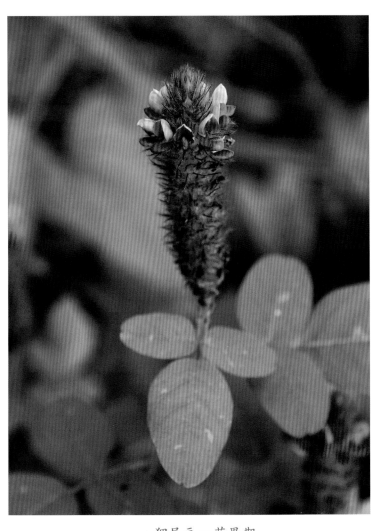

· 狸尾豆 – 花果期

药理作用　1. 抗毒蛇作用

狸尾豆干燥地上部分水煎剂对眼镜蛇蛇毒中毒小白鼠有明显治疗作用，其水溶性、醇溶性有效部位含有多种黄酮苷，抗蛇毒效果显著[3]。

2. 抗氧化作用

狸尾豆乙酸乙酯、丙酮、95%乙醇提取物均具有较强的ABTS⁺自由基、DPPH自由基清除能力及还原能力，其中乙醇提取部位的IC_{50}分别为0.52g/L、1.36g/L、4.88g/L[4]。

参考文献

[1] 陈艳, 思秀玲, 韦松, 等. 兔尾草化学成分的研究 [J]. 中成药, 2009,31(2):266-268.

[2] 杨小良, 思秀玲, 曲磊, 等. 兔尾草化学成分的研究 [J]. 中成药, 2011,33(2):343-345.

[3] 温晓凡. 兔尾草抗蛇毒有效部位 (05) 植化成分的研究 [J]. 暨南理医学报, 1986, 1:85-94.

[4] 霍丽妮, 廖艳芳, 陈睿, 等. 狐狸尾不同极性溶剂提取物体外抗氧化活性研究 [J]. 中国实验方剂学杂志, 2011,17(23):155-158.

广西

狗仔花

第四次全国中药资源普查采集记录

人：彭玉德、谢月英、莫连兰
号：451402150914013LY
日期：　2015 年 9 月 14 日
地点：广西崇左市江州区驮卢镇逐盖村陇热屯
：107°32′14.20″E　纬度：22°38′43.50″N
：263 m
：草丛、路旁、石灰土
频度：　一般　　资源类型：　野生
：草本
特征：
：菊科
名：　　别名：
名：　　入药部位：
分数：　4

cm 1 2 3 4 5 6 7 8 9 10

第四次全国中药资源普查
451402
采集号：150914013LY
日　期：　年月日

采集号：451402150914013LY　　　　　菊科

咸虾花

Vernonia patula (Dryand.) Merr.

鉴定人：农东新　　　　　2016 年 11 月 29 日

第四次全国中药资源普查

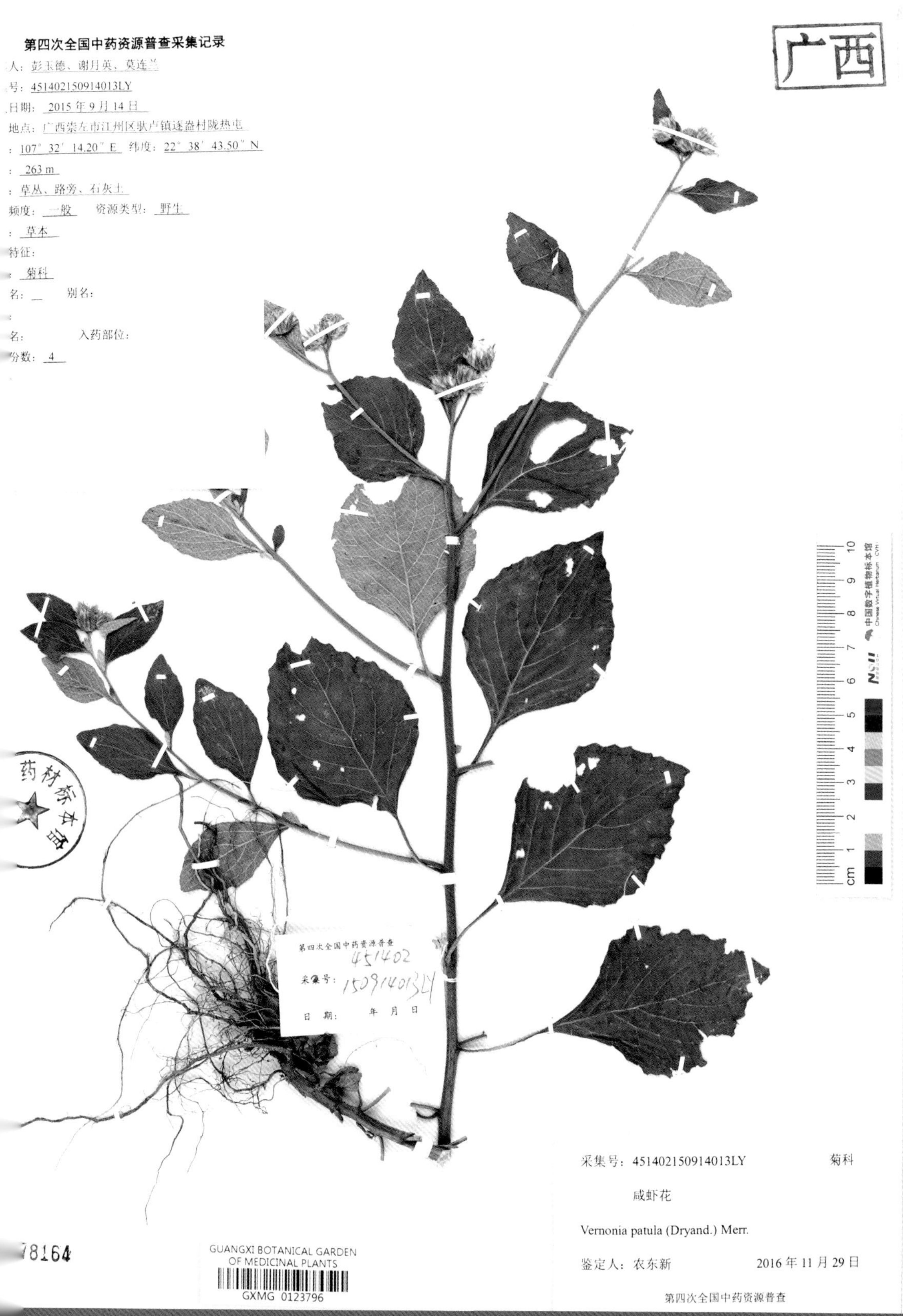

来源

菊科（Compositae）植物咸虾花
Vernonia patula (Dryand) Merr.
[*Conyza patula* Dryand.]的全草。

民族名称

【壮族】Yokloegma。
【瑶药】骨端旁。

民 族 应 用

【壮族】药用全草。水煎服治热泻,风寒感冒,肝阳头痛;炖服治颈淋巴结结核;加米醋调服治拉肚子。内服用量30~50g。

【瑶族】药用全草。水煎服、捣汁对酒服或外用适量捣敷,治感冒发热,头痛,痧症,高血压,急性肠胃炎,痢疾,荨麻疹,湿疹,痈肿疮疖,乳腺炎,跌打损伤。内服用量15~30g;外用适量。

药材性状　主茎粗4~8mm,茎枝均呈灰棕色或黄绿色,有明显的纵条纹及灰色短柔毛,质坚而脆,断面中心有髓。叶互生,多破碎,灰绿色至黄棕色,被灰色短柔毛。小枝通常带果序,瘦果圆柱形,有4~5棱,无毛,有腺点,冠毛白色,易脱落。气微,味微苦。

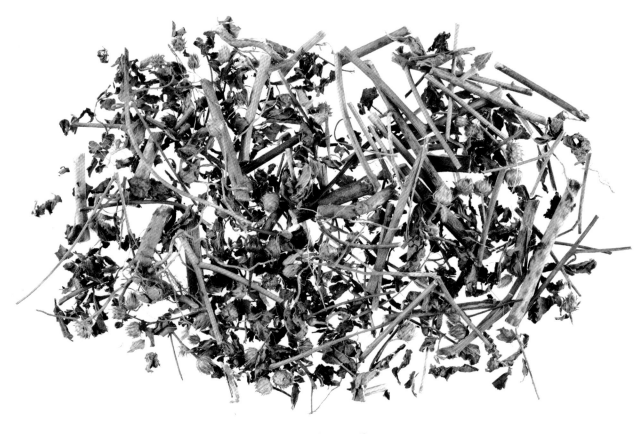

· 狗仔花－全草

药用源流　狗仔花古籍本草医书中鲜有收载记录,清代《生草药性备要》载:"治小儿邪病,如发冷不退,暗带身上,即效。"近代本草著作《广西本草选编》云:"味苦、辛,性平。疏风清热,凉血解毒。治久热不退,疟疾,高压血,肠炎,荨麻疹,湿疹,乳腺炎。木薯中毒。"《全国中草药汇编》云:"辛、微苦,平。清热利湿,散痛消肿。治急性胃肠炎,痢疾。外用治疮疖,跌打损伤。"《广西中药材标准》(1990年版)记载其具有发表散寒、凉血解毒、清热止泻的功效;主治感冒发热,疟疾,热泻,痧气,湿疹,荨麻疹,久热不退,高血压,乳腺炎。

分类位置	种子植物门	被子植物亚门	双子叶植物纲	菊目	菊科
	Spermatophyta	Angiospermae	Dicotyledoneae	Asterales	Compositae

形态特征　一年生粗壮草本。高达 1m。茎叶疏生，卵形，卵状椭圆形，稀近圆形，顶端钝或稍尖，边缘具圆齿状浅齿，上面被疏短毛或近无毛，下面被灰色绢状柔毛。头状花序通常 2~3 个生于枝端或成对着生，直径 8~10mm；冠毛一层，刚毛状，脱落；总苞片向外渐短；花淡红紫色。瘦果具 4~5 棱，无毛，具腺点。

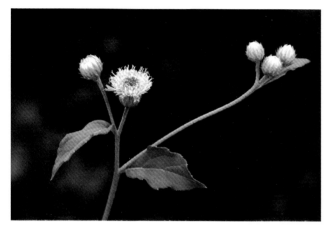

·咸虾花－花期

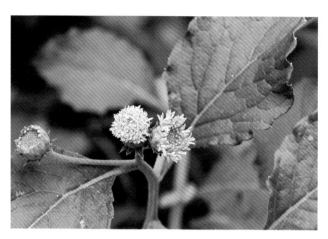

·咸虾花－花期

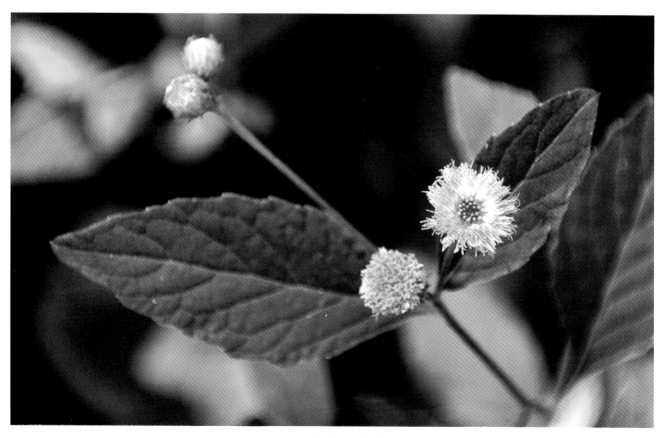

·咸虾花－花期

生境分布　常生于荒坡旷野、田边、路旁。分布于福建、台湾、广东、广西、贵州及云南等。广西主要分布在南宁、马山、上林、贵港、玉林、百色、田阳、昭平、巴马、扶绥、龙州、大新等。

化学成分　含降香萜醇乙酸酯、无羁萜酮、表无羁萜醇、20(30)-蒲公英烯-3β,21α-二醇四种三萜类化合物[1]、豆甾醇、α-波甾醇、豆甾醇-3-O-β-D-吡喃葡萄糖苷、正十七烷醇、正三十四烷酸、正二十三烷酸-1-甘油酯[2]、incaspitolide D、(S)-N-苯甲酰基丙氨酸-(S)-2-苯甲酰氨基-3-苯基丙酯、吲哚-3-羧酸、香叶木素、芹菜素、木犀草素[3]，以及caffeic acid、cafferic acid methyl ester、3-O-caffeoyl quinic acid等苯丙素类化合物[4]，亚油酸、2-壬烯、(2S,3S,4R,10E)-2-[(2R)-2-羟基二十四烷酰氨基]-10-十八烷-1,3,4-山醇等[5]。

药理作用　1. 抗炎作用

咸虾花地上部分乙醇提取物具有抗炎作用，在高剂量400mg/kg给药时对角叉菜胶和组胺所致大鼠足趾肿胀具有明显的抗炎活性，可明显减少两种诱因导致的足趾肿胀程度[6]。

2. 抗氧化作用

咸虾花地上部分乙醇提取物具有清除DPPH自由基、NO及Fe^{2+}还原能力，其IC_{50}分别为36.59μg/ml、47.72μg/ml、33.59μg/ml[6]。

3. 抗肿瘤作用

咸虾花的乙酸乙酯部位对人肝癌细胞、人胃癌细胞、人乳腺癌细胞具有较强的增殖抑制作用，是抗肿瘤活性的最佳部位[5]。

参考文献

[1] 梁侨丽,闵知大.咸虾花化学成分的研究[J].中国中药杂志,2003,28(3):235-236.

[2] 梁侨丽,闵知大.咸虾花有效部位的化学成分研究[J].南京中医药大学学报,2008,24(3):192-193.

[3] LIANG Q L,JIANG J H,MIN Z D.A germacrane sesquiter-penoid from Vernonia patula[J].Chinese Journal of Natural Medicines,2010,8(2):104-106.

[4] 邱潍,陈新,章慧.咸虾花的化学成分研究[J].安徽农业科学,2018,46(4):181-183.

[5] 史资.斑鸠菊属植物咸虾花抗肿瘤活性成分研究[D].武汉:武汉轻工大学,2017.

[6] HIRA A,DEY S K,HOWLADER MSI,et al.Anti-inflammatory and antioxidant activities of ethanolic extract of aerial parts of Vernonia patula (Dryand.) Merr.[J].Asian Pacific Journal of Tropical Medicine,2013,3(10):798-805.

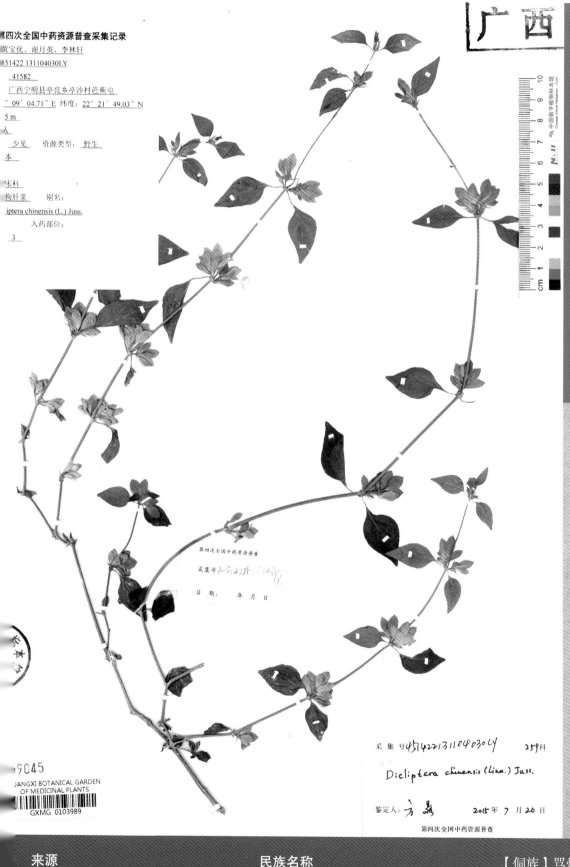

广西

狗肝菜

来源

爵床科（Acanthaceae）植物狗
肝菜 *Dicliptera chinensis* (Linn.)
Juss. 的叶或全草。

民族名称

【壮族】棵巴针（凤山）。

【瑶族】妈怪腿草（富川）。

【仫佬族】马多吗（罗城）。

【侗族】骂灯夸（三江）。

【毛南族】松古链。

民族应用

【壮族】药用全草。捣烂敷患处治刀伤出血。

【瑶族】药用全草。水煎服治急慢性肝炎，目赤肿痛，感冒发热，肠炎腹泻，小儿疳积，肾炎。

【仫佬族】药用全草。水煎服治痢疾，急慢性肝炎，目赤肿痛；捣烂取汁涂患处治头生鸡屎堆。

【侗族】药用叶、全草。叶切碎与鸡蛋炒服，治胃病，胃酸过多。全草水煎服治咽喉炎，感冒发热。

【毛南族】药用全草。捣烂敷患处治带状疱疹。

内服用量 15~60g；外用适量。

药材性状 根呈须状，淡黄色。茎多分枝，折曲状，长 30~80cm，直径 0.2~0.3cm；表面灰绿色，被疏柔毛，有 4~6 条钝棱，节稍膨大。叶对生，叶片多皱缩、破碎，完整者展平后呈卵形或宽卵形，长 2.5~6cm，宽 1.5~3.5cm；暗绿色或灰绿色，先端渐尖，基部宽楔形或稍下延，全缘；两面近无毛或下表面中脉上被疏柔毛；叶柄长 0.2~2.5cm。有的带花，花腋生，由数个头状花序组成聚伞状或圆锥状花序；总苞片对生，叶状，宽卵形或近圆形，大小不等，长 0.6~1cm，其内有数朵二唇形的花。气微，味淡、微甘。

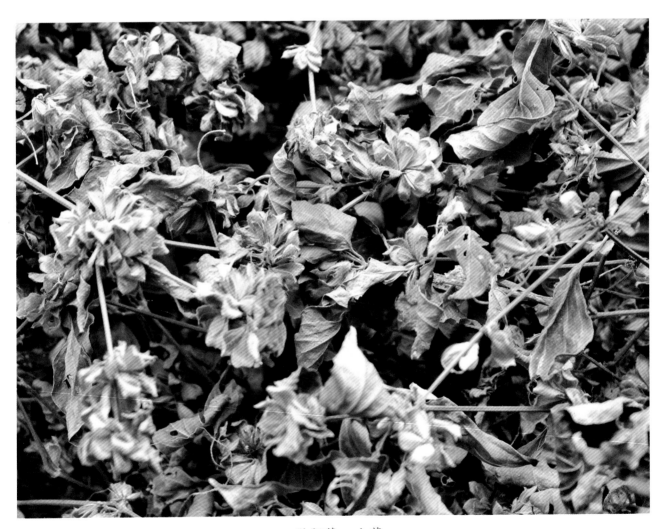

· 狗肝菜－全草

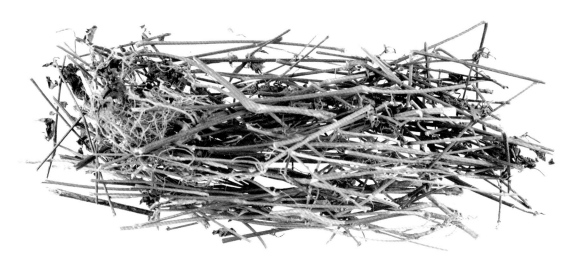

·狗肝菜－全草

药用源流 狗肝菜始载于《岭南采药录》，曰："梗青色，叶像杏仁。性寒凉。散热。有本地羚羊之称。凡觉热气盛，肝火重，服之甚有功效。"现代本草书籍《岭南草药志》《广州常用草药集》《广西本草选编》《湖南药物志》《福建药物志》等均有记载，狗肝菜存在同物异名现象，别名有麦穗红、青蛇仔、狮子草、猪肝菜、羊肝菜、路边青、土羚羊、野头青、小青等。《广西壮族自治区壮药质量标准　第一卷》（2008年版）记载其具有清热、解毒、凉血、生津的功效；主治感冒，斑疹发热，暑热烦渴，眼结膜炎。

分类位置	种子植物门	被子植物亚门	双子叶植物纲	马鞭草目	爵床科
	Spermatophyta	Angiospermae	Dicotyledoneae	Verbenales	Acanthaceae

形态特征 草本。高30~80cm，茎外倾或上升，具6条钝棱和浅沟，节常膨大膝曲状，近无毛或节处被疏柔毛。叶卵状椭圆形，纸质，两面近无毛或背面脉上被疏柔毛。花序由3~4个聚伞花序组成，下面有2枚总苞状苞片，总苞片阔倒卵形或近圆形，稀披针形；花冠淡紫红色，外面被柔毛，2唇形，上唇阔卵状近圆形，全缘，有紫红色斑点，下唇长圆形，3浅裂；雄蕊2，花丝被柔毛。蒴果，被柔毛，开裂时由蒴底弹起，具种子4粒。

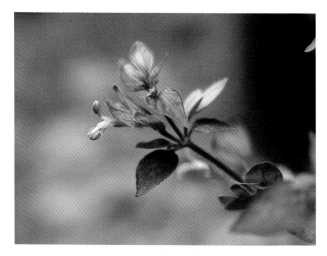

·狗肝菜－花期

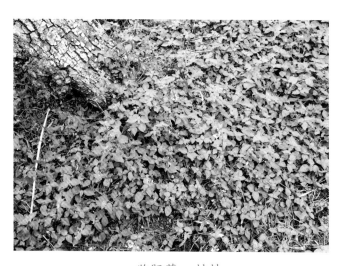

·狗肝菜－植株

生境分布 生于海拔 1800m 以下疏林下、溪边、路旁。分布于广东、广西、福建、海南、香港、澳门、云南、贵州、四川等。广西全区各地均有分布。

化学成分 全草含丰富的黄酮、多糖、多酚、脂肪酸、挥发油、维生素 C 及蛋白质[1-3]，主要有棕榈油酸、油酸、反式亚油酸、2- 己烷基环丙烷辛酸、2- 辛烷基环丙烷辛酸等脂肪酸[4]；石竹烯、植醇、柏木烯、紫苏醛、α- 萜品醇 (对 – 薄荷 –1– 萜烯 –8– 醇) 等挥发油成分[5]；还含环八硫、开环异落叶松脂醇二甲醚二乙酸酯、5- 甲氧基 –4,4'– 二氧甲基开环落叶松脂醇、羟基华远志内酯甲醚、黑麦草内酯、β- 谷甾醇 –3–O–β–D– 葡萄糖苷、豆甾醇 –O–β–D– 葡萄糖苷、正三十六烷醇、硬脂酸、羽扇烯酮、羽扇豆醇、谷甾烷 –4– 烯 –3– 酮、豆甾烷 –5– 烯 –7– 酮 –3β– 棕榈酸酯、β- 谷甾醇、齐墩果酸、乌苏酸、7- 羟基香豆素、异土木香内酯、滨蒿内酯、薯蓣皂苷元、阿魏酸、胡萝卜苷、栀子苷、绿原酸、表儿茶素、山柰苷等化合物[6-9]。

药理作用 1. 抗氧化作用
狗肝菜黄酮、多糖和多酚具有较强的清除 DPPH 自由基和 OH 自由基的能力，对 DPPH 自由基的清除率分别为 76.7%、88.2% 和 35.8%，对 OH 自由基的清除率分别为 90.8%、95.7% 和 80.9%[3]。

2. 保肝作用
狗肝菜多糖 (DCP) 对小鼠免疫性肝损伤及 D- 半乳糖胺所致的大鼠肝损伤有良好的保护作用，能显著降低四氯化碳引起的大鼠血清 ALT、AST 活性，使免疫性肝损伤恢复到正常水平[10]，使大鼠肝组织细胞水肿及脂肪变性均较模型组明显减少，其中以狗肝菜多糖高剂量组的作用最明显，效果与联苯双酯治疗组相当[11]；具有显著的抗肝纤维化作用，其机制可能通过降低 VECF 蛋白的表达而调控细胞外基质的代谢有关[12]。狗肝菜水部位和正丁醇部位组的不同剂量组均可明显抑制小鼠血清中 ALT、AST 的升高，初步判断狗肝菜水部位和正丁醇部位组具有保肝降酶的作用[13]。此外，狗肝菜多糖能显著降低肝纤维化大鼠肝组织 HA、LN、PC Ⅲ、Ⅳ –C 及血清 Hyp、NO 含量，并能降低肝组织 p-JNK、p-ERK、p-p38 蛋白表达，提示其可抑制肝纤维化大鼠 MAPK 信号通路的活化，从而缓解或阻止肝纤维化的进程[14]；DCP 可抑制或降低酒精性脂肪肝 (AFLD) 大鼠血清或组织中 ALT、AST、AKP、TG、TC、LDL-C、MDA、TNF–α、IL-6、TGF–β1 的活性或含量，升高 HDL-C、SOD 和 GSH 的活性或含量，明显抑制肝脏组织中 NF–κB 蛋白的表达，使肝细胞脂肪变性和炎症反应得到明显改善，DCP 抑制大鼠 AFLD 形成的作用机制可能与抗氧化、清除自由基代谢产物、抑制脂质过氧化反应、抗炎及抑制 TGF–β1、NF–κB 的表达有关[15]；DCP 还能抑制肝星状细胞 (HSC) 的增殖与活化，在一定浓度范围内（25~400mg/L）呈剂量依赖性，而对未经转化生长因子 –β1（TGF–β1）激活的 HSC 细胞增殖无明显影响，DCP 通过下调 α –SMA、pSmad2/3 的表达，从而发挥其抗肝纤维化的作用[16]。

3. 免疫调节作用
狗肝菜多糖能增强免疫抑制小鼠的免疫功能，能对抗环磷酰胺引起的小鼠脾萎缩和胸腺萎缩，提高免疫抑制小鼠对碳粒的吞噬作用，且对小鼠血清溶血素的生成有较强的促进作用，能促进小鼠脾脏淋巴细胞的增殖[17]。

4. 降血脂作用
狗肝菜多糖 (100mg/kg、200mg/kg) 剂量组能显著下调高脂饮食大鼠血清中的总胆固醇、三酰甘油、低密度脂蛋白胆固醇、空腹血糖、空腹胰岛素、糖基化终产物 – 肽和糖化血红蛋白和胰岛素抵抗指数，上调高密度脂蛋白胆固醇和肝糖原含量，减少脂肪沉积物，同时明显上调 p-AMPK 水平，抑制肝组织胆固醇调节元件结合蛋白 1(SREBP-1) 及其 mRNA 的表达，DCP 调节大鼠糖脂代谢的机制可能与调控 AMPK/SREBP-1 通路有关[18]。

5. 抗辐射作用

狗肝菜多糖可促进大鼠放射后的一般情况，恢复、减轻腮腺形态功能损伤、上调腮腺组织中血管内皮生长因子 (VEGF) 表达，提示 DCP 对大鼠腮腺放射性损伤具有一定的防护作用[19]；DCP 还具有促进电离辐射导致的细胞损伤修复作用，可通过降低放射后 SMG 细胞凋亡比例和缓解 SMG 细胞 S、G_2 期阻滞来发挥辐射防护作用，通过上调 MRN 复合体三个亚基表达量促进 DSBs 修复功能，以减轻电离辐射所致的损伤[20]。

附　注　市场上曾发现狗肝菜的伪品，经鉴定为有同科观音草属植物观音草 *Peristrophe bivalvis* (L.) Merr. 的干燥全草，习称红丝线草。虽两者外观性状较为相似，但原植物种属不同，功效也不同，因此临床使用时应加以区分。

参考文献

[1] 冯小映,周诚,黄恩,等.狗肝菜多糖含量的测定[J].中药材,2003,26(9):643-644.

[2] 蹇黎.野菜与栽培蔬菜维生素 C 和蛋白质含量的比较分析[J].种子,2007,26(3):61-63.

[3] 李南薇,刘长海,陆映机.狗肝菜功能性成分的抗氧化活性[J].食品科学,2011,32(13):71-74.

[4] 高毓涛,杨秀伟,艾铁民.GC-MS 法分析狗肝菜中的脂肪酸及其脂溶性成分[J].中草药,2005,36(12):1778-1779.

[5] 康笑枫,徐淑元,秦晓霜.狗肝菜中挥发油的化学成分分析[J].热带农业科学,2003,23(4):14-16, 21.

[6] 高毓涛,杨秀伟,艾铁民.狗肝菜乙醇提取物的化学成分研究[J].中国中药杂志,2006,31(12):985-987.

[7] 高毓涛,杨秀伟,艾铁民.狗肝菜的化学成分研究[J].中草药,2007,38(1):14-17.

[8] 皲忠杰,崔红花,于治成,等.狗肝菜化学成分研究[J].中成药,2012,34(7):1309-1311.

[9] 黄峰,崔红花,于治成,等.狗肝菜的化学成分[J].中国实验方剂学杂志,2012,18(1):90-91.

[10] 李海燕,王旭深.狗肝菜多糖保肝作用研究[J].中药材,2006,29(8):833-834.

[11] 张小玲,肖胜军,高雅,等.狗肝菜多糖对 D- 半乳糖胺所致大鼠急性肝损伤的保护作用[J].时珍国医国药,2010,21(2):278-279.

[12] 李志超,曹庆生.狗肝菜多糖对肝纤维化大鼠肝组织 VEGF 表达的影响[J].贵阳中医学院学报,2012,34(4):192-193.

[13] 张可锋,朱华,高雅.狗肝菜保肝作用有效部位筛选研究[J].中国中药杂志,2010,35(4):497-498.

[14] 张可锋,高雅,曹后康,等.狗肝菜多糖对肝纤维化 MAPK 信号通路调控作用的研究[J].中药材,2017,40(10):2424-2427.

[15] 高雅,张可兰,钟明利,等.狗肝菜多糖通过抗炎抗氧化抑制酒精高糖高脂引起的大鼠肝损伤[J].中国药理学通报,2016,32(12):1665-1669.

[16] 张洁.狗肝菜多糖抑制肝星状细胞活化抗肝纤维化的机制[D].桂林：桂林医学院,2014.

[17] 朱华,张小玲,张可峰,等.狗肝菜多糖对免疫功能低下小鼠免疫功能的影响[J].中国现代医学杂志,2011,21(4):393-395,399.

[18] 张可锋,高雅,曹后康,等.基于 AMPK/SREBP-1 通路研究狗肝菜多糖对高脂饮食大鼠糖脂代谢的影响[J].天然产物研究与开发,2019,31(10):1777-1782,1814.

[19] 覃珊珊.狗肝菜多糖对放射损伤大鼠及其腮腺组织中 VEGF 表达的影响[D].南宁：广西医科大学,2019.

[20] 朱燕春.狗肝菜多糖对放射后大鼠及颌下腺细胞生长活性及增值修复的影响[D].南宁：广西医科大学,2018.

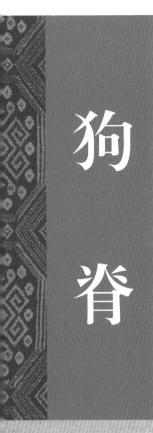

狗

脊

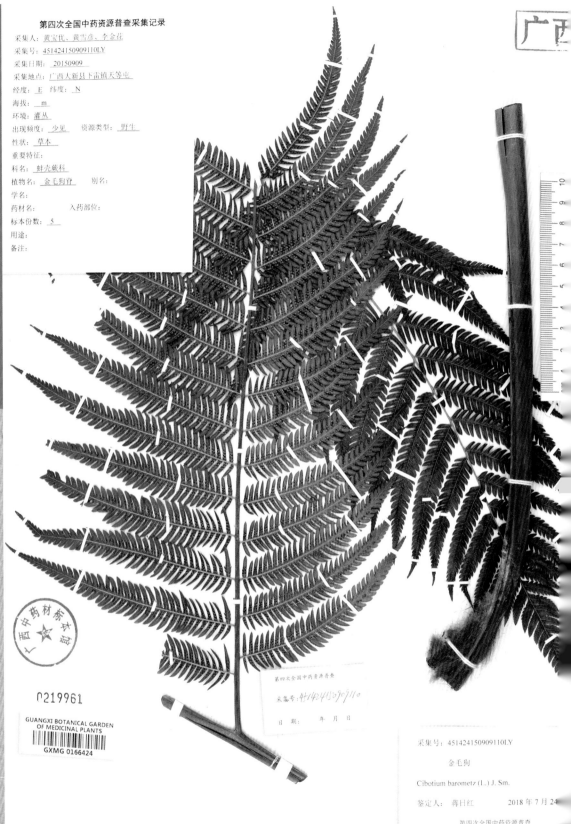

第四次全国中药资源普查采集记录

采集人：黄宝优、黄雪彦、李金花

采集号：451424150909110LY

采集日期：20150909

采集地点：广西大新县下雷镇天等屯

经度：E 纬度：N

海拔：＿m

环境：灌丛

出现频度：少见 资源类型：野生

性状：草本

重要特征：

科名：蚌壳蕨科

植物名：金毛狗脊 别名：

学名：

药材名： 入药部位：

标本份数：5

用途：

备注：

0219961

GUANGXI BOTANICAL GARDEN
OF MEDICINAL PLANTS

GXMG 0166424

第四次全国中药资源普查

采集号：451424150909110LY

金毛狗

Cibotium barometz (L.) J. Sm.

鉴定人：蒋日红 2018 年 7 月 24

第四次全国中药资源普查

来源

蚌壳蕨科（Dicksoniaceae）植物金毛
狗 *Cibotium barometz* (Linn.) J. Sm. 的
根茎、鳞毛或叶。

民族名称

【壮族】金狗毛 (马山、东兰)。

【瑶族】虎涨崽 (金秀)，金狗毛头 (富川)。

【苗族】削修 (融水)。

民 族 应 用

【壮族】药用根茎、鳞毛。根茎水煎服或浸米酒服治遗尿，老人尿频。鳞毛直接捣敷在伤口治外伤出血。

【瑶族】药用根茎、叶。根茎、叶加食盐少许共捣烂敷患处治手足皮下肿胀。根茎水煎服或浸米酒服治腰痛。

【苗族】药用根茎。水煎服或浸米酒服治腰痛。

内服用量 9~15g，外用适量。

药材性状　根茎呈不规则的长块状，长 10~30cm，直径 2~10cm。表面深棕色，残留金黄色绒毛；上面有数个红棕色的木质叶柄，下面残存黑色细根。质坚硬，不易折断，断面浅棕色至棕色，近边缘 1~4mm 处有 1 条棕黄色隆起的木质部环纹或条纹，边缘不整齐。无臭，味淡、微涩。

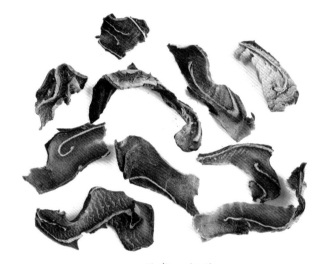

· 狗脊 – 根茎

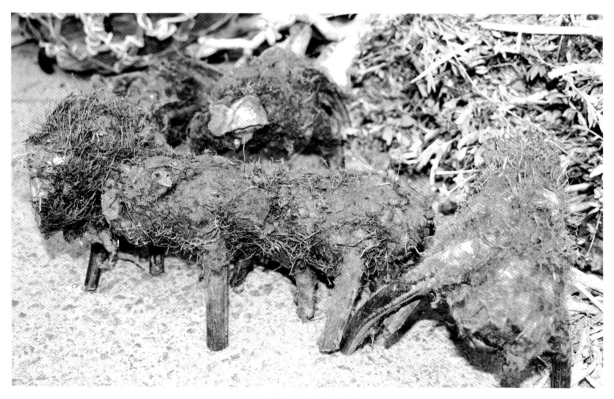

· 狗脊 – 根茎（鲜）

药用源流 狗脊始载于《神农本草经》，列于中品，云："狗脊，味苦，平。主腹背强，关机缓急，周痹，寒湿膝痛，颇利老人。"历代本草所载狗脊，又称百枝、强脊、扶盖、扶筋，所指原植物品种比较复杂。《名医别录》云："今山野处处有，与菝葜相似而小异，其茎叶小肥，其节疏，其茎大直上有刺，叶圆有赤脉，根凹凸巃嵸如羊角细强者是。"所述属于菝葜一类，与历代所用狗脊，颇不相合。《本草图经》载："根黑色，长三四寸，两指许大；苗尖细碎，青色，高一尺已来；无花；其茎叶似贯众而细；其根长而多歧，似狗脊骨……今方亦用金毛者。"并附有成德军、温州、眉州和淄州狗脊图四幅，包含今乌毛蕨科狗脊蕨属，而所云"有金毛者"与今蚌壳蕨科之金毛狗相符。《本草纲目》指出："狗脊有两种：一种根黑色，如狗脊骨；一种有金黄毛，如狗形，皆可入药。……昔人以菝葜为狗脊，相承之误久矣。"反映此前狗脊存在混淆情况。《岭南采药录》以"金狗脊"载："草本。其茎细，叶两面对生，比贯众小，叶有锯齿，背面皆光滑，根有银黄色毛者。能杀虫，祛风湿，顽痹。其黄毛疗诸疮出血。可以内服。"明清后金毛狗脊的使用逐渐普遍，至今已成为狗脊之主流品种。《中华人民共和国药典》（2020 年版 一部）记载其具有祛风湿、补肝肾、强腰膝的功效；用于风湿痹痛，腰膝酸软，下肢无力。

分类位置	蕨类植物门	薄囊蕨纲	水龙骨目	蚌壳蕨科
	Pteridophyta	Leptosporangiopsida	Polypodiales（真蕨目 Filicales）	Dicksoniaceae

形态特征 根状茎卧生，粗大，顶端生出一丛大叶，柄长达 120cm，粗 2~3cm，棕褐色，基部被有一大丛垫状的金黄色茸毛。叶片大，长可达 180cm，宽约相等，广卵状三角形，三回羽状分裂，一回小羽片长约 15cm，宽 2.5cm，互生，羽状深裂几达小羽轴；末回裂片线形略呈镰刀形；叶几为革质或厚纸质，顶端丛生小羽轴上下两面略有短褐毛疏生。孢子囊群在每一末回能育裂片 1~5 对，生于下部的小脉顶端，囊群盖坚硬，成熟时张开如蚌壳，露出孢子囊群；孢子为三角状的四面形，透明。

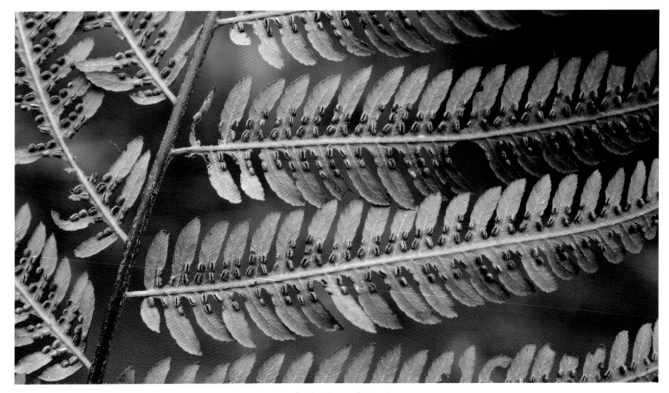

· 金毛狗－孢子叶

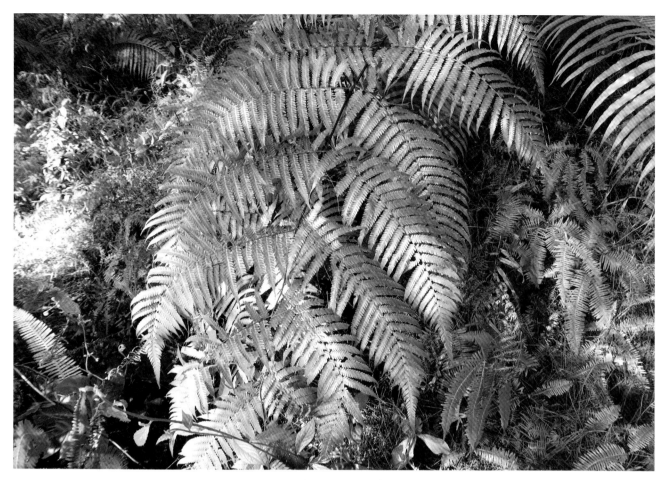

·金毛狗－植株

生境分布 生于海拔1600m以下的山麓沟边及林下阴处酸性土上。分布于云南、贵州、四川、广东、广西、福建、台湾、海南、浙江、江西和湖南等。广西主要分布在南宁、武鸣、三江、桂林、临桂、全州、兴安、龙胜、资源、靖西、金秀、宁明、大新等。

化学成分 根茎主要含有蕨素类、芳香族类、酚酸类、黄酮类、皂苷类、糖苷类、挥发油类及氨基酸类成分。有金粉蕨素、金粉蕨素$-15'-O-\beta-D-$吡喃葡萄糖苷、金粉蕨素$-2'-O-\beta-D-$吡喃葡萄糖苷、24-亚甲基环木菠萝烷醇、(24R)-豆甾-4-烯-3-酮、β-谷甾醇、β-谷甾醇$-3-O-$(6'-正十六酰基)$-\beta-D-$葡萄糖苷、β-谷甾醇$-3-O-\beta-D-$葡萄糖苷、交链孢霉酚、金毛狗脊苷、正丁基$-\beta-D-$吡喃果糖苷、6$-O-$原儿茶酰基$-D-$葡萄糖、3$-O-$咖啡酰基$-D-$葡萄糖、1$-O-$咖啡酰基$-\beta-D-$葡萄糖、5-羟甲基糠醛、葡萄糖、蔗糖、麦芽糖[1-3]、原儿茶酸、原儿茶醛、咖啡酸、对羟基苯甲酸、棕榈酸、油酸、亚油酸、十五碳酸、十六碳三烯酸甲酯、亚油酸甲酯、硬脂酸、硬脂酸乙酯、香草醛、山柰素、γ-松油烯、桧烯、胡椒酮、杜松二烯、二十四碳烯酸甲酯、十八碳三烯醇、胆甾醇、蜡酸[4-10]、鞣质、对羟基乙酰苯胺、磷脂酰胆碱等[11]。烫金毛狗含有金粉蕨素、3-羟基$-\gamma-$吡喃酮、麦芽酚、5-羟基麦芽酚、咖啡酸、原儿茶醛等[12]。

药理作用 1. 抑制血小板聚集作用

金毛狗及其炮制品抑制血小板聚集作用显著，抗血小板聚集作用沙烫品 > 盐制品 > 酒蒸品 > 单蒸品 > 生品，其抑制作用主要与水溶性成分有关，初步推断与所含原儿茶酸和 3,4- 二羟基苯甲醛密切相关 [13]。

2. 抑菌作用

金毛狗地上、地下部分的水提取液和醇提取液均对金黄色葡萄球菌、大肠杆菌、八叠球菌、变形杆菌、枯草杆菌、酵母菌具有较好的抑菌作用[14]。

3. 抗炎作用

金毛狗生品正丁醇和乙酸乙酯提取物均能明显抑制二甲苯所致小鼠耳郭肿胀，金毛狗生品的乙酸乙酯提取物可明显抑制大鼠的肉芽组织增生，显示一定的抗炎效果[15]。

4. 镇痛止血作用

热板法、扭体法、毛细玻管法、断尾法测定结果均显示高剂量生狗脊、砂烫狗脊具有显著镇痛作用及不同程度的活血作用，尤其以砂烫狗脊的作用最强[16]。

5. 促进成骨作用

金毛狗生、制品的石油醚层、氯仿层、乙酸乙酯层、正丁醇层及粗多糖与成骨细胞共同培养或给大鼠灌胃后取其含药血清与成骨细胞共同培养，均能明显提高成骨细胞的增殖作用，以金毛狗制品正丁醇提取部位作用最强[17]。金毛狗粗多糖中提取的 CBP70-1-1 和 CBP70-1-2 均可显著促进成骨细胞的生长，其中 CBP70-1-2 可明显促进了成骨相关标记基因（Runx2、Osx、Ocn、Opn）和蛋白质（BMP2、RUNX2、OSX、p-SMAD1）的表达，提示 CBP70-1-2 的成骨活性可通过激活 BMP2/SMAD1 信号通路来实现[18]。

6. 抗骨质疏松作用

金毛狗提取物能提高去卵巢骨质疏松症大鼠的骨强度，防止骨小梁微恶化，其可能是一个潜在的医学预防和治疗绝经后骨质疏松症的药物[19]；可降低大鼠去势引起的股骨骨量丢失，在骨重建过程中骨转换指标骨钙素、碱性粒氨酸酶、脱氧吡啶啉降低，尿钙、磷排泄减少，提高骨强度，防止骨小梁微结构恶化[20]。金毛狗多糖中的不同多糖可减缓去势大鼠体重增加，提高子宫系数，多糖 CBB 可娴熟提高腰椎骨、股骨的骨密度和骨量，其他多糖也具有一定的治疗趋势，其中所提取的多糖 CB70 对去势模型大鼠的弹性载荷、弹性桡度、最大载荷、断裂载荷、断裂应变和弯曲能力等指标有改善作用；多糖 CBB 在最大载荷、断裂载荷、最大强度、断裂强度和断裂应变等参数上有治疗作用[21]。

7. 抗氧化作用

精制金毛狗多糖对 OH 自由基、$ABTS^+$ 自由基和 DPPH 自由基有一定的清除能力，在浓度为 2mg/ml 时对三者的清除率分别为 36.4%、70.0%、65.4%[22]。金毛狗脊叶黄酮提取物对 OH 自由基和 O_2^- 自由基的清除作用效果强于柠檬酸，当添加量为 0.4~2.0mg 时，随添加量的增加，其清除作用增强[23]。

8. 抗癌作用

替莫唑胺 (TMZ) 是治疗中枢神经系统最恶性的肿瘤胶质母细胞瘤 (GBM) 的有效药物，金毛狗多糖能显著提高 TMZ 对 U87 细胞株的毒性作用，促进细胞凋亡，改变细胞周期，阻滞细胞进入 S 期，且具有较好的活性[24]。

9. 其他作用

金毛狗脂溶性成分主要有亚油酸、棕榈酸，其对 α-葡萄糖苷酶有较好的抑制活性，在浓度为 700μg/ml 时可以达到 93.4%[25]。

附　注　《植物名实图考》所载狗脊为乌毛蕨科植物狗脊（东方狗脊）*Woodwardia japonica* (L. f.) Sm. 的根茎，在湖南、江西、广西等地亦作狗脊使用，在华东、华南及四川等地则作为贯众入药，应注意鉴别。

参考文献

[1]WU Q,YANG X W.The constituents of *Cibotium barometz* and their permeability in the human Caco-2 monolayer cell model[J].Journal of Ethnopharmacol,2009,125(3):417-422.

[2]吴琦,杨秀伟,杨世海,等.金毛狗脊的化学成分研究[J].天然产物研究与开发,2007,19(2):240-243.

[3]张春玲,王喆星.狗脊化学成分的分离与鉴定[J].中国药物化学杂志,2001,11(5):279-280.

[4]程启厚,杨中林,胡水美.狗脊化学成分的研究[J].药学进展,2003,27(5):298-299.

[5]吴琦.金毛狗脊化学成分的研究[J].长春:吉林农业大学,2006.

[6]许枬,石亚囡,谢雪,等.金毛狗脊中的一个新酚苷[J].中草药,2013,44(4):383-386.

[7]许重远.金毛狗脊化学成分研究[D].广州:广东工业大学,2001.

[8]白桐菲.狗脊及炮制品化学成分研究[D].沈阳:辽宁中医药大学,2008.

[9]原忠,苏世文,江泽荣,等.中药狗脊化学成分的研究[J].中草药,1996,27(2):76-77.

[10]许重远,晏媛,陈振德,等.金毛狗脊的化学成分研究(Ⅲ)[J].解放军药学学报,2004,20(5):337-339.

[11]原忠,余江天,苏世文.用薄层扫描法测定中药狗脊和黑狗脊中原儿茶酸及咖啡酸的含量[J].沈阳药科大学学报,2000,17(5):338-340.

[12]许桐,步显坤,周翎,等.烫狗脊中的酚性化合物研究[J].中国实验方剂学杂志,2011,17(8):71-73.

[13]LI J,JIA T Z,LIU J P.Studies on the basic principles for the processing of *Rhizoma Cibotii*. Part I.Influence of *Rhizoma Cibotii* and its processed samples on thrombin induced rabbit platelet aggregation[J]. Chineses Traditional and Herbal Drugs,2000,31(9):678-680.

[14]蔡建秀,吴文杰,葛清秀.20种药用蕨类植物提取液抑菌试验研究[J].亚热带植物科学,2004,33(1):22-25.

[15]索天娇,韩蕾,贾天柱.狗脊生、制品不同提取部位抗炎药效学实验研究[J].中华中医药学刊,2012,30(12):2754-2755.

[16]鞠成国,李军,贾天柱.狗脊及其炮制品和狗脊毛镇痛、止血作用的实验研究[C].中华中医药学会第四届中药炮制学术会议论文集,2006.

[17]于海涛,鞠成国,章琦,等.狗脊生、制品不同提取部位对成骨细胞的影响[J].中国实验方剂学杂志,2011,17(24):36-39.

[18]HUANG D,HOU X,ZHANG D,et al.Two novel polysaccharides from rhizomes of *Cibotium barometz* promote bone formation via activating the BMP2/SMAD1 signaling pathway in MC3T3-E1 cells-sciencedirect [J].Carbohydrate Polymers,2020,231:115732.

[19]ZHAO X,WU Z X,ZHANG Y,et al.Anti-osteoporosis activity of *Cibotium barometz* extract on ovariectomy-induced bone loss in rats[J].Journal of Ethnopharmacology,2011,137(3):1083-1088.

[20]李天清,雷伟,马真胜,等.狗脊提取物对去势大鼠抗骨质疏松活性的实验研究[J].中国骨质疏松杂志,2014,20(7):736-740.

[21]易盼.狗脊多糖的分离纯化及生物活性研究[D].广州:广东药学院,2015.

[22]扈芷怡,廖彭莹,周忠玉,等.金毛狗脊多糖提取工艺的优化及其抗氧化活性[J].中成药,2018,40(3):733-736.

[23]林燕如.金毛狗脊叶黄酮提取、纯化及抗氧化研究[D].南昌:南昌大学,2010.

[24]SHI Y,WANG X,WANG N,et al.The effect of polysaccharides from *Cibotium barometz* on enhancing temozolomide induced glutathione exhausted in human glioblastoma U87 cells, as revealed by 1H NMR metabolomics analysis[J].International Journal of Biological Marcromdecules,2020,156:471-484.

[25]廖彭莹,劳春梅,卢春雨,等.金毛狗脊脂溶性成分的气相色谱-质谱分析及抑制α-葡萄糖苷酶的活性研究[J].时珍国医国药,2016,27(5):1089-1091.

卷柏

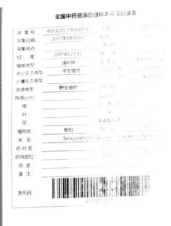

全国中药资源普查野生标本（苗）表记录表

采集号	450322170816003Y		
采集日期	2017年08月16日		
采集地点			
经　　纬	109°49'23.12"		
植被类型	阔叶林		
水分生态类型	中生植物		
土壤生态类型			
资源类型	野生植物		
株高(cm)			
根			
叶			
花			
植物名	卷柏		
学　名	Selaginella tamariscina (P. Beauv.) Spring		
药材名			
药用部位			
用　途			
备　注			
条形码			

0211049

GUANGXI BOTANICAL GARDEN
OF MEDICINAL PLANTS

GXMG 0157511

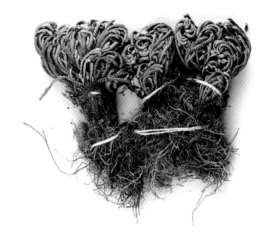

标本鉴定签

采集号：450322170816003Y　科名：卷柏科
学　名：Selaginella tamariscina (P. Beauv.)
种中文名：卷柏
鉴定人：梁士楚　　鉴定日期：2017年

第四次全国中药资源普查

来源

卷柏科（Selaginellaceae）植物卷柏
Selaginella tamariscina (P. Beauv.)
Spring 的全草。

民族名称

【壮族】棵苓埃（柳城）。

【苗族】烧节、还魂草（融水）。

民 族 应 用

【壮族】药用全草。水煎服治跌打内伤，月经过多，血崩腹痛；捣烂敷患处治外伤出血。

【苗族】药用全草。水煎服治黄疸型肝炎。

内服用量9~15g；外用适量。

药材性状　本品卷缩似拳状，长3~10cm。枝丛生，扁而有分枝，绿色或棕黄色，向内卷曲，枝上密生鳞片状小叶，叶先端具长芒。中叶（腹叶）两行，卵状矩圆形，斜向上排列，叶缘膜质，有不整齐的细锯齿；背叶（侧叶）背面的膜质边缘常呈棕黑色；基部残留棕色至棕褐色须根，散生或聚生成短干状。质脆，易折断。气微，味淡。

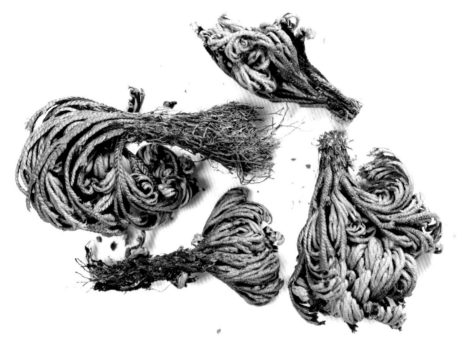

·卷柏－全草

药用源流　卷柏始载于《神农本草经》，列为上品，曰："味辛，温，无毒。治五脏邪气，女子阴中寒热痛，癥瘕，血闭，绝子，久服轻身，和颜色。生山谷石间。五月、七月采，阴干。"《本草经集注》记载："今出近道。丛生石土上，细叶似柏，卷屈状如鸡足，青黄色。"《本草图经》云："卷柏，生常山山谷间，今关、陕、沂、兖诸州亦有之。宿根紫色多须。春生苗，似柏叶而细碎，拳挛如鸡足，青黄色，高三五寸。无花、子。多生石上。"其所述特征与现今卷柏相符，然而其所附图绘"海州卷柏"和"兖州卷柏"分别与现今垫状卷柏、兖州卷柏相似。《本草纲目》记载卷柏功效主治，曰："五藏邪气，女子阴中寒热痛，癥瘕血闭绝子。久服轻身和颜色（《本经》）。止咳逆，治脱肛，散淋结，头中风眩，痿蹷，强阴益精，令人好容颜（《别录》）。通月经，治尸疰鬼疰腹痛，百邪鬼魅啼泣（《甄权》）。镇心、除面皯头风，暖水脏。生用破血，炙用止血（《大明》）。"其功效主治与今卷柏相符。《滇南本草图说》载："石莲花，一名不死草。生石岸上，似侧柏叶形。"其所附图绘"石莲花"与今卷柏相似。《植物名实图考》所附图绘"卷柏"与今卷柏相符。《中华人民共和国药典》（2020年版　一部）记载其具有活血通经的功效；主治经闭痛经，癥瘕痞块，跌扑损伤。卷柏炭具有化瘀止血的功效；主治吐血，崩漏，便血，脱肛。

分类位置	蕨类植物门	石松纲	卷柏目	卷柏科
	Pteridophyta	Lycopodiinae	Selaginellales	Selaginellaceae

形态特征 土生或石生，呈垫状。根托只生于茎的基部，根多分叉，密被毛。主茎自中部开始羽状分枝或不等二叉分枝，禾秆色或棕色，侧枝2~3回羽状分枝，分枝无毛，背腹压扁，末回分枝连叶宽1.4~3.3mm。叶全部交互排列，二形，边缘有细齿；中叶先端具芒，基部平截，边缘有细齿（基部有短睫毛），不外卷，不内卷；侧叶基部上侧边缘呈撕裂状或具细齿，下侧边近全缘，基部有细齿或具睫毛，反卷。孢子叶穗紧密，四棱柱形，单生于小枝末端；孢子叶一形，先端有尖头或具芒；大孢子叶在孢子叶穗上下两面不规则排列。大孢子浅黄色；小孢子橘黄色。

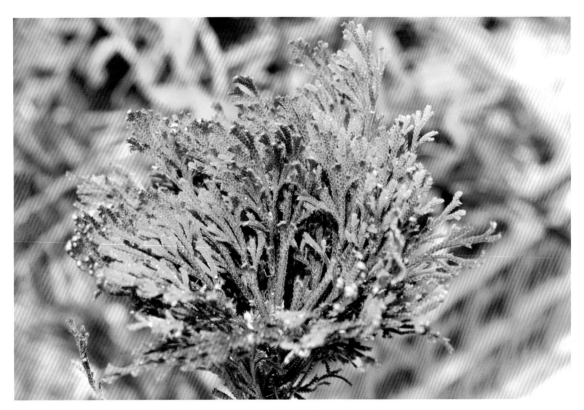

·卷柏－植株

生境分布 生于海拔60~2100m的石灰岩上。分布于安徽、北京、重庆、福建、贵州、广西、广东、海南、湖北、湖南、河北、河南、江苏、吉林、辽宁、内蒙古、陕西、山东、四川、香港、云南、浙江等。广西主要分布在阳朔、临桂、全州、龙胜、资源、藤县、蒙山、贵港、平南、桂平、玉林、容县、北流、贺州、钟山、富川等。

化学成分 主要含有阿罗托双黄酮、扁柏双黄酮、罗波斯塔黄酮、异柳杉双黄酮[1]、穗花杉双黄酮、sequoiaflavone、去甲银杏双黄酮、银杏双黄酮、异银杏双黄酮、异柳杉双黄酮[2]、垫状卷柏双黄酮[3]、红杉双黄酮[4]、罗汉松双黄酮A、2,3-去氢阿曼托双黄酮、槲皮素、阿曼托双黄酮、新柳杉双黄酮、芹菜素、木犀草素[5]、5,4'-二羟基-7-甲氧基黄酮[6]、cupressuflavone、taiwaniaflavone、3,8''-biapigenin[7]等黄酮类成分，selaginellin、selaginellin M[8]、selariscinin A-G[7-9]、selaginellin P-Q[10]、selaginellin T-W[11]等炔酚类成分，麦芽碱-O-α-L-吡喃鼠李糖苷、麦芽碱-O-[(6''-O-反式肉桂酰基)-4'-

O-*β*-D- 吡喃葡萄糖基 -*α*-L- 吡喃鼠李糖苷][1] 等生物碱类成分、3-methoxychrysazin[6]、selaginones A－B[12] 等蒽醌类成分，卷柏酸 [1]、香草酸 [6]、tamariscinosides D–F、liriodendrin、(2*R*,3*S*)–dihydro– 2–(3,5–dimethoxy–4–hydroxyphen–yl)–7–methoxy–5–acetyl–benzofuran、moellenoside B [13] 等 苯 丙 素 类成分，以及尿苷、熊果苷、腺苷、*β*- 谷甾醇、胡萝卜苷 [3]、十六烷酸 [5]、3*β*- 羟基 -7*α*- 甲氧 基 -24*β*- 乙基 - 胆甾 -5- 烯、胆甾醇、海棠果酸、白桦脂酸、对甲氧基苯甲醛、对羟基苯甲酸 [6]、 selagibenzophenone B[12]、巴西棕榈酸、葡萄糖 [14] 等成分。

药理作用　1. 抗菌作用

卷柏对金黄色葡萄球菌、大肠埃希菌、铜绿假单胞菌及 MRSA 耐药菌均有不同程度的抑制作用，其中卷柏中的银杏双黄酮、穗花杉双黄酮与亚胺培南联合应用对抑制 MRSA 耐药菌具有协同作用，与环丙沙星联合应用对抑制铜绿假单胞菌具有相加作用；金松双黄酮与头孢唑林联合应用对抑制 MRSA 耐药菌具有协同作用，与环丙沙星联合应用对抑制铜绿假单胞菌具有协同作用 [15]。

2. 抗肿瘤作用

卷柏中的麦芽碱 -*O*-*α*-L- 吡喃鼠李糖苷、麦芽碱 -*O*-[(6″-*O*- 反式肉桂酰基)-4'-*O*-*β*-D- 吡喃葡萄糖基 -*α*-L- 吡喃鼠李糖苷] 均能剂量依赖性提高抗乳腺癌细胞 MDA–MB–231 转移活性 [1]。卷柏中的 selagibenzophenone B 对肿瘤细胞 SMCC7721 和 MHCC97–H 具有抑制作用，其 IC_{50} 分别为 39.8μmol/L、51.5μmol/L[13]。

3. 抗氧化作用

卷柏具有抗氧化活性，其提取物清除 DPPH 自由基的 IC_{50} 为 39.95μg/ml，清除 $ABTS^+$ 自由基的 IC_{50} 值为 45.59μg/ml，对铁离子还原能力的 EC_{50} 值为 50.39μg/ml，对金属离子螯合率为 94.49%[16]。

4. 抗高尿酸血症作用

卷柏能降低高尿酸血症大鼠的血尿酸水平，调节大鼠体内尿囊素、黄尿酸、犬尿酸、硫酸吲哚酚、马尿酸、肌酐、富马酸和柠檬酸水平，起到保护肾脏的作用 [17]。

5. 降血糖作用

卷柏总黄酮和穗花杉双黄酮能降低糖尿病大鼠的血糖，改善胰岛素抵抗，其作用机制可能与调节 PI3K–Akt 信号通路和 NF–κB 信号通路，调节糖脂代谢紊乱有关 [18]。

6. 抗病毒作用

卷柏及其 30% 和 50% 醇沉多糖对感染了 EV71 病毒的人恶性横纹肌肉瘤细胞具有抑制作用 [19]。

7. 抗辐射作用

卷柏中的单糖类成分可提高 60Co γ 射线照射小鼠的 30 天存活率，其作用机制可能是通过调节受 60Co γ 照射后紊乱的细胞周期而发挥辐射防护作用 [20]。

8. 其他作用

卷柏提取物具有雌激素样作用，能提高去卵巢大鼠血清雌激素水平，调节血糖，改善脂代谢，改善骨生物力学性能，调节骨代谢，改善骨组织形态 [21]。卷柏中的穗花杉双黄酮对 TNF–α 诱导的血管内皮细胞损伤具有保护作用，其作用机制可能与抑制 NF–κB 信号通路的激活有关 [22]。

附　　注　《中华人民共和国药典》（2020 年版　一部）同时收录垫状卷柏 *Selaginella pulvinata* (Hook. et Grev.) Maxim. 的干燥全草作卷柏药材用。

参考文献

[1] 齐妍 . 卷柏抗肿瘤转移的活性成分 [J]. 中成药 ,2014,36(8):1682-1687.

[2] 曹园 , 吴永平 , 温晓舟 , 等 . 卷柏化学成分及细胞毒活性研究 (英文)[J]. 天然产物研究与开发 ,2012,24(2):150-154.

[3] 景颖 , 张红梅 , 张国刚 , 等 . 卷柏化学成分的分离与鉴定 [J]. 沈阳药科大学学报 ,2011,28(9):700-702.

[4] 张红梅 , 景颖 , 张国刚 , 等 . 卷柏中双黄酮类化学成分及卷柏属该类化合物的核磁共振特征 [J]. 中南药学 ,2011,9(6):419-423.

[5] 郑晓珂 , 赵献敏 , 冯卫生 , 等 . 卷柏调血脂活性部位化学成分研究 [J]. 中草药 ,2009,40(11):1712-1715.

[6] 王雪 , 李占林 , 高亮亮 , 等 . 卷柏的化学成分 [J]. 沈阳药科大学学报 ,2009,26(8):623-625,647.

[7]NGUYEN P H, JI D J, HAN Y R, et al. Selaginellin and biflavonoids as protein tyrosine phosphatase 1B inhibitors from *Selaginella tamariscina* and their glucose uptake stimulatory effects [J]. Bioorganic & Medicinal Chemistry, 2015, 23(13): 3730-3737.

[8]NGUYEN P H, ZHAO B T, ALI M Y, et al. Insulin-mimetic selaginellins from *Selaginella tamariscina* with protein tyrosine phosphatase 1B(PTP1B)inhibitory activity[J].Journal of Natural Products, 2015,78(1): 34-42.

[9]WEN J, ZHENG X,LIU C,et al. Two new selariscinins from *Selaginella tamariscina* (Beauv.) Spring [J]. Journal of Asian natural products research,2020:1-6.

[10]XU K P, LI J, ZU G Z, et al. New selaginellin derivatives from *Selaginella tamariscina*[J]. Journal of Asian Natural Products Research, 2015,17(8): 819-822.

[11]LE D D, NGUYEN D H, ZHAO B T, et al. PTP1B inhibitors from *Selaginella tamariscina* (Beauv.) Spring and their kinetic properties and molecular docking simulation[J]. Bioorganic Chemistry, 2017,(72):273-281.

[12]LIU R, ZOU H, ZOU Z X,et al.Two new anthraquinone derivatives and one new triarylbenzophenone analog from *Selaginella tamariscina*[J].Natural Product Research,2020, 34(19):1-6.

[13]DAT L D, ZHAO B T, HUANG N D, et al. Lignan derivatives from *Selaginella tamariscina* and their nitric oxide inhibitory effects in LPS-stimulated RAW264.7 cells[J].Bioorganic & Medicinal Chemistry Letters, 2017,27(3):524-529.

[14] 邵玉田 , 杨超 , 夏吾炯 . 卷柏化学成分的分离与鉴定 (英文)[J].Agricultural Science & Technology,2012,13(7):1447-1449,1464.

[15] 胡欢 . 卷柏的体外抗菌活性研究 [D]. 昆明 : 昆明医科大学 ,2018.

[16] 蒋永梅 . 超声辅助离子液体提取卷柏和银杏叶中双黄酮及其抗氧化活性研究 [D]. 遵义 : 遵义医科大学 ,2020.

[17] 徐晨 , 陈维佳 , 于江洪 , 等 . 基于液相色谱 - 质谱的代谢组学方法研究卷柏治疗高尿酸血症大鼠的作用机制 [J]. 质谱学报 ,2016,37(5):440-445.

[18] 克迎迎 . 基于蛋白组学技术研究卷柏总黄酮及穗花杉双黄酮降糖作用机制 [D]. 郑州 : 河南中医学院 ,2014.

[19] 韩明明 , 杨静 , 高秀梅 , 等 . 卷柏多糖对肠道病毒 71 型复制的体外抑制作用 [J]. 国际药学研究杂志 ,2013,40(1):58-62.

[20] 郑晓珂 , 朱艳慧 , 翟品芳 , 等 . 卷柏中单糖抗辐射作用的研究 [J]. 中国新药杂志 ,2010,19(12):1026-1030,1035.

[21] 张鑫 . 卷柏及地黄提取物对去卵巢大鼠骨质疏松干预作用的实验研究 [D]. 郑州 : 河南中医学院 ,2014.

[22] 郑晓珂 , 刘彩霞 , 翟英英 , 等 . 卷柏中穗花杉双黄酮对 TNF-α 诱导的血管内皮细胞损伤的保护作用 [J]. 药学学报 ,2013,48(9):1503-1509.

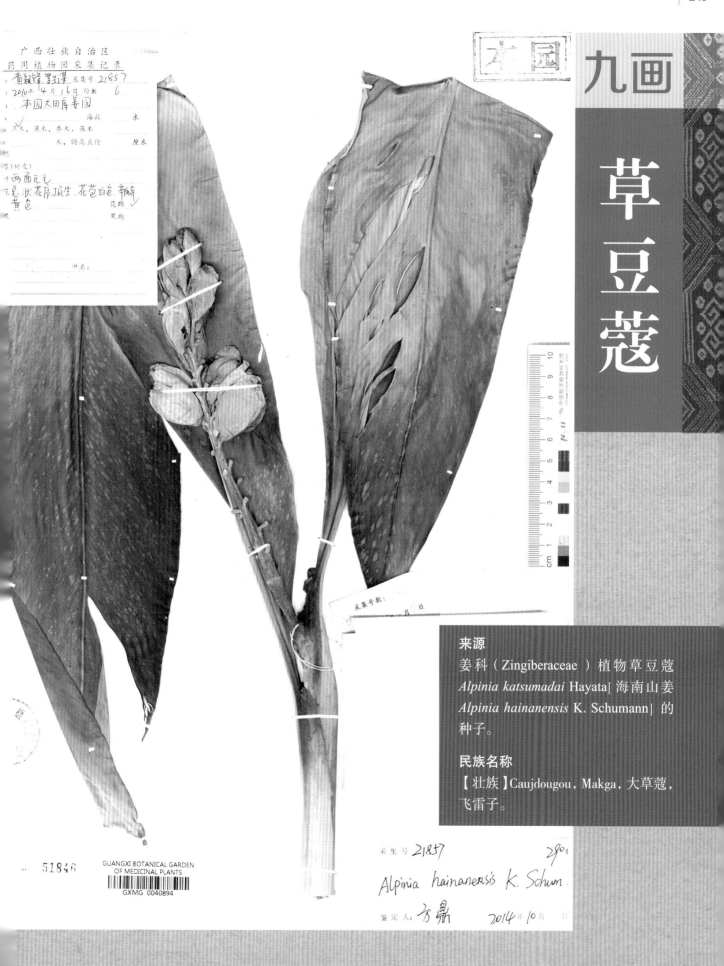

九画

草豆蔻

来源
姜科（Zingiberaceae ）植物草豆蔻
Alpinia katsumadai Hayata[海南山姜
Alpinia hainanensis K. Schumann] 的
种子。

民族名称
【壮族】Caujdougou，Makga，大草蔻，
飞雷子。

采集号 21857

Alpinia hainanensis K. Schum.

鉴定人: 方鼎   2014 年 10 月

民 族 应 用

【壮族】药用种子。具有燥湿行气、温中止呕的功效；主治寒窘中阻，脾胃气滞，寒凝湿郁，脾虚久泻，呕吐，痰饮，脚气，口臭等。内服用量 3~6g。

药材性状　本品为类球形的种子团，直径 1.5~2.7cm，表面灰褐色，中间有黄白色的隔膜，将种子团分成 3 瓣，每瓣有种子多数，黏连紧密，种子团略光滑。种子为卵圆状多面体，长 3~5mm，直径约 3mm，外被淡棕色膜质假种皮，种脊为一条纵沟，一端有种脐；质硬，将种子沿种脊纵剖两瓣，纵断面观呈斜心形，种皮沿种脊向内伸入部分约占整个表面积的 1/2；胚乳灰白色。气香，味辛、微苦。

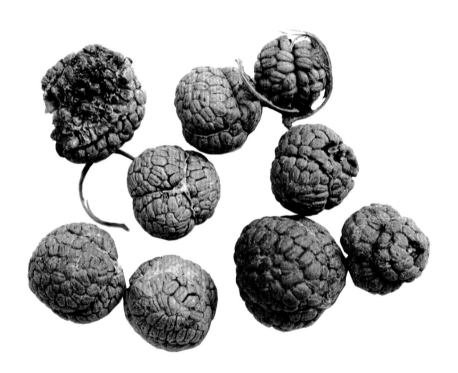

· 草豆蔻 – 种子

药用源流　《名医别录》收载"豆蔻"，列为上品，记载："豆蔻味辛，温，无毒。主温中、心腹痛、呕吐，去口臭气。"《本草图经》记载："豆蔻即草豆蔻也。生南海，今岭南皆有之……其山姜花茎叶，皆姜也。但根不堪食，足与豆蔻花相乱而微小耳。花生叶间，作穗如麦粒，嫩红色，南人取其未大开者，谓之含胎花。"其所述与现今草豆蔻相符，但所附"宜州豆蔻"图，花及果由根茎上生出，似豆蔻属（*Amomum*）植物及白豆蔻的特征。而"白豆蔻"条所附"广州白豆蔻"图，花序顶生，却与山姜属特征相符，说明《本草图经》中有图文颠倒现象。该书对豆蔻的描述及所载"广州白豆蔻"图所示特征均与山姜属草豆蔻一致。《本草纲目》云："草豆蔻、草果虽是一物，然微有不同。今建宁所产豆蔻，大如龙眼而形微长，其皮黄白薄而棱峭，其仁大如缩砂仁而辛香气和。滇广所产草果，长大如诃子，其皮黑厚而棱密，其子粗而辛臭，正如斑蝥之气，彼人皆用茗茶及作食料，恒用之物……南人复用一种火杨梅伪充草豆蔻，其形圆而粗，气味辛猛而不和，人亦多用之，或云即山姜实也，不可不辨……治瘴疠寒疟，伤暑吐下泄痢，噎膈反胃，痞满吐酸，痰饮积聚，妇人恶阻带下，除寒燥湿，开郁破气，杀鱼肉毒。制丹砂。" 明朝时期出现草果与草豆蔻混淆的情况。《本草原始》记载："实若龙眼而无鳞甲，中如石榴子。"其所附图绘与今草豆蔻相符。《中华人民共和国药典》（2020年版 一部）记载其具有燥湿行气、温中止呕的功效；主治寒湿内阻，脘腹胀满冷痛，嗳气呕逆，不思饮食。

分类位置	种子植物门	被子植物亚门	单子叶植物纲	姜目	姜科
	Spermatophyta	Angiospermae	Monocotyledoneae	Zingiberales	Zingiberaceae

形态特征 多年生草本。高达3m。叶片条状披针形，长50~60cm，宽6~9cm，顶端渐尖并有一短尖头，边缘被毛；叶舌卵形，长5~8mm，外被粗毛。总状花序顶生，直立，长20~30cm，花序轴被粗毛；小花梗明显，长约3mm；苞片宽椭圆形，长约3.5cm；基部被粗毛；花萼钟状；花冠管长约8mm，内被长柔毛，裂片矩圆形，长约1cm，边缘稍内卷，具缘毛；唇瓣三角状卵形，长约3.5cm，顶端微2裂，具自中央向边缘放射的彩色条纹；雄蕊1，长2.2~2.5cm。果球形，直径约3cm，熟时金黄色。

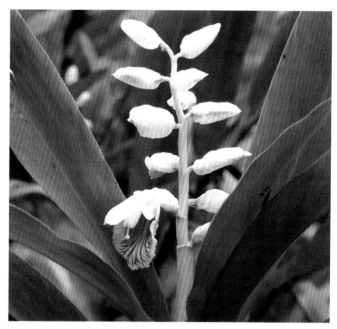

· 草豆蔻－花期

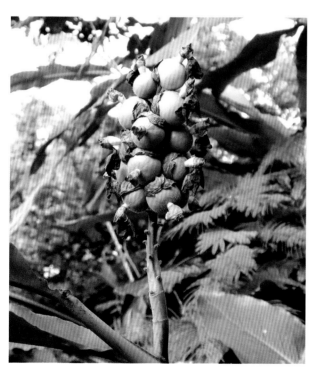

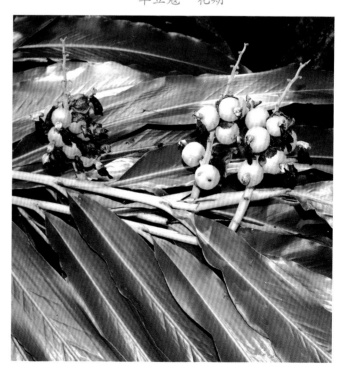

· 草豆蔻－果期

生境分布 生于山地疏或密林中。分布于广西、广东等。广西主要分布在武鸣、防城、桂平、容县、博白、北流等。

化学成分 主要含有山姜素、松属素、小豆蔻明、栲木酮[1]、7,4'-二羟基-5-甲氧基二氢黄酮[2]、乔松素、蜡菊亭、2',4'-二羟基-6'-甲氧基二氢查尔酮[3]、quercetin-3-O-(2,6-di-O-rhamnopyranosylgalactopyranoside)、isorhamnetin-3-O-(2,6-di-O-rhamnopyranosylgalactopyranoside)、儿茶素、pinocembrin-3,7-di-β-D-glucoside、quercetin-3-O-robinobioside[4]、球松素、柚皮素、白杨素、芦丁[5]、calyxin T-W[6]等黄酮类成分，以及1,7-双苯-5-羟基-4,6-庚烯-3-酮基、1,7-双苯-4,6-庚烯-3-酮基、β-谷甾醇[2]、katsumadain B、羊踯躅素I、金色酰胺醇酯[3]、腺苷、尿嘧啶、烟酸、次黄嘌呤、腺嘌呤[4]、(3S,5S)-trans-3,5-dihydroxy-1,7-diphenyl-hept-1-ene、(3R,5S)-trans-3,5-dihydroxy-1,7-diphenyl-hept-1-ene、5-hydroxy-1,7-diph-enyl-hepta-6-en-3-one、2,4-二羟基-6-苯乙基-苯甲酸甲酯[5]、反式桂皮酸、原儿茶酸、对羟基苯甲酸、香草酸[7]等成分。

药理作用 1. 抗肿瘤作用

草豆蔻中的山姜素能抑制人乳腺癌细胞 MCF7 和 MDA-MB-231 增殖，并诱导癌细胞线粒体凋亡，还能抑制人乳腺癌 MDA-MB-231 细胞裸鼠移植瘤的生长，其作用机制与调节 ROS/NF-κB/HIF-1α 信号通路有关[8]。草豆蔻中总黄酮对人胃癌细胞株 SGC7901、人肝癌细胞株 HepG2、人慢性粒细胞白血病细胞株 K562 和人肝癌细胞株 SMMC7721 均有不同程度的抑制作用，其 IC_{50} 分别为 3.48μg/ml、32.30μg/ml、29.21μg/ml 和 16.38μg/ml[9]。

2. 保肝作用

山姜素对 LPS/D-Galn 诱导的小鼠肝损伤具有保护作用，能降低肝损伤小鼠血清 ALT 和 AST 水平与肝组织 MDA 和 MPO 含量，降低炎症因子 TNF-α 和 IL-1β 分泌，改善肝组织病变，其作用机制与抑制 NF-κB 信号通路和激活 Nrf2 信号通路有关[10]。

3. 对胃肠道作用

草豆蔻中的豆蔻素可通过激活 AhR/Nrf2/NQO1 信号通路并抑制 NLRP3 炎症小体的激活，改善 DSS- 和 TNBS 诱导的小鼠结肠炎[11]。山姜素可通过激活 AhR 通路，调控 miR-302/DNMT-1/CREB 信号通路，恢复 Th17/Treg 细胞平衡，从而改善小鼠结肠炎[12]。复方草豆蔻合剂可促进胃肠运动，其作用机制可能与提高血和胃肠道中胃动素和 P 物质含量有关[13]。

4. 其他作用

草豆蔻中的 (3R)-5,6,7-trihydroxy-3-isopropyl-3-methylisochroman-1-one 可通过抑制炎症反应和氧化应激对抗脂磷壁酸诱导的大鼠心肌细胞 H9C2 细胞损伤[14]；还能通过抑制氧化应激，减轻 rd10 小鼠视网膜光感受器细胞的变性，并增强视网膜的生理功能[15]。山姜素可能通过上调 AQP-1 表达和下调炎症因子 TNF-α 表达来改善重症急性胰腺炎大鼠肺损伤[16]。山姜素可通过激活 Nrf2 和抑制 TLR4 信号通路，保护脂多糖诱导的肾损伤[17]。

附　注 草豆蔻的市场销势较好，但在部分中药材市场出现一些外观性状相似的混用品光叶云南草蔻 *Alpinia blepharocalyx* K. Schum var. *glabrior* (H.-M.) T.L.Wu. 和云南草蔻 *A.blepharocalyx* K. Schum.。

参考文献

[1] 王延翠,李爱峰,孙爱玲,等.草豆蔻有效成分的半制备型高效液相色谱分离[J].安徽农业科学,2016,44(24):127-130.

[2] 王秀芹,杨孝江,李教社.草豆蔻化学成分研究[J].中药材,2008,31(6):853-855.

[3] 王小兵,杨长水,华淑贞,等.草豆蔻的化学成分(英文)[J].中国天然药物,2010,8(6):419-421.

[4] 李元圆,桂新,王峥涛.草豆蔻正丁醇部位化学成分(英文)[J].中国天然药物,2009,7(6):417-420.

[5] 唐俊,李宁,戴好富,等.草豆蔻种子化学成分及其NF-κB的激活抑制作用与抗肿瘤活性[J].中国中药杂志,2010,35(13):1710-1714.

[6] WANG X B, YANG C S, LUO J G, et al. Experimental and theoretical calculation studies on the structure elucidation and absolute configuration of calyxins from *Alpinia katsumadai*[J]. Fitoterapia,2017,119:121-129.

[7] 李元圆,杨莉,王长虹,等.草豆蔻化学成分及体外抗肿瘤作用研究[J].上海中医药大学学报,2010,24(1):72-75.

[8] ZHANG T,GUO S,ZHU X Y, et al. Alpinetin inhibits breast cancer growth by ROS/NF-κB/HIF-1α axis[J]. Journal of Cellular and Molecular Medicine, 2020,24: 8430-8440.

[9] 叶丽香,阮冠宇,李鹏.草豆蔻中总黄酮体外抗肿瘤活性研究[J].海峡药学,2012,24(6): 263-264.

[10] LIU T G, SHA K H, ZHANG L G, et al. Protective effects of alpinetin on lipopolysaccharide/ d-Galactosamine-induced liver injury through inhibiting inflammatory and oxidative responses[J]. Microbial Pathogenesis,2019,126:239-244.

[11] WANG K, LV Q, MIAO Y M, et al. Cardamonin, a natural flavone, alleviates inflammatory bowel disease by the inhibition of NLRP3 inflammasome activation via an AhR/Nrf2/NQO1 pathway [J]. Biochemical Pharmacology, 2018, 155: 494-509.

[12] LV Q, SHI C, QIAO S M, et al. Alpinetin exerts anti-colitis efficacy by activating AhR, regulating miR-302/DNMT-1/CREB signals, and therefore promoting Treg differentiation[J].Cell Death and Disease, 2018,9: 890.

[13] 李海英,杨帆.复方草豆蔻合剂对大鼠胃肠运动及神经递质的影响[J].亚太传统医药,2012,8(3):5-6.

[14] LIU Z, XIE L F, BIAN T Q, et al. (3*R*)-5,6,7-trihydroxy-3-isopropyl-3-methylisochroman-1- one reduces lipoteichoic acid-induced damage in rat cardiomyoblast cells[J]. Anatolian Journal of Cardiology, 2018,19:198-204.

[15] HU S L, ZHENG C P. (3*R*)-5,6,7-trihydroxy-3-isopropyl-3-methylisochroman-1-one ameliorates retinal degeneration in Pde6b mice[J]. Cutaneous and Ocular Toxicology,2018,37: 245-251.

[16] Liang X S, Zhang B, Chen Q, et al. The mechanism underlying alpinetin-mediated alleviation of pancreatitis-associated lung injury through upregulating aquaporin-1[J].Drug Design, Development and Therapy, 2016,10: 841-850.

[17] Huang Y, Zhou L S,Yan L,et al. Alpinetin inhibits lipopolysaccharide-induced acute kidney injury in mice[J]. International Immunopharmacology,2015,28:1003-1008.

草果

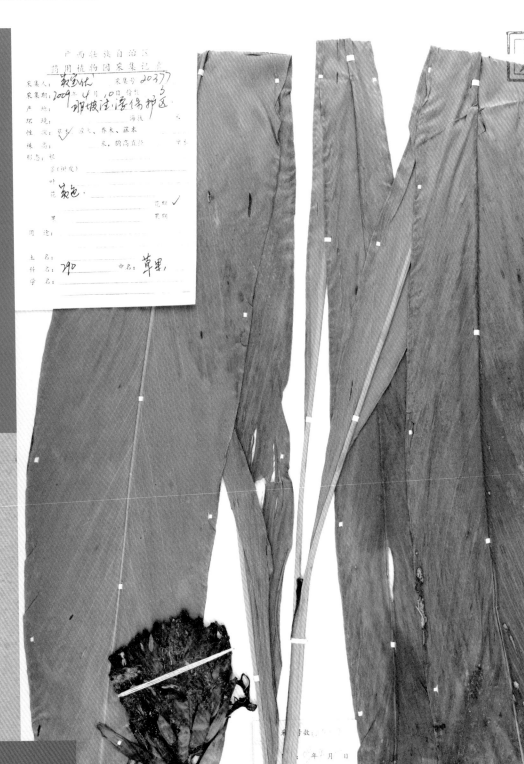

来源
姜 科（Zingiberaceae）
植物草果 *Amomum tsao-ko* Crevost et Lemaire 的
果实。

民族名称
【壮族】楞后（那坡）。

民 族 应 用

【壮族】药用果实。水煎服治油腻食滞。内服用量6~15g。

药材性状　本品长椭圆形，具三钝棱，长2~4cm，直径1~2.5cm。表面灰棕色至红棕色，具纵沟及棱线，顶端有圆形突起的柱基，基部有果柄或果柄痕；果皮质坚韧，易纵向撕裂；剥去外皮，中间有黄棕色隔膜，将种子团分成3瓣，每瓣有种子多为8~11粒。种子呈圆锥状多面体，直径约5cm；表面红棕色，外被灰白色膜质的假种皮，种脊为一条纵沟，尖端有凹状的种脐；质硬，胚乳灰白色。有特异香气，味辛、微苦。

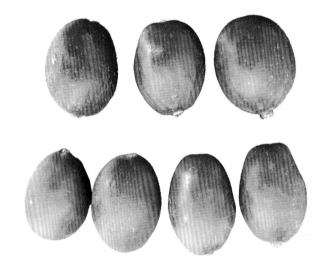

·草果－果实（鲜）

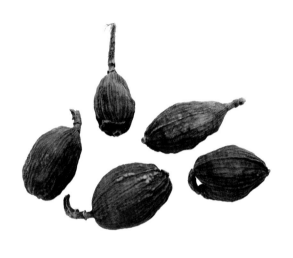

·草果－果实

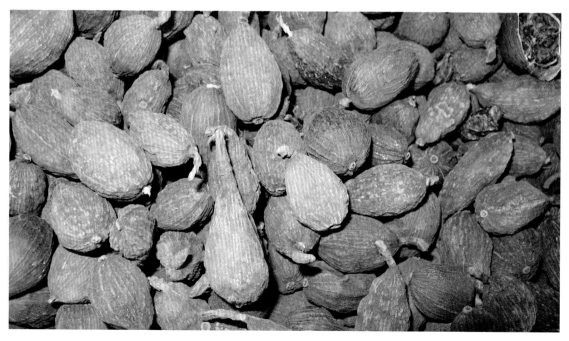

·草果－果实

药用源流 草果入药始见于《太平惠民和剂局方》,《宝庆本草折衷》首增入本草,并云:"或云生广西州郡。实熟时采,暴干。味辛、温,无毒。主温中,去恶气,止呕逆,定霍乱,消酒毒,快脾暖胃。"《本草品汇精要》云:"草果生广南及海南。草果形如橄榄,其皮薄,其色紫,其仁如缩砂仁而大。又云南出者名云南草果,其形差小耳。"《本草汇言》记载:"生闽、广。长大如荔枝,其皮黑厚,有直纹。内子大粒成团。"《本草从新》记载:"滇广所产名草果。辛,热。破气除痰,消食化积……形如诃子,皮黑厚而棱密,子粗而辛臭。"其所述特征及功效应用与现今草果相符。《中华人民共和国药典》(2020 年版 一部)记载其具有燥湿温中、截疟祛痰的功效;主治寒湿内阻,脘腹胀痛,痞满呕吐,疟疾寒热,瘟疫发热。

分类位置	种子植物门	被子植物亚门	单子叶植物纲	姜目	姜科
	Spermatophyta	Angiospermae	Monocotyledoneae	Zingiberales	Zingiberaceae

形态特征 多年生草本。茎丛生,高达 3m,全株有辛香气,地下部分略似生姜。叶片长椭圆形或长圆形,两面光滑无毛;叶舌全缘,长 0.8~1.2cm。总花梗长 10cm 或更长;鳞片长圆形或长椭圆形,长 5.5~7cm;穗状花序长 13~18cm;小苞片管状,长 3cm,宽 0.7cm;花冠红色,裂片长圆形,长约 2cm,宽约 4mm;唇瓣椭圆形;药隔附属体 3 裂。蒴果成熟时红色,干后褐色,长圆形或长椭圆形,干后具皱缩的纵线条,种子多角形。

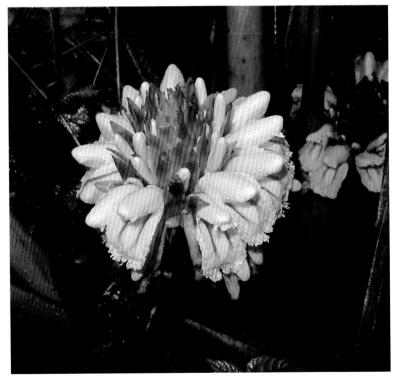

·草果－花期

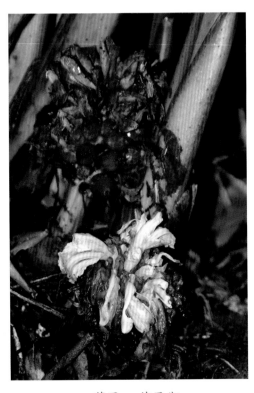

·草果－花果期

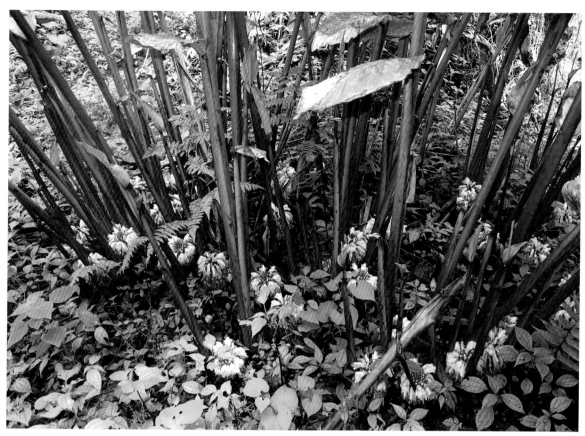

· 草果 – 植株

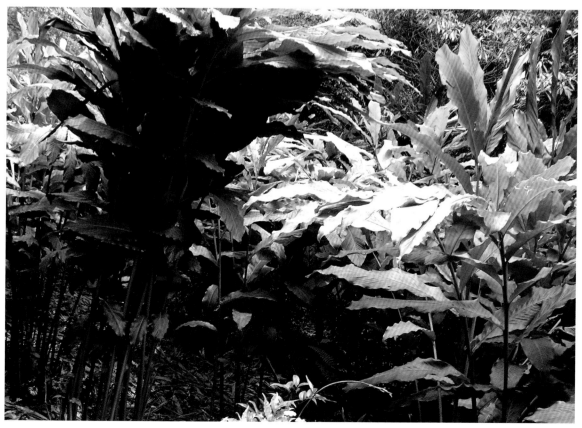

· 草果 – 植株

生境分布　栽培或野生于1100~1800m的疏林下。分布于云南、广西、贵州等。广西主要分布在那坡、都安等。

化学成分　主要含有桉树脑、反式 -2- 辛烯醛、反式橙花叔醇、吉玛烯、香树烯、反式 -2- 十二烯醛、2-十二烯醛、11- 氧杂三环 [4.3.1.1(2,5)] 十一碳 -3- 烯 -10- 醇、石竹烯、2- 甲基 -3- 苯基 -2- 丙烯醛、(反式)-3,7- 二甲基 -2,6- 辛二烯 -1- 醇醋酸酯、可巴烯、3- 壬酮、2,3- 二氢 -1H- 茚 -4- 甲醛、4- 正丙基苯甲醛、α- 乙基苯乙醛、α- 柠檬醛、顺式 -2- 癸烯醛、香叶醇、β- 柠檬醛、α- 松油醇、2- 甲基 -6- 亚甲基 -7- 辛烯 -2- 醇、2- 十五炔 -1- 醇等挥发性成分[1]，芦丁、槲皮素 -3-O-β-D- 吡喃葡萄糖苷、3,5- 二 -C-β-D- 吡喃葡萄糖基根皮素、原花青素 B_2、金丝桃苷、木樨草素 -7-O-β-D- 葡萄糖苷[2] 等黄酮类成分，原儿茶酸、对羟基苯甲酸、香草酸、龙胆酸[2] 等多酚类成分，amomutsaokols A–K、(3R,5R)–3,5–dihydroxy–1,7–bis(4–hydroxyphenyl) heptane、(3R,5R)–3–acetoxy–5–hydroxy–1,7–bis(4–hydroxyphenyl) heptane、(3R,5R)–3,5–dihydroxy–1–(3,4–dihydroxyphenyl)– 7–(4–hydroxyphenyl) heptane、(3R,5R)–3,5–dihydroxy–1–(4–hydroxy–3–methoxyphenyl)–7–(4–hydroxyphenyl) heptane、meso–hannokinol、rel–(3R,5S)–3,5–dihydroxy–1–(3,4–dihydroxyphenyl)–7–(4–hydroxyphenyl) heptane、(3R,5S)–3,5–dihydroxy–1–(4–hydroxy–3–methoxyphenyl)–7–(4–hydroxyphenyl) heptane、rel–(3R,5S)–3,5–dihydroxy–1–(4–hydroxy–3–methoxyphenyl)–7–(3,4–dihydroxyphenyl) heptane、4–[(3S,5E)–3–hydroxy–7–(4–hydroxyphenyl)hept–5–en–1–yl]–2–methoxyphenol、1,7–bis(4–hydroxyphenyl)–3–hepten–5–one、(4E,6E)–1,7–bis (4–hydroxyphenyl) hepta–4,6–dien–3–one、tsaokoarylone、(4E,6E)–1,7–bis(4–hydroxy–3–methoxyphenyl) hepta–4,6–dien–3–one[3] 等二苯基庚烷类成分，以及 6,7–dihydroxy–indan–4–carbaldehyde、tsaokoin、isotsaokoin、6–hydroxy–indan–4–carbaldehyde、p–menth–1–ene–5,6–diol、tsaokoarylone、hannokinin[4] 等成分。

药理作用　**1. 抗氧化作用**

草果挥发油具有清除 DPPH 自由基活性，其 IC_{50} 为 5.27mg/ml[5]。草果的不同极性部位均具有一定的体外抗氧化能力，其中乙酸乙酯部位对 DPPH 自由基的清除能力最强，正丁醇部位对 O_2^- 自由基的清除能力和对 Fe^{3+} 的还原能力最强[6]。草果总黄酮有较强的 DPPH 自由基清除力，其 IC_{50} 为 12.89 mg/L，DPPH 自由基清除率为 80.5%[7]。

2. 抗肿瘤作用

草果挥发油对肝癌 H22 荷瘤小鼠肿瘤生长具有抑制作用，其作用机制可能与通过提高 Bax 表达，降低 Bcl-2 表达来促使细胞凋亡有关；草果中的香叶醇联合对丙基苯甲醛应用能协同抑制 HepG2 细胞增殖[8]。

3. 抗菌作用

草果提取物对金黄色葡萄球菌、鼠伤寒沙门菌和铜绿假单胞菌均有抑制作用，其 MIC 分别为 1mg/ml、2mg/ml、2mg/ml[9]。草果挥发油对金黄色葡萄球菌、表皮葡萄球菌、痤疮丙酸杆菌、枯草杆菌、铜绿假单胞菌、白色念珠菌、大肠杆菌具有抑制作用[5]。

4. 抗胃溃疡作用

草果提取物对幽门螺旋杆菌所致大鼠胃溃疡具有明显的防治作用[10]。

5. 保肝作用

草果、菱角壳水提混合液对急性酒精性中毒小鼠起解酒效用，并在一定程度上保护肝脏免受急性酒精性损伤，其作用机制可能与抵抗脂质对氧化应激的能力、清除氧自由基和加速酒精排泄有关[11]。

6. 抗炎作用

草果中的 2,8–decadiene–1,10–diol 能抑制 LPS 诱导的 RAW264.7 细胞炎症反应，其作用机制与抑制 MAPK 和 NF–κB 信号通路有关[12]。草果甲醇提取物能抑制 LPS 诱导的 RAW264.7 细胞和脓毒症小鼠分泌 NO 和 iNOS 的表达，其作用机制可能与提高 HO–1 的表达有关[13]。

7.其他作用

草果中的 amomutsaokol C–E、(3*R*,5*R*)–3,5–dihydroxy–1,7–bis(4–hydroxyphenyl)heptane、rel–(3*R*,5*S*)–3,5–dihydroxy–1–(4–hydroxy–3–methoxyphenyl)–7–(3,4–dihydroxyphenyl)heptane 等化合物对 α– 葡萄糖苷酶具有抑制作用，其 IC_{50} 值为 12.9~48.8μmol/L[3]。

参考文献

[1] 胡彦,张志信,张铁,等.草果不同栽培品种挥发性成分的GC-MS分析[J].文山学院学报,2018,31(6):15-22.

[2] 李志君,万红焱,顾丽莉,等.草果多酚物质提取及LC-MS/MS分析[J].食品工业科技,2017,38(8):294-299,334.

[3] HE X F,WANG H M,GENG C A,et al. Amomutsaokols A–K, diarylheptanoids from *Amomum tsao-ko* and their α–glucosidase inhibitory activity[J].Phytochemistry, 2020, 177: 112418.

[4] LEE K Y, KIM S H, SUNG S H, et al. Inhibitory constituents of lipopolysaccharide–induced nitric oxide production in BV2 microglia isolated from *Amomum tsao-ko*.[J]. Planta Medica,2008,74(8): 867–869.

[5] CUI Q, WANG L T, LIU J Z, et al.Rapid extraction of *Amomum tsao-ko* essential oil and determination of its chemical composition, antioxidant and antimicrobial activities[J]. Journal of Chromatography B, 2017,1061–1062:364–371.

[6] 陈石梅,黄比翼,黄锁义.草果醇提取物不同极性部位的体外抗氧化活性研究[J].中国药房,2020,31(8):953-956.

[7] 袁园,张潇,陈碧琼,等.草果总黄酮的提取及DPPH自由基清除活性研究[J].食品研究与开发,2017,38(15):63-68.

[8] 张琪.草果挥发油抗肝癌作用及其机制初探[D].桂林:桂林医学院,2015.

[9] RAHMAN M R T, LOU Z X,YU F H, et al. Anti–quorum sensing and anti–biofilm activity of *Amomum tsao-ko* (*Amommum tsao-ko* Crevostet Lemarie) on foodborne pathogens[J].Saudi Journal of Biological Sciences, 2017,24:324–330.

[10] 吴怡,张康宁,李文学.草果提取物对幽门螺旋杆菌抑制作用及对胃溃疡防治作用的试验研究[J].现代医学与健康研究电子杂志,2018,2(5):14-15.

[11] 杨梦,兰岚,韦静,等.草果、菱角壳水提混合物对小鼠急性酒精肝损伤的保护作用[J].中国中医急症,2020,29(1):22-24,28.

[12] KIM M S, AHN E K, HONG S S,et al. 2,8–decadiene–1,10–diol inhibits lipopolysaccharide–induced inflammatory responses through inactivation of mitogen–activated protein kinase and nuclear factor–κB signaling pathway[J] .Inflammation,2016,39(2):583–591.

[13] SHIN J S, RYU S, JANG D S, et al. *Amomum tsao-ko* fruit extract suppresses lipopolysaccharide–induced inducible nitric oxide synthase by inducing heme oxygenase–1 in macrophages and in septic mice[J].International Journal of Experimental Pathology, 2016, 96(6):395–405.

荞麦

广西壮族自治区
药用植物园采集记录

采集人: 黄颖睎　　采集号 14922
采集期: 06年 11月 5 日 份数 4
产地: 来宾忻城
环境:　　　　　　　海拔　　　米
性状: 草本、藤本、乔木、灌木
株高:　　　　米, 胸高直径　　原木
形态: 根
茎(付皮) 中空 直立
叶 互生 戟状三角状
花 荞状花序顶生或腋生, 白色或淡粉红色
果 三棱形, 黑褐色
用途:
土名: 三角麦
科名: 蓼科 中名:
学名:

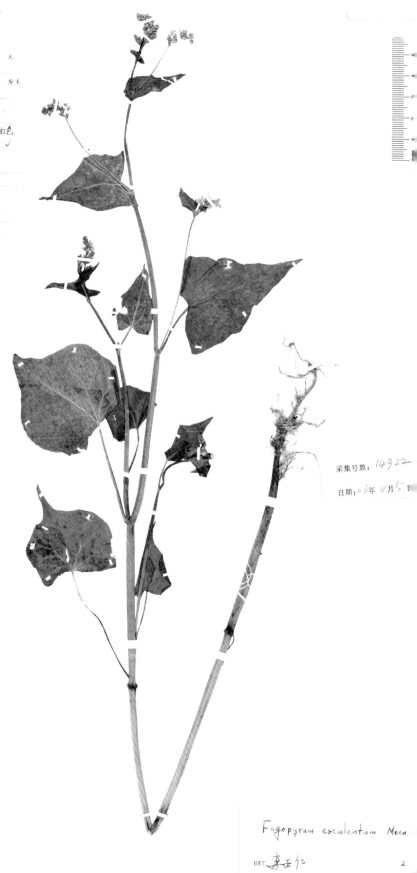

采集号数: 14922
日期: 06年 11月 5 日

Fagopyrum esculentum Moen

DET 荞安仁

2

来源
蓼科（Polygonaceae）植物荞麦
Fagopyrum esculentum Moench 的
全草或种子。

民族名称
【壮族】Meggak。

民 族 应 用

【壮族】药用全草、种子。主治食滞谷道，拉肚子，屙痢，丹毒，瘰疬，汤火烫灼伤，淋病，湿热带下。内服用量6~10g，水煎服，或适量粉碎，入丸、散剂。

药材性状 种子呈三角状卵形，长3~5mm，先端渐尖，具3锐棱，表面棕褐色至黑褐色，光滑。质坚硬，断面粉性。气微，味甘淡。

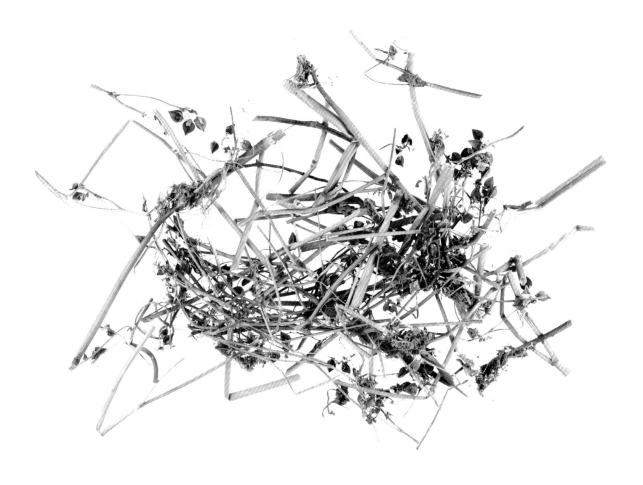

·荞麦－全草

药用源流 以乔麦一名始载于《千金要方》卷二六《食治·谷米》，曰："味酸，微寒，无毒。食之难消，动大热风。"《本草纲目》记载："荞麦南北皆有。立秋前后下种、八、九月收刈，性最畏霜。苗高一二尺，赤茎绿叶，如乌桕树叶。开小白花，繁密粲粲然。结实累累如羊蹄，实有三棱，老则乌黑色……荞麦最降气宽肠，故能炼肠胃滓滞，而治浊带泄痢腹痛上气之疾，气盛有湿热者宜之。"根据其描述、功效应用及《植物名实图考》附图，与现今荞麦相符。《中华本草》记载其具有健脾消积、下气宽肠、解毒敛疮的功效；主治肠胃积滞，泄泻，痢疾，绞肠痧，白浊，带下，自汗，盗汗，疱疹，丹毒，痈疽，发背，瘰疬，烫火伤。

分类位置	种子植物门	被子植物亚门	双子叶植物纲	蓼目	蓼科
	Spermatophyta	Angiospermae	Dicotyledoneae	Polygonales	Polygonaceae

形态特征 一年生草本。叶三角形或卵状三角形，宽 2~5cm。花序总状或伞房状，顶生或腋生，花序梗一侧具小突起；苞片卵形，绿色，边缘膜质，每苞内具 3~5 花；花梗无关节，花被 5 深裂，白色或淡红色，花被片椭圆形；雄蕊 8，比花被短，花药淡红色；花柱 3，柱头头状。瘦果卵形，具 3 锐棱，顶端渐尖。

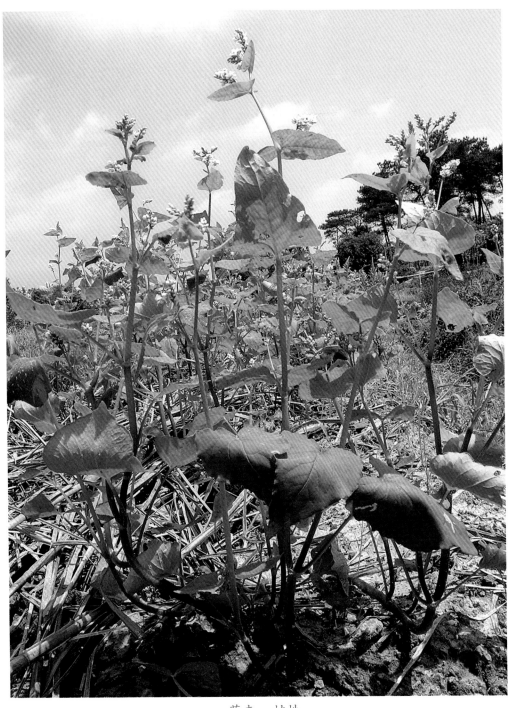

·荞麦－植株

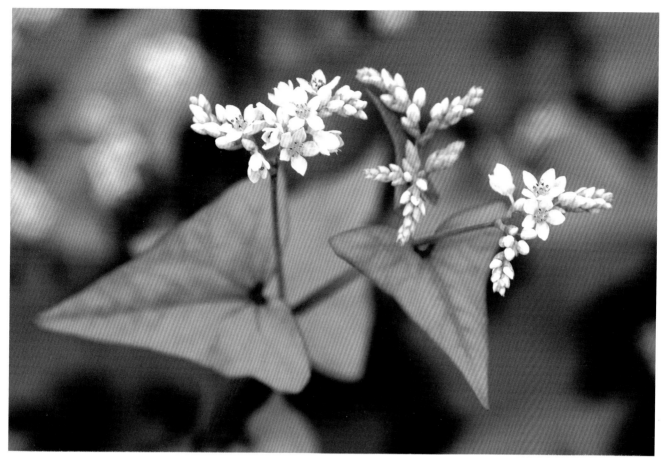

· 荞麦 - 花期

生境分布 生于荒地、路边。我国各地有栽培。广西全区各地均有分布。

化学成分 主要含有芦丁、槲皮素、山奈酚、山奈酚 -3-O- 芸香糖苷、牡荆素、异牡荆素、荭草素、异荭草素、儿茶素、表儿茶素、金丝桃苷、木犀草苷、芹菜素、高良姜素、松属素[1]、山奈酚 -3-O-β-D- 吡喃葡萄糖苷、槲皮苷、木犀草素 -7-O-β- 葡萄糖苷[2]、quercetin-hexoside gallate、异槲皮素、kaempferol-hexoside、procyanidin dimer、procyanidin tetramer isomer、procyanidin dimer monogalate、procyanidin trimer 2、procyanidin trimer 3[3] 等黄酮类成分，caffeoyldihexose、3-caffeoylquinic acid、caffeic acid-hexoside、caffeic acid-pentoside、5-caffeoylquinic acid、catechin[3] 等酚类成分，组氨酸、亮氨酸、赖氨酸、蛋氨酸、天冬氨酸、半胱氨酸[4] 等氨基酸类成分，以及胡萝卜苷、β- 谷甾醇[2] 等成分。

药理作用 1. 抗肿瘤作用

荞麦多糖可抑制 S180 肿瘤细胞增殖，促进其凋亡，还能延长 S180 肉瘤小鼠生存期，提高其存活率，改善其生存质量，其机制可能与提高机体免疫功能，抑制化疗药物导致的机体免疫功能的降低，提高化疗效果有关[5]。荞麦 BTI 基因转染 HepG2 细胞后，能抑制细胞增殖，并诱导细胞凋亡，其作用机制可能与下调 CyclinD1 表达和上调 P21 表达有关；还能降低转染荞麦 BTI 基因后 HepG2 细胞的黏附和侵袭迁移能力[6]。

2. 抗糖尿病并发症作用

荞麦发酵物可降低 db/db 小鼠随机血糖，对 db/db 小鼠肾组织 VEGF 蛋白表达有下调作用，对

MMP-9 蛋白表达有上调作用[7]。荞麦花叶总黄酮对 2 型糖尿病大鼠心肌纤维化具有保护作用，其作用机制与抑制心肌组织中 TGF-β1 表达有关[8]。荞麦花叶总黄酮对高糖高脂喂养联合小剂量 STZ 诱导的 2 型糖尿病大鼠的心肌损伤具有保护作用，其作用机制可能与改善糖耐量、降低餐后血糖、降低血清 LDH 和 CK-MB 的活性，提高 PI3K 的活性有关[9]。荞麦花叶黄酮对糖尿病肝损伤有抑制作用，其机制可能与降低血糖、改善胰岛素抵抗、上调 IRS-2、PI3K 蛋白表达及下调 NF-κB 蛋白表达有关[10]。荞麦花叶黄酮能改善自发肥胖型 T2MD 大鼠一般情况，控制体质量增长和血糖指标，增强胰岛素敏感性，其作用机制可能与下调 NF-κB mRNA 及蛋白表达、上调 ISR22 mRNA 及蛋白表达有关[11]。荞麦花叶黄酮能改善糖尿病 GK 大鼠学习记忆障碍，机制可能与增加血液、海马组织 SOD 活性、降低 MDA 含量和抑制海马组织 AGEs 的产生有关[12]。荞麦花叶中的芦丁能改善小鼠高糖刺激血管内皮依赖性舒张功能，其保护作用与增强血管 SOD 活性、减少 ROS 过量生成及促进血管内皮细胞合成 NO 有关[13]。

3. 对胃肠道的作用

荞麦花叶黄酮对肠平滑肌有兴奋作用，其机制可能与激动 M 受体相关[14]。荞麦蜂花粉能诱导肠道分泌 sIgA，抑制炎症反应，缓解抗生素诱导的菌群失调，维护肠道屏障完整性[15]。

参考文献

[1] 闫超. 内蒙古荞麦黄酮类化合物测定及特征研究 [D]. 呼和浩特：内蒙古农业大学, 2015.

[2] 马俊利, 李春钢, 张博男, 等. 甜荞麦花叶化学成分研究 [J]. 中国实验方剂学杂志, 2010, 16(13):94-96.

[3] KIPROVSKI B, MIKULIC-PETKOVSEK M, SLATNAR A, et al. Comparison of phenolic profiles and antioxidant properties of European Fagopyrum esculentum cultivars[J]. Food Chemistry, 2015, 185(15):41-47.

[4] MOTA C, SANTOS M, MAURO R, et al. Protein content and amino acids profile of pseudocereals[J]. Food Chemistry, 2016, 193(15):55-61.

[5] 范多娇. 荞麦多糖对 S180 肉瘤小鼠辅助治疗作用的实验研究 [D]. 唐山：河北联合大学, 2011.

[6] 贾海燕. 荞麦中活性成分对 HepG2 细胞作用的初步研究 [D]. 太原：山西大学, 2012.

[7] 黄菡雪, 蒋志鹏, 石亚静, 等. 荞麦发酵物对 2 型糖尿病 db/db 小鼠肾 VEGF、MMP-9 表达的影响 [J]. 现代预防医学, 2017, 44(6):1102-1105, 1144.

[8] 勾向博, 郭静, 白静. 荞麦花叶总黄酮对 2 型糖尿病大鼠心肌纤维化的保护作用及其机制 [J]. 吉林大学学报 (医学版), 2016, 42(4):694-698, 844.

[9] 闫文娜. 荞麦花叶总黄酮对 2 型糖尿病大鼠心肌损伤及 PI3K 的影响 [D]. 唐山：河北联合大学, 2014.

[10] 韩淑英, 姜妍, 王志路, 等. 荞麦花叶黄酮对 2 型糖尿病大鼠肝损伤及 IRS-2、PI3K、NF-κB 表达的影响 [J]. 中国药理学通报, 2013, 29(11):1582-1586.

[11] 高媛, 林琳, 满玉洁. 荞麦花叶黄酮干预自发肥胖型 2 型糖尿病大鼠 NF-κB/IRS2 信号通路的实验研究 [J]. 临床和实验医学杂志, 2020, 19(1):30-34.

[12] 涂画, 高翔, 陈雪品, 等. 荞麦花叶黄酮对糖尿病 GK 大鼠学习记忆的影响 [J]. 现代预防医学, 2016, 43(11):2013-2016.

[13] 张博男, 张静怡, 储金秀, 等. 荞麦花叶芦丁对高糖刺激血管损伤的保护作用 [J]. 吉林大学学报 (医学版), 2016, 42(1):40-47.

[14] 吴立国, 韩淑英, 石雪静, 等. 荞麦花叶黄酮对肠道平滑肌活动的影响 [J]. 亚太传统医药, 2015, 11(11):14-16.

[15] ZHU L Y, LI J, WEI C H, et al. Polysaccharide from Fagopyrum esculentum Moench bee pollen alleviates microbiota dysbiosis to improve intestinal barrier function in antibiotic-treated mice[J]. Food & Function, 2020, 11(12):10519-10533.

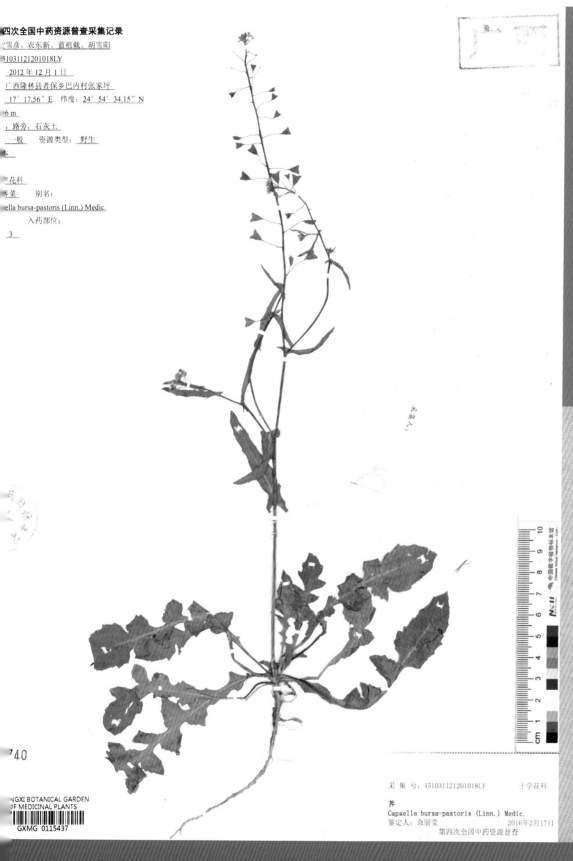

莽

菜

采 集 号：451031121201018LY   十字花科

荠

Capsella bursa-pastoris (Linn.) Medic.

鉴定人：佘丽莹   2016年2月17日

第四次全国中药资源普查

来源

十字花科（Cruciferae）植物荠 *Capsella bursa-pastoris* (L.) Medic. 的全草。

民族名称

【壮族】Byaekcwj。

【瑶族】凡可赖。

民 族 应 用

【壮族】药用带根全草。主治水肿，淋病，心下痛，吐血、便血、血崩等脉漏之症，月经过多，目赤等。内服用量10~30g；外用适量。

【瑶族】药用全草。主治感冒发热，高血压病，头晕目眩，眼痛，尿路感染，乳糜尿，肾炎水肿，尿路结石，肺结核咯血，衄血，便血，月经过多，子宫出血。内服用量30~60g，水煎服。

药材性状 主根圆柱形或圆锥形。有的有分枝，长4~10cm；表面类白色或淡褐色，有许多须状侧根。茎纤细，黄绿色，易折断。根出叶羽状分裂，多卷缩，展平后呈披针形，顶端裂片较大，边缘有粗齿，表面灰绿色或枯黄色，有的棕褐色，纸质，易碎；茎生叶长圆形或线状披针形，基部耳状抱茎。果实倒三角形，扁平，顶端微凹，具残存短花柱。种子细小倒卵圆形，着生在假隔膜上，成2行排列。搓之有清香气，味淡。

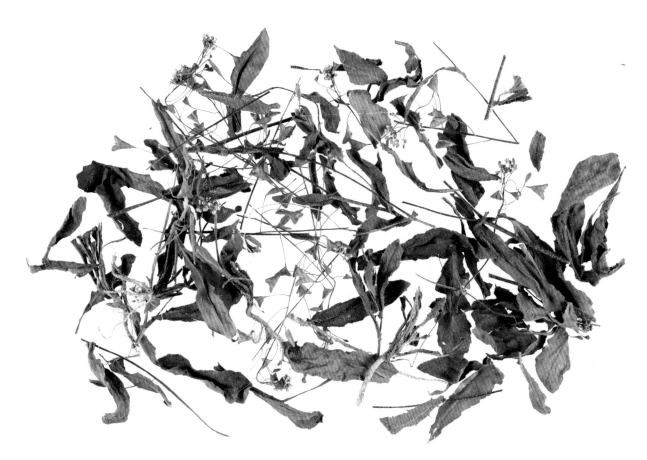

·荠菜－全草

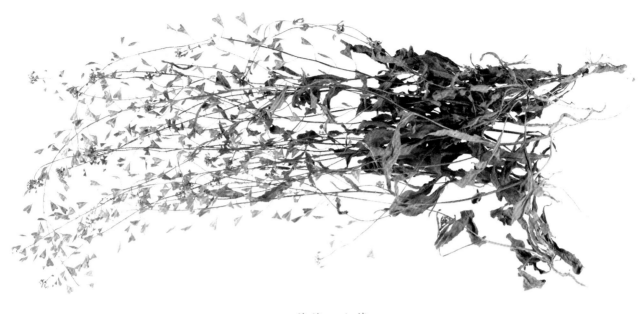

· 荠菜 – 全草

药用源流　本品入药始见于《名医别录》，列为上品，曰："荠，味甘，温，无毒。主利肝气，和中。其实，主明目，目痛。"《本草经集注》云："荠类又多，此是今人可食者，叶作菹羹亦佳。"以后诸家本草虽有记载，但均未涉及其形态特征。《本草纲目》云："荠有大、小数种。小荠叶花茎扁，味美。其最细小者，名沙荠也。大荠科、叶皆大，而味不及。其茎硬有毛者，名菥蓂，味不甚佳，并以冬至后生苗，二三月起茎五六寸。开细白花，整整如一，结荚如小萍，而有三角。荚内细小，如葶苈子，其子名蒫，四月收之。师旷云，岁欲甘，甘草先生，荠是也。"《本草纲目》对荠的形态作了描写，尤其说明了其味美，开细白花，结荚有三角，均符合荠的特点。《植物名实图考》云："俗号荠为百岁羹，言至贫亦可具，虽百岁可长享。"根据其附图考证，确为本种。但菥蓂子在《神农本草经》中早已单列为一条，《本草纲目》载，菥蓂，葶苈皆荠类。"将菥蓂、葶苈归为荠类则为混用。《中华本草》记载其全草具有凉肝止血、平肝明目、清热利湿的功效；主治吐血，衄血，咯血，尿血，崩漏，口赤疼痛，眼底出血，高血压病，赤白痢疾，肾炎水肿，乳糜尿。花具有凉血止血、清热利湿的功效；主治崩漏，尿血，吐血，咯血，衄血，小儿乳积，痢疾，赤白带下。种子具有祛风明目的功效；主治目痛，青盲翳障。

分类位置	种子植物门	被子植物亚门	双子叶植物纲	十字花目	十字花科
	Spermatophyta	Angiospermae	Dicotyledoneae	Cruciales	Cruciferae

形态特征　一年或二年生草本。无毛、有单毛或分叉毛；茎直立，单一或从下部分枝。基生叶丛生呈莲座状，大头羽状分裂，顶裂片卵形至长圆形，长 5~30mm，宽 2~20mm，侧裂片 3~8 对，长圆形至卵形，长 5~15mm，顶端渐尖，浅裂，或有不规则粗锯齿或近全缘；茎生叶窄披针形或披针形，基部箭形，抱茎，边缘有缺刻或锯齿。总状花序顶生及腋生；花瓣白色，有短爪。短角果倒三角形或倒心状三角形，扁平，无毛，顶端微凹，裂瓣具网脉；花柱长约 0.5mm；果梗长 5~15mm。种子 2 行，长椭圆形，长约 1mm，浅褐色。

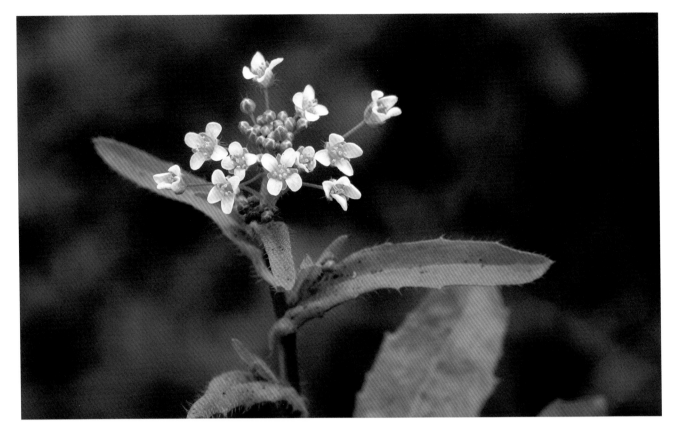

· 荠 – 花期

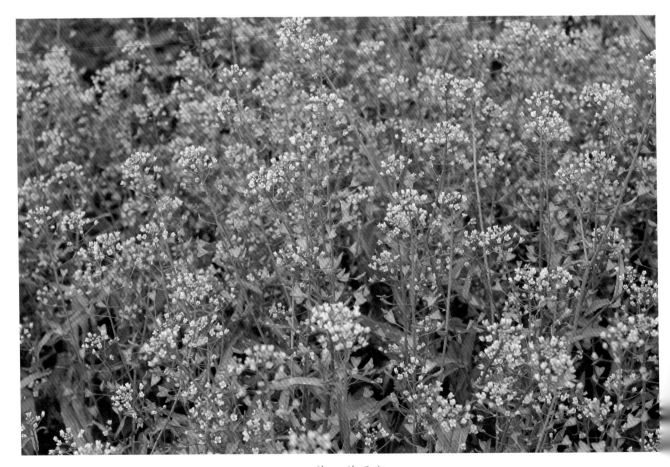

· 荠 – 花果期

生境分布 生于山坡、田边及路旁。分布几遍全国，野生，偶有栽培。广西全区各地均有分布。

化学成分 荠中主要含有挥发油类、黄酮类、多糖等成分。挥发油类有叶醇、1-己醇、乙酸异丙酯、1-(1-甲乙氧基)-丙烷、2-乙氧基-丙烷、二甲砜、异丙醇、二甲三硫化物、乙酸叶醇酯、4,4-二甲基己醛、壬醛、(E)-1-(1-乙氧基)-3-己烯、乙酸3-甲基庚酯、叔丁对甲氧酚、4-(2,6,6-三甲基-1-环己烯-1-基)-3-丁烯-2-酮、十五烷、BHT[1]、L-胍基琥珀酰亚胺、植醇、植酮、油酸、棕榈酸[2]、植物蛋白胨、二十八烷等[3]。黄酮类主要有小麦黄素、山奈酚、槲皮素、山奈酚-7-O-α-L-吡喃鼠李糖苷、槲皮素-3-O-β-D-吡喃葡萄糖苷、异荭草苷、山奈酚-3-O-β-D-吡喃葡萄糖-7-O-α-L-吡喃鼠李糖苷、槲皮素-3-O-β-D-吡喃葡萄糖-7-O-α-L-吡喃鼠李糖苷、山奈酚-3-O-芸香糖苷[4]、2"-O-α-L-阿拉伯糖异荭草苷[5]、芦丁等[6]。多糖中的单糖组分有D-木糖、L-鼠李糖、D-甘露醇和D-葡萄糖等[7]。此外荠中还含有β-谷甾醇[4]、苯甲酸、对羟基苯甲酸、香草醛、芹菜素、尿嘧啶、腺嘌呤、尿苷、腺苷等成分[8]。

药理作用 1. 对子宫的作用

荠的煎剂与流浸膏膏剂可以使离体未受孕的大鼠子宫的活动产生影响，表现为子宫紧张度的增加、收缩频率的加快，甚至是收缩持续时间的延长，说明其具有收缩子宫的功能[9]。重楼荠菜生化汤可以有效地减少人工流产术后阴道流血量，缩短术后阴道流血时间和月经复潮时间，并能促进子宫恢复及子宫内膜修复，说明荠有一定的促进人工流产术后子宫复旧作用[10]。

2. 抗炎止血作用

荠能减轻二甲苯所致小鼠耳郭肿胀、冰醋酸所致小鼠腹腔毛细血管通透性增加，减轻小鼠棉球肉芽肿增生，并能明显缩短小鼠断尾出血时间及小鼠血浆复钙时间，说明荠具有一定的抗炎止血作用[11]。从荠分离得到纯度较高的总黄酮，其对二甲苯致小鼠耳郭肿胀、醋酸致小鼠毛细血管通透性的增加以及小鼠棉球肉芽肿的形成均有明显的抑制作用，说明荠总黄酮具有较强的抗炎作用，是荠的主要抗炎成分之一[12]。

3. 抗氧化作用

荠菜多酚具有一定的自由基清除活性和还原能力，荠菜多酚的自由基（OH自由基、O_2^- 自由基和 $NaNO_2$）半数抑制浓度 IC_{50} 分别为（0.17±0.01）mg/ml、（0.08±0.01）mg/ml 和（18.9±0.02）μg/ml，说明荠菜多酚是一种天然的抗氧化活性剂和自由基清除剂[13]。此外，荠中的硫苷对DPPH自由基的清除率为94.2%，说明荠中的硫苷也具有一定的抗氧化活性[14]。

4. 抑菌作用

荠多糖对大肠杆菌、枯草杆菌、金黄色葡萄球菌、沙门菌都有一定的抑制效果，且随着荠菜多糖浓度的增加其抑菌效果逐渐增强，其最小抑菌浓度分别为8.0mg/ml、6.0mg/ml、10.0mg/ml、10.0mg/ml[15]。

5. 对痔疮的作用

荠水提取物中的柠檬酸、苹果酸和奎尼酸等有机酸可以通过调节痔疮大鼠血清中的细胞因子和脂质过氧化酶(LPO)、直肠组织髓过氧化物酶(MPO)的活性，从而对巴豆油诱导的大鼠痔疮模型表现出显著的抑制作用，说明荠对痔疮有一定治疗作用[16]。

6. 其他作用

研究表明，荠还有一定的降血压、抗肿瘤、抗衰老、明目等作用[9]。

参考文献

[1] 郭华,侯冬岩,回瑞华,等.荠菜挥发性化学成分的分析 [J].食品科学,2008,29(1):254-256.

[2] 高义霞,周向军.荠菜叶挥发性成分分析 [J].资源开发与市场,2009,25(12):1070-1071.

[3] 刘宇,李艳辉,宁伟,等.荠菜挥发油的气相色谱－质谱分析 [J].时珍国医国药,2009,20(5):1050-1051.

[4] 徐伟.国产荠菜的化学成分研究 [D].沈阳:沈阳药科大学,2007.

[5] 王荣荣,宋宁,刘晓秋.荠菜中黄酮类成分的积累变化研究 [J].中国民族民间医药,2013,22(9):14-15.

[6] 田静,张璐,房克慧.HPLC 法测定荠菜中芦丁的含量 [J].海峡药学,2014,26(12):53-55.

[7] 王华,熊淑娟,曹轩,等.荠菜多糖的分离纯化与单糖组成分析 [J].中南医学科学杂志,2015,43(1):82-85.

[8] 王青虎,那音台,乌恩奇.蒙药荠菜的化学成分研究 [J].天然产物研究与开发,2014,26:50-52.

[9] 葛佳佳,高思玉,张君冬.荠菜的药理作用概述 [J].饮食保健,2017,4(24):384.

[10] 高文琴.重楼荠菜生化汤促进人工流产术后子宫复旧的临床研究 [J].当代医学,2014,20(4):148-150.

[11] 岳兴如,阮耀,赵烨,等.荠菜抗炎止血药理作用研究 [J].时珍国医国药,2007,18(4):871-872.

[12] 苏力德,代那音台,乌恩奇,等.蒙药荠菜总黄酮的提取及其抗炎作用研究 [J].内蒙古民族大学学报(自然科学版),2016,31(1):64-67.

[13] 曹小燕,杨海涛.响应面法优化超声辅助提取荠菜多酚工艺及其抗氧活性研究 [J].食品工业科技,2019,40(2):223-228,232.

[14] 王风雷,赵功玲,李晓蝶.荠菜中硫苷的提取工艺及抗氧化活性研究[J].农产品加工,2019,11:35-37,41.

[15] 杨咏洁,梁成云,崔福顺.荠菜多糖的超声波提取工艺及其抑菌活性的研究 [J].食品工业科技,2010,31(4):146-148,151.

[16] BETUL A Y, TUBA A,SABAN K,et al.Antihemorrhoidal activity of organic acids of *Capsella bursa-pastoris* on croton oil–induced hemorrhoid in rats[J]. Journal of Food Biochemistry,2020,13343.

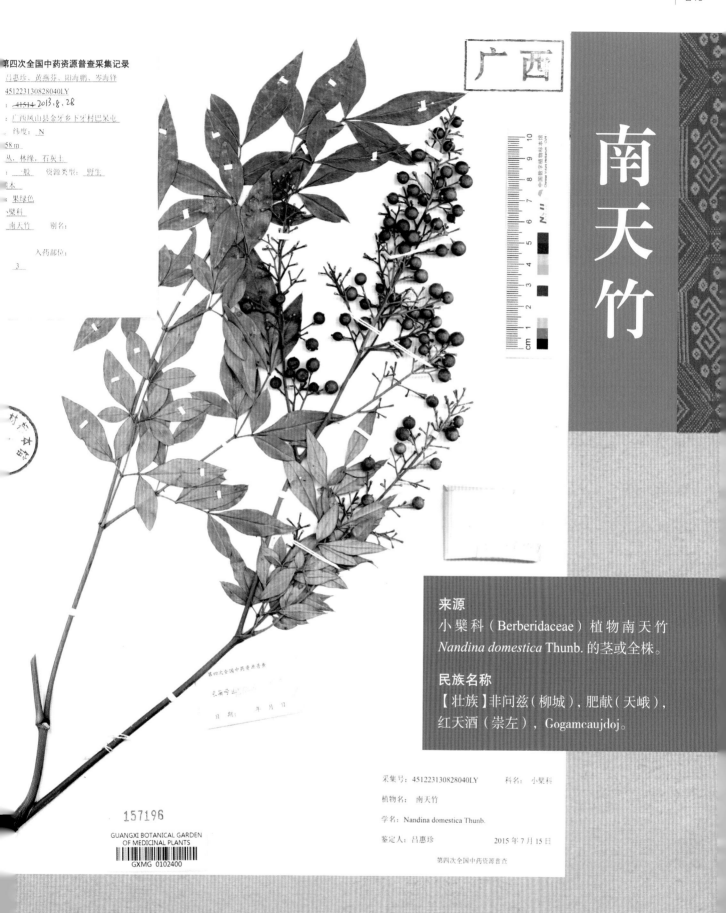

第四次全国中药资源普查采集记录

吕惠珍、黄燕芬、阳海鹏、岑海锋

451223130828040LY

：41514 2013.8.28

：广西凤山县金牙乡下牙村巴呆屯

纬度：___N

58 m

丛、林缘，石灰土

___一般___ 资源类型：___野生___

木

果绿色

蘖科

南天竹   别名：

入药部位：

3

广 西

南天竹

来源

小檗科（Berberidaceae）植物南天竹 *Nandina domestica* Thunb. 的茎或全株。

民族名称

【壮族】非问兹（柳城），肥献（天峨），红天酒（崇左），Gogamcaujdoj。

157196

GUANGXI BOTANICAL GARDEN
OF MEDICINAL PLANTS

GXMG 0102400

采集号：451223130828040LY   科名：小檗科

植物名：南天竹

学名：Nandina domestica Thunb.

鉴定人：吕惠珍   2015 年 7 月 15 日

第四次全国中药资源普查

民 族 应 用

【壮族】药用茎或全株。水煎服治感冒发热，咳嗽，肺结核，腹泻；水煎洗患处治疥疮。内服用量10~15g；外用适量。

药材性状 　根圆柱形，直径 0.2~0.3cm，表面棕褐色；断面皮部较薄，黄色，木部比例较大，白色；质硬，不易折断。茎圆柱形，直径 0.3~0.6cm，表面淡黄色或棕褐色；断面皮部较薄，黄色；木部比例较大，白色；中央髓部较大，黄白色；质硬，不易折断。小叶为二至三回羽状复叶，末回小羽片 3~5，叶椭圆形或菱形，平展具短柄，两面无毛，全缘，长 3~7cm，宽 0.5~1.5cm，先端渐尖，基部楔形，表面深绿色或红色或黄褐色，质脆；气微，味苦。浆果球形，直径 6~9mm；表面黄红色、暗红色或红紫色，平滑，微具光泽，有的局部下陷，先端具突起的宿存柱基，基部具果柄或其断痕。果皮质松脆，易破碎。种子两粒，略呈半球形，内面下凹，类白色至黄棕色；气无，味微涩。

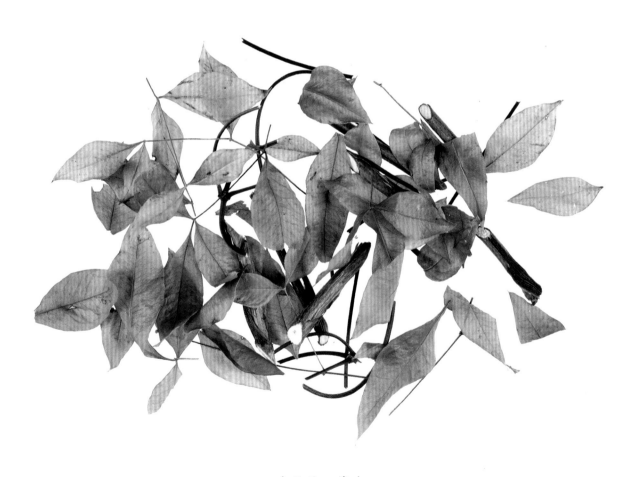

·南天竹－茎叶

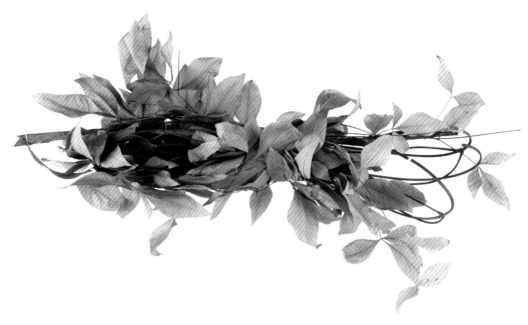

·南天竹 - 茎叶

药用源流　南天竹原名南天烛，始载于《本草图经》，附于"南烛"条下。《本草图经》云："（《本经》）不载所出州土，云生高山。今淮江东州郡有之。株高三五尺，叶类苦楝而小，陵冬不凋，冬生红子作穗。人家多植庭除间，俗谓之南天烛。不拘时采其枝、叶用。亦谓之南烛草木。"并附有"江州南烛"图，根据所述形态特征及附图与本品相符。本品在古代长期与杜鹃花科植物南烛（乌饭树）*Vaccinium bracteatum* Thunb. 相混淆。《本草纲目拾遗》已明确将南天竹与南烛分开，曰："南天竹乃杨桐，今人植之庭除，冬结红子，以为玩者，非南烛也。古方用乌饭草，与天烛，乃山中另有一种，不可以南天竹牵混，此说理确可从之。明目乌须、解肌热、清肝火、活血散滞。"《植物名实图考》载："南烛，草木记传、本草所说多端，今少有识者。为其作青精饭，色黑，乃误用乌臼为之，全非也。此木类也，又似草类，故谓之南烛草木，今人谓之南天烛者是也。南人多植于庭槛之间，茎如蒴藋，有节，高三四尺，庐山有盈丈者。叶微似楝而小，至秋则实赤如丹。南方至多。按所述乃天竹，非南烛。"根据所述形态及附图与本品相符。《中华本草》记载其果实具有敛肺止咳、平喘的功效；主治久咳，气喘，百日咳。根具有清热、止咳、除湿、解毒的功效；主治肺热咳嗽，湿热黄疸，腹泻，风湿痹痛，疮疡，瘰疬。茎枝具有清湿热、降逆气的功效；主治湿热黄疸，泻痢，热淋，目赤肿痛，咳嗽，膈食。叶具有清热利湿、泻火、解毒的功效；主治肺热咳嗽，百日咳，热淋，尿血，目赤肿痛，疮痈，瘰疬。

分类位置	种子植物门	被子植物亚门	双子叶植物纲	小檗目	小檗科
	Spermatophyta	Angiospermae	Dicotyledoneae	Berberidales	Berberidaceae

形态特征　常绿小灌木。茎常丛生而少分枝，光滑无毛，幼枝常为红色，老后呈灰色。叶互生，集生于茎的上部，三回羽状复叶，长 30~50cm；二至三回羽片对生；小叶薄革质，椭圆形或椭圆状披针形，长 2~10cm，宽 0.5~2cm，顶端渐尖，基部楔形，全缘，上面深绿色，冬季变红色，背面叶脉隆起，两面无毛；近无柄。圆锥花序直立，花小，白色，具芳香；萼片多轮，外轮萼片卵状三角形，向内各轮渐大，最内轮萼片卵状长圆形，长 2~4mm；花瓣长圆形，先端圆钝；雄蕊 6，花丝短，花药纵裂，药隔延伸；子房 1 室，具 1~3 枚胚珠。浆果球形，熟时鲜红色，稀橙红色。种子扁圆形。

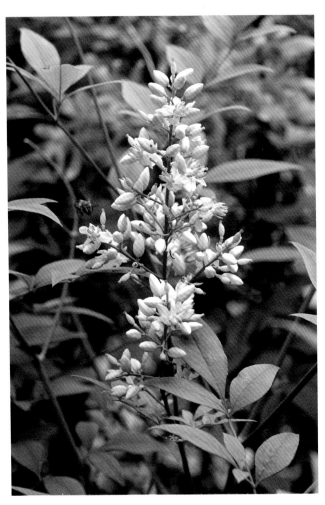 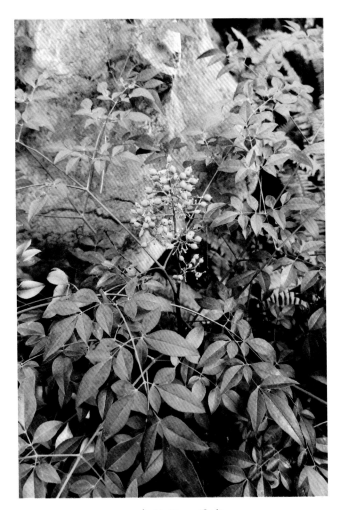

· 南天竹－花期　　　　　　　　· 南天竹－果期

生境分布　生于海拔 1200m 以下的山地林下沟旁、路边或灌丛中。分布于福建、浙江、山东、江苏、江西、安徽、湖南、湖北、广西、广东、四川、云南、贵州、陕西、河南等。广西主要分布在南宁、马山、柳州、桂林、隆林等。

化学成分　南天竹中主要含有生物碱类、挥发油类、木脂素类、酚酸类等化学成分。生物碱类有木兰花碱、小檗碱、药根碱、非洲防己碱[1]、N-methyl-3-phenyl-N-(2S,3R,4-trihydroxy-butyl)-acrylamide、N-methyl-3-phenyl-N-(2R,3R,4-trihydroxy-butyl)-acrylamide、O-甲基南天竹碱、N-去甲基南天竹碱、hydroxynantenine、南天宁碱、巴马亭、O-甲基球紫堇碱、海罂粟碱、去二氢海罂粟碱、5-羟基-2-吡啶羧酸甲酯[2]、去甲乌药碱、延胡索素乙素、南天竹碱、四氢巴马汀、延胡索生物碱、南天竹宁碱、龙胆碱等[3]。挥发油类有糠醇、4-氧代-5-甲氧基-2-戊烯-5-内酯、戊二酸酐、苯乙醛、2-乙酰基吡咯、E-氧化芳樟醇、Z-氧化芳樟醇、L-芳樟醇、苯乙醇、苯甲酸乙酯、十二烷、苯并噻唑、2,6,6-三甲基-10-亚甲基-1-氧杂螺-(4,5)-8-葵烯、十四烷、4-甲基-2,6-二叔丁基苯酚、二氢猕猴桃内酯、十六烷、2,4-二叔戊基苯酚、十七烷、十八烷、对异丙苯基苯酚、7,9-二叔丁基-1-氧杂螺-(4,5)-6,9-葵二烯-2,8-二酮、棕榈酸、二十烷、植醇、二十四烷、二十五烷、辛基油、二十六烷、芥酸酰胺[4]、十八烷醛、3,7-二甲基-1,5,7-辛三烯-3-醇、1-十六烯等[5]。木脂素类包括丁香脂素、松脂素、杜仲树脂酚、1-羟基松脂素、gentioluteol、berchemol、berchemol-4'-O-β-D-吡喃葡萄糖苷[6]等。酚酸类包括丁香酸、没食子酸乙酯、鞣花酸、咖啡酸、对羟基苯酸、没食子酸、原儿茶酸、3,3'-二甲基鞣花酸-4-O-β-D-葡萄糖苷、岩白菜素[7]等。还含有十四酸、(Z)-十六烯酸、十七酸、9-(E)-十八碳烯酸、11,13-二十碳二烯酸、11-二十碳烯酸、花生酸、山嵛酸、二十四酸[8]等。

药理作用　1. 减毒作用

南天竹果实提取的总生物碱对抗肿瘤药物三氧化二砷具有一定的减毒作用[2,3]。南天竹种子提取物对实验性大鼠慢性三氧化二砷肾毒性具有一定的保护作用，可改善三氧化二砷引起的体重减轻，降低三氧化二砷引起的肾脏系数升高，可对抗三氧化二砷引起的氧化应激[9]。南天竹根、茎、果实对三氧化二砷氧化应激所致肝、肾毒性均有显著的保护作用，南天竹叶效果稍差[10]。

2. 抗氧化作用

南天竹花挥发油对 ABTS⁺ 自由基和金属离子具有较好的清除作用和螯合作用，且样品量与活性呈量效关系[5]。

3. 抑菌作用

南天竹中的类黄酮、生物碱对大肠杆菌有一定的抑制作用，且抑菌活性随着季节的变化存在差异。南天竹类黄酮的最小抑菌浓度（MIC）值在春季、冬季和秋季较小，在夏季较大；南天竹生物碱的 MIC 值表现为冬季＜春季＜秋季＜夏季[11]。

参考文献

[1] 李圣妍. 南天竹茎及黄荆条的鉴定与质量分析研究 [D]. 武汉：中南民族大学, 2018.

[2] 陈祥云. 南天竹籽总生物碱对三氧化二砷减毒作用研究 [D]. 南昌：江西中医药大学, 2019.

[3] 程双, 陈祥云, 潘玲玲, 等. 南天竹总生物碱对三氧化二砷减毒作用及其 LC-MS 分析 [J]. 中国实验方剂学杂志, 2020,26(9):129-135.

[4] 张素英. 野生南天竹挥发油化学成分的研究 [J]. 遵义师范学院学报, 2009,11(6):77-78,90.

[5] 章甫, 申子好, 尤倩倩, 等. 南天竹花挥发油化学成分的 GC-MS 分析及体外抗氧化活性 [J]. 化学研究与应用, 2014,26(7):1084-1088.

[6] 舒积成, 刘建群, 彭财英, 等. 南天竹种子中木脂素类成分研究 [J]. 中国现代应用药学, 2013,30(2):115-118.

[7] 彭财英, 刘建群, 张锐, 等. 南天竹种子中酚酸类成分 [J]. 中国实验方剂学杂志, 2014,20(23):95-98.

[8] 王静宇, 伣莉, 任梦影, 等. 南天竹籽油的理化性质及脂肪酸组成 [J]. 中国油脂, 2014,39(9):91-93.

[9] 彭财英, 刘建群, 舒积成, 等. 南天竹种子提取物对三氧化二砷肾毒性保护作用研究 [J]. 江西中医药, 2014,45(382):27-28,68.

[10] 孙菌, 刘婧, 吴志瑰, 等. 南天竹不同药用部位对三氧化二砷肝毒与肾毒的保护作用 [J]. 中国实验方剂学杂志, 2020,26(9):136-142.

[11] 薛梦莹, 李璐, 张华峰, 等. 3 种小檗科植物类黄酮、生物碱含量与抑菌活性的季节变化规律 [J]. 草业科学, 2018,35(11):2614-2621.

南蛇簕

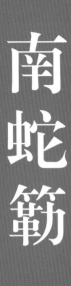

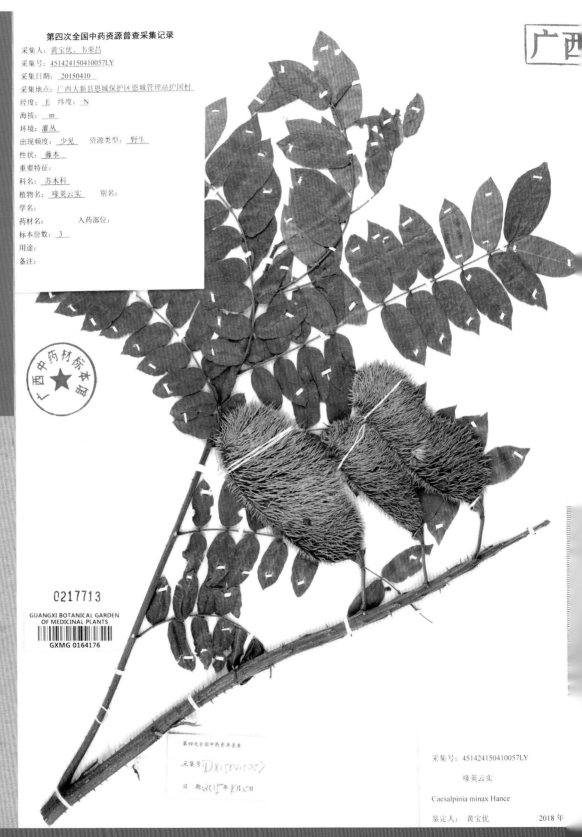

第四次全国中药资源普查采集记录

采集人：黄宝优、韦荣昌

采集号：451424150410057LY

采集日期：20150410

采集地点：广西大新县恩城保护区恩城管理站护国村

经度：E 纬度：N

海拔：m

环境：灌丛

出现频度：少见 资源类型：野生

性状：藤本

重要特征：

科名：苏木科

植物名：喙荚云实 别名：

学名：

药材名： 入药部位：

标本份数：3

用途：

备注：

0217713

GUANGXI BOTANICAL GARDEN
OF MEDICINAL PLANTS

GXMG 0164176

第四次全国中药资源普查

采集号：DX150410057

日　期：2015年10月10日

采集号：451424150410057LY

喙荚云实

Caesalpinia minax Hance

鉴定人：黄宝优　　　2018 年

来源

苏木科（Caesalpiniaceae）植物喙荚云实 *Caesalpinia minax* Hance 的根、茎、叶、种子或全株。

民族名称

【壮族】棵文秒白（柳城），嘎默（德保），喃巴（崇左），灰猫刺子（忻城），南蛇藤（天等，上林），勾温秒。

【瑶族】必哥玻（都安），南蛇风，南囊崩。

民 族 应 用

【壮族】药用根、茎、叶和种子。根水煎服治风湿，跌打内伤，痧症。嫩茎、叶水煎服或捣烂冲开水服治感冒高热，跌打内伤，痧症。茎主治痧症，痹症，跌打损伤，骨折，痈疮，风疹，毒蛇咬伤。种子水煎服治急性肠胃炎。

【瑶族】药用种子、茎或全株。种子炒爆后研末冲开水服治肚痛。茎主治感冒，尿路感染，淋浊，尿血，急性肠胃炎，痢疾，中暑，胃肠型感冒，带状疱疹，跌打损伤，睾丸炎，鱼骨鲠喉。全株主治急性肠胃炎，痢疾，膀胱炎，热淋，血尿，斑麻痧症，伤寒夹色，跌打损伤。

内服用量 3~9g；外用适量。

药材性状 根近圆柱形或不规则条块，长短不一。干燥茎呈圆柱状或斜切片状，直径 1~5cm。皮部表面灰褐色或黑褐色，粗糙，部分脱落，露出木质部，有的残留皮刺基部；断面皮部薄，木部黄白色，或近内侧呈棕褐色，密布小孔；质地疏松，易折断。髓部宽广，呈棕褐色或黄白色，海绵状，或完全脱落；气清香，味淡。完整叶椭圆形或长圆形。种子呈椭圆形，两端钝圆，长 1.2~2.2cm，直径 0.7~1.2cm；表面乌黑色，有光泽，有时可见横环纹或横裂纹。基部有珠柄残基，其旁为小圆形的合点；质坚硬，极难破开。种皮厚约 1mm，内表面灰黄色，平滑而有光泽，除去种皮后，内为 2 片棕色肥厚的子叶，富油质，中央有空隙；气微弱。味极苦。

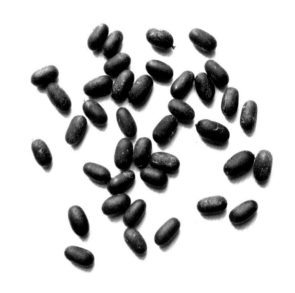

·南蛇簕－种子

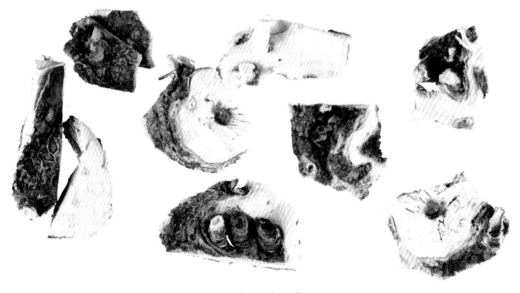

·南蛇簕－根

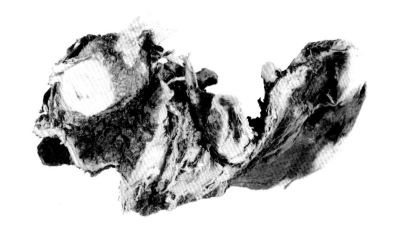

· 南蛇簕 － 根

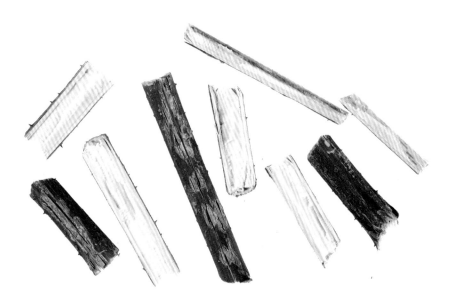

· 南蛇簕 － 茎

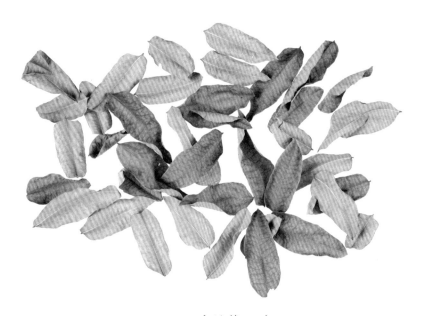

· 南蛇簕 － 叶

药用源流　《中华本草》记载其种子具有清热化湿、散瘀止痛的功效；主治风热感冒，痢疾，淋浊，哕逆，痈肿，疮癣，跌打损伤，毒蛇咬伤。嫩茎叶具有清热解毒、活血的功效；主治风热感冒，跌打损伤，瘰疬，疮疡肿毒，湿疹。根具有清热利湿、散瘀消肿功效；主治外感发热，痧症，淋证，泄泻，痢疾，风湿骨痛，疮肿，跌打损伤。《广西壮族自治区壮药质量标准　第二卷》（2011 年版）和《广西壮族自治区瑶药材质量标准　第一卷》（2014 年版）均记载其干燥茎具有清热利湿、散瘀止痛的功效；主治外感风热，痢疾，淋浊，呃逆，痈肿，疮癣，跌打损伤，毒蛇咬伤。

分类位置	种子植物门	被子植物亚门	双子叶植物纲	豆目	苏木科
	Spermatophyta	Angiospermae	Dicotyledoneae	Legumiales	Caesalpiniaceae

形态特征　有刺藤本，各部被短柔毛。二回羽状复叶；托叶锥状而硬；羽片 5~8 对；小叶 6~12 对，椭圆形或长圆形，先端圆钝或急尖，基部圆形，微偏斜，两面沿中脉被短柔毛。总状花序或圆锥花序顶生；苞片卵状披针形，先端短渐尖；萼片 5，密生黄色绒毛；花瓣白色，有紫色斑点。荚果长圆形，长 7.5~13cm，宽 4~4.5cm，果瓣表面密生针状刺，有种子 4~8 颗；种子椭圆形，与莲子相仿，一侧稍洼，有环状纹，种子在狭的一端。

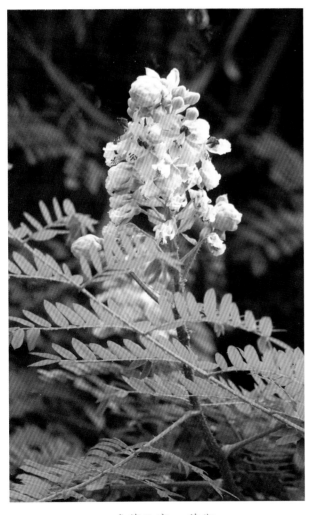

· 喙荚云实 - 花期

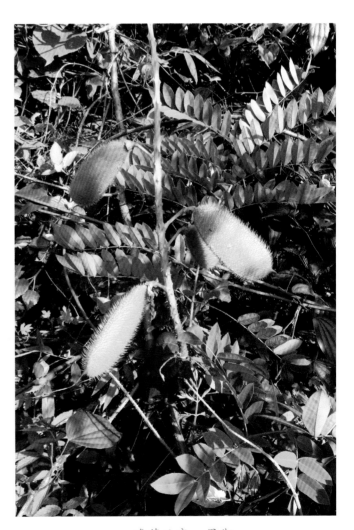

· 喙荚云实 - 果期

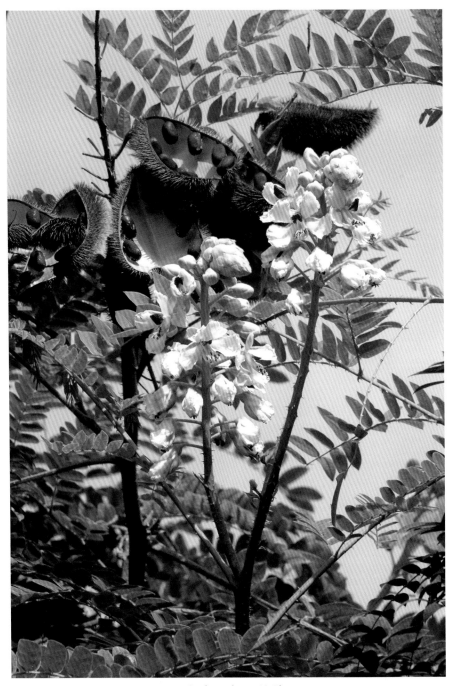

·喙荚云实－植株

生境分布 生于海拔 400~1500m 的山沟、溪旁或灌丛中。分布于广东、广西、云南、四川、贵州等。广西全区各地均有分布。

化学成分 主要含有 neocaesalpin L1[1]、minaxin A[2]、β–amyrin、caffeine、caesalmin C、caesalmin D、caesalpin F、β– 谷甾醇、胡萝卜苷 [3]、全反式 –5– 脱氧戊糖酸 –γ– 内酯、腺苷、胡萝卜苷 –6'–O– 硬脂酸酯、7-acetoxybonducellpin C、caesalpinin K、norcaesalpinin E、neocaesalpin A、neocaesalpin L、neocaesalpin M[4]、neocaesalpin B、caesalpinin MD、neocaesalpin MA、neocaesalpin H、neocaesalpin P、chagreslactone、β– 香树素、没食子酸 [5]、豆甾醇、bonducellpin F、β– 香树脂醇、正二十六烷、正三十烷、西米杜鹃醇 [6]、caesalminaxins O–T[7] 等化合物。

药理作用 1. 抗肿瘤作用

喙荚云实中的呋喃二萜类化合物 minaxin A 对人肝癌细胞 HepG2 具有一定的生长抑制作用，且其作用呈明显剂量依赖性，其半数有效抑制浓度（IC_{50}）为（56.8 ± 1.2）$\mu mol/L$[2]。喙荚云实中 neocaesalpin A 和 caesalpinin MD 两个化合物具有一定的抑制肿瘤细胞增殖作用，说明喙荚云实有一定的抗肿瘤作用[5]。

2. 抗蛇毒作用

喙荚云实有较强的抗眼镜蛇毒作用，喙荚云实提取液（含生药）为 0.5g/ml 浓度时可抗 10 倍量眼镜蛇毒的凝集反应，说明喙荚云实有良好的抗蛇毒作用，民间用喙荚云实来治疗毒蛇咬伤是有效的[8]。

3. 抗细菌内毒素作用

喙荚云实提取液有很好的抗细菌内毒素作用。喙荚云实提取液浓度为 0.5g/ml 时，细菌内毒素浓度 10EU/ml（20 倍）范围内对鲎试剂反应均有很好的抗凝集作用[9]。

4. 治疗带状疱疹作用

配伍用喙荚云实煎剂外洗，对带状疱疹有缩短止疱、止痛、结痂时间的作用，能提高阿昔洛韦的治愈率及显效率[10]。

5. 治疗非细菌性前列腺炎作用

喙荚云实可明显减少模型大鼠前列腺中白细胞数，增加卵磷脂小体数，降低前列腺指数，并对前列腺炎模型大鼠病理组织学的改变有改善作用，表明喙荚云实对非细菌性前列腺炎有明显治疗作用[11]。

6. 抗炎作用

从喙荚云实中分离到的二萜类成分对 RAW264.7 细胞中脂多糖诱导的 NO 生成也有一定的抑制作用[7]，喙荚云实的氯仿可溶组分也可以通过调节细胞因子的表达表现出一定的抗炎活性，表明喙荚云实提取物具有一定的抗炎作用[12]。

参考文献

[1] 吴兆华, 王立波, 高慧媛, 等. 喙荚云实中的一个新二萜类化合物 [J]. 中国中药杂志, 2008,33(10): 1145-1147.

[2] 吴兆华. 喙荚云实中一个新二萜类化合物 [J]. 中草药, 2008,39(8):1127-1129.

[3] 吴兆华, 王立波, 高慧媛, 等. 喙荚云实的化学成分 [J]. 沈阳药科大学学报, 2008,25(8):639-641.

[4] 张晓书, 韩瑞亭, 高慧媛, 等. 苦石莲化学成分的分离与鉴定（Ⅳ）[J]. 沈阳药科大学学报, 2012, 29(2):98-103.

[5] 刘慧灵, 马国需, 杨峻山, 等. 苦石莲的抗肿瘤化学成分研究 [J]. 中草药, 2012,43(10):1901-1904.

[6] 陈敏, 王寒, 周英, 等. 苦石莲的化学成分分离鉴定（Ⅱ）[J]. 中国实验方剂学杂志, 2015,21(10):67-69.

[7] RUAN Q F,ZHOU X H,JIANG S Q,et al.Caesalminaxins O-T,cassane diterpenoids from the seeds of *Caesalpinia minax* and their anti-inflammation[J].Fitoterapia,2019,314:50-57.

[8] 李景新, 蒋三员, 唐荣德, 等. 南蛇簕抗眼镜蛇毒的实验研究 [J]. 蛇志, 2006,18(2):96-97.

[9] 蒋三元, 罗治华, 张健民, 等. 南蛇簕抗细菌内毒素作用的实验研究 [J]. 中国医药导报, 2006, 3(30):148.

[10] 叶焕优, 唐荣德, 蒋三员, 等. 南蛇簕外用治疗带状疱疹的临床观察 [J]. 中国中西医结合皮肤性病学杂志, 2005,4(2):105.

[11] 龚梦鹃, 谢媛媛, 邹忠杰. 苦石莲对大鼠非细菌性前列腺炎的影响 [J]. 世界中西医结合杂志, 2011,6(11):938-939,952.

[12] TONG Z W,CHENG L,SONG J Z,et al.Therapeutic effects of *Caesalpinia minax* Hance on complete Freund's adjuvant (CFA)-induced arthritis and the anti-inflammatory activity of cassane diterpenes as main active components[J].Journal of Ethnopharmacology, 2018,226:90-96.

南蛇藤

全国中药资源普查标本采集记录表

采集号：	450328140513003LY	采集人：	龙胜县普查队
采集日期：	2014年05月13日	海拔(m)：	480.0
采集地点：	广西桂林市龙胜县瓢里乡界全村		
经　度：	109°47′36″	纬　度：	25°45′55″
植被类型：	灌丛	生活型：	藤本植物
水分生态类型：	中生植物	光生态类型：	耐阴植物
土壤生态类型：		温度生态类型：	亚高温植物
资源类型：	野生植物	出现多度：	少
株高(cm)：		直径(cm)：	
根：		茎（树皮）：	
叶：		芽：	
花：		果实和种子：	幼果
植物名：	南蛇藤	科　名：	卫矛科
学　名：	Celastrus orbiculatus Thunb		
药材名：	南蛇藤根	药材别名：	
药用部位：	根及根茎类	标本类型：	腊叶标本
用　途：	根茎祛风活血，消肿止痛，用于风湿关节炎，跌打损伤，腰腿痛，闭经，果实安神镇静，用于神经衰弱，心悸，失眠，健忘，叶解毒散瘀，用于跌打损伤，多发性疖肿，毒蛇咬伤。		
备　注：	遗传材料2份		
条形码：			

450328LY1825

来源

卫矛科（Celastraceae）植物南蛇藤 *Celastrus orbiculatus* Thunb. 的全株。

民族名称

【瑶族】过山风。

183627

第四次全国中药资源普查

采集号：450328140513003LY
日　期：　年　月　日

第四次全国中药资源普查标本鉴定

采集号：450328140513003LY　科　名：卫矛
学　名：*Celastrus orbiculatus* Thunb.
种中文名：南蛇藤
鉴定人：黄歆怡　鉴定日期：2015.01.23

民族应用

【瑶族】药用全株。主治风湿筋骨疼痛，腰腿痛，关节痛，四肢麻林，头晕，头痛，牙痛，痢疾，痔漏，脱肛，小儿惊风，闭经及一切痧症。内服用量 10~15g，水煎或浸酒服。

药材性状 根呈圆柱形，细长而弯曲，有少数须根，外表棕褐色，具不规则的纵皱。主根坚韧，不易折断，断面黄白色，纤维性；须根较细，亦呈圆柱形，质较脆，有香气。小枝灰棕色或棕褐色。完整叶通常阔倒卵形，近圆形或长方椭圆形。蒴果球形，直径约 1cm，3 裂，干后呈黄棕色。种子具红色肉质假种皮。略有异臭，味甘酸而带腥。

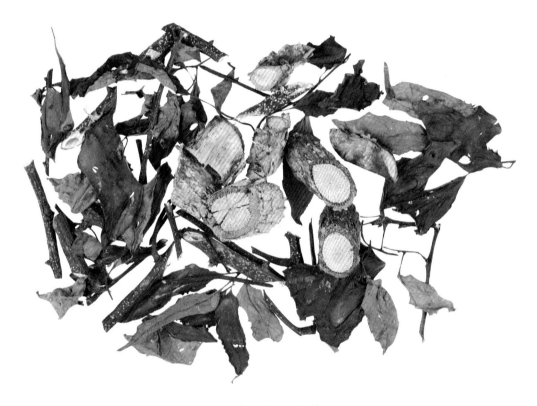

· 南蛇藤－全株

药用源流 南蛇藤的药用始载于《植物名实图考》，曰：“生长沙山中。黑茎长韧，参差生叶，叶如南藤，面浓绿，背青白，光润有齿。根茎一色，根圆长，微似蛇，故名。俚医以治无名肿毒，行血气。”《全国中草药汇编》（第二版　下册）记载其根、藤具有祛风活血、消肿止痛的功效；主治风湿性关节炎，跌打损伤，腰腿痛，闭经。果具有安神镇静的功效；主治神经衰弱，心悸，失眠，健忘。叶具有解毒、散瘀的功效；主治跌打损伤，多发性疖肿，毒蛇咬伤。《中华本草》记载其茎藤具有祛风除湿、通经止痛、活血解毒的功效；主治风湿关节痛，四肢麻木，瘫痪，头痛，牙痛，疝气，痛经，闭经，小儿惊风，跌打扭伤，痢疾，痧症，带状疱疹。根具有祛风除湿、活血通经、消肿解毒的功效；主治风湿痹痛，跌打肿痛，闭经，头痛，腰痛，疝气痛，痢疾，肠风下血，痈疽肿毒，水火烫伤，毒蛇咬伤。叶具有祛风除湿、解毒消肿、活血止痛的功效；主治风湿痹痛，疮疡疖肿，疱疹，湿疹，跌打损伤，蛇虫咬伤。果实具有养心安神、和血止痛的功效；主治心悸失眠，健忘多梦，牙痛，筋骨痛，腰腿麻木，跌打伤痛。

	种子植物门 Spermatophyta	被子植物亚门 Angiospermae	双子叶植物纲 Dicotyledoneae	卫矛目 Celastrales	卫矛科 Celastraceae
分类位置					

形态特征 小枝光滑无毛，灰棕色或棕褐色；叶通常阔倒卵形，近圆形或长方椭圆形，长 5~13cm，宽 3~9cm，先端圆阔，具有小尖头或短渐尖，基部阔楔形到近钝圆形，边缘具锯齿，两面光滑无毛或叶背脉上具稀疏短柔毛。聚伞花序腋生，间有顶生，花序长 1~3cm，小花 1~3 朵；雄花萼片钝三角形；花瓣倒卵椭圆形或长方形；雄蕊长 2~3mm，退化雌蕊不发达；雌花花冠较雄花窄小，花盘稍深厚，肉质，退化雄蕊极短小；子房近球状。蒴果近球状，直径 8~10mm；种子椭圆状稍扁，赤褐色。

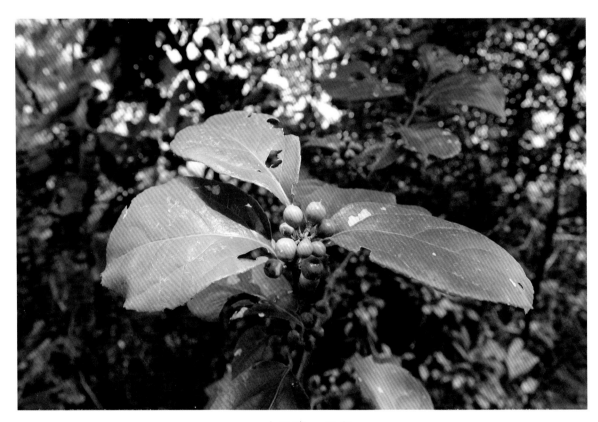

· 南蛇藤 – 果期

生境分布 生于海拔 450~2200m 的山坡灌丛。分布于黑龙江、吉林、辽宁、内蒙古、河北、山东、山西、河南、陕西、甘肃、江苏、安徽、浙江、江西、湖北、四川、广西等。广西主要分布在柳城、融水、临桂、兴安、龙胜、凌云、田林、隆林、南丹、环江、龙州等。

化学成分 南蛇藤中主要含有 12- 羟基 -8,11,13- 松香烷三烯 -7- 酮、木栓烷酮、大子五层龙酸、28- 羟基木栓烷酮、扁蒴藤素、雷公藤红素、β- 谷甾醇、β- 胡萝卜苷、苯甲酸[1]、山奈酚、槲皮素、山奈酚 -7-O-α-L- 鼠李糖苷、山奈酚 -3,7- 二 -O-α-L- 鼠李糖苷、槲皮素 -3-O-β-D- 葡萄糖苷、杨梅苷、山奈酚 -3-O- 芸香糖苷[2]、南蛇藤素、木栓酮、29- 咖啡酰氧基木栓酮[3]、雷公藤内酯甲、雷公藤内酯乙[4]、齐墩果酸、熊果酸[5]、nortriptonoterpene、triptonoterpene、triptobenzene A、triptobenzene M-N、triptonediol、neotriptophenolide、ent-Kaur-16-en-19-ol acetate、ent-Kaur-15-en-19-ol acetate、ent-Kaur-16-en-19,20-olide、ent-Kaur-15-en-19, 20-olide、doianoterpene A[6]等。

药理作用 1. 降血糖作用

南蛇藤叶具有良好的降血糖效果，以四氧嘧啶致糖尿病小鼠为模型的药理实验表明，南蛇藤叶的正丁醇萃取物为其降血糖的有效部位[2]。

2. 抗肿瘤作用

南蛇藤醇提取物对宫颈癌患者的临床效果显著，可缓解患者疼痛，对降低患者的非特异性免疫功能有一定作用[7]。南蛇藤提取物可抑制 HepG2 肝癌细胞的增殖和黏附，其作用机制可能和南蛇藤提取物抑制 Wnt/β–Catenin 信号通路有关[8]。南蛇藤提取物还可以明显抑制胃癌细胞的增殖活力，促进胃癌细胞的凋亡，其机制可能是通过破坏线粒体骨架结构，改变线粒体膜电位来实现促凋亡的。南蛇藤提取物可以明显抑制胃癌细胞的 EMT 和侵袭转移，其机制很可能是通过抑制 CFL1 介导的细胞骨架重塑来抑制胃癌细胞的运动结构基础，达到抑制胃癌细胞侵袭转移的目的[9]。

3. 抗炎作用

南蛇藤甲醇提取物能显著抑制角叉菜胶引起的大鼠足肿胀、醋酸致小鼠腹膜炎中腹腔毛细血管的通透性增高以及大鼠棉球肉芽肿，表明南蛇藤甲醇提取部位有较好的抗炎作用[10]。

4. 抗动脉粥样硬化作用

南蛇藤具有一定的抗动脉粥样硬化作用。南蛇藤提取物可抑制高脂血症豚鼠主动脉壁脂质沉积，其机制与改善高脂血症豚鼠血脂表型、减轻脂质氧化、增强促胆固醇逆向转运相关基因的表达有关[11]。

5. 免疫抑制作用

南蛇藤中的雷公藤红素在一定程度上能抑制小鼠的免疫功能。雷公藤红素能抑制小鼠血清溶血素水平，并能使迟发型变态反应程度减轻；雷公藤红素剂量在 0.25μg/ml 时，可以明显抑制植物血凝素（PHA）诱导的细胞增殖[12]。

参考文献

[1] 张立,徐祖疆,冯玉静,等.南蛇藤根的化学成分研究[J].中药材,2013,36(4):569–572.

[2] 余晓霞,张亭亭,王定勇.南蛇藤叶降血糖有效部位化学成分研究[J].中药材,2014,37(6):998–1000.

[3] 倪慧艳,张朝晖,宋文静,等.南蛇藤化学成分研究[J].中国药学杂志,2014,49(21):1889–1891.

[4] 赵磊,贾玲玲,杨莉,等.南蛇藤茎中三萜类成分的分离及含量测定[J].解放军药学学报,2018,34(6):545–547,574.

[5] 张颖,崔英杰,郭守东,等.南蛇藤中齐墩果酸和熊果酸的提取工艺优化及毛细管电泳检测其含量分布[J].食品工业科技,2013,34(22):66–71.

[6] JIANG W,SHAN T Z,XU J J,et al.Cytotoxic abietane and kaurane diterpenoids from *Celastrus orbiculatus*[J]. Journal of Natural Medicines,2019,11:1–6.

[7] 贾莹.南蛇藤醇提取物对宫颈癌患者的免疫调节作用分析[J].中西医结合心血管病电子杂志,2019,8(26):146,150.

[8] 周元龙,赵继森,杨季红,等.南蛇藤提取物抑制 HepG2 肝癌细胞增殖及黏附作用的实验研究[J].中华中医药学刊,2020.https://kns.cnki.net/kcms/detail/21.1546.R.20201109.1424.008.html.

[9] 王海波.南蛇藤提取物通过 CFL1 调控细胞骨架重塑抑制胃癌侵袭转移的作用及机制研究[D].扬州：扬州大学,2020.

[10] 杨蒙蒙,佟丽,陈育尧.南蛇藤不同提取部位的抗炎作用实验研究[J].中药新药与临床药理,2004,15(4):241–243.

[11] 张颖.南蛇藤生物活性成分分析及其抗动脉粥样硬化药效评价[D].济南：山东农业大学,2013.

[12] 李孟秋,窦洁,杜伟,等.雷公藤红素对小鼠的免疫抑制作用及其对 IL–6 mRNA 表达影响的研究[J].中国临床药理学与治疗学杂志,2008,13(2):158–163.

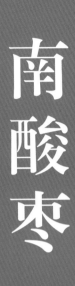

南酸枣

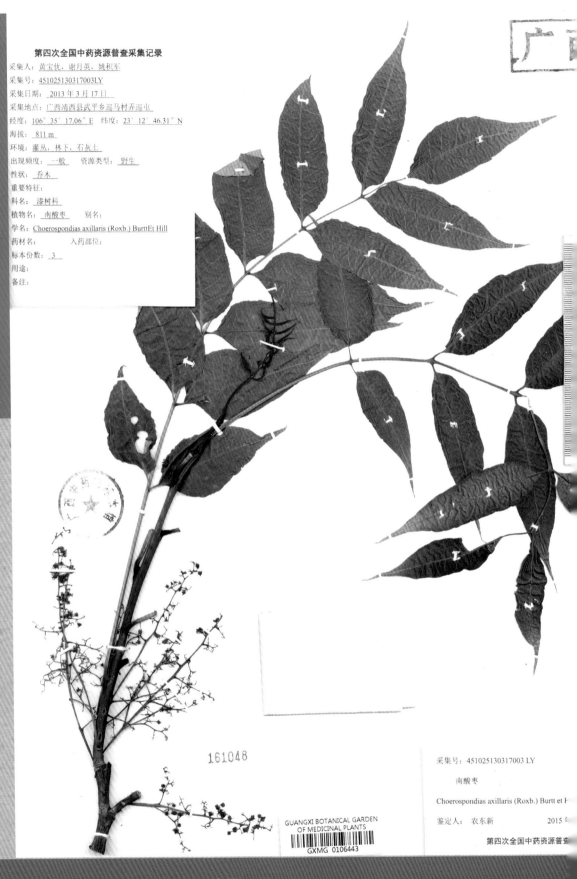

第四次全国中药资源普查采集记录

采集人：黄宝优，谢月英，姚积军
采集号：451025130317003LY
采集日期：2013 年 3 月 17 日
采集地点：广西靖西县武平乡巡马村弄巡屯
经度：106°35′17.06″E 纬度：23°12′46.31″N
海拔：811 m
环境：灌丛、林下、石灰土
出现频度：一般 资源类型：野生
性状：乔木
重要特征：
科名：漆树科
植物名：南酸枣 别名：
学名：Choerospondias axillaris (Roxb.) BurttEt Hill
药材名： 入药部位：
标本份数：3
用途：
备注：

161048

采集号：451025130317003 LY

南酸枣

Choerospondias axillaris (Roxb.) Burtt et H

鉴定人：农东新 2015 年

第四次全国中药资源普查

来源

漆树科（Anacardiaceae）植物南酸枣
Choerospondias axillaris (Roxb.) Burtt et
Hill 的根、树皮、成熟果实或果核。

民族名称

【壮族】麻灭（那坡），美宜（大新），
酸枣，Swencauj。
【瑶族】梅斑表。

民族应用

【壮族】药用成熟果实或树皮。果实主治血瘀，胸痹作痛，神经衰弱，失眠，支气管炎，食滞腹满，腹泻，疝气，烫火伤，心悸气短，心神不安症。树皮水煎服治肝炎；水煎浓缩涂患处治烧烫伤。内服用量 9~15g；外用适量。

【瑶族】药用根、果核或树皮。主治消化不良，疳积，白带异常，烧烫伤，疮疡溃烂，牛皮癣，阴囊湿疹，外伤出血。内服用量根 15~30g，果核 9~15g，水煎服；外用适量，水煎洗或熬膏涂敷，果核烧存性研末，茶油调涂或磨水涂。

药材性状　根长短不一，树皮灰褐色，纵裂呈片状剥落。果实呈椭圆形或近卵形，长 2~3cm，直径 1.4~2cm；表面黑褐色或棕褐色，稍有光泽，呈不规则的皱褶；基部有果梗痕。果肉薄，棕褐色，质硬而脆。核近卵形，黄棕色，顶端有 5 个（偶有 4 或 6）个长圆形小孔，横切面可见中央分隔成 5 室，每室有种子 1 粒。种子狭长圆形，略扁微弯，棕色或红棕色，腹侧近中部有深色长圆形种脐；种皮光滑，膜质；种仁白色，富油质。气无，果肉味酸、味甜。以个大、肉厚、色黑褐色者为佳。

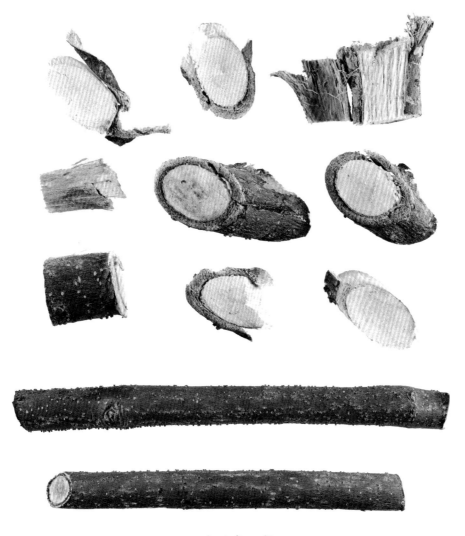

· 南酸枣 — 根

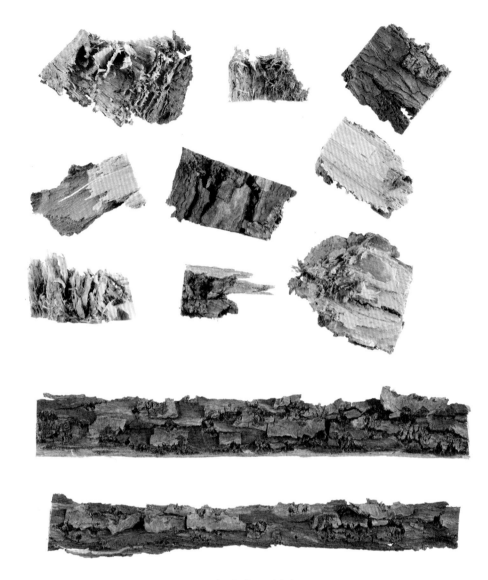

· 南酸枣－树皮

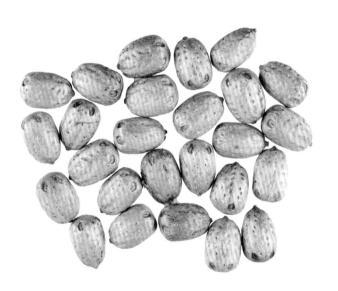

· 南酸枣－果核

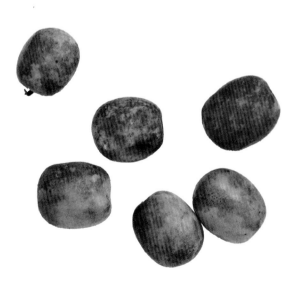

· 南酸枣－果实（鲜）

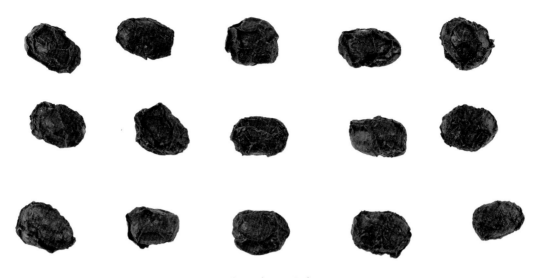

· 南酸枣 - 果实

药用源流　《中华本草》记载其果实或果核具有行气活血、养心安神、消积、解毒的功效；主治气滞血瘀，胸痛，心悸气短，神经衰弱，失眠，支气管炎，食滞腹满，腹泻，疝气，烫火伤。《中华人民共和国药典》（2020年版　一部）记载其干燥成熟果实具有行气活血、养心、安神的功效；主治气滞血瘀，胸痹作痛，心悸气短，心神不安。

分类位置	种子植物门	被子植物亚门	双子叶植物纲	无患子目	漆树科
	Spermatophyta	Angiospermae	Dicotyledoneae	Sapindales	Anacardiaceae

形态特征　落叶乔木。树皮灰褐色，片状剥落，小枝粗壮，暗紫褐色，无毛，具皮孔。奇数羽状复叶，长25~40cm，有小叶3~6对，叶轴无毛，叶柄纤细，基部略膨大；小叶膜质至纸质，卵形或卵状披针形或卵状长圆形，长4~12cm，宽2~4.5cm，先端长渐尖，基部多少偏斜，阔楔形或近圆形，全缘或幼株叶边缘具粗锯齿，侧脉8~10对，两面突起。雄花序长4~10cm，被微柔毛或近无毛；苞片小；花萼外面疏被白色微柔毛或近无毛，边缘具紫红色腺状睫毛，里面被白色微柔毛；花瓣长圆形，具褐色脉纹，开花时外卷；雄花无不育雌蕊；雌花单生于上部叶腋，较大。核果椭圆形或倒卵状椭圆形，成熟时黄色，果核顶端具5个小孔。

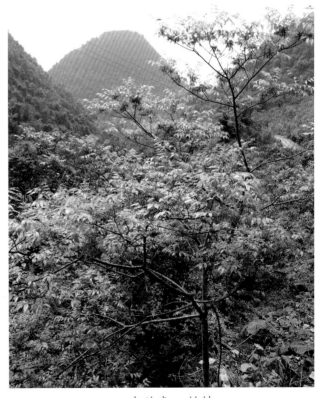

· 南酸枣 - 植株

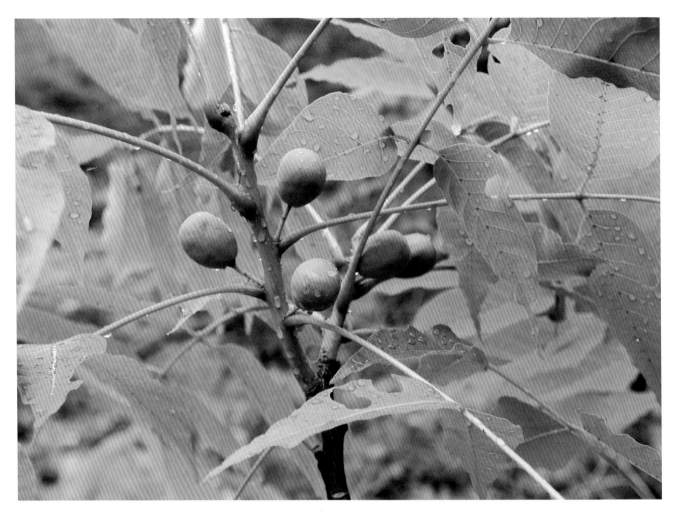

· 南酸枣－果期

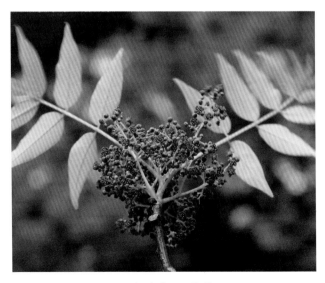

· 南酸枣－雄花

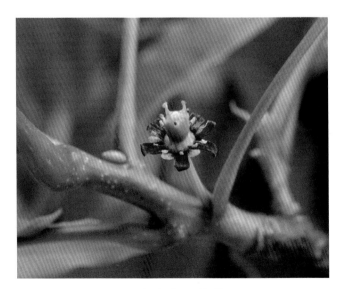

· 南酸枣－雌花

生境分布　生于海拔 300~2000m 的山坡、丘陵或沟谷林中。分布于西藏、云南、贵州、广西、广东、湖南、湖北、江西、福建、浙江、安徽等。广西全区各地均有分布。

化学成分　主要含有酚酸类、黄酮类、木脂素类、黄烷类、甾体、有机酸等化合物。酚酸类主要有原儿茶酸、没食子酸、柠檬酸、奎宁酸、绿原酸、1-咖啡酰奎宁酸、鞣花酸、甲基鞣花酸、二甲基鞣花酸、儿茶素、异香草醛、丁香醛、3,3'-O-二甲基鞣花酸、脱氢双没食子酸、香草酸、3,3'-二甲氧基鞣花酸-4-O-β-D-葡萄糖等[1-3]；黄酮类主要包括牡荆素、异槲皮苷、槲皮苷、紫云英苷、异鼠李素、柚皮素、槲皮素和山奈酚等[2-4]；木脂素类化合物有(E)-3,3'-二甲氧基-4,4'-二羟基二苯乙烯、蛇菰宁、(-)-(7R,8S)-二氢脱氢双松柏基醇等[3]；黄烷类有(+)-儿茶素、(+)-儿茶素-7-O-β-D-吡喃葡萄糖苷、(+)-儿茶素-4'-O-β-D-吡喃葡萄糖苷等[5]；甾体化合物有β-谷甾醇、胡萝卜苷等[3]；此外还含有棕榈油酸、5-羟甲基-2-糠醛[3]、邻苯二甲酸二丁酯和反式阿魏酸十四酯[6]、没食子酸乙酯、1-O-没食子酰基-β-D-吡喃葡萄糖、1,6-二-O-没食子酰基-β-D-吡喃葡萄糖、1,4-二-O-没食子酰基-β-D-吡喃葡萄糖、1,4,6-三-O-没食子酰基-β-D-吡喃葡萄糖、1,3,4,6-四-O-没食子酰基-β-D-吡喃葡萄糖[7]、choerosponols A-E[8]等其他化合物。

药理作用　**1. 抗心率失常作用**

南酸枣总黄酮（TFC）可明显对抗大鼠离体心脏缺氧性心律失常，显著延长心律失常的出现时间，明显降低心律失常和心脏停搏发生率，显著提高心脏室颤阈值，并且呈现良好的量效关系[9]。不同提取方法得到的南酸枣总黄酮对乌头碱所致小鼠心率失常的作用不同，乙醇提取物的乙酸乙酯萃取物和乙醇提取物经NKA树脂分离得到的10%乙醇洗脱物均能明显延长小鼠心率失常出现时间，且呈剂量依赖性，而乙醇提取物经NKA树脂分离得到的70%乙醇洗脱物则能显著缩短小鼠心率失常的出现时间，且也与剂量呈正比。这3种总黄酮组均可以减慢离体大鼠的心率而不影响心肌收缩力，但对心率失常的作用却不同，表明并非所有能减慢心率的药物都具有抗心律失常作用[10]。

2. 抗心肌缺血损伤作用

南酸枣70%乙醇提取物经大孔吸附树脂的60%乙醇洗脱物可使结扎冠状动脉左前降支造成急性心肌缺血大鼠的心电图明显改善，明显缩小心肌梗死范围，减轻心肌缺血损伤程度，且具有一定的量效关系，表明南酸枣提取物经大孔吸附树脂的乙醇洗脱物有明显的保护急性心肌缺血损伤的作用，其作用机理可能与调节机体内各种酶活性平衡有关[11]。南酸枣抗心肌缺血再灌注损伤的药效物质基础是小分子有机酸、酚酸和黄酮；南酸枣有机酸、酚酸和黄酮三大类成分均可通过激活细胞中的蛋白质磷酸化来抑制心肌细胞的凋亡，对心肌缺血再灌注损伤具有直接保护作用；南酸枣黄酮（槲皮素和山奈酚）可通过抑制信号途径的激活而抑制心脏成纤维细胞分泌炎症因子，减轻心肌缺血再灌注过程中的旁分泌炎症因子的释放，对心肌缺血再灌注损伤具有间接保护作用[4]。

3. 抗氧化作用

南酸枣黄酮具有良好的抗氧化效果，其总黄酮的抗氧化性介于黄酮分离组分F1和F2之间；F1对DPPH自由基的清除能力以及F1和F2对OH自由基的清除能力均高于维生素C，而在总抗氧化能力以及清除O_2^-自由基方面F1和F2均低于维生素C；广枣黄酮在1~500μg/ml的浓度范围内对小鼠巨噬细胞（RAW264.7）无毒性，且表现出明显的抗氧化能力[2]。消化酶活性可显著提高南酸枣鲜果抗氧化能力，而对南酸枣水提取液抗氧化能力无显著影响，仅降低胃液中总抗氧化能力[12]。

4. 免疫调节作用

南酸枣总黄酮（TFC）可以显著增加小鼠免疫器官脾和胸腺的重量，增加小鼠血清溶菌酶的含量，提高小鼠血清抗体水平（小剂量组优于大剂量组），小剂量TFC可明显促进小鼠血清半数溶血值（HC_{50}）的形成，表明南酸枣总黄酮具有显著增加小鼠体液免疫功能的作用[13]。

5. 抗肿瘤作用

南酸枣具有一定的抗肿瘤作用。南酸枣树皮中的(+)-儿茶素、(+)-儿茶素-7-O-β-D-吡喃葡萄糖苷等黄烷类成分对人白血病K562细胞呈现出一定的抗肿瘤活性[5]。此外，南酸枣中的没食子酸衍生物也对人白血病 K562 细胞呈现出一定的抗肿瘤活性，其中没食子酸、没食子酸乙酯、1,6-二 -O- 没食子酰基 -β-D- 吡喃葡萄糖、1,4- 二 -O- 没食子酰基 -β-D- 吡喃葡萄糖、1,4,6- 三 -O-没食子酰基 -β-D- 吡喃葡萄糖对 K562 细胞呈较强抗肿瘤活性，IC_{50} 分别为 2.9μg/ml、14.6μg/ml、39.1μg/ml、40.2μg/ml 和 41.2μg/ml；1-O- 没食子酰基 -β-D- 吡喃葡萄糖和 1,3,4,6- 四 -O- 没食子酰基 -β-D- 吡喃葡萄糖对 K562 细胞的抗肿瘤活性相对较弱，在 100μg/ml 浓度下对 K562 细胞的抑制率分别为 20.8% 和 30.1%[7]。南酸枣黄酮的主要成分槲皮素及山柰酚对 HL60 细胞的增长有显著的抑制作用，并呈浓度和时间依赖性；给药后 HL60 细胞发生 G_2/M 期阻滞和凋亡，并诱导细胞 survivin 蛋白表达下调，提示槲皮素及山柰酚有明显的抗白血病作用，且槲皮素诱导凋亡作用强于山柰酚，其作用机制可能是通过抑制细胞增殖、细胞周期阻滞、抑制 survivin 蛋白而诱导细胞凋亡[14]。

6. 抗菌作用

南酸枣中的没食子酸衍生物 1,4- 二 -O- 没食子酰基 -β-D- 吡喃葡萄糖、1,4,6- 三 -O- 没食子酰基 -β-D- 吡喃葡萄糖和 1,3,4,6- 四 -O- 没食子酰基 -β-D- 吡喃葡萄糖对金黄色葡萄球菌有一定的抗菌活性[7]。南酸枣皮黄酮提取物在浓度为 20mg/ml 时，对金黄色葡萄球菌、阪崎肠杆菌、单核增生李斯特菌、肠侵袭性大肠杆菌和鼠伤寒沙门菌均有一定的抑制作用；南酸枣皮黄酮提取物的抑菌活性随着浓度的增大而增强，对革兰阳性的金黄色葡萄球菌和单核增生李斯特菌的抑制较其他几种革兰阴性菌效果更好，分析原因可能与细胞壁的结构组分不同有关[15]。

7. 抗病毒作用

南酸枣总黄酮（TFFC）在体外细胞培养物上具有保护细胞免受柯萨奇 B 组 3 型病毒（CVB3）侵袭的作用。TFFC 能使心肌酶（LDH、CK-MB）的释放较病毒组显著降低，还可抑制被病毒感染的心肌细胞 TNF-α 的分泌；同时，TFFC 还可明显抑制 CVB3 相关基因 c-Myc、TNF-α、Fas 的表达，说明南酸枣具有一定的抗病毒作用[16]。此外，南酸枣总黄酮还在 HeLa 细胞和乳鼠心肌细胞实验中可有效抑制 CVB3 病毒引起的细胞病变数，对 CVB3 病毒引起的病毒繁殖及细胞凋亡有抑制作用[17]。

8. 保护神经细胞的作用

南酸枣水提取液、小分子组分和其作用的星型胶质细胞培养液均能显著提高受损神经元的细胞活力，降低培养液中的乳酸脱氢酶含量，说明广枣水提取液及其小分子组分对拟衰老神经元有显著的直接和间接保护效果，其作用机制可能与包括南酸枣总黄酮在内的小分子组分抗氧化，抑制细胞钙超载，刺激星型胶质细胞分泌生物活性物质有关[18]。

参考文献

[1] 徐晔，刘涛 . 蒙药广枣酚酸类化学成分的研究 [J]. 北方药学 ,2012,9(7):2-3.

[2] 杨云舒 . 广枣中黄酮类化合物的成分分析及抗氧化性研究 [D]. 天津 : 天津商业大学 ,2016.

[3] 向萍 . 广枣核化学成分与广枣质量控制研究 [D]. 呼和浩特 : 内蒙古医科大学 ,2017.

[4] 汤喜兰 . 广枣抗心肌缺血再灌注损伤的物质基础及作用机制研究 [D]. 北京 : 北京中医药大学 , 2013.

[5] 李长伟，崔承彬，蔡兵，等 . 南酸枣的黄烷类成分及其体外抗肿瘤与抗缺氧活性 [J]. 中国药物化学杂志 ,2009,19(1):48-51,64.

[6] 李长伟，崔承彬，蔡兵，等 . 南酸枣的芳香族化合物及其体外抗肿瘤活性 [J]. 中国药物化学杂志 , 2005,15(3):138-141,147.

[7] 李长伟，崔承彬，蔡兵，等 . 南酸枣中没食子酰葡萄糖苷类化学成分及其体外抗肿瘤抗缺氧抗菌活性 [J]. 国际药学研究杂志 ,2014,41(4):449-455.

[8]KIL Y S , RISINGER A L , PETERSEN C L , et al. Using the cancer dependency map to identify the

mechanism of action of a cytotoxic alkenyl derivative from the fruit of *Choerospondias axillaris*[J]. Journal of Natural Products, 2020, 83(3):1-9.

[9] 徐继辉,杨玉梅,覃建民,等.蒙药广枣总黄酮对大鼠离体心脏的抗心律失常作用 [J]. 中国民族医药杂志,2001,7(2):25-26.

[10] 王凤华,杨玉梅,徐继辉,等.广枣中三种黄酮类成分对乌头碱所致小鼠心率失常的影响 [J]. 包头医学院学报,2004,20(4):263-264,267.

[11] 唐丽,韩华,杨炳友,等.广枣对大鼠急性心肌缺血保护作用的研究 [J]. 中医药学报,2003,31(3):50-51.

[12] 翟宇鑫.体外模拟消化条件下南酸枣中酚类化合物抗氧化性的研究 [D]. 南昌:南昌大学,2015.

[13] 侯慧英,秦荣,王玉珍.蒙药广枣总黄酮对小鼠体液免疫功能影响的研究 [J]. 中国民族医药杂志,1998,4(4):39-40.

[14] 任慧娟,郝洪军,石永进,等.广枣黄酮槲皮素和山柰酚促人白血病 HL60 细胞系凋亡及其机制探讨 [J]. 中国实验血液学杂志,2010,18(3):629-633.

[15] 徐金龙,李倩,王召君,等.南酸枣皮黄酮提取及其抑菌活性的研究 [J]. 食品工业科技,2013,34(11):251-254,258.

[16] 刘小玲,梁彬,张勇,等.广枣总黄酮体外抗 CVB3 病毒活性 [J]. 中国医院药学杂志,2007,27(12):1637-1642.

[17] 刘爽.广枣总黄酮对 CVB3 病毒引起细胞凋亡的影响 [J]. 中医药导报,2011,17(3):87-89.

[18] 郭华,姚文兵,王华,等.广枣及其提取组分对神经细胞的保护作用 [J]. 中国生化药物杂志,2007,28(2):87-90.

栀子

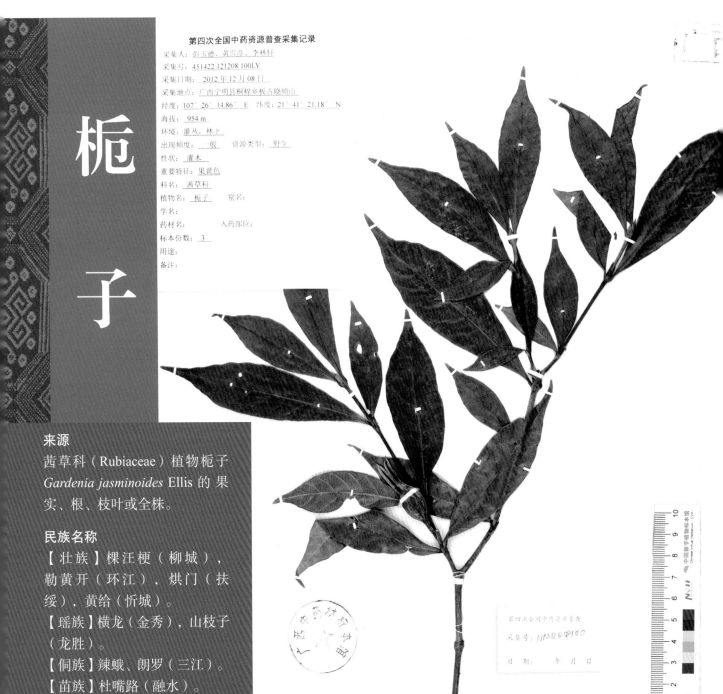

第四次全国中药资源普查采集记录

采集人：彭玉德、黄雪彦、李林轩
采集号：451422 121208 100LY
采集日期：2012 年 12 月 08 日
采集地点：广西宁明县桐棉乡板古晓睄山
经度：107°26′14.86″ E　纬度：21°41′21.18″ N
海拔：954 m
环境：灌丛、林下
出现频度：一般　资源类型：野生
性状：灌木
重要特征：果黄色
科名：茜草科
植物名：栀子　别名：
学名：
药材名：　入药部位：
标本份数：3
用途：
备注：

0220748

GUANGXI BOTANICAL GARDEN
OF MEDICINAL PLANTS

GXMG 0167211

采集号：451422 121208 100LY　　茜草科

栀子

Gardenia jasminoides J. Ellis

鉴定人：黄宝优　　2017 年 09 月 18 日

第四次全国中药资源普查

来源

茜草科（Rubiaceae）植物栀子 *Gardenia jasminoides* Ellis 的果实、根、枝叶或全株。

民族名称

【壮族】棵汪梗（柳城），勒黄开（环江），烘门（扶绥），黄给（忻城）。

【瑶族】横龙（金秀），山枝子（龙胜）。

【侗族】辣蛾、朗罗（三江）。

【苗族】杜嘴路（融水）。

【毛南族】汪给（环江）。

【京族】他混混（防城）。

民 族 应 用

【壮族】药用枝、叶、果实。枝、叶水煎服治感冒发热。叶研粉拌糯米包粽粑服治慢性肝炎。果实水煎服治小儿高热，黄疸型肝炎；炒成炭后水煎服治月经过多，吐血，血崩，鼻衄，大便下血。

【瑶族】药用根、果实、全株。根水煎服治黄疸型肝炎，浮肿病。果实水煎服治黄疸型肝炎。全株水煎服治黄疸型肝炎，感冒发热。

【仫佬族】药用果实。水煎服治黄疸型肝炎；捣烂敷患处治跌打肿痛。

【侗族】药用根、果实。根水煎服治黄疸型肝炎，肝硬化腹水。果实捣烂敷患处治跌打肿痛。

【苗族】药用根。水煎服治黄疸型肝炎。

【毛南族】药用果实。水煎服治黄疸型肝炎。

【京族】药用根、叶。根水煎服治黄疸型肝炎。叶捣烂敷患处治跌打损伤。

内服用量9~30g；外用适量。

药材性状 果实长卵圆形或椭圆形，长 1.5~3.5cm，直径 1~1.5cm；表面红黄色或棕红色，具 6 条翅状纵棱，棱间常有 1 条明显的纵脉纹，并有分枝；顶端残存萼片，基部稍尖，有残留果梗；果皮薄而脆，略有光泽；内表面颜色较浅，有光泽，具 2~3 条隆起的假隔膜。种子多数，扁卵圆形，集结成团，深红色或红黄色，表面密具细小疣状突起；气微，味微酸而苦。根圆柱形，有分枝，多已切成短段，长 2~5cm；表面灰黄色或灰褐色，具有瘤状突起的须根痕；质坚硬，断面白色或灰白色，具放射状纹理；气微，味淡。茎圆柱形，灰色。叶通常两面无毛，基部楔形或短尖。

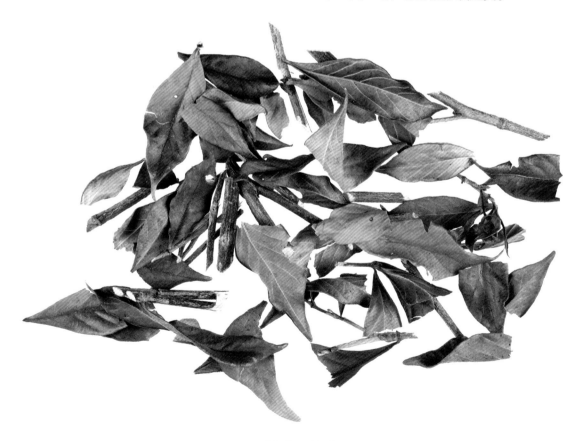

· 栀子－枝叶

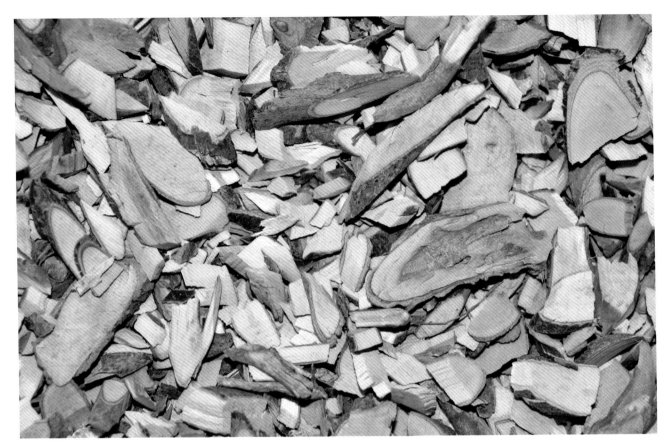

· 栀子－根

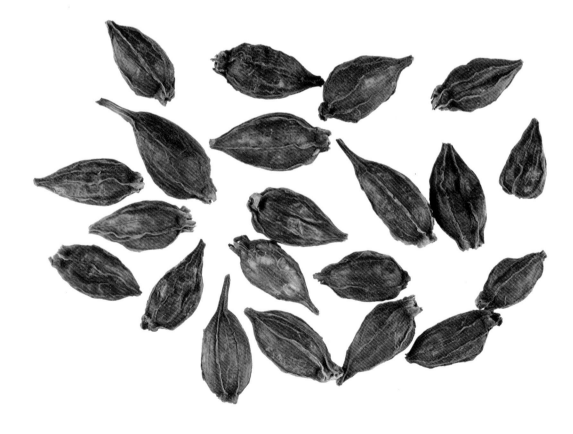

· 栀子－果实

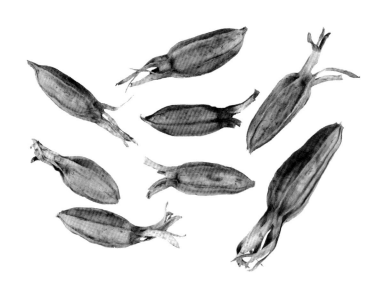

·栀子-果实

药用源流　栀子的药用始载于《神农本草经》，列为中品，曰："味苦，主五内邪气；胃中热气，面赤；酒疱皶鼻、白癞、赤癞、疮疡。一名木丹。"《雷公炮炙论》记载为"枝子"，曰："凡使，勿用颗大者，号曰伏尸栀子，无力。须要如雀脑，并须长有九路赤色者上。"指出栀子有"伏尸栀子"与药用栀子之别。《本草图经》曰："木高七八尺；叶似李而厚硬，又似樗蒲子；二、三月生白花，花皆六出，甚芬香，俗说即西域詹匐也。夏秋结实，如诃子状，生青熟黄，中人深红……此亦有两三种，入药者山栀子，方书所谓越桃也。皮薄而圆小，小核，房七棱至九棱者佳。其大而长者，乃作染色，又谓之伏尸栀子，不堪入药用。"指出栀子有多种，药用栀子称为山栀子，又名越桃，而"伏尸栀子"仅作染色用。《本草纲目》称栀子为"卮子"，曰："卮，酒器也。卮子象之，故名。俗作栀。卮子叶如兔耳，厚而深绿。春荣秋瘁。入夏开花，大如酒杯，白瓣黄蕊，随即结实，薄皮细子有须，霜后收之。"综合本草文献记载并依据《本草图经》所附植物图，古代药用栀子的原植物与今用栀子相符合。关于栀子的产地，《神农本草经》曰："生川谷。"《本草图经》曰："生南阳川谷，今南方及西蜀州郡皆有之……南方人竞种以售利。"《本草品汇精要》曰："[道地]临江军、江陵府、建州。"指出栀子的道地为江西清江、湖北江陵及福建建瓯，与今栀子的主要产地基本一致。之所以栀子的道地从北方南阳转移至南方，可能与魏晋南北朝人口迁移及南方大规模种植有关。

关于栀子的性味功效，古籍文献多有记载。《名医别录》云："大寒，无毒。主治目热赤痛，胸心大小肠大热，心中烦闷，胃中热气。"《本草衍义》云："仲景治发汗吐下后，虚烦不得眠。若剧者，必反复颠倒，心中懊憹，栀子豉汤治之。虚，故不用大黄，有寒毒故也。栀子虽寒无毒，治胃中热气，既亡血、亡津液，腑脏无润养，内生虚热，非此物不可去……又治心经留热，小便赤涩……服之无不效。"《本草纲目》云："苦，寒，无毒。主治五内邪气，胃中热气，面赤酒疱皶鼻，白癞赤癞疮疡。"由此可见，栀子味苦，性寒，具有清脏腑内热气之功效。《中华人民共和国药典》（2020年版　一部）记载栀子的干燥成熟果实具有泻火除烦、清热利湿、凉血解毒的功效，外用具有消肿止痛的功效；主治热病心烦，湿热黄疸，淋证涩痛，血热吐衄，目赤肿痛，火毒疮疡；外治扭挫伤痛。

分类位置	种子植物门	被子植物亚门	双子叶植物纲	茜草目	茜草科
	Spermatophyta	Angiospermae	Dicotyledoneae	Rubiales	Rubiaceae

形态特征 灌木。叶对生，革质，叶形多样，通常为长圆状披针形、倒卵状长圆形、倒卵形或椭圆形，长3~25cm，宽1.5~8cm，顶端渐尖、骤然长渐尖或短尖而钝，基部楔形或短尖，两面常无毛；托叶膜质。花芳香，通常单朵生于枝顶；萼管倒圆锥形或卵形，裂片披针形或线状披针形，长10~30mm，宽1~4mm，宿存；花冠白色或乳黄色，高脚碟状。果卵形、近球形、椭圆形或长圆形，黄色或橙红色，有翅状纵棱5~9条，顶部萼片宿存；种子近圆形而稍有棱角。

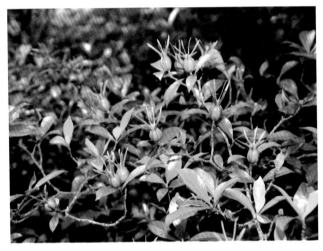

·栀子－果期

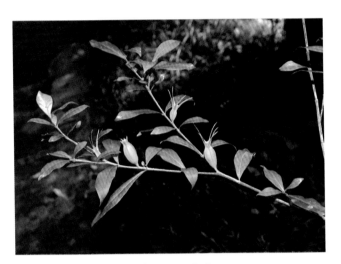

·栀子－果期

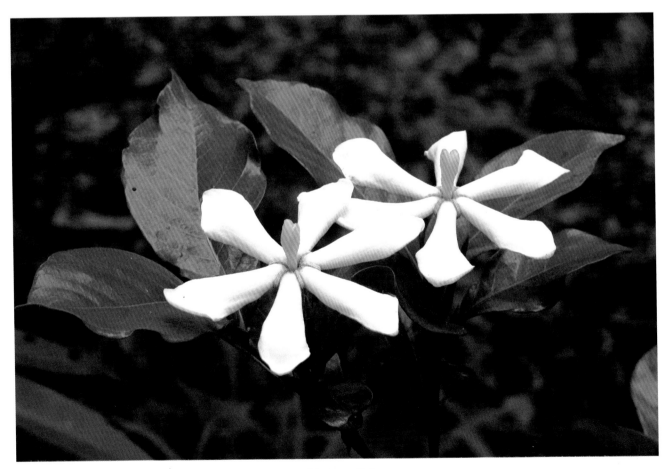

·栀子－花期

生境分布 生于海拔 10~1500m 的旷野、丘陵、山谷、山坡、溪边的灌丛或林中。分布于山东、江苏、安徽、浙江、江西、福建、台湾、湖北、湖南、广东、香港、广西、海南、四川、贵州、云南等，河北、陕西和甘肃等亦有栽培。广西全区各地均有分布。

化学成分 栀子果实含有多种环烯醚萜类化合物，以及有机酸、黄酮、香豆素、挥发油及其他类化合物。环烯醚萜类主要有 6''-O-trans-sinapoylgenipin gentiobioside、6''-O-trans-p-coumaroylgenipin gentiobioside、6''-O-trans-cinnamoylgenipin gentiobioside、6'-O-trans-p-coumaroylgeniposide、10-O-succinoylgeniposide、6'-O-acetylgeniposide、京尼平苷[1]、栀子苷、genipin-1-β-D geniobioside、山栀子苷、栀子酮苷[2]、gardaloside、genipin gentiobioside、6α-hydroxygeniposide[3]、京尼平-1-O-β-D-龙胆双糖苷、genipin-1,10-di-O-β-D-glucopyranoside、去乙酰车叶草苷酸甲酯、栀子新苷甲酯、栀子酸[4] 等。有机酸类主要有绿原酸、3,4-二咖啡酰奎宁酸、3-咖啡酰-4-芥子酰奎宁酸、3-咖啡酰-4-芥子酰奎宁酸甲酯、3-咖啡酰-5-芥子酰奎宁酸甲酯、3,4-二咖啡酰-5-(3-羟-3-甲基)戊二酰奎宁酸、3,5-二咖啡酰-4-(3-羟-3-甲基)戊二酰奎宁酸、原儿茶酸[5]、丁香酸、香草酸、3-羟基-香草酸[6] 等。黄酮类主要有 croymbosin、槲皮素、芦丁、umuhengerin、nicotiflorin、异槲皮苷[5]、槲皮素-3-O-β-D-吡喃葡萄糖苷、5-羟基-7,3',4',5'-四甲氧基黄酮、5,3'-二羟基-7,4',5'-三甲氧基黄酮[7] 等。香豆素类主要有欧前胡素、异欧前胡素[8] 等。

苯丙素类主要有 4-羟基-肉桂酸甲酯、3,5-二甲氧基-4-羟基-肉桂酸甲酯、pisoninol Ⅱ、7-hydroxy-orebiusin A、(E)-3-(4'-羟苯基)-丙烯酸正丁酯、4-甲氧基-苯丙醇正丁醚、环橄榄素等[9]。挥发油类主要有甲苯、2-甲基庚烷、反-1,2-二甲基环己烷、正己醛、邻二甲苯、(Z)-2-庚烯醛、己酸、2-戊基呋喃、反,反-2,4-庚二烯醛、2,6-二甲基-2,6-辛二烯、异佛尔酮、(E)-2-辛烯醛、壬醛、反-2-壬烯醛、反-4-壬烯醛、辛酸、藏花醛、2,4-壬二烯醛、优葛缕酮、反,反-2,4-癸二烯醛、莪二酮、棕榈酸、亚油酸甲酯等[10]。此外还含有苏丹Ⅲ、2-甲基-5,7-二羟基色原酮及藏红花素[8] 等成分。

药理作用 1. 对消化系统的作用

栀子对胆囊有收缩功能，其所含成分栀子苷具有利胆作用[11,12]；对大鼠急性胰腺炎细胞功能有良好的保护作用[13]。栀子所含的熊果酸和京尼平对盐酸或乙醇诱导的胃损伤具有保护作用[14]。

2. 对心血管系统的作用

栀子醇提取物对去甲肾上腺素激动的小血管及高钾引起的组织小动脉收缩具有松弛作用[15]。栀子苷具有内皮细胞保护作用，能明显提高 H_2O_2 损伤的内皮细胞的存活率，提高细胞内 SOD、GSH-Px、NOS 活性，降低细胞内 ROS 水平，减少细胞凋亡率，恢复血管内皮细胞增殖[16]。

3. 对中枢神经系统的作用

小鼠用栀子生品及各种炮制品水煎液灌胃小鼠，均有较好的镇静作用，可明显延长小鼠腹腔注射 50mg/kg 异戊巴比妥的睡眠时间[17]。栀子苷和西红花苷-1 对 3xTg-AD 小鼠海马原代神经元细胞具有保护作用[18]。

4. 抗肿瘤作用

栀子多糖对人红白血病 K562 细胞及 Hca-f 肝癌实体瘤有较好的抑制效果，其口服给药效果优于注射给药[19]。栀子油具有抑瘤作用，其大剂量给药组对 S180 荷瘤小鼠的抑瘤率达 34.31%[20]。

5. 对肺损伤的保护作用

栀子苷对脂多糖（LPS）诱导急性肺损伤的小鼠进行预处理，结果显示小鼠支气管肺泡灌洗液中的炎症细胞数量明显减少，肺组织促炎性细胞因子 TNF-α 和 IL-6 分泌受抑制，表明栀子苷对 LPS 诱导的小鼠急性肺损伤有保护作用，其作用机制与抑制 NF-κB 信号转导通路有关[21]。栀子苷对肺缺血再灌注损伤具有保护作用，其机制可能与 PI3K/Akt/NF-κB 信号通路有关[22]。

6. 抑菌作用

栀子乙醇提取物有较广的抗菌谱，对大肠杆菌、伤寒沙门菌、痢疾杆菌、金黄色葡萄球菌均有明显的抑菌作用[23]；还可增强金黄色葡萄球菌、肺炎克雷伯菌、大肠埃希菌对头孢呋辛的敏感性，降低金黄色葡萄球菌、大肠埃希菌、肺炎克雷伯菌、铜绿假单胞菌对美罗培南的敏感性[24]。

7. 保肝作用

栀子生品、炒品、焦品对四氯化碳（CCl_4）致急性肝损伤大鼠均有较好的保护作用，可显著降低大鼠血清中天门冬氨酸转移酶、丙氨酸氨基转移酶和乳酸脱氢酶的活性[25]。栀子根醇提取物对CCl_4致急性肝损伤小鼠的保肝作用可能与抗氧化作用、胆汁酸胆红素代谢的调节有关[26]。

8. 镇痛抗炎作用

栀子苷具有较好的体内镇痛、抗炎作用，能显著减少由腹腔注射醋酸引起的小鼠扭体反应次数，抑制二甲苯引起的耳肿胀及角叉菜胶引起的足肿胀[27]。

9. 毒副作用

栀子苷对 α-萘异硫氰酸酯（ANIT）所致黄疸模型大鼠具有明显的急性肝、肾毒性，给予栀子苷48h、72 h后血清中各项肝功能指标显著升高，并出现不同程度的肝脏病理损伤[28]。腹腔注射一定剂量的京尼平可导致大鼠急性肝毒性损伤，提示京尼平可能是栀子苷在体内的毒性物质基础[29]。

参考文献

[1]YU Y, XIE Z L, GAO H,et al.Bioactive iridoid glucosides from the fruit of *Gardenia jasminoides*[J]. Journal of Natural Products,2009,72(8):1459-1464.

[2]XUAN Z, CEN C, YE X L,et al. Study of separation and identification of the active ingredients in *Gardenia jasminoides* Ellis based on a two-dimensional liquid chromatography by coupling reversed phase liquid chromatography and hydrophilic interaction liquid chromatography[J].Journal of Chromatographic Science,2016,55(1):75-81.

[3]CHANG W L,WANG H Y,SHI L S,et al.Immunosuppressive iridoids from the fruits of *Gardenia jasminoides*[J].Journal of Natural Products,2005,68(11):1683-1685.

[4]蔡财军,张忠立,左月明,等.栀子环烯醚萜类化学成分研究[J].时珍国医国药,2013, 24(2):342-343.

[5]付小梅,俞桂新,王峥涛.栀子的化学成分[J].中国天然药物, 2008, 6(6):418-420.

[6]左月明,张忠立,杨雅琴,等.栀子化学成分研究[J].中药材, 2013, 36(2):225-227.

[7]张忠立,左月明,杨雅琴,等.栀子中的黄酮类化学成分研究[J].中国实验方剂学杂志,2013,19(4):79-81.

[8]陈红,肖永庆,李丽,等.栀子化学成分研究[J].中国中药杂志,2007,32(11):1041-1043.

[9]左月明,徐元利,张忠立,等.栀子苯丙素类化学成分研究[J].中药材, 2015, 38(11):2311-2313.

[10]张家骊,钱华丽,王利平,等.中药栀子超临界萃取物的挥发性成分研究[J].食品与生物技术学报,2016,25(6):87-92.

[11]李月玺,王少杰,夏亚钦.25种中药对胆囊运动功能影响的B超观察[J].中国中药杂志, 1995, 20(12):754-756.

[12]孙旭群,赵新民,杨旭.栀子苷利胆作用实验研究[J].安徽中医学院学报,2004,23(5):37-40.

[13]贾玉杰,姜妙娜,高静涛,等.栀子对急性胰腺炎大鼠胰腺细胞亚细胞器的保护作用[J].中国中西医结合杂志, 1996, 16(6):355.

[14]LEE J H, LEE D U, JEONG C S. *Gardenia jasminoides* Ellis ethanol extract and its constituents reduce the risks of gastritis and reverse gastric lesions in rats[J].Food and Chemical Toxicology,2009,47:1127-1131.

[15] 杨冀风,石磊,王永信,等.栀子提取物对大鼠阻力动脉松弛作用的初步研究 [J].徐州医学院学报,1999, 19(2):99-100.

[16] 丁嵩涛,刘洪涛,李文明,等.栀子苷对氧化应激损伤血管内皮细胞的保护作用 [J].中国药理学通报,2009,25(6):725-729.

[17] 张学兰,孙秀梅,曲福生.炮制对栀子部分药效的影响 [J].中药材,1994,17(4):24-26.

[18] 董璐萌.中药栀子对 APP/PS1/Tau 三转基因阿尔茨海默症小鼠药理活性研究 [D].遵义:遵义医学院,2018.

[19] 石若夫,李大力,田春宇,等.栀子多糖的抗肿瘤活性研究 [J].林产化学与工业,2002, 22(4):67-70.

[20] 刘继平,许海,胡锐,等.栀子油对 S180 荷瘤小鼠肿瘤生长及胸腺、脾指数的影响 [J].西北药学杂志,2010,25(2):112-114.

[21] 王丽莎,梅妹.栀子苷对小鼠急性肺损伤保护机制的研究 [J].中国农学通报,2012,28(23):26-31.

[22] 杭文地,班佳艺,赵志英,等.栀子苷对肺缺血再灌注的保护作用及其与 p-Akt 和 NF-κB 表达的关系 [J].中国社区医师,2019,35(4):5-9.

[23] 周宇,范耀龙,张丹丹,等.栀子提取物对食源性微生物抑菌作用及稳定性研究 [J].中国食品添加剂,2019,7:84-88.

[24] 陈芳,彭音,李军,等.白及和栀子乙醇提取物对常见病原菌抗生素敏感性的影响 [J].中医药导报,2019,25(17):41-45.

[25] 魏春华,邵坚,罗光明.栀子生品及炮制品对 CCl_4 致大鼠急性肝损伤保护作用的比较 [J].中国实验方剂学杂志, 2016,22(17):7-10.

[26] 肖日传,罗光明,张风波,等.栀子根醇提物对 CCl_4 致小鼠急性肝损伤的保护作用 [J].中药药理与临床,2017,33(3):114-117.

[27] 张文娟,李茂星,张泉龙,等.栀子苷的快速提取分离及其镇痛抗炎作用研究 [J].中国实验方剂学杂志,2012,18(21):170-174.

[28] 程生辉,张妍妍,李会芳,等.基于黄疸模型大鼠的栀子苷急性肝肾毒性研究 [J].中国实验方剂学杂志,2015,21(4):174-178.

[29] 卫璐戈,张海虹,李会芳.栀子苷、京尼平、栀子蓝的体内外肝毒性对比研究 [J].中华中医药学刊,2019,37(2):311-314.

枸

骨

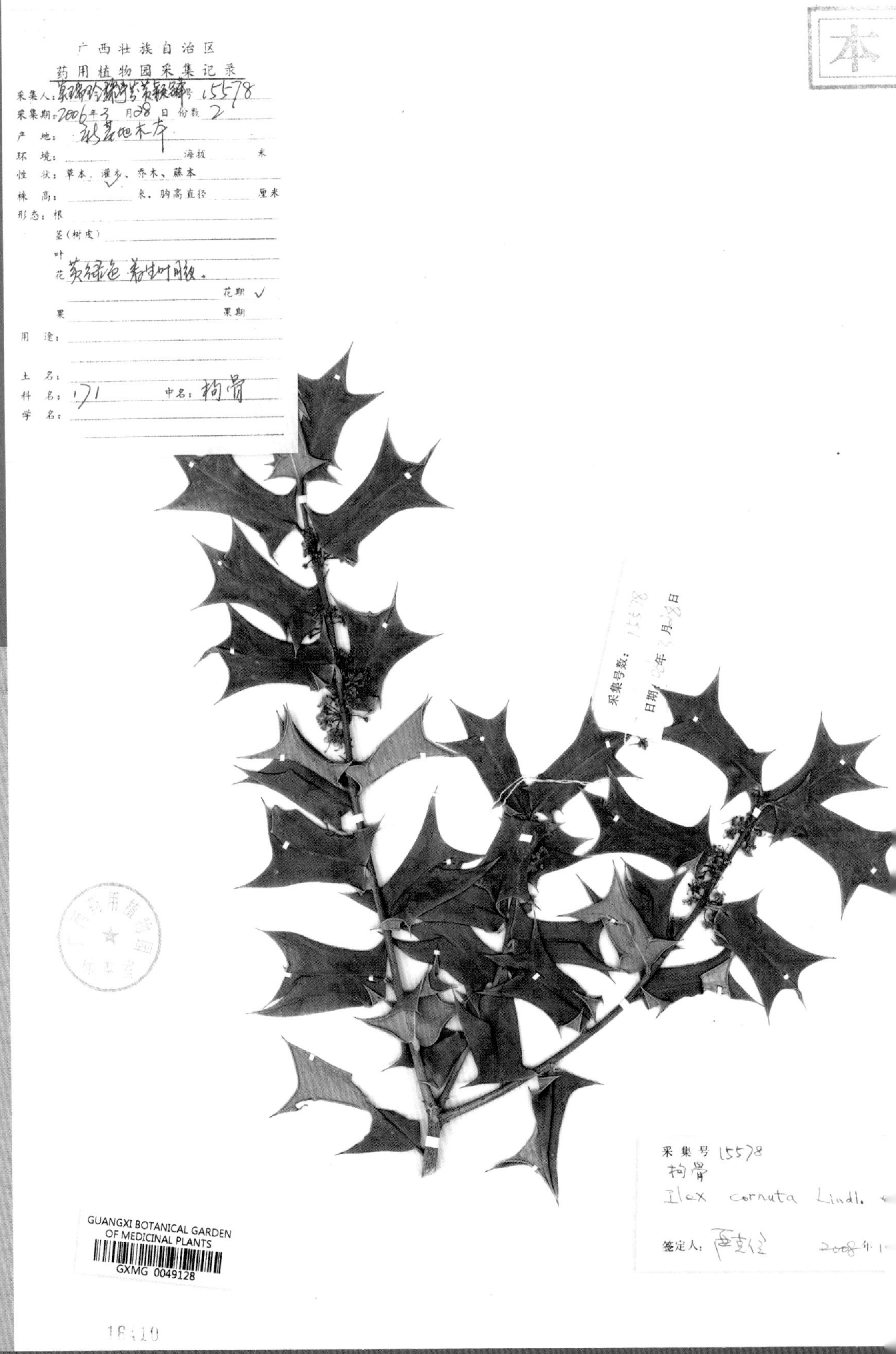

广西壮族自治区
药用植物园采集记录

采集人：   采集号 15578
采集期：2006年3月28日 份数 2
产　地：
环　境：　　　　　　海拔　　　米
性　状：草本、灌木、乔木、藤本
株　高：　　　米，胸高直径　　厘米
形　态：根
　　　　茎（树皮）
　　　　叶
　　　　花 黄绿色 着生叶腋.
　　　　　　　　　花期 ✓
　　　　果　　　　果期
用　途：
土　名：
科　名：171　　　中名：枸骨
学　名：

采集号 15578
枸骨
Ilex cornuta Lindl.
鉴定人：   2008年1月

GUANGXI BOTANICAL GARDEN
OF MEDICINAL PLANTS
GXMG 0049128

来源

冬青科（Aquifoliaceae）植物枸骨 *Ilex cornuta* Lindl.ex Paxt. 的根、叶。

民族名称

【壮族】Gooenmenz。

民 族 应 用

【壮族】药用根、叶。主治腰膝痿弱，失血痿软，风湿骨痛。叶主治糖尿病，跌打损伤。根主治头风，赤眼，牙痛。叶内服用量 9~15g，水煎服、浸酒或熬膏服；外用适量，捣汁涂患处或煎膏涂敷。根内服用量 6~15g（鲜者 15~45g），水煎服；外用适量，煎水洗。

药材性状 根长短不一；味苦，性凉。叶呈类长方形或矩圆状长方形，偶有长卵圆形，长 3~8cm，宽 1.5~4cm；先端具 3 枚较大的硬刺齿，顶端 1 枚常反曲，基部平截或宽楔形，两侧有时各具刺齿 1~3 枚，边缘稍反卷；长卵圆形叶常无刺齿；上表面黄绿色或绿褐色，有光泽，下表面灰黄色或灰绿色；叶脉羽状，叶柄较短；革质，硬而厚；气微，味微苦。

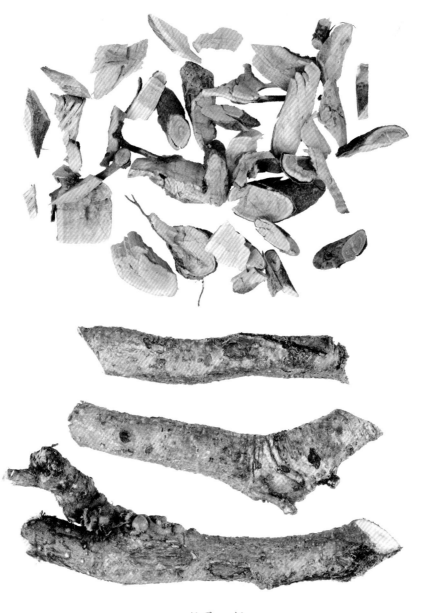

·枸骨－根

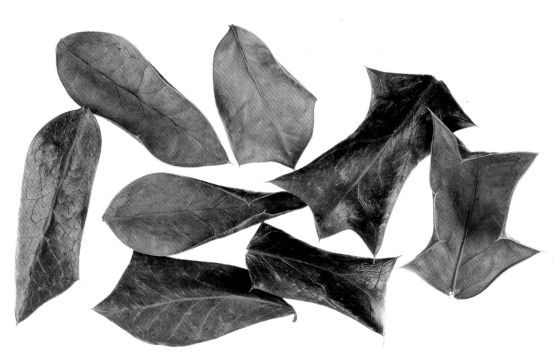

·枸骨－叶

药用源流 枸骨之名始见于《本草拾遗》的女贞条下："枸骨树如杜仲，皮堪浸酒，补腰脚令健。枝叶烧灰木肌白似骨，故名枸骨"。《本草图经》在女贞实下记载："枸骨木多生江浙间，木体白似骨，故名。"《本草纲目》记载为猫儿刺，曰："叶有五刺，如猫之形，故名。"并对其进行了较为详细的形态描述："枸骨树如女贞，肌理甚白。叶长二三寸，青翠而厚硬，有五刺角，四时不凋。五月开细白花。结实如女贞及菝葜子，九月熟时，绯红色，皮薄味甘，核有四瓣。"《植物名实图考》曰："枸骨，宋图经女贞下载之。本草纲目始别出，即俗呼猫儿刺。"根据其所附植物图，与今冬青科枸骨为同一植物。《中华人民共和国药典》（2020年版 一部）记载枸骨的干燥叶具有清热养阴、益肾、平肝的功效；主治肺痨咯血，骨蒸潮热，头晕目眩。

分类位置	种子植物门	被子植物亚门	双子叶植物纲	卫矛目	冬青科
	Spermatophyta	Angiospermae	Dicotyledoneae	Celastrales	Aquifoliaceae

形态特征 常绿灌木或小乔木。叶片厚革质，四角状长圆形或卵形，长 4~9cm，宽 2~4cm，叶面深绿色。花序簇生于二年生枝的叶腋内，苞片卵形，花淡黄色；雄花，花梗长 5~6mm，花萼盘状；花冠辐状，直径约 7mm；雌花，花梗长 8~9mm，果期长达 13~14mm，花萼与花瓣像雄花。果球形，直径 8~10mm，成熟时鲜红色。

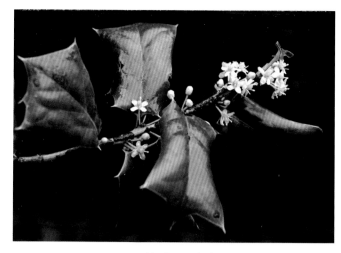

·枸骨－雌花

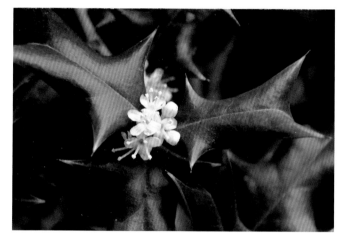

·枸骨－雄花

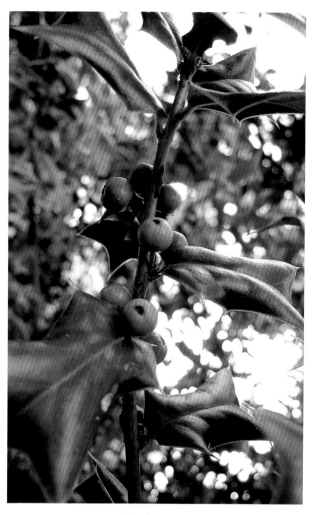

·枸骨－果期

生境分布 生于海拔 150~1900m 的山坡、丘陵等的灌丛中、疏林中以及路边、溪旁和村舍附近。分布于江苏、上海、安徽、浙江、江西、湖北、湖南、广西等，云南昆明等城市庭园有栽培。广西主要分布在桂林、临桂等。

化学成分 叶含大黄素甲醚、11-酮基 -α-香树脂棕榈酸酯、羽扇豆醇、30-醛基羽扇豆醇、乌索醇、乌索酸、β-谷甾醇、胡萝卜苷、长梗冬青苷[1]、七叶内酯、槲皮素、异鼠李素、金丝桃苷、3-O-α-L-阿拉伯吡喃糖 -28-O-6'-O-甲基葡萄糖坡模醇酸苷[2]，以及绿原酸、新绿原酸、隐绿原酸、咖啡酸、异槲皮苷、芦丁、异绿原酸 A、异绿原酸 B、异绿原酸 C[3]等。含挥发油，主要成分为 β-桉叶醇和榄香醇[4]。根含 β-谷甾醇、羽扇豆醇、白桦酸、常春藤皂苷元、3β-乙酰基 -28-羟基 - 乌苏醇、乌苏酸[5]、齐墩果酸、暹罗树脂酸、19α-羟基 - 乌苏酸 -28-O-β-D-吡喃葡萄糖苷、坡模酸[6]，熊果酸[7]等。

药理作用 1. 抗生育作用

枸骨腹腔注射给药对小白鼠有终止早、中、晚孕的作用，黄体酮不能对抗枸骨的抗早孕作用；枸骨煎剂对豚鼠和大白鼠离体子宫有明显的兴奋作用，其强度与剂量有关，小剂量时可出现节律性收缩，大剂量时产生催产素样作用，说明枸骨抗生育作用可能是直接作用的结果[8]。枸骨叶水提物对小鼠胚胎有一定的毒性，高剂量时能明显抑制受孕母鼠体重增加，导致活胎率低并引起死胎[9]。

2. 降血脂作用

枸骨叶水提取物能降低高脂饮食小鼠血清总胆固醇水平，与辛伐他丁作用类似[10]；可降低高血脂症模型大鼠三酰甘油、低密度脂蛋白胆固醇、丙氨酸氨基转移酶、天冬氨酸氨基转移酶及丙二醛的含量，高剂量时效果最显著[11]。

3. 对心血管系统的作用

从枸骨中分离得到的单体化合物枸骨苷4对脑垂体后叶素诱发的大鼠心肌缺血有一定的保护作用；对豚鼠离体心肌的心率、冠脉流量无影响，但可显著降低其心肌收缩力[12]。枸骨叶水提取物可剂量依赖性抑制蟾蜍基础条件下的心肌收缩力，对肾上腺素刺激条件下蟾蜍心肌收缩力亦有显著抑制作用[13]。

4. 抑菌作用

枸骨叶提取物对金黄色葡萄球菌、枯草杆菌、大肠杆菌均有明显的抑菌作用，其抑菌的 pH 范围为 7~9，最佳抑菌时间为 24h[14]。

5. 抗肿瘤作用

熊果酸是枸骨的主要三萜类成分，药理研究证实熊果酸具有显著的抗肿瘤作用[15]。

6. 抗氧化作用

枸骨叶中的多酚类物质具有良好的体外抗氧化活性，其中绿原酸的抗氧化活性最强[3]。

参考文献

[1] 周思祥, 姚志容, 李军, 等 . 枸骨叶的化学成分研究 [J]. 中草药, 2012,43(3):444-447.

[2] 杨雁芳, 阎玉凝 . 中药枸骨叶的化学成分研究 [J]. 中国中医药信息杂志, 2002, 9(4):33-34.

[3] 汪雷 . 枸骨叶质量标准的建立和多酚类成分抗氧化活性研究 [D]. 合肥: 皖南医学院, 2020.

[4] 王文娟, 李瑞锋 . 超临界 CO_2 萃取法与水蒸气蒸馏法提取枸骨叶挥发油的 GC-MS 分析 [J]. 贵州师范大学学报 (自然科学版), 2016,34(3):89-93.

[5] 范琳琳, 陈重, 冯育林, 等 . 枸骨根的化学成分研究 [J]. 中草药, 2011,42(2):234-236.

[6] 周曦曦, 许琼明, 周英, 等 . 枸骨根的化学成分研究 [J]. 中药材, 2013,36(2):233-236.

[7] 章剑扬 . 中药枸骨根化学成分的研究 [D]. 长沙: 湖南科技大学, 2008.

[8] 魏成武, 杨翠芝, 任华能, 等 . 枸骨抗生育作用 [J]. 中药通报, 1988,13(5):48-50,60.

[9] 邢建宏, 庞铄权, 梁一池 . 枸骨叶水提物对小鼠胚胎毒性的研究 [J]. 食品工程, 2009,3:35-37.

[10] 王宏婷, 何丹, 王存琴, 等 . 枸骨叶水提物对高脂小鼠胆固醇合成代谢的影响 [J]. 中国现代医学杂志, 2016,26(23):1-5.

[11] 曾庆锋, 谭军 . 枸骨叶提取物对高脂血症模型大鼠脂代谢及血液流变学的影响 [J]. 中国药师, 2016,19(4):631-633.

[12] 李维林, 吴菊兰, 任冰如, 等 . 枸骨中3种化合物的心血管药理作用 [J]. 植物资源与环境学报, 2003,12(3):6-10.

[13] 刘峰, 马庆坤, 李艳芝, 等 . 枸骨叶水提物对蟾蜍心肌收缩力的影响及其机制初探 [J]. 济宁医学院学报, 2016,39(4):275-279.

[14] 曾超珍, 刘志祥 . 枸骨叶抑菌物质的提取及抑菌作用研究 [J]. 北方园艺, 2009,8:129-131.

[15] 刘训华, 吕高飞, 张太平, 等 . 熊果酸的抗肿瘤作用 [J]. 江苏医药, 2007,33(2):202-204.

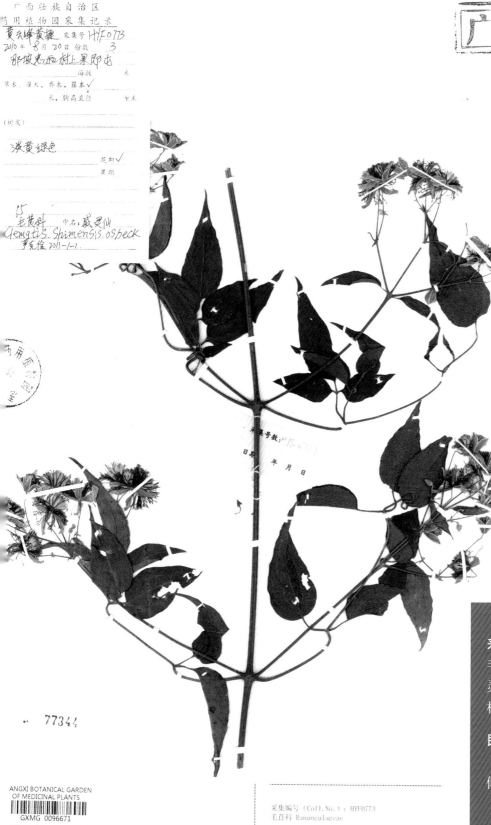

采集编号（Coll. No.）：HYF0773
毛茛科 Ranunculaceae

威灵仙
Clematis chinensis Osbeck

鉴定人（Det.）：黄云峰

威灵仙

来源

毛茛科（Ranunculaceae）植物威灵仙 *Clematis chinensis* Osbeck 的根、根茎或全草。

民族名称

【壮族】棵够迫尔（象州），勾仰（忻城），Raglingzsien。

【瑶族】解坐翁，懂卵杉。

【仫佬族】加凤秒（罗城）。

【侗族】骂省肾（三江）。

【苗族】乌更犁（融水）。

民 族 应 用

【壮族】药用根、根茎或全草。用于痹症，跌打损伤，腰痛，肢体麻木，筋脉拘挛，黄疸，水肿，淋证，头痛，牙痛，癃闭，癥瘕，鱼骨鲠喉。

【瑶族】药用根及根茎。用于风湿痹症，肢体麻木，筋脉拘挛，屈伸不利，骨鲠咽喉，腰肌劳损，小便不利，浮肿，跌打损伤。

【仫佬族】药用根。捣烂后将药给患者闻，待苏醒后内服煎液治小儿惊风。

【侗族】药用根。浸酒服治风湿骨痛；水煎服治腰肌损伤。

【苗族】药用根。浸酒服治风湿骨痛；捣烂取汁服或水煎服治骨鲠喉；水煎取煎液滴鼻治蚂蟥钻入鼻腔内。

内服用量 9~15g；外用适量。本品有小毒，内服宜慎。

药材性状　根茎呈柱状，长 1.5~10cm，直径 0.3~1.5cm；表面淡棕黄色；顶端残留茎基；质较坚韧，断面纤维性；下侧着生多数细根。根呈细长圆柱形，稍弯曲，长 7~15cm，直径 0.1~0.3cm；表面黑褐色，有细纵纹，有的皮部脱落，露出黄白色木部；质硬脆，易折断，断面皮部较广，木部淡黄色，略呈方形，皮部与木部间常有裂隙。气微，味淡。

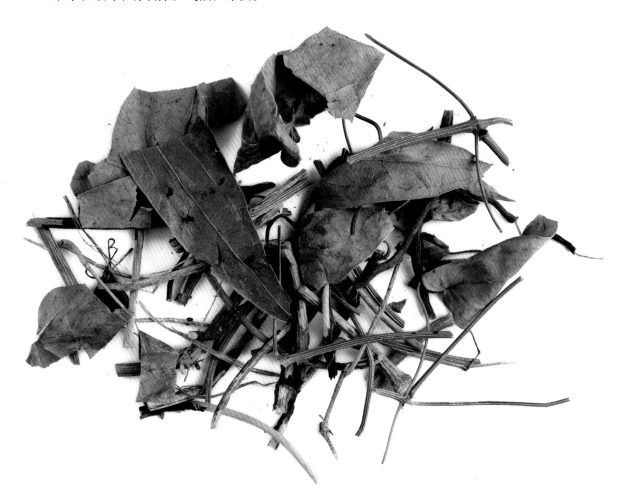

·威灵仙－全草

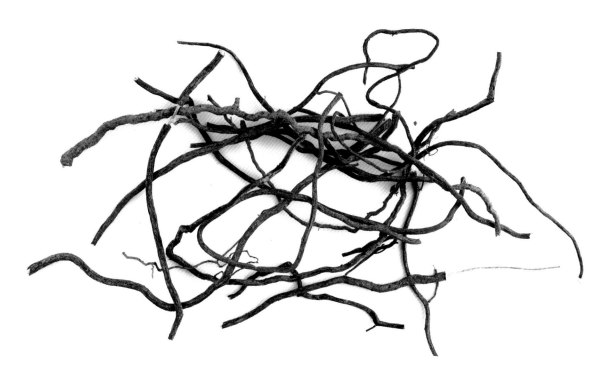

·威灵仙－根

药用源流　威灵仙入药最早见于南北朝时期的《集验方》，云："治肾脏风壅积，腰膝沉重。威灵仙末，蜜和丸桐子大。"宋代《开宝本草》云："出商州上洛山及华山并平泽，不闻水声者良。生先于众草，茎方，数叶相对，花浅紫，根生稠密，岁久益繁。"《本草图经》曰："威灵仙，出商州上洛山及华山并平泽。今陕西州军等及河东、河北、京东、江湖州郡或有之。初生比众草最先，茎梗如钗股，四棱；叶似柳叶，作层，每层六七叶，如车轮，有六层至七层者。七月内生花，浅紫或碧白色，作穗似莆台子，亦有似菊花头者，实青；根稠密多须似谷，每年亦朽败。"根据所述之"叶似柳叶，作层""浅紫或碧白色"及《本草图经》中的附图，应为玄参科草本威灵仙。明代《本草纲目》记载："其根每年旁引，年深转茂。一根丛须数百条，长者二尺许。初时黄黑色，干则深黑，俗称铁脚威灵仙以此。别有数种，根须一样，但色或黄或白，皆不可用。"所述植物为毛茛科铁线莲属植物。清代《植物名实图考》云："威灵仙《开宝本草》始著录，有数种。《本草纲目》以铁脚威灵仙堪用，余不入药。今俚医都无分别。《救荒本草》所述形状亦别一种。今但以铁脚者属本草，余皆附草药。"从其附图可看出是铁线莲属植物威灵仙。

威灵仙为中医常用治疗风湿痹痛的药物，古今应用基本一致。《开宝本草》曰："威灵仙，味苦，温，无毒。主诸风，宣通五脏，去腹内冷滞，心膈痰水，久积癥瘕，痃癖气块，膀胱宿脓恶水，腰膝冷疼，及疗折伤。一名能消。久服之，无温疫疟。"李时珍引《威灵仙传》云："威灵仙去众风，通十二经脉，朝服暮效。"《本草蒙筌》载："味苦，气温……消膈中久积痰涎，除腹内痃癖气块。散爪甲皮肤风中痒痛，利腰膝踝湿渗冷疼。盖性好走，能通行十二经，为诸风湿冷痛要药也。"《中华人民共和国药典》（2020年版　一部）记载其干燥根及根茎具有祛风湿、通经络的功效；主治风湿痹痛，肢体麻木，筋脉拘挛，屈伸不利。

分类位置	种子植物门	被子植物亚门	双子叶植物纲	毛茛目	毛茛科
	Spermatophyta	Angiospermae	Dicotyledoneae	Ranunculales	Ranunculaceae

形态特征 木质藤本。茎、小枝近无毛或疏生短柔毛。一回羽状复叶有 5 小叶，有时 3 或 7，小叶片纸质，卵形至卵状披针形，或为线状披针形、卵圆形，全缘，两面近无毛，或疏生短柔毛。常为圆锥状聚伞花序，多花，腋生或顶生；花直径 1~2cm，萼片 4（~5），开展，白色，顶端常凸尖。瘦果扁，3~7 个，卵形至宽椭圆形，长 5~7mm，有柔毛，宿存花柱长 2~5cm。

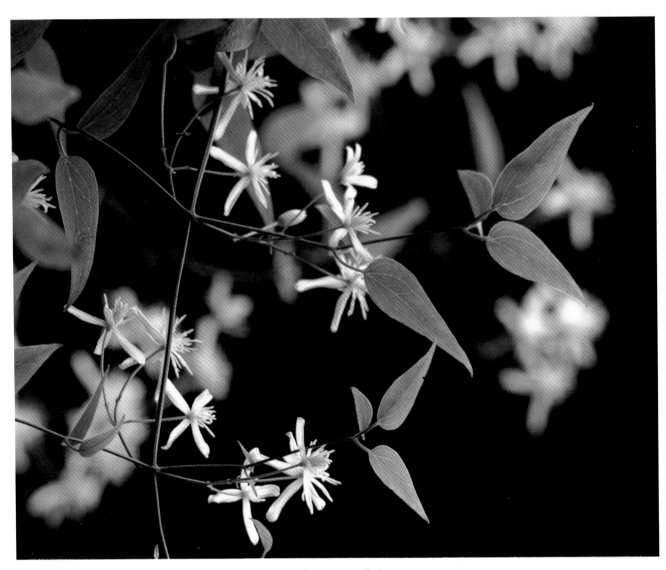

· 威灵仙 - 花期

生境分布 生于山坡、山谷灌丛中或沟边、路旁草丛中。分布于云南、贵州、四川、陕西、广西、广东、湖南、湖北、河南、福建、台湾、江西、浙江、江苏、安徽等。广西全区各地均有分布。

化学成分 根及根茎含异阿魏酸、β-谷甾醇、胡萝卜苷、5-羟甲基呋喃甲醛、5-羟基乙酰丙酸、棕榈酸、亚油酸、白头翁素[1]、升麻醇、升麻醇-3-O-β-D-木糖苷、cimigoside、木栓酮、(+)-3,3'-bisdemethylpinoresinol、5-O-feruloyl-2-deoxy-D-ribono-γ-lactone、阿魏酸、丁香酸[2]、clemaphenol A、反式-二氢-4-羟基-5-羟甲基-2(3H)-呋喃酮[3]，以及木脂素类松脂素、epipinoresinol、罗汉松脂素、salicifoliol[4]。含挥发油，主要成分为亚油酸、1-(+)-抗坏血酸-2,6-二棕榈酸酯、穿贝海绵甾醇、白桦脂醇、豆甾醇、角鲨烯、菜油甾醇[5]等。

药理作用　1. 抗肿瘤作用

威灵仙总皂苷对小鼠移植性肉瘤 S180、肝癌腹水型 HepA、白血病腹水型 P388 肿瘤均表现出明显的抑制作用[6]；对体外培养的荷艾腹水瘤（EAC）、肉瘤腹水型 S180A 和肝癌腹水型（HepA）细胞有杀伤作用，给药浓度愈大，作用愈强[7]。威灵仙多糖对人舌鳞癌细胞 Tca8113 的生长具有明显的抑制作用，浓度越大或作用时间越长，其抑制作用越强[8]。

2. 抗氧化作用

威灵仙多糖在体内、体外均具有显著的抗氧化作用，其抗氧化作用与清除氧自由基有关[9]。

3. 抗炎镇痛作用

威灵仙可减轻蛋清致大鼠足跖肿胀及二甲苯致小鼠耳郭肿胀，提高热板致痛小鼠的痛阈值[10]，显著抑制纸片引起的大鼠肉芽组织生长，提示威灵仙有抗炎镇痛作用[11]。

4. 利胆作用

威灵仙单次或多次给药均可促进大鼠肝胆汁分泌，具有一定的利胆作用[12]。

5. 免疫抑制作用

一定剂量威灵仙总皂苷能减轻二硝基氟苯致敏小鼠耳郭肿胀程度，使致敏小鼠的脾脏重量和胸腺重量下降，降低鸡红细胞所致小鼠溶血素的生成，提示威灵仙总皂苷具有显著的免疫抑制作用[13]。

6. 对肾脏功能的作用

威灵仙提取物对糖尿病肾病引起的肾损伤有显著的抑制作用，能明显降低糖尿病模型大鼠血清尿氮素、血清肌酸酐、肌酸酐清除率、尿白蛋白、尿白蛋白排泄率、肾肥大指数、空腹血糖等指标的水平，提高 SOD 和 GSH-Px 活性，并显著减轻糖尿病大鼠肾小球基膜和肾小管增厚、膨胀的程度[14]。威灵仙水煎剂分别以低、中、高三个剂量给大鼠灌胃，每日 1 次，持续 3 个月，可不同程度导致大鼠肾小管及肾间质损伤，提示长期大剂量使用可引起肾脏组织形态及肾功能发生改变[15]。

7. 其他作用

威灵仙能显著改善间歇性循环牵张拉伸刺激诱导的兔膝关节软骨细胞表型退变，抑制基质金属蛋白酶 13 表达，促进软骨基质 II 型胶原生成，提高软骨细胞增殖活力，其作用机制可能与上调信号分子转化生长因子 β 有关[16]。威灵仙不同萃取部位均能明显增加小鼠耳郭微血管管径及毛细血管开放数目，有效改善肾上腺素所致的耳郭微循环障碍，其作用机制可能与抑制肾上腺递质所激活的信号通路有关[17]。

参考文献

[1]HE M,ZHANG J H,HU C Q.Studies on the chemical components of *Clematis chinensis* [J].Journal of Chinese Pharmaceutical Sciences,2001,10(4):180-182.

[2] 杨军. 水红木及威灵仙的化学成分研究 [D]. 郑州：河南大学，2010.

[3] 何明，张静华，胡昌奇. 威灵仙化学成分的研究 [J]. 药学学报,2001,36(4):278-280.

[4] 赵阳，梁丽珍，李厚金，等. 威灵仙的化学成分研究 [J]. 中山大学学报（自然科学版）, 2012,51(3):63-67.

[5] 傅瑶，李颜，霍炎，等. 威灵仙挥发油的超临界萃取工艺优化及 GC-MS 分析 [J]. 中国实验方剂学杂志, 2013,19(7):41-45.

[6] 赵英，余春粉，张桂英，等. 威灵仙总皂苷抗肿瘤作用及其对癌细胞增殖周期的影响 [J]. 时珍国医国药,2010,21(8):1908-1909.

[7] 郑光清，张敏，杨燕军. 威灵仙总皂式的抗肿瘤作用 [J]. 中药材,1999,22(7):351-353.

[8] 李俊妍，钟辉，李德超. 威灵仙多糖对舌鳞癌细胞生长抑制作用的研究 [J]. 生物技术通讯,2011,22(2):255-257.

[9] 陈彦，孙玉军，方伟. 威灵仙多糖的抗氧化活性研究 [J]. 中华中医药杂志,2008,23(3):266-270.

[10] 苗明三,于舒雁,魏荣瑞.不同品种威灵仙外用抗炎镇痛作用研究[J].时珍国医国药,2014,25(8):1836-1839.

[11] 章蕴毅,张宏伟,李佩芬,等.威灵仙的解痉抗炎镇痛作用[J].中成药,2001,23(11):808-811.

[12] 耿宝琴,雍定国,徐继红,等.威灵仙治疗胆囊炎的实验研究[J].浙江医科大学学报,1997,26(1):13-16.

[13] 夏伦祝,徐先祥,张睿.威灵仙总皂苷对小鼠免疫功能的影响[J].安徽医药,2009,13(5):496-497.

[14] 邹新蓉,王长江,王小琴.威灵仙提取物对糖尿病肾病大鼠的作用[J].中国实验方剂学杂志,2015,21(16):152-156.

[15] 王丽哲.细辛、威灵仙、北豆根导致肾损害的实验研究[D].哈尔滨:黑龙江中医药大学,2005.

[16] 涂鹏程,郭杨,马勇,等.威灵仙提取物可促进体外牵张应力环境下软骨细胞表型的维持[J].中国组织工程研究,2020,24(8):1182-1187.

[17] 杨文雁,石孟琼,龚学谦,等.威灵仙不同部位对小鼠耳郭微循环的影响[J].中药材,2013,36(8):1316-1321.

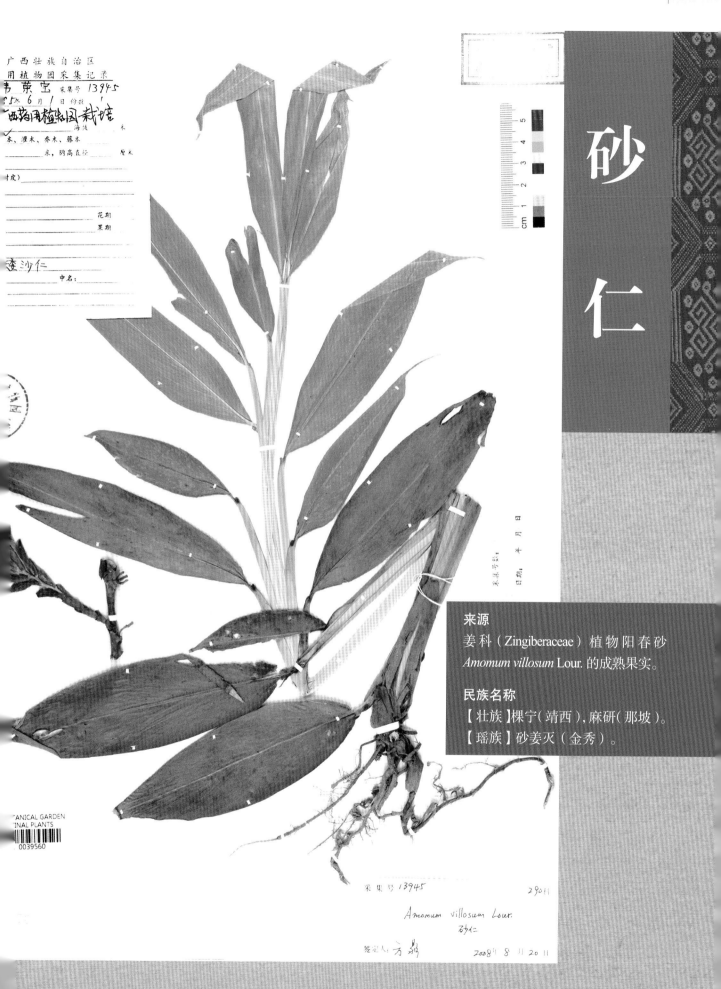

砂仁

来源

姜科（Zingiberaceae）植物阳春砂 *Amomum villosum* Lour. 的成熟果实。

民族名称

【壮族】棵宁（靖西），麻研（那坡）。
【瑶族】砂姜灭（金秀）。

采集号 13945

Amomum villosum Lour.
砂仁

签定人：方鼎　　　2008年8月20日

民族应用

【壮族、瑶族】药用果实。水煎服或研粉冲开水服，治疗胃寒痛，消化不良，食欲不振，腹胀呕吐。内服用量15g。

药材性状　果实呈椭圆形或卵圆形，有不明显的三棱，长1.5~2 cm，直径1~1.5 cm；表面棕褐色，密生刺状突起，顶端有花被残基，基部常有果梗；果皮薄而软。种子集结成团，具三钝棱，中有白色隔膜，将种子团分成3瓣，每瓣有种子5~26粒。种子为不规则多面体，直径2~3 mm；表面棕红色或暗褐色，有细皱纹，外被淡棕色膜质假种皮；质硬，胚乳灰白色。气芳香而浓烈，味辛凉、微苦。

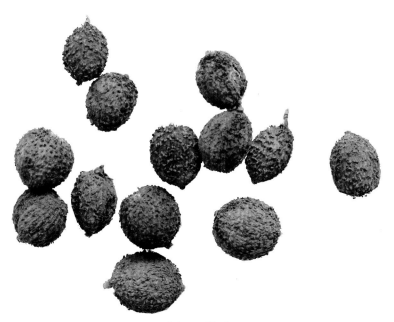

·砂仁－果实

药用源流　砂仁的药用始载于《药性论》。《开宝本草》对其形态进行了描述："苗似姜，形如白豆蔻。其皮紧厚而皱，黄赤色，八月采。"《本草图经》描述为："苗茎似高良姜，高三四尺。叶青，长八九寸，阔半寸以来。三月四月开花，在根下。五、六月成实，五七十枚作一穗，状似益智，皮紧厚而皱如栗纹，外有刺，黄赤色。皮间细子一团，八漏，可四十余粒，如黍米大，微黑色，七月八月采。"根据其描述及所附植物图，与阳春砂相似。本草文献有砂仁产地相关记载。唐代《药性论》曰："出波斯国。"《海药本草》曰："生西海及西戎诸地。"波斯国即西戎，指我国新疆以西的波斯湾各国。西海即今印度洋、波斯湾及地中海一带。说明唐代所用砂仁包括国内品及进口品。宋代《开宝本草》记载砂仁"生南地"；《本草图经》记载"今惟岭南山泽间有之"，并附"新州缩沙蜜"图，新州即今广东新兴县。此后直至清代，本草文献对砂仁产地的描述差别不大，均引述为"产波斯国""出岭南"。近代陈仁山编撰的《药物出产辨》称："砂仁产广东阳春为最，以蟠龙山为第一。"指出广东阳春县为砂仁的主要产地。《中华人民共和国药典》（2020年版　一部）记载砂仁的基原为阳春砂、绿壳砂（*A. villosum* var. *xanthioides*）及海南砂（*A. longiligulare*），其干燥成熟果实具有化湿开胃、温脾止泻、理气安胎的功效；主治湿浊中阻，脘痞不饥，脾胃虚寒，呕吐泄泻，妊娠恶阻，胎动不安。

分类位置	种子植物门	被子植物亚门	单子叶植物纲	姜目	姜科
	Spermatophyta	Angiospermae	Monocotyledoneae	Zingiberales	Zingiberaceae

形态特征 草本。株高 1.5~3m。茎散生，根茎匍匐地面。叶片披针形，长 25~37cm，宽 3~7cm，两面光滑无毛；叶舌半圆形，长 3~5mm。穗状花序椭圆形；苞片披针形；花萼管长 1.7cm，顶端具三浅齿，白色；花冠管长 1.8cm；裂片倒卵状长圆形；唇瓣圆匙形，顶端具二裂、反卷、黄色的小尖头，中脉凸起，黄色而染紫红，基部具二个紫色的痂状斑，具瓣柄；药隔附属体 3 裂。蒴果椭圆形，成熟时紫红色，干后褐色，表面被不分裂或分裂的柔刺。

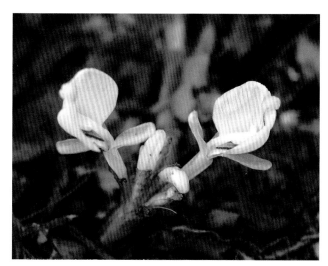

· 阳春砂 – 花期

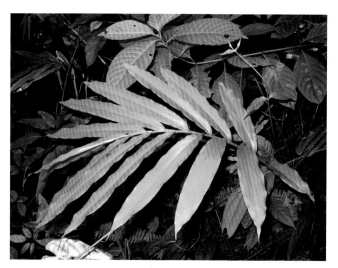

· 阳春砂 – 植株

生境分布 栽培或野生于山地阴湿处。分布于福建、广东、广西和云南。广西主要分布在南宁、桂林、临桂、防城、上思、东兴、灵山、博白、百色、德保、靖西、那坡、凌云、巴马、金秀、龙州。

化学成分 含挥发油，主要成分为乙酸龙脑酯、樟脑、柠檬烯、莰烯、龙脑等[1]。还含槲皮素、异槲皮苷等黄酮类化合物[2]、香草酸、原儿茶酸、对甲氧基桂皮酸等有机酸[2]，以及 3- 乙氧基对羟基苯甲酸、香草酸 -1-β-D- 葡萄糖苷、异鼠李素 -3-β-D- 葡萄糖苷、黄烷香豆素等酚类物质[3]。

药理作用 1. 胃肠保护作用

阳春砂可明显促进胃排空及肠道传输[4]。阳春砂挥发油中的主要成分乙酸龙脑酯可显著抑制番泻叶所致小鼠腹泻、冰醋酸所致小鼠疼痛和离体家兔小肠平滑肌运动[5]。此外，阳春砂可促进体内 P 物质及外周血胃动素的分泌释放，加速胃部术后患者胃肠功能恢复[6]。

2. 抗炎镇痛作用

阳春砂挥发油具有明显的抗炎作用，能够抑制二甲苯致小鼠耳郭肿胀[7]。阳春砂中的主要成分乙酸龙脑酯在高剂量时可提高小鼠热板致痛的痛阈值；其低、中、高剂量均可明显减少醋酸致小鼠扭体反应次数[8]。

3. 抑菌作用

阳春砂对大肠杆菌、金黄色葡萄球菌和枯草芽孢杆菌具有一定的抑菌作用，其生品的抑菌效果显著优于盐制品[9]。

4. 抑制血小板聚集作用

阳春砂对 ADP 诱发的家兔血小板聚集有明显的抑制作用，作用时间与剂量相关[10]。

5. 抗氧化作用

阳春砂醇提取物对亚油酸自动空气氧化具有抑制作用，表明其具有抗氧化性能[11]。砂仁叶油具有一定的抗氧化活性，其总抗氧化能力较强，效果与维生素 C 相似[12]。

6. 抗肿瘤作用

阳春砂中的黄酮类物质具有较强的抗肿瘤作用，对小鼠移植性肿瘤 S180、H22 具有明显的抑瘤效果[13]。

参考文献

[1] 曾志，席振春，蒙绍金，等.不同品种砂仁挥发性成分及质量评价研究 [J].分析测试学报，2010, 29(7):701-706.

[2] 付琛，陈程，周光雄，等.阳春砂仁化学成分研究 [J].中草药，2011, 42(12):2410-2412.

[3] 陈程，付琛，叶文才，等.阳春砂仁的酚性成分研究 [J].中药材，2012, 35(4):571-573.

[4] 朱金照，冷恩仁，陈东风，等.15味中药促胃肠动力作用的筛选研究 [J].第三军医大学学报，2000, 22(5):436-438.

[5] 李晓光，叶富强，徐鸿华.乙酸龙脑酯药理作用的实验研究 [J].浙江中医学院学报，2001, 25(3):49-50, 82.

[6] 曹羽，龚航军，韩刚，等.砂仁促进胃术后胃肠功能恢复的临床研究 [J].现代中西医结合杂志，2019, 28(1):19-22, 62.

[7] 李生茂，曾滨阳，叶强，等.砂仁挥发油抗炎活性谱效关系研究 [J].中国实验方剂学杂志，2015, 21(9):133-136.

[8] 吴晓松，李晓光，肖飞，等.砂仁挥发油中乙酸龙脑酯镇痛抗炎作用的研究 [J].中药材，2004, 27(6):438-439.

[9] 曹冠华，张雪，王希付，等.阳春砂仁生品与盐制砂仁不同溶剂萃取物抑菌效果比较 [J].食品工业科技，2020, 41(6):82-87.

[10] 吴师竹.砂仁对血小板聚集功能的影响 [J].中药药理与临床，1990, 6(5):32-33.

[11] 彭伟文，洪晖菁.几味姜科和豆科类中药抗氧化性能的研究 [J].时珍国药研究，1998, 9(2):146.

[12] 万绵洁.砂仁叶油化学成分分析及初步药理研究 [D].广州：广州中医药大学，2017.

[13] 高林林，王倩，张竞雯，等.春砂仁和益智仁中黄酮类物质的精制及其抑菌和抗肿瘤功能研究 [J].食品安全质量检测学报，2019, 10(14):4659-4666.

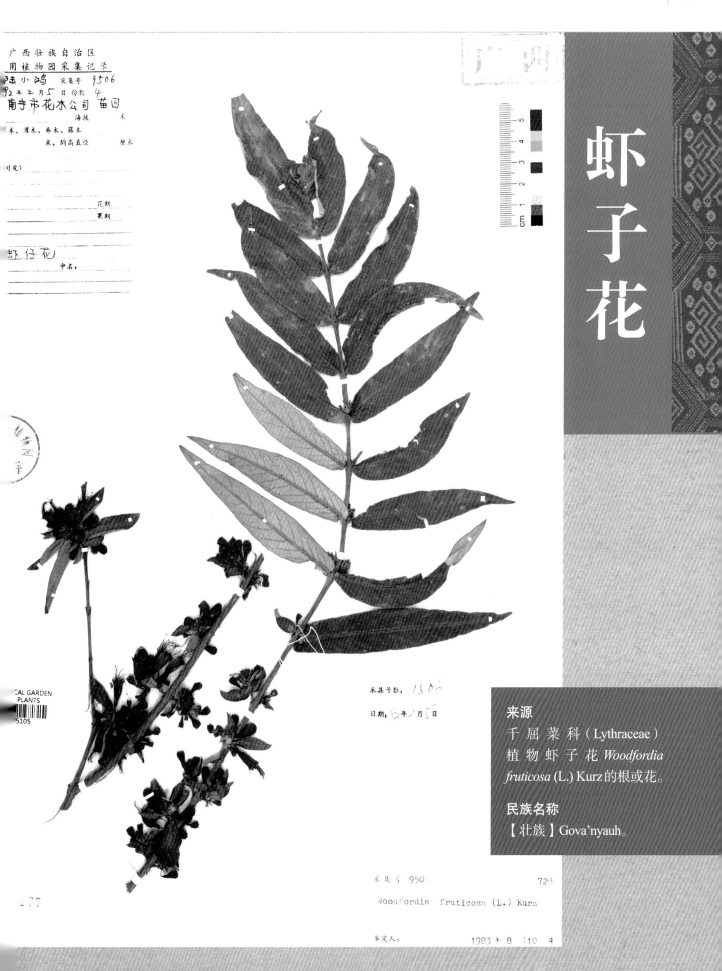

广西壮族自治区
用植物园采集记录
陆小鸿　采集号 9506
92年2月5日 份数 4
南宁市花木公司 苗圃
　　　　海拔　　米
本、灌木、乔木、藤本
米，胸高直径　　厘米

花期
果期

虾仔花
　　　中名：

采集号数： 1506
日期： 5年2月5日

虾子花

来源
千屈菜科（Lythraceae）
植物虾子花 *Woodfordia
fruticosa* (L.) Kurz 的根或花。

民族名称
【壮族】Gova'nyauh。

采集号 950　　　　72#
Woodfordia fruticosa (L.) Kurz

鉴定人：　　　　1983 年 8 月 10 日

民 族 应 用

【壮族】药用根或花。水煎服或浸酒服，治妇女血崩，月经不调，鼻衄，咳血。内服用量15~30g。

药材性状　根长短不一。花组成短聚伞状圆锥花序，被短柔毛。萼筒花瓶状，裂片矩圆状卵形；花瓣小而薄，花柱长于雄蕊。味甘、涩。

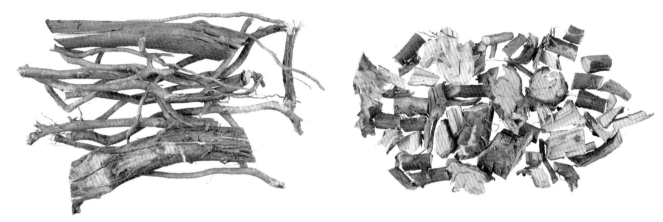

·虾子花－根

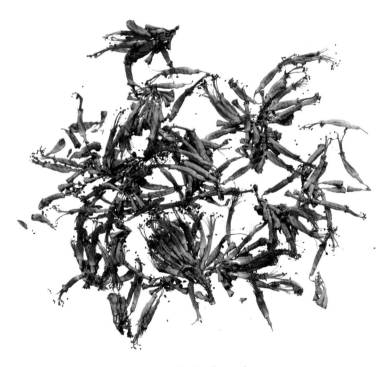

·虾子花－花

药用源流　《中华本草》记载其根或花具有活血止血、舒筋活络的功效；主治痛经，闭经，血崩，鼻衄，咳血，肠风下血，痢疾，风湿痹痛，腰肌劳损，跌打损伤。其叶具有明目消翳的功效；主治角膜云翳。

分类位置	种子植物门	被子植物亚门	双子叶植物纲	千屈菜目	千屈菜科
	Spermatophyta	Angiospermae	Dicotyledoneae	Lythales	Lythraceae

形态特征　灌木。高 3~5m。叶对生，披针形或卵状披针形，长 3~14cm，宽 1~4cm，下面常具黑色腺点。1~15 花组成聚伞状圆锥花序，长约 3cm；萼筒花瓶状，鲜红色，长 9~16mm，裂片矩圆状卵形，长约 2mm；花瓣淡黄色，线状披针形；雄蕊 12；子房 2 室。蒴果膜质，线状长椭圆形，长约 7mm，开裂成 2 果瓣。种子卵状或圆锥形，红棕色。

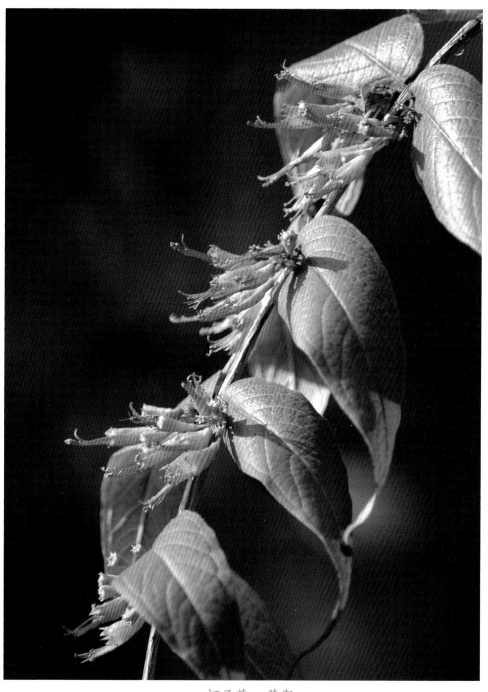

· 虾子花 - 花期

生境分布 常生于山坡路旁。分布于广东、广西及云南。广西主要分布于凌云、隆林、东兰。

化学成分 叶含邻苯二甲酸二辛酯、邻苯二甲酸二丁酯、hydrocinnamic acid 等[1]。花含二十八烷醇、β-谷甾醇、1-hydroxy-3-methyl anthraquinone-8-O-β-D-glucopyranoside[2]，以及鞣花酸[3]等。

药理作用 1. 抑菌作用
虾子花的甲醇粗提取物对蜡状芽孢杆菌、金黄色葡萄球菌、表皮葡萄球菌等菌株具有不同程度的抑菌活性[4]。

2. 保肝作用
虾子花的水提取物对四氯化碳诱导的肝损伤有保护作用，其作用机制与改善内质网的功能状态有关[5]。

3. 抗炎作用
浓度为200mg/kg的虾子花甲醇提取物、乙酸乙酯提取物和水提取物对卵蛋白致大鼠足肿胀的抑制率分别为32.73%、29.83%和26.75%，对角叉菜胶致大鼠足肿胀的抑制率分别为32.46%、9.38%和26.75%[6]。

4. 抗氧化作用
虾子花甲醇提取物对DPPH自由基具有很强的清除活性，IC_{50}为40.42μg/ml[6]。

5. 抗病毒作用
虾子花提取物对肠道病毒EV71具有很强的抑制活性，IC_{50}为1.2μg/ml[7]。

参考文献

[1] GROVER N, PATNI V.Phytochemical characterization using various solvent extracts and GC-MS analysis of methanolic extract of *Woodfordia fruticosa* (L.) Kurz. leaves [J].International Journal of Pharmacy and Pharmaceutical Sciences, 2013, 5(4):291-295.

[2] CHAUHAN J S, SRIVASTAVA S K, Srivastava SD.Phytochemical investigation of the flowers of *Woodfordia fruticosa.* [J]. Planta Medica, 1979, 36(6):183-184.

[3] SYED Y H, KHAN M.Chromatographic profiling of ellagic acid in *Woodfordia fruticosa* flowers and their gastroprotective potential in ethanol-induced ulcers in rats [J].Pharmacognosy Research, 2016, 8:S5-S11.

[4] PSTRKH J, CHANDA S. In vitro antibacterial activity of the crude methanol extract of *Woodfordia fruticosa* Kurz. flower (Lythraceae) [J].Brazilian Journal of Microbiology, 2007, 38(2):204-207.

[5] CHANDAN B K, SAXENA A K, SHUKLA S, et al.Hepatoprotective activity of *Woodfordia fruticosa* Kurz flowers against carbon tetrachloride induced hepatotoxicity [J].Journal of Ethnopharmacology, 2008, 119(2):218-224.

[6] GHANTE M H, BHUSARI K P, DURAGKAR N J, et al.Pharmacological evaluation for anti-asthmatic and anti-inflammatory potential of *Woodfordia fruticosa* flower extracts [J].Pharmaceutical Biology, 2014, 52(7):804-813.

[7] CHOI H J, SONG J H, PARK K S, et al.In vitro anti-enterovirus 71 activity of gallic acid from *Woodfordia fruticosa* flowers [J].Letters in Applied Microbiology, 2010, 50(4):438-440.

响铃豆

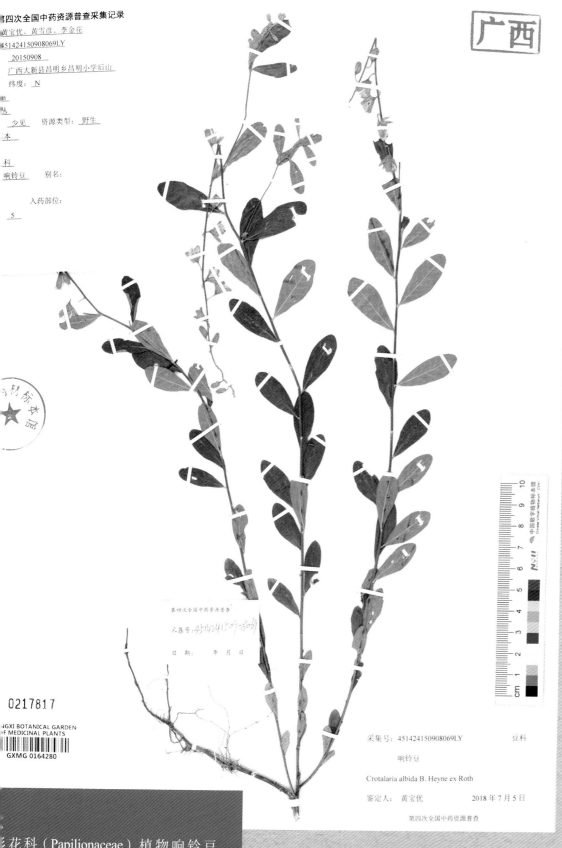

采集号：451424150908069LY　　　　豆科

响铃豆

Crotalaria albida B. Heyne ex Roth

鉴定人：黄宝优　　　　2018 年 7 月 5 日

第四次全国中药资源普查

……花科（Papilionaceae）植物响铃豆

……*laria albida* Heyne ex Roth 的全草。

名称

……佬族】咯冷棍（罗城）。

民 族 应 用

【仫佬族】药用全草。与猪瘦肉炖服治癌症。内服用量15g。

药材性状　根圆柱形，直径2~8cm，表面褐色；断面黄白色，可见放射状纹理。茎纤细，质较脆，略被短毛。叶倒卵形或椭圆形，质脆易碎。花淡黄色，皱缩。荚果矩形，膨胀，表面光滑。种子5~12枚，摇动时发出响声。气辛，味苦。

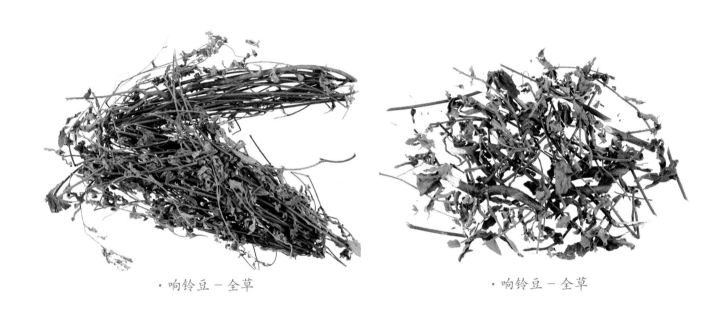

· 响铃豆－全草　　　　　　　　　　　· 响铃豆－全草

药用源流　以"黄花地丁"之名始载于《滇南本草》，曰："味苦、微辛，性寒。发散疮痈，解疮毒肿痛。"《中华本草》记载其具有泻肺消痰、清热利湿、解毒消肿的功效；主治咳喘痰多，湿热泻痢，黄疸，小便淋痛，心烦不眠，乳痈，痈肿疮毒。

	分类位置	种子植物门	被子植物亚门	双子叶植物纲	豆目	蝶形花科
		Spermatophyta	Angiospermae	Dicotyledoneae	Legumiales	Papilionaceae

形态特征　直立草本。托叶细小，刚毛状，早落；单叶，先端钝或圆，具细小的短尖头，基部楔形，上面绿色，近无毛，下面暗灰色，略被短柔毛；叶柄近无。总状花序顶生或腋生；苞片丝状，长约1mm；花萼二唇形，长6~8mm，深裂；花冠淡黄色，旗瓣椭圆形，先端具束状柔毛，基部胼胝体可见，翼瓣长圆形。子房无柄。荚果短圆柱形，长约10mm。种子6~12颗。

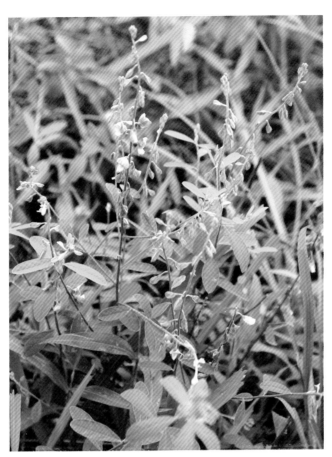

· 响铃豆－花期

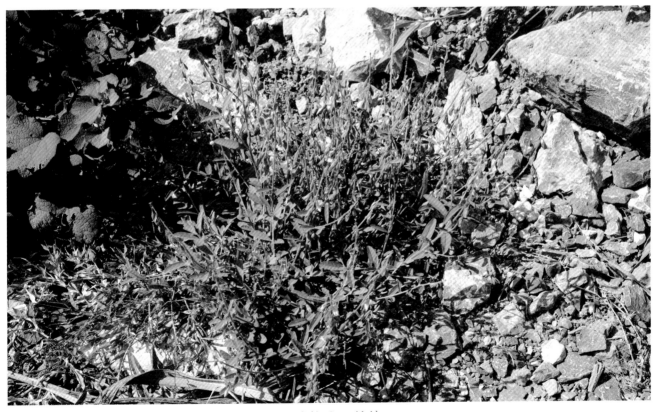

· 响铃豆－植株

生境分布　生于海拔200~2800m的荒地路旁及山坡疏林下。分布于安徽、江西、福建、湖南、贵州、广东、海南、广西、四川等。广西主要分布在武鸣、马山、上林、柳城、融水、桂林、阳朔、临桂、灵川、全州、兴安、龙胜、资源、百色等。

化学成分　全草含生物碱（neocroalbidine和neocroalbidinone）[1]，以及槐花皂苷Ⅰ甲酯、槐花皂苷Ⅲ甲酯、大豆皂苷Ⅲ甲酯[2]、crotadihydrofuran A、crotadihydrofuran B、crotadihydrofuran C、chrysoeriol等[3]。

药理作用　1.抗肿瘤作用

响铃豆石油醚和甲醇的连续提取物与环磷酰胺（CTX）联用，可显著增强CTX的抗癌作用，延长S180腹水癌小鼠的存活期[4]。

2.抗炎作用

响铃豆低、高剂量对蛋清致大鼠足趾肿胀有明显的抑制作用，给药30min后发挥作用，持续时间达3h以上；对琼脂致大鼠足趾肿胀的抑制作用自给药后维持7h以上[5]。响铃豆水提取物对二甲苯、巴豆油致小鼠耳郭肿胀有明显的抑制作用[6]。

3.解热作用

低、高剂量的响铃豆水提取物对酵母致热大鼠均有解热作用，给药后30min起效，1h时解热作用最为明显[6]。

4.抑菌作用

响铃豆水提取物对乙型溶血链球菌有轻度的体外抗菌作用[6]。

5.镇咳作用

响铃豆水煎液对氨水引咳小鼠有明显的镇咳作用，高剂量时可使小鼠的咳嗽次数明显减少[7]。

6.其他作用

响铃豆水煎液对正常大鼠小肠推进运动有抑制作用；对家兔正常离体肠肌、氯化钡致痉的肠肌有显著的解痉作用[7]。响铃豆水煎液能促进小鼠腹腔巨噬细胞的吞噬能力，促进小鼠淋巴细胞的转化[8]。

参考文献

[1]SUN Q H, YANG J J, WEI X H, et al.Two new pyrrolizidine alkaloids from *Crotalaria albida* [J]. Natural Product Research, 2013, 6(3):449-452.

[2]DING Y, KINJO J E, YANG C R, et al.Oleanene glycosides from *Crotalaria albida* [J]. Chemical & Pharmaceutical Bulletin, 1991, 39(2):496-498.

[3]SUN Q H, CHOU G X. Isoflavonoids from *Crotalaria albida* inhibit adipocyte differentiation and lipid accumulation in 3T3-L1 cells via suppression of PPAR-γ pathway [J].PloS One, 2015, 10(8):e0135893.

[4]INDAP M A, GOKHALE S V. Combined effect of cyclophosphamide and extracts of *Crotalaria and Senecio* plants on experimental tumours [J].Indian Journal of Physiology & Pharmacology, 1986, 30(2):182-186.

[5]黄琪珍，杨春屏，韦群辉，等.黄花地丁的抗炎作用及急性毒性实验 [J].中国民族民间医药杂志，1999, 4:231-232.

[6]黄琪珍，杨春屏，杨秀英，等.黄花地丁的部分药效学实验研究 [J].云南中医学院学报, 1999, 22(1):19-22.

[7]黄琪珍，杨秀英，杨春屏，等.黄花地丁的镇咳作用及对动物肠功能的影响 [J].云南中医学院学报, 2000, 23(1):16-18.

[8]黄琪珍，胡延龄，韦群辉.黄花地丁对小鼠免疫功能的影响 [J].中国民族民间医药杂志, 1999, 3:160-161.

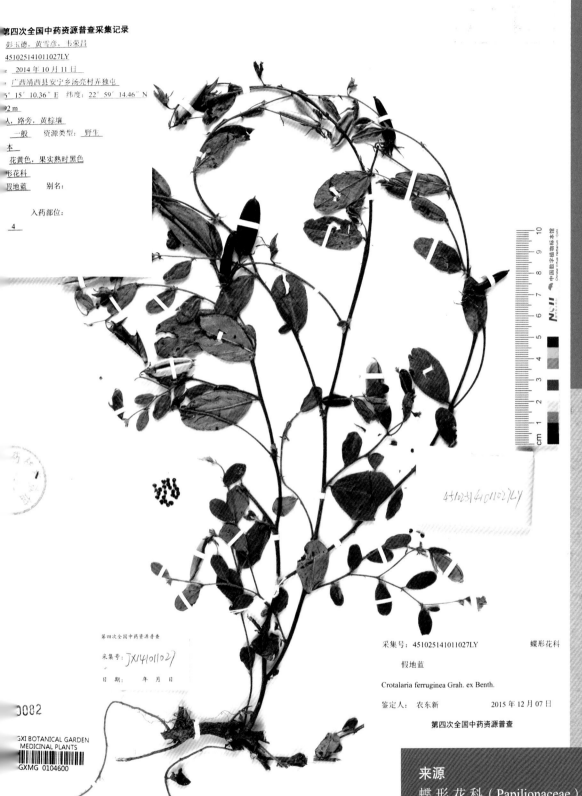

第四次全国中药资源普查采集记录

彭玉德，黄雪彦，韦荣昌

451025141011027LY

2014 年 10 月 11 日

广西靖西县安宁乡汤亮村卉独屯

5°15′10.36″E 纬度：22°59′14.46″N

2 m

人，路旁，黄棕壤

一般 资源类型：野生

本

花黄色，果实熟时黑色

形花科

假地蓝 别名：

入药部位：

4

响铃草

第四次全国中药资源普查

采集号：JX141011027

日 期： 年月日

0082

GXI BOTANICAL GARDEN
MEDICINAL PLANTS

GXMG 0104600

采集号：451025141011027LY 蝶形花科

假地蓝

Crotalaria ferruginea Grah. ex Benth.

鉴定人：农东新 2015 年 12 月 07 日

第四次全国中药资源普查

来源

蝶形花科（Papilionaceae）植物假地蓝 *Crotalaria ferruginea* Grah. ex Benth. 的全草。

民族名称

【壮族】假花生（天等）。

【瑶族】麻铃咪。

民 族 应 用

【壮族】药用全草。与骨头炖服治腰痛，小儿软骨病；捣烂敷患处治骨折。

【瑶族】药用全草。水煎服治感冒咳嗽，扁桃体炎，支气管炎，哮喘，月经不调，痛经，白带异常等症；水煎服或捣烂敷患处治淋巴结结核，疔疮。

内服用量 15~30g；外用适量。

药材性状　全草长 60~120cm。根较长，圆条形，少分枝；须根细长，表面土黄色。茎圆柱形，多弯曲，被棕黄色长柔毛。叶片展开后呈卵形或椭圆形，两面被黄棕色茸毛。总状花序顶生或腋生，苞片披针形；花冠旗瓣长椭圆形。荚果矩圆形，长 2~3cm，无毛，内有 20~30 颗种子，摇有如响铃声。种子肾形，具豆腥气。气微，味微苦。

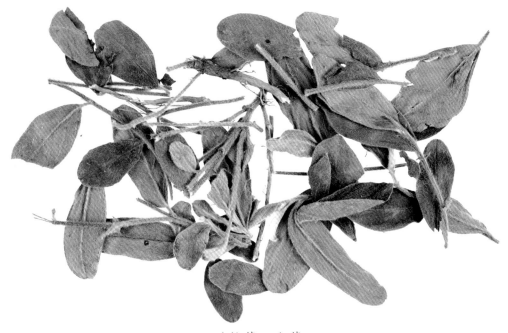

· 响铃草－全草

药用源流　响铃草的药用始载于《滇南本草》，曰："酸，性寒。入肺，敛肺气，止咳嗽，消痰，定喘。生田野间。软枝绿叶，叶下有一大果，似豆荚形，内有细子，老黑色。"《中华本草》记载假地蓝的根或全草具有滋肾养肝、止咳平喘、利湿解毒的功效；主治耳鸣，耳聋，头目眩晕，遗精，月经过多，白带异常，久咳痰血，哮喘，肾炎，小便不利，扁桃体炎，腮腺炎，疔疮肿毒。

	种子植物门	被子植物亚门	双子叶植物纲	豆目	蝶形花科
分类位置	Spermatophyta	Angiospermae	Dicotyledoneae	Legumiales	Papilionaceae

形态特征 草本。托叶披针形或三角状披针形，长 5~8mm；单叶呈椭圆形，长 20~60mm，宽 10~30mm，
两面均被毛。总状花序顶生或腋生；苞片披针形，长 2~4mm；花梗长 3~5mm；花萼二唇形，长
10~12mm，密被柔毛；花冠黄色，旗瓣长椭圆形，长 8~10mm。子房无柄；荚果长圆形，无毛，
长 20~30mm。种子 20~30 颗。

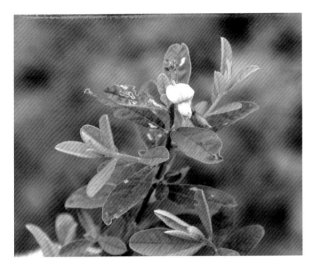

· 假地蓝 - 花期

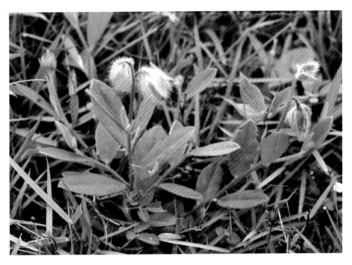

· 假地蓝 - 果期

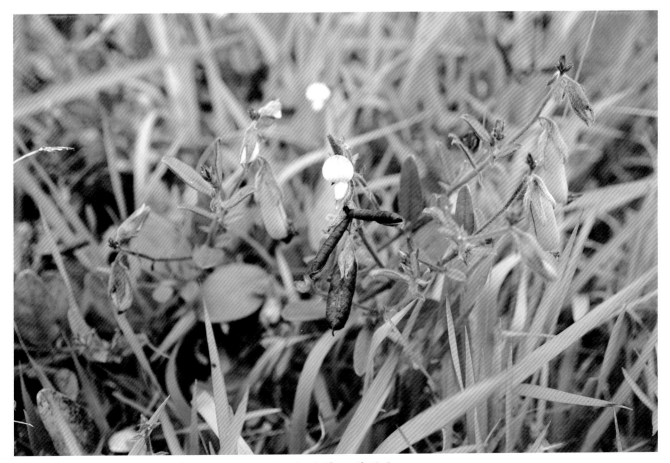

· 假地蓝 - 花果期

生境分布　生于海拔 400~1000m 的山坡疏林及荒山草地。分布于浙江、江苏、安徽、福建、广西、广东等。广西主要分布在临桂、藤县、百色、靖西、龙州等。

化学成分　全草含 β- 谷甾醇、高山金链花素、染料木素、正四十二烷酸、正三十二烷酸、正三十一烷醇、胡萝卜苷、白桦脂酸[1]、催吐萝芙木叶醇、对羟基甲酸、硬脂酸、二十八烷醇[2]、甘油基 –1– 十八烷基 –2– 十八烷基 –9"– 烯 –3– 二十酸酯、豆甾醇[3]等。

药理作用　1. 抗氧化作用
从假地蓝提取分离得到的总黄酮具有较强的清除 DPPH 自由基和 OH 自由基能力[4]。
2. 抗炎镇痛作用
假地蓝水提醇的沉淀物、醇提取物及醇提正丁醇萃取部位可明显抑制二甲苯致小鼠耳郭肿胀；醇提正丁醇萃取部位对醋酸所致小鼠的疼痛性反应具有抑制作用；各提取物及部位均能提高热板致痛小鼠的痛阈值[5]。
3. 抑菌作用
假地蓝不同溶剂提取物对金黄色葡萄球菌、大肠杆菌、藤黄微球菌、铜绿假单胞菌以及黄霉菌均有一定的抑制作用[6]。

参考文献

[1] 李林珍，杨小生，朱海燕，等.假地蓝化学成分研究 [J].中草药, 2008, 39(2): 173–175.

[2] 张旭，龙飞，邓赟，等.响铃草化学成分研究 [J].中草药, 2008, 39(2):176–178.

[3] 陆安梅.猪腰豆和响铃草化学成分及抗氧化活性研究 [D].大理：大理大学, 2018.

[4] 李燕，赵天明，黄丽荣，等.响应面法优化响铃草总黄酮提取工艺及体外抗氧化活性研究 [J].食品研究与开发, 2019, 40(17):79–84.

[5] 夏勇兵，李林珍，马琳，等.响铃草抗炎镇痛活性部位的确定及其质量控制方法的建立 [J].药物分析杂志, 2010, 30(9):1599–1603.

[6] 周英，王慧娟，段震，等.民族药响铃草的体外抑菌活性研究 [J].时珍国医国药, 2009, 20(1):67–69.

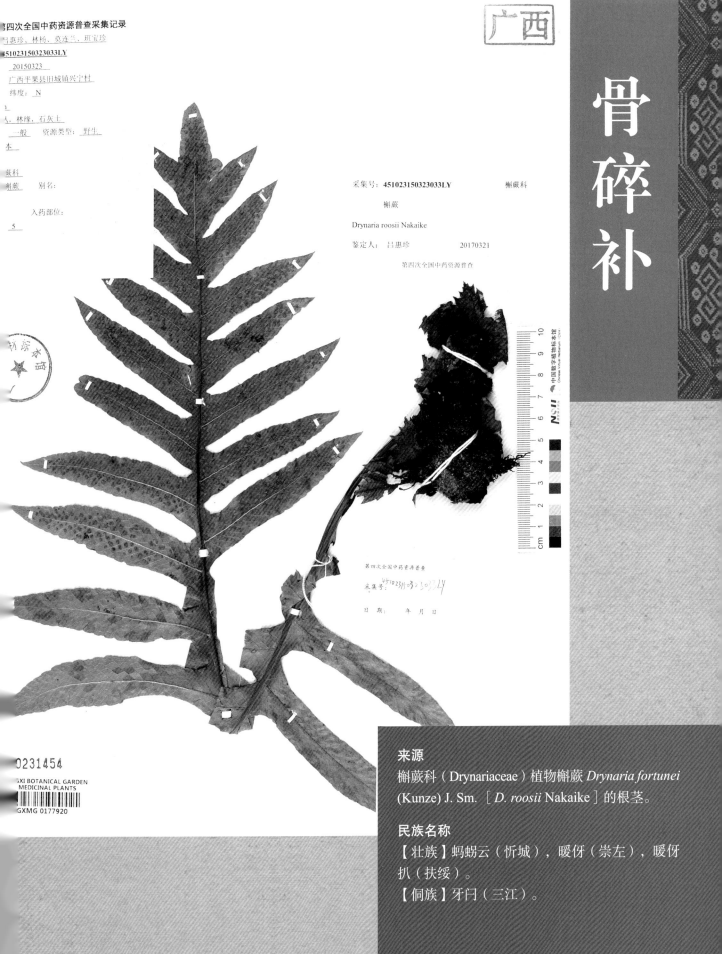

第四次全国中药资源普查采集记录

马惠珍，林杨，莫连兰，班宝珍

451023150323033LY

20150323

广西平果县旧城镇兴宁村

纬度：N

人，林缘，石灰土

一般　资源类型：野生

本

蕨科

槲蕨　别名：

入药部位：

5

广西

采集号：**451023150323033LY**　　　槲蕨科

槲蕨

Drynaria roosii Nakaike

鉴定人：吕惠珍　　　　　20170321

第四次全国中药资源普查

第四次全国中药资源普查

采集号：451023150323033LY

日期：　年月日

0231454

GXI BOTANICAL GARDEN
MEDICINAL PLANTS

GXMG 0177920

骨碎补

来源

槲蕨科（Drynariaceae）植物槲蕨 *Drynaria fortunei* (Kunze) J. Sm.［*D. roosii* Nakaike］的根茎。

民族名称

【壮族】蚂蚓云（忻城），暖伢（崇左），暖伢扒（扶绥）。

【侗族】牙臼（三江）。

民 族 应 用

【壮族】药用根茎。研粉与鸡肝或猪肝或塘角鱼蒸服治小儿疳积，水煎服治癫痫。

【侗族】药用根茎。研粉与鸡肝或猪肝或塘角鱼蒸服治小儿疳积；捣烂敷患处治跌打，骨折。

内服用量 9~15g；外用适量。

药材性状　根茎呈扁平长条状，多弯曲，有分枝，长 5~15cm，宽 1~1.5cm，厚 0.2~0.5cm。表面密被深棕色至暗棕色的小鳞片，柔软如毛，经火燎者呈棕褐色或暗褐色，两侧及上表面均具突起或凹下的圆形叶痕，少数有叶柄残基和须根残留。体轻，质脆，易折断，断面红棕色，维管束呈黄色点状，排列成环。气微，味淡、微涩。

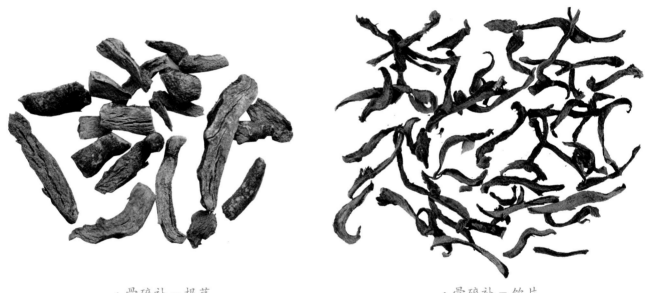

·骨碎补－根茎　　　　　　　　　　　　·骨碎补－饮片

药用源流　骨碎补的药用始载于《雷公炮炙论》，曰："凡使，采得后，先用铜刀刮去上黄赤毛尽，便细切，用蜜拌令润，架柳甑蒸一日后，出，暴干用。"《本草拾遗》曰："似石韦而一根，余叶生于木。岭南虔吉亦有，本名猴姜，开元皇帝以其主伤折，补骨碎，故作此名耳。"《本草衍义》曰："此物苗，每一大叶两边，小叶槎牙，两两相对，叶长有尖瓣。"《本草图经》曰："骨碎补，生江南，今淮、浙、陕西、夔、路州郡亦有之。根生大木或石上，多在背阴处，引根成条，上有黄毛及短叶附之。又有大叶成枝；面青绿色，有黄点；背青白色，有赤紫点；春生叶，至冬干黄；无花实。惟根入药，采无时。"根据其所附植物图，古代用作骨碎补入药的植物有多种，其中"舒州骨碎补"应为槲蕨科植物槲蕨。《中华人民共和国药典》（2020年版　一部）记载其具有疗伤止痛、补肾强骨的功效；外用消风祛斑。主治跌扑闪挫，筋骨折伤，肾虚腰痛，筋骨痿软，耳鸣耳聋，牙齿松动；外治斑秃，白癜风。

分类位置	蕨类植物门	蕨纲	薄囊蕨亚纲	真蕨目	槲蕨科
	Pteridophyta	Filicopside	Leptosporangiatidae	Eufilicales	Drynariaceae

形态特征 草本，植株高约 30~40cm。根状茎直径
1~2cm，密被鳞片；鳞片斜升，盾状着生，
长 7~12mm，宽 0.8~1.5mm，边缘有齿。
叶二型，基生不育叶圆形，长 2~9cm，
宽 2~7cm，基部心形，浅裂至叶片宽度
的 1/3，边缘全缘，黄绿色或枯棕色，
厚干膜质，下面有疏短毛；能育叶叶柄
4~13cm；叶片羽状深裂，裂片 7~13 对，
叶脉两面明显。孢子囊群圆形或椭圆形，
沿裂片中肋两侧各排列，在侧脉之间排
成 1 行，每行 3~5 个孢子囊群。

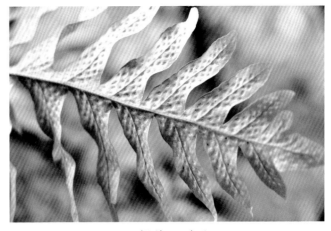

· 槲蕨 - 孢子

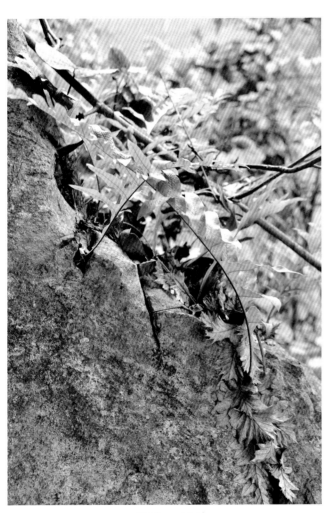

· 槲蕨 - 植株

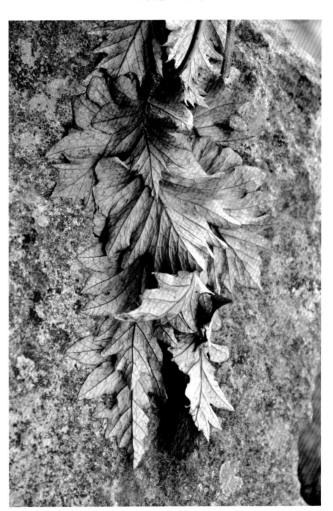

· 槲蕨 - 鳞片

生境分布 附生树干或石上，偶生于墙缝，海拔 100~1800m。分布于江苏、安徽、江西、浙江、福建、台湾、
海南、湖北、湖南、广东、广西等。广西全区各地均有分布。

化学成分 根茎含黄酮类化合物：柚皮苷、木犀草素 –7–O–β–D– 葡萄糖醛酸苷[1]，北美圣草素、eriodictyol
7–O–β–D–glucopyranoside、新北美圣草苷、木犀草素、木犀草素 –7–O–β–D– 葡萄糖苷、木犀

草素 –8–C–β–D– 葡萄糖苷、2', 4'– 二羟基二氢查耳酮[2]、3'–lavandulyl–4–methoxyl–2,2', 4', 6'–tetrahydroxylchalcone、xanthogalenol、narigenin、kushennol F、sphoraflavanone G、 苦 参 酮、leachianone A、8–phenylkaempferol、kaempferol[3]、bavachinine、异补骨脂酮、liquiritine[4]。木脂素类化合物：(7'R, 8'S)– 二氢脱氢二松柏基醇 –4'–O–β–D– 葡萄糖苷、落叶松脂素 4'–O–β–D–吡喃葡萄糖苷、(–)–secoisolariciresinol 4–O–β–D–glucopyranoside[2]。酚酸类化合物：对羟基反式肉桂酸、反式桂皮酸、3, 4– 二羟基苯甲酸[1]、4, 4'–dihydroxy–3, 3'–iminodibenzoic acid、原儿茶酸、没食子酸、对羟基苯甲酸、咖啡酸、ethyl trans–3, 4–dihydroxycinnamate、咖啡酸 4–O–β–D– 葡萄糖苷、对 – 香豆酸 4–O–β–D– 葡萄糖苷等[5]。还含 4 α –carboxymethyl–(+)–catechin methyl ester、(+)–afzelechin–3–O–β–allopyranoside、(+)–afzelechin–6–C–β–glucopyranoside、(–)–epiafzelechin–(4β → 8)–4β–carboxymethyl–(–)–epicatechin methyl ester、–(–)–epiafzelechin–(4β → 8)–4α–carboxymethyl–(–)–epiafzelechin ethyl ester、(–)–epiafzelechin–(4β → 8)–(–)–epiafzelechin–(4β → 8)–4β–carboxymethyl–(–)–epiafzelechin methyl ester[6]、chiratone[7]、5– 羟甲基糠醛、蔗糖[1]、麦芽酚 3–O–β–D– 葡萄糖苷、胡萝卜苷[2]、里白烯、何帕 –21– 烯、里白醇、羊齿 –9(11)– 烯、环劳顿醇、环麻根醇、环劳顿酮、三十二烷酸、β– 谷甾醇、25– 烯 – 环阿尔廷醇等[8]。

药理作用　1. 抗菌作用

槲蕨多糖对杆菌有明显的抑制效果[9]。

2. 促进骨折愈合作用

槲蕨对实验性骨损伤的愈合有促进作用[10]，其黄酮类化合物可加速骨折愈合，主要表现在促进细胞分化、成骨细胞增殖，调控成骨细胞关键因子表达及改善骨折部位的血液供应等方面。

（1）促进成骨细胞增殖

槲蕨中分离的黄酮类成分可促进成骨样细胞 ROS17/2.8 的增殖，其作用超过雌二醇和染料木素[11]，可提高去卵巢大鼠的骨密度，促进成骨样细胞 UMR106 的增殖[12]。槲蕨总黄酮对 UMA–106–01 成骨细胞株增殖和分化具有促进作用，其作用呈量效和时效关系[13]。槲蕨总黄酮和二磷酸盐联合用药有协同作用，可促进成骨细胞的生长，提高成骨细胞碱性磷酸酶和胶原酶 I 的基因表达，强度明显高于两味药单独使用[14]。

（2）调节骨髓基质细胞分化

槲蕨中的柚皮苷等黄酮类物质在干细胞水平上可调节人骨髓间充质干细胞（hMSCs）。较低浓度的柚皮苷（50μg/L）和槲檞醇提物（50μg/ L）可提高 hMSCs 的碱性磷酸酶（ALP）活性，具有向成骨细胞诱导的作用，可促进 hMSCs 早、中期增殖和向成骨分化，较水提取物（1mg/ L）活性强[15, 16]。

（3）活血化瘀

槲蕨总黄酮可显著降低大鼠血液黏度及红细胞聚集指数，减少血小板的聚集性，具有改善血液流变性的作用。还可延长由肾上腺素引起的血管反应的潜伏期，对抗肾上腺素引起的血管闭合作用，预防和改善肾上素引起的微循环障碍[17]。

3. 防治骨质疏松作用

槲蕨总黄酮对去卵巢骨质疏松[18]和维甲酸骨质疏松[19]动物均具显著的预防和治疗作用，可增加动物股骨和腰椎骨密度，升高血钙水平，促进骨对钙的吸收，有利于骨矿盐形成，并可明显抑制致痛因子诱发的神经性疼痛；对去卵巢大鼠模型基因表达水平有一定影响，可使基因过度表达恢复正常[20]；还可抑制受到骨水泥微粒刺激的单核细胞分泌 TNF–α 、IL–6 等溶骨性细胞因子[21]。

4. 抗氧化作用

除粗多糖外，槲蕨各部分提取物均具有较强的清除 DPPH 自由基活性；其中乙酸乙酯提取物对 DPPH 自由基的清除能力最强，IC_{50} 为 0.032mg/ml[22]。多酚类和黄酮类物质是骨碎补中的主要抗氧化活性成分，对 DPPH 自由基的清除能力与其浓度成正比[23]。

5. 抗炎镇痛作用

槲蕨总黄酮具有良好的抗炎镇痛作用，能抑制二甲苯所致小鼠耳郭肿胀，抑制蛋清致大鼠足跖肿胀及棉球诱发的肉芽肿，使醋酸致小鼠腹腔毛细血管扩张和渗透性增高[24]。

6. 抗肿瘤作用

槲蕨中的化合物 chiratone 有明显的细胞毒活性，对宫颈癌、前列腺癌和肝癌细胞的 IC_{50} 值分别为 2.92μmol/L、1.08μmol/L 和 2.45μmol/L[7]。

7. 其他作用

槲蕨中的柚皮苷可促进人牙周膜细胞（hPDLC)增殖，提高碱性磷酸酶（ALP）活性，使细胞胞浆内线粒体、粗面内质网和核糖体明显增多[25]。槲蕨对气管切开插管留置套管大鼠免疫功能具有增强或保护作用，其作用机制可能与上调气管切开插管留置套管大鼠外周血及肺组织 β - 防御素 -2 mRNA 的表达，提高外周血 IL-2、肺泡灌洗液 sIgA 含量及改善肺组织 T 细胞亚群严重失衡的作用有关[26]。

附　注　《中华人民共和国药典》（1990 年版　一部）曾收载中华槲蕨（即秦岭槲蕨 *D. baronii* Diels）为骨碎补的基原植物，《中华人民共和国药典》（2000 年版　一部）已将其删除，目前仍存在误用其作为骨碎补入药的情况。市场上骨碎补的混淆品较多，常见的主要有秦岭槲蕨、石莲姜槲蕨 *D. propinqua* (Wall. ex Mett.) J. Sm. ex Bedd.、团叶槲蕨 *D. bonii* Christ、川滇槲蕨 *D. delavayi* Christ、大叶骨碎补 *D. divaricata* Dutch et Tutch. 等。

参考文献

[1] 尚振苹，赵庆春，谭菁菁，等.骨碎补的化学成分 [J].实用药物与临床，2010, 13(4):262-263, 277.

[2] 梁永红，叶敏，韩健，等.骨碎补的木脂素和黄酮类成分研究 [J].中草药，2011, 42(1):25-30.

[3] WANG X L, WANG N L, GAO H, et al.Phenylpropanoid and flavonoids from osteoprotective fraction of *Drynaria fortunei* [J].Natural Product Research, 2010, 24(13):1206-1213.

[4] TRINH P T N, HAO N C, THAO P T, et al. Chemical components of the rhizomes of *Drynaria fortunei* (Kunze) J. Sm. (Polypodiaceae) in Vietnam [J].Collection of Czechoslovak Chemical Communications, 2011, 76(9):1133-1139.

[5] 梁永红，叶敏，张灵芝，等.骨碎补中的两个新酚酸类化合物 [J].药学学报，2010, 45(7):874-878.

[6] LIANG Y H, YE M, YANG W Z, et al.Flavan-3-ols from the rhizomes of *Drynaria fortunei*[J]. Phytochemistry, 2011, 72: 1876-1882.

[7] LIANG Y H, WEI W, YU S W, et al.A new chiratane type triterpenoid from the rhizomes of *Drynaria fortune* [J]. Fitoterapia, 2010, 81:988-991.

[8] 周铜水，周荣汉.槲蕨根茎脂溶性成分的研究 [J].中草药，1994, 25(4):175-178.

[9] 孙见行，张丽，江润芳，等.槲蕨多糖的提取工艺优化及其抑菌性研究 [J].生物资源，2018, 40(3):262-268.

[10] 周铜水，刘晓东，周荣汉.骨碎补对大鼠实验性骨损伤愈合的影响 [J].中草药，1994, 25(5):249-258, 279.

［11］CHANG E J, LEE W J, CHO S H, et al.Proliferative effects of flavan-3-ols and propelargonidins from rhizomes of *Drynaria fortunei* on MCF-7 and osteoblastic cells［J］. Archives of Pharmacal Research, 2003, 26(8):620-630.

［12］WANG X L, WANG N L, ZHANG Y, et al.Effects of eleven flavonoids from the osteoprotective fraction of *Drynaria fortune* (Kunze) J. Sm. on osteoblastic proliferation using an osteoblast-like cells line［J］.Chemical & Pharmaceutical Bulletin, 2008, 56(1):46-51.

［13］谢雁鸣，秦林林，邓文龙，等.骨碎补总黄酮对成骨细胞体外培养作用的机制研究［J］.中华中医药杂志，2005, 20(3):161-163.

［14］田坤，尹文哲，刘伟，等.二磷酸盐和骨碎补总黄酮对诱导后成骨细胞影响的实验研究［J］.中国骨质疏松杂志，2007, 13(8):559-563.

［15］邓展生，张璇，邹冬青，等.骨碎补有效成分柚皮苷对人骨髓间充质干细胞的影响［J］.湘南学院学报（自然科学版），2005, 7(4):5-7.

［16］邓展生，张璇，邹冬青，等.骨碎补各种提取成分对人骨髓间充质干细胞的影响［J］.中国现代医学杂志，2005, 15(16):2426-2429.

［17］刘剑刚，谢雁鸣，徐哲，等.骨碎补总黄酮的活血化瘀作用及对实验性微循环障碍和骨质疏松症的影响［J］.中国骨质疏松杂志，2006, 12(1):46-49.

［18］谢雁鸣，许勇钢，赵普宁，等.骨碎补总黄酮对去卵巢大鼠骨密度和细胞因子IL-6、IL-4、TNF-α 水平的影响［J］.中国中医基础医学杂志，2004, 10(1):34-37.

［19］刘剑刚，谢雁鸣，赵普宁，等.骨碎补总黄酮胶囊对实验性骨质疏松症和镇痛作用的影响［J］.中国实验方剂学杂志，2004, 10(5):31-34.

［20］谢雁鸣，张露，王智，等.骨碎补总黄酮对去卵巢大鼠基因水平的影响［J］.中国中药杂志，2005, 30(14):1092-1095.

［21］蔡春水，肖平，张毅，等.骨碎补总黄酮对巨噬细胞分泌细胞因子TNF-α、IL-6水平的影响［J］.中国矫形外科杂志，2006, 14(15):1185-1187.

［22］汲广全，邓靖，莫正昌，等.槲蕨提取物体外抗氧化活性研究［J］.食品工业科技，2010, 31(8):65-66, 69.

［23］韦国兰，苟体忠，王绍云，等.骨碎补总多酚和总黄酮的体外抗氧化活性研究［J］.凯里学院学报，2019, 37(3):40-43.

［24］刘剑刚，谢雁鸣，邓文龙，等.骨碎补总黄酮抗炎作用的实验研究［J］.中国天然药物，2004, 2(4): 232-234.

［25］蒋俊强.骨碎补柚皮苷对人牙周膜细胞增殖、碱性磷酸酶活性及超微结构的影响［D］.成都：四川大学，2006.

［26］张冉令.骨碎补对气管切开插管留置套管大鼠外周血 β - 防御素 -2 及相关免疫指标的影响[D].南宁：广西医科大学，2016.

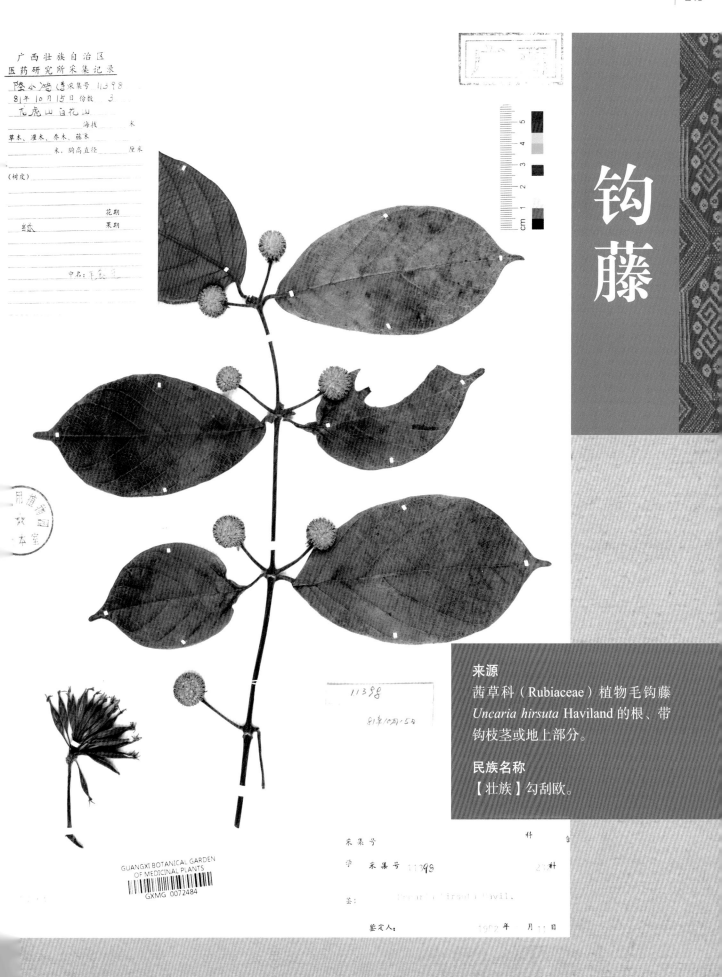

钩藤

来源
茜草科（Rubiaceae）植物毛钩藤
Uncaria hirsuta Haviland 的根、带
钩枝茎或地上部分。

民族名称
【壮族】勾刮欧。

钩藤

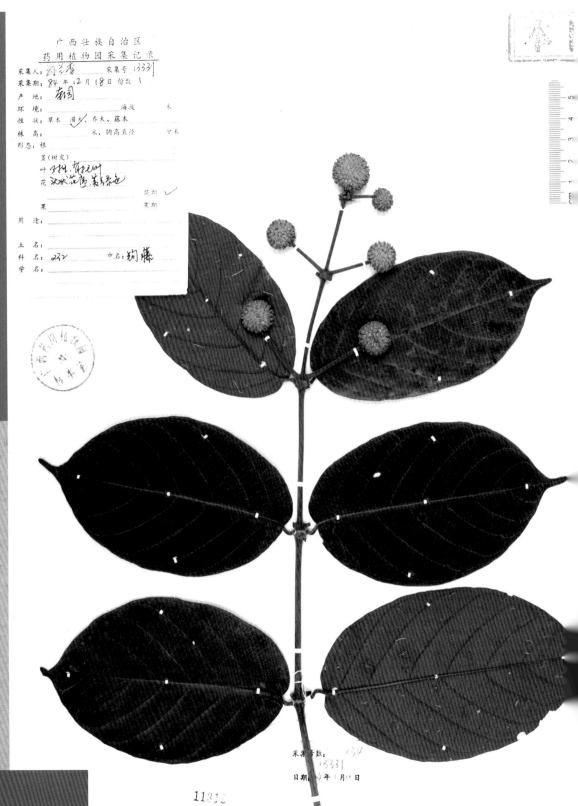

来源
茜草科（Rubiaceae）植物
大叶钩藤 *U. macrophylla*
Wallich 的带钩茎枝。

民族名称
【壮族】钩藤（桂平）。

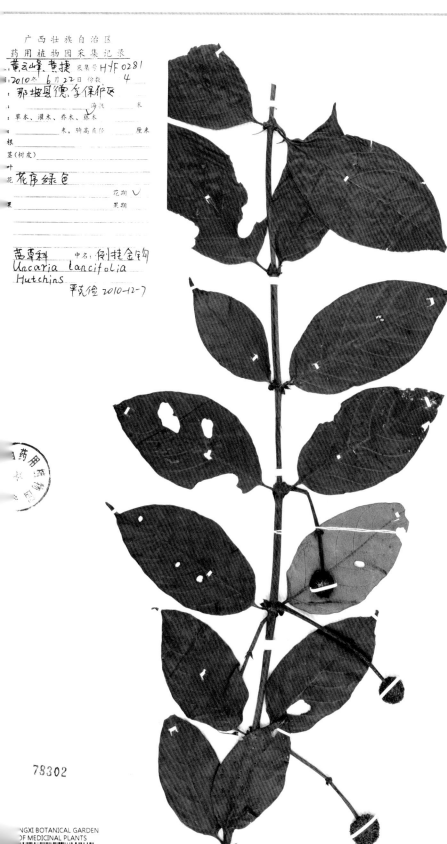

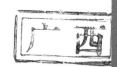

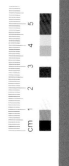

广西壮族自治区
药用植物园采集记录
黄云峰、黄捷 采集号 HYF 0281
2010年 6月22日 份数 4
那坡县德孚保护区
海拔 米
草本、灌木、乔木、藤本
米，驹高直径 厘米
根
茎(树皮)
叶
花 花序绿色
花期 ∨
果 果期

茜草科 中名: 倒挂金钩
Uncaria lancifolia
Hutchins
平克俭 2010-12-7

78302

钩藤

cm 1 2 3 4 5

采集号数：

日期： 年 月 日

来源

茜草科（Rubiaceae）植物钩
藤 *U. rhynchophylla*（Miquel）
Miquel ex Haviland 的根、茎、
带钩茎枝、叶或全株。

民族名称

【壮族】茶勾儿（河池），倒
勾藤（忻城），木风壳（德保）。
【瑶族】根兜（金秀），洞刚
丢（昭平）。
【侗族】钩星（三江）。

采集编号（Coll. No.）：HYF0561
茜草科 Rubiaceae

钩藤
Uncaria rhynchophylla (Miq.) Miq. ex Havil.

鉴定人（Det.）：黄云峰

钩藤

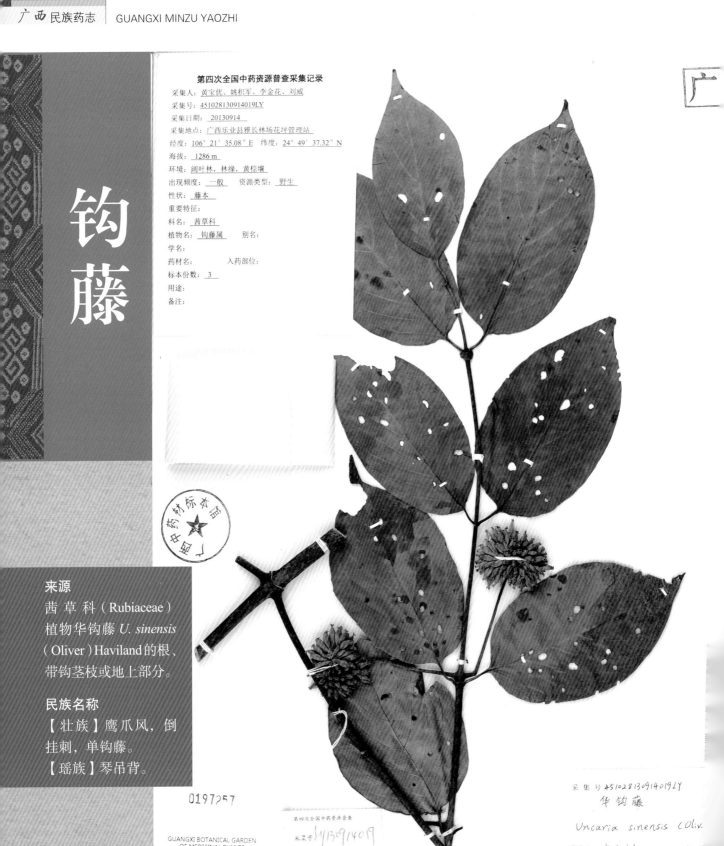

第四次全国中药资源普查采集记录

采集人：黄宝优、姚积军、李金花、刘威
采集号：451028130914019LY
采集日期：20130914
采集地点：广西乐业县雅长林场花坪管理站
经度：106°21′35.08″E 纬度：24°49′37.32″N
海拔：1286 m
环境：阔叶林，林缘，黄棕壤
出现频度：一般 资源类型：野生
性状：藤本
重要特征：
科名：茜草科
植物名：钩藤属 别名：
学名：
药材名： 入药部位：
标本份数：3
用途：
备注：

来源
茜草科（Rubiaceae）
植物华钩藤 *U. sinensis*
（Oliver）Haviland 的根、
带钩茎枝或地上部分。

民族名称
【壮族】鹰爪风，倒
挂刺，单钩藤。
【瑶族】琴吊背。

0197257

GUANGXI BOTANICAL GARDEN
OF MEDICINAL PLANTS
GXMG 0143507

第四次全国中药资源普查
采集号：LY130914019
日期： 年月日

采集号 451028130914019LY
华钩藤
Uncaria sinensis (Oliv.
鉴定人：农东新 2017 年
第四次全国中药资源普查

民 族 应 用

钩藤

【壮族】药用根、叶、带钩茎枝或全株。根水煎服治疳积，扁桃腺炎，胃痛，风湿骨痛，高血压，跌打内伤；叶水煎服治梦多；带钩茎枝水煎服治小儿高热惊风，风湿骨痛；全株水煎服治感冒发热，小儿夜啼，风湿，跌打。

【瑶族】药用茎、带钩茎枝、叶、根或全株。茎水煎服治风湿骨痛；叶水煎洗身治小儿惊风；带钩茎枝水煎服治小儿高热惊风，肝炎，眩晕，头痛，高血压；根煎服治中暑，胃肠型感冒，小儿惊风，产后风，消化不良，神经衰弱，高血压病，风湿及类风湿关节炎，坐骨神经痛；全株水煎服治感冒发热，小儿夜啼，风湿，跌打，坐骨神经痛，浸酒服兼水煎洗患处治风湿骨痛。

【侗族】药用带钩茎枝。水煎服治小儿高热惊风，羊癫风。

内服用量 15~30g；外用适量。

毛钩藤

【壮族】药用根、带钩茎枝、地上部分。根用于坐骨神经痛，痹病，跌打损伤。带钩茎枝用于眩晕，高血压，头痛，感冒，小儿惊风，疳症，胃痛，跌打损伤，痹病，脑卒中。地上部分用于坐骨神经痛，痹病，跌打损伤，头痛，小儿惊风。

大叶钩藤

【壮族】药用带钩茎枝或全株。水煎服治小儿高热抽搐。内服用量 3~9g。

华钩藤

【壮族】药用根、带钩茎枝、地上部分。根用于坐骨神经痛，痹病，跌打损伤。带钩茎枝或地上部分用于眩晕，高血压，头痛，感冒，小儿惊风，疳症，胃痛，跌打损伤，脱肛，痹病，偏瘫。

【瑶族】药用全株。治头晕目眩，风热头痛，小儿高热惊风，高血压。

内服用量 9~30g。

药材性状 根呈圆柱形，稍弯曲，须根偶见。表面粗糙，具纵皱纹，可见横向皮孔，表皮脱落处呈深褐色；质硬，不易折断；断面皮部厚，棕黄色至红棕色，木部浅棕黄色，具密集小孔；气微，味苦。

茎枝呈圆柱形、类方柱形或方柱形，具纵纹，被毛或光滑。多数枝节上对生两个向下弯曲的钩（不育花序梗），或仅一侧有钩，另一侧为突起的疤痕；钩略扁或稍圆，先端细尖，基部较阔；钩基部的枝上可见叶柄脱落后的窝点状痕迹和环状的托叶痕；质坚韧，断面黄棕色，皮部纤维性，髓部黄白色或中空；气微，味淡。

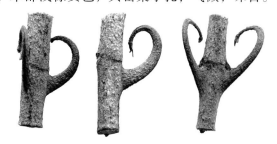

· 钩藤 - 带钩茎枝（毛钩藤）

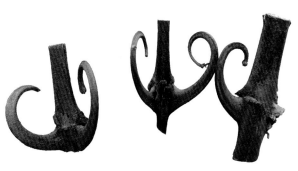

· 钩藤 - 带钩茎枝（大叶钩藤）

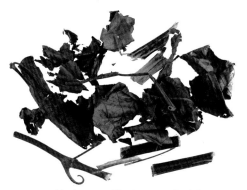

· 钩藤 - 全株（大叶钩藤）

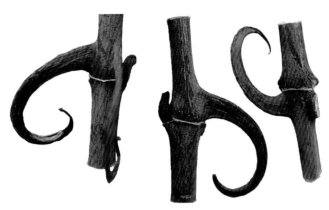

·钩藤－带钩茎枝（钩藤）

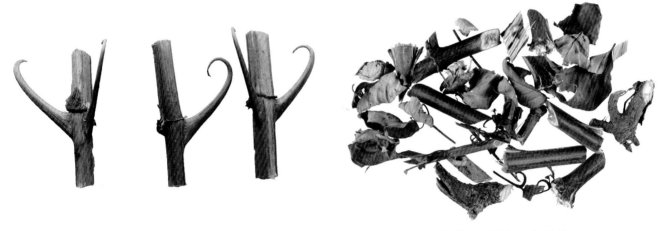

·钩藤－带钩茎枝（华钩藤）　　　　　　　　　·钩藤－全株（华钩藤）

药用源流　钩藤的药用始载于《名医别录》，载："列为下品，主治小儿寒热，十二惊痫。"在历代本草著作中多有收载，因其茎上有如钓钩状刺，习称为钓藤、嫩钩钩、勾藤、钩耳、双钩藤等。《新修本草》载："钩藤出梁州，叶细长，其茎间刺若钓钩。"《本草图经》载："叶细茎长，节间有刺若钓钩。三月采。"《本草纲目》载："状如葡萄藤而有钩，紫色。"根据本草书籍记载其叶对生、茎有钩等形态，说明古时所用药材钩藤来源于茜草科钩藤属多种植物。《中华人民共和国药典》（2020年版　一部）记载其具有息风定惊、清热平肝的功效；主治肝风内动，惊痫抽搐，高热惊厥，感冒夹惊，小儿惊啼，妊娠子痫，头痛眩晕。

分类位置	种子植物门	被子植物亚门	双子叶植物纲	茜草目	茜草科
	Spermatophyta	Angiospermae	Dicotyledoneae	Rubiales	Rubiaceae

形态特征　毛钩藤　藤本。全株被硬毛，嫩枝圆柱形或略具4棱形。叶革质，卵形或椭圆形，长8~12cm，宽5~7cm，下面被稀疏或稠密糙伏毛；侧脉7~10对，下面具糙伏毛，脉腋窝陷有黏腋毛；叶柄有毛；托叶阔卵形，深2裂至少达2/3，裂片卵形。头状花序不计花冠直径20~25mm，单生叶腋；总花梗具一节，苞片长10mm，或成单聚伞状排列；总花梗腋生，长2.5~5cm；花近无梗，萼裂片线状长圆形，密被毛；花冠淡黄或淡红色，花冠裂片长圆形，外面有密毛。果序直径45~50mm；小蒴果纺锤形，长10~13mm，有短柔毛。

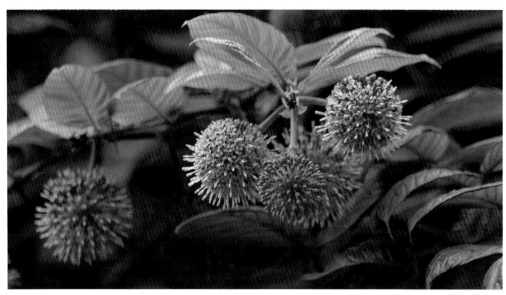

· 毛钩藤 - 花期

大叶钩藤 大藤本。全株疏被硬毛，嫩枝方柱形或略有棱角。叶对生，近革质，卵形或阔椭圆形，顶端短尖或渐尖，基部圆、近心形或心形，长 10~16cm，宽 6~12cm，上面仅脉上有黄褐色毛，下面被稀疏至稠密的黄褐色硬毛，脉上毛更密；托叶卵形，深 2 裂达全长 1/2~2/3，裂片狭卵形。头状花序不计花冠直径 15~20mm，花序轴有稠密的毛，无小苞片，单生叶腋，总花梗具一节，节上苞片长 6mm，或成简单聚伞状排列；总花梗腋生，长 3~7cm；花梗长 2~5mm。果序直径 8~10mm；小蒴果宿存萼裂片线形，星状辐射，果柄长 12~18mm；种子两端有白膜质的翅，仅一端的翅 2 深裂。

钩藤 藤本。无毛，嫩枝方柱形或有 4 棱角。叶纸质，椭圆形或椭圆状长圆形，两面均无毛，干时褐色或红褐色，下面有时有白粉；叶柄无毛；托叶狭三角形，深 2 裂达全长 2/3，外面无毛，里面无毛或基部具粘腋毛，裂片线形至三角状披针形。头状花序不计花冠直径 5~8mm，单生叶腋，总花梗具一节，

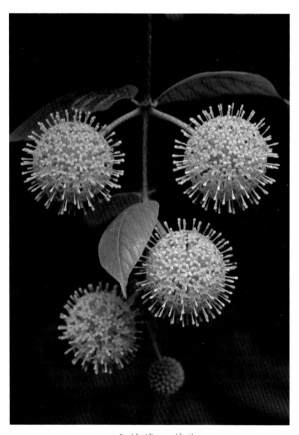

· 毛钩藤 - 花期

苞片微小，或成单聚伞状排列；总花梗腋生，长 5cm；小苞片线形或线状匙形；花近无梗。果序直径 10~12mm；小蒴果长 5~6mm，星状辐射，被短柔毛。

华钩藤 藤本。无毛，嫩枝方柱形或有 4 棱角。叶薄纸质，椭圆形，长 9~14cm，宽 5~8cm，顶端渐尖，基部圆或钝，两面均无毛；侧脉 6~8 对，脉腋窝陷有黏液毛；叶柄无毛；托叶阔三角形至半圆形，有时顶端微缺，外面无毛，内面基部有腺毛。头状花序不计花冠直径 10~15cm，花序轴有稠密短柔毛，单生叶腋，总花梗具一节，节上苞片微小，或成单聚伞状排列；总花梗腋生，长 3~6cm；花近无梗。小蒴果长 8~10mm，有短柔毛。

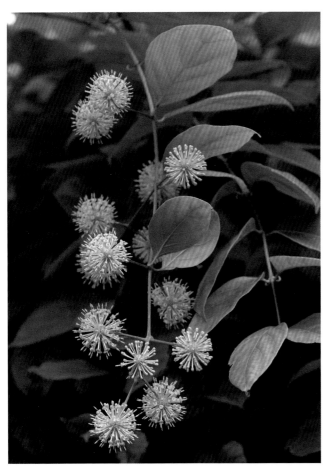

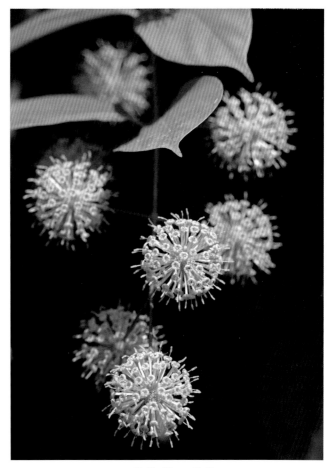

·钩藤 – 花期　　　　　　　　　　·华钩藤 – 花期

生境分布　毛钩藤生于海拔 100~500m 的山谷林下或溪畔灌丛。分布于广东、广西、贵州、福建及台湾。广西主要分布在马山、容县、那坡、田林、西林、隆林、金秀、龙州等。

大叶钩藤生于海拔 300~900m 的次生林中。分布于广东、云南、广西、海南。广西主要分布在上林、上思、博白、百色、靖西、凌云、田林、巴马、大新。

钩藤生于海拔 1000m 以下山谷疏林或灌丛中。分布于广西、广东、福建、贵州、湖北、湖南、江西、云南、浙江。广西全区各地均有分布。

华钩藤生于海拔 900~1100m 的疏林或潮湿灌丛中。分布于甘肃、广西、贵州、湖北、湖南、陕西、四川、云南。广西主要分布在桂林、灵川、上思。

化学成分　毛钩藤带钩茎枝含有 3- 异阿吗碱、19- 表 -3- 异阿吗碱、帽柱木菲碱、异帽柱木菲碱、台钩藤碱 A–B、钩藤碱、异钩藤碱、柯诺辛、乌索酸、喹诺酸、β- 谷甾醇、胡萝卜苷、原儿茶酸[1]。叶主要含有黄酮类物质：山柰酚、槲皮素、槲皮苷、afzelin、异槲皮苷、芦丁、(-)- 表儿茶素、金丝桃苷、manghaslin[2]。生物碱有：19-*epi*-3-*iso*-ajmalicine、3- 异阿吗碱、哈尔满碱、帽柱木菲碱、异帽柱木菲碱、异钩藤碱、柯诺辛、钩藤碱、异帽柱木菲酸、台钩藤碱 A、台钩藤碱 B[3]、uncaric acid、hirsutaside A[4]、hirsutaside D、bahienoside A、bahienoside B、neonaucleoside B[5]。

大叶钩藤带钩茎枝主要含生物碱柯诺辛碱、柯诺辛碱 B、异去氢钩藤碱、异钩藤碱、去氢钩藤碱、钩藤碱[6]、macrophyllines A–B 等[7]，其中柯诺辛碱为大叶钩藤生物碱部分的主要化学成分[6]；非生物碱物质有 β- 谷甾醇、乌苏酸、α- 香树素乙酸酯、3β, 6β,

23-trihydroxyurs-12-en-28-oic acid、3β-hydroxyurs-12-en-27，28-dioic acid[8]、macrophyllionium[7]、uncariursanic acid、3β，6β，19α-trihydroxy-23-oxo-urs-12-en-28-oic acid[9]，以及熊果酸、齐墩果酸、羽扇豆烯酮、胡萝卜苷、表儿茶素、东莨菪素和 3，4-二羟基苯甲酸乙酯等[10]。叶含柯诺辛碱、异钩藤碱、钩藤碱、熊果酸、表儿茶素、山奈酚等[11]。

钩藤带钩茎枝含生物碱钩藤碱、异钩藤碱、去氢钩藤碱、vallesiachotamine[12]、(+)-(7R)-3-氧 -7- 羟基 -3，7- 裂环二氢钩藤碱、(+)-(7S)-3- 氧 -7- 羟基 -3，7- 裂环二氢钩藤碱、(+)-(7R)-3- 氧 -7- 羟基 -3，7- 裂环钩藤碱、(+)-(7S)-3- 氧 -7- 羟基 -3，7- 裂环钩藤碱、1，2，3，4- 四氢 -1- 羰基 -β- 咔啉[13]，以及乌苏酸、27，28- 二羧基乌苏酸、3β，6β，19α- 三羟基乌苏酸、noreugenin、单棕榈酸甘油酯、3- 酮 -6β，19α- 二羟基乌苏酸、sumresinolic、scopoletin、3β，6β，19α，24- 四羟基乌苏酸、6- 酮 -3β，19α，23- 羟基齐墩果酸、3β，19α，24- 三羟基乌苏酸、23- 醛 -3β，6β，19α- 三羟基乌苏酸、钩藤苷元 C、β- 谷甾醇、胡萝卜苷、丁香酸、黄花菜木脂素 D、黄花菜木脂素 B[14]。叶含喜果苷、异去氢钩藤碱、异钩藤碱、去氢钩藤碱、钩藤碱[15]、2'-O-β-D -glucopyranosyl-11-hydroxyvincoside lactam、22-O-demethyl-22-O-β-D- glucopyranosylisocorynoxeine、(4S)-corynoxeine N-oxide、二氢柯楠因碱、异胡豆苷[16]、绿原酸、表儿茶酸、芦丁、金丝桃苷[17]、α- 生育酚、槲皮素 -3-O-洋槐糖苷、槲皮素、咖啡酸甲酯、原儿茶酸等[18]。

华钩藤带钩茎枝含四氢鸭脚木碱、异翅柄钩藤碱、翅柄钩藤碱、异钩藤酸甲酯、钩藤碱 A、帽柱木菲碱、钩藤碱、台钩藤碱 E、台钩藤碱 C、乌苏酸、东莨菪素、去甲丁香色原酮、香草酸、27，28- 二羧基乌苏酸等[19，20]、丁香色原酮苷 I、美商陆苷 A、槲皮素、山奈酚、蒙花苷、槲皮素 -3-O-β-D- 半乳糖苷、槲皮素 -3-O-α-L- 鼠李糖基 -(1 → 6)-β-D-半乳糖苷[21，22]、奎洛维酸、奎洛维酸 -3-O-β-D- 海藻糖苷、齐墩果酸等[23]。

药理作用　1. 抑制中枢作用

毛钩藤叶对小鼠具有显著的抑制中枢作用，其低（6g/kg）、中（9g/kg）、高（12g/kg）3 个剂量组均能使小鼠自发活动减少，使戊巴比妥钠阈下睡眠剂量致小鼠入睡个数增多，并延长戊巴比妥钠阈下剂量睡眠时间，且以毛钩藤叶高剂量组效果最为明显[24]。大叶钩藤中的钩藤碱、异钩藤碱、柯诺辛碱、柯诺辛碱 B 能延长戊巴比妥诱发的睡眠时间[25]。

2. 降血压作用

大叶钩藤高剂量组 45mg/kg（30g/kg 生药）每日灌服自发性高血压大鼠（SHR），大鼠的血压值和左室重量指数 LVMI 均比实验前显著下降，提示大叶钩藤对 SHR 有降压及逆转左室肥厚的作用[26]。钩藤中提取的异钩藤碱、钩藤碱、钩藤总碱、非生物碱部分对麻醉大鼠均有降压作用，其降压强度顺序为异钩藤碱（42%）＞钩藤碱（32.1%）＞钩藤总碱（21.3%）＞非生物碱部分（12.4%），提示钩藤中主要降压成分为异钩藤碱和钩藤碱[27]。异钩藤碱对麻醉大鼠的有效降压浓度为（0.38±0.06）~（2.36±0.44）mg/L，减慢心率及抑制左室压最大变化速率和心肌收缩成分缩短速率等指标的血药浓度为（1.27±0.07）~（2.36±0.44）mg/L[28]。

3. 抗氧化作用

钩藤石油醚提取物（PE）、氯仿提取物（CE）、乙酸乙酯提取物（AE）、乙醇提取物（EE）及总生物碱（Alk）均具有较强的去除 OH 自由基的能力，且呈现量效关系，抗氧化活性强弱顺序为：EE ＞维生素 C ＞ AE ＞ CE ＞ Alk ＞ PE[29]。钩藤正己烷、乙酸乙酯、甲醇提取物均有一定的抗氧化活性，乙酸乙酯部位的两种黄酮苷元和甲醇部位的一种黄酮苷的抗氧化活性比抗氧化剂 BHT 强[30]。

4. 治疗膀胱过度活动作用

钩藤碱（5ml/kg）腹腔注射大鼠，可使其膀胱最大容量、膀胱充盈压和漏尿点压减小，收缩频率和动力指数（MI）极显著降低，说明钩藤碱对膀胱过度活动有治疗作用[31]。

5. 抗肿瘤作用

大叶钩藤茎皮所含成分齐墩果酸对乳腺癌细胞 MCF7 和肝癌细胞 HepG2 具有细胞毒性作用，其 IC_{50} 分别为 78.2μg/ml、73.9μg/ml[32]。500μg/ml 的钩藤甲醇萃取物对人结肠癌细胞 HT29 的抑制率为 15.8%，显示其可诱导 HT29 细胞凋亡，具有很强的活性，是结肠癌细胞 HT29 潜在的化疗药物[33]。钩藤所含去氢钩藤碱、vallesiachotamine 对人白血病细胞 HEL 有抑制作用，IC_{50} 值分别为 17.96μg/ml、73.01μg/ml；vallesiachotamine 对人白血病细胞 K562 有抑制作用，IC_{50} 值为 16.45μg/ml[12]。华钩藤中的台钩藤碱 E、台钩藤碱 C 对人白血病细胞 HL60、人白血病细胞 K562、人肺癌细胞 A549 有微弱的抑制作用，对人肝癌细胞 BEL7402 有弱的抑制作用；异翅柄钩藤碱对人肺癌细胞 A549、人肝癌细胞 BEL7402 有微弱的抑制作用[20]。

6. 保肝作用

毛钩藤可保护四氯化碳所致小鼠急性肝损伤，能显著降低谷草转氨酶和谷丙转氨酶的活性水平[34]。

7. 防止神经退化作用

钩藤带钩茎枝是传统治疗神经退化疾病的药物之一，其 70% 乙醇水提物能通过抑制乙酰胆碱酯酶活性和提高脑组织抗氧化状态以改善 D-半乳糖诱导的小鼠认知功能障碍[35]。钩藤总碱对阿尔茨海默病（AD）具有防治作用，对 AD 斑马鱼的运动功能和反应能力有明显改善作用，并能显著改善 AD 小鼠记忆能力[36]。

8. 保护缺血性脑损伤作用

小鼠缺血伤害前 30min，分别腹腔注射毛钩藤正己烷提取物（HEUS）、乙酸乙酯提取物（EAEUS）、甲醇提取物（MEUS），结果显示 HEUS 对小鼠的梗死体积和水肿比 EAEUS 和 MEUS 的显著降低，HEUS 通过调节 Akt/eNOS 的信号防止脑缺血损伤[37]。钩藤碱（RHY）10mg/kg、15mg/kg 能明显提高颈总动脉不完全结扎小鼠 2h 生存率，明显改善大鼠全脑缺血/再灌后海马 CAI 区病变，并能提高全脑缺血/再灌后脑组织的超氧化物歧化酶、乳酸脱氢酶活性而降低丙二醛、一氧化氮含量，其作用与尼莫地平相似，提示该两种浓度下 RHY 对脑缺血/再灌损伤有保护作用[38]。

9. 毒副作用

钩藤煎剂对小鼠腹腔注射的 LD_{50} 为（29.0±0.8）g/kg，钩藤嫩枝煎剂则为（35.2±5.4）g/kg。家兔灌服钩藤煎剂 5g/kg，每日 2 次，连续 10 日，无明显中毒表现。幼龄大鼠每日灌服 50mg/kg，连续 14 日，剖检未见内脏发生病理形态改变；但剂量加倍时，肝脏出现轻度炎性改变，停药后可恢复。断乳大鼠灌服钩藤总碱 50mg/kg、100mg/kg，连续 2 个月，小剂量组病理检查有肾脏轻度营养性障碍，大剂量组则可使动物死亡，死亡动物的心、肝、肾脏均有明显的病变。

10. 其他作用

钩藤生物碱对钙离子内流有阻滞作用，对大鼠大脑皮层神经元 L-型钙通道有阻滞作用，因此具有治疗癫痫的作用[39]。钩藤醇提取物在急性锂-匹罗卡品癫痫模型 (LPS) 急性期鼠有显著抗癫痫作用，且存在明显的量效关系[40]。钩藤叶中所含异丁香碱可抑制气道平滑肌细胞的增殖，从而阻止哮喘的进展[41]。

附　注　广西钩藤属植物有十种，资源丰富，分布广泛，以钩藤最为常见。钩藤属因其茎枝均有钩状刺，属内多种植物常混用作钩藤。除以上四种基原植物外，攀茎钩藤 *U.scandens* (smith)

Hutchins.、侯钩藤 *U. rhynchophylloides* F. C. How 亦作为钩藤使用。攀茎钩藤幼枝四棱柱形，密被锈色柔毛，萼裂片线形至线状匙形，密被柔毛；侯钩藤幼枝和叶均无毛；萼裂片短，长圆形，密被金黄色绢毛。我国钩藤均以野生资源为主，由于过量采割，现产量锐减。

参考文献

［1］辛文波.毛钩藤和大叶钩藤的化学成分研究［D］.上海：上海中医药大学，2008.

［2］辛文波，俞桂新，王峥涛.毛钩藤叶的化学成分［J］.中国天然药物，2008, 6(4):262-264.

［3］辛文波，顾平，俞桂新，等.毛钩藤叶生物碱成分的研究［J］.中国中药杂志，2008, 33(17):2124-2128.

［4］WEN B X, GUI X C, ZHENG T W.Two new alkaloids from the leaves of *Uncaria hirsuta* Haviland［J］.Science Direct, 2008, 19:931-933.

［5］WEN B X, GUI X C, ZHENG T W. Bis（monoterpenoid） indole alkaloid glucosides from *Uncaria hirsuta*［J］.Phytochemistry Letters, 2011, 4(3):380-382.

［6］郑嘉宁，王定勇.大叶钩藤生物碱类化学成分研究［J］.中医药导报，2009, 15(1):80-82.

［7］WANG K, ZHOU X Y, WANG Y Y, et al.Macrophyllionium and macrophyllines A and B, oxindole alkaloids from *Uncaria macrophylla*［J］.Journal of Natural Products，2011, 74(1):12-15.

［8］伍俊妍，李国成，王定勇.大叶钩藤非生物碱部分的化学成分研究［J］.南方医科大学学报，2007, 27(2):226-227.

［9］SUN G, ZHANG X, XU X, et al.A new triterpene from the plant of *Uncaria macrophylla*［J］.Molecules, 2012, 17:504-510.

［10］杨敏超，朱惠，段志航，等.大叶钩藤化学成分的研究［J］.海南师范大学学报（自然科学版），2018, 31(2):139-144.

［11］刘林生，方功，王定勇，等.大叶钩藤叶子化学成分研究［J］.亚太传统医药，2014, 10(21):10-12.

［12］刘扬，张妮，罗俊，等.黔产钩藤茎、叶化学成分及抗肿瘤活性研究［J］.广西植物，2021, 41（7）：1061-1069.

［13］蔡建，郭庆兰，李若斐，等.钩藤水提取物中的生物碱类成分［J］.药学学报，2019, 54(6):1075-1081.

［14］邓美彩，焦威，董玮玮，等.钩藤化学成分的研究［J］.天然产物研究与开发，2009, 21(2):242-245.

［15］汪冰，袁丹，马斌.钩藤叶化学成分研究［J］.中国药物化学杂志，2006, 16(6):369-372.

［16］MA B, WU C F, YANG J Y, et al.Three new alkaloids from the leaves of *Uncaria rhynchophylla*［J］.Helvetica Chimica Acta, 2009, 92(8):1575-1585.

［17］黄舒婷，黄燕俊，梁颖欣，等.钩藤叶5种活性成分的测定研究［J］.天然产物研究与开发，2019, 31(10):1731-1737.

［18］李汝鑫，程锦堂，焦梦娇，等.钩藤叶化学成分研究［J］.中草药，2017, 48(8):1499-1505.

［19］刘红梅，杨敬芝，刘贵，等.华钩藤化学成分的研究［J］.中草药，1993, 24(3):60-63.

［20］张楠.华钩藤中生物碱的分离［D］.贵阳：贵州师范大学，2014.

［21］孙广利，许旭东，杨峻山，等.华钩藤中黄酮类化学成分的分离和结构鉴定［J］.中国药学杂志，2012, 47(3):177-179.

［22］刘明川，胡德禹，宋宝安，等.华钩藤化学成分研究［J］.天然产物研究与开发，2011, 23(6):1058-1060, 1132.

［23］陈霞，张楠，刘建华，等.华钩藤中非生物碱类成分的研究［J］.山地农业生物学报，2014，33(3):91-94.

［24］林晓亮，罗超华，莫志贤.毛钩藤叶对中枢抑制作用的初步研究［J］.时珍国医国药.2009，20(9): 2132-2133.

［25］SAKAKIBARA I, TAKAHASHI H, TERABAYASHI S, et al.Effect of oxindole alkaloids from the hooks of Uncaria macrophylla on thiopental-induced hypnosis［J］.Phytomedicine, 1998, 5(2):83-86.

［26］杨稚兰，阳志军，陆建林.大叶钩藤对自发性高血压大鼠血压和左心室肥厚影响的研究［J］.中国现代医药杂志，2009, 11(4):58-60.

［27］宋纯清，樊懿，黄伟晖，等.钩藤中不同成分降压作用的差异［J］.中草药，2000，31(10):762-764.

［28］黄彬，吴芹，文国容，等.血浆异钩藤碱浓度对大鼠血压和心脏收缩性能的影响［J］.遵义医学院学报，2000, 23(4):299-300.

［29］尹文清，段少卿，张岩，等.钩藤不同溶剂提取物及总生物碱抗氧化活性研究［J］.广西师范大学学报(自然科学版), 2010, 28(1):31-34.

［30］郑公铭.钩藤提取物抗氧化作用的研究［J］.中国油脂，2004, 29(7):26-28.

［31］傅德望，姜华茂.钩藤碱治疗膀胱过度活动的实验研究［J］.东南大学学报(医学版), 2011, 30(2):328-331.

［32］SUN G, ZHANG X, XU X, et al. A new triterpene from Uncaria macrophylla and its antitumor activity［J］.Molecules, 2012, 17(2):1883-1889.

［33］JO K J, CHA M R, LEE M R, et al.Methanolic extracts of Uncaria rhynchophylla induce cytotoxicity and apoptosis in HT-29 human colon carcinoma cells［J］.Plant Foods for Human Nutrition, 2008, 63(2):77-82.

［34］LIN C C, LIN J M, CHIU H F.Studies on folk medicine thang-kau-tin from Taiwan.(I).The anti-inflammatory and liver-protective effect［J］.The American Journal of Chinese Medicine, 1992, 20(1):37-50.

［35］XIAN Y F, LIN Z X, ZHAO M, et al. Uncaria rhynchophylla ameliorates cognitive deficits induced by D-galactose in mice［J］.Planta Medica, 2011, 77(18):1977-1983.

［36］苏华，何飞，韦桂宁，等.钩藤总碱治疗阿尔茨海默病的药理作用研究［J］.中医药导报，2019, 25(21):48-51, 66.

［37］SUN H P, JI H K, SE J P, et al.Protective effect of hexane extracts of Uncaria sinensis against photothrombotic ischemic injury in mice［J］.Journal of Ethnopharmacology, 2011, 138(3):774-779.

［38］吴二兵，孙安盛，吴芹，等.钩藤碱对脑缺血/再灌损伤的保护作用［C］.贵州自然科学优秀学术论文集，2005:392-394.

［39］杨李华.钩藤生物总碱对耐药惊厥大鼠脑内P-gp基因表达的影响［D］.太原：山西医科大学，2007.

［40］谢彦，孙红斌，何保明，等.不同剂量级钩藤醇提取物在急性LPS中抗癫痫效应的研究［C］.中华医学会第十三次全国神经病学学术会议论文汇编，2010: 410.

［41］ZHU J, WANG W, WU X, et al.Isorhynchophylline exerts anti-asthma effects in mice by inhibiting the proliferation of airway smooth muscle cells:the involvement of miR-200a-mediated FOXC1/NF-κB pathway［J］.Biochem Biophys Res Commun, 2020, 521(4):1055-1060.